Graulich

Fast alles ist möglich

FAST ALLES IST MÖGLICH

Erfahrungsberichte, Weiterentwicklungen und Ausblicke mit der sanften manuellen Therapie (SMT) nach Dorn

Verfasser Dr. med. Michael Graulich
Facharzt für Allgemeinmedizin
in Ottobeuren im Allgäu

Margarethen-Verlag
Ottobeuren

1. Auflage Juni 1999 – 6000 Exemplare

ISBN 3-9806780-08

Gesamtherstellung: AZ Druck und Datentechnik GmbH, Kempten

Ich möchte mich an dieser Stelle ganz herzlich bei meinem Lehrer, dem Urheber der sanften manuellen Therapie, Herrn Dieter Dorn aus Lautrach im bayerischen Allgäu, bedanken, der mir mit seiner Therapie nicht nur das Leben gerettet hat, sondern mir auch den Sinn meines Lebens eröffnet hat.

Ich danke auch meiner Frau Margaretha, die immer an mich glaubt, mir die Kraft und den Ansporn gibt, meine Ziele zu verfolgen.

Ich danke meinen Kindern, die mir im Kampf mit meinem Computer immer mit Rat und Tat zur Seite standen. Mein Sohn Michael hat wieder das Titelbild zu diesem Buch entworfen. Mein Sohn Wolfgang und meine Tochter Diana haben sich für die Fotoaufnahmen zur Verfügung gestellt.

Alle Rechtschreibfehler wurden von uns absichtlich in den Text eingebracht, um ihre Aufmerksamkeit beim Lesen nicht erlahmen zu lassen.

Seite

INHALTSVERZEICHNIS

Seite

Seite

Seite

Seite

Seite

VORWORT

Solange ein Autor lebt, ist ein Fachbuch auch ein lebendes Gebilde. Natürlich hätte ich mit dem Schreiben meines ersten Buches „Wunder dauern etwas länger“ noch einige Jahre warten können. Das hätte den Vorteil gehabt, daß ich manches nicht revidieren oder gar korrigieren müßte. Da ich täglich mit der sanften manuellen Therapie („SMT“, so möchte ich sie ab jetzt abkürzen) arbeite und ich mich mit den Befunden und Beschwerden der Patienten auseinandersetzen muß, um ihnen die Ursachen ihrer Leiden zu erklären, kommt es natürlich häufig vor, daß mir plötzlich Dinge und Zusammenhänge klar werden, die ich bisher nicht erkannt hatte. Es kommt auch vor, daß man plötzlich merkt, daß die Fakten ganz anders sind, als man bisher angenommen hat. In diesem Zusammenhang ist es natürlich ein großer Vorteil, daß ich täglich bis zu 20 Patienten mit der SMT behandle. Der Erfahrungsschatz wächst dabei schnell an. Diese Erfahrungen schlagen sich dann in Korrekturen, aber auch in Verbesserungen nieder. Daher wundern Sie sich bitte nicht, wenn hier Handgriffe und Zusammenhänge etwas anders gezeigt und erklärt werden als im ersten Buch. Die Änderungen gerade der Handgriffe der SMT sollen dazu führen, daß deren Anwendung zu einem nahezu 100%igen Erfolg führen. Das heißt nicht, daß es bei exakter Ausführung in der althergebrachten Weise, wie sie im ersten Buch beschrieben wurden, nicht funktionieren. Die neue Handhabung ist aber deutlich einfacher, sicherer in der Anwendung, daher effizienter und mit etwas gutem Willen von fast Jedem bis zu einem gewissen Grad erlernbar. Das erste Buch „Wunder dauern etwas länger“ wird selbstverständlich bei einer neuen Auflage nachgebessert.
Als Zweites möchte ich zu Anfang einige Leser dieses Buches etwas enttäuschen. Ich habe dabei die Anfänger im Auge, die gerade beginnen, sich mit der SMT zu beschäftigen. Bevor man dieses Buch zur Hand nimmt und darin liest, sollte man unbedingt das erste von mir über die SMT verfaßte Buch „Wunder dauern etwas länger“ studiert haben. Ich sage absichtlich studiert, weil in diesem Buch all die Grundlagen, auch schulmedizinischer Art, erläutert werden, die in diesem Band als bekannt vorausgesetzt werden. Ich werde in den folgenden Kapiteln viele Fakten nochmals kurz erwähnen, aber die Grundlagen aus dem ersten Buch nicht bis in alle Einzelheiten abermals erklären.
In diesem Buch sollen Fälle beschrieben werden, die ich während einer langjährigen Praxis mit der SMT erlebt habe. Bei Fallbeschreibungen aus meiner Praxis wurden Verlauf und Befunde schriftlich dokumentiert. Nahmen die Patienten meine Hilfe lediglich in der SMT in Anspruch, kann ich nur verläßliche Auskunft über die von mir erhobenen Wirbelsäulenbefunde geben. Bei den anderen schulmedizinischen Krankheitsbefunden muß ich mich meist auf mitgebrachte Facharztbefunde, Schilderungen und Auskünfte der Patienten verlassen.

Ich wollte bei der Beschreibung der Fälle auf schulmedizinisch relevante Befunde nicht verzichten. Diese mögen für den Laien recht unverständlich sein. Ich werde versuchen, solche Daten und Zusammenhänge verständlich zu machen, soweit sie für ihn wichtig sind. Sie sollen aber nicht unerwähnt bleiben, da sie für den Fachkundigen durchaus von Interesse sind.
Auf den ersten Blick sind wenig spektakuläre Fälle dabei, aber gerade alltägliche Beschwerden wie z.B. Zungenbrennen, Ohrgeräusche oder Leistenschmerzen, Hüft- und Ischiasbeschwerden können in der schulmedizinischen Therapie große Probleme bereiten. Die Patienten leiden extrem unter ihren Beschwerden. Nicht allzu selten werden dem Betreffenden einschneidende therapeutische Maßnahmen, einschließlich risikoreicher Operationen mit fraglichem Langzeiterfolg empfohlen. Es werden Medikamente verordnet, bei denen die Nutzen-Risiko-Abwägung extrem ungünstig ausfällt und die nicht selten in einer nicht tolerablen Dauertherapie enden. Zu diesen Medikamenten gehören unter anderem die nicht cortisonhaltigen Antirheumatika, das Cortison selbst, die Antidepressiva und die Betäubungsmittel.
Es ist zweifelsfrei richtig, daß es Erkrankungen gibt, die so schwerwiegend sind, daß auf den Einsatz solcher Medikamente nicht verzichtet werden kann und sollte. Oberstes Gebot ist bei jeder Therapie, dem Menschen Leiden zu ersparen und ihm dabei möglichst nicht zu schaden. Daher muß die Anwendung solcher Medikamente zeitlich begrenzt sein und eine Dauertherapie sollte tunlichst vermieden werden. Eine Ausnahme sind dabei unheilbare Patienten, denen man mit solchen Medikamenten das Leben bis zu ihrem Tode erträglich gestalten kann.
Wenn Sie dieses Buch als Mediziner lesen, werden Sie bei manchen Krankheitsbildern über meine Erfahrungen und daraus resultierenden Überlegungen und Ausblicke den Kopf schütteln. Einfach deshalb, weil die Schulmedizin bei bestimmten Erkrankungen sofort zu einer Operation rät. Sie behauptet, daß bei einem nicht-operativen Vorgehen dem Patienten ein großer Schaden entstehen könne. Ich denke hier z. B. an den Bandscheibenvorfall oder an das Wirbelgleiten (Spondylolisthesis). Treten bei diesen Erkrankungen Lähmungen auf oder kommt es zu einer Harn- oder Stuhlinkontinenz (Inkontinenz = Halteschwäche mit unwillkürlichem Abgang), möglicherweise liegen sogar beide Symptome bei einem Patienten vor, wird im Normalfall mit der Drohung einer womöglichen Querschnittslähmung zu einer sofortigen Operation geraten. Man behauptet, die Spinalnerven seien entweder durch den Bandscheibenvorfall oder durch das Wirbelgleiten so stark eingeklemmt, daß ohne Operation befürchtet werden müsse, daß es zu nicht wiedergutzumachenden Dauerschäden kommen könnte.
Ich will nicht abstreiten, daß es solche Fälle gibt, aber diese sind sicher extrem selten. Es ist natürlich (bei solchen vorherrschenden schulmedizinischen Lehrmeinungen, die auf der ganzen Welt als Standard unseres ärztlichen Handelns

angesehen werden) nicht einfach zu sagen, ein Behandlungsversuch mit der SMT sei erlaubt, um dem Patienten eine Operation möglichst zu ersparen. Die Operation selbst ist z. B. bei der Spondylolisthesis nicht ungefährlich. Sie hat ein sehr hohes Komplikationsrisiko. Der Operationserfolg ist durch eine sehr hohe Rezidivrate (Rezidiv = Wiederauftreten) belastet. Bei der Bandscheibenoperation ist das Operationsrisiko nicht ganz so groß und der akute Operationserfolg gut, aber der Langzeiterfolg ist in den meisten Fällen mehr als bescheiden.

Ich muß zugeben, daß es auch mir als Arzt gelegentlich nicht wohl in meiner Haut ist, vor allem dann, wenn ich Patienten mit stärksten Schmerzen vor mir habe und ich ihnen Hoffnung mache, durch die Anwendung der SMT um eine Operation herumzukommen. Das hat zwei Gründe:

Erstens kann man nicht behaupten, daß es nie Fälle gäbe, bei denen eine Spinalnerveneinklemmung im Rückenmarkskanal tatsächlich so stark ist, daß es zu schwersten Symptomen in Form von unerträglichen Schmerzen und Lähmungen kommt. Auch wenn solche Fälle extrem selten sind, muß man doch diese Möglichkeit immer in Betracht ziehen. Solche Patienten müssen natürlich operiert werden, um einen dauerhaften Schaden von ihnen abzuwenden. Es erfordert vom Therapeuten, der mit der SMT behandelt, viel Wissen und Erfahrung, um solche Patienten zu beraten und therapieren zu können, ohne dabei falsche Hoffnungen zu erwecken und dem Betreffenden somit letztendlich zu schaden. Es wird vom Behandler großes selbstkritisches Vorgehen verlangt. Es darf nicht so sein, daß dem Patienten aus einer grundsätzlichen Ablehnung der Schulmedizin oder anderer fundamentalistischer Vorstellungen heraus von einer hilfreichen, sei es nun einer operativen oder sonstigen Therapie, abgeraten und Hoffnung gemacht wird, mit der SMT könne er eine Heilung erfahren. Ich möchte Ihnen zu grundsätzlich folgendem Vorgehen bei der Behandlung solch schwerer Fälle raten:

Wenn nach ein bis zwei Behandlungen, ich gehe davon aus, daß der Therapeut in der Anwendung der SMT versiert ist, keine auch noch so leichte Besserung, sei sie auch nur sehr kurzfristig, eingetreten ist, sollte man große Vorsicht walten lassen und eventuell den Rat zu einer Operation oder zu weiteren schulmedizinischen Untersuchungen und Therapien aussprechen. Natürlich ist es dazu notwendig, daß man über medizinische Befunde und Tatsachen Bescheid weiß und solche Befunde interpretieren kann. Grundsätzlich sollte man erwägen, wenn neben schwersten schulmedizinischen Befunden mit der SMT keine Besserung zu erzielen ist, ob nicht der vorgeschlagene schulmedizinische Weg für diesen Patienten in diesem Falle der bessere ist.

Die SMT ist in ihrer Anwendung sehr einfach, aber durch ihre enge Beziehung zur Schulmedizin und Akupunktur ist sie eine Therapie von enormer Komplexität.

Zweitens muß man klarstellen, daß es sich bei der SMT um keine bislang anerkannte schulmedizinische Therapie handelt. Wenn es zu einem Rechtsstreit kommt, weil ein Patient angeblich einen Schaden durch Ihre Therapie davongetragen hat, haben Sie automatisch vor dem Richter die schlechteren Karten. Dabei interessiert es nicht, ob Sie schon Tausenden von Patienten geholfen haben. Es ist auch belanglos, daß Sie überzeugt sind, daß der entstandene Schaden des Patienten nicht durch Ihre Behandlung entstanden ist, sondern, wie es in der Schulmedizin auch vorkommen kann, durch eine Verkettung unglücklicher Umstände. Es ist auch belanglos, ob der schulmedizinische Weg der risikoreichere gewesen wäre. In der Rechtsprechung gilt als das Maß aller Dinge der sogenannte schulmedizinisch-wissenschaftliche und internationale Standard. Diesen Standard können wir für die SMT noch nicht in Anspruch nehmen und die Gutachter, die in solchen Fällen zu Rate gezogen werden, werden mit Sicherheit nicht für Sie sprechen. Eine Verurteilung ist so gut wie sicher.
Bei den Fallbeschreibungen ist es oft nicht einfach, eine lückenlose Dokumentation der Behandlungsverläufe zu liefern, da bei einer Befundbesserung oder Heilung die wenigsten Patienten dem Therapeuten eine Mitteilung zukommen lassen, auch wenn sie darum gebeten wurden. Die Beschwerden und das Leid sind nach einer Heilung schnell vergessen und des Therapeuten erinnert man sich erst dann wieder, wenn neue Beschwerden auftreten. Gelegentlich melden sich Patienten zur Behandlung an und auf die Frage, wer sie denn empfohlen habe, bekommt man die Auskunft, Herr oder Frau so und so habe ihnen den Tip gegeben, da diesen die Behandlung so gut geholfen habe. Daraus kann man dann letztlich den Erfolg der damaligen Behandlung ableiten. In vielen Fällen ist leider auch das nicht der Fall. Manche Patienten sagen weitere Termine ab oder erscheinen zu weiteren Behandlungen einfach nicht mehr. Trotzdem kann man manchmal abschätzen, ob die Therapie nicht doch zum Erfolge geführt hat, da die meisten dieser Patienten doch einige Male hintereinander zur Behandlung kommen mußten, bis eine spürbare Besserung zu verzeichnen war. In diesen Fällen kann man dann annehmen, daß doch eine Linderung oder Heilung eingetreten ist. Von solchen Fällen, denen mit der SMT geholfen werden konnte, möchte ich hier berichten.
Ich möchte Ihnen aber nicht nur Fälle schildern, bei denen die SMT geholfen hat, sondern auch Fälle, bei denen kein Erfolg eingetreten ist. Auch Fälle, bei denen man an die Grenze des menschlich Machbaren stößt, sind dabei. Wir dürfen, bei aller Effizienz der SMT (ich kenne keine Therapie, die diese Effizienz nur annähernd erreicht) nicht überheblich und arrogant werden, indem wir glauben, allmächtig zu sein. In manchen Fällen kommen wir mit der SMT zu spät, weil die Schäden zu alt sind. Auch muß man akzeptieren, so schwer es Einem auch fallen mag, daß es immer Patienten geben wird, für die unsere SMT kein gangbarer Weg darstellt und die sich, aus welchen Gründen auch immer, einer anderen Therapieform zuwenden.

Es ist für den Anfänger oft schwierig, die Fülle der neuen Informationen, die im Band „Wunder dauern etwas länger" vermittelt werden, in einen sinnvollen, situationsbedingten Zusammenhang zu bringen, so daß er damit an und mit den Patienten effizient arbeiten kann. In diesem meinem zweiten Buch werden Fälle beschrieben, bei denen ich mich bemühen werde, möglichst umfassend die Gesichtspunkte der SMT abzuhandeln. Durch die zusammenhängende Darstellung von schulmedizinischen Fakten, manuellen Untersuchungsbefunden, Zusammenhängen mit der Akupunktur und dabei insbesondere mit deren Meridianlehre, sollen andere Therapeuten leichter den Weg von der Krankheitsgeschichte über die Befunderhebung und Befundinterpretation zur Therapie finden.
Es ist nicht ganz zu vermeiden, daß einige Fallbeschreibungen aus dem Buch „Wunder dauern etwas länger" hier wieder erscheinen werden. Die verschiedenen Erkrankungen werde ich, wie in meinem ersten Buch, alphabetisch ordnen, so daß der Leser das ihn speziell interessierende Thema leichter finden kann. Erkrankungen, für die ich keine Fallbeispiele habe, werde ich lediglich theoretisch abhandeln. Nachdem sich fast alles, was ich in meinem ersten Buch „Wunder dauern etwas länger" noch als Spekulation angeführt habe, nach meiner langjährigen und zuletzt ausschließlichen Beschäftigung mit der SMT als zutreffend herausgestellt hat, bin ich sicher, daß sich das in diesem Buch theoretisch Erörterte und scheinbar Spekulative ebenfalls als richtig herausstellen wird.
Wenn man sich mit anderen Kulturen und deren Vorstellungen um Gesundheit und Krankheit beschäftigt, drängt sich einem der Gedanke auf, daß die nicht naturwissenschaftlichen Kenntnisse und Vorstellungen über das Wesen unserer Erkrankungen und deren Bezug zu unserer Seele auf der ganzen Welt sehr ähnlich sind. Diese aus einer jahrtausendelangen Erfahrung resultierenden Kenntnisse waren und sind uns heute noch bewußt, das äußert sich in den unendlich vielen sprachlichen Sinnbildern, man sagt z. B. „es laufe einem die Galle über", wenn man zornig ist oder man habe „das Herz auf der Zunge" und viele andere. Der Grund, warum dieses Wissen nur noch sehr bruchstückhaft vorhanden ist, und warum es nicht die gleichen Entfaltungsmöglichkeiten wie in anderen Kulturen hat, liegt an unserer Geistes- und Kulturgeschichte. Nach dem Zusammenbruch der römischen Kultur übernahm die katholische Kirche die Führungsrolle im Abendland. Das römische Reich, mit seinem expansiv-kriegerischen Charakter, war für die Zerstörung alten Wissens und Gedankengutes verantwortlich, indem es die Stammvölker Nordeuropas unterdrückte und assimilierte oder ausrottete. Die katholische Kirche hat diese Entwicklung konsequent, zwar unter anderen Vorzeichen, aber ebenso expansiv, kriegerisch und zerstörerisch fortgeführt. Das Abendland tut das übrigens noch heute auf der ganzen Welt.
Die völlige Hinwendung zu Gott und die restlose Abkehr von allem Weltlichen hat zum Schaden aller zum Verlust dieses alten Wissens geführt. Die Medizin

und deren Ansehen im Mittelalter war deshalb so schlecht, weil der Mensch und sein körperliches Schicksal absolut zweitrangig war. Die Aufklärung brachte eine gewisse Wende, denn plötzlich stellte man die Frage nach dem Warum. Man versuchte, den Naturgesetzen durch Messen und Wägen nahe zu kommen. Die Überbewertung des göttlichen und Negierung des Körperlichen wurde von der Aufklärung durch die Überbewertung des Geistig-Rationalen ersetzt. Das zutiefst Menschliche, mit seinem recht unwägbaren Fühlen und Sehnen wurde ignoriert. Das ist bis heute so. Mehr noch, das Wort Psyche hat eine negative Wertung erfahren. Wir stellen heute die Ratio so weit über das Fühlen, daß wir meinen, unsere Seele mit dem Verstand regieren zu können. Gelingt das nicht, oder liegt dieses nicht so sehr in der Natur der Betreffenden, dann gelten diese Menschen als willensschwach, minderwertig und sogar als krank. Das führte zu einer naturwissenschaftlichen Medizin, welche bis heute, zum Leidwesen aller, nicht begriffen hat, daß der Mensch viel mehr ist als das, was man messen und wägen kann. Unsere Natur, wie die ganze Natur überhaupt, läßt sich nicht willentlich bezwingen. Das bedeutet nicht, daß man nicht versuchen muß, seine Triebe mit dem Verstand zu beherrschen und sie in gesellschaftlich vertretbare Bahnen zu lenken. Unserem Fühlen und Empfinden müssen wir aber wieder mehr Achtung schenken.

Wir sind heute gezwungen, und das ist sicher einer der Gründe für das Aufleben des Interesses für alternative Heilmethoden aus der ganzen Welt, dieses alte Wissen zu reimportieren. Der Streit zwischen den einzelnen Richtungen ist eigentlich ein Streit um des Kaisers Bart, weil die meisten Heilmethoden eine gemeinsame Grundlage haben. Der therapeutische Weg mag unterschiedlich erscheinen, in ihrer Quintessenz sind sie alle gleichen Ursprungs. Der therapeutische Weg aller alternativer Methoden geht über das autonome (nicht dem Willen unterworfen) Nervensystem, von dem die Schulmedizin glaubt, sie habe es wissenschaftlich erfaßt, aber im Grunde noch meilenweit von seinem Verständnis entfernt ist. Das autonome Nervensystem ist mehr als eine Regulation und Reaktion einzelner Zellarten.

Über das autonome Nervensystem werden die Funktionen aller Organe und Körperstrukturen aufeinander abgestimmt.

Welche Methode für den einzelnen Patienten richtig ist, muß er letztendlich selbst herausfinden. Das ist nicht ganz leicht, da das Angebot sehr groß ist. Hinter jeder Therapie steht ein anderes weltanschauliches Gedankengut. Das gilt auch für die chinesische traditionelle Akupunktur. Sie einfach in die westliche Medizin zu übertragen und dieser anzupassen, ist sicher falsch. Ich bin überzeugt, daß die Akupunktur nur dann richtig wirkt, wenn man auch das Gedankengut, das dahinter steht, kennt und anwendet. Es ist sicher nicht möglich, etwa die chinesische Medizin einfach auf die westliche Medizin zu übertragen, dazu ist das Umfeld und die Lebensphilosophie, in der sie entstanden ist, zu fremd. Wir können von den anderen Kulturen lernen, müssen aber grundsätzlich unseren eigenen Weg finden und gehen. Nur wenn wir es schaffen, auf dem Boden all dieser alten Erkenntnisse etwas Neues aufleben zu lassen, das auf unseren Kulturkreis und unser Selbstverständnis aufbaut, werden wir Fortschritte machen. Dazu müssen wir durchaus die Schulmedizin naturwissenschaftlicher Prägung mit einbeziehen. Sie ist besser als ihr Ruf.

KORREKTUR ZUM KAPITEL ERNÄHRUNG IM BUCH „WUNDER DAUERN ETWAS LÄNGER“ DER 1. UND 2. AUFLAGE

Zu meinem Leidwesen muß ich Ihnen gestehen, daß ich in dem Kapitel über die Ernährung in der 1. und 2. Auflage meines Buches „Wunder dauern etwas länger“ den Zusammenhang zwischen Übersäuerung der Körpers und des Calziumhaushaltes falsch dargestellt habe. Ich war mir sicher, die Zusammenhänge richtig in Erinnerung zu haben, so daß eine nochmalige Recherche unterblieben ist. Als ich in diesem Buch über die Osteoporose schrieb, kam mir der geschilderte Zusammenhang zwischen Kohlensäurehaushalt, Übersäuerung und Kalziumhaushalt selbst etwas komisch vor und beim Nachlesen mußte ich feststellen, daß ich die Tatsachen unrichtig wiedergegeben habe.

Tatsache ist, und das ist meiner Ansicht und Erfahrung nach richtig beschrieben, daß eine Übersäuerung des Körpers unter anderem eine harte Muskulatur macht.

Außerdem habe ich den Eindruck gewonnen, daß eine chronische Calziumüberladung des Körpers nicht gesund ist und die Muskulatur verhärtet. Einen Beweis habe ich dafür nicht. Hier kann mich mein Eindruck auch täuschen.
Meine Darstellung, daß eine Übersäuerung des Körpers das Calzium (Ca) in die Zellen verschöbe, ist falsch, dieser Mechanismus gilt für das Kalium (K). Die Calziummenge (Ca) verringert sich zwar durch eine Alkalose (basische Verhältnisse) vorübergehend im Blut, indem das Calzium eine kurzzeitige Verbindung mit einer anderen Molekül eingeht. Diese Verbindung löst sich wieder, wenn die Akalose im Blut verschwindet. Bei einer Alkalose überwiegt der Calziumgehalt in den Muskelzellen und eine verstärkte Kontraktion bis hin zu einer Muskelverkrampfung (Tetanie) ist die Folge. Die Alkalose kann durch die Dissoziation (Zerfall in einer wässrigen Lösung) von Kohlensäure entstehen, bei der nicht saure H-Ionen, sondern basische OH-Ionen entstehen. Ich bitte nochmals um Entschuldigung für die falsche Darstellung.
Eine Erklärung, wie und warum eine Übersäuerung und möglicherweise auch eine chronische Calziumüberladung des Körpers eine zu harte Muskulatur macht, überlasse ich nun anderen Personen, die mehr von der Physiologie und der Ernährungswissenschaft verstehen als ich. Mein Interesse, mehr über solche Zusammenhänge zu erfahren, besteht natürlich weiter.

1. ALLGEMEINE THEORETISCHE ERKLÄRUNGEN ZUM VERSTÄNDNIS UND ZUR HANDHABUNG DER SANFTEN MANUELLEN THERAPIE (SMT) NACH DORN

1.1. SEGMENTLEHRE

Die grundlegende Tatsache, auf der die SMT beruht und aufbaut ist, ist die, daß das Rückenmark mit seinen seitlich aus der Wirbelsäule austretenden Nerven, den Spinalnerven, segmental (Segment = Teil eines ganzen) gegliedert ist (siehe Kapitel 2.14. im Buch „Wunder dauern etwas länger"). Das bedeutet, daß jeder Spinalnerv, der aus einem ganz umschriebenen Rückenmarksabschnitt rechts und links entspringt, nach seiner Aufteilung in die vier Unteräste ganz bestimmte umschriebene Regionen unseres Körpers versorgt. Die vier verschiedenen Astanteile des Spinalnervs sind der:

1. Der Ramus ventralis ist der Hauptast des Spinalnervs und zieht in unseren Körper, versorgt dort die Muskulatur mit Bewegungsimpulsen und ist auch für das Tasten und Fühlen zuständig.

2. Der Ramus dorsalis zieht in die Rückenmuskulatur, hält uns aufrecht und ist für den Tonus (Spannkraft) unserer Rückenmuskulatur und dadurch für die Rückenverspannungen bei Wirbelblockierungen verantwortlich.

3. Der Ramus meningeus zieht zum Rückenmark zurück und soll hier nur kurz erwähnt werden. Ich habe diesem Nervenanteil im ersten Buch, gerade bei der MS, mehr Bedeutung zugemessen als ich es heute noch tun würde.

4. Der Ramus communicans ist für die SMT der fast wichtigste Ast. Dieser Nervenanteil zieht zum Grenzstrangganglion (der Grenzstrang gehört zu dem adrenalingesteuerten, nicht willentlich zu beeinflussenden, sympathischen, autonomen Nervensystem), einer Nervenschaltstelle. Hier werden sympathische Nervenfasern, die vom Gehirn ausgehend vorne (ventral) an den Wirbelkörpern herunterziehen, mit dem Ramus communicans des Spinalnervs in einem Ganglion (Nervenschaltstelle) verschaltet. Nach der Verschaltung mit dem Grenzstrang ziehen die, bisher Rami communicantes genannten Spinalnervenanteile, als Nervi splanchnici zu den inneren Organen. Das bedeutet, daß Einklemmungen des Spinalnervs, z. B. durch eine Wirbelblockierung, direkten Einfluß auf die inneren Organe nehmen können.

Wenn man Inervation (= Nervenversorgung) mit Information gleichsetzt, gelangen durch die Nervenirritation in Folge der Reizung des eingeklemmten Nervs verfälschte Informationen zu den inneren Organen und führen dort zu Veränderungen. Zum Einen ändert sich die Zellfunktion, die von einer intakten Nervenversorgung abhängig ist. Zum Anderen ändern sich die Durchblu-

tungsverhältnisse, z. B. in Form einer verminderten Durchblutung. Das führt zu einem Sauerstoffmangel im Organ und an den Zellen, die dadurch nicht nur eine noch stärkere Funktionseinschränkung erfahren, sondern dieser Vorgang kann sogar für das Absterben einer Zelle verantwortlich sein. Aber auch eine Mehrdurchblutung kann eine Folge einer Fehlinervation sein. Eine Mehrdurchblutung ist mit dem Symptom einer Entzündung gleichzusetzen. Aus beiden Symptomen resultiert eine Veränderung der Sauerstoffversorgung mit einer zusätzlichen Störung der Zellfunktion. Diese Veränderungen haben Auswirkung auf die lokalen Immunverhältnisse. In solch einem in Mitleidenschaft gezogenen Organ können sich nun Krankheitserreger festsetzen und ihrerseits zusätzliche spezifische Erkrankungen auslösen. Bei Organen, die unserer sinnlichen Wahrnehmung zugänglich sind, wie z. B. der Zunge, können durch die Fehlinervation Mißempfindungen und Schmerzen auftreten.
Umgekehrt empfängt das Gehirn durch Spinalnerveneinklemmungen verfälschte Informationen aus den Organen. Damit kann das Gehirn als übergeordnetes Regel- und Informationszentrum, das in seiner Steuerung von diesen Informationen abhängig ist, nicht richtig reagieren, so daß der Informationsfluß vom Gehirn zum Organ letztendlich doppelt gestört ist. Erstens durch die Nerveneinklemmung des Spinalnervs und zweitens durch die falschen Steuerimpulse des Gehirns.
Kommen wir nun auf die segmentale Gliederung unserer Wirbelsäule zurück, so kann man sagen, daß Rückenmarkssegment, sein rechter und linker Spinalnerv, das gekoppelte Organ und der dazugehörende Wirbel eine Einheit darstellen. Es ist in folgedessen nur logisch, daß bei Zuordnung eines Rückenmarkssegments zu einem bestimmten Wirbel man zwanglos folgern kann, daß eine Blockierung eines Wirbels, durch eine Irritation der Spinalnerven, über deren Rückenmarkssegment direkten Einfluß auf das zugeschaltete innere Organ nimmt. Dieser Umstand ist der Medizin schon seit immer bekannt, wenn auch die Zusammenhänge sehr unscharf dargestellt werden und diese nie die ihnen zustehende und notwendige Wertung erfahren haben (s. Abb. 1).
Die erste Darstellung, die uns zugänglich war, welche die mit der SMT gefundenen Zusammenhänge zwischen Wirbeln und Erkrankungen innerer Organe genau präzisiert, war eine Tabelle eines Amerikaners namens C.J. Cerney, der lange in China war und sich dort mit der Akupunktur beschäftigt hat. Cerney hat ein Buch über Akupressur mit dem Titel „Akupunktur ohne Nadel“ (vergriffen, Hermann Bauer Verlag, Freiburg im Breisgau, erste Auflage 1975) geschrieben, in dem eine Auflistung der Wirbel und deren zugeordneter Organe abgebildet war (s. Abb. 2).
Er hat seine Tabelle, wie ich heute weiß, von den amerikanischen Osteopathen entliehen, was aber für uns letztlich keine Rolle spielt. Die Vermutung, daß es sich bei dieser Tabelle um osteopathisches und kein klassisch-chinesisches Wissen handelt, stützt sich auf die Tatsache, daß mir vor nicht allzu langer Zeit ei-

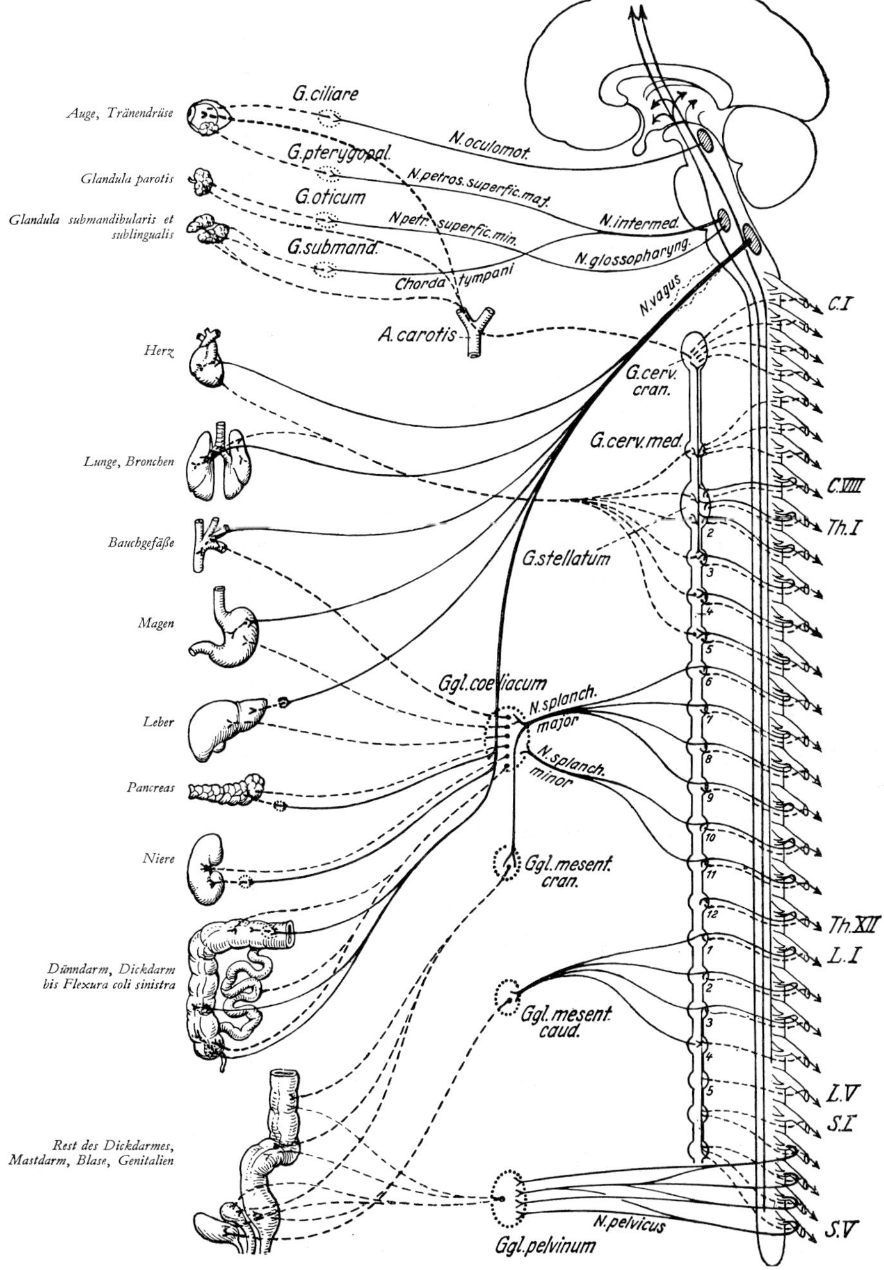

Abb. 1: Schulmedizinische Darstellung der Zusammenhänge zwischen den Spinalnerven des Rückenmarks und den inneren Organen. (Anatomie des Menschen, Teil 1, A. Waldeyer, Walter de Gruyter und Co. Verlag, Berlin 1969)

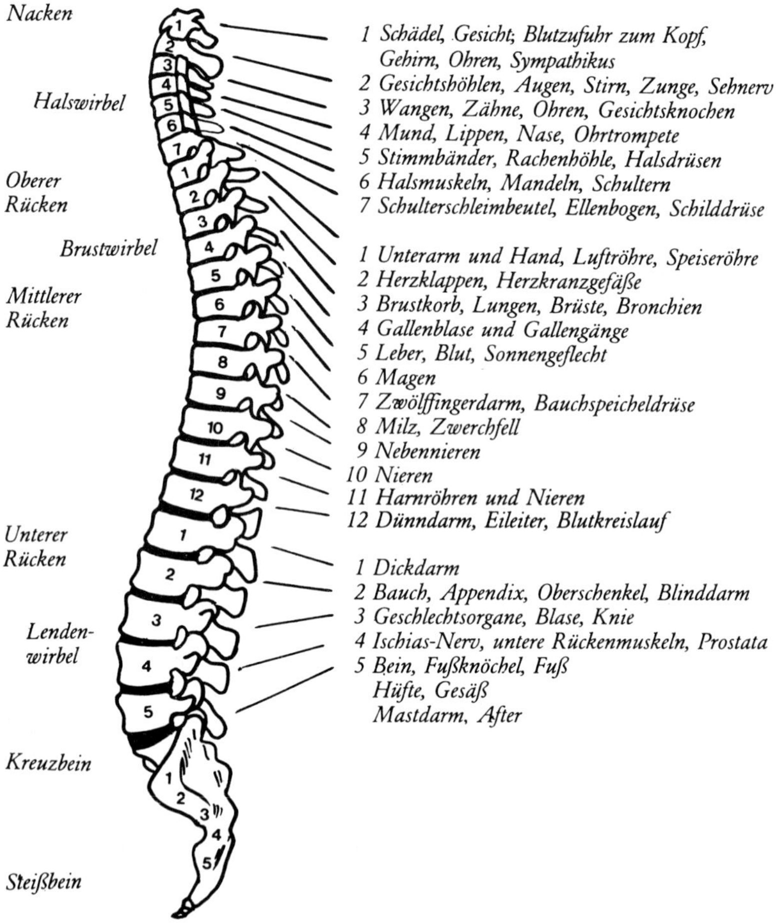

Abb. 2: Die Darstellung der Zusammenhänge zwischen Wirbeln und inneren Organen, so wie sie von Cerney in seinem Buch veröffentlicht wurden. (Akupunktur ohne Nadel, J. V. Cerney, Hermann Bauer Verlag, 1981)

ne Abbildung aus einem amerikanischen Buch über Osteopathie in die Hände gefallen ist, welche die Abbildung von Cerney in einigen Punkten noch ergänzt und präzisiert (s. Abb. 3).

Wenn man unter Berücksichtigung dieser Erkenntnisse die Patienten behandelt, wie wir es seit vielen Jahren mit großem Erfolg tun, wird man unschwer feststellen, daß diese Zusammenhänge exakt so existieren und für unsere Gesundheit von ausschlaggebender Bedeutung sind. Somit ist es in der Tat so, daß durch die Behandlung des 3. Brustwirbels, des Lungenwirbels, Atemstörungen bis hin zum Asthma besser werden oder gar geheilt werden können.

Übersicht:
Auswirkungen von Wirbelverschiebungen

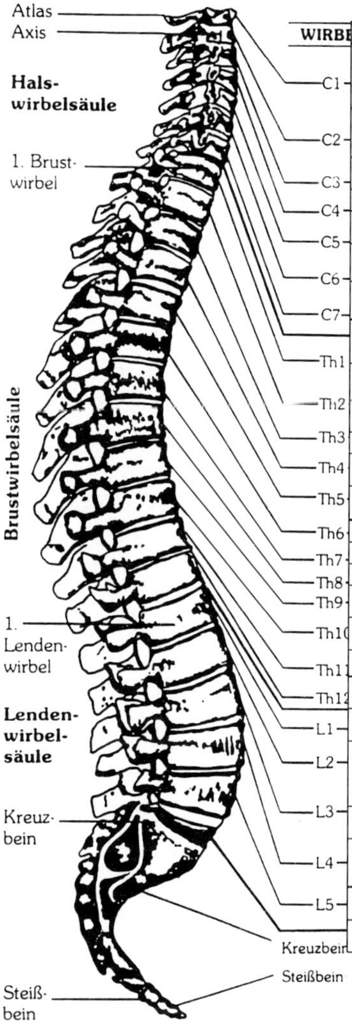

WIRBE	VERSORGUNGSGEBIETE		AUSWIRKUNGEN
C1	Blutversorgung von Kopf. Hypophyse. Kopfhaut. Gesichtsknochen. Gehirn. Innen- und Mittelohr. sympathisches Nervensystem	Nacken-Region	Kopfschmerzen. Nervosität. Schlaflosigkeit. Kopfgrippe. Bluthochdruck. Migrane Nervenzusammenbruch. Gedächtnisschwund. chronische Müdigkeit. Schwindel
C2	Augen. Sehnerven. Hornerven. Nebenhohlen. Mastoid-Knochen. Zunge. Stirn	Nacken-Region	Nebenhöhlenbeschwerden. Allergien. Schielen. Taubheit. Augenleiden. Ohrenschmerzen. Ohnmachtsanfalle. bestimmte Arten von Blindheit
C3	Wangen. Ohrmuscheln. Gesichtsknochen Zähne. Facialis-Nerv	Nacken-Region	Neuralgie, Neuritis, Akne oder pustolöses Ekzem
C4	Nase. Lippen. Mund. Eustachische Röhre.	Nacken-Region	Heuschnupfen. Katarrh. Gehörverlust. Polypen.
C5	Stimmbänder. Nackendrüsen. Rachen.	Nacken-Region	Kehlkopfentzündung. Heiserkeit. Halsschmerzen. Halsbräune etc.
C6	Nackenmuskulatur. Schultern. Mandeln.	Nacken-Region	steifes Genick. Oberarmschmerzen. Mandelentzündung. Keuchhusten. Krupp-Husten.
C7	Schilddrüse. Schulter-Schleimbeutel. Ellbogen.	Nacken-Region	Schleimbeutelentzündung. Erkältungen. Schilddrüsenerkrankungen.
Th1	Unterarme. Handgelenke. Hände. Finger. Speiseröhre. Luftröhre.	mittlerer Rücken	Asthma. Husten. Atembeschwerden. Kurzatmigkeit Schmerzen in Unterarmen und Händen
Th2	Herz einschließlich seiner Klappen und Umhüllung. Herzkranzgefäße	mittlerer Rücken	funktionelle Herzbeschwerden und gewisse Brustleiden.
Th3	Lungen. Bronchien. Rippenfell. Brustkorb. Brüste.	mittlerer Rücken	Bronchitis. Rippenfellentzündung. Lungenentzündung Grippe.
Th4	Gallenblase. Gallengänge.	mittlerer Rücken	Gallenleiden. Gelbsucht. Gürtelrose
Th5	Leber. Solarplexus. Blut.	mittlerer Rücken	Leberleiden. Fieber. niederer Blutdruck. Anämie. Kreislaufschwäche. Arthritis
Th6	Magen.	mittlerer Rücken	Magenbeschwerden. auch nervöser Art: Verdauungsstörungen. Sodbrennen
Th7	Bauchspeicheldrüse. Zwölffingerdarm.	mittlerer Rücken	Geschwüre. Gastritis.
Th8	Milz.	mittlerer Rücken	Abwehrschwäche.
Th9	Nebennieren.	mittlerer Rücken	Allergien. Nesselausschläge.
Th10	Nieren.	mittlerer Rücken	Nierenbeschwerden. Arterienverkalkung. chronische Müdigkeit. Nieren(becken)entzündung
Th11	Nieren. Harnleiter.	mittlerer Rücken	Hautkrankheiten wie Akne. Pickel. Ekzeme oder Furunkel.
Th12	Dünndarm. Lymphsystem.	mittlerer Rücken	Rheumatismus. Blähungen. gewisse Arten d. Sterilität
L1	Dickdarm. Leistenpforte	unterer Rücken	Verstopfung. Kolitis. Ruhr. Durchfall. manche Arten von Brüchen (Hernien).
L2	Blinddarm. Bauch. Oberschenkel.	unterer Rücken	Krämpfe. Atembeschwerden. Übersäuerung. Krampfadern.
L3	Geschlechtsorgane. Gebärmutter. Blase. Knie.	unterer Rücken	Blasenleiden. Menstruationsbeschwerden (z. B. schmerzhafte oder unregelmäßige Perioden). Fehlgeburten. Bettnässen. Impotenz. Wechseljahre Beschwerden. viele Kniebeschwerden.
L4	Prostata. Muskeln der unteren Rückenabschnitte. Ischias.	unterer Rücken	Ischias. Hexenschuß: schwieriges. schmerzhaftes oder zu häufiges Harnlassen: Rückenbeschwerden
L5	Unterschenkel. Sprunggelenke. Füße.	unterer Rücken	Schlechte Durchblutung der Unterschenkel. geschwollene Knöchel. schwache Sprunggelenke und Fußgewölbe. kalte Füße. schwache Beine. Wadenkrämpfe
Kreuzbein	Hüftknochen. Gesäß.	Bauch	Beschwerden im Bereich der Hüft-Becken-Gelenke. Wirbelsäulenverkrümmungen.
Steißbein	Enddarm. After.	Bauch	Hämorrhoiden. Afterjucken. Schmerzen am Ende der Wirbelsäule beim Sitzen.

Verschiebungen von Wirbeln und Bandscheiben können Reizungen des Nervensystems verursachen und die Strukturen. Organe und Funktionen beeinträchtigen. was zu den in dieser Liste angegebenen Beschwerden führen kann.

Abb. 3: Die Erkenntnisse der Osteopathen über die Zusammenhänge zwischen Wirbel und inneren Organen. (Parker Chiropractic, Research Foundation, 1975)

1.2. WELCHER SPINALNERV GEHÖRT ZU WELCHEM WIRBEL?

Da auf jeder Seite eines Wirbels zwei Nervenaustrittspunkte zu finden sind, einer oberhalb und einer unterhalb des Wirbelkörpers, könnte man einwenden, daß bei einer Behandlung eines Wirbels immer zwei Spinalnerven gleichzeitig behandelt werden, nämlich der oberhalb und der unterhalb eines Wirbels. Damit stellt sich die Frage, welcher Spinalnerv ist der zum Wirbel und seinem Segment gehörende? Die Antwort ist kurz und bündig:

Der obere, den Spinalkanal verlassende Nerv ist der Spinalnerv, welcher zum entsprechenden Rückenmarkssegment und dessen Wirbel gehört.

Natürlich wird bei einer Wirbelblockierung der unterhalb des Wirbels austretende Spinalnerv und dessen Segment auch in Mitleidenschaft gezogen, obwohl er ja eigentlich zum nächsten Rückenmarksegment und dessen Wirbel gehört. Das Organ, das an diesen Wirbel angebunden ist, leidet natürlich auch an den Folgen der Blockierung. Diese scheinbare Unschärfe spielt aber in der Realität nur eine untergeordnete Rolle, da die Abfolge der Wirbel und deren gegenseitige Nachbarschaft an der Wirbelsäule den anatomischen und funktionellen Gegebenheiten in unserem Organismus entspricht. Eine Herzstörung wirkt sich z. B. auf die Atmung aus, und eine Atemstörung hat sicherlich Einfluß auf unser Herz und dessen Funktion. So wie beide Organe in unserem Körper in enger Nachbarschaft stehen, so sind auch Herz (B2)- und Lungenwirbel (B3) an der Wirbelsäule direkt nebeneinander zu finden.

1.3. BEHANDLUNGSDAUER VON AKUTEN UND CHRONISCHEN WIRBELSÄULEN- UND GELENKSSCHÄDEN

Eine Dauer einer einzelnen Behandlung sollte grundsätzlich nicht die Dauer einer ¼ Stunde überschreiten, da sich sonst das Gewebe im Behandlungsbereich zu stark entzündet und das Nervensystem zu stark gereizt wird. Damit nimmt auch die Gefahr eines Kreislaufkollapses zu.
Bei Wirbelsäulenschäden muß man grundsätzlich zwischen akuten und chronischen Schäden unterscheiden. Bei den akuten Schäden handelt es sich meist um die Verschiebung eines oder nur weniger Wirbel, man spricht auch von Blockierungen. Sie sind leicht zu beheben und der Patient ist im Normalfall durch die SMT schnell geheilt.
Bei den chronischen Schäden ist das ganz anders. Hier spielen Zeiträume eine Rolle, welche sich über Jahre und Jahrzehnte erstrecken. D. h. ein Schaden der Wirbelsäule und der Gelenke entsteht langsam und anfangs meist völlig unbemerkt. Somit ist natürlich der Heilungsverlauf um so länger, je älter der Schaden ist, da die meisten Patienten ihre Wirbelsäulenschäden, besonders wenn diese in der Kindheit oder Jugend auftreten, erst nach vielen Jahren erstmals

spüren. Kurzzeitige Rückenschmerzen und Hexenschüsse sind die ersten Warnhinweise, daß ein schwerer Gelenks- oder Wirbelsäulenschaden vorliegt. Die Schmerzepisoden nehmen an Häufigkeit und Heftigkeit zu, bis eines Tages ein Dauerschmerz auftritt.

1.4. KRITERIEN ZUR GENAUEN BEURTEILUNG VON BLOCKIERUNGEN UND SKOLIOSEN

Wie man eine Wirbelsäule auf Skoliosen und Blockierungen genau untersucht, lesen Sie bitte in dem Buch „Wunder dauern etwas länger" in den Kapiteln 4.4.5 bis 4.4.7 nach. Dabei ist es wichtig zu wissen, daß nicht die Lage oder Position des Dornfortsatzes des Wirbels das Beurteilungskriterium einer Blockierung oder Skoliose ist. Der Dornfortsatz ist lediglich der Ort der Untersuchung, seine Position wird selbst nicht beurteilt und wird nicht zur Diagnosefindung herangezogen.

Der Dornfortsatz ist nur der Ort der Untersuchung, wird aber selbst nicht zur Diagnose eines Wirbelsäulenschadens herangezogen. Zum Erheben des exakten Befundes einer Skoliose oder Blockierung an der Wirbelsäule ist nur und ausschließlich die Eindringtiefe der Daumen in die Rückenmuskulatur rechts und links des Dornfortsatzes von Bedeutung.

Zur Untersuchung eines Wirbels auf eine mögliche Blockierung legt man den Daumen möglichst flach rechts und links genau neben dem Dornfortsatz des Wirbels an, so daß die Fingerspitzen des Daumens den Dornfortsatz seitlich berühren und drückt auf beiden Seiten gleichmäßig mehr oder weniger fest in die Tiefe. Dabei erzeugt man den Druck mit dem proximalen (körperwärts gerichteten) Anteil des Daumenendglieds. Wenn man sich bei diesem Vorgang etwas Zeit läßt, kann man noch beim dicksten Patienten oder bei extrem verspannter Rückenmuskulatur einen genauen Befund erheben. Ich muß noch einmal betonen:

Wir untersuchen nicht den Dornfortsatz.

Der Grund dafür ist der, daß der Dornfortsatz nicht der zuverlässigste Parameter bei Untersuchung und Behandlung der Wirbelsäule ist. Meiner Erfahrung nach ist es bei der Beurteilung einer Skoliose oder Blockierung nicht richtig, sich beim Abtasten einer Wirbelsäule nur auf die Begutachtung der Lage der Dornfortsätze der Wirbel zu verlassen. An Hand der Position des Dornfortsatzes kann man nicht jeden Wirbelsäulenschaden genau und zuverlässig diagnostizieren. Der Dornfortsatz eines Wirbels ist, als dessen weit nach hinten herausstehender Anteil, sicherlich der anatomisch variabelste. Zu einer genauen Beurteilung einer Wirbelverschiebung braucht man aber eine Struktur, welche anatomisch wenig variabel ist.

Ein Punkt meiner Ablehnung, den Dornfortsatz zur Blockierungs- oder Skoliosebeurteilung heranzuziehen, ist der, daß es bei der Betrachtung von Röntgenbildern regelmäßig auffällt, daß die Dornfortsätze der Wirbel fast nie exakt senkrecht aufeinanderstehen, auch wenn die betreffende Wirbelsäule gerade erscheint. Meist findet man kleine Seitabweichungen nach rechts und links.
Weiterhin muß man berücksichtigen und das ist einer der wichtigsten Gesichtspunkte, daß bei einer lange bestehenden Blockierungs- und Skoliosedauer der Wirbel seine ursprüngliche Form verliert. Dabei weicht der Dornfortsatz zur Seite seiner Blockierung hin ab, er ändert dabei seine anatomische Form. Das ist für die Erstuntersuchung einer deutlichen Skoliose zwar nicht von Bedeutung, da in solch einem Fall der Dornfortsatz zur Seite der Blockierung oder Skoliose hin verschoben und dadurch deutlich zu tasten ist (s. Abb. 4) .
Schwierig wird es hierbei erst, wenn man den Behandlungserfolg beurteilen will. Es ist, bei der alleinigen Beurteilung des Dornfortsatzes, sehr schwer bis unmöglich, genau zu sagen, wann der Wirbel seine normale Position erreicht hat. Bei alten Schäden ist die Abweichung des Dornfortsatzes, auch nach der Behandlung noch, bedingt durch die skoliotische Änderung seiner anatomischen Form, als Widerstand zu spüren. Die Gefahr besteht, daß man übertherapiert, das bedeutet, den Wirbel zur Gegenseite herausschiebt.

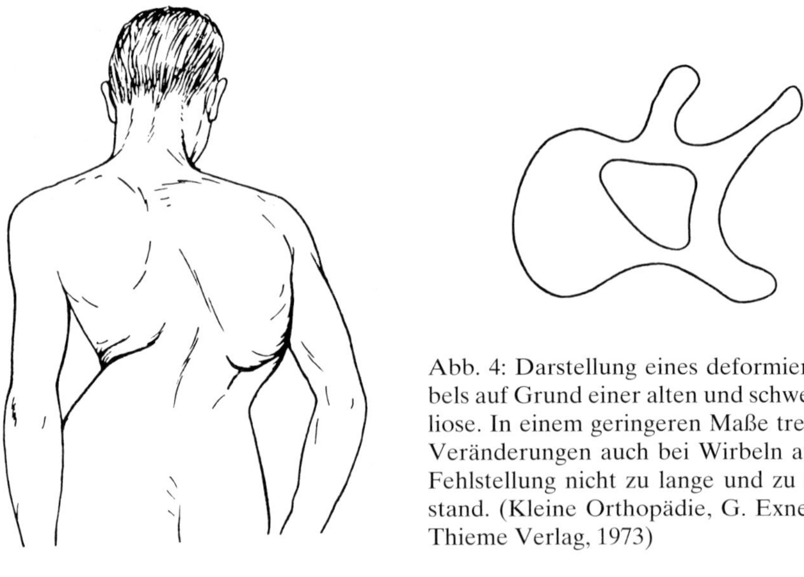

Abb. 4: Darstellung eines deformierten Wirbels auf Grund einer alten und schweren Skoliose. In einem geringeren Maße treten diese Veränderungen auch bei Wirbeln auf, deren Fehlstellung nicht zu lange und zu stark bestand. (Kleine Orthopädie, G. Exner, Georg Thieme Verlag, 1973)

Außerdem kann bei Unfällen mit Wirbelsäulenbeteiligung der Dornfortsatz abbrechen und wieder schief zusammenwachsen. Auch dann kann man sich nicht auf sein Urteil beim Abtasten verlassen, weil sich auch hier, wenn man den Dornfortsatz als alleiniges Maß seiner Beurteilungskritereien heranzieht, Fehler einschleichen können.

Es kommt weiterhin nicht selten vor, daß beim Abtasten der Wirbelsäule ein Wirbel, sprich ein Dornfortsatz, deutlich seitenversetzt rechts oder links außerhalb des Gesamtgefüges zu tasten ist. Wenn bei diesem Befund keine deutliche Gesamtskoliose der restlichen Wirbelsäule vorliegt, kann man an Hand des einzelnen abweichenden Dornfortsatzes nicht entscheiden, auf welcher Seite die Blockierung liegt. Es kann sein, daß die ganze Wirbelsäule einen Normalbefund aufweist und nur der einzelne Wirbel verschoben ist. Es kann aber auch sein, daß der einzelne Wirbel eine normale Position hat und daß der Rest der Wirbelsäule eine geringe Abweichung hat. An Hand der Lage des Dornfortsatzes allein ist die Diagnose nicht zu stellen.
Es existiert zur Beurteilung einer Blockierung oder einer Skoliose ein viel verläßlicheres Beurteilungskriterium als die Beurteilung der Lage des Dornfortsatzes. Man sucht dazu ein stabileres und weniger variables Teil am Wirbel, das zusätzlich noch leicht für unsere tastenden Finger zu erreichen ist. Dies ist die Rinne zwischen Dorn- und Querfortsatz eines Wirbels. Dieser Teil des Wirbels ist weniger stark veränderlich, das ist auch der Fall, wenn der Wirbel durch eine langanhaltende Blockierung oder Skoliose seine anatomische Form etwas verändert. In dieser Rinne neben dem Dornfortsatz sind viele Sehnen, Bänder und Muskeln, die hier von unten nach oben ziehen. Das verhindert eine zu starke Änderung dieser anatomischen Struktur. Man beurteilt bei der Untersuchung lediglich die Eindringtiefe der drückenden Daumen rechts und links der Dornfortsätze. Eine Wirbelabweichung wird rechts und links am Dornfortsatz diagnostiziert, der Dornfortsatz selbst geht aber nicht in die Beurteilung mit ein. Natürlich muß man dabei darauf achten, daß sich beide untersuchenden Finger immer streng auf gleicher Höhe befinden, da sonst Beurteilungsfehler auftreten können.
Befunde an einer Wirbelsäule können so minimal sein, daß man sich beim Hoch- oder Herunterfahren an den Dornfortsätzen bei der Beurteilung ihrer Position sehr schwer tut. Besonders ist das dann der Fall, wenn die Muskulatur sehr hart und verspannt ist. Wenn man aber die Eindringtiefe der Daumen in der Rinne rechts und links zwischen Quer- und Dornfortsatz heranzieht, kann man sich letztendlich auch nahezu 100%ig sicher sein, richtig getastet zu haben.
Bei einer sehr verspannten Rückenmuskulatur oder sonstigen Untersuchungserschwernissen muß man sich Zeit lassen. Man legt dazu die Daumen rechts und links des Dornfortsatzes an und versenkt die Finger mit einem gewissen Druck in der Tiefe. Wenn man sich dabei etwas Zeit läßt, wird man sehen, daß ein Finger langsam tiefer in das Gewebe einsinkt als der Finger der Gegenseite. Die Seite, an welcher der Finger nicht so tief eindringt, also oben bleibt, ist die Seite der Blockierung.
Dabei ist es von extremer Wichtigkeit, daß die Finger auf exakt gleicher Höhe ganz flach anliegen und nicht die Daumenspitze in die Tiefe gedrückt wird. Die Auflagefläche des Daumens ist das proximale (zum Körper gerichtet) Daumenendglied und nicht die Fingerspitzen des Daumens. Das hat folgenden

Grund: wenn Sie in der gerade geschilderten Weise mit flach angelegten Daumen untersuchen, kommen Sie nicht so leicht in Versuchung, zu stark zu drücken. Bei der flachen Daumenhaltung reicht oft ein minimaler Auflagedruck, um den Befund deutlich zu Tage treten zu lassen. Hat ein Patient eine sehr verspannte Muskulatur oder ist er sehr korpulent, muß man die Daumen nur länger auf die Rückenmuskulatur mit mäßigem Druck anlegen, um einen exakten Befund zu erhalten. Wenn die Fingernägel der Daumen parallel zur Haut des Patienten stehen, kann man Bruchteile von Millimeterunterschieden noch erkennen (s. Abb. 5). Dringt die Daumenspitze in die Tiefe der Rückenmuskulatur ein, entsteht durch den Druck ein Krater. Dadurch fällt es schwer zu beurteilen, ob die in der Tiefe verschwindenden Daumenspitzen auf gleicher Höhe stehen oder nicht (s. Abb. 6). Wenn man geübt ist, kann man die Beurteilung durchaus so vornehmen, daß man an den Dornfortsätzen langsam und kontinuierlich von oben nach unten oder in Gegenrichtung entlang gleitet. Wenn man nicht so geübt ist oder Einem Zweifel an der Richtigkeit des erhobenen Befundes aufkommen, hat der Betreffende die Möglichkeit, Wirbel für Wirbel abzutasten, indem er jeweils einen Augenblick auf dem betreffenden Wirbel verweilt und dabei die Eindringtiefe seiner Finger beobachtet. Dabei ist das oberste Gebot ein Wahlspruch der Bergsteiger, für die Fehler am Berg tödlich enden können, der da lautet „Zeit lassen". Wenn man in dieser Art und Weise die Schäden einer Wirbelsäule untersucht, kann man keinen Fehler machen. Auch dann nicht, wenn bei einer längerstreckigen Skoliose der Wirbelsäule nur einzelne Wirbel weniger stark nach links verschoben sind. Für den Untersucher, der sich lediglich an den Dornfortsätzen orientiert, kann der Eindruck entstehen, diese einzelnen rechts aus dem Gesamtgefüge herausstehenden Wirbel seien rechts blockiert. Dabei sind diese Wirbel aber eigentlich nur weniger stark links blockiert als der Rest der Skoliose und stehen damit rechts aus dem Gesamtgefüge der Linksskoliose heraus.

Wenn man die Eindringtiefe rechts und links des Dornfortsatzes als sein Beurteilungskriterium zur Wirbellage heranzieht, können eigentlich keine Beurteilungsfehler mehr entstehen. Auch bei weniger stark verschobenen Wirbeln, die aus dem Gesamtgefüge einer Skoliose nur wenig zur Gegenseite herausragen, geben die untersuchenden Finger uns immer noch den richtigen Hinweis. Nämlich auf der Seite der Skoliose dringt der untersuchende Finger weniger tief in die Muskulatur der Rinne zwischen Dorn- und Querfortsatz ein. Dabei ist es also völlig belanglos, wie stark ein betreffender Wirbel im Verhältnis zu den anderen Wirbeln verschoben ist. Sie können so noch die feinsten Verschiebungen exakt ertasten.

Einen letzten Gesichtspunkt möchte ich noch anführen, den Dornfortsatz nicht als Beurteilungskriterium einer Skoliose heranzuziehen. Die meisten Skoliosen schwingen zur Skolioseseite herum, erreichen einen Scheitelpunkt, das ist der Wirbel, welcher am stärksten rotiert ist, um dann wieder zur Mittellinie der Wir-

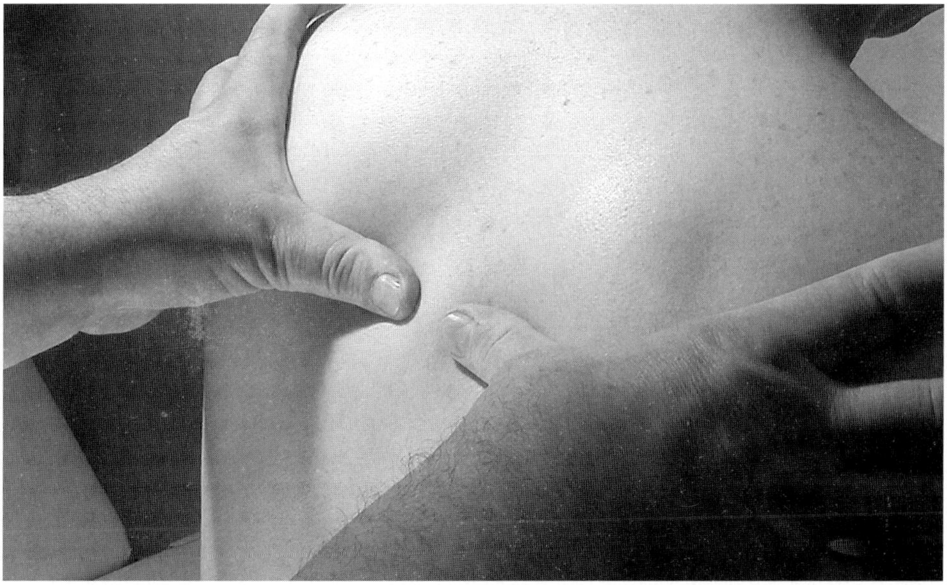

Abb. 5. Richtige Lage der Daumen bei der Untersuchung der Wirbelsäule auf Blockierungen und Skoliosen. Bitte beachten Sie, daß die Daumen flach anliegen, so daß die Daumennägel waagrecht stehen. (Foto selbst)

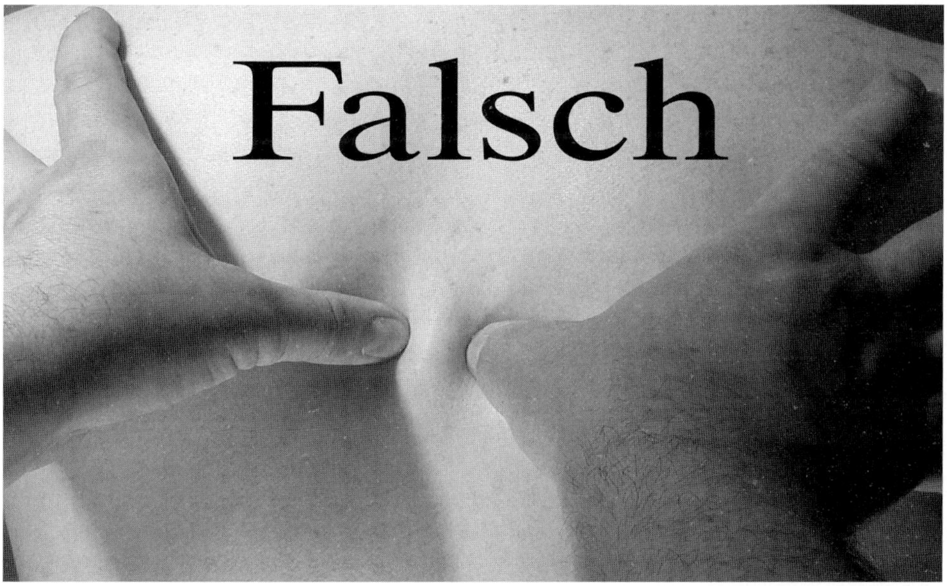

Abb. 6. Falsche Daumenhaltung bei der Untersuchung der Wirbelsäule auf Blockierungen und Skoliosen. Die Fingerspitzen versinken tief im Gewebe und eine genaue Beurteilung der Eindringtiefe ist nicht möglich. (Foto selbst)

belsäule zurückzuschwingen. Auch hier kann man in seiner Beurteilung Fehler begehen, nämlich dann, wenn man den Rückschwung einer Skoliose als eine Rotation zur Gegenseite hin fehlinterpretiert.

Bei der Beurteilung der Wirbelsäule mit dem flach anliegenden Daumen kann man fast jedem Menschen, der guten Willens ist, die Grundbegriffe der Wirbelsäulenuntersuchung beibringen.

1.5. WAS UNTERSCHEIDET EINE SKOLIOSE VON EINER WIRBELBLOCKIERUNG?

Warum ist die Seite, auf welcher der seitlich am Dornfortsatz anliegende Daumen weniger tief in die Rückenmuskulatur zwischen Dorn- und Querfortsatz eindringt, die Seite der Blockierung? Die Erklärung ganz einfach:

Bei einer Drehung oder Blockierung eines Wirbels kommt es gleichzeitig zu einer Knickung der Wirbelsäule zur Gegenseite der Blockierung hin.

Der Grund dafür ist der, daß die benachbarten Wirbel sich mittels des rechten und linken Querfortsatzes gegenseitig stützen und stabilisieren. Das führt bei regelrechter Wirbellage zu einer aufrechten Haltung der Wirbelsäule. Bei einer Seitverdrehung eines Wirbels bewegen sich auch die Querfortsätze mit den stabilisierenden Gelenken zur Seite hin. Dadurch verlieren die Querfortsätze des verschobenen Wirbels ihre stabilisierende Position im Gesamtgefüge der Wirbelsäule. Diese neigt sich zur Gegenseite des Schadens hin ab. Das bedeutet, daß bei jeder Seitverdrehung eines oder auch mehrerer Wirbel es nicht nur zu einer Rotation des Wirbels, sondern gleichzeitig zu einem Abknicken zur Gegenseite der Blockierung oder Skoliose hin kommt.

Man kann auch sagen, eine Blockierung ist immer eine Mini-Skoliose.

Dadurch kommt bei einer Blockierung oder Skoliose automatisch die Rille zwischen Dorn- und Querfortsatz höher zu liegen. Dadurch ist die Seite, auf welcher der Daumen weniger tief in das Gewebe einsinkt, die Seite der Blockierung. Die Seite, auf welcher der Daumen tiefer eindringt, ist die Gegenseite der Blockierung.
Es gibt selten einmal einen Fall, bei dem man kaum oder gar nicht die Eindringtiefe der Daumen oder Finger beurteilen kann, weil die Finger nicht deutlich einsinken, kaum einen Höhenunterschied zeigen und scheinbar auf gleicher Höhe verharren. In solch einem Fall beurteilt man lediglich den Gewebswiderstand unter den Fingern. Dort, wo man bei längerer Auflagedauer und Druck das Gefühl eines etwas stärkeren oder festeren Gewebswiderstandes hat, dort ist die Seite der Blockierung gelegen.
Das genaue Tasten ist nicht nur wichtig, um dem Patienten nach seiner Behandlung seinen Befund mitteilen und die richtigen Empfehlungen aussprechen zu können.

Eine genaue Befunderhebung ist deshalb so wichtig, um dem Patienten durch falsches Drücken und Massieren nicht zu schaden.
Man muß sehr genau tasten, um den Ansatzpunkt einer Skoliose genau zu erfühlen. Noch schwieriger wird es mit dem Ertasten und Behandeln bei einer doppelten Skoliose mit gegenseitiger Skolioserichtung. Das kann bedeuten, daß unten an der Wirbelsäule die Skoliose nach links gerichtet ist und darüber nach rechts. Hier muß man ganz genau arbeiten, denn wenn Sie den Befund nicht genau erheben, schaden Sie dem Patienten.
Es kommt gerade auch bei der Untersuchung des Kreuzbeins häufig vor, daß das Kreuzbein nur schrittweise in abwechselnden rechts- und linksseitigen kleinen Therapieschritten zu reponieren ist. Gegen Ende der Behandlung sind oft nur noch minimale Fehlstände vorhanden, besonders im mittleren und unteren Kreuzbein- und Steißbeinbereich, die nicht übersehen werden dürfen und die man meist nur als Widerstand unter den Daumen fühlen, aber nicht mehr sehen kann.

1.6. WEITERE KRITERIEN ZUR SKOLIOSEBEURTEILUNG

Eine Hilfe kann vor dem Abtasten eine ruhige Betrachtung des ganzen Rückens eines Patienten sein. Oft erkennt man schon im Stehen, zu welcher Seite die Wirbelsäule rotiert oder geneigt ist. Aber seien Sie auch hier selbstkritisch, da auch dieser Gesamteindruck durch eine sehr verspannte und muskulöse Rückenmuskulatur verfälscht werden kann. Ein Hinweis oder eine Kontrolle zur Beurteilung einer Skoliose und des Therapieerfolges, außer durch das Abtasten mit unseren Fingern, ist das Suchen nach einem Schulterhochstand. Nach dem Ausgleich der Beinlängendifferenzen und der Korrektur des Kreuzbeins gibt uns der Schulterhochstand deutliche Hinweise auf den Therapieerfolg.
Der Schulterhochstand ist aber kein Hinweis auf eine Beinlängendifferenz. Es ist irrig zu glauben, daß eine Beinverlängerung einen Schulterhochstand hervorrufen kann. Der Grund ist eine reaktive skoliotische Verkrümmung der Wirbelsäule bei einem Beckenschiefstand. Es kann durchaus einmal so sein, daß die Schulter des längeren Beins hochsteht. Dies muß aber nicht so sein, denn ein Schulterhochstand kann durch bestimmte Skolioseformen trotz einer Beinlängendifferenz aufgehoben werden.
Der Schulterhochstand ist deshalb ein Hinweiszeichen auf eine Skoliose, weil der Winkel zwischen oberer Brustwirbelsäule und den Schultern mit 90° ebenso ein Fixum ist wie der senkrechte Stand der Lendenwirbelsäule auf der Oberfläche des Kreuzbeins. Diese Winkelverhältnisse sind nicht veränderbar.
Das bedeutet für die Schulter, daß, beim Absinken einer Schulter, die Gegenseite um den gleichen Betrag angehoben werden muß. So geht bei einer Skoliose die Schulter auf der Skolioseseite automatisch nach oben und die Gegenschulter sinkt ab. Wenn der Therapeut seinen Wirbelsäulenbefund am Patienten therapiert hat und vor der Behandlung auf den Schulterhochstand des

Betreffenden geachtet hat, kann er nun seinen Therapieerfolg überprüfen. Sinkt die Schulter auf der Seite des Schulterhochstands ab, hat er richtig gehandelt. Denn nach der Aufhebung der Skoliose muß die Schulter auf der behandelten Seite absinken, da ja der 90° Winkel zwischen Schulter und Wirbelsäule erhalten bleibt. Steigt die Schulter nach der Behandlung an, hat er falsch diagnostiziert und behandelt, denn die Skoliose hat zugenommen, was am zunehmenden Schulterhochstand abgelesen werden kann.
Nicht selten kommt es auch vor, daß nach der Behandlung der unteren Wirbelsäulenanteile plötzlich die Schulter zur Gegenseite hochsteht. Das muß aber nicht unbedingt bedeuten, daß der Betreffende die Wirbel womöglich zur Gegenseite herausgeschoben hat, obwohl das auch einmal vorkommen kann, sondern jetzt kommt, nach der Behandlung eines Teiles der Wirbelsäule, die Skoliose der bisher nicht behandelten Wirbelsäulenabschnitte zum Vorschein. Nach deren Therapie müssen die Schultern letztendlich auf gleicher Höhe stehen.
Bei der Eingangsbetrachtung kann ein Schultergleichstand normale Wirbelsäulenverhältnisse vortäuschen, da es vorkommen kann, daß sich zwei gegenläufige Skoliosen in ihrer Auswirkung auf die Schultern aufheben. Eine manuelle Untersuchung ist daher immer unerläßlich. Aspekt und Schulterhochstand sind Hinweise, machen aber das Tasten zur Befunderhebung nicht überflüssig.
Ein Schulterhochstand kann auch durch eine einseitig stark verspannte Schultermuskulatur verfälscht oder vorgetäuscht werden. Das bedeutet in der Praxis, daß bei einer Linksskoliose der Brustwirbelsäule die rechte Schulter hochsteht. Knetet man in solchen Fällen die Schultermuskulatur kurz durch und entspannt sich der Patient, löst sich die Verspannung. Dadurch sinkt in unserem Beispiel die rechte Schulter langsam ab und der eigentliche Schulterhochstand auf der linken Seite kommt zum Vorschein.
An der Wirbelsäule ist es häufig so, daß auf der Seite einer Skoliose oder starken Blockierung das die Wirbelsäule umgebende Gewebe verdickt ist. Solch ein Befund weist uns auf die Art des Schadens hin. Aber leider ist solch ein Befund keine Garantie dafür, daß Aussehen und Schaden wirklich identisch sind. Es kann vorkommen, daß bei kräftigen Menschen sich die Muskulatur auf der Gegenseite des Schadens so stark verspannt, daß man auf der Gegenseite der Skoliose oder Blockierung einen herausragenden Muskelwulst sieht. Wenn man beim Tasten jetzt die Daumen nicht ausreichend fest und lange in das Gewebe der Rückenmuskulatur einsinken läßt, kann es vorkommen, daß der Finger in den Muskelwulst nicht ausreichend einsinken kann. Was dann wiederum zu Fehlbeurteilungen führen kann.

Benutzen Sie bitte Ihre Augen, um Hinweise auf die Wirbelsäulenschäden eines Patienten zu bekommen. Aber letztendlich ist nur der Tastbefund für ihren Befund ausschlaggebend. Voraussetzung ist, daß Sie den Daumen Zeit lassen, in das Gewebe einsinken zu können.

1.7. THERAPIEKNIFFE BEI SCHEINBAR THERAPIERESISTENTEN BLOCKIERUNGEN

Wenn ein blockierter Wirbel dem Massagedruck der Finger nicht nachgeben will und die Behandlung dem Patienten dabei noch sehr weh tut, gibt es einen Kniff, für den Betreffenden leichter, schmerzärmer und schneller zum Ziel der Reposition zu gelangen. Wenn man davon ausgehen darf, daß Sie die Beinlänge ausgeglichen und die Kreuzbeinsubluxation beseitigt haben, ist es oft hilfreich, wenn man bei sehr widerspenstigen Wirbeln zuerst die restlichen Wirbel eines Funktionskreises (siehe Kapitel 2.1.1.2.) behandelt und dort die Blockierungen löst.
Ein Beispiel: wenn eine Blockierung des Blasenwirbels (L3) nicht zu lösen ist, muß man zuerst die Blockierungen der Nieren (B10 und B11)- und des Ohrenwirbels (H3) lösen. Der Funktionskreis Blase besteht aus Blase/Nieren/Ohren. Meist gibt dann der Blasenwirbel leicht nach, wenn man nochmals an ihm massiert. Diese Zusammenhänge und Möglichkeiten gibt es für alle Wirbel, die mit einem Segment verbunden sind, die also einen eigenen Meridian besitzen oder als Körperöffnungswirbel zu einem Funktionskreis gehören.
Eine zweite Möglichkeit ist die, Blockierungen der Nachbarwirbel zu korrigieren. Dann ist oft eine noch leichtere Deblockierung des ursprünglichen Wirbels möglich. Das gilt besonders für den 7. Halswirbel, der häufig so fest in seiner Blockierungsstellung festsitzt, daß er scheinbar nicht zu bewegen oder nicht vollständig zu korrigieren ist. Gerade hier ist es wichtig, den 6. Halswirbel mitzubehandeln. Erst wenn der 6. Halswirbel in der Muskelgrube am M. Trapezius direkt an der Wirbelsäule behandelt wurde, gibt der 7. Halswirbel nach oder rutscht vollständig in die gewünschte Position.

1.8. UNTERSUCHUNG UND BEHANDLUNG DER HALSWIRBELSÄULE

In der 1.und 2. Auflage meines Buches „Wunder dauern etwas länger" habe ich noch zwei Möglichkeiten gezeigt, wie man die Halswirbelsäule behandeln kann. Die eine Art war die, daß man die Daumen rechts und links des Dornfortsatzes der Halswirbelsäule anlegt und dann langsam in der Muskelrinne zwischen Dorn- und Querfortsatz nach oben fährt (s. Abb. 7a).
Die zweite Art war die, daß man die Finger von der Seite in die Rinne zwischen Dorn- und Querfortsatz anlegt, die freie Hand auf die Stirn des Patienten legt und so die Halswirbelsäule erst auf der einen und dann mit der anderen Hand auf der anderen Seite untersucht und behandelt (s. Abb. 8a).
Ich habe schon damals gesagt, daß ich nur noch auf diese Art und Weise untersuche und behandle. Heute möchte ich noch einen Schritt weiter gehen und sagen, daß die Art der Behandlung an der Halswirbelsäule, bei der beide Daumen mit einem Druck auf beide Seiten des Dornfortsatzes hochfahren, ungünstig ist.

Warum ist das so? Ich möchte nicht behaupten, daß ein geübter Therapeut nicht so verfahren kann, indem er beide Daumen rechts und links gleichzeitig benutzt und die Halswirbelsäule mit den am Dornfortsatz hochgleitenden Daumen beurteilen kann.
Eine normale Halswirbelsäule hat eine leichte Biegung nach vorne zum Gesicht hin (s. Abb. 9 + 10 + 11 + 12). Schiebt man den Kopf vor oder drückt man die Wirbel nach vorne oder läßt man den Kopf hängen, geschieht das Gleiche wie beim Benutzen einer Nackenrolle, die Halswirbelsäule weicht nach oben zum Kopf hin zunehmend nach vorne ab, die Halswirbelsäule wird dabei gerade (s. Abb. 7b). Diesen Befund nennt man eine Steilstellung der Halswirbelsäule. Grundsätzlich besteht die Gefahr, daß nicht ganz so versierte Therapeuten mangelndes Gefühl durch verstärkten Druck ausgleichen wollen. Wenn diese jetzt die Daumen rechts und links in der Muskelrille zwischen Dorn- und Querfortsatz an der Halswirbelsäule anlegen und beim Hochfahren zu stark drücken, entsteht eine Steilstellung der Halswirbelsäule oder eine schon vorhandene Steilstellung wird verschlimmert.
Untersuchen Sie bitte die Halswirbelsäule in der von mir bevorzugten Art und Weise, indem sie die Fingerspitzen einer Hand in der Vertiefung zwischen Dorn- und Querfortsatz tasten und massieren (s. Abb. 8a). Die andere Hand liegt dabei auf der Stirn des Patienten, um mit leichten Hin- und Herbewegungen des Kopfes für eine Mobilisation zu sorgen. Eine Provokation einer Steilstellung der Halswirbelsäule ist so nicht möglich.
Der manuelle Untersuchungsbefund einer Steilstellung der Halswirbelsäule sieht so aus, daß beim Tasten der Halswirbelsäule rechts wie links Widerstände unter den Fingern in der Muskelrille zwischen Dorn- und Querfortsatz zu finden sind (s. Abb. 8b). Ist dabei eine Seite noch deutlicher zu tasten als die der Gegenseite, so hat man zu einem Steilstellungs- noch einen Skoliosebefund. Bei einer normalen Halswirbelsäule ist so gut wie kein Widerstand in der Muskelrille zwischen Dorn- und Querfortsatz unter den Fingern zu spüren.
Daher bitte ich Sie, um Fehler zu vermeiden, untersuchen und therapieren Sie die Halswirbelsäule mit den seitlich anliegenden Fingern einer Hand. Die freie Hand liegt, wie gesagt, auf der Stirn des Patienten und sorgt dafür, daß der Kopf nach hinten und zur Behandlungsseite geneigt ist und sorgt durch dezentes Kopfwackeln für eine Mobilisation.
Die größte Schwierigkeit stellt die Behandlung des 6. Halswirbels dar. Dieser Wirbel ist fast regelmäßig nach vorne über den 7. Halswirbel abgerutscht. Wird die Fehlstellung des 6. Halswirbels (damit ist die Steilstellung, das Abrutschen nach vorne, aber auch eine mögliche Blockierung gemeint) nicht korrigiert, verhindert oder erschwert dieser Befund die Lösung einer Blockierung des 7. Halswirbels. Für die Korrektur des 6. Halswirbels gibt es einen Handgriff, der sehr vorsichtig und sacht angewandt werden muß, da er, auf Grund der Steilstellung

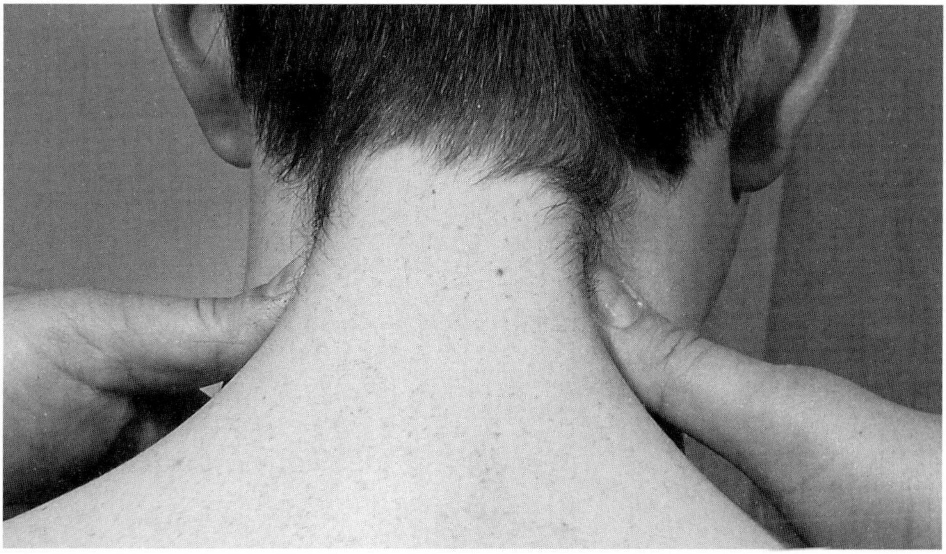

Abb. 7a. Darstellung der Reaktion auf die Untersuchung und Behandlung mit beiden Daumen in Form einer Steilstellung der Halswirbelsäule an einem anatomischen Modell. (Foto selbst)

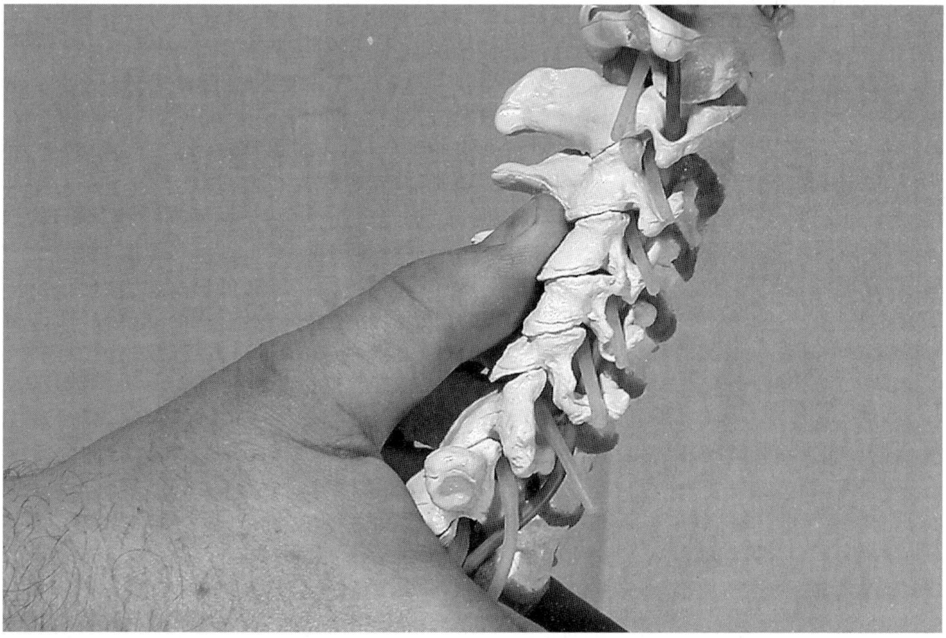

Abb. 7b. Wenn Sie auf diese Art und Weise die Halswirbelsäule untersuchen und behandeln, riskieren Sie eine Verschlimmerung der Steilstellung, weil der Kopf sich durch den Druck der Finger nach vorne neigt und so die Steilstellung der Halswirbelsäule zunimmt. (Foto selbst)

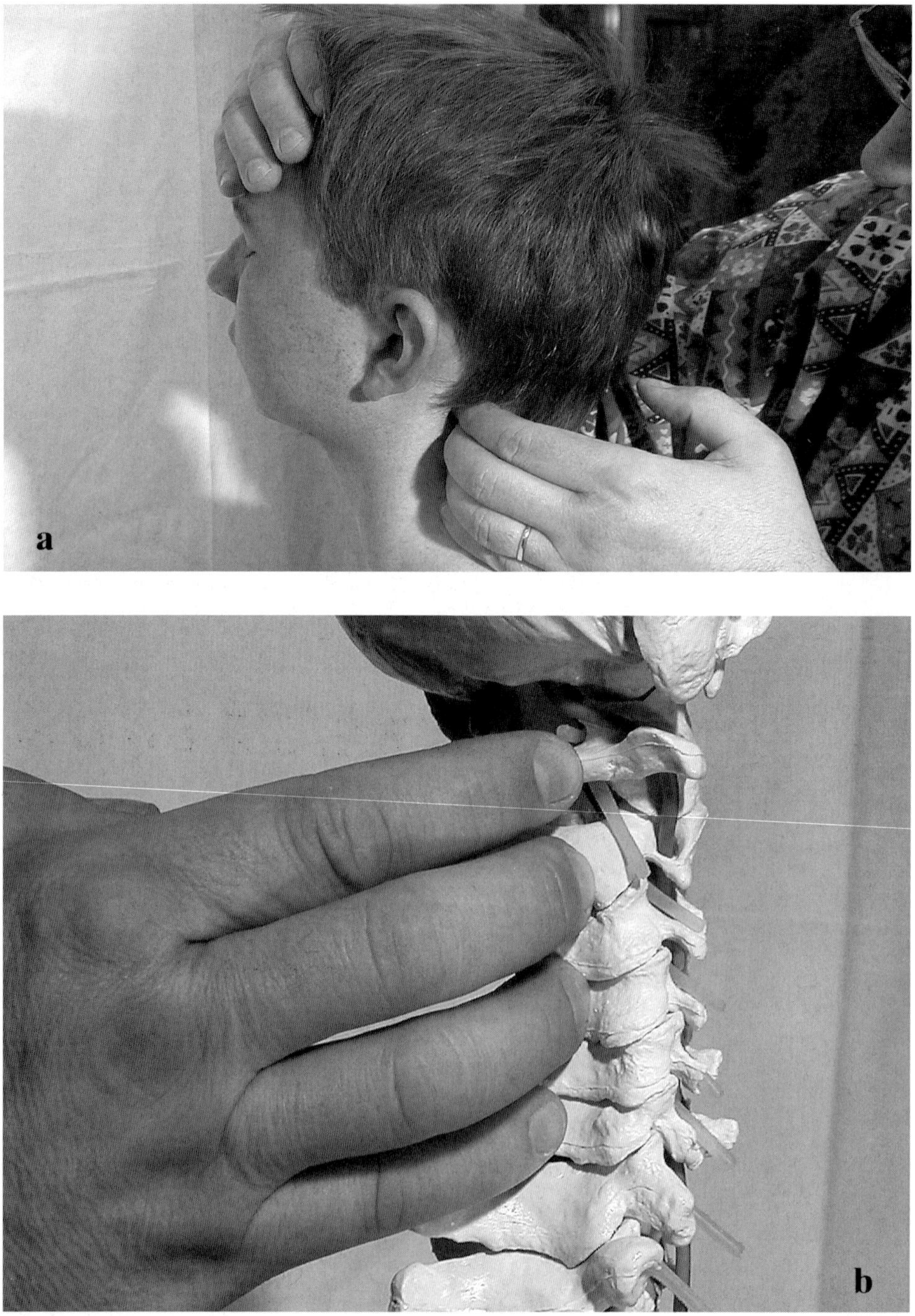

Abb. 8a und b. Die richtige Art, die Halswirbelsäule zu untersuchen und zu behandeln, weil auf diese Art keine Steilstellung der Halswirbelsäule ausgelöst wird. (Foto selbst)

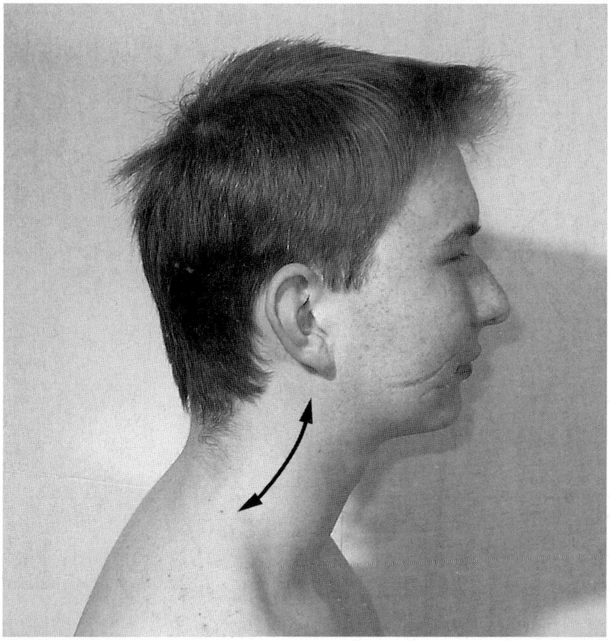

Abb. 9. Die Abbildung zeigt die Hals- und Kopfhaltung bei einer normalen Halswirbelsäule. (Foto selbst)

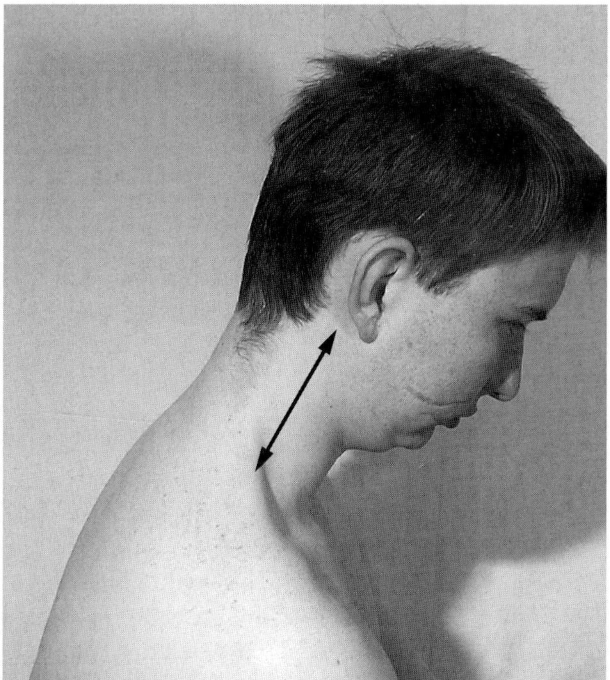

Abb. 10. Dieses Bild zeigt eine steilgestellte Halswirbelsäule. Die normale Krümmung ist aufgehoben und der Kopf hängt mit gesenktem Kinn nach vorne und unten. Die Augen schauen zu Boden. (Foto selbst)

des 6. Halswirbels und seiner starken Verspannung, meist sehr weh tut. Dazu legt man die Fingerspitzen vor den M. Trapezius in die seitliche Grube an der Halswirbelsäule zwischen Schlüsselbein und diesen Muskel, sorgt gleichzeitig dafür, daß der Patient den Kopf hoch- und zurücknimmt und massiert unter leichten Wackelbewegungen des Kopfes den Wirbel vorsichtig nach unten und vorne (s. Abb. 13 und 14).
Wenn es gelingt, Steilstellung und zusätzliche Blockierungen an diesen Wirbeln zu beseitigen, entspannt sich sofort die restliche Halswirbelsäule und die Behandlung bis hinauf zum Atlas geht viel leichter und schmerzärmer vonstatten.

1.9. UNTERSUCHUNG UND BEHANDLUNG WEITERER KÖRPERGELENKE

In meinem ersten Buch „Wunder dauern etwas länger" wurde erwähnt, daß auch die bisher nicht abgehandelten Körpergelenke wie Kiefer, Sternoclavicular (Brustbein-Schlüsselbein)-, Akromioclavicular (Schulterdachgelenk)-, Schulter-, Ellenbogen-, Hand-, Handwurzel-, Finger-, Fußwurzel- und Zehengelenk für die SMT von Bedeutung sind. Die allgemeingültige 90°/180° Regel zur Gelenksbehandlung habe ich im ersten Buch schon erwähnt. Ich mußte aber auf meinen Seminaren feststellen, daß gerade der Anfänger damit wenig anfangen kann. Ich möchte daher die einzelnen Gelenksbehandlungen in Wort und Bild beschreiben.

1.9.1. KIEFERGELENK

Eines der wichtigsten Körpergelenke ist das Kiefergelenk. Dieses Gelenk ist deshalb von so großer Bedeutung, weil es einen engen anatomischen Kontakt zum Ohr- und Gleichgewichtsorgan hat. Außerdem ziehen über das Kiefergelenk vier Meridiane hinweg. Die Bedeutung dieser Meridiane möchte ich hier nicht besprechen, weil sie im Kapitel Akupunktur und den entsprechenden Abhandlungen der einzelnen Krankheitsbilder abgehandelt wird.
Die 90°/180° Regel läßt sich auf den ersten Blick beim Kiefergelenk nicht erkennen, sie gilt aber auch für dieses Gelenk. Zur Behandlung legt man die Finger an die Kinnspitze des Patienten, die inneren Handkanten liegen an dessen Kieferwinkel. Dann bittet man den Betreffenden, seinen Mund weit zu öffnen, wobei der Patient darauf achten sollte, daß er den Mund nicht maximal aufreißt, da sonst das Gelenk jedesmal aufs Neue subluxiert. Nun fordert man den Patienten auf, den Mund langsam zu schließen. Dabei drückt man mit auf den Fingern auf die Kinnspitze in Richtung Unterkiefer. Gleichzeitig drücken die Handkanten am Kieferwinkel nach oben in Richtung Kiefergelenk (s. Abb. 15).

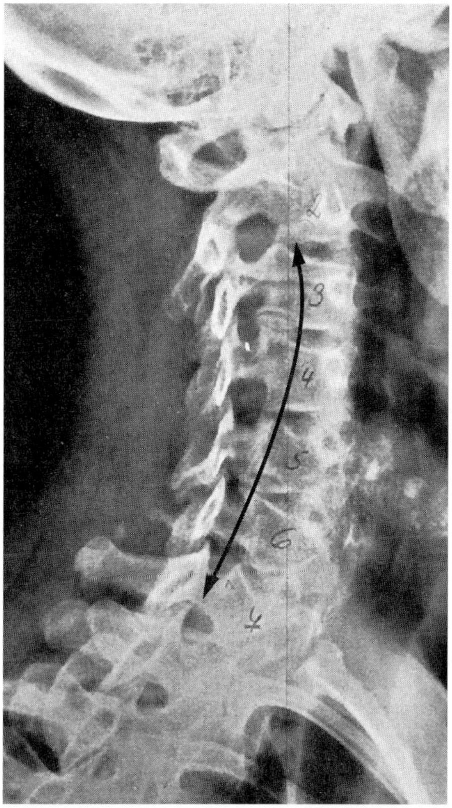

Abb. 11. Dieses Bild zeigt eine normal gekrümmte Halswirbelsäule, die leicht zum Gesicht hin durchgebogen ist. (Orthopädisch technische Indikationen. Andre-R. Baehler, Verlag Hans Huber, Bern. 1996)

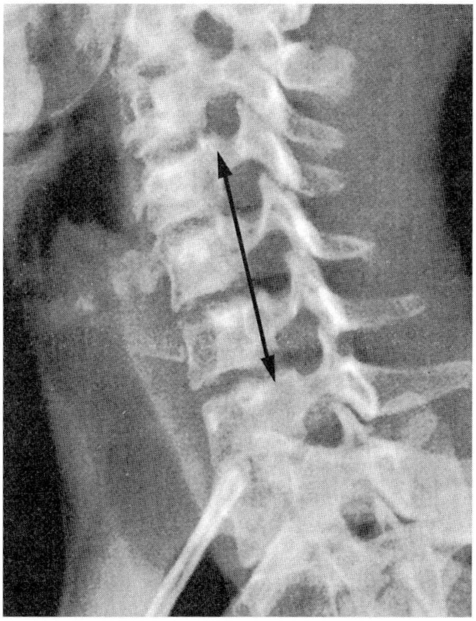

Abb. 12. Darstellung einer steilgestellten Halswirbelsäule. (Manuelle Medizin. Jiri Dvorak. Thieme Verlag, Stuttgart. 1997)

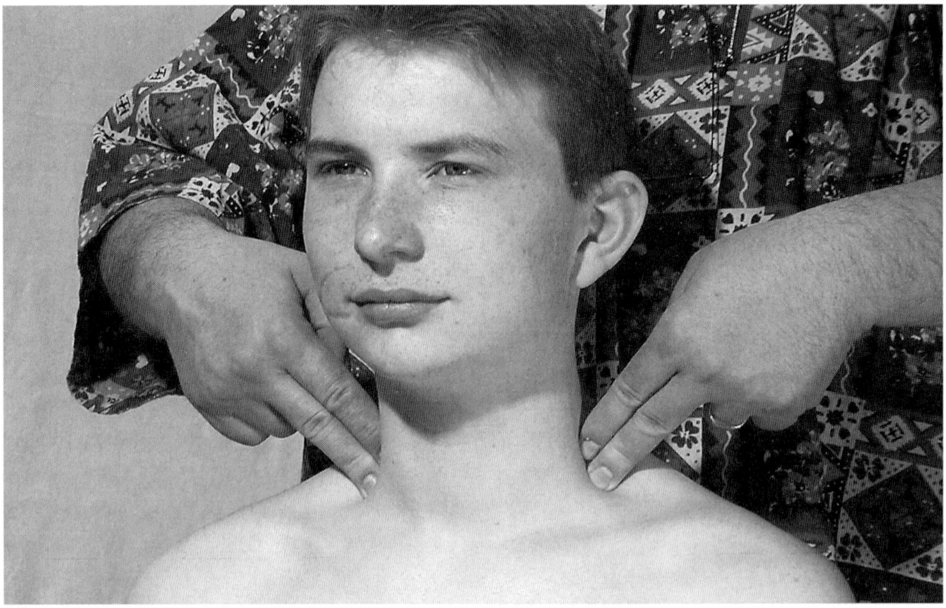

Abb. 13. Haltung der Finger bei der Behandlung des 6. Halswirbels. Die Finger liegen mit leichtem Druck direkt vor dem M. Trapezius in der Halsbeuge. Dabei sollten Sie nicht zu stark drücken, da dieser Bereich auf Grund seiner Steilstellung und womöglich einer zusätzlichen Skoliose bei den meisten Menschen sehr druckempfindlich und schmerzhaft ist. Hier ist das Motto „Zeit lassen“ wichtig, um dem Patienten Schmerzen zu ersparen. (Foto selbst)

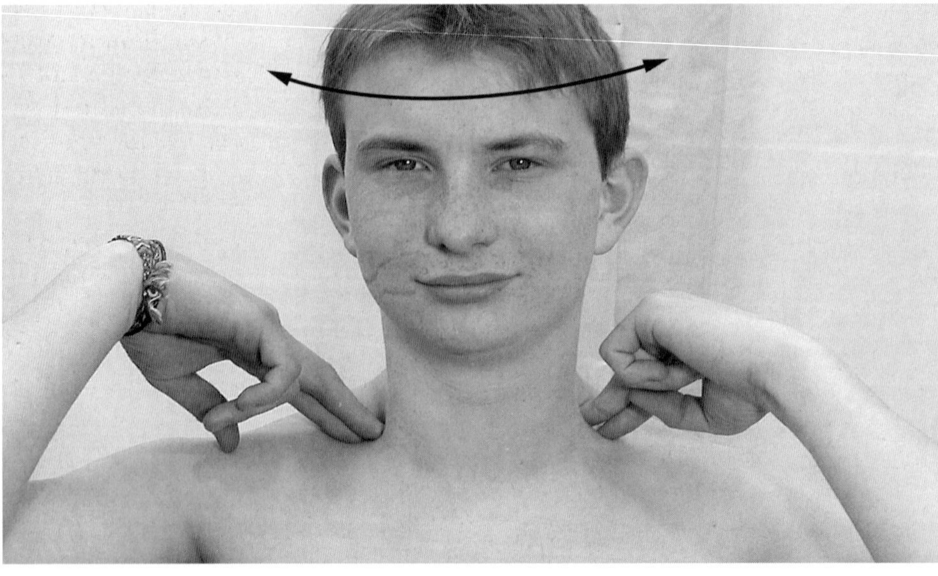

Abb. 14. Diese Abbildung zeigt nochmals die Behandlung des 6. Halswirbels bei der Selbstbehandlung. (Foto selbst)

Ist das Kiefergelenk subluxiert, rutscht es mit einer mehr oder weniger deutlichen Wackelbewegung, die in den Händen des Therapeuten deutlich zu spüren und manchmal auch zu sehen ist, in das Gelenk zurück. Manchmal kann das auch ein starkes Knirschen oder Knacken hervorrufen.
Da bei einer Kiefergelenkssubbluxation nach der Behandlung die überdehnten Bänder und Sehnen zu locker sind, rutscht das Kiefergelenk sehr leicht wieder heraus. Damit sich das Gelenk im Laufe der Zeit stabilisieren kann, ist es notwendig, das Kiefergelenk öfters am Tage nachzubehandeln. Dazu muß der Patient das Kiefergelenk selbst reponieren. Der Vorgang ist der gleiche wie bei der Behandlung durch einen Therapeuten. Der Unterschied besteht darin, daß bei der Selbstbehandlung die Hände etwas anders an den Unterkiefer zu liegen kommen. Bei der Selbstbehandlung legt der Patient seine Handballen an die Kinnspitze. Der Daumen kommt an den Kieferwinkel zu liegen. Jetzt öffnet der Betreffende den Mund weit, aber nicht maximal. Dann drückt er mit den Handballen auf den Unterkiefer und die Daumen am Kieferwinkel schieben hoch zum Kiefergelenk. Dabei schließt der Betreffende langsam den Mund (s. Abb. 16a und b).

1.9.2. STERNOCLAVICULAR-GELENK

Auch bei diesem Gelenk zwischen Schlüsselbein und Brustbein ist die 90°/180° Regel nicht so deutlich zu erkennen. Das Sternoclaviculargelenk ist bei vielen Menschen subluxiert (s. Abb. 17).
Dieses Gelenk subluxiert immer dann, wenn an der Wirbelsäule eine Blockierung auftritt. Die Wirbel, die blockieren und dadurch eine Instabilität im Sternoclaviculargelenk auslösen, sind der 1. Brust- und 7. Halswirbel. Treten an diesen Wirbeln Blockierungen auf und werden dadurch die Spinalnerven eingeengt, kommt es zu einer Instabilität im Gelenk, das dann subluxieren kann. Das sieht so aus, daß das Sternoclavicular-Gelenk auf der subluxierten Seite höher steht, also nach vorne zur Brust herausragt.
Die Reposition geht so vor sich, daß der Therapeut seine Fingerspitzen flach auf das erkrankte Gelenk legt, die gestreckten Finger liegen dabei auf dem Schlüsselbein. Die andere Hand fixiert die Schulter der Gegenseite, so daß sie nicht ausweichen kann. Nun läßt man den Patienten die Arme aus den Schultern leicht gegenseitig wie beim Marschieren vor und zurückschwingen. Die auf dem erkrankten Gelenk liegenden Finger drücken auf das Schlüsselbein unter einem Zug nach hinten in Richtung Schulter. Die andere Hand muß die Schulter der Gegenseite fixieren, da es sonst zu einer Ausweichbewegung des Schultergürtels kommt und das subluxierte Gelenk nicht reponiert. Meist springt das Gelenk mit einem kleinen Knacks zurück (s. Abb. 18).
Natürlich ist es unbedingt notwendig, daß man gleichzeitig Blockierungen des 1. Brust- und des 7. Halswirbel beseitigt.

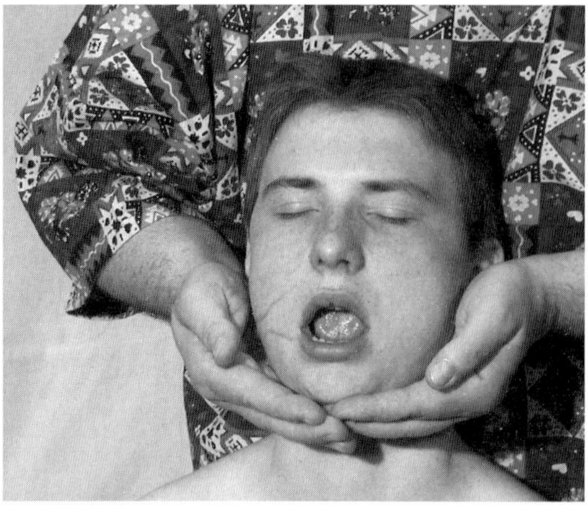

Abb. 15. Die Lage der Hände des Therapeuten bei der Untersuchung und Therapie einer Kiefergelenks-subluxation. (Foto selbst)

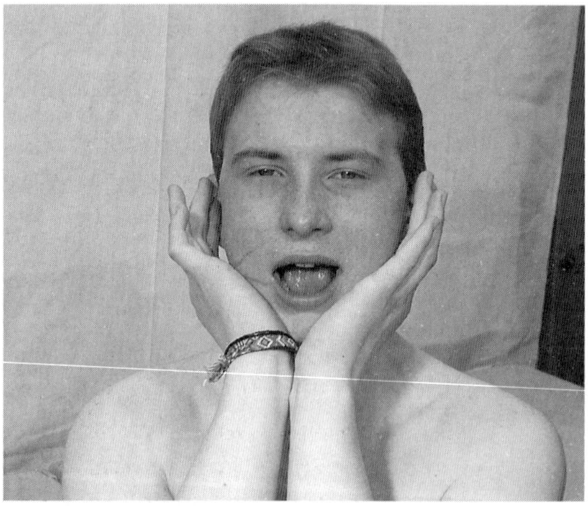

Abb. 16a. Die Handhaltung des Patientenbei der eigenhändigen Nachbehandlung einer Kiefergelenkssubluxation. Ansicht. Von vorne zeigt die Lage der Handballen am Kinn. (Foto selbst)

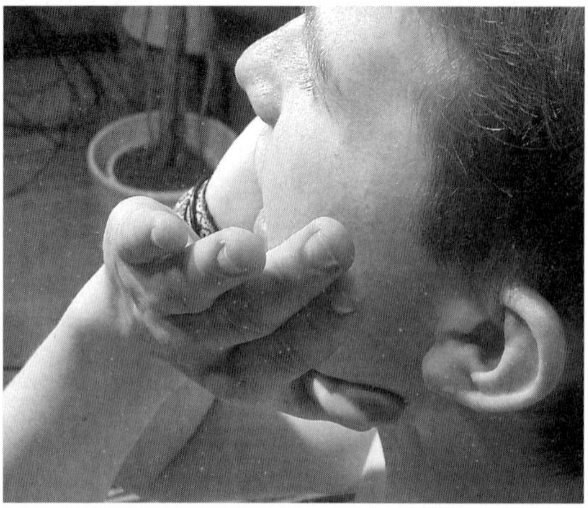

Abb. 16b. Die Lage der Daumen am Kieferwinkel bei der eigenhändigen Nachbehandlung der Kiefergelenks-subluxation. (Foto selbst)

1.9.3. AKROMIOCLAVICULAR-GELENK

Meist subluxiert das Gelenk bei einer Blockierung des 1. Brustwirbels. Das Akromioclavicular-Gelenk ist das Gelenk, welches das Schultergelenksdach bildet. Es setzt sich aus dem oberen Schlüsselbein und dem Ende einer Knochenleiste zusammen, die vom Schulterblatt herüberzieht.
Die Reposition ist, solange der 1. Brustwirbel nicht behandelt wurde und die durch dessen Blockierung entstandene Entzündung nicht abgeheilt ist, nur schwer möglich. Zum Einen ist der Schmerz beim Druck auf dieses Gelenk erheblich und für viele Patienten nur schwer zu ertragen. Je entzündeter das Gelenk ist, um so schmerzhafter wird die Behandlung. Zum anderen blockiert das entzündete Gewebe durch die entzündliche Gewebsschwellung die Reposition. Ein dritter Punkt ist der, daß das Gelenk sehr leicht resubluxiert, solange eine Blockierung des 1. Brustwirbels nicht behoben wurde.
Den Repositionsversuch mache ich so, daß ich meine Finger auf das Gelenk lege und versuche, das Schlüsselbein nach unten zu drücken und es gleichzeitig etwas in Richtung Brustbein zu schieben. Ich konzentriere mich dabei deswegen auf das Schlüsselbein, weil es der kleinere und daher beweglichere Knochenanteil des Schultergelenks ist. Die andere Hand liegt wie bei der Behandlung des Sternoclavicular-Gelenks auf der Schulter, die nicht behandelt wird und verhindert eine Ausweichbewegung des Schultergürtels (s. Abb. 19).

1.9.4. SCHULTERGELENK

Das Schultergelenk besteht aus einer sehr kleinen und flachen Gelenksfläche, aus dem runden Gelenkskopf des Oberarmes. Nach oben hin wird das Schultergelenk vom Akromioclavicular-Gelenk abgedeckt. Das Gelenk wird hauptsächlich von Sehnen und Bändern zusammengehalten. Hier kann man sehr schön die 90°/180° Repositionsregel für die Gelenke nachvollziehen. Wenn der Oberarm im Schultergelenk senkrecht nach unten hängt, hat man im Schultergelenk einen Winkel zwischen Schulter und Oberarm von 90°. Wird die Schulter erhoben, so daß der Oberarm parallel zur Schulter steht, ist der gleiche Winkel 180°.
Diese Bewegung führt man auch bei der Untersuchung und Behandlung des Schultergelenks durch. Dabei legt man die rechte Hand an den rechten Ellenbogen oder die linke Hand an den linken Ellenbogen. Die andere Hand legt man auf die Schulter und zwar auf das Akromioclavicular-Gelenk (s.Abb. 20a). Dann hebt die am Ellenbogen liegende Hand den Arm langsam seitlich hoch, bis der Oberarm parallel zur Schulter steht (s. Abb. 20b). Dabei verhindert die auf der Schulter liegende Hand ein Ausweichen des Patienten, denn der Vorgang kann bei einer Schultergelenksentzündung etwas schmerzhaft sein.
Sie kann sogar so schmerzhaft sein, daß man die Untersuchung auf diese

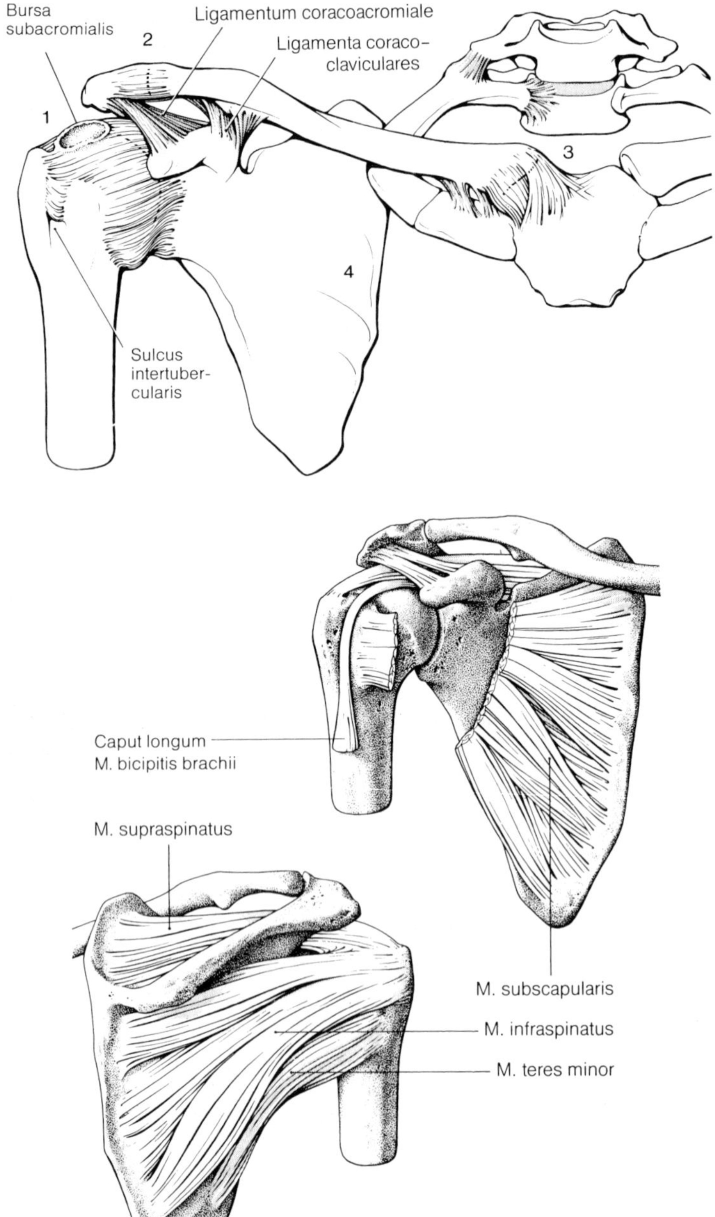

Abb. 17. Eine isolierte Darstellung des Sternoclavicular- und Akromioclavicular-Gelenks. Dabei ist das Akromioclavicular-Gelenk mit einer 2 und das Sternoclavicular-Glenk mit einer 3 gekennzeichnet. Die Abbildung darunter zeigt das Schultergelenk von vorne und hinten. (Orthopädie, Fritz U. Niethard und Joachim Pfeil, Hippokrates Verlag Stuttgart, 1992)

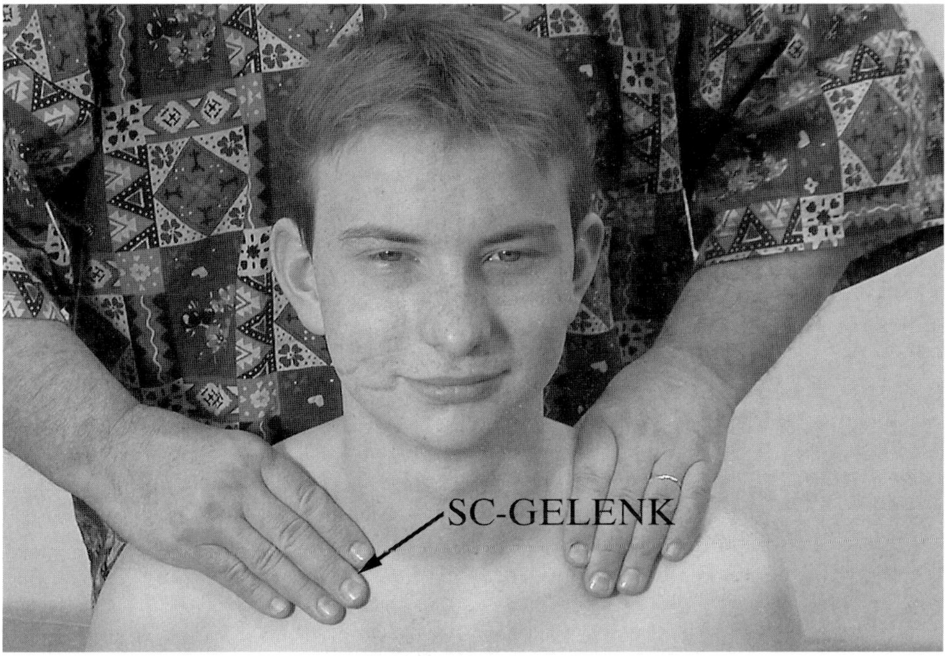

Abb. 18. Handhaltung bei der Therapie des Sternoclavicular-Gelenks. (Foto selbst)

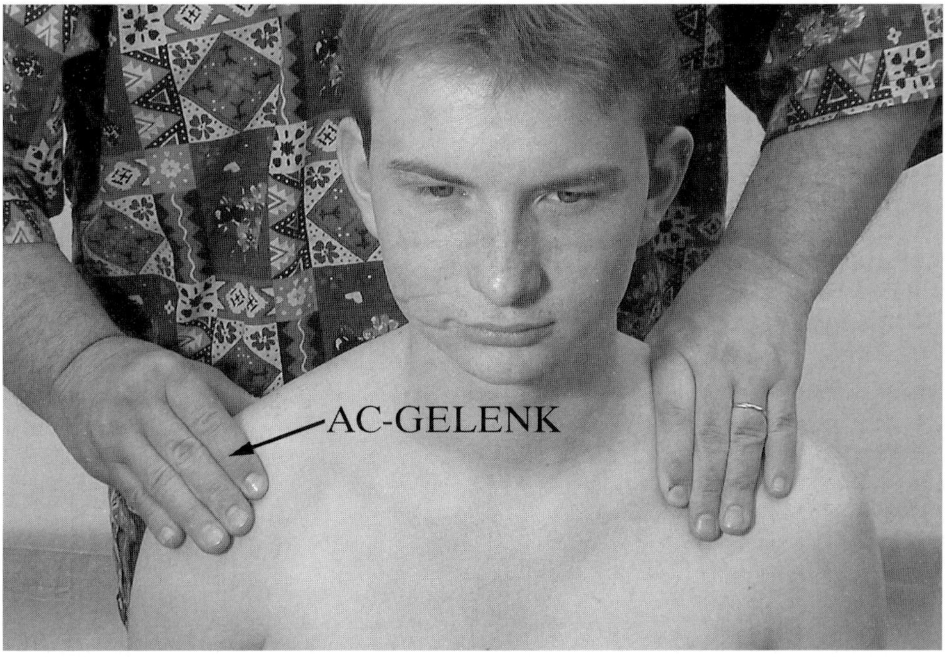

Abb. 19. Handhaltung bei der Therapie des Akromioclavicular-Gelenks. (Foto selbst)

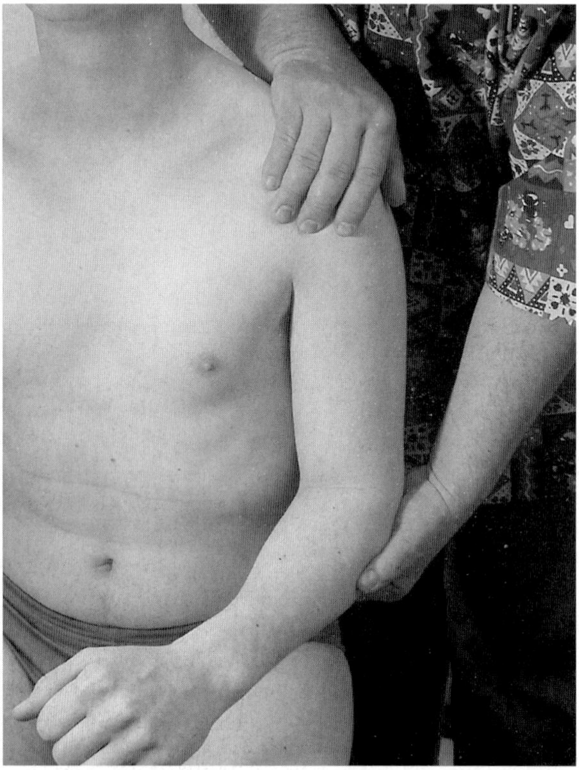

Abb. 20 a Die Grundhandhaltung bei der Untersuchung und Therapie des Schultergelenks. (Foto selbst)

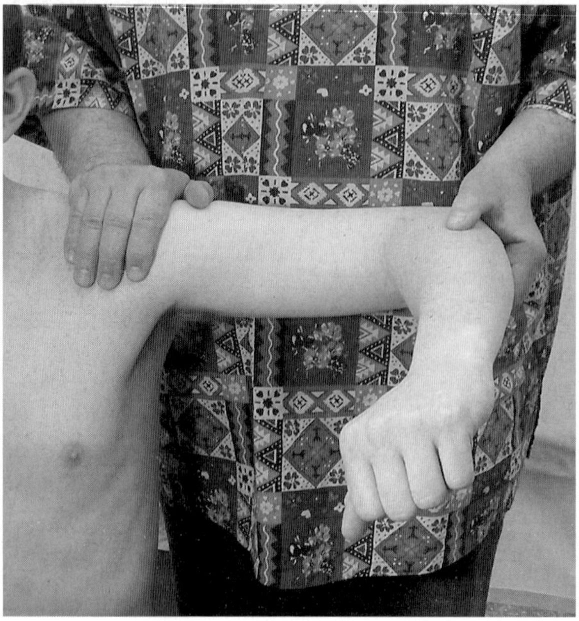

Abb. 20 b Handhabung bei der Untersuchung und Therapie des Schultergelenks mit seitlichen Bewegungsrichtung beim Anheben des Armes auf 180º. (Foto selbst)

Weise nicht durchführen kann. Dann benutzt man die zweite Art der Reposition. Hierbei liegen die Hände an exakt den gleichen Stellen des Ellenbogens und der Schulter, wie ich es Ihnen gerade beschrieben habe. Bei der Behandlung bewegt man die Schulter aber nicht seitlich hoch, bis der Oberarm parallel zur Schulter steht, sondern man bewegt den Oberarm nach vorne hoch. Dabei kommt es auch zu einem Parallelstand des Oberarmes zur Schulter, nur daß dabei ein Knick nach vorne entsteht, der aber unwesentlich ist (s. Abb. 21).

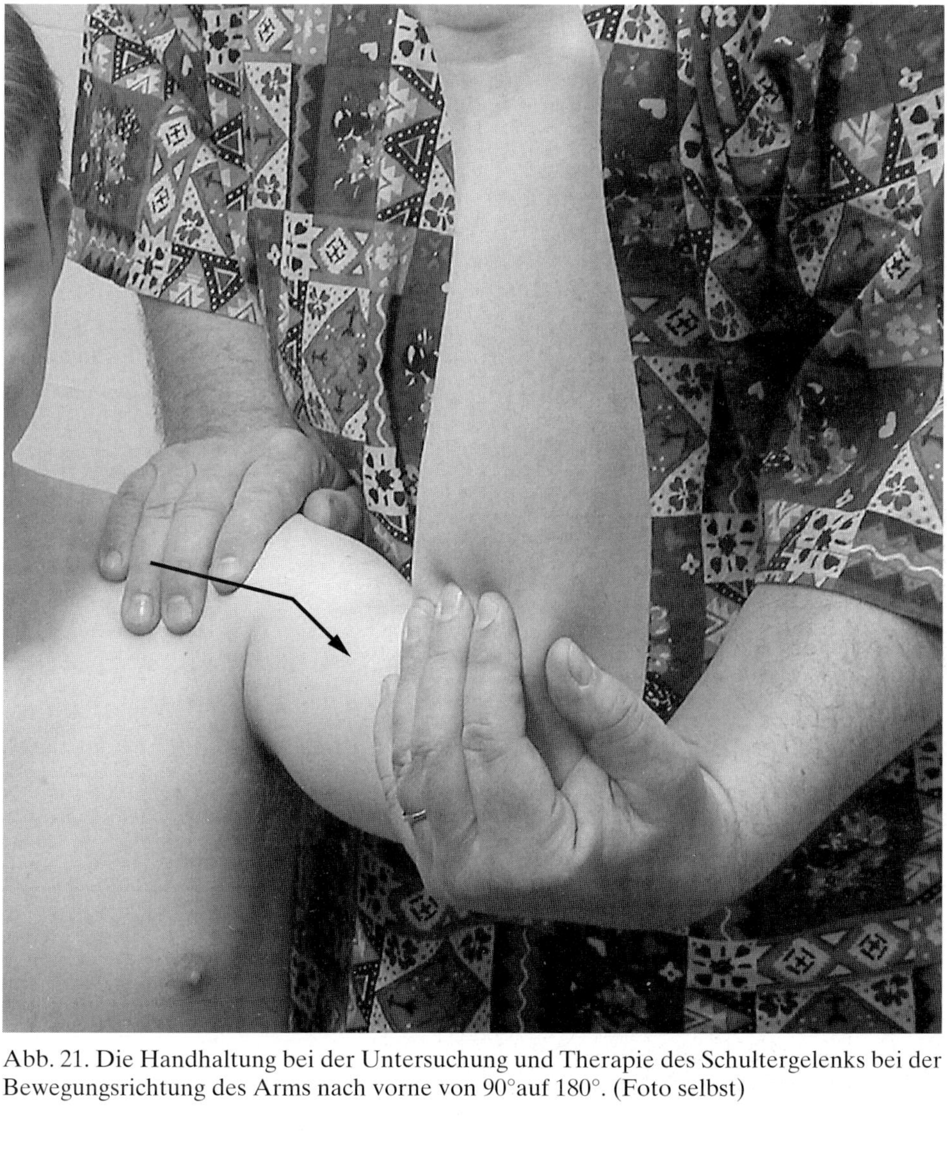

Abb. 21. Die Handhaltung bei der Untersuchung und Therapie des Schultergelenks bei der Bewegungsrichtung des Arms nach vorne von 90°auf 180°. (Foto selbst)

1.9.5. ELLENBOGENGELENK

Auch das Ellenbogengelenk kann subluxieren. Es ist kein Kugelgelenk wie die Schulter oder die Hüfte, sondern ein Scharniergelenk wie das Knie. Dabei besteht das Ellenbogengelenk aus zwei Gelenkanteilen, dem Anteil der Elle (Ulna) und der Speiche (Radius). Die Elle besitzt nach hinten einen Knochenvorsprung (Olecranon), der den Gelenksanteil des Oberarms umschließt.

Bei der Behandlung muß man darauf achten, daß das Handgelenk nicht in Pronation, sondern in Supination steht. D. h., daß man bei der Behandlung des Ellenbogengelenks auf den Handteller und nicht auf den Handrücken schaut. Jetzt legt man die eine Hand auf das Olecranon und fixiert das Gelenk. Gleichzeitig stellt man den in Supination stehenden Ellenbogen auf 90° ein. Dabei hält man den Unterarm oberhalb des Handgelenks fest (s. Abb. 22a).Anschließend streckt man den Ellenbogen auf 180° durch, wobei man den Unterarm leicht auf das Gelenk zudrückt (s. Abb. 22b).

1.9.6. HANDGELENK

Das Handgelenk ist ein Scharniergelenk. Es kann im Gegensatz zum Ellenbogengelenk durchaus in Pronationsstellung behandelt werden. Dabei legt man die Finger der einen Hand auf den Unterarm, kurz vor dem Handgelenk, um das Gelenk zu fixieren. Die andere Hand greift die im Handgelenk herabhängende Hand des Patienten und schiebt diese nach oben in Richtung Handgelenk (s. Abb.23a). Dabei bewegt man die Hand des Patienten nach oben, so daß die Hand am Ende der Bewegung mit dem Unterarm parallel zu stehen kommt (s. Abb. 23b).

1.9.7. HANDWURZEL- UND MITTELHANDGELENKE, FUSSWURZEL- UND MITTELFUSSGELENKE

Die Handwurzelknochen bilden in der Hohlhand eine Art Tunnel. An die Handwurzelknochen schließen sich die Mittelhandknochen, die mit den Handwurzeln, aber auch mit den Fingergelenken durch Scharniergelenke verbunden sind. Auch die Knochen in der Hohlhand können subluxieren. Dabei kommt es zu einer Störung im Hohlhandgefüge. Um dieses Gefüge wieder herzustellen, nimmt man die Hand des Betreffenden und umschließt diese mit beiden Händen. Dabei kommen die Handballen auf den Handrücken des Patienten zu liegen, so daß sich die Handballen in der Mitte berühren. Die Finger umgreifen die Hand und kommen in der Hohlhand zu liegen(s.Abb.24). Jetzt massieren die Finger die Handwurzel- und Mittelhandknochen in der Hohlhand nach oben, wobei die Handballen von oben ein Widerlager mit Gegendruck bilden.

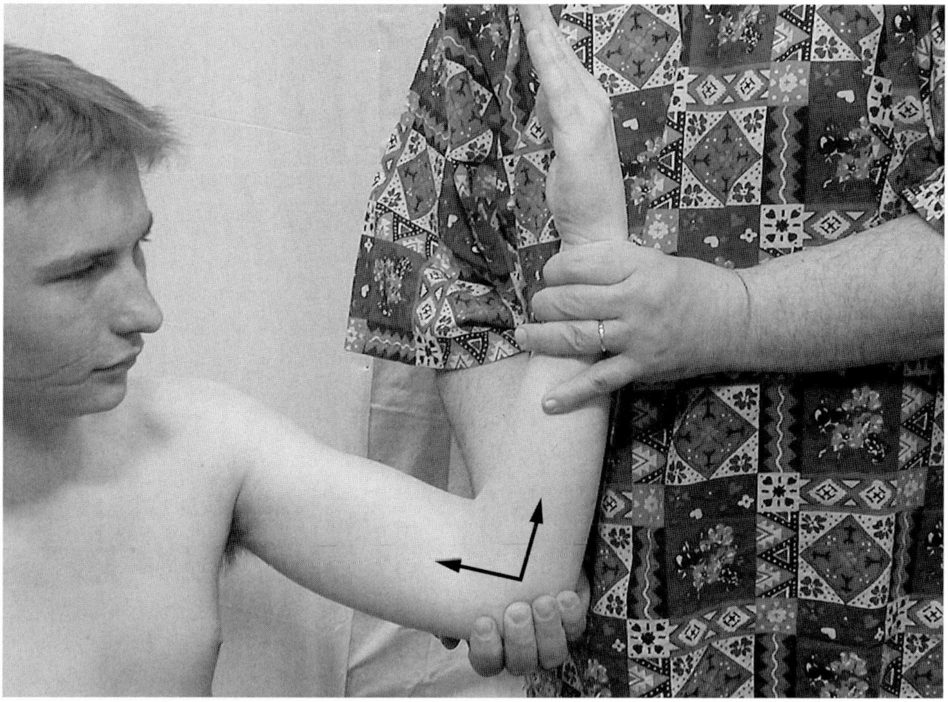

Abb. 22a. Grundhaltung bei der Untersuchung und Therapie des Ellenbogengelenks. Bitte achten Sie auf die Handstellung. (Foto selbst)

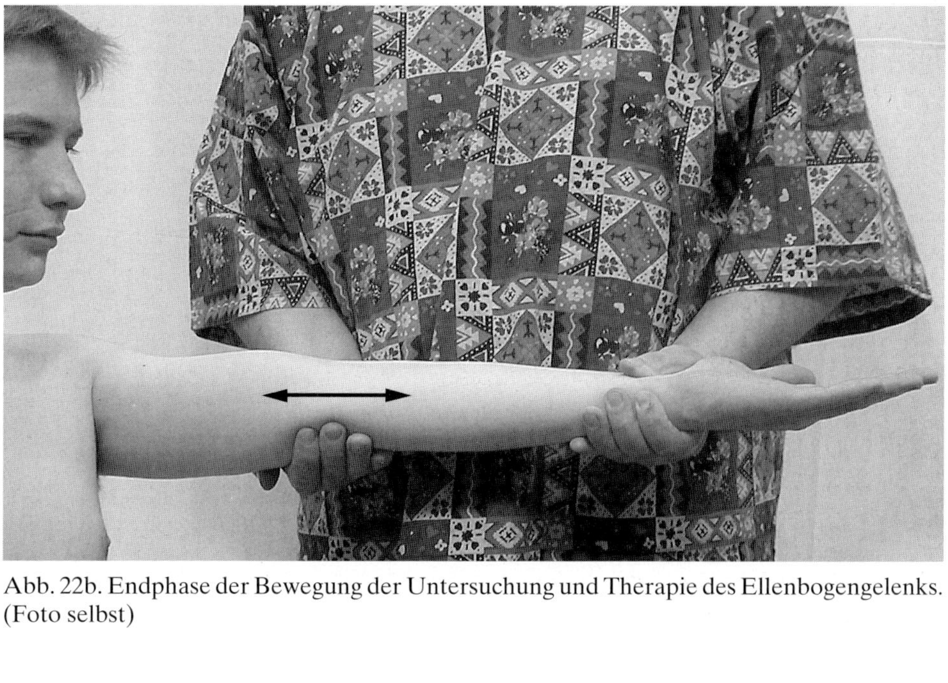

Abb. 22b. Endphase der Bewegung der Untersuchung und Therapie des Ellenbogengelenks. (Foto selbst)

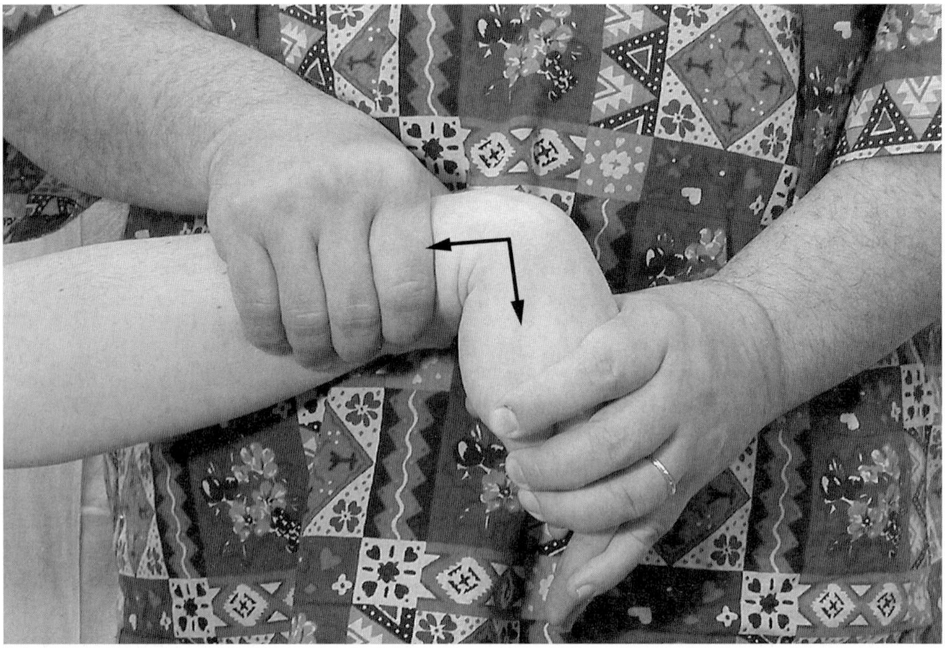

Abb. 23a. Grundhaltung bei der Untersuchung und Therapie des Handgelenks. (Foto selbst)

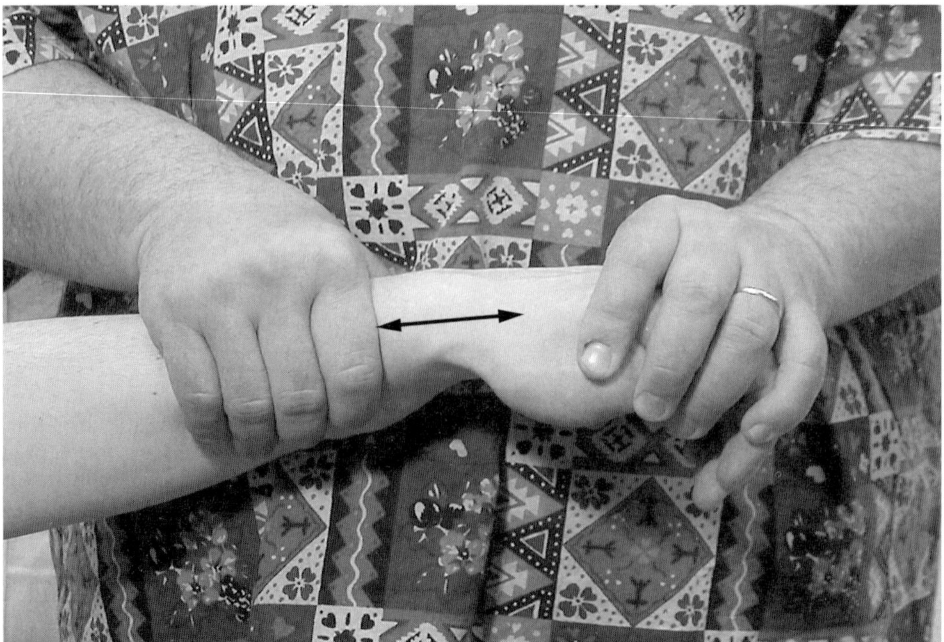

Abb. 23b. Endphase der Untersuchung und Therapie des Handgelenks. (Foto selbst)

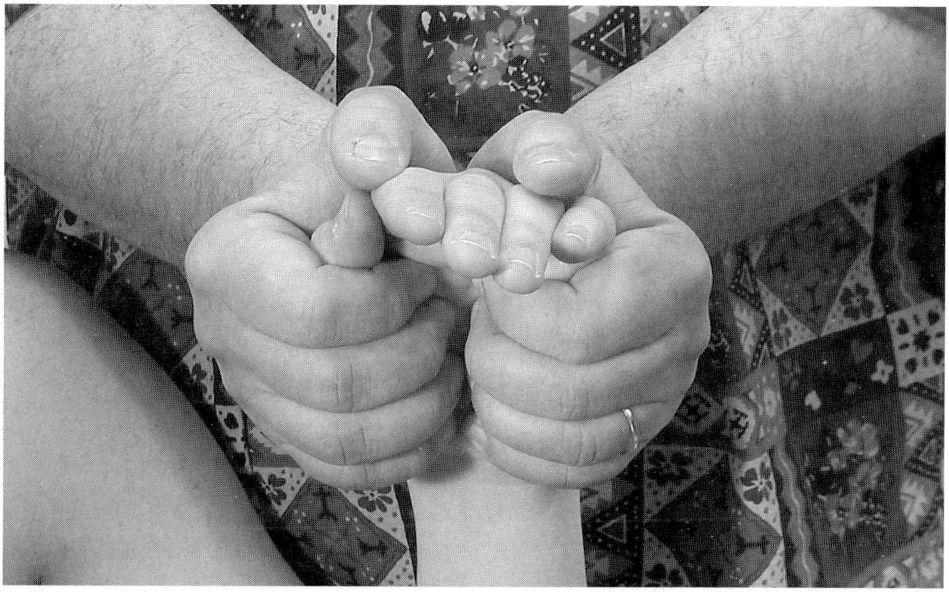

Abb. 24. Handhaltung bei der Untersuchung und Therapie der Handwurzel- und Mittelhandgelenke. Die Handhaltung bei der Behandlung der Fußwurzel- und Mittelfußgelenke ist gleich. (Foto selbst)

1.9.8. FINGER- UND ZEHENGELENKE

Die Finger- und Zehengelenke sind Scharniergelenke. Zur Behandlung umgreifen die Finger der einen Hand den Finger- oder Zehenknochen , die Finger der anderen Hand umfassen den auf 90 ° herabhängenden Finger- oder Zehenknochen. Das Gelenk wird durch den Therapeuten vor dem Gelenk fixiert (s. Abb. 25a und 25b).Dann schiebt er den herabhängenden Finger des Patienten nach hinten und oben dagegen. Dabei hebt man den herabhängenden Knochen mit einem leichten Druck in das fixierte Gelenk an, bis beide Knochen oberhalb und unterhalb des Gelenks parallel stehen (s. Abb. 26a und 26b).

1.10. BEINLÄNGENDIFFERENZ

Die Beinlängendifferenz ist meist eine Folge einer Hüftgelenksubluxation. Grundsätzlich können auch die anderen Beingelenke, wie Knie- und Sprunggelenk, subluxiert sein. Subluxationen des Knie- und Sprunggelenks kommen aber nicht so häufig vor wie eine Subluxation des Hüftgelenks. Die Hüftsubluxation entsteht durch ein fehlerhaftes Verhalten, dabei wird der Hüftkopf seitlich oder nach vorne aus dem Hüftgelenk herausgezogen oder herausgehebelt.
Die Kardinalfehler sind also das Überschlagen der Beine im Sitzen, das Herabbücken über die Knie. Beim Beineüberschlagen wird der Hüftkopf nach seit-

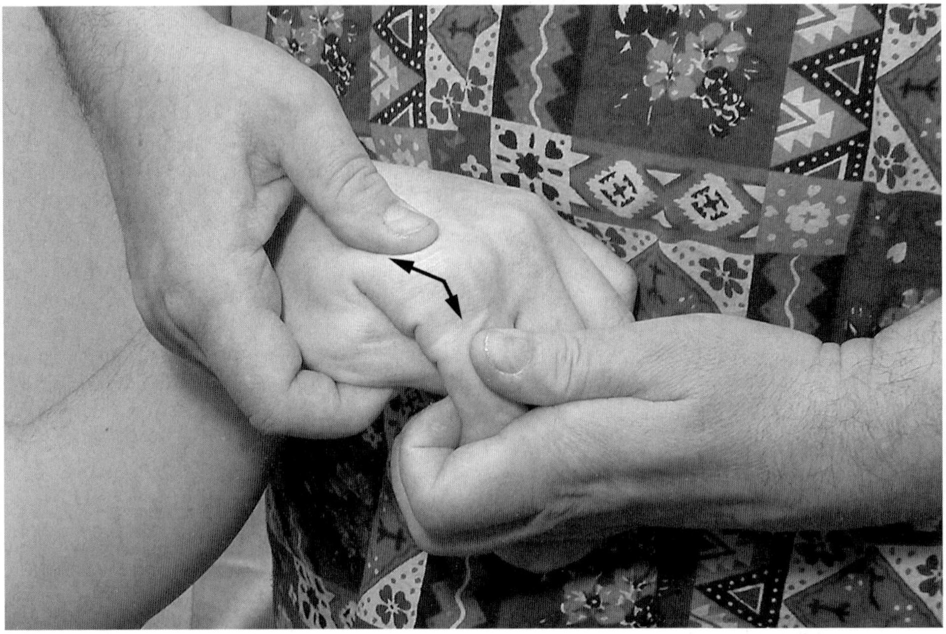

Abb. 25a. Grundhaltung bei der Untersuchung und Therapie eines Fingergrundgelenks. Auf diese Art und Weise werden alle Finger- und Zehengelenke untersucht und behandelt. (Foto selbst)

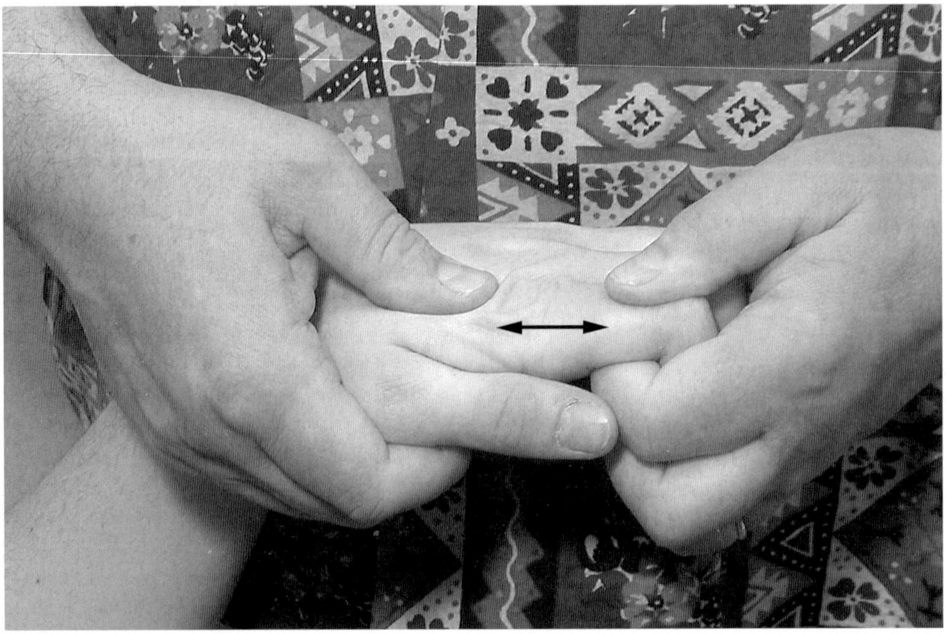

Abb. 25b. Endphase der Untersuchung und Behandlung der Fingergrundgelenke. (Foto selbst)

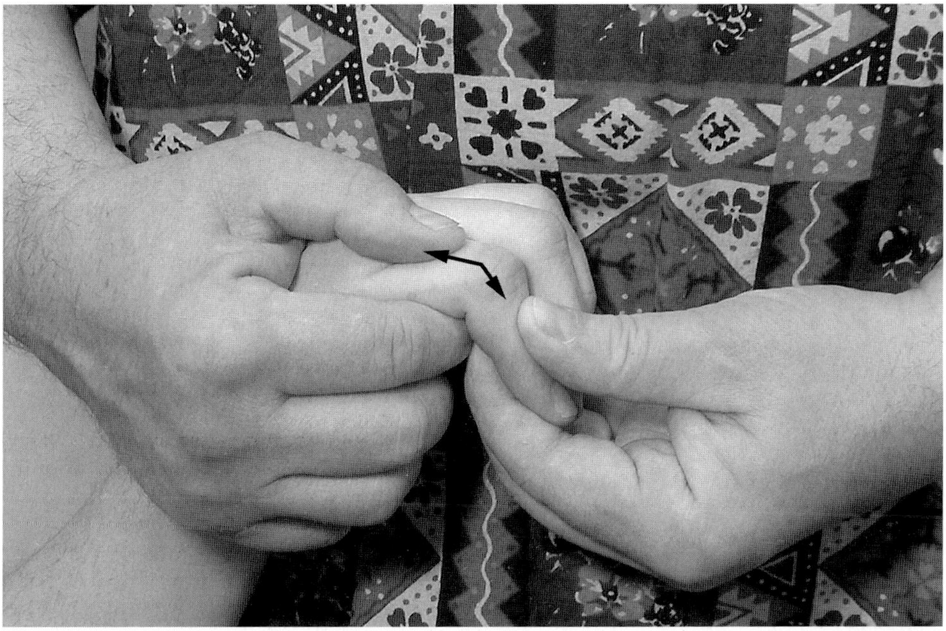

Abb. 26a. Grundhaltung bei der Untersuchung der Fingermittelgelenke. Die Handhaltung ist gleich bei der Untersuchung und Therapie der Fingerend- und der Zehengelenke. (Foto selbst)

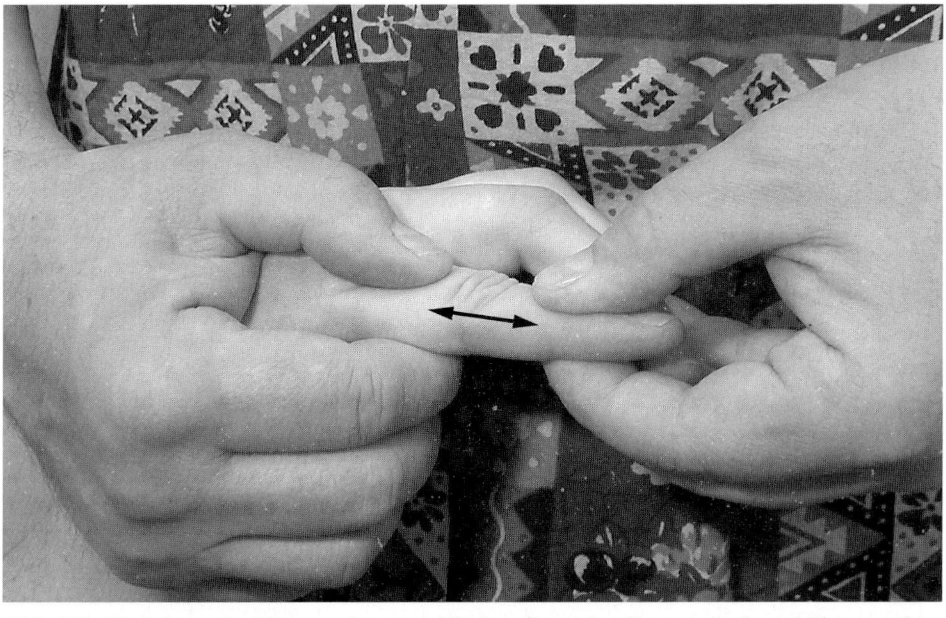

Abb. 26b. Endphase der Untersuchung und Behandlung der Fingermittel- und Fingerendgelenke. Für die Zehengelenke sind. Die Bewegungsverhältnisse entsprechend. (Foto selbst)

lich vorn aus dem Hüftgelenk herausgehebelt und gleitet nach dem Aufstehen nicht mehr in die Gelenkspfanne zurück (siehe auch Kapitel 4.3.1.1. im Buch „Wunder dauern etwas länger"). Beim Bücken darf man sich nicht gerade über die Knie nach unten beugen. Beim Anheben der Beine darf man den Oberschenkel nicht zu nahe an den Oberkörper heranführen, ohne daß in beiden Fällen die Knie nach außen gekippt sind. Beim Bücken muß man sich daher praktisch zwischen den Knien hindurchbücken oder nimmt beim Anheben der Beine den Oberkörper zwischen die Knie (s. Abb. 39).
Der Winkel zwischen Oberschenkel und Oberkörper darf nie kleiner als 90° werden, ohne daß das Knie nach außen gerichtet ist. Anderenfalls kantet der Schenkelhals am vorderen Pfannendach und der Hüftkopf wird zur Seite hin aus dem Gelenk gedrückt.
Dreht man aber die Knie beim Bücken und beim Anheben des Beines nach außen, kann der Schenkelhals nie am Pfannendacherker kanten und aus dem Hüftgelenk herausgedrückt werden.
Werden diese zwei Punkte nicht beachtet, sei es im Kindes- oder im Erwachsenenalter, wird der Gelenkskopf, wie gesagt, etwas nach seitlich vorne oder seitlich aus der Hüftgelenkspfanne gehebelt und findet den Weg nicht mehr in das Gelenk zurück. Die Folge ist eine Beinverlängerung.

Das längere und nicht das kürzere Bein ist der krankhafte Befund.

Beinverlängerungen können aber nicht nur durch Subluxationen der Hüftgelenke entstehen, sondern grundsätzlich kann jedes Beingelenk, ja jedes Körpergelenk, subluxieren.
Ganz selten gibt es echte Beinverkürzungen, meist durch Mißbildung oder Unfälle, die dann mit einem Schuhausgleich versorgt werden müssen. Eine Versorgung einer wie oben beschriebenen Beinverlängerung mittels eines Schuhausgleichs, ohne daß eine der extrem seltenen echten Beinlängendifferenzen vorliegt, halte ich für die Gelenke für ausgesprochen schädlich, ja katastrophal. Das subluxierte Gelenk wird durch die Fehlstellung und Fehlbelastung auf Dauer zerstört. Das geschieht beim Hüftgelenk so, daß der Pfannendacherker des Hüftkopfes ständig auf den Knorpel des subluxierten Hüftkopfes drückt und diesen zerstört. Dies führt zu einer vorzeitigen und verstärkten Arthrose.
Natürlich gibt es auch eine Beinverlängerung durch eine Kreuzbeinsubluxation (siehe Kapitel 1.15.).

1.11. HANDHABUNG DER GENAUEN UND ZUVERLÄSSIGEN BESTIMMUNG EINER BEINLÄNGENDIFFERENZ

Ich habe in meinen Seminaren feststellen müssen, daß es vielen Therapeuten, nicht nur Anfängern, große Schwierigkeiten macht, mit der Handhabung der

Bestimmung der Beinlängendifferenz zurechtzukommen. Daher möchte ich hier noch einmal auf diesen sehr wichtigen Teil der SMT eingehen.
Die Schwierigkeit bei dem ganzen Vorgang ist es, die gestreckten Beine des Patienten aus der Hüfte heraus auf 90° anzuheben und dabei mit einem gleichmäßigen Druck auf die Fersen die tatsächliche Beinlänge zu erkennen. Bei der herkömmlichen Untersuchungsart ist es so, daß man beim Anheben der Beine den Handgriff wechseln muß, um so einen Druck auf die Fersen zu erreichen. Beim Wechseln des Handgriffs geschieht es meist, daß die Stärke des Drucks kurzzeitig nicht mehr seitengleich aufrecht erhalten werden kann. Dazu kommt, daß beim Umgreifen die Hände meist nicht genau seitengleich und an der richtigen Stelle der Ferse zu liegen kommen. Sind die Beine letztendlich auf 90° erhoben, versucht der Untersucher durch Nachdrücken und Wackelbewegungen, wieder einen gleichmäßigen Druck auf die Fersen zu geben. Das führt zu Ungenauigkeiten und Fehlinterpretationen.
Damit beim Umgreifen der Hände (das muß in der Regel dann geschehen, wenn die Beine etwa auf 45° angehoben sind) keine Fehler bei der neuen Handposition entstehen, habe ich mir eine Handhabung überlegt, mit der es auch dem Anfänger schnell und problemlos möglich sein sollte, eine genaue Beinlängenbestimmung durchzuführen.
Dazu legt sich der Patient auf bekannte Weise, lang ausgestreckt und mit Schuhen, auf eine feste Unterlage. Oft werde ich gefragt, ob die Beinlängenprüfung auch ohne Schuhe zu machen sei. Natürlich. Aber dies hat zwei Nachteile. Der erste ist der, daß die Beurteilung für den nicht ganz so geübten Untersucher auf Grund der Rundung der Ferse nicht so leicht ist wie bei einer scharf abgegrenzten Schuhsohle. Der hauptsächliche Nachteil ist aber der, daß vor allem der Patient ohne Schuhe in der Regel nicht in der Lage ist, die Beinlängendifferenz zu erkennen. Darauf kommt es aber an, denn der Patient soll und muß sehen und verstehen, wie der krankhafte Befund aussieht und wie er verschwindet. Der Beinlängenausgleich ist außerdem, auch wegen des einfachen und völlig schmerzlosen Handgriffs, für die meisten Menschen verblüffend und fördert die Akzeptanz für die folgenden Therapieschritte, für unsere weiteren Erklärungen und Empfehlungen.
Der Patient liegt also mit seinen Schuhen auf der Untersuchungsfläche. Jetzt sollten Sie die gestreckten Zeige- und Mittelfinger, ausgestreckt wie zum Schwur, am Übergang der Schuhsohle zum Fersenleder anlegen, den Schuh leicht anheben und gleichzeitig mit dem Daumen auf die Schuhsohle hinten an der Ferse zum Sprunggelenk hin durchdrücken. Dabei müssen Sie darauf achten, daß beide Daumen wirklich auf der rechten und linken Schuhsohle exakt auf dem gleichen Punkt liegen. Je weiter die Daumen zum mittleren hinteren Schuhsohlenrand zu liegen kommen, um so weniger störanfällig ist die Beurteilung der Beinlängendifferenz. Zweitens

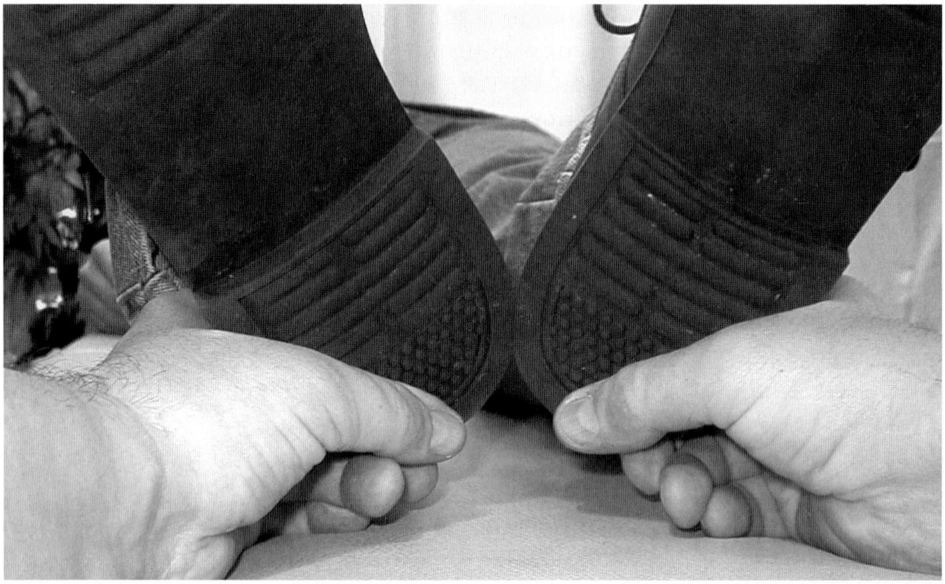

Abb. 27. Lage der Hände und Finger bei der neuen Art der Beinlängenprüfung. Das Bild a. zeigt die erste Phase mit der genauen Lage der Daumen an der Schuhsohle.

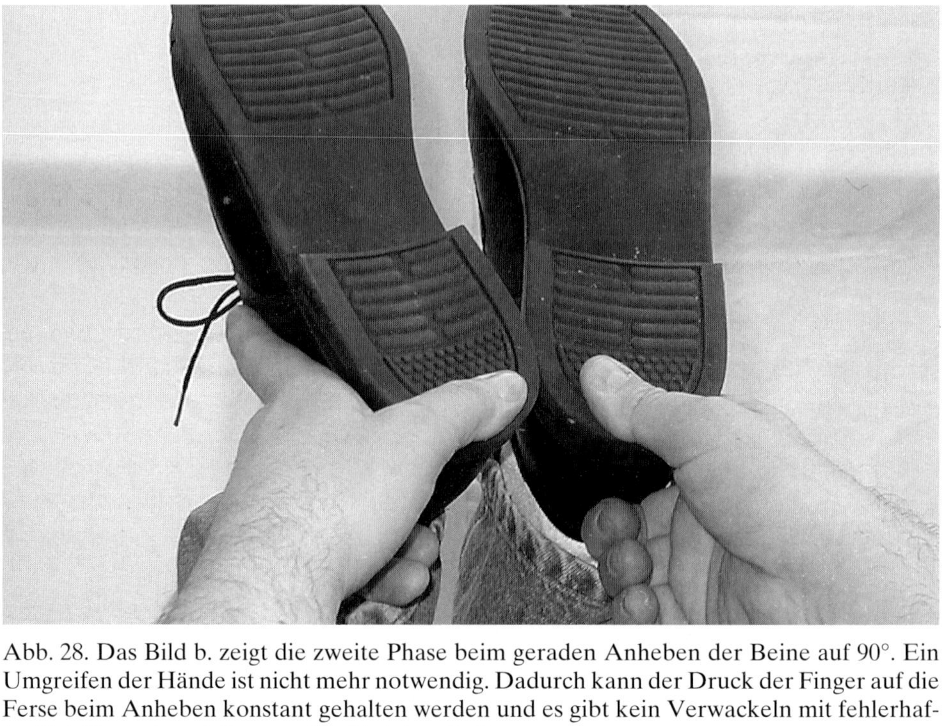

Abb. 28. Das Bild b. zeigt die zweite Phase beim geraden Anheben der Beine auf 90°. Ein Umgreifen der Hände ist nicht mehr notwendig. Dadurch kann der Druck der Finger auf die Ferse beim Anheben konstant gehalten werden und es gibt kein Verwackeln mit fehlerhafter Beinlängenbeurteilung mehr. (Fotots selbst)

darf der Daumen nicht zu weit nach außen zum äußeren Schuhsohlenrand hin zu liegen kommen, da sonst Kippkräfte einsetzen, welche eine genaue Beurteilung erschweren.
Diese Art der Handhabung und Handhaltung ist deshalb so wichtig, weil durch einen Druck auf die Ferse ein Schub in das Sprunggelenk entsteht, der das Sprunggelenk stabilisiert. Durch die Ruhigstellung des Sprunggelenks können keine Kipp- und Wackelbewegungen mehr auftreten, welche den Fuß und die Ferse beweglich machen. Ohne die Stabilisierung des Sprunggelenks ist eine exakte seitengleiche Schuhsohlenposition nur schwer möglich (s. Abb. 27).
Wenn man so mit den Daumen einen festen und gleichmäßigen Druck auf die Ferse der Schuhsohlen gibt, kann man die gestreckten Beine des Patienten mit dem Zeige- und Mittelfinger ganz leicht bis auf 90° anheben (s. Abb. 28). Der Untersucher braucht dabei nicht umgreifen. Dadurch kann nichts verwackeln und es können auch keine Positionsfehler der Hände beim Umgreifen auftreten. Eine genaue Längenbeurteilung ist so auch für den ungeübten Anfänger kein Problem mehr, der Befund mit nahezu 100%iger Sicherheit exakt erhoben. Außerdem kann man so jeden Laien anleiten, die Untersuchung zu Hause an seinem Partner selbst durchzuführen.

1.12. EINFACHE UND 100%-IG ZUVERLÄSSIGE BEINLÄNGENUNTERSUCHUNG MIT -AUSGLEICH

Der Beinlängenausgleich ist denkbar einfach, der Betreffende legt an seinem längeren Bein seine Hand an den seitlichen Oberschenkel direkt vor den seitlichen Hüftkopf (Trochanter major) (s. Abb. 29). In der Fachsprache heißt er seitlicher Rollhügel. Ich benutze aber den Begriff „seitlichen Hüftkopf", weil diese Bezeichnung für die Patienten leichter verständlich ist.
Jetzt kommt ein Punkt, bei dem nicht nur die Patienten viele Fehler machen, sondern auch mancher Therapeut. Es wird oft gesagt und ich habe es bis vor kurzem auch noch so erklärt, daß man die Hand hinten an den Oberschenkel vor das Gesäß legen und das Bein über die haltende Hand ablassen soll. Dabei werden viele Fehler gemacht, denn die meisten Patienten, aber auch Therapeuten, können zwischen halten und ziehen nicht unterscheiden. Manche Therapeuten sagen dem Patienten sogar, er soll mit der Hand oder einem um den Oberschenkel gelegten Handtuch recht fest ziehen und das Bein über die ziehende Hand ablassen. Diese Empfehlung ist aber erst recht absolut falsch! Auch wenn man es dem Patienten eigentlich richtig erklärt und sagt, die Hand solle nur halten und nicht ziehen, machen es doch die meisten Patienten nicht richtig. Die Patienten fangen sofort an zu ziehen, manchmal sogar mit beiden Händen, in dem verständlichen Wunsch, es ja gut und effizient zu machen.

Wenn man beim Beinlängenausgleich mit der vor dem Gesäß am Oberschenkel liegenden Hand zu fest zieht oder ein Handtuch zum Ziehen benutzt, erreicht man häufig nicht viel oder gar nichts, manchmal sogar das Gegenteil. Der subluxierte Hüftgelenkskopf gleitet nicht wie gewünscht zuverlässig in die Hüftgelenkspfanne zurück. Der Grund dafür ist der, daß der Hüftgelenkskopf durch den schräg stehenden Schenkelhals einen Schub zur Mitte des Körpers hin braucht, um in die Gelenkspfanne zurückgleiten zu können. Der Kraftvektor ist also schräg zur Körpermitte hin gerichtet.
Wenn man bei der Hüftgelenksübung hinten am Oberschenkel zieht, richtet sich die Kraftrichtung (Vektor) nach oben zum Oberkörper hin. Dann ereignet sich leicht das Gleiche wie im Stehen und Gehen, der Hüftgelenkskopf verkantet am vorderen Pfannendach und findet nicht den Weg in das Gelenk zurück. Früher habe ich den Patienten die Hüftgelenksübung so erklärt, daß ich sagte, sie sollten die Hand an den Oberschenkel kurz vor dem Gesäß legen und halten. Dabei sollte das Bein über die haltende Hand langsam abgelassen werden. Die Anweisung ist grundsätzlich richtig, aber die Umsetzung geschieht meist falsch. Die meisten Patienten haben Halten mit Ziehen gleichgesetzt und sich gewundert, warum sie den Beinlängenausgleich nicht in den Griff bekommen haben. Um diesen Fehler zu vermeiden, bin ich dazu übergegangen, den Patienten die Hüftübung folgendermaßen zu erklären:

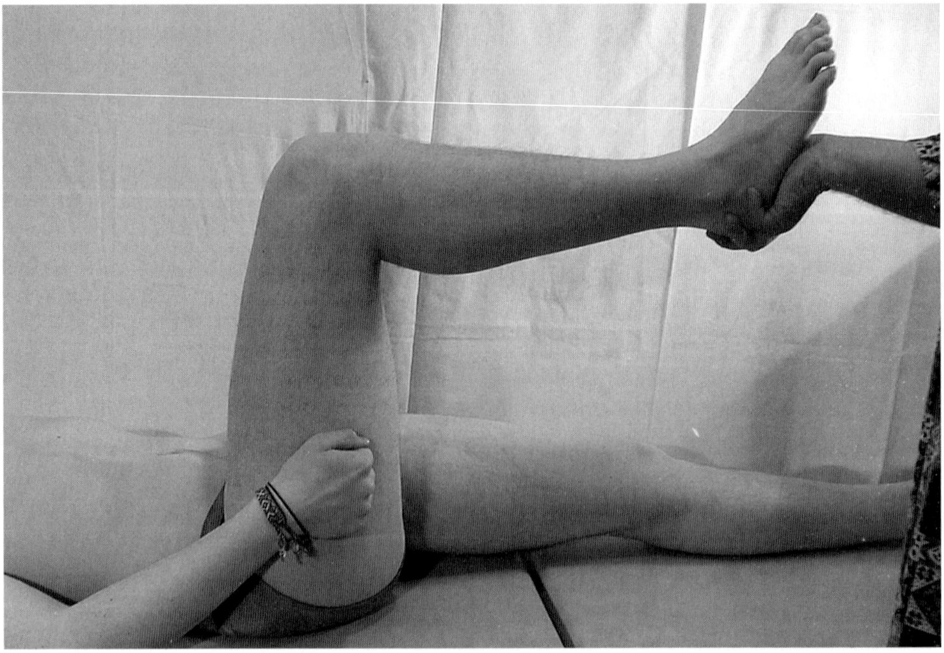

Abb. 29. Die Lage der Hand des Patienten bei der Behandlung einer Hüftsubluxation. (Foto selbst)

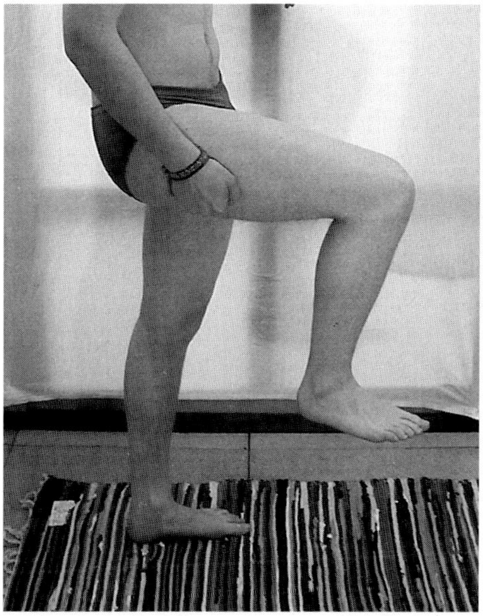

Abb. 30a. Die Lage der Hand bei der Grundstellung zur Selbstbehandlung einer Hüftsubluxation. (Foto selbst)

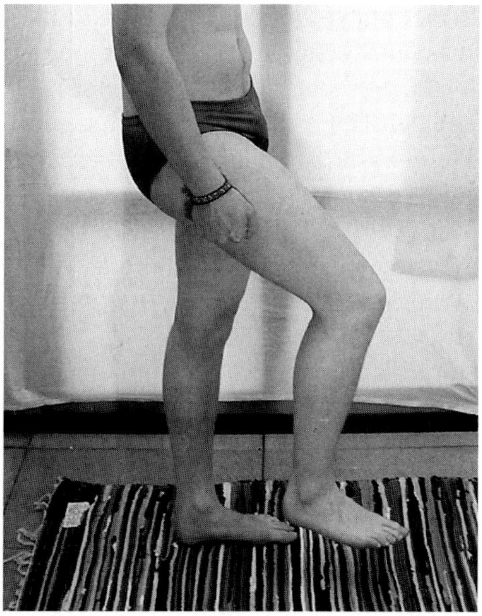

Abb. 30b. Darstellung der Selbstbehandlung einer Hüftsubluxation während der Ablaßphase des Beines. (Foto selbst)

Winkeln Sie das Bein in der Hüfte auf 90° ab. Der Unterschenkel wird zum Oberschenkel ebenfalls auf 90° abgewinkelt, so daß er parallel zur Unterlage gerichtet ist oder, im Stehen, locker herunterhängt. Die gleichseitige Hand wird zu einer Faust geformt. Dann legt man die Faust von der Seite an den Oberschenkel, etwas vor den seitlichen, äußeren Knochenvorsprung der Hüfte (seitlicher Hüftkopf, = seitlicher Rollhügel = Trochanter major)(s. Abb. 29, 30a und 30b). Jetzt lassen Sie das Bein aus der Hüfte langsam zur Unterlage oder, wenn Sie die Übung im Stehen, machen, zum Boden hin ab. Dabei drücken Sie leicht mit der Faust an den seitlichen Oberschenkel. Es ist bei dieser Behandlung fast kein Kraftaufwand notwendig. Die notwendige Kraft kommt durch das Ablassen des Beines.

Wenn Sie dem Patienten die Hüftübung so erklären und kurz einüben, dürften bei der Handhabung der Selbstübung durch den Patienten keine großen Fehler und Schwierigkeiten mehr auftreten.

1.13. WIE ERKLÄREN SICH GROSSE HÜFTKORREKTURMASSE VON MEHREREN CENTIMETERN?

In meinem Buch „Wunder dauern etwas länger" habe ich berichtet, daß ich Beinlängendifferenzen von 18/15 cm gefunden habe. Diese Schilderung hat Unglauben und Protest bei vielen Therapeuten und Lesern ausgelöst, die sich solches nicht vorstellen können. Diese Zweifel mögen dadurch entstanden sein, daß meine

Wortwahl zu ungenau und die Erklärung dieses Phänomens unzureichend war. Das möchte ich nun nachholen und präzisieren.
Viele Therapeuten finden bei der Beinlängenprüfung ein längeres Bein, therapieren den Befund und freuen sich, wenn die Beine anschließend gleich lang sind. Diese Freude ist berechtigt, aber wenn man jetzt aufhört zu untersuchen und zu therapieren, in dem Glauben, den Schaden vollständig behoben zu haben, irrt man sich gewaltig. In der Regel ist es so, daß an beiden Hüften eine Subluxation zu finden ist, die fast immer an beiden Beinen unterschiedlich stark ausgeprägt ist.
Wenn man den Beinlängenausgleich mit der SMT durchführt, ist das fast ausnahmslos so, daß das längere Bein nur soweit in die Gelenkspfanne zurückrutscht, bis das behandelte Bein mit seiner Gegenseite auf gleicher Höhe steht. Das ist auch so, wenn die gegenseitige Hüfte noch nicht richtig im Gelenk ist. Ganz selten kommt es einmal vor, daß mit dem manuellen Beinlängenausgleich das Bein deutlich kürzer wird, als das der noch nicht behandelten Gegenseite. Warum das so ist, kann ich nicht erklären, aber es hat womöglich etwas mit den Muskelspannungen im Gesäß zu tun.
Wenn man jetzt aufhört, zu untersuchen und zu therapieren, hat man fast regelmäßig den größten Teil einer meist beidseitigen Hüftsubluxation übersehen, weil man glaubt, durch den vollzogenen Beinlängenausgleich habe man den Schaden vollständig behoben. Für die Beinlängendifferenz trifft das ja zu, aber für die beidseitige Hüftsubluxation eben nicht. Beide Hüften können nach einem einmaligen Beinlängenausgleich noch massiv subluxiert sein.
Warum ist das von so großer Bedeutung? Man könnte sich doch damit zufrieden geben, die Beinlänge ausgeglichen und den Beckenschiefstand beseitigt zu haben. Dafür gibt es zwei wesentliche Gesichtspunkte: Erstens wird der Knorpel und später auch der Knochen des Hüftgelenkkopfes einer subluxierten Hüfte durch den auf ihm lastenden, reibenden und drückenden Pfannendacherker zerstört. Die Folge ist eine vorzeitige und schwere Gelenkszerstörung, auch Arthrose genannt. Der zweite Gesichtspunkt betrifft die Erkrankungen, welche durch eine Verspannung der tiefen Sitzmuskulatur ausgelöst werden, wie z. B. Ischias, Bandscheibenvorfälle und Wirbelgleiten.
Die beiden Muskeln Piriformis und Obturatorius, die am Kreuzbein ansetzen und zum seitlichen Hüftkopf (Trochanter major) ziehen, verspannen sich nicht nur in Folge einer Kreuzbeinsubluxation, sondern ebenfalls durch eine Hüftsubluxation, da diese beiden Muskeln auch wegen einer Fehlstellung des seitlichen Hüftkopfes durch eine Subluxation überdehnt werden. Das führt zu einer Muskelverspannung und Kontraktion der tiefen Sitzmuskulatur. Das Ergebnis ist das gleiche wie bei einer Kreuzbeinsubluxation, die verspannte tiefe Sitzmuskulatur klemmt den Ischiasnerv ein. Die Folgen sind bekannt. Aus diesen Gründen muß man sich bemühen, die Hüftsubluxationen völlig zu beseitigen. Das bedeutet in der Praxis, daß nach einem Beinlängenausgleich grundsätzlich die Gegenseite ebenfalls auf eine Hüft-Subluxation untersucht werden muß.

1.14. REGELN ZUR HANDHABUNG DES VOLLSTÄNDIGEN BEINLÄNGENAUSGLEICHS

Die Handhabung des Beinlängenausgleichs ist in seinem Vorgang recht kompliziert zu beschreiben, so daß ich 9 Regeln zur Handhabung des manuellen Beinlängenausgleichs aufgestellt habe. Diese Regeln sind:

1. Es muß immer ein Beinlängenvergleich zu Anfang der Beinlängenuntersuchung durchgeführt werden und nach jedem weiteren Behandlungsschritt.
2. Auch bei anfänglichem Fehlen einer Beinlängendifferenz müssen trotzdem immer beide Hüften und ein Bein zusätzlich in Knie und Sprunggelenk untersucht und behandelt werden, bevor Sie behaupten, alle Gelenke seien in Ordnung.
3. Bei einer verbliebenen Beinlängendifferenz müssen immer solange beide Beine in den verschiedenen Gelenken untersucht und behandelt werden, bis keine Beinlängendifferenz mehr feststellbar ist.
5. Sollte eine Beinlängendifferenz trotz Behandlung der verschiedenen Beingelenke nicht auszugleichen sein, sollten Sie dann die forcierte Hüftgelenksbehandlung des längeren Beins, und dies zur Not mehrmals, machen.
6. Sollte, trotz forcierter Hüftgelenksbehandlung mit verstärktem Druck kein Beinlängenausgleich zu erzielen sein, kann eine echte Beinverlängerung oder Beinverkürzung vorliegen und der Patient braucht einen Schuhausgleich.
7. Die Diagnose einer echten, nicht manuell zu beseitigenden Beinlängendifferenz sollte aber erst nach der Untersuchung und Behandlung des Kreuzbeins gestellt werden.
8. Sollte ein Schuhsohlenausgleich verordnet worden sein, muß man von Zeit zu Zeit prüfen, ob dieser noch notwendig ist. Durch das Tragen eines Schuhsohlenausgleichs können sich die Bänder und Muskeln der Hüfte und des kleinen Beckens doch noch so entspannen, daß letztendlich auf einen Ausgleich verzichtet werden kann, weil nun doch noch ein manueller Beinlängenausgleich möglich ist.
9. Sind beide Beine nach der Untersuchung und Behandlung beider Hüften, der restlichen Beingelenke und der Kreuzbeinbeckengelenke gleich lang, kann man nun zu Recht behaupten, daß keine Beinlängendifferenz mehr vorliegt. Erst wenn Sie diese Regeln beachtet haben und den Beinlängenausgleich nach diesen Gesichtspunkten vollzogen haben, können Sie sicher sein, keine Hüftgelenksubluxation übersehen zu haben.

Aus der Beschreibung des Vorgangs ergibt sich die Tatsache, daß die Hüften meist nur soweit in das Gelenk zurückgleiten, bis sie mit der Gegenseite in der gleichen Position stehen. Warum das so ist und warum selten das behandelte Bein nicht deutlich kürzer wird als das der Gegenseite, kann ich, wie gesagt, noch nicht genau sagen. Vielleicht müßte man den Vorgang des Beinlängenausgleichs einmal im offenen, dynamischen Kernspin untersuchen. Die manchmal extremen Repositionsstrecken, welche sich durch die Addition der einzelnen schrittweisen Repositionsschritte ergeben, sind nach diesen Erklärungen recht einfach zu verstehen.

Das bedeutet in der Praxis, ein Patient hatte z. B. zuerst eine Beinlängendifferenz von 3 cm durch ein linkes längeres Bein. Nach dem Ausgleich waren die Beine gleich lang, aber nach der Behandlung der rechten Hüfte, war das linke Bein wieder um 3 cm länger. Dieser Befund wurde behandelt, so daß die Beine wieder gleich lang waren. Jetzt betrug die Repositionsstrecke rechts 3 und links 3 + 3 = 6 cm. Die abermalige Therapie der rechten Seite erbrachte wiederum ein um 3 cm längeres linkes Bein. Der Ausgleich fand statt und jetzt betrug die Repositionsstrecke rechtes schon 3 + 3 = 6 und links 6 + 3 = 9 cm. Dieser Vorgang ließ sich so oft durchführen, bis sich eine Gesamtstrecke rechts von 18 und links von 21 cm ergab. Dann waren die Hüften in den Gelenken richtig positioniert und ein weitere Reposition war nicht mehr möglich. Nun muß ich zugeben, daß solche Extremfälle sehr selten sind, in der täglich Praxis treten aber fast regelmäßig und sehr häufig Strecken zwischen z. B. 6/4 bis 9/6 cm auf. Nun dürfen Sie nicht glauben, daß die betreffenden Patienten auch um diese Beträge kleiner würden. Die Patienten werden durch den Beinlängenausgleich natürlich etwas kleiner, ich habe das nachgemessen, aber der Betrag in cm ist nur ein Bruchteil des gesamten Beinlängenausgleichs. Der Grund ist, daß sich die Hüften schräg zur Körpermitte hin bewegen. Dadurch kommt es zu keinem allzu großen Größenverlust.

Ich habe auch nachgemessen, daß sich beim manuellen Beinlängenausgleich der Hüftumfang verringert. Die Umfangsabnahme ist um so größer, je stärker die Hüftsubluxationen sind.

Kritiker könnten einwenden, daß man, bei der Behandlung der manuellen Hüftsubluxation der einen Seite, die Gegenseite herausdrücke und somit ein endloses Hin und Her entstehe. Dagegen sprechen zwei Punkte: Erstens müßte, wenn dieser Einwand zuträfe, das Bein der Gegenseite schon bei der Behandlung des längeren Beines länger werden, weil man durch den ersten Therapieschritt am längeren Bein die Gegenseite herausschöbe. Zweitens ist die Hüftgelenkspfanne eine feste anatomische Struktur, welche es mechanisch nicht möglich sein läßt, daß ein Schub in die Hüfte, auch nicht muskulärer Art, Auswirkungen auf die Gelenkspfanne der Gegenseite hat. Auch die verspannte Hüft- und Gesäßmuskulatur kann meiner Ansicht nach für dieses Phänomen nicht verantwortlich sein, da durch den manuellen Beinlängenausgleich die Bänder der Hüfte durch die Subluxationsfehlstellung überdehnt und damit zu locker sind. Eine Reposition der Hüfte in das Gelenk läßt diese Muskeln und Bänder um die Hüfte plötzlich zu lang sein und damit werden sie locker und können keinen verstärkten Schub auf die Hüft- und Gesäßmuskulatur der Gegenseite ausüben.

1.15. KREUZBEIN UND KREUZBEINSUBLUXATION

Zur Wirbelsäule gehören aber nicht nur die einzelnen Wirbel, sondern auch das Kreuzbein. Das Kreuzbein ist für die Statik der ganzen Wirbelsäule von ausschlaggebender Bedeutung. Aus seiner Oberkante tritt die Wirbelsäule immer senkrecht mit einem 90° Winkel hervor. Das Kreuzbein stellt somit den Boden der auf ihm ruhenden Wirbelsäule dar.

Nicht die Füße, sondern das Kreuzbein ist die Basis der Wirbelsäule.

Dabei verhält sich die Wirbelsäule in ihrer Bewegungsmechanik wie ein am Boden befestigter Stab. Ein solcher Stab hat bei seitlichen Bewegungen oder Schwingungen in seinem unteren Bereich eine viel kleinere Ausschlagsmöglichkeit als in seinem oberen Bereich. Dieses Verhalten entspricht einem Getreidehalm, der sich in seinem oberen Bereich im Wind hin und her wiegen kann, sein unterer, am Boden verwurzelter Bereich, hat dagegen nur eine geringe Ausschlagsmöglichkeit. Das Resultat ist, daß auch das Bewegungs- und damit auch Abweichungspotential (Ausschlag) der Wirbelsäule, wie bei einem Getreidehalm, von unten nach oben hin zunimmt. Für die Praxis bedeutet das, daß auch die Schäden und deren Folgen in Form von Beschwerden, durch einen Beckenschiefstand, mit und ohne Kreuzbeinsubluxation, an der Wirbelsäule von unten nach oben hin zunehmen. Der Grund dafür ist meiner Ansicht nach in der stärkeren Beweglichkeit der höheren Abschnitte der Wirbelsäule zu suchen. Die Spannung in der Wirbelsäule nimmt von unten nach oben gesehen ebenfalls zu. Krafteinwirkungen können hier durch die vermehrte Beweglichkeit und die erhöhte Spannung stärkere Schäden und Beschwerden hervorrufen. Praktisch ausgedrückt heißt das, daß viele Menschen sofort im Schulter-Armbereich, oft schon bei geringen Schäden, zunehmende Probleme bekommen, wenn im Kreuzbeinbereich die statischen Verhältnisse nicht stimmen. Den amerikanischen Osteopathen ist diese Tatsache schon immer bekannt.
Ich habe sogar die Erfahrung gemacht, daß viele Patienten zuerst im oberen Bereich der Wirbelsäule Beschwerden bekommen, zu denen sich im Laufe der Zeit Schmerzen im Kreuzbeinbereich hinzugesellen. Das bedeutet, daß eine Kreuzbeinsubluxation im Kreuzbeinbereich zunächst noch keine Beschwerden macht. Aber durch den Stabilitätsverlust der Wirbelsäule machen dem Betreffenden seine Wirbelsäulenschäden im oberen Brust- und Halswirbelsäulenbereich frühzeitig Schmerzen, die er ohne den Kreuzbeinschaden sicher noch nicht in dem gleichen Maße verspürt hätte.
Hinzu kommt, daß bei einem Beckenschiefstand, mit einer dadurch hervorgerufenen Neigung des Kreuzbeins, die Wirbelsäule in ihrem unteren Bereich häufig automatisch zu der niedrigeren Seite des Beckens hin abweicht. Diese Fehlstellung der Wirbelsäule wird meist durch einen Gegenschwung der oberen Wirbelsäulenanteile ausgeglichen. Der Grad der Seitabweichung hängt

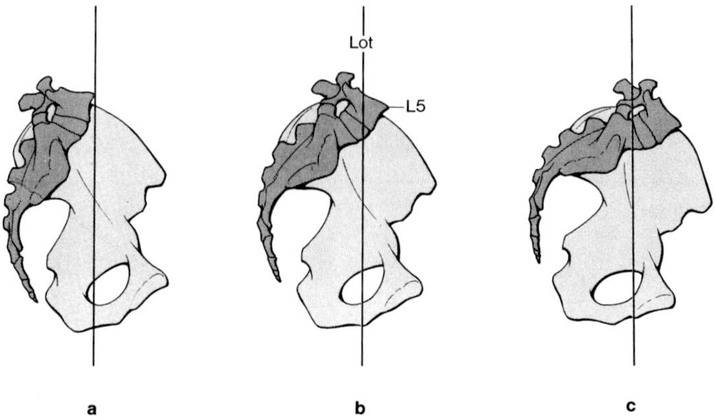

Abb. 31. Abbildung a eine Darstellung eines normal stehenden Kreuzbeins, Abb. b und c eines Kreuzbeins in unterschiedlich starker Subluxationsstellung. (Schinz, Baensch und Fridl. Lehrbuch der Röntgendiagnostik, Band 1, Skelett. Thieme Verlag 1939)

natürlich entscheidend vom Grad des Beckenschiefstands ab. Je mehr solcher Veränderungen ein Patient aufweist, um so größer werden auch dessen Wirbelsäulenschäden und Beschwerden, da die Ursachen sich addieren und nicht nur das, sie potenzieren sich meiner Meinung nach sogar.
Sehr häufig findet sich aber auch eine Lendenwirbelsäulenverschiebung zur gleichen Seite eines Beckenschiefstands hin. Ich habe dabei festgestellt, daß sich in solchen Fällen die Wirbelsäule zur Seite des älteren und stärkeren Kreuzbeinschadens hin neigt, als würde durch die Fehlstellung des Kreuzbeins dieses in Richtung des Schadens gezogen. Mit dem Wort stärker ist nicht der Grad der Subluxation gemeint, sondern der Grad der Muskelspannung durch die Subluxation. Dabei kann vorkommen, daß eine schwere, starke und alte Kreuzbeinsubluxation durch einen akuten und deutlicher zu Tage tretenden Kreuzbeinschaden der Gegenseite überdeckt werden kann.
Ebenso verhält es sich mit dem Schuhspitzenhochstand bei der Beinlängenprüfung. Auch wenn die Beinlänge ausgeglichen ist und die Fersen auf gleicher Höhe stehen, sieht man sehr häufig, daß eine Schuhspitze einer Seite höher steht als die der Gegenseite. Dieser Befund weist auf eine Kreuzbeinsubluxation ist. Dabei steht nicht selten die Schuhspitze des älteren und schwereren Schadens hoch. Dabei muß nicht der deutlich sichtbare und primär tastbare Schaden der schwerere und ältere sein, sondern auch hier kann der akute gut sichtbare Schaden den alten schweren Befund überdecken.
Das Kreuzbein als unterster Teil oder Basis der Wirbelsäule wurde schon erwähnt. Der häufigste Schaden des Kreuzbeins ist eine sogenannte Kreuzbeinsubluxation. Diese Kreuzbeinsubluxation ist meist die Folge eines Beckenschiefstands. Sie entsteht unter anderem beim Heben von schweren Gegenständen über die Seite, wobei der Beckenschiefstand die Subluxationsneigung

noch begünstigt. Dabei verkippen das Kreuzbein und die Beckenschaufel im Kreuzbeinbeckengelenk gegeneinander. Das Kreuzbein macht in seinem oberen Anteil eine nach ventral (zum Bauch hin) und der mittlere und untere Anteil eine nach dorsal (nach hinten) gerichtete Bewegung (s. Abb. 31).
Aus der Sicht der Beckenschaufel sieht der Vorgang so aus, daß die Spina iliaca superior posterior (oberer hinterer Darmbeinstachel) der Beckenschaufel nach dorsal rutscht und das Sitzbein dadurch nach ventral geschoben wird. Beide Knochen, Kreuzbein und Beckenschaufel, verschieben sich dabei in entgegengesetzter Richtung. Das Kreuzbein rutscht oben nach ventral und die Beckenschaufel nach dorsal. Der mittlere und untere Anteil des Kreuzbeins macht eine dorsale und die Beckenschaufel mit dem Sitzbein eine ventrale Bewegung. Dadurch entsteht auch eine Beinverlängerung, die sich im Hochstand der Schuh- oder Fußspitze bei der Beinlängenprüfung bemerkbar macht (s. Abb. 36).

1.16. KRITERIEN ZUR BESTIMMUNG DER EXAKTEN KREUZBEINBECKENGELENKSREPOSITION

Die Behandlung einer Kreuzbeinsubluxation ist sicher der schwierigste Teil der SMT. Allein schon das genaue Untersuchen und die Beurteilung, welche Seite des Kreuzbeins stärker subluxiert ist, bereitet manchen Therapeuten große Schwierigkeiten. Der wichtigste Gesichtspunkt ist der, daß man die drei Untersuchungspunkte:

1. rechts und links des Steißbeins,
2. auf dem Knochenvorsprung am Grübchen und
3. am hinteren oberen Darmbeinstachel, exakt zu finden weiß.

Wie man das macht, habe ich im Buch „Wunder dauern etwas länger" genau beschrieben. Der zweite wichtige Gesichtspunkt bei der Prüfung des Kreuzbeins auf Subluxationen heißt: „Zeit lassen". Nur wenn man den Fingern Gelegenheit gibt, mit Druck in das Gewebe einzudringen (dazu brauchen die Finger eben Zeit), kann man einen genauen Befund erheben, zumal zu Anfang die Muskulatur in diesem Bereich stark verspannt sein und das rechte und linke Kreuzbeinbeckengelenk in unterschiedlichster Art subluxiert sein kann.
Wenn schon die Eingangsprüfung nicht ganz einfach ist, so wird es im Laufe der Behandlung sicher nicht leichter, da durch die Behandlung die Befunde immer dezenter werden. Damit nimmt der Faktor Zeit eine immer größere Bedeutung ein, denn um kleine Restsubluxationen an den verschiedenen Untersuchungspunkten des Kreuzbeins zu erkennen, bedarf es wirklich eines langanhaltenden Fingerdruckes, wobei man aber nicht zu stark drücken darf, weil ein zu starker Fingerdruck unser Fühlen blockiert. Dabei achtet man jetzt nicht mehr auf den Höhenunterschied der drückenden Daumen, sondern man ertastet den

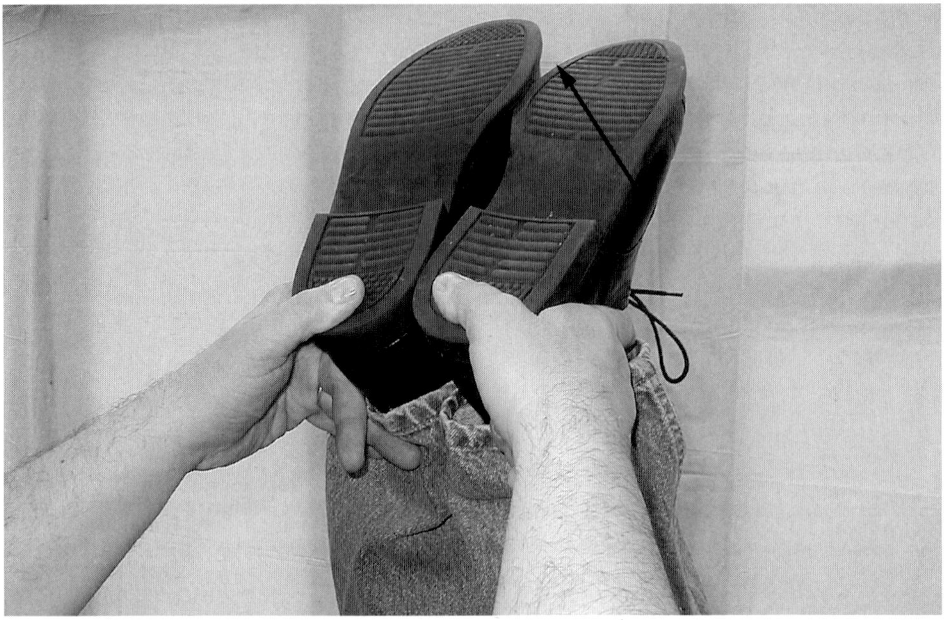

Abb. 32 Durch den Hochstand einer Fußspitze wird eine Kreuzbeinsubluxation bei der Beinlängenprüfung mit der SMT angezeigt. Die Fersen stehen dabei exakt auf gleicher Höhe. (Foto selbst)

Gewebswiderstand unter den Fingern. Von den drei Untersuchungspunkten sind das zwei, an denen man besonders gut auch die kleinsten Unterschiede noch ertasten kann. Zum Einen ist das rechts und links vom Steißbein. Dabei muß man etwas in die Analfalte hineingehen, das Fettgewebe auseinanderziehen und mit einem konstanten beidseitig gleichen Druck die Daumen am rechten und linken Rand des Steißbeins anlegen, so daß man mit der Fingerspitze des Daumens gerade den Knochen des Steißbeins noch spürt. Der zweite Punkt ist das Grübchen mit dem Knochenvorsprung unter der Haut. Auch hier können Sie mit etwas Geduld beim Drücken feinste Unterschiede ertasten. Dabei ist im Laufe der Untersuchung nicht mehr der Daumenhöhenunterschied relevant, sondern der Gewebswiderstand um den Knochenvorsprung herum. Mit leicht rotierenden Bewegungen um den Knochenvorsprung des Grübchens kann man solche Unterschiede relativ leicht ertasten. Wenn das Kreuzbeingelenk an dieser Stelle in der richtigen Position steht, hat man den Eindruck, die Finger sinken in eine kleine Vertiefung ein. Der Gewebswiderstand und die Eindringtiefe der Daumen auf der rechten und der linken Seite ist zum Schluß der Behandlung von ausschlaggebender Bedeutung.
Ich gebe zu, es ist nicht leicht, und nur eine gute Einweisung durch einen erfahrenen Therapeuten und anschließliches „learning by doing“ bringt letztendlich die erforderliche Sicherheit.

1.17. KREUZBEINBLOCKIERUNG AUS OSTEOPATHISCHER SICHT

Wenn man behauptet, daß eine Beinverlängerung nur durch eine Subluxation der Bein-, Knie- oder Sprunggelenke hervorgerufen werden kann, dann ist das nicht ganz richtig. Auch die Subluxation oder Blockierung des Kreuzbeins kann eine Beinverlängerung hervorrufen. Diese Tatsache ist den amerikanischen Osteopathen schon lange hinreichend bekannt. Als ich das erste Buch über die SMT veröffentlichte, bekam ich Kontakt mit einem Kollegen aus Norddeutschland, der mir erklärte, daß er schon lange die Beinlänge über eine Korrektur der Kreuzbeinbeckengelenke vornehme und er sah in der Korrektur der Beinlänge mit der SMT keine aufregende Neuigkeit, weil er der Meinung war, er mache das, was ich als Beinlängenausgleich beschrieben habe, schon lange, nur auf eine andere Art.
Nach langem Überlegen und bei der täglichen Arbeit fiel mir dann auf, daß meist nach der Korrektur der Beinlänge, nach den Regeln der SMT, eine Schuhspitze eines Fußes nach oben stand. Wenn dann die gestreckten Beine mit etwas Druck auf die Fersen, gleich wie beim Anheben, zur Unterlage abgelassen werden, bemerkt man, daß ein Bein an der Ferse wieder länger wird. Dieses Phänomen ist ein Zeichen einer Kreuzbeinsubluxation.

Eine Beinlängendifferenz durch eine Hüft-, Knie- oder Sprunggelenkssubluxation kann mit einer Beinverlängerung durch eine Kreuzbeinsubluxation, wie sie die Osteopathen schon lange kennen und behandeln, kombiniert sein. Es handelt sich dabei aber um zwei grundsätzlich verschiedene Phänomene, die auch beide, so sie denn beide bei einem Patienten vorliegen, getrennt behandelt werden müssen.

Die Ursache für eine Beinverlängerung durch eine Kreuzbeinsubluxation ist die bei der Subluxation auftretende Ventralbewegung der Hüfte und des Schambeins. Diese Vorwärtsbewegung entsteht dadurch, daß bei einer Kreuzbeinsubluxation die Beckenschaufel eine zum Kreuzbein gegenläufige Bewegung macht. Das Kreuzbein kippt oben nach ventral und unten nach hinten. Das Becken wird gegenläufig verschoben, nämlich unten im Hüftbereich nach vorne, dadurch wird das Bein länger, und der obere Beckenanteil macht eine Rückwärtsbewegung.
Sind Sie aber bitte nicht allzu irritiert, wenn nach der Behandlung des Kreuzbeins die entsprechende Schuhspitze nicht vollständig absinkt, so daß sie parallel zur Gegenseite zu stehen kommt. Auch wenn Sie sicher sind, das Kreuzbeinbeckengelenk gut und vollständig repositioniert zu haben, kann es vorkommen, daß wenn die tiefe Sitzmuskulatur nicht schnell genug nachgibt, daß ein Schuhspitzenhochstand (s. Abb. 32) solange zurückbleibt, bis sich diese Muskulatur entspannen kann.

Bleibt trotz vollständiger Reposition der Kreuzbeinbeckengelenke eine große Beinlängendifferenz bestehen, kann es sinnvoll sein, den Patienten vorübergehend mit einem Schuhausgleich zu versorgen. Kleine Beinlängendifferenzen bedürfen keines Schuhausgleichs, da der Druck des Oberkörpers auf Hüften und Beine kleine verspannungsbedingte Schäden aufhebt.
Ansonsten können Sie grundsätzlich den Erfolg Ihrer Kreuzbeinbehandlung dadurch kontrollieren, daß nach der Korrektur einer Gelenkseite die entsprechende Schuhspitze herabsinken muß. Bei einem doppelseitig subluxierten Kreuzbeinbeckengelenk bewegt sich die Schuhspitze im gleichen Rhythmus nach unten, in der Sie die verschiedenen Gelenkseiten behandeln.

1.18. SKOLIOSEN

Die Entstehung von Skoliosen hat mannigfache Ursachen. Über die Einflüsse von Arbeit, Freizeitgestaltung und Schlafhaltung habe ich recht ausführlich in meinem ersten Buch „Wunder dauern etwas länger“ im Kapitel 4.2. geschrieben und möchte mich hier nicht wiederholen. Die Skoliosebehandlung möchte ich aber doch noch einmal ansprechen.
Die Schulmedizin wertet, besonders bei Kindern und Jugendlichen, das Auftreten von Skoliosen als ein Versagen des Betreffenden. Es wird behauptet, daß die Skoliose eine Folge einer Haltungsschwäche sei, welche durch ein Muskelaufbautraining, in Form von Sport oder Gymnastik, zu beheben sei. Das Wort Haltungsschwäche impliziert nicht nur eine körperliche, sondern eine vor allem seelische Schwäche, in der Form, daß der Betreffende „nicht genug Rückgrat zeige“ oder zu faul zu einer sportlichen Betätigung sei, um sich gerade zu halten und aufzurichten. Diesen Menschen wird großes Unrecht getan. Ich will hier nicht behaupten, daß seelische Faktoren bei der Entstehung einer Skoliose ohne Bedeutung seien, aber eine Skoliose als alleinigen Ausdruck einer seelischen Schwäche, welche sich dann als Haltungsschwäche manifestiert, zu werten, ist nicht richtig.
Damit ist nicht gesagt, daß ein gezieltes Training oder eine richtig angewandte Gymnastik nicht etwas erreichen könnten. Das große Problem ist aber, daß mit vielen gymnastischen Übungen die Schäden der Wirbelsäule nicht gebessert, sondern eher verschlechtert werden. Eigentlich müßte man für jeden Patienten, nach der manuellen Untersuchung seiner Gelenke und Wirbelsäule, ein ganz spezifisches und persönliches Gymanstikprogramm aufstellen, das alle Besonderheiten seines Befundes und seines Verhaltens berücksichtigt. Wenn das geschähe, und das müßte natürlich unter den Gesichtspunkten der SMT geschehen, hat Gymnastik einen Sinn.
Wenn man Menschen mit einer sogenannten schlechten Haltung betrachtet, ist es vielmehr so, daß diese regelmäßig eine Skoliose haben, welche ihre schlechte Haltung hervorruft und dadurch <u>können sie sich einfach nicht gerade halten</u>.

Z. B. ein Patient mit einer Kreuzbeinsubluxation kann gar nicht anders, als in eine Hohlkreuzhaltung zu fallen. Es ist also völlig sinnlos, solche Patienten auf ihre schlechte Haltung aufmerksam zu machen, denn nach der bewußten Korrektur der falschen Haltung gleitet der Patient im nächsten Augenblick unbewußt in seine durch den Wirbelsäulenschaden vorgegebene Haltung wieder zurück. Bei einer Skoliose des Rumpfes, sei es beim Gehen oder im Sitzen, kann der Patient nur die Haltung annehmen, welche durch die Form seines Wirbelsäulenschadens vorgegeben ist. Auch das viel gepriesene Muskelaufbautraining ist „völlig für die Katz", solange sich am Wirbelsäulenschaden nichts ändert. Und es ist ebenso völlig falsch, zu erwarten, daß durch ein Muskeltraining etwas an einer Skoliose zu verbessern oder gar zu heilen sei. Wenn dieses mit der Schulmedizin zu erreichen wäre, käme es bei Kindern, Jugendlichen und auch bei Erwachsenen nicht zu dem Rat, die Wirbelsäule durch operativ angebrachte Schrauben und Stäbe zu begradigen.
Viele Kinder kommen aber schon mit einer Skoliose auf die Welt. Die Ursachen dafür sind vielseitig. Erstens kann es ein Platzmangel in der Gebärmutter sein, wenn das Kind im Bauch der Mutter heranwächst, aber der Bauch der Mutter nicht entsprechend mitwächst. Das sind besonders solche Frauen, die in der Schwangerschaft sehr schlank bleiben und bei denen im 5. oder 6. Monat nur ganz wenig Bauch zu sehen ist. Hier ist die Bewegungsmöglichkeit des heranwachsenden Kindes sicher eingeschränkt, was dazu führen könnte, daß das betreffende Kind viel in einer einseitigen, für ihn bequemen Lage, ruht. Die Folge ist eine Skolioseausbildung schon im Mutterbauch. Als zweites gibt es Kinder, die ein ruhigeres Temperament haben. Diese Kinder liegen im Mutterbauch schon viel auf einer bevorzugten Seite, die möglicherweise im ganzen weiteren Leben vorherrschend ist. Solche Kinder kommen zwangsläufig ebenfalls mit einer Skoliose auf die Welt. Wird die Skoliose nicht rechtzeitig erkannt und weiß man nicht, wie solche Skoliosen zu heilen sind - nur etwas Krankengymnastik ist hier sicher nicht ausreichend - verschlimmert sich die Skoliose von Jahr zu Jahr, bis dann Befunde entstehen, welche die Schulmedizin veranlaßt, zur Operation zu raten.
Kürzlich kam eine 28-jährige Frau in meine Behandlung, bei der man mit 12 Jahren eine starke S-förmige Skoliose der Brust- aber auch der Lendenwirbelsäule festgestellt hatte. Sie selbst weiß aber, daß die Schäden viel älter sind. Bei dieser Patientin fand sich eine Beinlängendifferenz von 2,5 cm, d. h. das linke Bein war 2,5 cm länger als das rechte Bein. Ingesamt ließ sich die linke Hüfte schrittweise um 8,5 cm und die rechte Hüfte um 6 cm in das Gelenk zurückschieben. Danach waren beide Beine gleich lang. Die seit Jahren bestehenden Kreuzschmerzen kamen durch eine aus der Beinlängendifferenz resultierenden Kreuzbeinsubluxation, die im linken Kreuzbeinbeckengelenk stärker ausgeprägt war als im rechten. Die Lenden- und die untere Brustwirbelsäule war vom 5. Lendenwirbel bis zum 11. Brustwirbel mäßig stark nach links skoliotisch verschoben.

Beim 10. Brustwirbel scherte die Wirbelsäule nach rechts. Vom 10. bis zum 1. Brustwirbel war die Wirbelsäule maximal nach rechts skoliotisch verschoben, so daß es zu einer regelrechten Abknickung in Höhe etwa des 6. Brustwirbels kam. Das bedeutet, bis zum 6. Brustwirbel nahm die Skoliose zu, um danach bis zum 1. Brustwirbel wieder abzunehmen. Die Halswirbelsäule hatte eine mittelschwere Skoliose nach links. Der Brustkorb war deformiert. Er zeigte auf der rechten hinteren Thoraxseite einen Rechtsbuckel, wodurch das Schulterblatt nach rechts seitlich außen zu liegen kam. Die rechte Schulter stand deutlich höher als die linke. Die rechte Brustdrüse war geringer entwickelt als die linke. Die linke Brustkorbseite, von hinten gesehen, war eingefallen. Ein mehr als schlimmer Befund. Die Patientin hatte trotz dieser Wirbelsäulenschäden zwei gesunde Kinder zur Welt gebracht und erzählte mir, daß sie in den Schwangerschaften die wenigsten Wirbelsäulenprobleme und Schmerzen hatte.
Diese Patientin, von der ich hoffe, daß sie mit Hilfe der SMT gesund wird, auch wenn das sehr lange dauern wird, hat diese Wirbelsäulenveränderungen sicher schon seit dem Kleinkindesalter oder sogar schon seit dem Säuglingsalter. Durch das Nichtbeachten der Schäden und durch die Hilflosigkeit der Schulmedizin einer Skolioseentwicklung gegenüber, wurden die Befunde immer schlimmer, so daß sich ein Schaden entwickeln konnte, welcher katastrophal ist. Die Patientin ist übrigens seit dem 12. (!) Lebensjahr in regelmäßiger und ständiger krankengymnastischer Behandlung. 14 Jahre Krankengymnastik, welch ein Irrsinn!
Verschlimmert werden solche Skoliosen durch eventuell zusätzlich vorhandene Hüftsubluxationen, welche schon bei Säuglingen zu finden sind und die fast regelmäßig nicht erkannt werden, außer die betreffenden Kinder haben das Glück, einen Therapeuten zu finden, der ihnen mit der SMT hilft, diese Schäden zu beseitigen. Wird die Hüftsubluxation nicht erkannt, führt sie zu einem Beckenschiefstand, der wiederum eine Wirbelsäulenskoliose auslösen oder verstärken kann. Kommt dann als weitere Folge noch eine Kreuzbeinsubluxation hinzu, bei der die ganze Wirbelsäule noch zusätzlich an Festigkeit verliert, ist die Katastrophe bald perfekt.
Wenn man weiß, daß schon bei Säuglingen und Kleinkindern sehr oft eine Hüftsubluxation mit Beinverlängerung und Beckenschiefstand gefunden werden kann, häufig sogar schon mit einer Kreuzbeinsubluxation kombiniert, ist klar, welche schlimmen Folgen das für die Kinder und deren Wirbelsäulen haben muß.
Bei Säuglingen kommt noch die Möglichkeit der Entstehung einer Hüftdysplasie hinzu, welche auch als eine Folge einer Hüftsubluxation gesehen werden muß. Schon während des Geburtsvorgangs kann eine Hüftgelenkssubluxation auftreten. Beim Durchtritt des Kindes durch den engen Geburtskanal und wegen dessen hohen Drucks auf das kindliche Beckengewebe kann es passieren, daß eine Hüftgelenkssubluxation eintritt. Das bedeutet, daß die Gewebsantei-

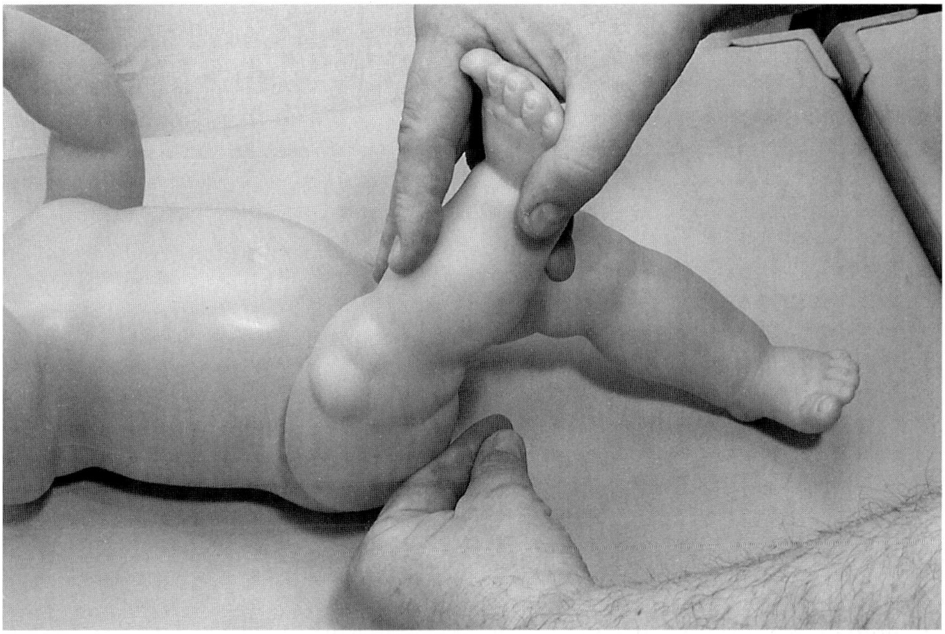

Abb. 33a. Reposition der Hüfte bei Säuglingen. Dazu legt die Mutter oder der Vater einen Finger seitlich mit minimalem Druck an den Oberschenkel des Kindes, vor den Trochanter major (Bild a).

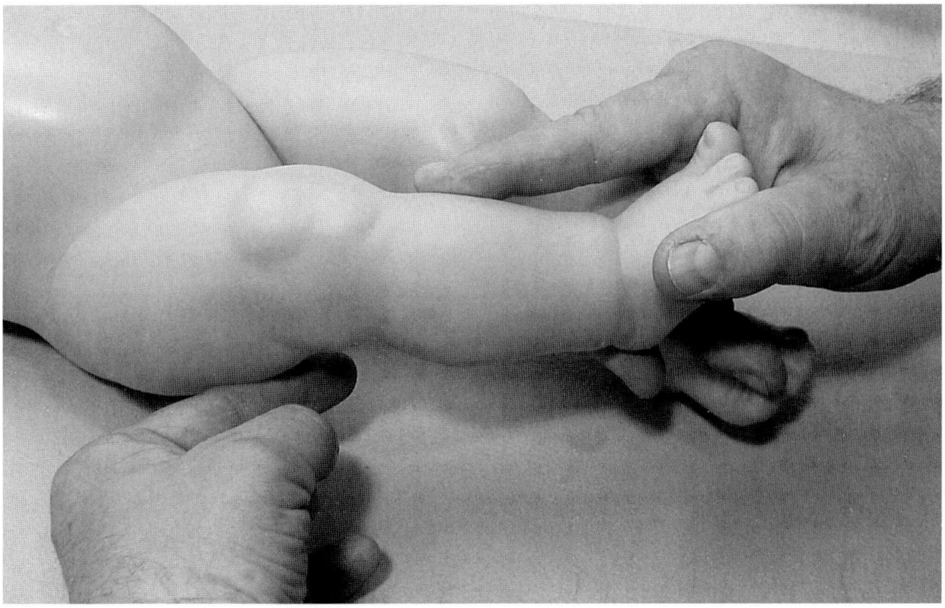

Abb. 33b. Dann führt der Betreffende das in der Hüfte auf 90° angehobene Bein langsam über den angelegten Finger nach unten (Bild b). (Foto selbst)

le der Hüftgelenksregion den zur Hüftentwicklung notwendigen engen Kontakt zu den Gewebsanteilen der Hüftgelenkspfannenregion verlieren. Durch den Verlust des notwendigen innigen Kontaktes von Hüftkopf- und Hüftgelenkspfannenregion können sich beide Knochenstrukturen nicht richtig entwickeln und eine Hüftdysplasie ist die Folge. Bei Kleinkindern und Kindern ist für die Entwicklung oder die Verschlimmerung einer Hüftsubluxation das Herumrutschen auf dem Boden und das Beineunterschlagen beim Sitzen auf Stühlen oder auf dem Sofa während des Fernsehens verantwortlich.
Erst kürzlich habe ich zwei Kleinkinder vorgestellt bekommen, das eine war 6 Monate und das andere 20 Monate alt. Das ältere Kind hatte Probleme mit dem Laufen, es fiel nach 3 bis 4 Schritten wieder hin. Dabei drehte es beim Laufen immer den linken Fuß sehr stark nach innen. Beide Kinder, auch der 6 monatige Säugling schon, hatten beidseits eine unterschiedlich starke Hüftsubluxation und bei beiden Kindern waren die Kreuzbeingelenke unterschiedlich stark subluxiert. Das jüngere Kind wies noch eine starke, schon sehr rigide Skoliose der ganzen Wirbelsäule auf.
Durch diese Schäden haben Säuglinge, Kleinkinder oder Kinder oft noch keine Beschwerden. Auch Jugendliche sind meist trotz erheblicher Beinlängendifferenzen, Kreuzbein-Subluxationen und Wirbelsäulenskoliosen noch relativ beschwerdefrei. Die Beschwerden treten erst im Laufe des Lebens auf. Die ersten stärkeren Schmerzattacken, häufig ausgelöst durch Unfälle oder berufliche Zwangshaltungen, kommen zwischen dem 20. und 30. Lebensjahr.
Die Konsequenz müßte sein, daß schon die Mutter beim Wickeln des Säuglings mit ihren Fingern regelmäßig die Hüften wieder in das Gelenk zurückschieben sollte. Auch bei größeren Kindern, aber auch bei Erwachsenen, sollten die Familienmitglieder in der Lage sein, die Beinlänge zu kontrollieren. Dadurch ließe sich, wenn auch nicht 100 %-ig, ein Beckenschiefstand vermeiden, und viele Folgekrankheiten träten mit Sicherheit nicht auf (s. Abb. 33a und b).

1.19. BEFUNDÄNDERUNG IM LAUFE VON WIRBELSÄULENBEHANDLUNGEN

Zu Anfang meiner Beschäftigung mit der SMT kamen mir öfters große Selbstzweifel, weil sich manchmal bei einer Folgebehandlung der Wirbelsäulenbefund anders darstellte als bei der vorangegangenen Behandlung. Natürlich kann ich nicht ausschließen, daß ich als Anfänger mit der Methode meine Schwierigkeiten hatte und Fehler machte. Aber auch heute kommt es gar nicht so selten vor, daß bei einer Folgebehandlung eine Änderung des Wirbelsäulenbefundes festzustellen ist. Ich darf, ohne überheblich zu wirken, von mir behaupten, daß ich, solange ich nicht extrem gehetzt werde, keine Fehler bei einer Wirbelsäulenuntersuchung mehr mache. Trotzdem ändern sich nicht selten die Untersuchungsbefunde im Laufe der Behandlung, besonders zu deren Beginn.

Das ist besonders zwischen erster und zweiter Behandlung der Fall. Dieser Umstand ist dadurch zu erklären, daß die Wirbelsäule eine andere Form annimmt, weil die bei den meisten Patienten vorhandene Beinlängendifferenz ausgeglichen wurde und das Becken plötzlich gerade steht. Manchmal geschieht es, daß im Laufe der weiteren Behandlung die Wirbelsäule wieder zurückschwingt, sie kann aber ebenso ihre neue Form behalten.
Ob eine Befundänderung eintritt, hängt ganz erheblich vom Bewegungs- und Haltungsmuster des Patienten ab. Das bedeutet, daß ein Beckenschiefstand der Wirbelsäule eine Prägung geben kann, die nicht unbedingt mit ihrem Bewegungs- und Haltungsmuster übereinstimmt. Ist der Beckenschiefstand beseitigt, ändert sich die Form der Wirbelsäule dahingehend, daß der Haltungsschaden, der aus dem Bewegungsmuster des Patienten resultiert, zum Vorschein kommt.
Es kann aber auch sein, daß durch die Beseitigung eines Beckenschiefstands die Wirbelsäule kurzzeitig orientierungslos ist, im Sinne einer kurzzeitigen Instabilität, was zu einer vorübergehenden Befundänderung der Wirbelsäule führen kann. Entspricht die Wirbelsäulenform aber grundsätzlich dem Haltungs- und Bewegungsmuster des Patienten, stabilisiert sie sich schnell wieder. Anderenfalls schwingt sie in die ursprüngliche, durch das Bewegungsmuster vorgegebene Form zurück.

1.20. WERTIGKEIT DER WIRBELSÄULENBEFUNDE BEI EINER VIELZAHL VERSCHIEDENER BETROFFENER WIRBEL UND GELENKE

Die SMT ist eine Ganzheitsbehandlung. Sie umfaßt nicht nur orthopädische Themen, sondern deckt eigentlich die ganze Medizin oder, besser gesagt, die ganze Heilkunde ab. Wenn Sie die einzelnen allgemeinen und speziellen Kapitel zu den verschiedenen Erkrankungen studieren, so werden Sie feststellen, daß man eigentlich die ganze Wirbelsäule, ja das ganze Skelettsystem mit den Gelenken untersuchen und behandeln muß. Es spielen grundsätzlich alle Wirbel, durch die innige Verzahnung der verschiedenen meridianen Funktionskreise (autonomes Nervensystem) und dem Kontakt der verschiedenen Meridiane zum erkrankten Gebiet, eine Rolle (siehe Kapitel 2.1.1.2.).
Nun können nicht alle Wirbel oder Meridiane bei den verschiedenen Erkrankungen die gleiche Bedeutung haben. Das Wissen um solche Wertigkeiten und Zusammenhänge zwischen den Wirbelsäulenschäden und den verschiedenen Erkrankungen ist nicht nur von akademischem Interesse, nach dem Motto, wenn ich immer alles behandeln soll, mache ich ja automatisch alles richtig. Der wichtigste Grundsatz unseres Lebens ist die Frage nach dem „Warum“. Nur diese Frage bewahrt uns vor Fehlern, weil sie uns zwingt, alles in Frage zu stellen und genau zu durchdenken.

Man könnte nun leichten Herzens einwenden, daß die SMT, so wie ich sie in meinen Büchern vorstelle, auf einem falschen Gedankengebäude aufgebaut ist, da die ganze westlich denkende Welt der Naturwissenschaft andere Vorstellungen über Krank- und Gesundsein hat.
Eine Geschichte aus dem alten Griechenland erzählt, daß sich ein Mann vor einem Herrscher auf Rhodos seiner Taten rühmte, die er schon anderswo gemacht habe. Da sagte der Herrscher zu ihm lediglich und sicher mit einem Schmunzeln: „Hic Rhodos, hic salta" (Frei übersetzt: hier ist Rhodos, mach es vor)". Das gilt auch für die SMT. Man kann jederzeit den praktischen Beweis für die gemachten Behauptungen erbringen. Wenn also Theorie und Praxis übereinstimmen, ist das sicher der beste Beweis für die Richtigkeit einer Theorie.
Das wichtigste ist aber, daß der Patient versteht, worum es geht, weil er nur dann zu einer konsequenten Mitarbeit animiert werden kann. Also muß ich ihm die Zusammenhänge erläutern, das kann aber nur dann logisch geschehen, wenn ich mir als Therapeut über die Ursachen im Klaren bin und die meist mannigfaltigen Befunde richtig interpretieren kann. Dazu ist es wichtig, die Wertigkeit der verschiedenen Befunde zu kennen.
An erster Stelle aller Befunde steht natürlich die Beinlängendifferenz. Sie ist einer der wichtigsten Befunde, da bei einem Beckenschiefstand keine Stabilität an der Wirbelsäule zu erreichen ist.
Das leitet zu dem zweiten wichtigen Befund über, den einer Kreuzbeinsubluxation. Eine Kreuzbeinsubluxation ist nicht nur für 95% aller Beschwerden unterhalb der Gürtellinie verantwortlich, sondern auch für den Bandscheibenvorfall, das Wirbelgleiten und die Rückenmarkskanalverengung u. a. Zum andern destabilisiert eine Kreuzbeinsubluxation das ganze Wirbelsäulengefüge. Diese Instabilität nimmt an der Wirbelsäule nach oben hin zu.
Für eine bestimmte Erkrankung ist natürlich der Wirbel von oberster Bedeutung, der zum erkrankten Organ gehört. Z. B. für eine Lungenerkrankung ist der wichtigste Wirbel der Lungenwirbel.
Jetzt kommen Aspekte, die Sie erst dann verstehen, wenn Sie die Kapitel über die Akupunktur (Kapitel und Unterkapitel 2.1.1.) gelesen haben. Der Vollständigkeit wegen möchte ich die weiteren Punkte hier aufführen.
Danach folgen die Wirbel, die zum Funktionskreis des erkrankten Organs gehören, z.B. für eine Lungenerkrankung sind das Dickdarm und Nase. Der Funktionskreis Lunge besteht aus Lunge/Dickdarm/Nase.
Danach folgen die Wirbel des Funktionskreises, welcher über den gemeinsamen Körperöffnungswirbel mit dem Funktionskreis gekoppelt ist, welcher zum erkrankten Organ gehört.
Aber auch der Funktionskreis, der zur Art des erkrankten Gewebes einen Bezug hat, ist sehr wichtig. Für die Gefäße und Nerven ist das z.B. der Funktionskreis Herz/Dünndarm/Zunge.

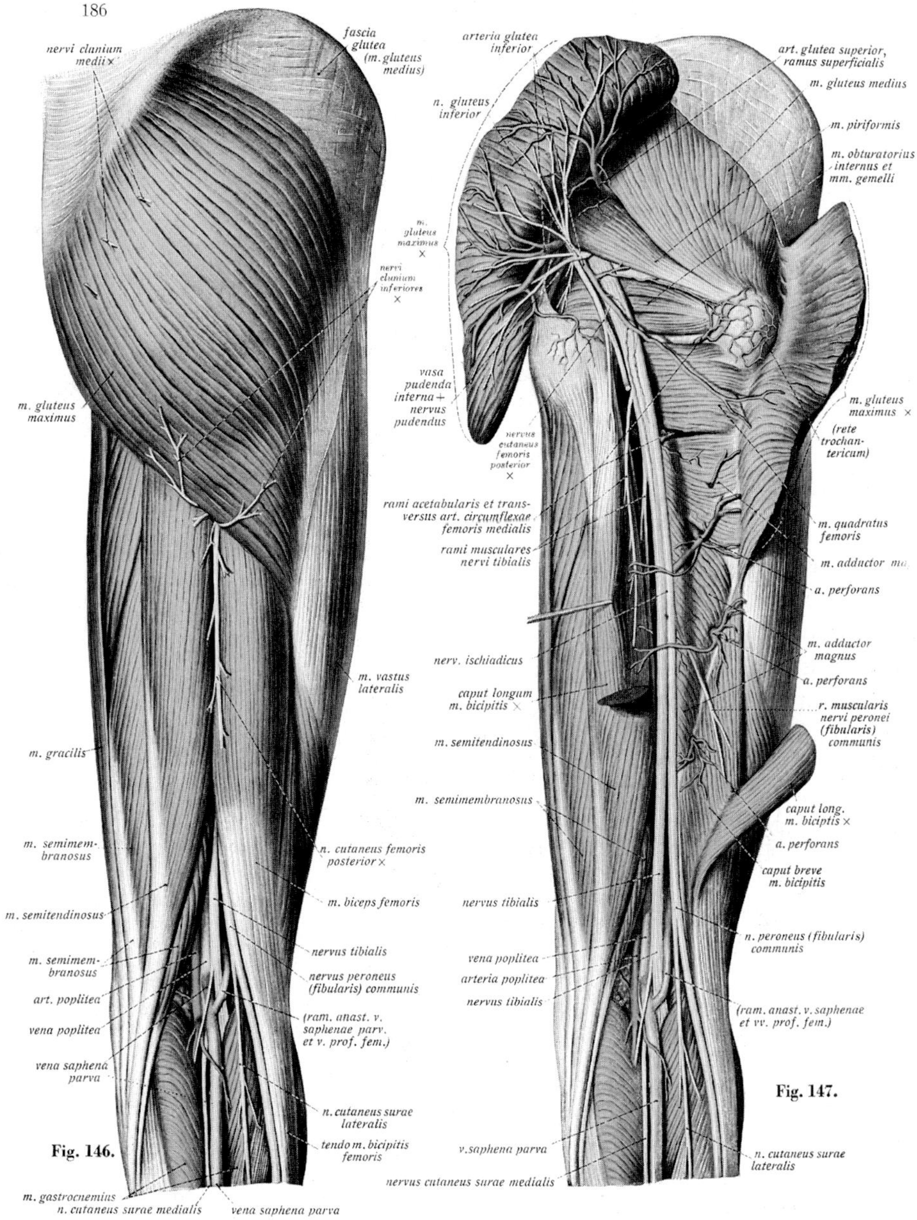

Abb. 34. Darstellung der tiefen Sitzmuskulatur mit dem durch sie hindurchtretenden und in das Bein ziehenden Ischiasnerv. (Sobotta-Becher, Urban-Schwarzenberg Verlag, München 1962)

Danach folgen die Meridiane und deren Funktionskreiswirbel, welche einen inneren Verlauf zum oder durch das erkrankte Organ haben.
Jetzt folgen die Funktionskreiswirbel, welche einen gemeinsamen Körperöffnungswirbel zu den betreffenden Funktionskreisen haben.
Anschließend folgen die Meridiane und deren Funktionskreise, die einen äußeren Meridianverlauf über das Gebiet auf der Körperoberfläche haben, welches über dem erkrankten Organ liegen.
Zu guter Letzt sind die Wirbel der Funktionskreise zu erwähnen, die mit den Funktionskreisen der inneren und äußeren Meridiane einen gemeinsamen Körperöffnungswirbel haben.
Nun folgen noch die Gelenke in etwa folgender Reihenfolge: Hüftgelenk (zu Anfang schon erwähnt), Knie-, und Sprunggelenk, Kiefergelenke (!). Am Arm das Schulter-, das Ellenbogen- und das Handgelenk. Handwurzel- und Fußwurzelgelenke. Mittelhand- und Mittelfußgelenke. Finger- und Zehengelenke. Schlüsselbein-Brustbeingelenk.
Als ein noch ganz wesentlicher Punkt ist die Stärke einer Blockierung für die Relevanz eines Schadens von Wichtigkeit, auch wenn man diesen Punkt gleich wieder relativieren muß. Maßgeblich ist letztendlich nicht die Stärke der Blockierung, sondern die dadurch ausgelöste Nerveneinklemmung, die nicht nur von dem Maß der Blockierung, sondern auch stark von dem Maß der ausgelösten Muskel- und Sehnenverspannung abhängig ist. Kleine Blockierungen können manchmal größere Probleme hervorrufen als große Wirbelverschiebungen. Die Wertigkeit dieser Zusammenhänge ist oft erst im Laufe der Behandlung zu ersehen.

1.21. TYPISCHE ISCHIALGIEN UND BANDSCHEIBENVORFALL

Bei einer Kreuzbeinsubluxation kommt es zu einer reflektorischen Verspannung der tiefen Gesäßmuskulatur, die bis hin zur Kontraktion gehen kann. Diese Muskeln sind, von oben nach unten gesehen, die Muskeln Piriformis, Obturatorius und nicht zuletzt die Muskeln der Gemelligruppe, welche tief im Gesäß unter der Sitzmuskulatur gelegen sind. Sie klemmen bei einer Kreuzbeinsubluxation den Ischiasnerv und die Spinalnerven des Kreuzbeins ein, die, auf ihrem Weg vom kleinen Becken, durch eine von diesen Muskeln gebildete Lücke in Gesäß und Bein ziehen müssen (s. Abb. 34).
Die Beschwerden in den Beinen stellen sich meist als Schmerzen dar, können aber auch Gefühlsstörungen hervorrufen und bis hin zu Lähmungserscheinungen gehen. Wegen solcher Ischiasbeschwerden angefertigte Computertomographien (CT) und Kernspinuntersuchungen zeigen häufig den Befund eines Bandscheibenvorfalls, der aber entgegen aller anders lautenden Behauptungen in der überwiegenden Zahl der Fälle (meiner Schätzung nach in 95% der Fälle) keine Beschwerden macht. Die diagnostizierten Bandscheibenvorfälle sind

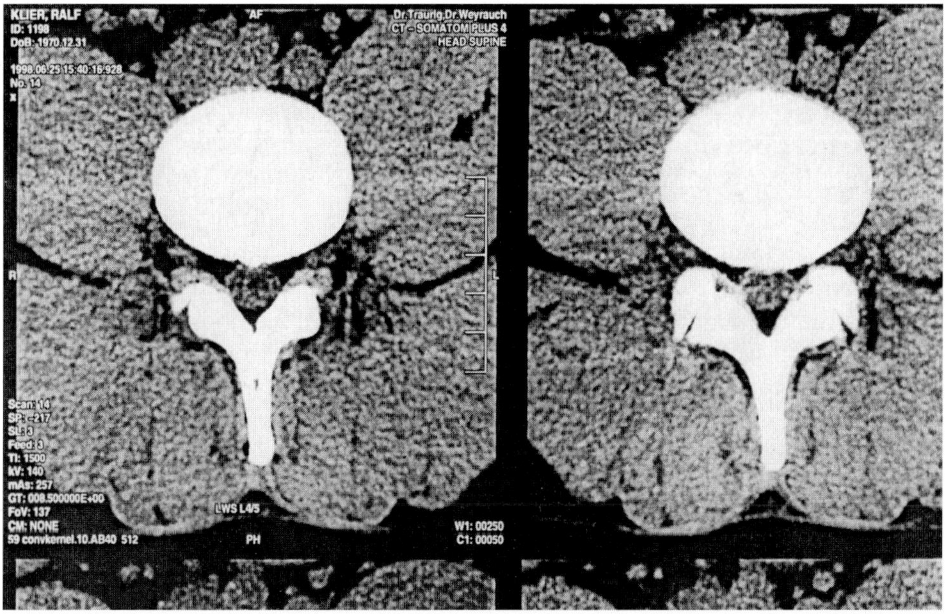

Abb. 35. Hierbei handelt es sich um Ablichtungen von Computertomographiebildern eines Patienten, der wegen eines Bandscheibenvorfalls in meiner Behandlung war und mir diese Fotos mitbrachte. In dieser Abbildung sehen Sie einen Normalbefund.

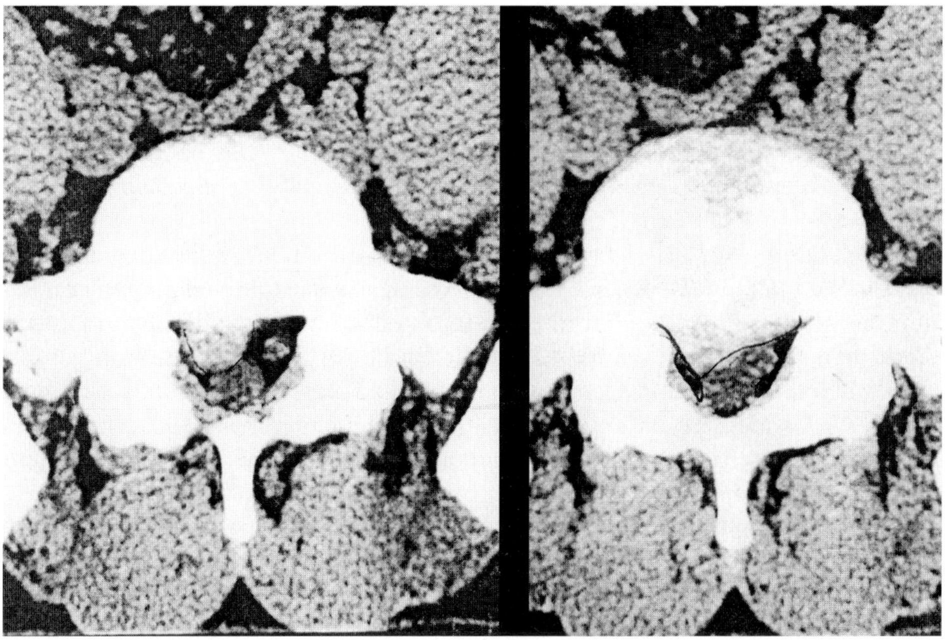

Abb. 36. Die Bilder des gleichen Patienten wie bei Abb. 35, aber mit dem Bandscheibenvorfall.

Befunde (Symptome), die in Unkenntnis des wahren Zusammenhangs, aus der Notwendigkeit heraus, dem Patienten seine Beschwerden zu begründen, von den behandelnden Ärzten als Erklärung herangezogen werden. Hier wird ein Kausalzusammenhang konstruiert, der, bis auf ganz wenige Ausnahmen, so nicht richtig ist.
Die Erklärung für dieses Phänomen ist die, daß der Bandscheibenvorfall nicht ausreichend stark auf die Spinalnerven der unteren Lendenwirbelsäule drückt und die Spinalnerven des Ischias einklemmt (siehe Kapitel 4.4.4. im Buch „Wunder dauern etwas länger"). Die Begründung ist ganz einfach. Im Bereich des Rückenmarkkanals, in dem die Bandscheibenvorfälle gefunden werden, welche für die Ischiasbeschwerden der Patienten verantwortlich gemacht werden, ist kein Rückenmark mehr vorhanden. Dieses endet in der Regel ungefähr am 1. Lendenwirbel. Im Bereich des Rückenmarkskanals unterhalb des 1. Lendenwirbels sind nur noch Spinalnervenfasern zu finden, welche einem Bandscheibenvorfall ausweichen können. Ähnlich einem Bündel von Stricken, welches man mit einem schmalen Gegenstand in der Mitte zu treffen versucht. Dabei weichen die einzelnen Stricke zur Seite hin aus. Das geschieht gleichermaßen mit unseren Spinalnerven im Rückenmarkskanal. Die Spinalnervenfasern werden dabei etwas gedehnt, das macht aber keine Beschwerden. Nur bei einer restlosen Spinalkanalverlegung, was durchaus, aber extrem selten, einmal vorkommen kann, ist der Bandscheibenvorfall für die Schmerzen wirklich verantwortlich.

So unglaublich es auch klingen mag und allem widerspricht, was als weltweite Lehrmeinung akzeptiert ist, dabei handelt es sich um eine Tatsache, die durch die SMT jederzeit bewiesen werden kann. Daß nämlich die Bandscheibenvorfälle in 95% der Fälle nicht für die Beschwerden des Patienten verantwortlich gemacht werden können.

Diese Behauptung läßt sich meiner Ansicht nach auch schulmedizinisch beweisen. Wenn man CT-Bilder und Bilder von Kernspinuntersuchungen von Patienten mit Bandscheibenvorfällen betrachtet, von denen die behandelnden Ärzte behaupten, sie seien für die Ischiasbeschwerden des Patienten verantwortlich, kann man diese Behauptung in den allermeisten Fällen widerlegen. Auf der folgenden Abbildung 35 und 36 sehen Sie einen solchen Befund eines Patienten mit Ischiasschmerzen und einem Bandscheibenvorfall, dem man zur Operation geraten hatte.
Ich möchte Ihnen kurz erklären, was Sie auf diesen Bildern sehen. Wesentlich für das Verständnis ist lediglich die weiße kompakte Struktur, die außen von grauen Feldern umgeben ist. Das weiße Gebilde auf Abb. 35 mit der runden Oberkante ist der knöcherne Wirbelkörper, der zum Bauch hin rund ist, bei dem man hinten den zum Rücken herausragenden Dornfortsatz erkennt und

der seitlich die zapfenartigen Querfortsätze hat. In dem weiß abgebildeten Wirbelkörper sehen Sie, etwas nach unten versetzt zum Dornfortsatz hin eine graue inhomogene dreieckige Struktur. Hierbei handelt es sich um den Rückenmarkskanal mit dem Nervenfaserbündel und dem diese umgebenden Rückenmarkswasser. Das Rückenmarkswasser stellt sich schwarz dar und das Nervenfaserbündel ist grau abgebildet.
Wenn Sie die zwei Abbildungen 36 betrachtet haben, haben Sie vielleicht schon den Bandscheibenvorfall erkannt. Es handelt sich dabei um eine hellgraue Struktur, welche auf aus dem weiß abgebildeten Wirbel hellgrau bis weißlich in den Rückenmarkskanal wie eine schiefes Dreieck hineinragt.
Auf allen Bildern sehen Sie neben dem Nervenfaserbündel und neben dem Bandscheibenvorfall schwarze Strukturen. Dabei handelt es sich um Rückenmarkswasser (Liquor). Die Kausalkette ist ganz einfach. Solange Sie auf einer Kernspin- oder CT-Abbildung noch Rückenmarkswasser erkennen, kann nichts so stark auf das Nervenfaserbündel drücken, daß dieses eingeklemmt würde. Wäre der Druck durch den Bandscheibenvorfall wirklich so stark, daß das Nervenfaserbündel der Spinalnerven tangiert würde, dürfte auf den Abbildungen kein Rückenmarkswasser mehr zu erkennen sein, da die Nervenfasern zuerst dem Druck zur Seite ausweichen würden, der Liquor würde weggedrückt und dieser Raum durch die vom Bandscheibenvorfall gedehnten Spinalnervenfasern eingenommen.
Aber auch wenn man kein Rückenmarkswasser auf den Aufnahmen mehr erkennen kann, sagt das nichts darüber aus, wie stark der Druck des Bandscheibenvorfalls tatsächlich ist. Auch wenn der Druck durch den Bandscheibenvorfall so stark ist, daß die Nervenfasern zur Seite geschoben wurden und kein Liquor mehr zu erkennen ist. Kein Mensch, auch kein Arzt kann Ihnen heute sagen, wie stark der Druck auf die Spinalnervenfasern tatsächlich sein muß, damit ein Bandscheibenvorfall auch wirklich Beschwerden macht.
Wenn man weiter überlegt, müßten die Patienten bei einem Bandscheibenvorfall in den Rückenmarkskanal hinein andere Beschwerden haben als allgemein geschildert. Meist heißt es auf den Befundberichten, der Bandscheibenvorfall ist bei L3/L4, bei L4/L5 oder bei L5/S1.
Sie wissen, daß jeder Spinalnerv, der zwischen zwei benachbarten Wirbeln den Rückenmarkskanal verläßt, unterschiedliche Regionen versorgt. Diese Versorgungsgebiete sind fast identisch mit dem Ausbreitungsgebiet der Schmerzen oder Gefühlsstörungen. Oft decken sich CT- oder Kernspinbefunde nicht mit dem Beschwerdebild der Patienten. Diese Diskrepanz zwischen Beschwerden und Befund ist sofort beseitigt, wenn man konstatiert, daß die Nerveneinklemmung nicht im Rückenmarkskanal durch die Bandscheibe, sondern im Gesäß durch die tiefe Sitzmuskulatur stattfindet.
Im Laufe der Zeit habe ich festgestellt, daß auch bei Ausbreitung eines Bandscheibenvorfalls in den seitlichen Austrittsgang des Spinalnervs zwischen den

Querfortsätzen der Wirbel, dieser meist nicht für die Beschwerden der Patienten verantwortlich ist, sondern daß auch in diesen Fällen die Ursache ebenso im Gesäß im Bereich der tiefen Sitzmuskulatur zu finden ist.
Ich gehe heute sogar noch einen Schritt weiter und behaupte, daß die Erkrankungen des Bandscheibenvorfalls und das Wirbelgleiten (Spondylolisthesis), ebenso wie die Verengung des Spinalkanals, lediglich ein Symptom (Krankheitszeichen) der Ischiaseinklemmung bei einer Kreuzbeinsubluxation mit all ihren Folgen sind. Die Erklärung dafür ist die, daß bei einer Einklemmung des Ischiasnervs, durch die Muskeln Piriformis und Obturatorius, sich nicht nur eine Fehlinervation nach unten in das Bein ausbreitet, sondern sicher auch in die umgekehrte Richtung nach oben in den Bereich der Wirbelsäule. Diese Fehlinervation hat zur Folge, daß eine Tonusänderung (Tonus = Festigkeit) der Gewebestrukturen um die Wirbelsäule, wie z. B. in Sehnen, Bändern, Muskeln und Bindegewebe, auftritt. Da der Faserring der Bandscheiben und die Sehnen und Bänder der Wirbelsäule aus Bindegewebe bestehen, kann eine Tonusänderung z.B. zu einer Schwächung des Gewebes führen, so daß bei äußerer Belastung der Faserring der Bandscheibe leicht einreißt. Die in der Bandscheibe vorhandene Gallertmasse wird durch den hohen Druck der auf ihr lastenden Wirbelsäule nach außen gepreßt und der Bandscheibenvorfall ist entstanden. Aber auch ein zu rigides Gewebe kann wegen einer mangelnden Elastizität zu einem Einriß der Bandscheiben führen.
Ähnliche Überlegungen eines geschwächten Gewebes um die Wirbelsäule gelten für die Spondylolisthesis (Wirbelgleiten), bei der die Tonusänderung ein Abgleiten der Wirbel gegeneinander möglich macht. Diese beiden Befunde, der Bandscheibenvorfall und das Wirbelgleiten, werden sehr häufig zur Erklärung von Ischiasbeschwerden herangezogen. Das ist natürlich verständlich, da man sie sehr leicht, mittels der modernen Technik von Röntgen-, Kernspin- oder CT-Untersuchungen, nachweisen kann.
Die knöcherne Verengung des Spinalkanals sehe ich ebenfalls als eine Folge einer Ischiasreizung an, die meiner Vorstellung nach in dem entsprechenden Bereich der Wirbelsäule zu einer Entzündung führt. Jede Entzündung führt zu einer Schwellung, die, wenn sie chronisch wird, im Laufe der Zeit verhärtet und sogar verkalken kann.
Immer wieder wird von den behandelnden Ärzten auch eine Blockwirbelbildung (Verwachsung zweier Wirbelkörper miteinander) oder ein zusätzlicher 6. Lendenwirbel als Begründung für Kreuz- oder Rückenschmerzen mit und ohne Ischialgie herangezogen. Nach meiner Erfahrung sind diese Begründungen ebensowenig haltbar wie die des Bandscheibenvorfalls und des Wirbelgleitens. In den allermeisten Fällen handelt es sich dabei um Patienten mit einer Kreuzbeinsubluxation oder mit Skoliosen der Lendenwirbelsäule. Es liegen bei den Betreffenden auch nicht selten beide Befunde in Kombination vor.

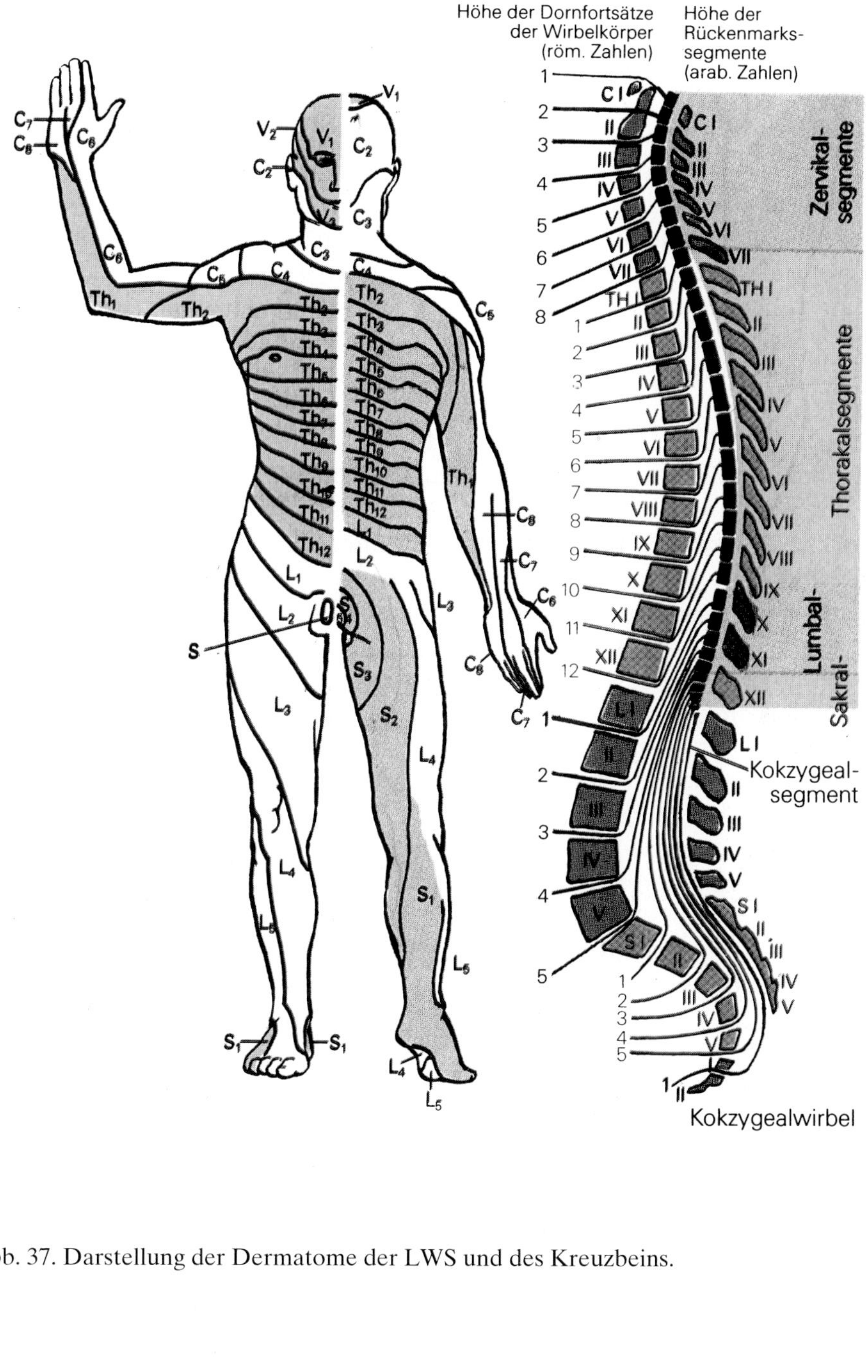

Abb. 37. Darstellung der Dermatome der LWS und des Kreuzbeins.

1.22. WEITERE ERKRANKUNGEN ALS FOLGE EINER ISCHIASEINKLEMMUNG

Aber Ischias ist weit mehr. Ich behaupte heute, daß bis zu 95% aller Beschwerden und Krankheiten, welche unterhalb der Gürtellinie auftreten, eigentlich von einer Ischiaseinklemmung ausgelöst werden. Dazu gehören unter anderem Wadenkrämpfe, Durchblutungsstörungen der Beine, Krampfaderentstehung und deren Beschwerden, Knie- und sonstige Bein- und Gelenksbeschwerden, Wadenschmerzen, Leistenschmerzen, Beschwerden im Genitalbereich (Impotenz) und am Analausgang wie Haemorrhoiden. All diese Erkrankungen haben eine Kreuzbeinsubluxation mit anschließender Verspannung der tiefen Gesäßmuskulatur als Ursache. Dabei werden nicht nur die Spinalnerven der unteren Lendenwirbelsäule eingeklemmt, sondern gleichzeitig die Spinalnerven (S2 bis S5) des Kreuzbeins und des Steißbeins. Die Nervenfasern des 6. Steißbeinnervs nennen sich Nervus pudendus. Die Einklemmungen dieser Spinalnerven durch die tiefe Gesäßmuskulatur lösen die obengenannten Beschwerden und Erkrankungen aus (s.Abb. 37).
Wenn man ein Wirbelsäulenmodell betrachtet, dann sieht man auf dem Kreuzbein Öffnungen im Knochen, die auf dessen Rückseite (dorsal) gelegen sind. Es ist nun irrig zu glauben, daß diese rückwärtigen Öffnungen im Kreuzbeinknochen die Austrittsöffnungen für die Spinalnerven des Kreuzbeins seien. Der Kreuzbeinknochen hat auch auf seiner Vorderseite (ventral) Öffnungen. Hier verlassen die Spinalnerven des Kreuzbeins den Rückenmarkskanal. Nach dem Austritt aus dem sakralen Rückenmarkskanal ziehen die Spinalnerven im kleinen Becken zur Seite, wo sie mit den übrigen Nerven des sogenannten Ischiasnervs durch die jetzt schon bekannte Muskellücke (Piriformis und Obturatorius), in das Gesäß und das Bein gelangen. Durch die rückwärtigen Öffnungen im Kreuzbein verläßt der Ramus dorsalis, einer der vier Äste eines jeden Spinalnervs, das Rückenmark.
Die Spinalnerven des Ischias versorgen das Bein von oben nach unten, vorne und seitlich. D. h. der Spinalnerv des 2. Lendenwirbels versorgt die weiche Leiste, der des 3. Lendenwirbels den Oberschenkel, der des 4. Lendenwirbels den Oberschenkel über dem Knie und das Knie, der des 5. Lendenwirbels die hintere Kniekehle und den Unterschenkel. Dabei liegen die Versorgungsgebiete immer vorne und etwas seitlich am Bein. Der 1. Spinalnerv des Kreuzbeins breitet sich seitlich am Bein und auf der Fußsohle aus. Die restlichen Spinalnerven des Kreuzbeins versorgen das Bein und das Gesäß. Der 2. Kreuzbeinspinalnerv versorgt die Wade und das Knie hinten, der 3. Kreuzbeinspinalnerv den Oberschenkel hinten und innen (Reithosenbesatz), der 4. die Leiste im Leistenband und Schambeinbereich, der 5. den Genitalbereich und der 6., welcher auch Nervus pudendus heißt, den Analbereich.
Wenn man sich die Abb. 37 anschaut, kann man leicht die entsprechenden Er-

krankungen an den Beinen und im Anogenitalbereich ableiten. Dabei sind aber nicht nur orthopädische Erkrankungen gemeint, sondern auch internistische und gynäkologische, die urologischen nicht zu vergessen.
Nach meinen Erfahrungen mit der SMT ist es für mich eine Tatsache, daß z. B. bis zu 90% der Kniebeschwerden, einschließlich der Entstehung der Meniskuserkrankung, die Folge einer Ischiaseinklemmung sind. Wenn man weiß, wie viele und zum Teil erfolglose Kniespiegelungen und Operationen (wenn man nichts findet, glättet man zumindest operativ die Gelenksknorpel) gemacht werden, die eigentlich vermeidbar wären, macht das etwas traurig, weil jeder invasive Eingriff durch Narkose und sonstige Komplikationsmöglichkeiten für den betreffenden Patienten ein nicht unerhebliches Risiko darstellt. Auch wenn die Operationsstatistiken ein betreffendes Operationsrisiko als sehr niedrig beziffern, hilft das dem betroffenen Patienten in seinem konkreten und persönlichen Schicksal recht wenig. Er muß die Folgen einer Komplikation allein tragen. Eine vermeidbare, aber doch durchgeführte Operation, nach dem Motto „schauen wir mal“ betrachte ich aus diesen Gründen als Kunstfehler.
Ganz anders ist der Fall gelegen, wenn lebenserhaltende oder lebensrettende Gesichtspunkte dahinter stehen. In solchen Fällen ist ein „schauen wir mal“ absolut notwendig, wenn auf einem anderen Weg die Ursache der lebensbedrohlichen Erkrankung nicht gefunden werden kann. Die Überlegungen, welche für die Knieerkrankungen gelten, treffen ebenso für viele andere Operationen unterhalb der Gürtellinie zu. Auf die einzelnen oben erwähnten Erkrankungen gehe ich genau in den speziellen Kapiteln ein.

1.23. HÜFTGELENKSARTHROSE UND -ARTHRITIS

Auch bei den meisten Hüftgelenkserkrankungen spielt eine Kreuzbeinsubluxation die entscheidende Rolle. Eine solche Hüfterkrankung ist die Arthrose des Hüftgelenks, die heute eine der Hauptgründe für einen operativen Hüftgelenksersatz darstellt. Die Operation geschieht leider oft nicht zum Vorteil der Patienten, auch wenn er dadurch schmerzfrei wird. Risiken und Nebenwirkungen des Hüftgelenksersatzes sind hinreichend bekannt. Die Mehrzahl der Operationen wäre vermeidbar. Der Grund dafür ist der, daß die Schmerzen bei der Hüftgelenksarthrose nicht durch die Arthrose selbst entstehen, diese ist meiner Meinung nach völlig schmerzlos.

Arthrose tut nicht weh!

Orthopäden und Chirurgen können bestätigen, daß es immer wieder Patienten gibt, bei denen wegen eines anderen Leidens das Becken geröntgt und dabei zufällig eine schwere Hüftarthrose gefunden wird. Viele dieser Patienten mit einem sehr fortgeschrittenen Befund haben keine Schmerzen. Auf der anderen

Seite gibt es aber auch sehr häufig Menschen (oft sind das gerade jüngere Patienten), die extreme Schmerzen in und an der Hüfte haben und bei denen der Röntgenbefund vernachlässigbar gering oder gar normal ist.
Der schmerzauslösende Faktor bei einer Hüftgelenksarthrose, sowie grundsätzlich bei allen schmerzhaften und entzündlichen Gelenks-Arthritiden (entzündliche Arthrose = Arthritis) auch anderer Körperregionen, ist eine Gelenks- oder Wirbelfehlstellung mit einer Nervenreizung. Auch für die Hüfterkrankungen ist das so. Die Verspannung der tiefen Gesäßmuskulatur, wird auch hier, durch eine Kreuzbeinsubluxation mit all ihren, schon bei den Ischiaserkrankungen besprochenen Folgen, hervorgerufen.
Die tiefe Gesäßmuskulatur, das sind die Muskeln Piriformis, Obturatorius und die Gemelli Gruppe, ziehen vom Kreuzbein in der Tiefe quer durch den oberen und mittleren Anteil des Gesäßes. Sie erreichen ihren zweiten äußeren Ansatzpunkt, den am seitlichen äußeren Oberschenkel gelegenen Knochenvorsprung, der sich Trochanter major nennt.
Wenn sich nun diese Muskeln verspannen, klemmen sie nicht nur die sie durchziehenden Nerven ein, sondern sie können auch gleichzeitig oder ausschließlich einen starken Zug auf den Trochanter major ausüben. Dabei entsteht gleichzeitig ein Zug auf den Schenkelhals, der auf den Hüftkopf übertragen wird. Der Hüftgelenkskopf verkantet dadurch im Hüftgelenk und entzündet sich und löst so Schmerzen aus. Dieser Prozeß wird um so schlimmer, wenn eine gleichzeitige Hüftsubluxation mit einer Nerveneinklemmung besteht. Je stärker diese ausgeprägt ist, um so schwerer werden die Entzündungen und Schmerzen im Hüftgelenk, da sich beide schmerzauslösende Faktoren gegenseitig verstärken.
Wann eine manuelle Behandlung nicht mehr sinnvoll, ja sogar unsinnig ist, lesen Sie bitte im Kapitel 3.18 ebenso nach, wie weitere Informationen zu Hüftschmerzen.

1.24. HOHLKREUZ UND ANDERE DURCH WIRBELSÄULENSCHÄDEN BEDINGTE ZWANGHAFTE FEHLHALTUNGEN

Auch das viel zitierte Hohlkreuz, welches üblicherweise wie die Skoliosen als Haltungsschaden klassifiziert wird, hat eigentlich eine Kreuzbeinsubluxation als Ursache. Das Hohlkreuz ist nicht die Folge einer schlechten Haltung bei schwacher Rückenmuskulatur, sondern eine anatomische Folge einer Kreuzbeinsubluxation. Wenn bei einer Kreuzbeinsubluxation das Kreuzbein oben nach vorne zum Bauch hin (ventral) abkippt und der untere Kreuzbeinanteil nach hinten oben (dorsal) zu liegen kommt, muß zwangsläufig das entstehen, was wir ein Hohlkreuz nennen. Ich habe Röntgenbilder gesehen, bei denen das Kreuzbein so stark gekippt war, daß es, von der Seite betrachtet, nahezu waagrecht zwischen den Beckenschaufeln lag.
Bei der subluxationsbedingten Verkippung des Kreuzbeinknochens reagieren

natürlich die unteren Anteile der Wirbelsäule mit, in der Form, daß die senkrecht auf dem Kreuzbein sitzenden Wirbel ebenfalls nach vorne zum Bauch hin abkippen. Dadurch muß die Lendenwirbelsäule einen verstärkten Bogen nach ventral zum Bauch machen, was mit einer Hohlkreuzbildung gleichzusetzen ist. Dabei muß der Betreffende zur Entlastung seiner Wirbelsäule beim Gehen das Gesäß nach hinten herausstrecken und den Oberkörper nach vorne absenken. Damit verringert er die Spannungen in der Lendenwirbelsäule, welche ihm mit der Zeit ohne diese Entlastungshaltung Beschwerden in Form von Kreuzschmerzen machen würden. Hier ist es völlig sinnlos, dem Patienten zu sagen, er solle sich gerade halten und beim Gehen das Gesäß vornehmen. Hier müßte er in Abwandlung eines geflügelten Satzes einwenden: „So bin ich, ich kann nicht anders" (s. Abb. 38).
Gleiches gilt auch für das Überschlagen der Beine im Sitzen. Wie wir wissen, entsteht durch das Überschlagen der Beine im Sitzen eine Hüftsubluxation. Diese Hüftsubluxation allein überdehnt die tiefe Sitzmuskulatur, die dann mit einer zunehmenden Verspannung reagiert. Kommt noch eine Kreuzbeinsub-

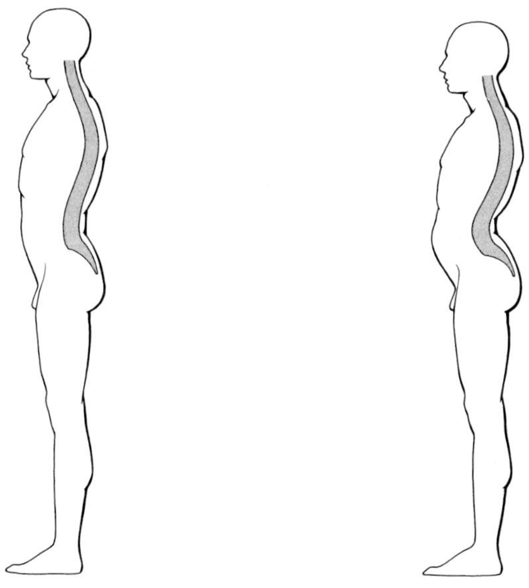

a b

Abb. 38. Bei der Abb. a. handelt es sich um einen Normalbefund. Das Kreuzbein steht richtig. Dadurch hat die Lendenwirbelsäule eine normale ventrale (zum Bauch hin) Krümmung. Auf der Abb. b. sehen Sie eine Kreuzbeinsubluxation. Das Kreuzbein ist oben nach vorne und unten nach hinten oben gekippt. Dadurch streckt der Patient das Gesäß nach hinten hoch und die Lendenwirbelsäule wird stärker nach ventral durchgebogen. Das ist der Befund eines Hohlkreuzes, das übrigens ein Wirbelgleiten (Spondylolisthesis) begünstigen kann. (Orthopädischie-technische Indikationen, Andre-R. Baehler, Verlag Hans Huber, Bern, 1996)

luxation hinzu, wird dieser Prozeß natürlich noch viel schlimmer.
Immer wenn die Muskeln des Gesäßes und speziell die tiefe Sitzmuskulatur wenig bewegt werden (Bewegung lockert die Muskeln etwas), nimmt die Verspannung der tiefen Gesäßmuskulatur zu und damit auch der Druck auf den Ischiasnerv. Wenn die betreffende Person jetzt längere Zeit sitzt, treten mit der Zeit Spannungen im Gesäß auf, die nicht unbedingt bewußt wahrgenommen werden und die durch das Überschlagen der Beine abgebaut werden können. Beim Beineüberschlagen zieht man den Muskel Piriformis etwas vom Ischiasnerv weg und der Betreffende kann einige Zeit entspannter sitzen. Aber nur solange, bis die Haltung unangenehm wird und die Gegenseite sich in gleicher Weise meldet. Der Betreffende schafft sich dadurch Erleichterung, indem er den Beinüberschlag wechselt.
Der ganz gleiche Vorgang tritt auch beim Liegen ein. Durch die Ruhe und den Bewegungsmangel beim Liegen kommt es mit der Zeit zu einer zunehmenden Verkrampfung der tiefen Gesäßmuskulatur. Die Betreffenden bekommen Rücken- oder Ischiasschmerzen und können nicht mehr liegen. Viele Patienten verschaffen sich eine Erleichterung, indem sie in Rückenlage eine Rolle unter die Kniekehlen schieben, um entspannter liegen zu können. Auch das Stufenbett, das bei schweren Ischialgien als Entlastungslagerung eingesetzt wird, beruht auf dem gleichen Mechanismus. Bei der Stufenbettlagerung liegt der Patient auf dem Rücken, hat den Oberschenkel senkrecht angehoben und der Unterschenkel liegt waagrecht auf einem Schaumstoffblock. In beiden Fällen zieht man den Muskel Piriformis etwas seitlich nach außen vom Ischiasnerv weg, wodurch die Beschwerden nachlassen.

1.25. LAGEWECHSEL, BÜCKEN UND HEBEN, SCHWIMMHALTUNG BEI RÜCKENSCHMERZEN UND ISCHIALGIE

1.25.1. LAGEWECHSEL

Wenn man viel mit Patienten zu tun hat, die an Rückenproblemen und vor allem an sogenannten Bandscheibenerkrankungen leiden, fällt einem auf, daß diese ganz bestimmte Bewegungen vermeiden. Das ist besonders dann auffallend, wenn sich solche Personen auf eine Untersuchungsliege legen oder sich von dieser erheben.
Dieser Lagewechsel geschieht in der Regel so, daß sich der Betreffende beim Hinliegen zuerst hinsetzt und sich dann langsam über die Seite niederläßt, erst dann dreht er sich auf den Rücken. Beim Aufstehen geschieht dieser Vorgang genau in entgegengesetzter Reihenfolge. Der Patient dreht sich in Seitlage und stemmt sich dann über die Seite mit den Armen hoch. Der Grund dafür ist der, daß man in den Kliniken und Reha-Einrichtungen dies den Patienten so beibringt. Die Begründung für diese Verhaltensanweisung lautet, daß bei einem di-

rekten Hinliegen oder Hochgehen die Bandscheiben extrem belastet würden und so ein schon bestehender Bandscheibenschaden schlimmer würde oder die Nerven stärker eingeklemmt werden könnten.
Nun muß ich zugeben, daß Patienten mit Kreuz- und Ischiasbeschwerden gar nicht anders können, als sich auf diese Weise niederzulegen oder zu erheben, da ein direktes gerades Zurücklegen oder Erheben wegen der starken Schmerzen nicht möglich ist. Für solche Menschen im akuten Schmerzstadium ist ein solches Vorgehen beim Lagewechsel durchaus sinnvoll. Das über die Seite Hoch- und Runtergehen ist lediglich eine Maßnahme zur Schmerzreduzierung und kein krankheitsvorbeugendes oder therapeutisches Verhalten, zumal der Bandscheibenvorfall ja in der Regel nicht für die Beschwerden verantwortlich ist.
Wenn der Bandscheibenvorfall nicht für die Beschwerden als Krankheitsursache verantwortlich ist, sondern lediglich ein Krankheitsymptom darstellt, ist es nach dem Verschwinden der Beschwerden auch nicht mehr notwendig, groß auf diese Vorgehensweise zu achten. Im Gegenteil, dadurch, daß fast jeder Mensch neben seinem Kreuzbeinschaden gleichzeitig auch einen Wirbelsäulenschaden hat, kann die Art und Weise des Niederlegens und Aufstehens über die Seite den Wirbelsäulenbefund verschlechtern. Das ist dann der Fall, wenn der Betreffende versucht, über seine Skolioseseite aufzustehen oder sich niederzulegen. Er muß sich dabei besonders beim Aufstehen mit den gestreckten Armen aufstützen, so daß die Wirbelsäule verstärkt zur Skolioseseite hin durchgedrückt wird.
Wenn ein Patient eine gleichmäßige Skoliose der ganzen Wirbelsäule zu einer Seite hin hätte, könnte er über die Gegenseite seiner Skoliose seitlich aufstehen und sich niederlegen. Dadurch würde er seine Skoliose nicht belasten, indem er diese verschlechtert, sondern genau das Gegenteil träfe dann zu. Der Patient müßte also genau wissen, über welche Seite er sich nicht bewegen und den Lagewechsel über die Seite vornehmen darf. Hat der Betreffende eine Skoliose, die eine S-Form hat, also ein Teil ist z. B. nach rechts und der andere Teil der Wirbelsäule nach links verkrümmt, bleibt ihm, wenn er seine Wirbelsäulenschäden nicht verschlechtern will, nur der gerade Weg hoch oder runter.

1.25.2. BÜCKEN UND HEBEN

Das Bücken ist ein weiteres wichtiges Thema, aber nicht nur für Ischias- und Kreuzschmerzpatienten. Viele Patienten wissen schon, daß man beim Bücken die Beine auseinander machen soll. Was sie aber meist nicht wissen ist, daß sie dabei die Knie nach außen drehen müssen, da sonst beim Bücken über die Knie der Schenkelhals am Pfannendach kantet und der Hüftkopf seitlich aus der Hüftgelenkspfanne herausgedrückt wird. Dies führt zu einer Beinlängendifferenz, welche wiederum eine Kreuzbeinsubluxation zur Folge haben kann. Die Konsequenzen sind Ihnen ja nun schon bekannt.

Nun wird den Patienten mit Rücken- oder Ischiasproblemen immer empfohlen, die Beine auseinander zu nehmen und das Kreuz beim Heben eines schweren Gegenstandes mit beiden Händen gerade zu halten und aus den Knien zu heben, da sonst die Bandscheiben durch Scherkräfte zu sehr belastet würden (siehe Abb. 40). Wenn Sie das im täglichen Leben schon einmal probiert haben, werden Sie festgestellt haben, daß das Heben großer Lasten auf diese Art sehr schwer und unphysiologisch (nicht körpergerecht) ist. Die Belastung wird gerade durch dieses Verhalten auf den unteren Bereich der Wirbelsäule konzentriert. Das ist genau das Gegenteil dessen, was man erreichen möchte und was physiologisch ist. Beim Heben soll die Belastung auf die ganze Wirbelsäule verteilt werden, so daß einzelne Bereiche nicht überbeansprucht werden. Das bedeutet, daß man sich beim Heben ruhig vorbeugen darf (Abb. 39). Dabei werden zuerst die Arme und der Oberkörper belastet. Hier wird schon ein Teil der Hebearbeit von den unteren Anteilen der Wirbelsäule weggenommen. Wenn man sich dann langsam aufrichtet, wird die Kraft schrittweise über Rücken und Beine nach unten hin abgeleitet. Dadurch kommt es zu einer Entlastung des Kreuzbeinbereichs und wenn Sie wollen, was aber absolut nebensächlich ist, der Bandscheibenregion.
Ein Patient mit Rücken- und Ischiasproblemen kann sich natürlich nicht vorbeugen, weil sofort seine Schmerzen im Rücken zunehmen. Dafür ist aber nicht die Bandscheibe verantwortlich, sondern seine Kreuzbeinsubluxation. Das Gefühl des Abbrechens im Rücken beim Vorbeugen hat auch seine Ursache in einer Kreuzbeinsubluxation. Der Kreuzbeinschaden muß beseitigt werden, dann ist das Heben mit nach vorne gebeugtem Oberkörper kein Problem und nicht schädigend für die Bandscheiben. Solange der Kreuzbeinschaden nicht behoben ist oder sich nach der Beseitigung nicht gefestigt hat, sollte der Patient das Heben von schweren Gegenständen grundsätzlich vermeiden.
Ist der Kreuzbeinschaden geheilt, muß er auch weiterhin darauf achten, daß er sich nicht über die Knie nach unten beugt, damit er den Winkel zwischen Oberkörper und Oberschenkel nicht unter 90° verringert. Die Füße sowie die Knie müssen dabei nach außen gerichtet sein, da sonst die alten Schäden sofort wieder auftreten.
Gleiches gilt auch für das Anziehen von Socken, Unterhosen und Schuhen. Immer muß der Betreffende darauf achten, daß das Knie des betreffenden Beines nach außen gerichtet ist, besonders auch dann, wenn man z. B. die Schuhe bindet und dabei das Bein auf einen Stuhl oder eine Stufe stellt. Er muß sich immer mit beiden Armen auf der Innenseite seiner Knie bewegen. (s. Abb. 41a und b). Beim Knien muß man darauf achten, daß auch hier die Beine etwas gespreizt werden und die Knie nach außen gerichtet sind. Ansonsten hebelt man sich beim nach Vorbeugen den Hüftkopf zur Seite aus dem Gelenk heraus (s. Abb. 42a und b).

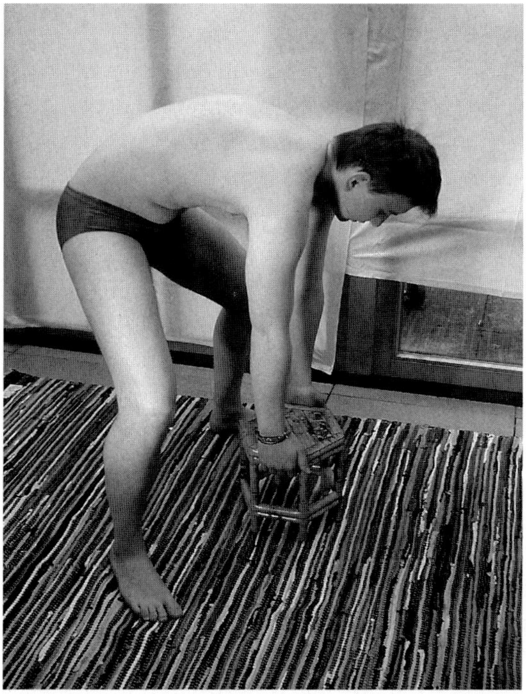

Abb. 39. Das richtige Bücken geschieht grundsätzlich so aus, daß man die Beine auseinanderstellt, so daß die Knie etwas nach außen gerichtet sind. Beim Arbeiten in gebückter Stellung befinden sich die Arme immer zwischen den Knien. Der Rücken ist dabei rund und nicht durchgestreckt. (Foto selbst)

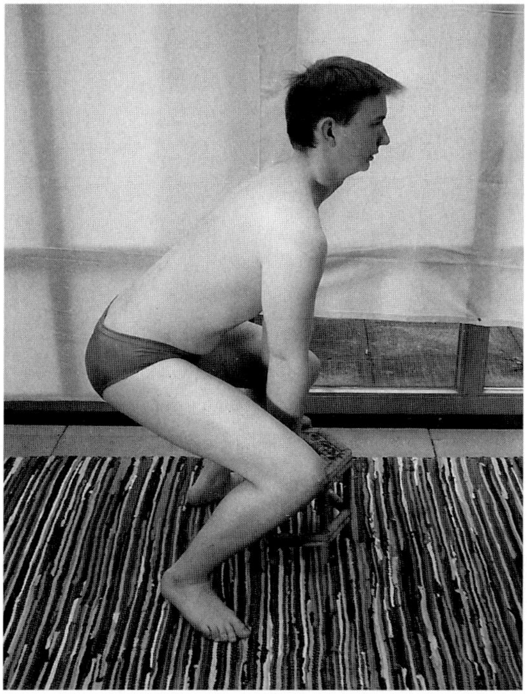

Abb. 40. Falsche Haltung beim Bücken. Die ganze Last liegt im unteren Lendenwirbelsäule - Kniebereich. Die Hebekraft muß in erster Linie aus dem Knie und Oberschenkel kommen (Foto selbst)

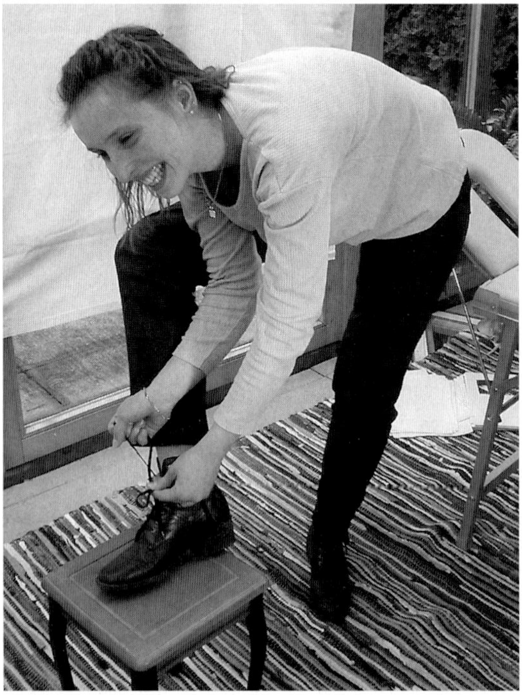

Abb. 41a. Beim Schuhe binden, aber auch beim Anziehen von Strümpfen oder Beinkleidern, beim Bücken und bei Arbeiten in gebückter Haltung, wird das Bein hochgestellt oder hochgelegt. Das Knie ist nach außen gekippt und die Hände greifen innen am Knie vorbei nach unten. (Foto selbst)

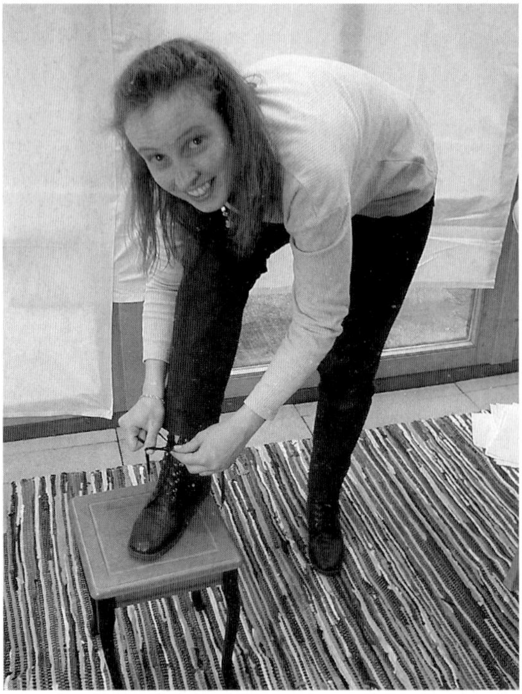

Abb. 41b. Falsche Haltung beim Schuhe binden, beim Anziehen von Beinkleidung wie Socken und Hosen, beim Bücken, sowie bei Arbeiten in gebückter Haltung. (Foto selbst)

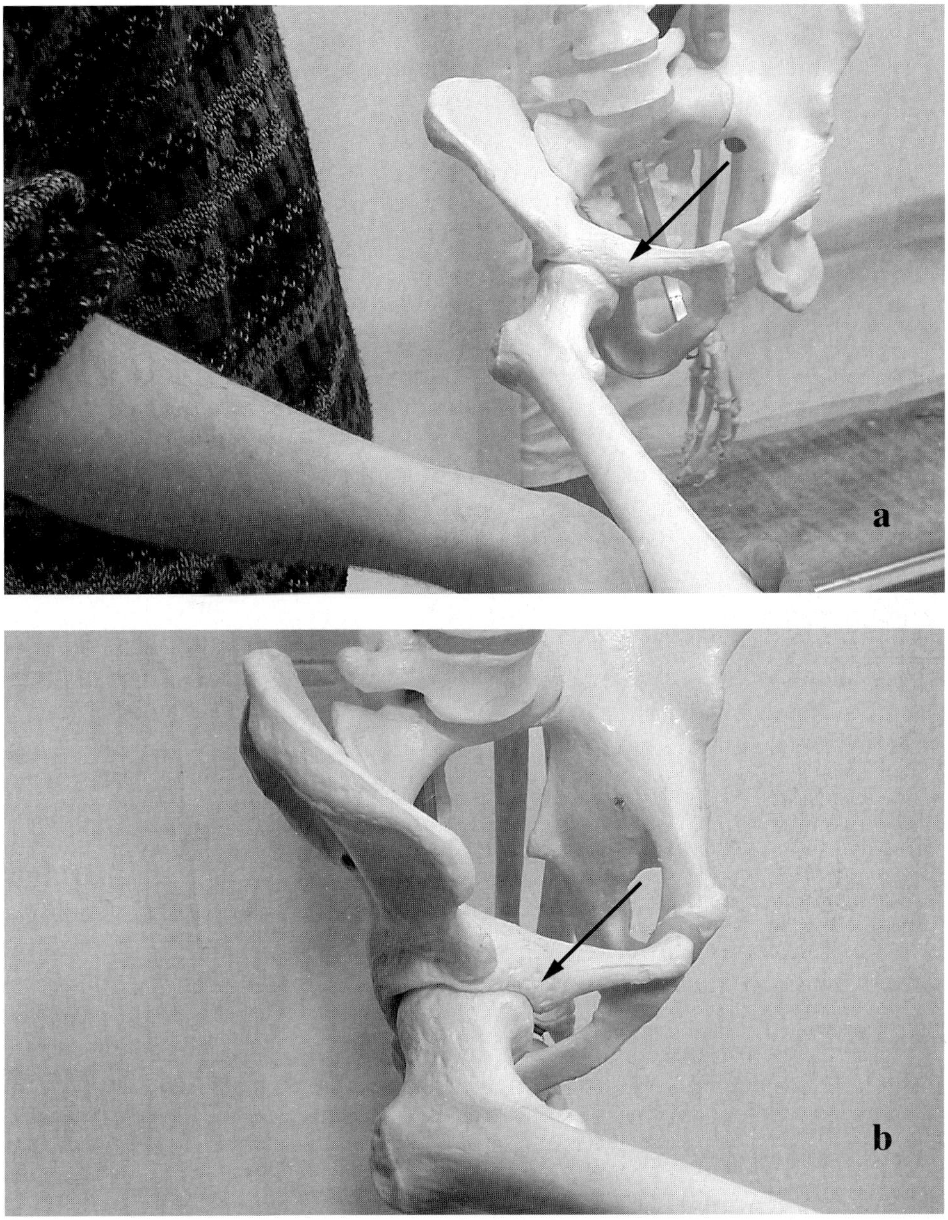

Abb. 42a und b. Beide Aufnahmen zeigen das Hüftgelenk in Beugestellung am anatomischen Modell. Dabei sieht man deutlich, daß der Hüftkopf auf der Innenseite des Gelenks zum Schambein hin an einen Knochenvorsprung (a) stößt, der Eminentia iliopectinea genannt wird. Dieser Knochenvorsprung ist für eine verstärkte Hebelwirkung auf den Hüftkopf beim Überschlagen der Beine im Sitzen und beim gerade Herunterbücken verantwortlich. Dadurch wird der Hüftkopf zur Seite aus dem Gelenk herausgehebelt, was einer Hüftsubluxation gleichzusetzen ist. (Fotos selbst)

1.25.3. SCHWIMMEN

Das Schwimmen ist eine sehr gute therapeutische Maßnahme, da im Wasser, durch dessen Auftrieb, die Last auch von der unteren Wirbelsäule und dem Kreuzbein genommen wird. Die Folge ist eine leichtere Entspannung der tiefen Gesäßmuskulatur, welche eine Beschwerdebesserung nach sich zieht.
Die Schulmedizin lehnt das Brustschwimmen ab, ein Grund dafür sei die Hohlkreuzbildung. Diese wirke sich nachteilig auf einen Bandscheibenvorfall aus, da es zu noch stärkeren Einklemmungserscheinungen komme oder der Bandscheibenvorfall sogar an Schwere zunehmen könne.
Das ist so nicht richtig. Tatsache ist, daß das Hohlkreuz eine Folge einer Kreuzbeinsubluxation ist, da das nach ventral kippende Kreuzbein die Lendenwirbelsäule sich verstärkt nach ventral durchbiegen läßt. Beim langsamen und entspannten Brustschwimmen tritt keine so starke Hohlkreuzbildung auf, daß man befürchten müßte, daß das Kreuzbein dadurch neuerlich oder stärker subluxiere. Der Fall ist anders gelagert, wenn man das Brustschwimmen unter Leistungsgesichtspunkten betrachtet, könnte durch die Anstrengung eine Instabilität im Kreuzbeinbeckengelenk entstehen, so daß dieses subluxiert. Beim Rückenschwimmen ist die Anstrengung für den im Rückenschwimmen ungeübten Ischiaspatienten besonders groß, da es für die meisten Menschen ein ungewohnte Art des Schwimmens ist. Diese Anstrengung verhindert, daß sich der Betreffende entspannen kann. Die Entspannung ist aber der wichtigste Gesichtspunkt, der zur Heilung beträgt.
Wenn ich sage, das Brustschwimmen ist die entspannteste Art des Schwimmens, so können Sie einwenden, daß für einen mäßig sportlich trainierten Menschen das Rückenschwimmen kein Problem sein sollte. Dennoch möchte ich das Brustschwimmen favorisieren, da die Entspannung der wesentliche Gesichtspunkt ist. Der Patient sollte das Schwimmen ohne jeden Leistungsgedanken betreiben. Die leichte Bewegung ist der springende Punkt. Hinzu kommt, daß durch den Auftrieb des Wassers sich die Muskeln zusätzlich entkrampfen können. Die Entspannung der Rücken- und vor allem der Gesäßmuskulatur ist also der therapeutische Effekt des Schwimmens. Das bedeutet nicht, daß ein geübter Rückenschwimmer nicht auf diese Art sich im Wasser bewegen kann. Sport können Sie den Patienten wieder treiben lassen, wenn er gesund ist.

1.25.4 SCHNEIDER- UND JOGASITZ

Der Schneidersitz, wenn man dabei die Beine nicht extrem stark an das Gesäß heranzieht, ist nicht schädlich, da es durch die Kippung der Beine nach außen zu keinerlei Zug oder Hebelwirkung auf den Hüftkopf kommt, der zu einer Hüftsubluxation führen könnte. Im Gegenteil, ein lockerer Schneidersitz ist, wie eine Spreizhosenbehandlung bei Säuglingen mit einer Hüftdysplasie, gut

für die Hüften, weil durch diese Haltung der Hüftkopf in das Gelenk gedrückt wird. Dabei sollen die Füße locker im Unterschenkelbereich oberhalb der Knöchel gekreuzt werden. Die Situation ist aber beim extremen Jogasitz, bei dem man einen Unterschenkel auf den stark zum Körper hin gezogenen Oberschenkel der Gegenseite legt, ganz anders. Hier entstehen starke, eine Hüftsubluxation auslösende Hebelkräfte.
Ich bin überzeugt, daß das Joga aus einer Meditationshaltung entstanden ist. Kürzlich sah ich in einem Fernsehbeitrag eine jahrtausendealte Darstellung eines Menschen im Jogasitz, bei dem mir auffiel, daß die Fußsohlen der Person nur aneinander gelegt waren und die Beine nicht überkreuzt wurden. Diese Haltung sorgt für einen ungehinderten Energiefluß und damit Energieausgleich in unserem Körper. Der extreme Jogasitz, ebenso wie viele Jogaübungen, verhindern einen freien Energiefluß, weil die Meridiane über den maximal abgewinkelten Gelenken gestört werden. Aus der Sicht der SMT halte ich viele Jogaübungen für Gelenke und Wirbelsäule für ebenso schädlich wie viele krankengymnastischen Übungen.

1.26. GRUNDSÄTZE ZUR SELBSTBEHANDLUNG ODER MIT HILFE EINES PARTNERS

Die SMT ist eine der effizientesten, wenn nicht die effizienteste Heilmethode, die ich in meiner jahrzehntelangen ärztlichen Tätigkeit kennengelernt habe. Aber sie funktioniert nur, wenn der Patient bereit ist, seinen Teil aktiv in die Therapie mit einzubringen. Dazu gehört nicht nur der Wunsch und der Willen, gesund zu werden, sondern der Patient muß selbst aktiv mitarbeiten.
Zur Aufrechterhaltung des Therapieerfolgs und zur Besserung und Stabilisierung der anatomischen Befunde muß der Patient durchaus auch mehrmals am Tage einige Übungen machen. Diese Übungen können sein: Hüftgelenks-, Knie- und Sprunggelenksübung für die Beingelenke, die Kantenübung zur Skoliosebehandlung und die Fingerdruckmassage der Halswirbelsäule. Regelmäßig muß zwei bis drei Mal täglich eine Gesäßmuskelmassage durchgeführt werden, damit die durch eine Hüft- und Kreuzbeinsubluxation verspannte tiefe Gesäßmuskulatur gelockert werden kann und somit auch die Spannung in der ganzen Wirbelsäule nachläßt. Die Gesäßmassage ist sicher einer der wichtigsten Schritte in der Selbstbehandlung, da nach der Reposition des Kreuzbeins, wenn sich die tiefe Sitzmuskulatur nicht lockert, starke Ischiasbeschwerden auftreten können. Außerdem subluxiert des Kreuzbeinbeckengelenk sehr leicht durch den starken Zug der verspannten Muskeln. Leider wird diese Maßnahme, die gerade zu Anfang von äußerster Wichtigkeit ist, von vielen Patienten vernachlässigt und nicht eingesehen. Dadurch gibt es nach einer Kreuzbeinbehandlung immer wieder Patienten, die stärkere Ischiasbeschwerden bekommen.

Zusätzlich muß er die Haltung bei der Schlafposition, bei der Arbeit und in der Freizeit ändern (siehe Kapitel 4.4.8. in dem Buch „Wunder dauern etwas länger“). Dieses fällt vielen Menschen nicht leicht. Aber die meisten Patienten sind überrascht, daß es doch recht gut zu bewerkstelligen ist. Obendrein muß der Betreffende oft noch die Ernährungsgewohnheiten ändern. Er muß viel trinken (normales Wasser zur innerlichen Körperreinigung) und säurehaltige Nahrungsmittel (auch Kohlensäure) vermeiden (siehe Kapitel 4.4.12. im Buch „Wunder dauern etwas länger“)
Viele Menschen, gerade wenn sie behindert oder älter und nicht mehr so beweglich sind, tun sich bei der Selbstbehandlung schwer. Für solche Personen, aber nicht nur für diese, sondern für jeden, ist es von großem Vorteil, wenn ein Partner da ist, der bei diesen Selbstübungen helfen kann.
Diese Partnerbehandlung ist für mich ein ganz wesentlicher Punkt, der viel zur Gesundung des Patienten beitragen kann. Oft ist es doch so, daß bei lang andauernden Leiden das Verständnis von Lebenspartner oder Familie sehr strapaziert wird und mit der Zeit erlischt. Anfängliches Mitleid und zu Beginn geäußerte Hilfsbereitschaft schlägt nicht selten in Ablehnung um. Das ist von den gesunden Personen aus gesehen verständlich. Der Kranke äußert sein Leiden oft auch ohne Worte. Er wird depressiv, zieht sich in sich und von seiner Umgebung zurück. Damit schränkt er die Aktivitäten des Partners oder der Familie ein, die wegen des Kranken auf viele gesellschaftliche oder private Aktivitäten verzichten müssen. Das Gefühl der Ohnmacht, weil man dem Kranken nicht helfen kann, schlägt in Frustration um. Dazu kommt, daß sich gesunde Personen meist nicht in das Krankheitserleben des Patienten einfühlen können. Das ist ganz normal. Man kann die Situation des Kranken erst dann richtig nachempfinden, wenn man selbst einmal in solch einer Situation gewesen ist. Gesunde Menschen haben auch schon mal irgendwelche kurzzeitigen Beschwerden. Nehmen wir das Beispiel der Rückenschmerzen. Der Partner eines Patienten mit Rückenschmerzen vergleicht unbewußt sein Schmerzerlebnis mit dem des Kranken. Bei ihm kann das Empfinden aufkommen, daß Rückenschmerzen gar nicht so schlimm sein können, wie der Kranke dies äußert, da er ja auch schon Rückenschmerzen hatte und sich „nicht so angestellt“ hat.
Die Folge ist, daß die Isolation des Kranken noch zunimmt, da er merkt, daß man seine für ihn unerträglichen Schmerzen nicht entsprechend glaubt. Nun muß man auch bedenken, daß das Schmerzerlebnis ein ganz persönliches Ereignis ist und von vielen Faktoren, die beim Patienten, aber auch in seiner Umwelt zu suchen sind, abhängt. Man kann ein Schmerzerlebnis nicht normieren oder naturwissenschaftlich exakt und reproduzierbar klassifizieren.

Schmerz ist ein individuelles und für den Betreffenden ganz persönliches Erlebnis, das nicht meßbar ist.

Hinzu kommt, daß bei vielen Schmerz-, Tinnitus- oder auch sonstigen Erkrankungen die Schulmedizin keinen entsprechenden Befund erheben kann. Es

wird dann schnell geäußert, daß nichts zu finden sei, daß der Patient eigentlich gesund sei und nichts haben könne, es sei wohl dessen Psyche, welche ihm einen Streich spiele. Da das Wort Psyche in der Schulmedizin und unserer Gesellschaft absolut negativ belegt ist, wird der Partner oder die Familie noch zusätzlich in ihrer Ansicht bestärkt, daß der Kranke sich nur nicht richtig zusammenreißen könne, um wieder gesund zu werden. Man ist schnell mit dem Urteil zur Hand, der Betreffende „wolle" überhaupt nicht gesund werden.
Wenn der Partner nun in den Untersuchungs- und Heilungsprozess eingebunden wird, entwickelt er, falls er sich nicht völlig und unwiderruflich vom Kranken abgewendet hat, ein Verständnis für den leidenden Partner. Das bringt die beiden Teile wieder gegenseitig näher. Das geschieht nicht nur durch das Erkennen der Krankheitsursachen, sondern das Anfassen des Kranken durch den Partner während der Selbstbehandlung zeigt dem Patienten, daß man ihm noch zugetan ist, daß man ihn trotz seines Leidens annimmt, sprich anfaßt.
Natürlich darf es nicht so sein, daß der Patient sich vor seinen Partner hinstellt und sagt: mach mich gesund. Der Patient muß selbstverständlich die Hauptlast der Selbstbehandlung tragen. Er kann nicht erwarten, und es würde auch nicht helfen, daß andere seine Heilung in die Hand nehmen. Er muß zumindest seine Bewegungsmuster nach den Vorschriften verändern und eventuell seine Ernährung umstellen. Hat der Partner einmal keine Zeit, ihm bei der Selbstbehandlung zu helfen, muß er, soweit ihm das körperlich möglich ist, die Übungen selbst durchführen. Außerdem sollte man auf Dauer nur einmal täglich den Partner um Hilfe bitten, da die meisten Menschen ja noch ihre Arbeit oder sonstige Verpflichtungen haben. Das bedeutet, daß die restliche Zeit der Kranke auf sich allein gestellt ist. Abends dann, am besten vor dem zu Bett gehen, ist die beste Zeit für die gemeinsame Selbstbehandlung.
Warum sind die Selbstbehandlungen von so entscheidender Bedeutung? Für die klassische manuelle Behandlung, auch Chirotherapie genannt, heißt es, daß man nicht so oft behandeln solle, weil durch zu häufiges Therapieren die Wirbelsäule geschädigt würde. Das ist auch richtig, da die klassische Chirotherapie zur Mobilisation eine Extension (Extension = Auseinanderziehen, Auseinanderreißen) anwendet. Diese andauernde Extension hat zur Folge, daß sich die Strukturen in der gewünschten Lage nicht stabilisieren können.
Für die SMT gilt das nicht. Bei einem Wirbelsäulen- oder Gelenksschaden kommt es im Laufe der Zeit zu anatomischen Veränderungen an Sehnen, Bändern, Muskeln, aber auch den Knochen. Sogar leichtere Schäden machen schon solche Veränderungen. Das bedeutet, daß z. B. bei einer Skoliose sich auf der konvexen Seite der Skoliose Bänder zusammenziehen und auf der konkaven Bänder dehnen müssen. Auch der Wirbel muß sich an seine normale Position wieder anpassen, weil sogar auch er durch eine lange Fehlstellung seine anatomische Form verändert, so daß er nicht mehr in die normale Position paßt, er muß sich regelrecht wieder einschleifen. Das kann nur durch häufige und regelmäßige Be-

handlung geschehen. Hier ist einer der großen Vorteile der SMT zu sehen.
Der immense Vorteil der SMT ist der, daß wir zur Mobilisation keine Extension, keine Streckung und keine ruckartigen Gewaltanwendungen bei der Reposition der Gelenke und Wirbel brauchen. Die Mobilisation, welche grundsätzlich zu jeder manuellen Behandlung notwendig ist - nur ein sich in Bewegung befindender Knochen kann manuell gefahrlos verschoben werden - geschieht bei uns durch Bewegungen, die auch täglich von den Menschen ausgeführt werden, nämlich durch das Pendeln einer Extremität oder Wackeln mit dem Kopf. Das Schwenken von Extremitäten und eine Art Druckmassage kann nicht schädlich sein, auch wenn sie anfangs durchaus schmerzhaft sein kann. Eine Verletzungsgefahr ist in keinem Falle gegeben, auch bei einer Osteoporose nicht, wenn die Therapie richtig nach allen Regeln der Kunst durchgeführt wird. Der Grundsatz für die SMT und die Häufigkeit der Behandlungen lautet daher:

Je öfter desto besser.

Zur Stabilisierung des Behandlungserfolges stehen an erster Stelle die Selbstbehandlungsübungen der Gelenke, sei es nun Hüfte, Knie oder Sprunggelenk. Es können aber auch Selbstübungen für andere Körpergelenke sein. Dazu gehören z. B. die Kreuzbeingelenk-, Kiefergelenk- und die Wirbelsäulenselbstbehandlung. Weiterhin muß der Patient strikt die Anweisungen des Therapeuten, welche ihm auf einem sogenannten Therapieblatt aufgeschrieben und ausgehändigt werden, beachten. Dazu gehört in erster Linie das Vermeiden des Beineüberschlagens und das richtige Bücken. Weiterhin muß der Betreffende auf das Bewegungsmuster bei der Arbeit, der Freizeit und auf die Schlafhaltung achten. Außerdem muß er, soweit ihm das körperlich möglich ist, seine Kantenübung machen. Diese Übungen sollten ein bis zwei Mal täglich gemacht werden.
Der Partner hat die Aufgabe, zu kontrollieren, ob der Befund stabil bleibt, sich bessert oder wieder verschlechtert. Dabei wäre es optimal, wenn er erlernt, mit seinen Fingern die Befunde zu ertasten und zu beurteilen. Es ist aber schon ausreichend, wenn er in der Lage ist, die Beinlänge beim Patienten zu kontrollieren. Das Ertasten von Kreuzbein- und Wirbelsäulenbefunden ist für einen Laien nicht so einfach. Man kann dies vom ungeübten Laien nicht verlangen und es ist durchaus auch nicht notwendig. Es reicht, wenn der Betreffende am Patienten, nach den Anweisungen des Therapeuten, weiß, wie er zu massieren und zu drücken hat. Das muß ihm natürlich ausführlich erklärt und gezeigt werden. Ich mache es in meiner täglichen Praxis so, daß ich den Betreffenden bei der Einweisung am eigenen Partner üben lasse, wobei ich ihm zu Anfang die Hand und die Finger führe, bis ich den Eindruck habe, daß die wesentlichen Punkte verstanden worden sind. Wenn man sich genau an die Anweisungen hält, versichere ich beiden, dem Patienten und seinem Partner, daß nichts aber auch gar nicht falsch gemacht werden kann und daß die Beschwerden und das Leiden durch die Massage und das Nachdrücken zu Hause keinesfalls schlimmer werden können. Wenn der Partner eines Kranken

bereit ist, ihm zu helfen, stellt die Einweisung in der Regel kein Problem dar. Bei der Partnereinweisung sind folgende Punkte besonders wichtig:
Bei der Bestimmung der Beinlänge muß sich der Patient auf eine harte Unterlage legen. Wenn die Unterlage zu weich ist, kann es durch schiefes Liegen zu Fehlbeurteilungen kommen. Wenn keine feste Liege vorhanden ist, muß sich der Betreffende auf den Boden oder auf einen Tisch legen. Dann muß man dem untersuchenden Partner genau zeigen, wie die Beinlängenprüfung zu machen ist. Wenn Sie es ihm so erklären, wie es in diesem Buch im Kapitel 1.11. beschrieben ist, begreifen es die meisten relativ schnell.
Für die Nachbehandlung von Wirbelsäulenblockierungen oder Skoliosen ist es natürlich ganz wesentlich, daß man zeigt, in welchem Bereich eventuell links oder rechts vom Dornfortsatz zu behandeln ist. Massagebereich und Massageseite müssen aufgeschrieben werden. Beim Einüben führe ich die Hand. Ich zeige grundsätzlich zur Nachbehandlung der Wirbelsäule die Methode, bei der mit dem ausgestreckten Finger von oben nach unten gedrückt wird. Wenn man deutlich macht, daß nicht mit den Knöcheln, sondern mit dem Grundglied des Zeigefingers massiert wird, kommt der Betreffende nicht in Versuchung, zu fest und zu punktuell zu drücken und dem Partner damit große Schmerzen zuzufügen.
Die Halswirbelsäule ist die Domäne der Selbstbehandlung durch den Patienten. Auch hierbei sollte der Therapeut beim Einüben dieser Selbstbehandlung dem Patienten die Hand führen, damit er ein Gefühl bekommt, wo und wie er massieren soll. Natürlich kann man den Vorgang auch beschreiben und es dem Betreffenden wie folgt erklären: Sie legen ihre Fingerspitzen rechts oder links an die Halswirbelsäule in die Rinne zwischen Quer- und Dornfortsatz. Dann halten Sie die Finger locker und ruhig, wobei die Fingerspitzen in Richtung auf den Augeninnenwinkel gerichtet sind. Man sollte dem Patienten erklären, daß nicht zu fest gedrückt werden darf. Übt der Patient einen zu starken Druck aus, verkanten die Halswirbel zu leicht, bedingt durch die 45° Stellung der Gelenksflächen, und geben nicht nach. Damit erzeugt man Schmerzen, ohne daß man einen therapeutischen Erfolg hätte. Auch darf man keinen Dauerdruck ausüben. Man muß nach einigen Augenblicken der Massage die Finger wieder loslassen und dann nachgreifen, damit sich eventuelle Verkantungen lösen können. Zur Mobilisation der Halswirbelsäule muß der Kopf ganz leicht und wenig von rechts nach links hin- und herbewegt werden. Bei großen Ausschlägen verlieren die massierenden Finger zu leicht den Halt. Der Betreffende kommt dadurch zusätzlich in die Versuchung, stärker drücken zu müssen. Durch eine zu heftige Kopfbewegung bei der Mobilisation muß der Patient einen stärkeren Massagedruck aufbringen.
Ein weiterer wichtiger Punkt ist die Kopfhaltung des Patienten bei der Selbstbehandlungsübung der Halswirbelsäule. Die meisten Patienten neigen dazu, während der Behandlung den Kopf ganz nach vorne absinken zu lassen. Dabei entsteht der gleiche Mechanismus wie beim Liegen auf einer Nackenrolle. Die an der Halswirbelsäule haltenden Finger schieben die Wirbelsäule nach vorne. Es

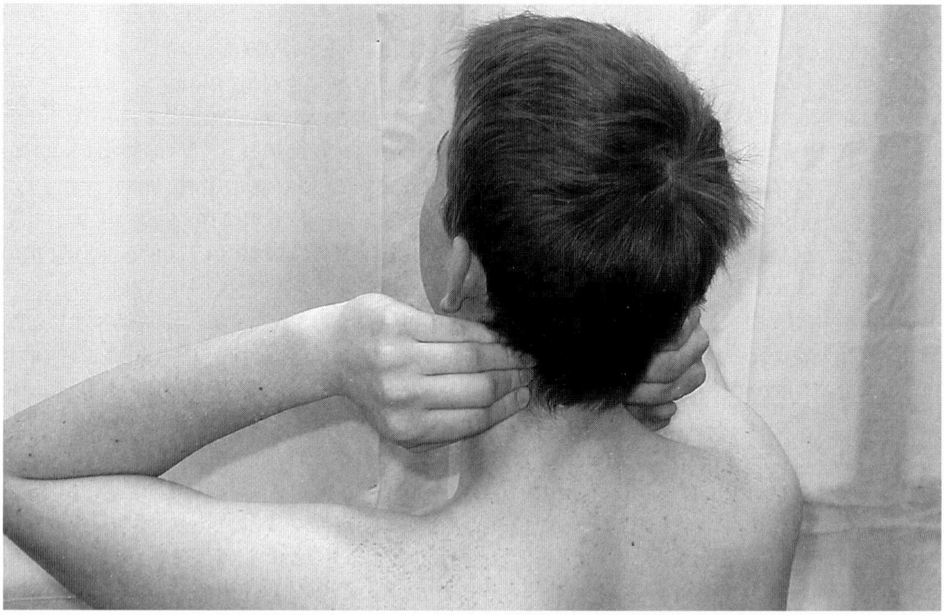

Abb. 43. Hand- und Kopfhaltung bei der Selbstbehandlung der Halswirbelsäule. (Foto selbst)

kommt zu einer Steilstellung. Das ist falsch. Man muß dem Patienten unbedingt sagen, daß der Kopf bei der Selbstbehandlung der Halswirbelsäule angehoben sein muß, so daß der Betreffende möglichst etwas zur Decke hochschaut. Dabei wird der Wirbelkörper ventral (vorne zum Gesicht) angehoben und die Halswirbelsäule öffnet sich nach vorne, so daß die Wirbel überhaupt erst in die Lage kommen, wie gewünscht nach vorne hin zu gleiten. Gleichzeitig sollte der Kopf auch ganz leicht zur Seite der haltenden Finger hin geneigt werden. Diese Kopfhaltung öffnet die Wirbelsäule zur Gegenseite hin und der Wirbel gibt dem Haltedruck leichter in die gewünschte Richtung nach (s. Abb. 43).
Auf diese Art und Weise kann man bis zum 6. Halswirbel hinunter behandeln. Den 6. Halswirbel erreicht man am besten so, daß man die Finger in die Vertiefung zwischen Schlüsselbein und Schultermuskel (M. Trapezius) direkt seitlich von der Halswirbelsäule versenkt (s. Abb. 13). Erfahrungsgemäß gelingt die Selbstbehandlungsübung der Halswirbelsäule am leichtesten im Stehen oder wenn man ganz flach ohne ein Kissen auf dem Rücken liegt. Dabei greift man über Kreuz, das bedeutet, daß die rechte Hand die rechte Halswirbelsäule und die linke Hand die linke Halswirbelsäule behandelt. Da der Patient immer gleichzeitig beide Arme erhoben hat, kann sich die Wirbelsäule nicht verziehen (s. Abb. 43). Die Behandlungsart über Kreuz, wobei die rechte Halsseite mit der linken und die linke mit der rechten Hand behandelt wird, habe ich zu Gunsten dieser neuen zuvor geschilderten Methode verlassen, die meiner Ansicht nach einfacher und effizienter ist.
Die Nachbehandlung des Kreuzbeins ist eine Domäne der Partnerbehandlung.

Ich zeige dem Betreffenden genau und führe ihm dabei die Hand, wie er den Patienten behandeln muß. Er legt seine Faust flach auf das Steißbein des Patienten und schiebt die flach aufliegende Faust in einem 45° Winkel nach oben hin zum Grübchen. Er gleitet dann über dieses Grübchen hinweg und rutscht mit der flach aufgelegten Faust über den Beckenkamm zur Seite weg. Um dem Patienten Schmerzen zu ersparen ist es wichtig, daß mit den Grundgliedern der Finger gedrückt wird und nicht mit dem Knöchel. Der wichtigste Gesichtspunkt ist der, daß man dem Betreffenden versichert, daß er nichts falsch machen kann und seinem Partner durch die Behandlung nicht schaden kann. Ist diese Hemmschwelle überwunden, stellt diese Art der Partnerbehandlung kein Problem mehr dar. Die Nachbehandlung wird auch immer schmerzloser, da durch das tägliche Nachschieben am Kreuzbeinbeckengelenk dieses nicht mehr so stark subluxieren kann.
Auch für das Kreuzbein gibt es eine Patienten-Selbstübung, wenn ich auch zugeben muß, daß diese nicht einfach ist. Dabei kann man ein Massagegerät zu Hilfe nehmen oder man kann mittels einer Türkante die Selbstbehandlung versuchen. Ohne Hilfsmittel, lediglich unter Zuhilfenahme einer Tür- oder Schrankkante, sieht die Selbstbehandlung für das Kreuzbeinbeckengelenk folgendermaßen aus: Man sucht sich wie bei der Selbstbehandlungsübung für die Wirbelsäule eine Türfüllung und lehnt sich mit dem Rücken an deren Innenfüllung mit der zu behandelnden Kreuzbeinseite flach dagegen. Dabei sollte die Türfüllung so auf den Kreuzbeinknochen positioniert werden, daß sie auf den unteren Anteil des Knochens zu liegen kommt. Das ist deshalb wichtig zu beachten, weil der untere und mittlere Anteil bei einer Kreuzbeinsubluxation nach hinten oben herausgekippt ist. Dadurch läßt sich das Kreuzbein in diesem Bereich am ehesten nach ventral (zum Bauch hin) drücken. Hierbei macht der obere gelenkstragende Kreuzbeinanteil gleichzeitig eine Rückwärtsbewegung auf das subluxierte Kreuzbeinbeckengelenk zu. Man darf nicht die Kante nehmen, sondern nur die flache Türfüllung, da sonst die Türkante, bei einem Druck auf den oberen Kreuzbeinanteil, noch stärker zum Bauch hin drückt und die Subluxation des Kreuzbeins zu- statt abnimmt. Die Handhabung ist im Buch „Wunder dauern etwas länger" in Wort und Bild in Kapitel 4.4.11 genau beschrieben. Die gleichen Überlegungen gelten, wenn man zur Selbstbehandlung des Kreuzbeins ein kräftig rüttelndes Massagegerät nimmt. Auch dieses sollte nur am unteren Kreuzbeinanteil aufgesetzt werden, da es sonst zu keiner Dorsalbewegung des Kreuzbeins in dessen oberem Gelenksbereich kommt.
Dabei ist es zusätzlich günstig, das Massagegerät nicht zentral auf dem Kreuzbein- und Steißbeinknochen aufzusetzen, sondern wechselseitig von der Seite zu arbeiten, so daß der untere Kreuzbeinanteil langsam wie bei der Behandlung mit der Hand nach vorne zum Bauch bewegt wird und die tiefe Gesäßmuskulatur gleichzeitig mitmassiert und gelockert wird. Grundsätzlich dürfen keine Gelenke mit einem Massagegerät behandelt werden, weil das Gelenksentzündungen hervorrufen oder schon bestehende erheblich verschlechtern kann.

2. ANDERE NATURHEILKUNDIGE THERAPIEN UND IHR BEZUG ZUR SMT

2.1. BEZUG ZWISCHEN AKUPUNKTURLEHRE UND SMT

2.1.1. FÜR DIE SMT WICHTIGE GRUNDLAGEN AUS DER AKUPUNKTUR- UND MERIDIANLEHRE

Was hat die Akupunktur mit der SMT zu tun? Die Antwort lautet überraschend: sehr viel. Ich behaupte sogar:

Beide Therapieformen sind mehr als verwandt, sie sind nahezu identisch, nur haben sie unterschiedliche therapeutische Ansatzpunkte.

Die Akupunktur ist eine fernöstliche, aus China stammende Therapieform, bei der Erkrankungen, durch das Einstechen von dünnen Nadeln in den Körper, geheilt werden. Die Nadeln werden in bestimmte Punkte eingestochen. Diese Punkte bezeichnet man als Akupunkturpunkte. Sie können sehr oberflächlich auf oder unter der Haut gelegen sein. Manche Punkte liegen aber auch tiefer im Gewebe des Menschen.
Die Chinesen haben im Laufe der Jahrtausende herausgefunden, daß bestimmte Akupunkturpunkte zu bestimmten Organen in Bezug stehen. Man hat alle Punkte, welche sich einem bestimmten Organ im menschlichen Körper zuordnen lassen, mit einer Linie verbunden, die Meridian genannt wird. Nun wird immer wieder darüber spekuliert, ob die Meridiane, so wie sie auf den Akupunkturmodellen oder Karten aufgezeichnet sind, wirklich existierende Strukturen auf unserem Körper sind, welche lediglich noch nicht entdeckt wurden. Diese Überlegung kann getrost „ad acta" gelegt werden.
Die moderneren Chinesen, die zur Akupunktur eine Grundlagenforschung betreiben, unter anderem an der Universität Peking, sind davon überzeugt, daß es keiner zusätzlichen Strukturen in unserem Körper bedarf, um die Weiterleitung eines gesetzten Akupunkturreizes und dessen Wirkung auf den Menschen zu erklären. Sie sagen, daß der Reiz, der durch die Nadelung eines Akupunkturpunktes gesetzt wird, über den Gefäßnervenstrang fortgeleitet wird.
Was hat man sich unter einem Gefäßnervenstrang vorzustellen? Alle Strukturen unseres Körpers werden durch Nerven versorgt, so natürlich auch unsere Blutgefäße, welche mit einem dichten Nervengeflecht des autonomen Nervensystems umgeben sind. Über diese Nerven werden die Akupunkturreize zum Rückenmark geleitet. Das autonome Nervensystem ist der Teil unseres Nervensytems, welcher nicht dem Willen unterworfen ist. Diese Erkenntnis hat man aus der Tatsache gewonnen, daß bei bestimmten Rückenmarkserkrankungen dann die Akupunkturwirkung ausbleibt, wenn eben dieses autonome

Nervensystem stark geschädigt wird. Bei anderen Rückenmarkserkrankungen, bei denen das autonome Nervensystem intakt bleibt, wirkt die Akupunktur trotz der Schädigung (siehe Kapitel in dem Buch 5.3. „Wunder dauern etwas länger“). Also kann man den Streit beenden und einfach sagen, unser bekanntes Nervensystem und dessen Strukturen, nämlich das autonome Nervensystem, reichen aus, um die Akupunkturwirkung zu erklären.
Wenn man akzeptiert, daß der Akupunkturreiz über unser Nervensystem fortgeleitet wird und dieses, auch das autonome, wie alle anderen Strukturen unseres Körpers auch, segmental gegliedert ist (ein Segment ist ein bestimmter Rückenmarksabschnitt mit seinen rechts und links austretenden Spinalnerven, die eine bestimmte Körperregion versorgen), so kann man leichten Herzens behaupten, daß auch die Akupunkturpunkte eine segmentale Beziehung haben müssen. Da jedem Rückenmarkssegment ein Wirbelkörper zugeordnet werden kann, kann man voraussetzen, daß die segmental zugeordneten Akupunkturpunkte auch eine enge Beziehung zu den entsprechenden Rückenmarkssegmenten, deren Wirbel und deren gekoppelten Organen haben.
Also kann man das Segment mit seinem Rückenmarksabschnitt, Spinalnerv, Grenzstranganteil, Wirbel und nicht zuletzt mit seinem Organ als Einheit ansehen. Somit kann man postulieren, daß die Akupunkturpunkte, welche einem Organ zugeordnet werden und auf einem gemeinsamen Meridian liegen, nach diesen Überlegungen eine direkte Beziehung zu dem organabhängigen Rückenmarkssegment haben müssen. Dann müssen also auch die zu einem Organ gehörenden Akupunkturpunkte in direkter Beziehung zu dem mit dem Organ verbundenen Wirbel haben. Ein Meridian setzt sich aus mehreren Akupunkturpunkten zusammen, die alle mit einem bestimmten Organ verknüpft sind.

Man kann eine direkte Beziehung zwischen einem Meridian, einem Wirbel und einem Organ herstellen. Sie bilden eine Funktionseinheit.

Und das trifft in der Realität auch so zu. Die SMT hat aber gegenüber der Akupunktur den Vorteil, daß sie einen zentraleren Angriffspunkt hat. Das bedeutet, daß die Akupunkturtherapie an der Peripherie ansetzt und bis zum Wirkungsort einen sehr langen und dadurch sicher störanfälligeren Weg hat, besonders dann wenn Blockierungen von Gelenken und Wirbeln sowie Störfelder vorliegen. Dieser Weg verläuft vom Akupunkturpunkt via Gefäßnervenstrang über das Grenzstrangsegment zum Organ. Bei diesem Vorgang ist aber auch das Gehirn als übergeordnetes Steuerorgan mitbeteiligt. Eine genaue Erklärung der Art und Weise der Verknüpfung dieses Vorgangs können auch die Chinesen nicht geben. Die SMT setzt über die Behandlung des Segmentwirbels an, ist dem Steuerorgan Rückenmark und damit dem Nervensystem ganz nahe und hat einen wesentlich kürzeren und weniger störanfälligen Weg, um zu einer Wirkung zu gelangen.

Mit der sanften manuellen Therapie (SMT) arbeiten wir über die Wirbelsäule direkt am Nervensystem.

Eine direkte Übertragung von Akupunkturerkenntnissen auf unsere westlichen Therapieformen ist nur bedingt möglich, da es sich bei der chinesischen Akupunktur um eine Therapieform handelt, die als Grundlage ein völlig anderes Weltbild und eine andere Lebensphilosophie hat. Für den chinesischen Arzt steht der kranke Mensch mit seinem Empfinden und seiner Reaktion auf Umgebung und Bezugspersonen im Vordergrund. Die sogenannten westlichen und schulmedizinischen Befunde haben für ihn absolut zweitrangige Bedeutung. Das führt dazu, daß zu der Behandlung bestimmter Beschwerden ganz andere Überlegungen und Zusammenhänge herangezogen werden als in der westlichen Medizin. Dennoch sind diese chinesischen Erkenntnisse hoch interessant und wichtig. Ich glaube, daß die chinesische Medizin als Grundlage ihrer Erkenntnisse den Bezug bestimmter Organe untereinander über das autonome Nervensystem heranzieht. Diese Gesichtspunkte schlagen sich besonders in der Lehre des Meridiansystems und in der Erklärung der Zusammenhänge von körperlichen Funktionen nieder. Die westliche Medizin weiß auch um Funktionen des autonomen Nervensystems, kennt aber nur die Reaktion bestimmter Zellen und Organe. Über eine Verknüpfung von bestimmten Organen zu sogenannten Schienen, wie sie sich in der chinesischen Medizin in den Funktionskreisen niedergeschlagen hat, ist uns nichts bekannt. Hier ist auch der Grund zu suchen, warum die chinesische Medizin von uns westlichen Medizinern nicht verstanden und abgelehnt wird, denn beide Parteien bauen ihre Therapie auf grundsätzlich verschiedenen Anschauungen auf. Hinzu kommt, daß es sich bei der chinesischen Medizin um eine Therapieform handelt, die Tausende von Jahren alt ist und daher die Erklärung der verschiedenen Zusammenhänge für uns recht antiquiert und unverständlich erscheint.
Der Unterschied der Auffassungen wird sofort klar, wenn man z. B. nur das Krankheitsbild der Magengeschwüre betrachtet. Der westlich orientierte Mediziner sucht in aller Regel die Ursache der Erkrankung am erkrankten Organ selbst. Zunehmend werden auch seelische Aspekte berücksichtigt, aber der Hauptansatzpunkt der Behandlung bleibt auf den Magen gerichtet. In der chinesischen Medizin ist das ganz anders. Ich möchte an Hand einer Tabelle aus einem Buch über Chinesische Medizin die Vorstellungen kurz darstellen (s. Abb. 44).
Wenn Sie diese Überlegungen der chinesischen Medizin zu diesem Krankheitsbild studiert haben, ist es leicht verständlich, daß die westlichen und chinesischen Vorstellungen über Akupunktur nicht identisch sein können, da das Krankheitsverständnis in beiden Kulturkreisen ein grundsätzlich anderes ist. Das ist für mich auch ein Grund, warum wir westlichen Ärzte nie so effizient in der Akupunktur werden wie ein chinesischer Arzt. In der Akupunktur wird häufig versucht, diese Therapie mit ihrer Theorie so umzuformen, daß sie in unser westliches Denkmodell hineinpaßt. Das ist falsch. Akupunktur funktioniert nur dann zuverlässig,

Syndrome bei Ulcus ventriculi und duodeni				
Syndrom	**Ätiologie**	**Symptome**	**Zunge**	**Puls**
Magen-*Qi*-Mangel mit Kälte (➡ 11.6.2)	Langandauernde Erkr., Weiterentwicklung eines *Qi*- und *Yang*-Mangel, Fehlernährung	*Schmerz:* dumpf, epigastrisch, besser bei Palpation, Wärme und nach dem Essen *Begleitsy.:* Regurgation von klarer Flüssigkeit, kalte Extremitäten, Appetitlosigkeit	*Zunge:* blaß *Belag:* weiß	Tief, schwach, langsam
Leber attackiert den Magen (➡ 11.11.8)	Magen-*Qi* wird beim Hinabsteigen behindert, *Qi*-Stagnation ist die Folge	*Schmerz:* schubweise, epigastrisch (bis ins Hypochondrium) *Begleitsy.:* bitterer Mundgeschmack, Aufstoßen, Reizbarkeit	*Zunge:* normal, Ränder gerötet	Saitenförmig
Schleim-Feuchtigkeitsretention im mittleren *San Jiao* (➡ 11.5.5, 11.5.6)	Milz-*Qi* kann die Flüssigkeiten nicht mehr transformieren, Fehlernährung, Übergang in Hitze-Schleim-Symptomatik	*Schmerz:* epigastrisch, nach dem Essen *Begleitsy.:* Völlegefühl im Thorax, Durst mit Abneigung zum Trinken, Appetitlosigkeit Bitterer Mundgeschmack, dunkler Urin, Obstipation, Erbrechen	*Zunge:* normal *Belag:* weiß, schmierig *Hitze:* *Zunge:* rot *Belag:* gelblich	Sanft Schnell (Hitze), schlüpfrig
Loderndes Magen- und Leber-Feuer (➡ 11.6.4, 11.7.4)	Langandauernde emotionale Belastung: Leber-*Qi*-Depression wandelt sich nach langem Bestehen in Feuer um	*Schmerz:* brennend epigastrisch *Begleitsy.:* bitterer Mundgeschmack, Regurgation von saurer Flüssigkeit, Durst, Reizbarkeit, Neigung zu Wutausbrüchen	*Zunge:* Ränder gerötet *Belag:* gelb	Schnell, saitenförmig
Magen-*Yin*-Mangel (➡ 11.6.3)	Langdauernde Hitzeerkr. im Magen mit Verbrauch der *Yin*-Flüssigkeit, Überarbeitung	*Schmerz:* dumpf, epigastrisch mit brennendem Gefühl *Begleitsy.:* Mund und Hals trocken, Obstipation, Durst	*Zunge:* rot; Furchen *Belag:* fehlt	Schnell, dünn

Abb. 44. Hierbei handelt es sich um eine Tabelle der Hintergründe für die verschiedenen Arten von Magen- und Zwölffingerdarmgeschwüren. (Leitfaden traditionelle Chin. Med.; C. Focks und N. Hillenbrand Gustav Fischer Seite 625, Tab 12, 29)

wenn man auch die chinesische Theorie in die Therapie mit einbezieht.
Bei der SMT werden die verschiedensten Wirbel und Gelenke behandelt. Damit behandeln wir praktisch auch die Meridiane. Wer gute Kenntnisse der chinesischen Medizin hat, könnte untersuchen, ob die bei einer Behandlung gefundenen Schäden an den Wirbeln und Gelenken der Patienten sich mit den Behandlungspunkten der klassisch-chinesischen Akupunktur decken. Ich bin sicher, daß hier viele Übereinstimmungen zu finden sind. Ich persönlich habe aber noch nicht nach solchen Zusammenhängen geschaut.
Um die innige Verwandtschaft zwischen SMT und Akupunktur zu erkennen, muß man die den Akupunkturpunkten übergeordneten Strukturen heranziehen. Der Zusammenhang zwischen Akupunkturlehre und SMT wird dann ganz deutlich, wenn man sich bei der Betrachtung beider Therapien auf der Ebene der Meridiane bewegt. Die Beziehung ist so eng, daß eine SMT-Behandlung ohne die Berücksichtigung dieser meridianen Zusammenhänge einen wesentlich geringeren oder gar keinen Erfolg hat.

Wie sehen nun die Zusammenhänge zwischen Akupunktur und SMT aus? Ich möchte das kurz an einem Krankheitsbild erklären. Dazu habe ich mir die Ohrgeräusche (Tinnitus) ausgesucht. Es gibt ja ganz unterschiedliche Ohrgeräusche vom Brummen, Rauschen, Knacken bis hin zum Pfeifen und Grillen. Wenn man die pfeifenden oder grillenden Ohrgeräusche betrachtet, so ist sicher der Ohrwirbel (H3) als Wirbel des erkrankten Organs von größter Bedeutung, obwohl ich Patienten mit Ohrgeräuschen behandelt habe, bei denen der Schaden am sogenannten Ohrwirbel sehr gering war. Dafür fanden sich andere Wirbel an der Brust- und Lendenwirbelsäule, die sehr starke Schäden aufwiesen, die letztendlich für die Beschwerden verantwortlich waren. Der Ohrwirbel, welcher natürlich mit dem Organ Ohr verbunden ist, repräsentiert mit seinem Organ in der Akupunkturlehre eine Körperöffnung. Die chinesische Medizin kennt folgende weitere Körperöffnungen: Auge, Zunge, Nase und Mund. Mit einer Körperöffnung sind immer zwei Meridiane verbunden, ein Yin- und Yang-Meridian, bestehend aus einem Speicher- und einem Hohlorgan. Dieses Trias nennt man einen Funktionskreis. Dieser Funktionskreis ist in unserem Fall Blase/Nieren/Ohren, mit dem Blase (L3)-, Nieren (B10 und B11)- und Ohrwirbel (H3). Man kann auch auf Grund der bisherigen Überlegungen über den Zusammenhang von Meridian und Wirbel den Begriff des Blasen- und Nieren-Meridians mit dem Blasen- und Nierenwirbel gleichsetzen. Der Blasen-Meridian tritt zum Organ des Ohres über seinen inneren Meridianverlauf in Beziehung. Der Blasen-Meridian ist im Yin-Yang-System ein Yang-Organ. Somit sind für Ohrgeräusche zumindest vier Wirbel wichtig, der Ohren (H3)-, die beiden Nieren (B10 und B11)- und der Blasenwirbel (L3). Die meisten Erkrankungen haben eine multifaktorielle Ursache. Das bedeutet, daß selten ein Befund an der Wirbelsäule allein für eine Erkrankung verantwortlich ist. Je mehr Wirbelsäulenschäden zusammenkommen, um so schwerer werden die Leiden. Über weitere Zusammenhänge lesen Sie bitte im Kapitel über Ohrgeräusche 3.29. nach.
Yang-Organe sind übrigens alle Meridiane, die auf der Rückseite des Körpers und der Extremitäten verlaufen. Yin-Organe findet man auf der Vorderseite des Körpers.
Das Yin-Yang-System spiegelt die Dualität unseres Seins wieder und ich weigere mich, dies in positiv und negativ auszudrücken. Die Chinesen stellen hier unter anderem einen Bezug zum Geschlecht her, wobei Yin das weibliche Prinzip und Yang das männliche repräsentiert. Bei einer Positiv-Negativ-Interpretation des Yin-Yang-Systems impliziert man, daß das männliche Prinzip positiv zu bewerten sei und das weibliche als negativ. Solch eine Betrachtungsweise ist chauvinistisch und kann so nicht akzeptiert werden. Das weibliche Prinzip steht weiterhin für folgende Zusammenhänge z. B. rechts, der Bauch, die Körpervorderseite, aber auch die Schattenseite (das ist die Tiefe, wie

Yin- und *Yang*-Aspekte beim Menschen			
Körper und körperliche Strukturen		Symptome und Krankheitszeichen	
Yin	*Yang*	*Yin*	*Yang*
Frau	Mann	Absteigend	Aufsteigend
Rechts	Links	Chronisch	Akut
Bauch, Vorderseite	Rücken, Hinterseite	Schleichender Beginn	Plötzlicher Beginn
Innenseite	Außenseite	Kältegefühl, mag Wärme	Hitzegefühl, mag Kühle
Taille abwärts	Taille aufwärts	Blasses Gesicht	Gerötetes Gesicht
Speicher-*Zang*-Organe	Hohl-*Fu*-Organe	Schläfrigkeit	Unruhe, Schlaflosigkeit
Blut-*Xue*	*Qi*	Rollt sich zusammen	Streckt sich aus
Nahrungs-*Gu-Qi*	Abwehr-*Wei-Qi*	Leise Stimme, mag nicht sprechen	Laute Stimme, redet viel
Organstruktur	Organfunktion	Urin: klar, viel	Urin: konzentriert
Knochen/Organe	Haut/Muskulatur	Weicher Stuhlgang	Obstipation
Ren Mai	*Du Mai*	Zunge: blaß	Zunge: rot, gelber Belag

Abb. 45. Es handelt sich bei dieser Tabelle um ein Auflistung von Yin- und Yangeigenschaften. Sie sehen, daß positiv und Negativ keine Qualitäten sind, die in diesem Zusammenhang eine Rolle spielen. (Leitfaden der trad. Chin. Midizin, C. Focks und N. Hillenbrand, Gustav Fischer Verlag, Ulm 1997)

ein See in einer Mondnacht, und das für Männer scheinbar Unergründliche des weiblichen Wesens) und als Himmelsgestirn ist das Weibliche dem Mond verbunden. Männlich ist links, der Rücken, die Körperrückseite (er schützt das weibliche Prinzip, die Körpervorderseite), die Sonnenseite (man sieht bis auf den Grund, alles wird ausgeleuchtet und ist unserem Verstand zugänglich). Als Himmelsgestirn steht die Sonne für das männliche Prinzip. Diese Dualität von Yin und Yang durchzieht unser ganzes Sein (s. Abb. 45).

Die SMT ist wie die Akupunktur eine ganzheitliche Behandlung. Das heißt, daß außer orthopädischen Erkrankungen auch Krankheitsbilder der anderen schulmedizinischen Fachrichtungen behandelt werden können. Aber die SMT ist auch deshalb eine ganzheitliche Behandlung, weil grundsätzlich, und das bei jeder neuerlichen Behandlung abermals, der ganze Patient an allen Gelenken und Wirbeln untersucht und therapiert werden muß.

2.1.1.1. ORDENTLICHE UND AUSSERORDENTLICHE MERIDIANPAARE

Es gibt sechs normale Yin-Yang-Meridianpaare und vier außerordentliche Meridianpaare. Die Meridianpaare stellen die Basis her, auf die alle Verbindungen zum Kranken, seinen Organen, seiner Seele und Umwelt, bezogen werden. Die gewöhnlichen Meridianpaare sind:

1. Leber – Galle
2. Herz – Dünndarm
3. Milz – Magen
4. Lunge – Dickdarm
5. Niere – Blase
6. Kreislauf-Sexus – Dreifacher Erwärmer (Perikard-Meridian)

Die acht außerordentlichen Meridianpaare sind:

1. Konzeptionsgefäß (Du Mai) – Yang-Fersengefäß (Yang Qiao Mai)
2. Lenkergefäß (Ren Mai) – Yin-Fersengefäß (Yin Qiao Mai)
3. Penetrationsgefäß (Chong Mai) – Bewahrer des Yin (Yin Wie Mai)
4. Gürtelgefäß (Dai Mai) – Bewahrer des Yang (Yang Wie Mai)

Dabei werden in unseren Akupunkturbüchern Konzeptionsgefäß und Lenkergefäß so abgehandelt, daß man meinen könnte, bei beiden Meridianen handele es sich um ein Yin-Yang-Meridianpaar. Obwohl das Konzeptionsgefäß ein Yin-Meridian und das Lenkergefäß ein Yang-Meridian ist, sind beide nicht direkt miteinander gekoppelt, obwohl sie in unserem Körper in direktem Berührungskontakt stehen (s. Abb. 46).
Von den acht außerordentlichen Meridianen haben nur Lenker- und Konzeptionsgefäß eigene Akupunkturpunkte. Die anderen sechs außergewöhnlichen Meridiane haben einen ausschließlich inneren Meridianverlauf, stehen in enger Beziehung zu den anderen gewöhnlichen Meridianen und werden auch über Punkte der zwölf gewöhnlichen Meridiane behandelt. Sie besitzen keine eigenen Akupunkturpunkte. Ihre Aufgabe ist es, die Energie in den gewöhnlichen Meridianen auszugleichen. Sie sind ein Reservoir für überschüssige Energien

Übersicht 8 außerordentliche Gefäße

Paare	Bezeichnung	ÖP	AP	Versorgte Körperregion
Paar 1	*Chong Mai*	Mi 4	Pe 6	Herz, Brust, Magen
	Yin Wei Mai	Pe 6	Mi 4	
Paar 2	*Du Mai*	Dü 3	Bl 62	Genick, Schultern, Rücken
	Yang Qiao Mai	Bl 62	Dü 3	
Paar 3	*Dai Mai*	Gb 41	SJ 5	Schläfen, Ohren, Außenseiten des Körpers
	Yang Wei Mai	SJ 5	Gb 41	
Paar 4	*Ren Mai*	Lu 7	Ni 6	Gesicht, Kehle, Brust, Lunge, Bauch
	Yin Qiao Mai	Ni 6	Lu 7	

Abb. 46. Einteilung der acht außerordentlichen Meridiane mit ihren Organbezügen. (Leitfaden Trad. Chin.Medizin, C. Flocks und N. Hillenbrand, Gustav Fischer Verlag, 1995)

aus den gewöhnlichen Meridianen. Sie verteilen auch die Abwehrkräfte (Wie Qi) in unserem Körper.
Die außerordentlichen Meridiane haben sogenannte Einschaltpunkte, das sind Akupunkturpunkte anderer Meridiane, die mit dem entsprechenden außerordentlichen Meridian gekoppelt sind. Für z. B. das Lenkergefäß sind das Akupunkturpunkte, die zum Dünndarm (B12)- und Blasen-Meridian (L3) gehören. Über Einschaltpunkte sind die entsprechenden Meridiane zugeschaltet und somit hat eine Störung eines außerordentlichen Meridians einen direkten Einfluß auf die zugeschalteten ordentlichen Meridiane und deren Funktionskreiswirbel.
Für unsere Betrachtungsweise ist das Lenkergefäß, welches am Rücken über die Dornfortsätze aller Wirbel, einschließlich des Kreuzbeins, verläuft, von besonderer Bedeutung. In der chinesischen Medizin wird dieser Meridian als „See des Yang“ bezeichnet und er verbindet und steuert alle Yang-Meridiane. Weiterhin stärkt dieser Meridian die Wirbelsäule und stabilisiert besonders die Lendenwirbelsäule. Außerdem hat das Lenkergefäß einen großen Einfluß auf das Gehirn und seine Funktion.

2.1.1.2. FUNKTIONSKREISLEHRE

Ein weiterer wichtiger Gesichtspunkt für die SMT aus der chinesischen Medizin ist das Bezugsystem, welches die chinesische Medizin im Laufe der Jahrtausende entwickelt hat. Dabei werden über die meridianen Yin-Yang-Beziehungen eines Speicher- und eines Hohlorgans Zusammenhänge zwischen Meridianpaaren und einer Körperöffnung hergestellt. Diese Erkenntnisse sind für den Umgang mit der SMT mehr als wichtig. Das Trias aus einem Speicher-, einem Hohlorgan und einer Körperöffnung nennt man einen Funktionskreis. Zu den Körperöffnungen gehören Augen, Zunge, Ohren, Nase und Mund. Alle Wirbel der entsprechenden Körperöffnungen sind an der Halswirbelsäule gelegen. Im Einzelnen sind die Zusammenhänge wie auf folgenden Abbildungen abgebildet (s. Abb. 47 bis 51).
Der Funktionskreis Dreifacher Erwärmer /Kreislauf-Sexus hat keine eigenen Wirbel, sondern bedient sich der Wirbel des Funktionskreises Herz/Dünndarm/Zunge.
Diese Zusammenhänge sind für die SMT von extremer Bedeutung und ihnen nicht Rechnung zu tragen, heißt den ganzen Behandlungserfolg in Frage zustellen.
Die Chinesen haben weiterhin erkannt, daß die Meridiane der verschiedenen Funktionskreise nicht nur zu den Köperöffnungen in Beziehung stehen, sondern auch zu den verschiedenen Geweben unseres Körpers wie z. B. Haut und Muskeln. In der folgenden Tabelle sind die Beziehungen der verschiedenen Meridianpaare zu den verschiedenen Geweben in unserem Körper aufgelistet.

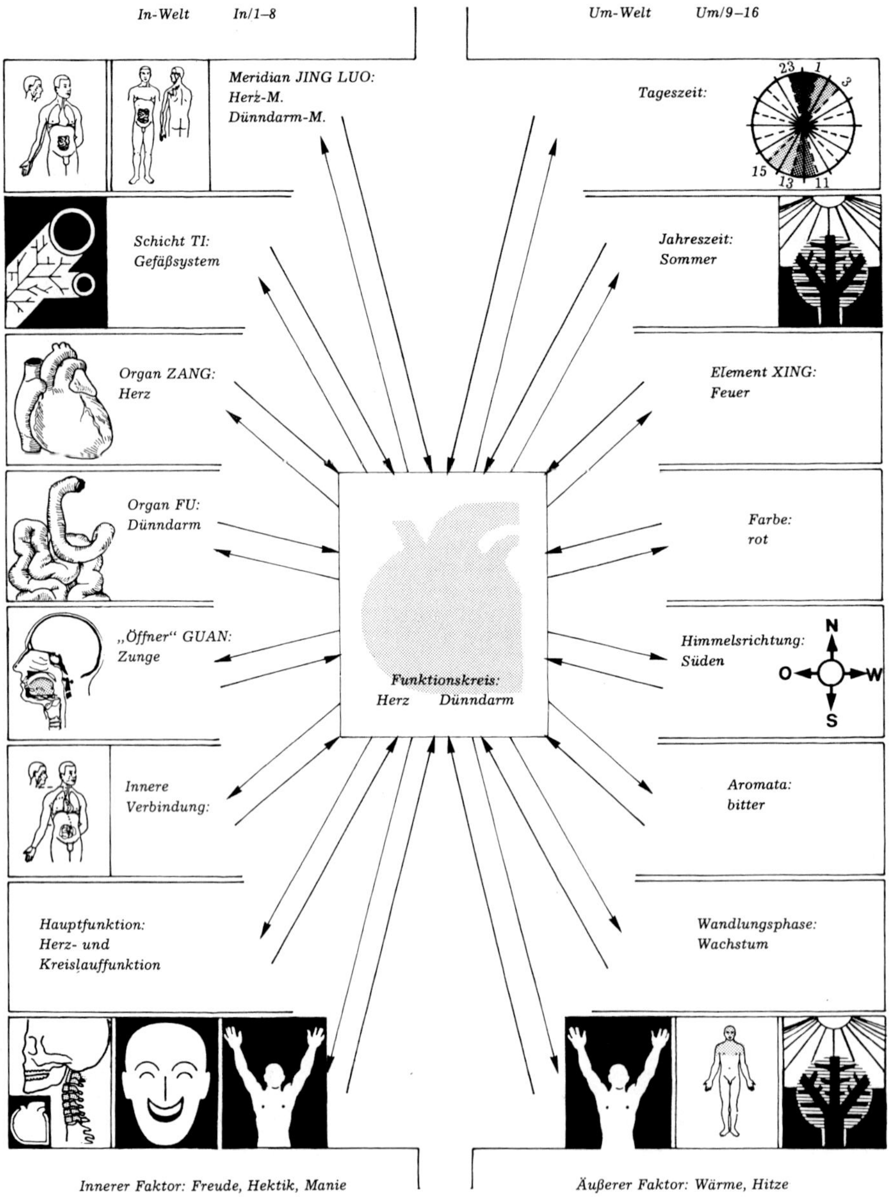

Abb. 47. Funktionskreis Herz (B2)/Dünndarm (B12)/ Zunge (H2)

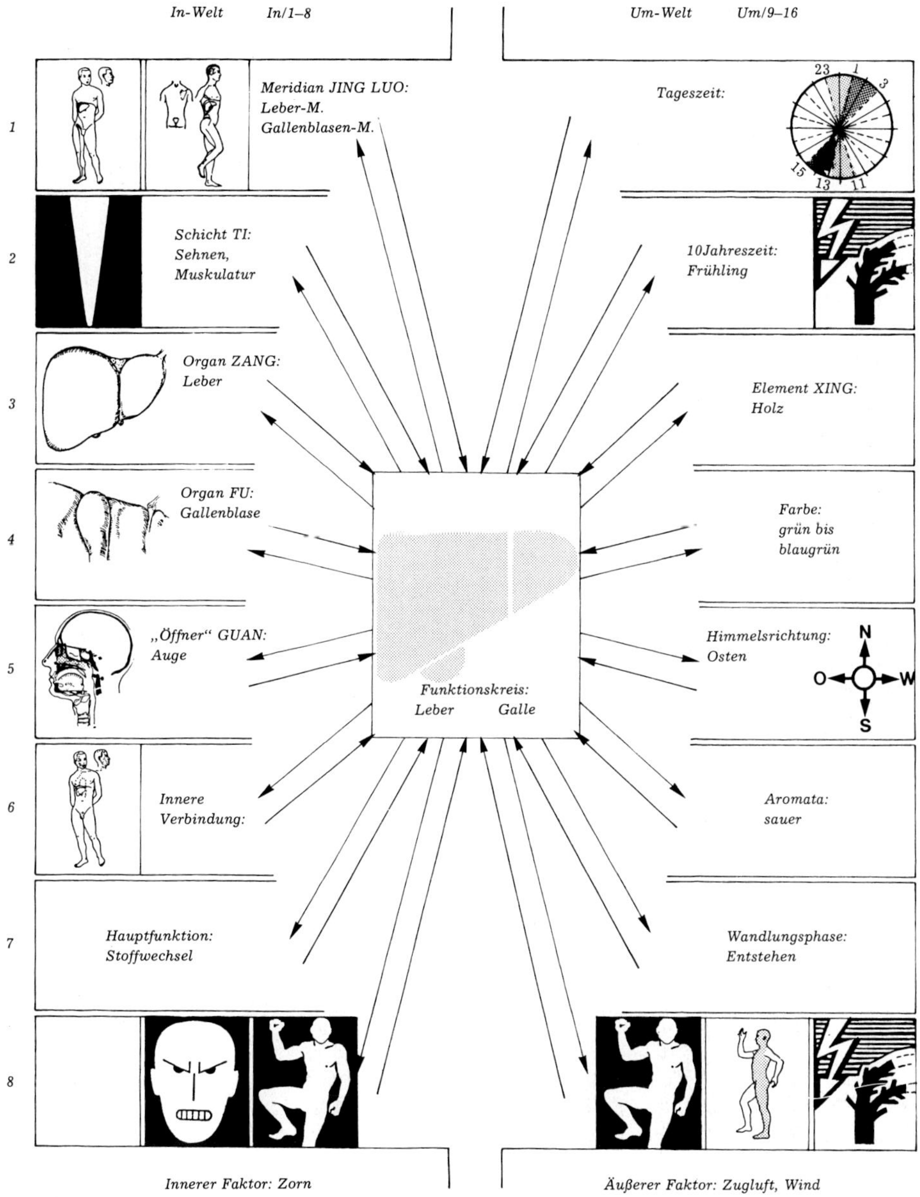

Abb. 48.Funktionskreis Gallenblase (B4)/ Leber (B5)/ Augen (H2)

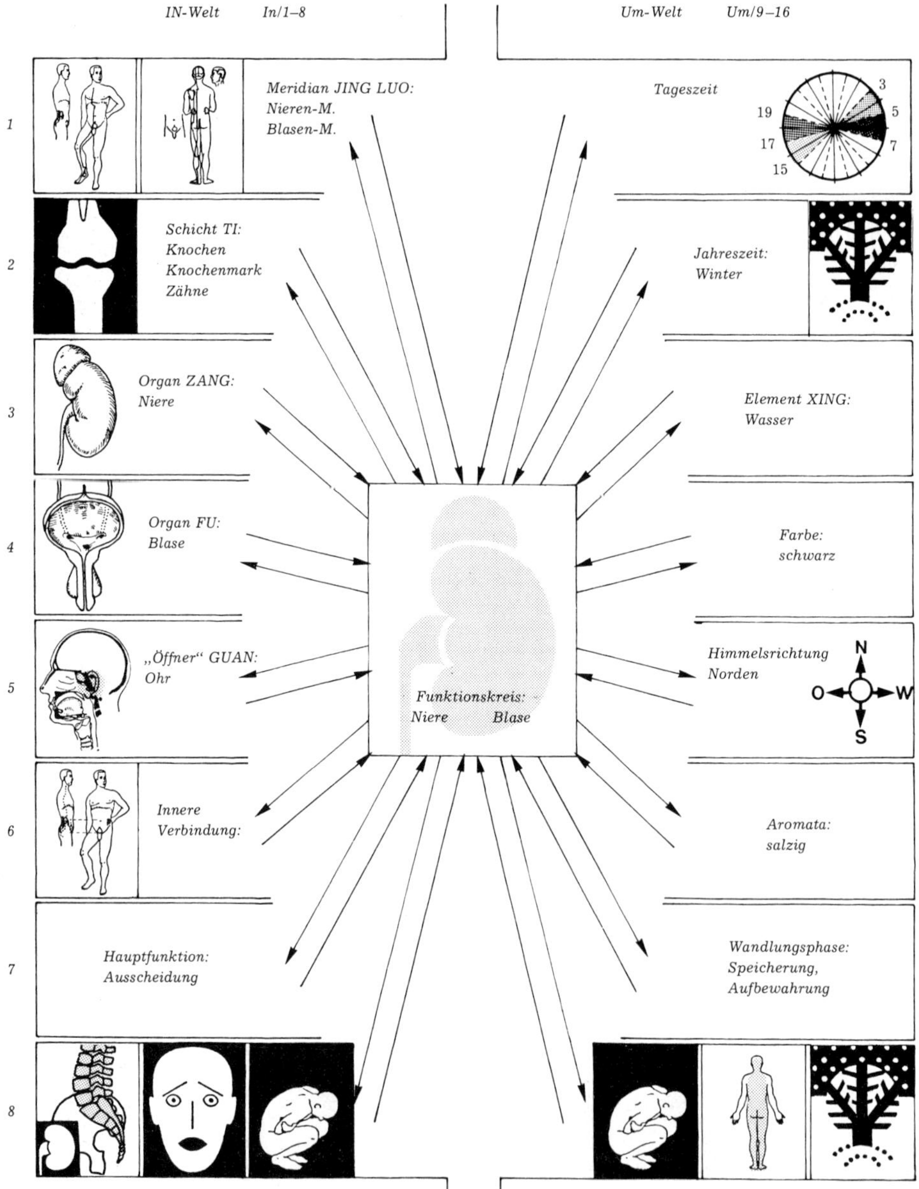

Abb. 49. Funktionskreis Blase (L3)/ Nieren (B10 und B11)/ Ohren (H3)

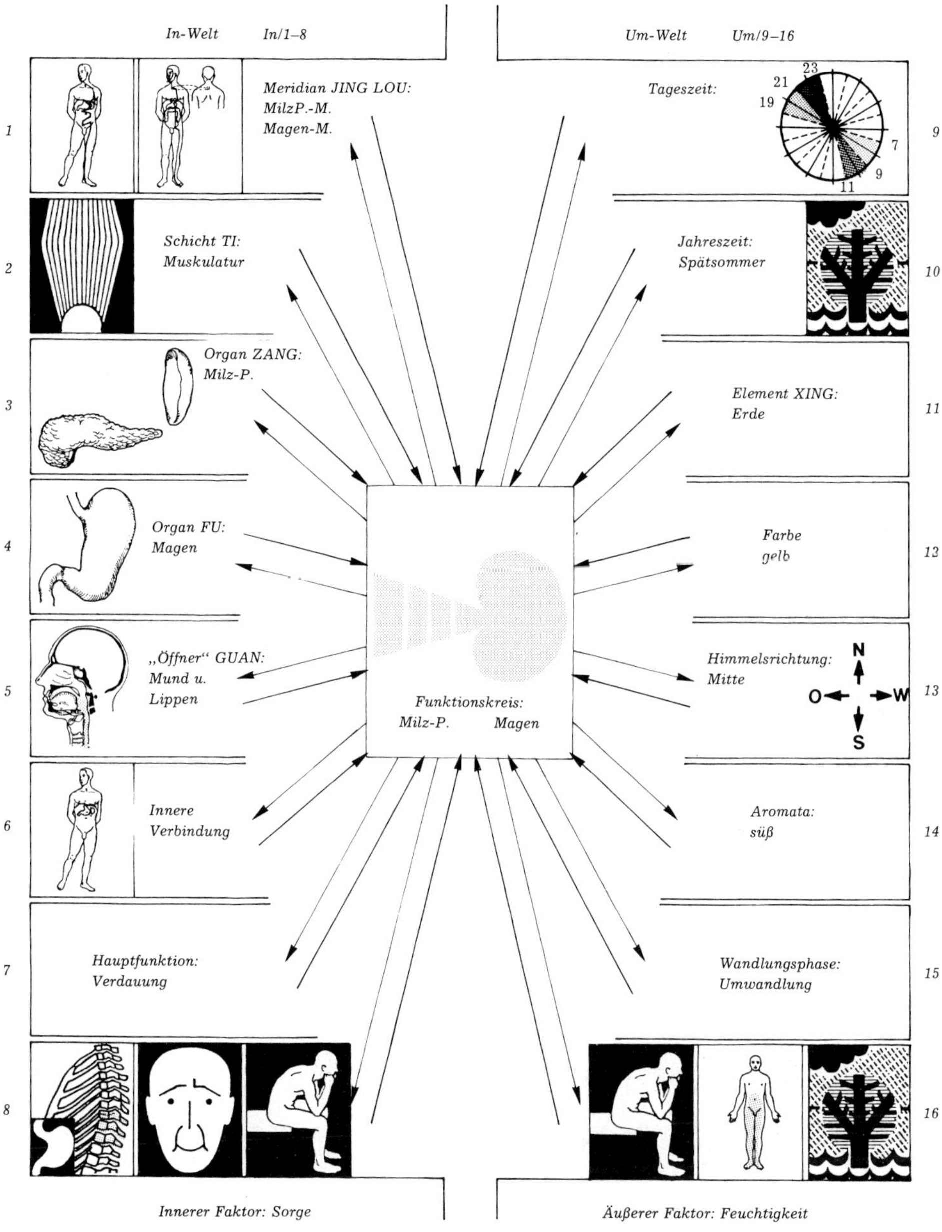

Abb. 50. Funktionskreis Magen(B6)/ Milz/Pankreas (B8 und B7) Mund (H4)

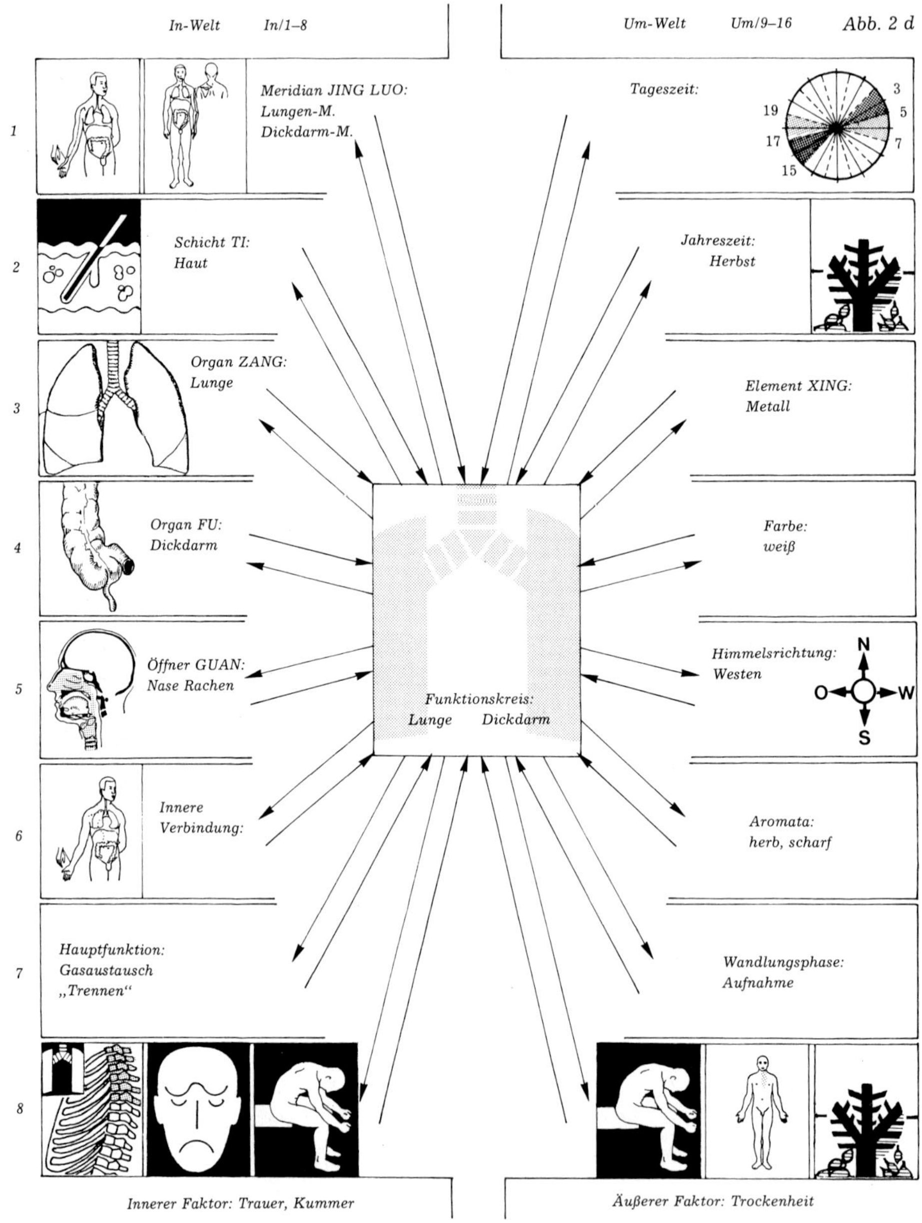

Abb. 51. Funktionskreis Lunge (B3)/ Dickdarm(L1)/ Nase (H4)

Die Zusammenhänge lauten wie folgt:

1. Herz (B2) – Dünndarm (B12) sind mit der Unterhaut und dem Bindegewebe einschließlich der Gefäße und Nerven
2. Leber (B5) – Galle (B4) sind mit den Sehnen
3. Niere (B10 und B11) – Blase (L3) sind mit den Knochen.
4. Magen (B6) – Milz-Pankreas (B8 und B7) sind mit den Muskeln
5. Lunge (B3) – Dickdarm (L1) sind mit der Haut verknüpft.

Aber nicht nur organische Strukturen spielen in dem komplexen Bezugssystem der Akupunkturlehre eine Rolle, sondern auch seelische. Hier werden den Organen und im speziellen den Organ-Meridianpaaren seelische Qualitäten zugeordnet. In der Tabelle ist das erste Organ des Meridianpaares das, welches speziell der seelischen Qualität entspricht. Die Auflistung sieht folgendermaßen aus:

1. Herz (B2) – Dünndarm (B12) entspricht der Freude.
2. Galle (B4) – Leber (B5) entspricht dem Zorn.
3. Niere (B10 und B11) – Blase (L3) entspricht der Angst.
4. Magen (B5) – Milz (B8) entspricht der Sorge und dem Grübeln.
   Lunge (B3) – Dickdarm (L1) entspricht der Trauer

Bei allen Gemütsverfassungen dieser Liste handelt es sich um negative Qualitäten, nur dem Herz ist mit der Freude eine deutlich positive seelische Haltung zugeordnet. Da wir in der SMT alles auf die entsprechenden Wirbel und deren Blockierungen beziehen, darf man das so interpretieren, daß eine Blockierung der entsprechenden Wirbel die entsprechende negative seelische Reaktion hervorrufen kann. Beim Herzwirbel ist es so, daß die Freude bei einer Blockierung dieses Wirbels verloren geht. Ein Schaden des Herzwirbels kann einfach keine freudige Gemütsreaktion hervorrufen. Hier liegt die Begründung dafür, daß Streß durch den Verlust der Lebensfreude einen Herzinfarkt und keinen Infarkt eines anderen Organs auslöst.

Die Chinesische Medizin, welche ausschließlich den Patienten als seelisch reagierendes Wesen in seiner Umwelt und in seinem Umfeld betrachtet, kennt noch viele solcher Bezugssysteme, die sehr interessant sind und dem erfahrenen Therapeuten auch viele Hinweise geben können. Diese Zusammenhänge entnehmen Sie bitte den Abb. 47 bis 51 über die einzelnen Funktionskreise.

Es ist sehr schwierig und umfangreich, die Zusammenhänge zwischen Wirbeln und Meridianen, über die Funktionskreis- und Organverbindungen, deren Beziehung und Einflußnahme untereinander vollständig darzustellen, da man die Verbindungen immer von mehreren Seiten betrachten kann. Ich beschränke mich bei den Fallbesprechungen der Übersichtlichkeit wegen auf die Beschreibung der jeweils wichtigen und für das Gesamtverständnis mir relevant erscheinenden Zusammenhänge.

Man sollte sich auch als Anfänger für den Umgang mit der SMT die Zusammenhänge mit der chinesischen Medizin und Akupunkturlehre unbedingt aneignen. Man behandelt zwar grundsätzlich bei jeder Behandlungssitzung den ganzen

Patienten von unten bis oben. Meiner Ansicht kann man das Wissen um solche Zusammenhänge die universelle Wirkung der SMT aber besser verstehen. Die chinesische Medizin ist sehr umfangreich und vielfältig. Dazu kommt, daß die Vorstellungen und die Weltanschauung, die dahinter steckt, auch für mich sehr fremd ist. Ich kann von mir nicht behaupten, daß ich ein Fachmann auf dem Gebiet der chinesischen Medizin bin. Dennoch versuche ich in diesem Buch, östlich-chinesische und westlich-naturwissenschaftliche Erkenntnisse in einer Therapie zu vereinigen. Dabei entsteht etwas ganz Neues. Das ist für mich ein faszinierender Vorgang. Ich benütze dabei ganz ungeniert einzelne Fakten aus beiden Weltanschauungen und verknüpfe dies zu einem völlig neuen Therapiekonzept auf der Basis der SMT. Gedankliche Anstöße und Hinweise dazu gab mir Herr Dorn schon vor Jahren. Das Phänomenale an diesem Konzept ist die Tatsache, daß es in der Praxis zuverlässig funktioniert, und daß sich das Funktionieren auch wissenschaftlich erklären läßt.

2.1.1.3. DER ENERGIEBEGRIFF UND STÖRUNGEN DES ENEGIEHAUSHALTES AUS NATURWISSENSCHAFTLICHER SICHT

In diesem Buch ist immer wieder von Energien die Rede. Energie, was ist das? Ist das etwas nicht faßbares Esoterisches oder kann man das Wort Energie wissenschaftlich erklären und greifbar machen? Ich glaube ja. Durch unser Nervensystem fließt ein sehr niedriger elektrischer Strom. Er entsteht dadurch, daß Nervenzellen gereizt werden und dadurch einen elektrischen Strom entstehen lassen, der über die Nervenfasern fortgeleitet wird, bis er auf eine andere Nervenzelle oder Organzelle trifft. Der Strom greift auf die Zellen über und löst dort eine Reaktion aus. Wenn eine Zelle in ihrer Funktion auf solch einen elektrischen Impuls reagiert, kann man sagen, daß durch den elektrischen Strom eine Information übertragen wurde, die notwendig ist, um die Erfolgszelle adäquat reagieren zu lassen. Die Informationen für unsere körperlichen Abläufe sind im Gehirn gespeichert und ohne sie können wir nicht existieren. Wir sind von einem freien und ungehinderten Informationsfluß abhängig. Das bedeutet, daß der elektrische Strom durch die Nervenbahnen ungehindert fließen muß.
Die Formel:

Energie = elektrischer Strom = Information

macht das Leben erst möglich.
Kranksein ist ein Energie- oder Informationsverlust. Nur wenn unsere Körperzellen nicht richtig funktionieren, und dieses Funktionieren hängt von der Qualität der Nervenversorgung ab, werden wir krank. Wer schon einmal nur an einer Grippe erkrankt war, kann das bestätigen. Einige Zeit vor dem eigentlichen Krankheitseintritt fühlt sich der Betreffende schon müde und ab-

geschlagen. Der Patient äußert, er sei völlig energielos. Das ist aber nicht nur bei einem grippalen Infekt so, sondern das viel zitierte „Krankheitsgefühl" ist das reale Empfinden einer Energiestörung im Rahmen einer Erkrankung.

Man kann sagen, eine Erkrankung ist mit einer Energiestörung gleichzusetzen, Gesundung oder Heilung die Folge einer Wiederherstellung des regelrechten Energiegefüges.

2.1.1.3.1 ENERGIESTÖRUNGEN

Wodurch kommt es zu einer Energiestörung? Dafür gibt es zwei Faktoren, welche eng voneinander abhängen, ja geradezu verzahnt sind, aber des besseren Verständnisses doch getrennt besprochen werden sollen. Erstens ist das der rein körperliche und zweitens der seelische Aspekt. Eine seelische Störung entsteht natürlich durch unsere Reaktion auf unsere Umgebung, ist aber auch eine Reaktion auf bestimmte Wirbelsäulenblockierungen. Verschiedene Wirbel haben einen direkten Einfluß auf bestimmte seelische Qualitäten. Der körperliche Teil betrifft die Wirbelsäulenschäden mit Gelenkssubluxationen, Wirbelsäulenblockierungen und Skoliosen.
Diese Wirbelsäulenschäden, so sie energetisch das seelische und körperliche Gefüge stören, sind für uns Menschen am einfachsten therapeutisch zugänglich. Oft bessern sich schon seelische Fehlhaltungen dadurch, daß ein Patient durch eine Wirbelsäulenbehandlung in die Lage versetzt wird, besser mit den Bedingungen der Umwelt fertig zu werden.
Daß es solche Energiestörungen gibt, in diesem Fall war es eine Reaktion auf ein körperliches Ereignis, mag dieser Fall schildern: Auf einem meiner Seminare wurde bei einer jungen Teilnehmerin, die sich durchaus wohl fühlte, die Beinlänge ausgeglichen. Nach einer viertel Stunde kann die junge Frau zu mir. Ihr war schlecht, sie war wachsgelb und hatte das Gefühl, jederzeit umfallen zu können. Ich habe sofort das Kreuzbein untersucht, welches auf beiden Seiten stark subluxiert war. Nach der Reposition, von einer Sekunde auf die andere, war das Unwohlsein der Patientin verschwunden.
Patienten klagen häufig, wenn das Kreuzbeinbeckengelenk subluxiert ist, über eine völlige Energielosigkeit mit Kollapsneigung. Diese Beschwerden werden besser, wenn eine Kreuzbeinsubluxation beseitigt wird. Dadurch wird eine Energiestörung im Meridiansystem behoben und die Patienten fühlen sich sofort wieder gesund. Die Erklärung dafür ist die, daß der Blasen-Meridian über das Kreuzbeinbeckengelenk zieht. Bei einer Subluxation dieses Gelenks wird über den Blasen- und über den Nieren-Meridian (Funktionskreis Blase, Niere und Ohr) die Verteilung der Lebensenergie Jing-Qi gestört. Die Folge ist eine völlige Energielosigkeit. Die Erklärung für diesen Vorgang ist die: Wird ein Nerv eingeklemmt oder verletzt, resultiert daraus eine Änderung des elektrischen

Stroms (Aktionspotential), praktisch des Informationsflusses. Entweder ändert sich die Höhe des Aktionspotentials (Spannung) oder die Impulsfrequenz.
Wie entsteht ein elektrischer Strom in unserem Körper? Dazu muß man sich mit der Verteilung der Spurenelemente (Elektrolyte) in und außerhalb unserer Zellen beschäftigen. Innerhalb der Zellen befindet sich eine höhere Konzentration von Kalium (K) als außerhalb. Außerhalb der Zellen ist die Konzentration des Natriums (Na) höher als in der Zelle. Wird die Zelle gereizt, wird die Zellwand für diese Elektrolyte durchlässig, man sagt, sie depolarisiert. Kalium strömt aus der Zelle aus und Natrium umgekehrt ein. Bei diesem Vorgang kommt es zu Ladungsverschiebungen, und das Potentialgefälle (Ladungsverhältnis = Spannung) ändert sich, da die Elektrolyte in ionisierter Form (als elektrisch geladene Teilchen) vorliegen. Diese Ladungsverschiebung baut ein anderes Spannungsverhältnis auf. Diese Spannung ist meßbar und wird in Millivolt angegeben. Die Herstellung der ursprünglichen Verhältnisse innerhalb und außerhalb der Zellen ist ein energieaufwendiger Vorgang, da das Natrium aus der Zelle heraus- und das Kalium wieder hineingepumpt werden muß. Dieser Vorgang einer Depolarisation breitet sich wie eine einzelne Welle, von der Nervenzelle ausgehend, über deren Nervenfaser und Synapsen (Kontaktstellen zu anderen Nervenzellen) aus. Dadurch fließt über den Nerv ein elektrischer Strom hinweg. Dabei hat die Spannung physiologischerweise eine ganz bestimmte Höhe. Die Frequenz der einzelnen Entladungen der Nervenzelle spielt sicherlich auch eine Rolle.

2.1.1.3.2. ESOTERISCHER ENERGIEBEGRIFF

Der westliche Mediziner kennt auch den Energiebegriff im Stoffwechsel und in der Zellfunktion. Dabei betrachtet er aber lediglich die Energiegewinnung aus den Nahrungsbestandteilen, wie Zucker, Fett und selten auch aus Eiweiß. Die Tatsache, daß mit der Informationsübertragung durch einen elektrischen Strom auch Energie übertragen wird, wird von der Schulmedizin nicht im notwendigen Maße gewertet. Daraus resultiert die ablehnende Haltung der Schulmedizin, wenn man auf sogenannte „energetische Therapieformen" zu sprechen kommt.
Ein zweites Problem ist, daß die nicht schulmedizinischen Heilberufe und die Esoteriker gerne diesen Energiebegriff in einer nicht faßbaren transzendentalen Art und Weise gebrauchen, die postuliert, daß die Naturwissenschaft noch nicht in der Lage sei, diese Energieformen nachzuweisen. Dieser Energiebegriff meint aber etwas ganz anderes. Dieser esoterische Energiebegriff steht in enger Beziehung zu unserer Seele und zum Göttlichen.

Der transzendentale Begriff der Seele ist wissenschaftlich nicht erklärbar und muß als ein Phänomen betrachtet werden, welches der menschliche Verstand nicht erfassen kann, ähnlich dem Unendlichkeitsbegriff unseres Universums oder der Existenz Gottes.

In der täglichen Praxis kann man schlecht mit diesem Energiebegriffen arbeiten, da sie den Menschen nur sehr schwer und einem Teil gar nicht zugänglich sind. Wir brauchen zur Erklärung energetischer Vorgänge einen naturwissenschaftlich faßbaren und leicht verständlichen Ansatzpunkt, der durchaus in unserer materiellen Existenz gefunden werden darf, da auch unsere Erkrankungen eine materielle Erscheinungsform unseres Seins sind.

2.1.1.3.3. AURA

Jeder elektrische Leiter organischer und anorganischer Art, der von einem elektrischen Strom durchflossen wird, baut ein Magnetfeld auf. Dieses Magnetfeld kann man wahrscheinlich grob mit dem umreißen, was man schlechthin als Aura bezeichnet. Da jeder Mensch sein ganz bestimmtes individuelles Magnetfeld hat, kann er durch Berührung einen anderen Menschen und dessen Magnetfeld beeinflussen. Wenn zwei verschiedene Magnetfelder gegeneinander verschoben werden, fließt in einem dazwischengelagerten elektrischen Leiter, einem Kabel oder einer Nervenfaser, plötzlich ein elektrischer Strom. Dieser Vorgang wird in der Physik als Induktion bezeichnet.
Somit sind Therapien, die mit den Händen ausgeführt werden, sei das nun Handauflegen (Reiki), Massagen oder andere, Behandlungen, die auf unser Nervensystem wirken. Damit haben all diese Therapien ihre Berechtigung und man darf sie durchaus ernst nehmen, ohne daß man sie gleich in die Ecke unverbesserlicher Esoterik stellt. Darum ist auch die „Behandlung" bei diesen Therapieformen so wichtig. Man muß wirklich den Patienten anfassen, um etwas zu erreichen und das wird auch vom Patienten so gewünscht. Technische Hilfsmittel sind in ihrer Anwendung eben nur eine Hilfe für bestimmte Ausnahmen, aber nie ein Behandlungsgegenstand. Dazu nehmen wir nur unsere Hände.

2.1.1.3.4. CHINESISCHE ENERGIEBEGRIFFE

Die Chinesen gebrauchen nicht den Begriff der Energie, obwohl sie sicher genau dieses meinen, wenn sie von Jing-Qi sprechen. Jing-Qi besteht aus zwei Komponenten: Erstens aus der Essenz Jing. Sie ist ererbt und erworben. Sie wird in den Nieren gespeichert. Zweitens aus dem Qi, wobei damit der Ausdruck der materiellen Lebensform, Körper und Geist, gemeint ist. Ich muß zugeben, daß ich mich mit dem Begreifen dieser Begriffe sehr schwer tue. Vielleicht ist es für die SMT auch gar nicht so wichtig, die chinesische Vorstellung völlig zu ergründen. Vielleicht reicht es schon, die beschriebenen Zusammenhänge kennenzulernen, um das herauszufiltern, was eine Bedeutung für die SMT hat.
Das Lenkergefäß stärkt das Rückenmark und leitet die Energie (Jing-Qi) zum Gehirn. Von dieser Information hängt wiederum die Funktion des Gehirns ganz wesentlich ab. Ein Zuviel an Energie kann eine Hypermotorik (hyperak-

Funktionen und Indikationen des *Du Mai*	
Funktionen	**Indikationen**
Als „See des *Yang*" Kontrolle über alles *Yang* im Körper, verbindet alle *Yang*-Leitbahnen miteinander	Stärkt das Nieren-*Yang*, besonders effektiv bei chron. Müdigkeit, Impotenz, Libidostörung; *Zunge:* blaß, geschwollen
Stärkung der WS, besonders der LWS	Schwäche und akute/chron. *zentral* auftretende Schmerzen der LWS, verschlimmert durch Bewegung und Belastung
Leitet äußeren Wind aus	Akute Erkältungskrankheiten mit Nackensteifigkeit, Fieber, Kopfschmerzen, Windempfindlichkeit. ***Cave:*** Öffnung (➨ 6.3.11) des *Du Mai* kontraindiziert, nur relevante Punkte des *Du Mai* ableiten
Unterdrückt inneren Wind	Schwindel, Hypertonus, Epilepsie, Migräne, Fieberkrämpfe. ***Cave:*** Öffnung (➨ 6.3.11) des *Du Mai* kontraindiziert, nur relevante Punkte des *Du Mai* ableiten
Nährung des Marks, Gehirns und Rückenmarks mit Nierenessenz-*Jing-Qi*	Vergeßlichkeit, verlangsamte geistige Entwicklung bei Kindern, Altersdemenz, Schwindel, Tinnitus, leichter Tremor
Stärkung und Zirkulation von Abwehr-*Wei-Qi*, besonders im Rücken	Schwaches Immunsystem, Erkältungsanfälligkeit

Abb. 52. Funktionen des Lenkergefäßes (Leitfaden Traditioneller chinesischer Merizin, C. Flocks und N. Hillenbrand, Gustav Fischer Verlag, Ulm, 1997)

tive Kinder ein Wirbelsäulenschaden?) bis hin zu einer Spastik, ein Zuwenig an Energie eine Schlaffheit bis hin zu einer Lähmung zur Folge haben (s. Abb. 52). Nach der traditionellen chinesischen Lehre sind die Nieren das Organ, welches für die Fortpflanzung, Entstehung und Entwicklung des Menschen von wesentlicher Bedeutung ist. Aus den Nieren entspringt die Lebensenergie, die sie aus verschiedenen Quellen beziehen, sie filtert negative Energien aus und leitet sie ab.

2.1.1.3.4.1. QI (LEBENSKRAFT)

So sind die Körperstrukturen eine feste, materielle und der Geist (Seele?) eine immaterielle Erscheinungsform des Qi. Qi ist die Grundlage aller weiteren Substanzen, wie Blut - Xue, Körperflüssigkeiten – Jin-Ye, Lebensessenz - Jing und Geist Shen. Die Wurzel des Qi liegt im Yang-Aspekt der Nieren (Mingmeng = Lebensfeuer).
Die Funktionen des Qi sind der Transport der Nahrung und seiner Bestandteile, die Transformation von Qi in Jing und Xue (Blut), es unterstützt die Yang-Organe, kontrolliert das Schwitzen, Wasserlassen und den Stuhlgang, hält das Blut in den Gefäßen, schützt die Körperoberfläche vor schädigenden Einflüssen, erwärmt den Körper und läßt die inneren Organe funktionieren und ernährt den Körper.

2.1.1.3.4.2. JING (LEBENSENERGIE = ESSENZ)

Diese Energie fließt in den zwölf ordentlichen und acht außerordentlichen Meridianen. Sie entspringt aus der Verbindung der vorgeburtlichen (entsteht aus der Essenz der Eltern) und nachgeburtlichen (entstammt der Nahrungs- und Flüssigkeitsverarbeitung) Essenz.
Jing unterstützt das Yin.
Jing stellt die materielle Grundlage für die Bildung von Knochenmark, Gehirn, Knochen, Blut – Xue und Sperma dar. Sie „befeuchtet“ diese und bereitet so die Grundlage für das Wachstum und die geistige Fortentwicklung und die Fortpflanzung.
Jing ist für die Aktivität verantwortlich.
Der natürliche Schwund von Jing heißt Alterung, wie Zahnverlust, Reduktion der Knochen- und Marksubstanz, Ergrauen und Haarverlust, Augen- und Gehörprobleme, sowie Sterilität und Menopause.
Ich muß zugeben, diese Denkweise mutet uns westlich-naturwissenschaftlich denkende Menschen ungeheuer fremd an. Dennoch stecken in diesen Anschauungen viele Erkenntnisse und Zusammenhänge, die auch für uns nicht ganz unverständlich sind. Ich möchte sogar weiter gehen und behaupten, daß diese Betrachtungsweise viele Phänomene erklärt, welche mit der rein naturwissenschaftlichen Betrachtungsweise nicht zu verstehen sind.

2.1.1.3.4.3. XUE (BLUT)

Das Blut Xue ist die materielle Form von Qi und kann nicht genau mit der westlich-naturwissenschaftlichen Vorstellung vom Blut gleichgesetzt werden. Wenn man aber die verschiedenen Funktionen des Blutes, die es aus westlicher Sicht hat, betrachtet, könnte es sein, daß man der chinesischen Vorstellung vom Blut sehr nahe kommt.
Xue ist der Yin-Aspekt des Körpers und bildet materiell die Grundlage des Geistes Shen.
Seine Funktionen sind die Ernährung und Befeuchtung des Körpers.
Xue wird vom Herz dominiert, dadurch zirkuliert das Herz-Qi (Kraft des Herzens) in den Blutgefäßen.
Xue wird vom Milz-Qi kontrolliert (hält es in den Blutgefäßen) und durch das Leber-Qi gespeichert (reguliert das Blutvolumen).

2.1.1.3.4.4. SHEN (GEIST)

Sitz im Herz.
Teil des Herz-Yang. Spiegelt sich in den Augen wieder.
Kontrolliert Bewußtsein, Denken, Gedächtnis und Schlaf.

2.1.1.3.4.5. MINGMEN (LEBENSFEUER)

Entspricht dem Lebensfeuer in den Nieren.
Quelle der Wärme des Körpers.
Ermöglicht die Organfunktion und Fortpflanzung.
Aktiviert die Essenz Jing.
Ein Mangel an Lebensfeuer kann Ödeme, Verdauungprobleme, Depressionen, dauernde Müdigkeit und Denkstörungen hervorrufen.
Ein Erlöschen entspricht dem Tod.
Ich möchte es bei der Darstellung dieser Zusammenhänge belassen, weil die Vorstellungen, die dahinter stehen, für uns zu fremd sind und einen „modern" denkenden Menschen eher abschrecken als überzeugen können. Ein tieferes Eindringen ist für das Verständnis der SMT und seiner Beziehung zur Meridianlehre auch nicht so notwendig. Wer möchte, kann dieses Wissen in speziellen Büchern vertiefen, interessant sind die Zusammenhänge aber sicher. Sie sind deshalb interessant, weil sie über die Verknüpfung der verschiedenen Organe und ihrer gegenseitigen Beziehung über des autonome Nervensystem Auskunft geben, wie sie sich unter anderem in der Meridian- und Funktionskreislehre niederschlagen.

2.1.1.4. MERIDIANVERLAUF IN BEZUG ZU DEN VERSCHIEDENEN ORGANEN

Bei der Behandlung aller Organerkrankungen muß man die Meridiane und deren Wirbel beachten, welche einen inneren oder äußeren Meridianverlauf über das oder zum Gebiet des erkrankten Organs haben. Die inneren Verläufe der verschiedenen Meridiane und deren Bezug zu den verschiedensten Organen ist von eminenter Wichtigkeit, meiner Ansicht nach viel wichtiger als der sogenannte äußere Meridianverlauf. Erst wenn man den inneren Verlauf des Blasen-Meridians (L3) zum Ohr kennt, versteht man, warum dieser Wirbel so wichtig bei der Behandlung von Ohrgeräuschen ist.
Ich möchte in diesem Zusammenhang, aus didaktischen Gründen, bei der Bezeichnung äußerer und innerer Meridianverlauf bleiben. Wenn man postuliert, daß der Meridian in seiner Gesamtheit mit dem Gefäßnervenstrang (Autonomes Nervensystem) gleichzusetzen ist, mag eine solche Unterteilung nicht sinnvoll sein. Da aber in allen Akupunkturbüchern die Unterteilung gemacht wird, möchte ich es auch so in der gleichen Weise handhaben.
Ich möchte an dieser Stelle keine detaillierte Auflistung aller Meridiane mit den äußeren Meridianverläufen bringen, diese entnehmen Sie bitte den Abbildungen der Meridiane im Kapitel 2.1.1.5. oder entsprechenden Fachbüchern. Aber die inneren Verläufe der einzelnen Meridiane möchte ich doch kurz erwähnen, weil ich sie für so wichtig halte:
Der innere Ast des Lungen-Meridians zieht vom querliegenden Dickdarm (Co-

lon transversum) über den Magen und die Lungen in die Schulter, wo er Anschluß an den äußeren Meridiananteil findet. Siehe Abb. 55.
Der innere Ast des Dickdarm-Meridians zieht links vom aufsteigenden Dickdarm (Colon ascendens) und rechts vom absteigenden Dickdarm (Colon descendens) ausgehend nach oben über die Lungen zum Hals und von dort durch die Schulter zum 7. Halswirbel. Er verbindet den äußeren Meridiananteil des Armes mit dem des Halses und Kopfes. Ein weiterer innerer Ast zieht in das Bein, über das Knie bis in den oberen Anteil des vorderen Unterschenkels. Siehe Abb. 54.
Der innere Anteil des Magen-Meridians hat am Bein zwei innere Verläufe: a) vom Fußrücken ausgehend in die Großzehe und b) vom Unterschenkel unterhalb das Knies ausgehend in den 3. Zeh. In der Leiste geht ein weiterer innerer Zweig des Magen-Meridians ab, der durch das Dünndarmgebiet über Bauchspeicheldrüse und Magen zieht, um dann durch die Lunge und durch die Schulter zum 7. Halswirbel zu ziehen und dann abermals durch die Schulter, um zum äußeren Meridiananteil des Kopfes zu gelangen. Im Gesicht zieht ein weiterer Ast vom Nasenflügelansatz zum Augeninnenwinkel. Siehe Abb. 53.
Der Milz-Pankreas-Meridian hat einen inneren Ast, der vom Magen zum Herzen geht. Ein weiterer Ast zieht durch die Lungenspitzen zum Zungengrund. Siehe Abb. 56.
Beim Herz-Meridian ist der innerliche Meridiananteil fast größer als der äußerliche. Der von unten aufsteigende Anteil zieht vom Dünndarm über Magen, Colon transversum und Bauchspeicheldrüse zum Herzen. Nach oben hat der seitliche innere Meridianverlauf Anschluß an den äußeren am Arm. Zum Kopf hin zieht ein Ast vom Herzen über Speise- und Luftröhre am hinteren Rachen entlang und endet im Auge (!). Siehe Abb. 57.
Auch beim Dünndarm ist der innere Meridianverlauf viel größer als der äußere. Im Gesicht zieht ein Ast durch die Kieferhöhle zum Augeninnenwinkel. Der Hauptast erstreckt sich vom Unterschenkel kommend durch die Hüftregion (!) über Dünndarm, Colon transversum, Bauchspeicheldrüse und Magen bis zum Herz. Von hier zieht er durch Lunge und Schulter zum 7. Halswirbel, wo er mit dem äußeren Meridianverlauf Kontakt aufnimmt. Siehe Abb. 58.
Der Blasen-Meridian hat zwei innere Verläufe. Der erste geht von der Blase aus und zieht zu den Nieren. Der andere ebenso wichtige innere Verlauf erstreckt sich von der Schädeldachmitte zum Ohr und zieht um das Ohr herum. Siehe Abb. 59.
Der Nieren-Meridian hat auch einen ausgeprägten inneren Verlauf. Vom Rachen ausgehend, zieht er zwischen Luft- und Speiseröhre nach unten, zieht durch Lunge und Zwerchfell in den Bauchraum. Von der Lunge zweigt ein kleiner Nebenast zum Herzen ab. Im Bauchraum durchzieht er Magen- und Bauchspeicheldrüsengebiet, um die Nieren zu erreichen. Von der Blase steigt ein innerer Meridianast ebenfalls zu den Nieren auf. Ein dritter Meridianan-

teil zieht durch Steiß- und Kreuzbein durch den 5. Lendenwirbel nach oben und verläßt die Wirbelsäule am 1. Lendenwirbel, um ebenfalls die Nieren zu erreichen. Siehe Abb. 60.
Der Dreifache Erwärmer (Perikard-Meridian) ist der Meridian mit dem größten inneren Verlauf. Er zieht vom seitlichen hinteren Knie ausgehend, über den Oberschenkel durch die Hüfte und erreicht die Blase. Von hier hat er den gleichen Verlauf über Dünndarm, Dickdarm, Bauchspeicheldrüse, Magen und Colon transversum zum Herz. Der innere Meridianverlauf teilt sich nun. Der eine Ast zieht zum äußeren Meridiananteil des Armes. Der zweite Anteil zieht durch das Herz durch den Hals etwa zum Querfortsatz des 1. Halswirbels. Er stellt die Verbindung zu dem äußeren Meridianverlauf im Kopfbereich her. Es existiert noch ein innerer Meridianverlauf im Gesicht, der vom Augeninnenwinkel durch die Kieferhöhle, über das Kiefergelenk zum oberen seitlichen Haaransatz und dann herunter bis über das Ohr zieht, wo er Anschluß an den äußeren Meridiananteil des Gesichtes findet. Siehe Abb. 61.
Der Kreislauf-Sexus steigt von der Genitalregion auf und zieht über Dünndarm, Dickdarm, Bauchspeicheldrüse, Magen und Colon transversum zum Herz. Ein seitlicher Ast stellt die Verbindung durch die Lunge zum äußeren Meridianverlauf am Arm her. Siehe Abb. 62.
Der Gallenblasen-Meridian hat mehrere kurze innere Meridianverläufe. Der eine geht vom seitlichen Fußrücken aus zur Großzehe. Vom seitlichen Hüftkopf (Trochanter major) zieht ein weiterer innerer Ast durch die Hüfte (!), durch den ganzen Bauch mit all seinen Organen, Genitalorganen (!), Dünndarm, Dickdarm, Bauchspeicheldrüse, Magen und weiter durch die Lunge zur Schulter, wo er wieder Kontakt mit dem äußeren Meridianverlauf hat. Vom Hinterhaupt zieht ein Ast durch die Ohr- und Gleichgewichtsregion über das Kiefergelenk zum Augenaußenwinkel. Von dort geht es schleifenförmig durch die Kieferhöhle zum Auge. Verbunden wird der Meridianverlauf im Gesicht durch einen im Hals absteigenden Ast zur seitlichen Halsregion, wo sich der äußere Meridianverlauf befindet. Siehe Abb. 63.
Der Leber-Meridian hat einen von der Leber ansteigenden inneren Verlauf, welcher durch die Lunge, an Luft- und Speiseröhre vorbeiziehend, durch den Rachen zieht. Er steigt weiter an, läuft hinter den Augen vorbei und zieht bis auf das Schädeldach. Siehe Abb. 64.
Das Lenkergefäß hat einen inneren Verlauf durch das Klein- bis in das Großhirn. Vom Damm ausgehend erstreckt sich ein Ast nach vorne in die Blasen-, Genital- und nach hinten in die Nierenregion (!). Siehe Abbildung 65.
Das Konzeptionsgefäß hat zwei innere Verläufe: Erstens vom Auge durch die Kieferhöhle zum Mund und um den Mund herum. Zweitens vom Damm ausgehend nach vorne zur Schambeinregion und nach hinten zur Steißbein- und Kreuzbeinregion (keine Abb.).

2.1.1.5. MERIDIANE UND GELENKE

Nicht nur die Meridiane und deren entsprechende Wirbel sind für die SMT von Interesse, sondern auch alle Gelenke, die im Meridianverlauf aller an einer Erkrankung beteiligten Meridiane liegen. Eine Subluxation eines solchen Gelenks stört den ganzen Meridianverlauf und wirkt sich negativ auf seinen Wirbel und das zugehörige Organ aus. Die einzelnen Gelenke für die entsprechenden Meridiane sind :

Wie kann eine Gelenkssubluxation einen Einfluß auf unsere Gesundheit haben? Wenn man davon ausgeht, daß die Meridiane mit dem segmental gegliederten autonomen Nervensystem gleichzusetzen sind, und daß Energie mit Information in Form von elektrischen Impulsen gleichzusetzen ist, kann man sich sehr leicht vorstellen, daß eine Dehnung des Meridians durch eine Gelenkssubluxation das autonome Nervensystem (= Gefäßnervenstrang) verändert und stört. Da unser Nervensystem aber keine Einbahnstraße darstellt und sich Störungen daher in beide Richtungen, in die Peripherie (Extremitäten) und zum Zentrum (Rückenmark und Gehirn) hin ausbreiten, werden Störungen auch zum Rückenmark und über den Grenzstrang zum Gehirn hin fortgeleitet.

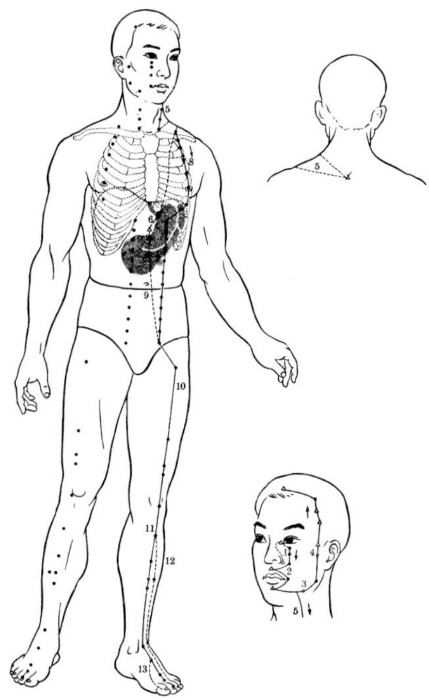

Abb. 53. Magen-Meridian (Yin-Meridian zum Milz-Pankreas-Yang-Meridian)

Der Magen-Meridian erstreckt sich mit seinem äußeren und den 2 inneren Verläufen über folgende Gelenke:

1. Alle Gelenke der 2. Zehe
2. Mittelfußgelenke des 2. Mittelfußknochens
3. Fußwurzelknochengelenke
4. Sprunggelenk
5. Kniegelenk
6. Hüftgelenk
7. Über die Schulter zum 7. Halswirbel (!)
8. *Sterno-Clavicular-Gelenk (Gelenk zwischen Brust- und Schlüsselbein)*
9. *Kiefergelenk (!)*
10. *Ast vom Mittelfuß zu den Großzehengelenken*
11. *Ast vom Unterschenkel über Sprunggelenk, Fußwurzelknochen, Mittelfußknochen- der 3.Ze*he und alle Zehengelenke der 3. Zehe

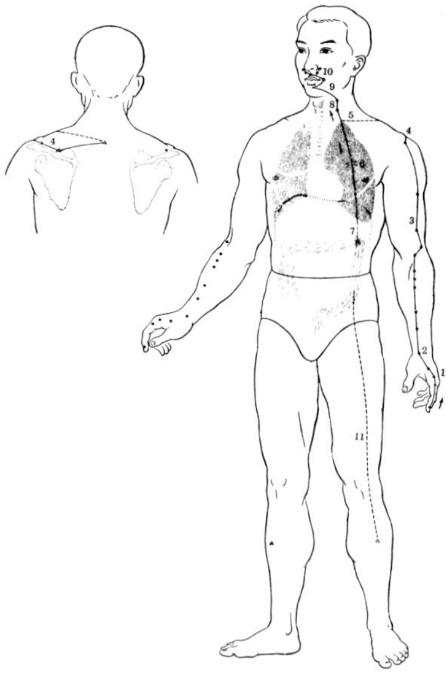

Abb. 54. Dickdarm-Meridian (Yang-Meridian zum Lungen-Yin-Meridian)

Der zum Lungen-Meridian gekoppelte Yang-Meridian ist der des Dickdarms. Der Dickdarm-Meridian erstreckt sich während seines äußeren und inneren Verlaufs über:

1. Alle Zeigefingergelenke
2. Mittelhandgelenke des
2. Mittelhand-knochens
3. Handwurzelgelenke
4. Handgelenk
5. llenbogengelenk
6. Schultergelenk (Acromio-Clavicular-Gelenk)
7. Über die Schulter zum
7. Halswirbel (!)
8. *Vom Dickdarm über das Hüftgelenk*
9. *Kniegelenk*

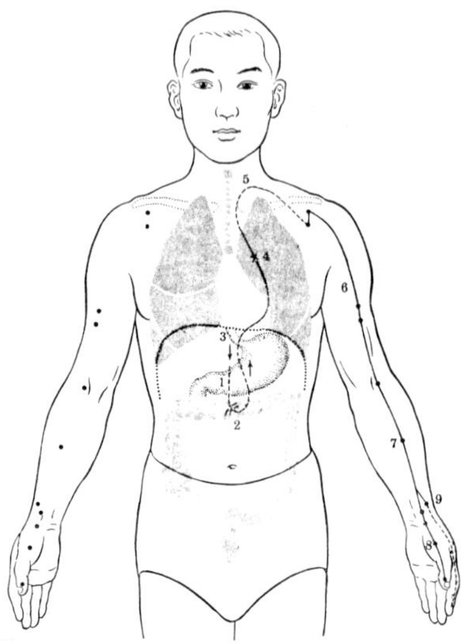

Abb. 55. Lungen-Meridian (Yin-Meridian zum Dick-darm-Yang-Meridian)

Für den Lungen-Meridian mit seinem inneren Meridianverlauf vom Unter-arm in den Zeigefinger sind das fol-gende Gelenke:

1. Alle Daumenglenke
2. Gelenke der Handwurzel-knochen (Os trapezium usw.)
3. Handgelenk
4. Ellenbogengelenk
5. Schultergelenk (vorderer Kapselanteil)
6. *Alle Zeigefingergelenke*
7. *Mittelhandknochengelenke des Zeigefingers*
8. *Handwurzelknochengelenke*
9. *Handgelenk*

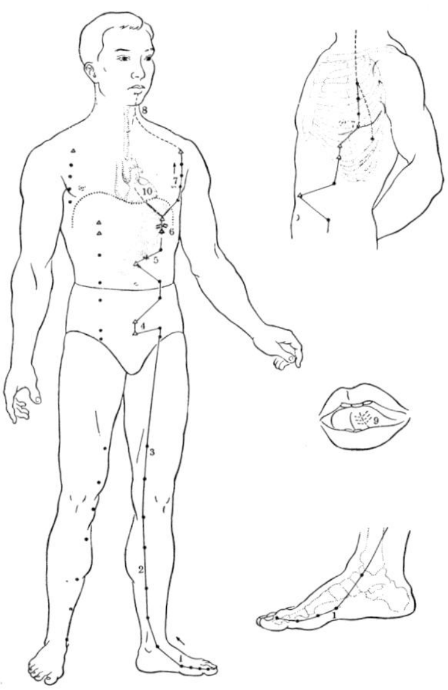

Abb. 56. Milz-Pankreas-Meridian (Yang-Meridian zum Magen-Yin-Meridian)

Der Milz-Pankreas-Meridian berührt in seinem Verlauf folgende Gelenke:

1. Alle Großzehengelenke
2. Mittelfußgelenke des
   1. Mittelfußknochens
3. Fußwurzelknochengelenke
4.Inneres Sprunggelenk
5.Wadenbeingelenk
7. Inneres Kniegelenk
8. Hüftgelenk

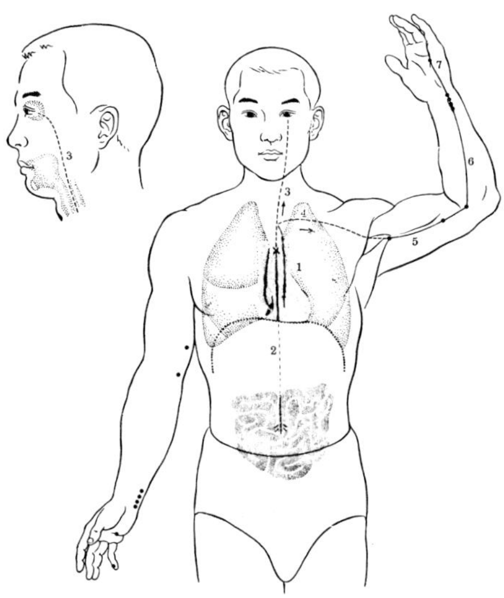

Abb. 57. Herz-Meridian (Yin-Meridian zum Dünndarm-Yang-Meridian)

Der Herz-Meridian hat in seinem Verlauf folgende Gelenkskontakte:

1. Alle Kleinfingergelenke
2. Mittelhandgelenke des
   5. Mittelhandknochens
3. Handwurzelknochengelenke des
   Kleinfingers
4. Handgelenk
5. Ellenbogengelenk beugseitig
   Schultergelenk

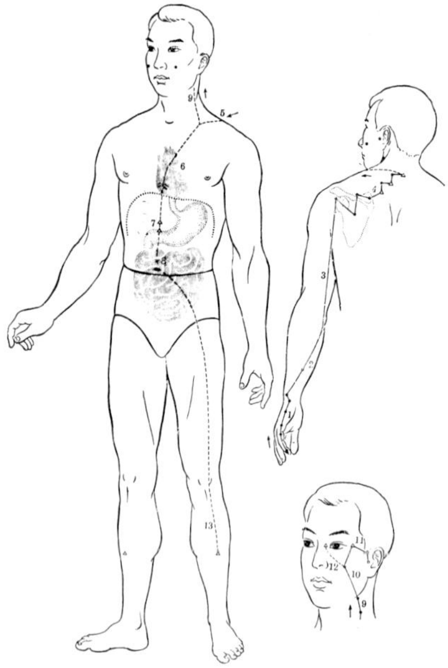

Abb. 58. Dünndarm-Meridian (Yang-Meridian zum Herz-Yin-Meridian)

Im Verlauf des Dünndarm-Meridians liegen in dessen äußerem und innerem Verlauf folgende Gelenke:

1. Alle Kleinfingergelenke
2. Mittelhandgelenke des
5. Mittelhandknochens
3. Handwurzelknochengelenke
4. Handgelenk
5. Ellenbogengelenk streckseitig
6. Schultergelenk rückwärtiger Anteil
7. 7. Halswirbel (!)
8. Kiefergelenk (!)
9. Hüftgelenk
10. Kniegelenk

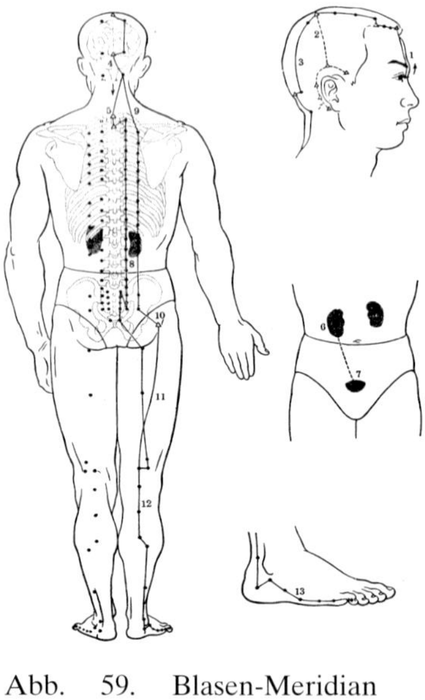

Abb. 59. Blasen-Meridian (Yang-Meridian zum Nieren-Yin-Meridian)

Der Blasen-Meridian ist sicher einer der wichtigsten Meridiane überhaupt. Er berührt in seinem Verlauf von der Kleinzehe bis zu den Augen auch die meisten Gelenke. Diese sind in der Reihenfolge von unten nach oben:

1. Alle Kleinzehengelenke
2. Mittelfußgelenke des
5. Mittelfußknochens
3. Die äußeren Fußwurzelknochengelenke
4. Äußeres Sprunggelenk
5. Kniegelenk hinten
6. Hüftgelenk (!)
7. Kreuzbeingelenke (!!!)
8. Alle Wirbelgelenke (!!)
9. 7. Halswirbel

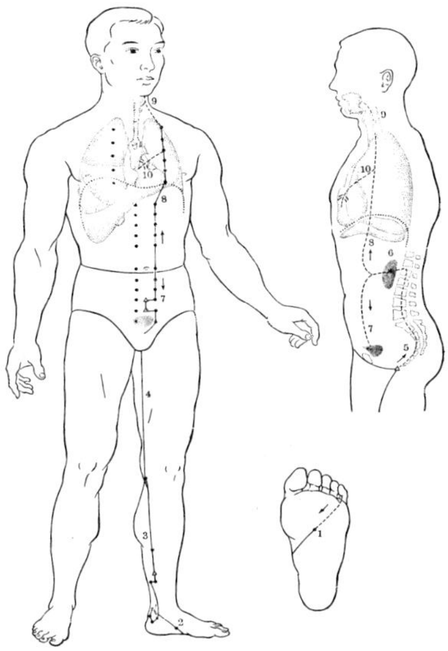

Abb. 60. Nieren-Meridian (Yang-Meridian zum Nieren-Yin-Meridian)

Der Nieren-Meridian erstreckt sich in seinem äußeren und inneren Verlauf über folgende Gelenke:

1. Alle Kleinzehengelenke
2. Oberes Mittelfußgelenk des 2.und Grundgelenk des 5. Mittelfußknochens auf der Fußsohle
3. Oberes Mittelfußknochengelenk des Mittelfußknochens der Großzehe
4. Anschließende Fußwurzelknochengelenke innen
5. Sprunggelenk innen
6. Kniegelenk medial
7. Schambeingelenk

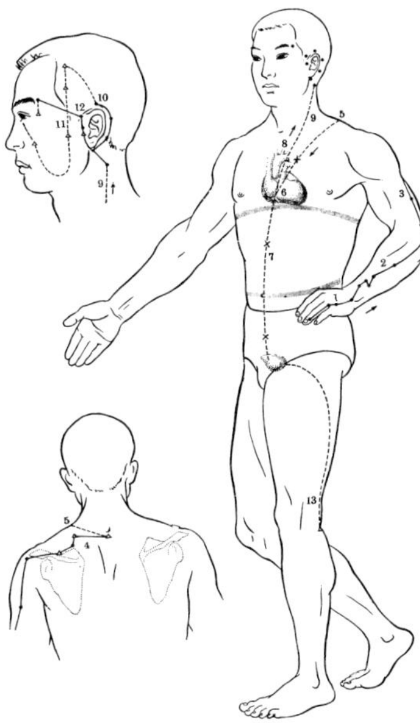

Abb. 61. Dreifacher Erwärmer oder auch Perikard-Meridian(Yang-Meridian zum Kreislauf-Sexus-Yin-Meridian)

Der Dreifache Erwärmer berührt während seines Verlaufs folgende Körpergelenke:

1. Alle Zeigefingergelenke
2. Mittelhandgelenke des Zeigefingers
3. Anschließende Handwurzelknochengelenke
4. Handgelenk radiale Seite
5. Ellenbogengelenk (Radiale Seite, wie beim Tennisellenbogen außen)
6. Schultergelenk (Akromio-Clavicular-Gelenk hinten)
7. 7. Halswirbel (!)
8. Kiefergelenk (!!)

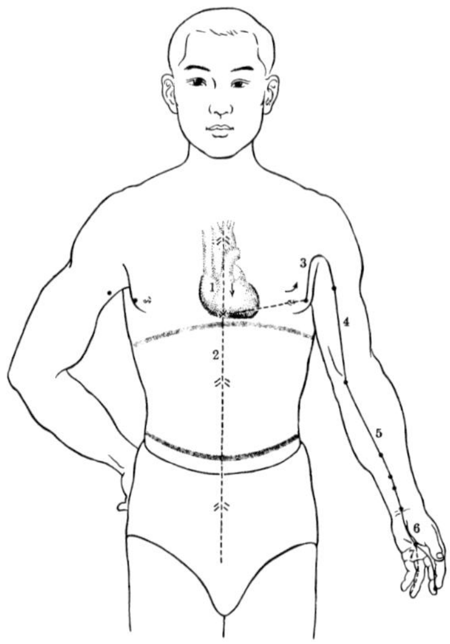

Abb. 62. Kreislauf-Sexus (Yin-Meridian zum Erwärmer-Yang-Meridian)

Der Meridian Kreislauf-Sexus ist am Herzen mit dem Herzbeutel verbunden und hat Kontakt zu folgenden Gelenken:

1. Alle Mittelfingergelenke des 4. Fingers
2. Mittelhandgelenke des 4. Mittelhandknochens
3. Anschließende Handwurzelknochengelenke
4. Handgelenk beugseitig
5. Ellenbogengelenk beugseitig
6. Schultergelenk vorne
7. Alle Ringfingergelenke

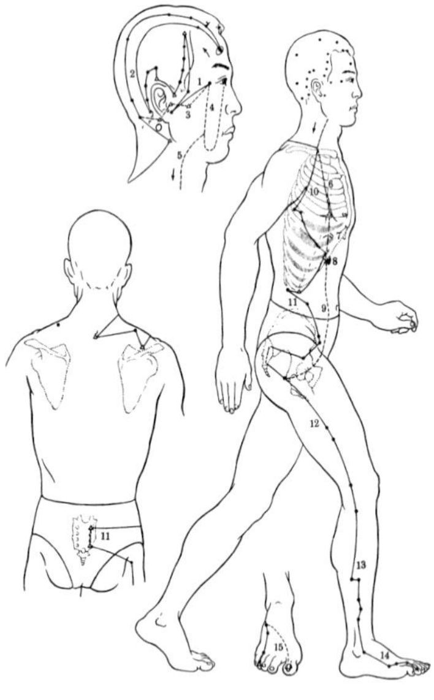

Abb. 63. Gallenblasen-Meridian (Yang-Meridian zum Leber-Yin-Meridian)

Der Gallenblasen-Meridian zieht ebenfalls von der 4. Zehe bis auf den Kopf zu Ohr und Auge. In seinem langen Verlauf hat er Kontakt mit vielen Gelenken:

1. Alle Zehengelenke der 4. Zehe
2. Mittelfußgelenke des 4. Mittelfußknochens
3. Anschließende Fußwurzelknochengelenke
4. Sprunggelenk außen
5. Wadenbein-Schienbein-Gelenk
6. Kniegelenk außen
7. Kreuzbeinbeckengelenke (Ilio-Sacral-Grelenke)
8. Hüftgelenk
9. 7.Halswirbel (!)
10. Kiefergelenk (!!)

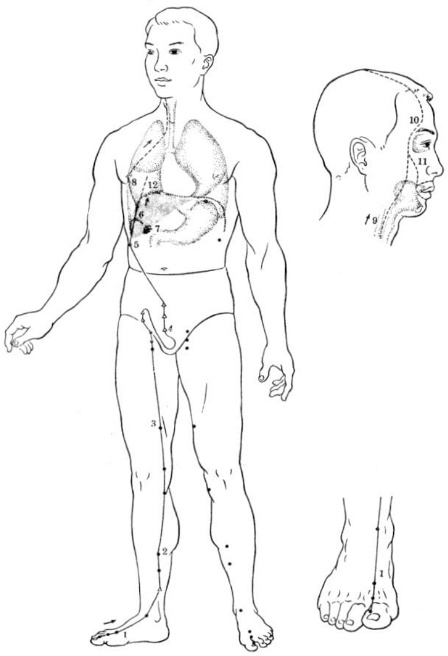

Abb. 64. Leber-Meridian (Yin-Meridian zum Gallenblasen-Yang-Meridian)

Folgende Gelenke sind im Meridianverlauf des Leber-Meridians zu finden:

1. Alle Großzehengelenke
2. Mittelfußknochengelenke der Großzehe
3. Anschließende Fußwurzelknochengelenke
4. Sprunggelenk innen
5. Kniegelenk inne
6. Hüftgelenk innen
7. Schambeingelenk

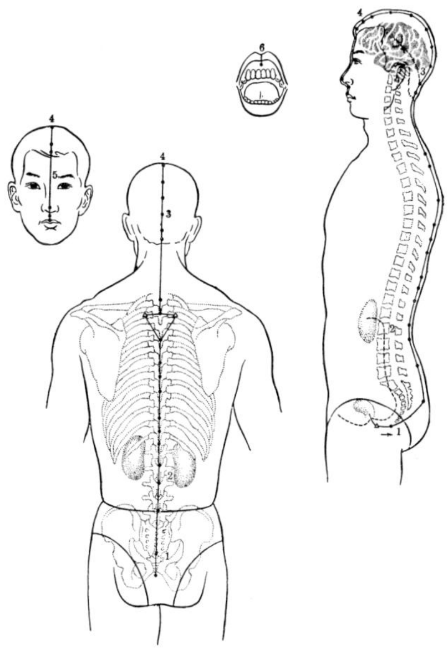

Abb. 65. Lenkergefäß (Ein Yang-Meridian der 8 außerordentlichen Meridiane)

Das Lenkergefäß zieht über alle Darmvorsätze der ganzen Wirbelsäule hinweg. Die Häufigkeit von Gelenkssubluxationen der verschiedenen Körpergelenke ist nicht gleichmäßig verteilt. Die Reihenfolge sieht etwa so aus, wie sie in der folgenden Liste angegeben werden:

1a. Hüftgelenk
1b. Kreuzbeingelenk
2. Kniegelenk
3. Sprunggelenk
4. Schultergelenk
5. Kiefergelenk (!)
6. Sternoclaviculargelenk
7. Ellenbogengelenk
8. Handgelenk
9. Daumengrundgelenk
10. Fußwurzelknochengelenke
11. Handwurzelkochengelenke
12. Finger- und Zehengelenke

2.1.1.6. ZENTRALE BEDEUTUNG DES BLASEN- UND DES GALLENBLASEN-MERIDIANS

In seiner Bedeutung für den Menschen steht das Meridianpaar Blase/Niere dem Lenkergefäß in nichts nach. Vorausgesetzt, man kann überhaupt eine Wertung einzelner Teile eines ganzen, eng verzahnten und voneinander abhängigen Systems vornehmen. Der Blasen-Meridian in seinem Verlauf ist für unsere Gesundheit von größter Bedeutung. Dieser Meridian erstreckt sich am Rücken über die Kreuzbeingelenke und über alle Wirbelgelenke der gesamten Wirbelsäule. Eine Blockierung des Kreuzbeins oder eines Wirbels stört den ganzen Energiehaushalt im Blasen- und Nieren-Meridian.

Der Blasen-Meridian verbindet die unteren Extremitäten mit der Wirbelsäule und mit dem Gehirn. Am Kopf zieht es über das Klein- und Großhirn hinweg und verbindet beide Gehirnanteile miteinander.

Der Einfluß der Nieren auf das Gehirn läuft über das Lenkergefäß, das die Lebensenergie, die aus den Nieren kommt, über diesen Meridian zum Gehirn leiten, oder überschüssige Energie von dort ableiten muß. Bei einer Störung des Nieren-Meridians ist das ganze Segment der Nieren gestört und die Lebensenergie erreicht das Gehirn nicht mehr in ausreichendem Maße. Dadurch erleidet das Gehirn eine Funktionsstörung und kann seiner übergeordneten Kontroll- und Regulationsfunktion nicht nachkommen. Das Lenkergefäß stärkt die Wirbelsäule.

Für mich nimmt das Meridianpaar Blase (L3)/ Nieren (B10 und B11) mittlerweile in der SMT eine zentrale Bedeutung ein. Der Grund ist nicht nur der, daß der Blasenmeridian alle Wirbelgelenke berührt, sondern auch sein Verlauf über die Kreuzbeinbeckengelenke. Eine Störung des Blasenmeridians, besonders durch eine Blockierung des 3. Lenden-, des Blasenwirbels (L3) führt zu einer Instabilität der Kreuzbeinbeckengelenke. Dadurch subluxiert das Kreuzbeingelenk noch leichter als dies ohne Blockierung des Blasenwirbels geschehen würde. Ein subluxiertes Kreuzbeinbeckengelenk hat eine Instabilität des Blasenwirbels zur Folge, die über den gestörten Blasen-Meridian vermittelt wird, und der dadurch noch leichter blockieren kann. Dieser Teufelskreis zwischen Subluxation der Kreuzbeinbeckengelenke und einer Blockierung des Blasenwirbels ist oft nur sehr schwer zu durchbrechen.

Das Kreuzbein ist wiederum über das Lenkergefäß, den Blasen- und den Gallenblasen-Meridian sehr stark an der Energieversorgung des Gehirns beteiligt. Nicht nur eine Blockierung des Blasenwirbels fördert die Subluxation des Kreuzbeinbeckengelenks, sondern grundsätzlich eine Blockierung eines jeden Wirbels der gesamten Wirbelsäule, vor allem aber auch des Gallenblasenwirbels (B4), da der Gallenblasen-Meridian ebenfalls über das Kreuzbein zieht.

Die Gallenblase gehört zum Funktionskreis Gallenblase (B4)/ Leber (B5)/ Augen (H2). Dieser Meridian hat, wie gesagt, einen engen Kontakt zum Kreuzbein und obendrein in seinem äußeren Verlauf zum Trochanter major (Schmerzen und

Schleimbeutelentzündungen sind hier häufig). Mit seinem inneren Verlauf zieht er direkt durch das Hüftgelenk. Die Bedeutung für die Hüftgelenkserkrankungen darf aus diesem Grund nicht unterschätzt werden. Auch der Gallenblasen-Meridian zieht von ganz unten am Fuß bis auf den Kopf. Er verbindet ebenso wie der Blasen-Meridian die Beine mit dem Körper und dem Kopf. Gerade am Kopf hat der Gallenblasen-Meridian einen ausgedehnten Verlauf, der im Gegensatz zum Blasen-Meridian mehr seitlich zu finden ist. Er verbindet das Kleinhirn mit den mehr im Schläfenlappen des Großhirns gelegenen Hirnanteil und hat eine enge Beziehung zum Augen- und Ohrbereich.
Die zum Funktionskreis Galle/Leber/Augen gehörende Körperöffnung sind die Augen (H2). Der 2. Halswirbel ist gleichzeitig der Zungenwirbel, so daß auch hier die Verbindung zum Funktionskreis Herz hergestellt werden kann, der aus Herz (B2)/ Dünndarm (B12)/Zunge (H2) besteht. So kann man auch über die Störung des Funktionskreises Herz/Dünndarm/Zunge den allgemeinen Energieverlust der Patienten bei einer Kreuzbeinsubluxation erklären. Der Funktionskreis Herz/Dünndarm/Zunge hat einen ganz wesentlichen Einfluß auf unsere Gehirnfunktion.

2.1.1.7. DER 7. HALSWIRBEL UND ANDERE FIXPUNKTE DER WIRBELSÄULE AUS CHINESISCHER UND WESTLICHER SICHT

Der 7. Halswirbel hat im oberen Bereich der Wirbelsäule eine ähnlich zentrale Stellung wie das Kreuzbeinbeckengelenk unten. Am Dornfortsatz des 7. Halswirbels treffen sich mehrere Meridiane (dieser Punkt wird auch Spinne genannt), welche vom Kopf herabziehen oder zu ihm aufsteigen. Das sind:

1. Dickdarm-Meridian
2. Magen-Meridian
3. Dünndarm-Meridian
4. Blasenmeridian
5. Dreifacher Erwärmer
6. Gallenblasenmeridian
7. Lenkergefäß

Interessant ist, daß von jedem Funktionskreis ein Meridian einen Bezug zum 7. Halswirbel hat. Damit hat der 7. Halswirbel wie das Kreuzbein sicherlich eine große zentrale Bedeutung. Diese Bedeutung ist am ehesten darin zu sehen, daß Blockierungen dieses Wirbels und die dadurch einsetzenden Störungen Einfluß auf unseren Kopf und das Gehirn nehmen. Somit haben über die Meridiane grundsätzlich alle Erkrankungen, aber auch alle Wirbelblockierungen und Gelenkssubluxationen, einen Einfluß auf unsere Hals- und Kopforgane. Viele Menschen spüren daher eine beginnende Erkrankung schon, ehe diese spezifische Beschwerden macht. Schwindel, Kopfschmerzen und Kreislaufprobleme sind sicher die häufigsten Beschwerde.

Hinzu kommt, daß der 7. Halswirbel einen anatomischen Fixpunkt unserer Wirbelsäule darstellt. Von diesem Wirbel ab, nach unten gesehen, nehmen Wirbelverschiebungen Einfluß auf den Schulterstand. Das kommt daher, daß der Winkel zwischen Wirbelsäule und Schulter unveränderlich 90° beträgt. Sinkt z. B. die rechte Schulter ab, muß die linke um den gleichen Betrag angehoben werden. Ein Schulterhochstand ist immer ein Zeichen einer Skoliose der unter dem 7. Halswirbel gelegenen Wirbelsäule.
Auch das Gelenk zwischen dem Atlas und dem Hinterkopf ist unveränderlich auf 90° fixiert. Blockierungen des Atlas finden so statt, daß der 1. Halswirbel über den 2. Halswirbel abrutscht. Skoliosen der Wirbelsäule wirken sich auf die Kopfstellung ebenso aus wie eine Steilstellung der Halswirbelsäule, bei welcher der Kopf so gehalten wird, daß das Kinn nach unten sinkt.

2.1.1.8. KLASSISCHE AKUPUNKTURTHERAPIE IN VERBINDUNG MIT DER SMT

Ich werde oft gefragt, ob man eine Effektivitätssteigerung erreichen könnte, indem man zur SMT zusätzlich die klassische Akupunktur anwendet. Ich würde sagen, natürlich kann man die klassische Akupunktur vor und nach der SMT anwenden. Beides hat Vor- und Nachteile. Akupunktiert man vor der SMT, kann man sicher eine Entspannung der Muskulatur erzielen und die manuelle Therapie ist womöglich leichter, einfacher und nicht so schmerzhaft. Die Akupunkturbehandlung nach SMT könnte die Beschwerden, welche durch die Behandlung entstehen, lindern. Weiterhin kann man sich vorstellen, eine Effektivitätssteigerung im Sinne einer schnelleren Stabilisierung der Behandlungserfolge der Therapie zu erreichen. Das geschieht durch eine schnellere Energieregulierung im Organismus.
Auch wenn wir in unserer westlichen, rational und wissenschaftlich geprägten Hybris die alten Kulturen, deren Vorstellungen und Erfahrungen belächeln und für abstrus ansehen, so ist deren Wissen um unser Menschsein so tief und reich, daß die westlichen Vorstellungen in ihrer Einseitigkeit, Ignoranz und Arroganz beängstigend primitiv erscheinen. Das hat nichts damit zu tun, daß die westliche Medizin durch ihre naturwissenschaftlich-technische Entwicklung Unvorstellbares erreichen kann, aber über einen exzellenten Reparaturbetrieb geht das Meiste nicht hinaus. Zum Heilen gehört mehr, als mit ferngesteuerten Minirobotern, am Computer sitzend, Organe und Gefäße zu reparieren, so beeindruckend und wichtig das für manche Patienten auch ist.

2.2. CHAKRENLEHRE UND SMT

In der Chakrenlehre hat das Wissen um den Zusammenhang zwischen menschlichen Energieströmen und Wirbelsäule in den Theorien der Akupunktur- und der Chakrenlehre ihren Niederschlag gefunden. In der Akupunkturlehre sind,

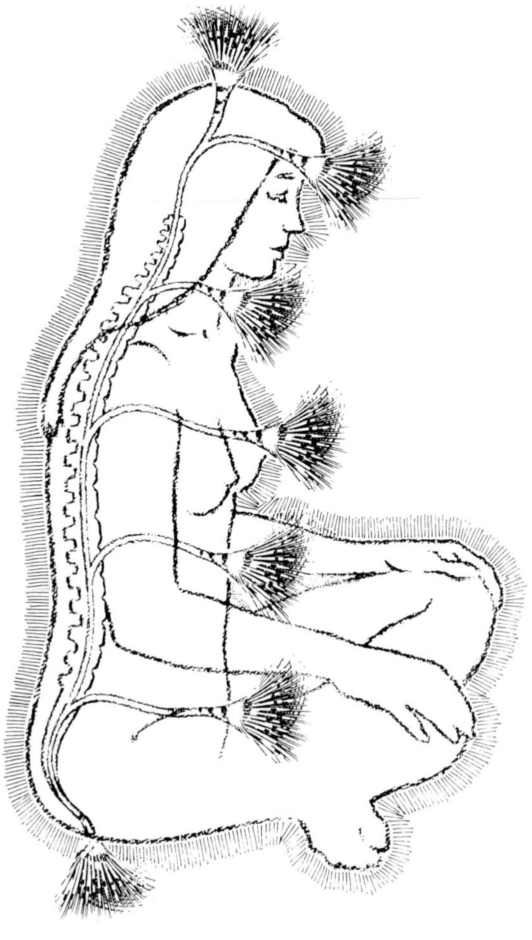

Abb. 66. Abbildung einer alten Darstellung mit der Verbindungen der Chakrenöffnungen zur Wirbelsäule. (Shalila Sharamon Und Bodo J. Baginski. Das Chakren-Handbuch. Verlag Windpferd, Aitrang. 1998)

den Energiehaushalt des Organismus betreffend, die zentralsten Meridiane das Lenker- und das Konzeptionsgefäß. Die Lehre sagt, daß das Lenkergefäß mit seinem inneren Verlauf in das Gehirn Einfluß auf unser zentrales Nervensystem hat. Interessant ist, daß in der Chakrenlehre sechs Öffnungen der sieben Hauptchakren auf dem Konzeptionsgefäß der Akupunkturlehre zu finden sind. Der Verlauf der Energieströme zu oder aus den Chakren erstreckt sich von diesen Öffnungen durch unseren Körper hindurch bis in die Wirbelsäule und damit in den Bereich des Lenkergefäßes, anatomisch gesehen bis in das Rückenmark. Eine alte Abbildung macht dieses deutlich (s. Abb. 66).
Die Chakrenlehre ist ebenso wie die Akupunkturlehre auf die Wirbelsäule bezogen. Auch wenn die Chakrenöffnungen auf der Vorderseite der Wirbelsäule zu finden sind, so haben sie doch ihre Wurzel in der Wirbelsäule und im Rückenmark. Somit haben beide Therapieformen, die Akupunktur und die

Chakrenlehre, einen engen Bezug zur Wirbelsäule und zum Rückenmark. Da das Rückenmark segmental gegliedert ist, müssen sich auch die Chakren einer segmentalen Einteilung unterwerfen.
Die allgemeine Schlußfolgerung, die aus all diesen Vorstellungen resultiert, geht dahin, daß die Energieströme in unserem Körper und besonders in der Wirbelsäule, sprich Rückenmark und Spinalnerven, frei fließen müssen, sonst werden wir seelisch oder körperlich krank. Dabei gilt natürlich auch die Überlegung, daß eine seelische Störung ebenso wie ein Wirbelsäulen- oder Gelenksschaden am Anfang aller Krankheitsprozesse stehen kann, die unser Energiegefüge dermaßen irritieren, daß der Körper mit einer Krankheit reagiert. Unsere organischen Krankheiten sind damit ein Spiegelbild unserer Seele und Wirbelsäule. Umgekehrt kann auch ein körperlicher Schaden eine seelische Erkrankung hervorrufen.

2.3. PSYCHOSOMATIK UND DIE SMT

Die Vorstellungen der fernöstlichen Medizin kann man ganz zwanglos in die SMT integrieren und sagen, daß wir versuchen, zumindest körperlich gesehen, für einen freien und ungehinderten Energiefluß in Rückenmark und Spinalnerven zu sorgen. Veränderungen an der Wirbelsäule sind für die Art und Lokalisation unserer Erkrankungen verantwortlich. Damit muß ich der Vorstellung vieler westlicher Mediziner vehement widersprechen, daß bei sogenannten psychosomatischen Erkrankungen das Gehirn in Form einer Autosuggestion (auto = selbst) die Beschwerden aus sich heraus produziert (einbilden). Die Beschwerden haben alle eine reale organische Ursache, auch wenn diese von der Schulmedizin nicht gefunden wird, nämlich Schäden in Form von Blockierungen, Skoliosen und Subluxationen unserer Wirbelsäule und Gelenke. Daß solche Blockierungen als Folge seelischer Störungen auftreten oder beeinflußt werden können, steht auf einem anderen Blatt. Wenn man die seelischen Spannungszustände neben den Wirbelsäulen- und Gelenksschäden behandelt (Psychosomatik), kommen wir zu einer echten ganzheitlichen Therapie, die diesen Namen auch wirklich verdient.
Ich bin zu der Erkenntnis gekommen, daß es nur ganz selten Patienten gibt, die nicht gesund werden wollen. Es ist in den meisten Fällen so, daß die Patienten, auf Grund ihrer seelischen Blockaden und unterbewußten fehlerhaften Vorstellungen, nicht gesund werden können, weil sie seelisch nicht in der Lage sind, die Kraft zur Genesung aufzubringen. Für die SMT heißt das, sie haben nicht die Kraft mitzuarbeiten. Die Blockaden und fehlerhaften Vorstellungen des Unterbewußtseins, die durchaus unser rationales Handeln beeinflussen, sind dem Patienten oft gar nicht bewußt. Ein Rentenbegehren kann z. B. entstehen, wenn ein Mensch das Gefühl hat, den Anforderungen

im Beruf nicht mehr gewachsen zu sein. Aber auch der unterschwellige Wunsch, mehr Freizeit zu haben oder andere unbewußte Vorstellungen, so realitätsfremd sie auch sein mögen.
Nach langen Jahren der Beschäftigung mit der SMT habe ich erfahren müssen, daß es Patienten gibt, die immer wieder und regelmäßig mit den gleichen Beschwerden und Schäden kommen. Viele dieser Personen versichern glaubhaft, die Therapieanweisungen zu befolgen. Solche Menschen haben oft eine starke seelische Blockade, die gelöst werden muß, bevor der Betreffende genesen kann. Hierin sehe ich den Ansatzpunkt der Psychosomatik.
Ich wehre mich nur dagegen, alle Patienten, die nicht entsprechend mitarbeiten, pauschal abzuurteilen und zu sagen, diese Personen „wollten nicht gesund werden". Ein typisches Symptom eines Erschöpfungssyndroms, einer depressiven Verstimmung oder einer Depression ist doch die Unfähigkeit, seelische Kraft aufzubringen. Diese Menschen ziehen sich in sich zurück und werden durch ein zu forderndes Verhalten der Umwelt noch schwächer und kränker.
Ich möchte natürlich nicht ausschließen, daß es Menschen gibt, die ein reales Ziel mit einer Leidensäußerung verfolgen. Daß diese Unterscheidung zwischen Nichtwollen und Nichtkönnen nicht immer leicht ist, muß ich eingestehen. Ich glaube an ein echtes Nicht-Wollen, wenn sich die Befunde der Wirbelsäule im Laufe der Behandlung bessern, die Beschwerden des Betreffenden aber nicht nachzulassen scheinen.

2.4. NEURALTHERAPIE NACH HUNECKE MIT DER STÖRFELD-THEORIE UND IHRE VERBINDUNG MIT DER SMT

Wenn man den Zusammenhang zwischen SMT und der Akupunkturlehre, hier im Besonderen der Meridianlehre, betrachtet, kommt einem sofort die Frage in den Sinn, wie ein gestörter Meridian geheilt werden kann? Zum Einen ist klar, daß vor allem dazu gehört, daß man alle Gelenke im Meridianverlauf untersucht und Subluxationen beseitigt. Dies ist die Domäne der SMT und sollte kein Problem darstellen.
Es wird aber schwierig, wenn der Meridianverlauf durch eine Narbe gestört ist. Eine Narbe ist eine feste, unveränderliche, anatomisch organische Struktur, welche nicht zu beseitigen ist. Bisher glaubte man, eine Nervenzelle, die zerstört wurde, sei unwiederbringlich dahin. Das Gleiche galt, wenn die Nervenfaser (Axon) in der Nähe seiner Nervenzelle unterbrochen wurde. Nach neusten Erkenntnissen muß man die bisher absolut gültige Lehrmeinung revidieren. Nerven scheinen sich doch regenerieren zu können. Vielleicht ist es in manchen Fällen wirklich so, daß eine anfängliche Funktionsschwäche sich im Laufe der Zeit bessert, weil wieder neue synaptische Verbindungen entstehen. In wieweit das alles möglich ist und ob der regenerierte Nerv mit seiner Zelle die gleiche Funktionskraft erlangt, die ja nicht zuletzt von den syna-

ptischen Verbindungen zu anderen Zellen abhängt, ist mir nicht bekannt.
Eine Nervenfaser, welche in der Peripherie, also weit entfernt von seiner Nervenzelle, zerstört wird, kann regenerieren, d. h. sie kann auswachsen, bis sie das Zielorgan wieder erreicht. Dazu ist es notwendig, daß die alte Nervenhülle als Leitlinie erhalten bleibt. Bei einer tiefen Narbe kann der Nerv sich nicht mehr richtig ausbilden. Hier ist der Nerv so unterbrochen, daß eine Wiederherstellung der Nervenfaser nicht mehr möglich ist. Auch zerstörte Nervenzellen werden durch ein Narbengewebe ersetzt.
Da durch eine Narbe auch der Gefäßnervenstrang unterbrochen wird, ist der Energiefluß im Meridianverlauf unterbrochen oder beeinträchtigt. Damit ist der Informations- und Energiefluß unterbrochen und das zu versorgende Gebiet ist zusätzlich funktionell gestört. Die Störung der Durchblutung, der Zellfunktion und der örtlichen Abwehrlage bildet die Grundlage für eine Krankheitsentstehung. Diese Veränderungen kommen auch dann zum Tragen, wenn andere, noch nicht zerstörte Nerven die Funktion des untergegangenen Nervs teilweise übernehmen.
Es muß eine Möglichkeit geben, diese Nervenunterbrechung zu überbrücken oder gar zu beseitigen. Hier drängt sich einem sofort der Gedanke an die Störfeldtheorie auf, welche sich in der Neuraltherapie der Brüder Ferdinand (gest. 1966) und Walter (gest. 1974) Hunecke niedergeschlagen hat.
Mit der Neuraltherapie werden Energiestörungen geheilt. Dabei ist mit Energie durchaus etwas Meß- und Faßbares gemeint. In und außerhalb der Zellen sind Spurenelemente in verschiedener Konzentration enthalten. Die Aufgabe der Zellen, und hier insbesondere der Zellwand, ist es, diese Elemente getrennt-, und deren Konzentrationen in den jeweiligen angrenzenden Räumen (Zellinnere gegen Zelläußere) aufrecht zu erhalten. Spurenelemente in und außerhalb der Zellen befinden sich in einer wäßrigen Lösung. Spurenelemente kommen in der Natur nicht isoliert vor, sondern sie liegen in Verbindungen mit anderen Spurenelementen oder organischen Verbindungen vor. Dabei müssen die einzelnen Komponenten sich in einem gewissen Gleichgewicht (Wertigkeit) befinden. Man bezeichnet die Verbindung verschiedener Atome als Moleküle. Betrachtet man das Kochsalzmolekül (NaCl), so besteht es aus einem Natriumanteil und einem Chloranteil. Wenn ein Molekül in eine wäßrige Lösung gebracht wird, zerfällt es in seine Bestandteile, man sagt, es dissoziiert. Die einzelnen Spurenelementanteile nennt man dann Ionen. Jedes Spurenelement hat die Fähigkeit, eine bestimmte Anzahl von anderen Ionen zu binden. Man spricht auch von Wertigkeit. Ein 2-wertiges Ion kann zwei 1-wertige oder ein anderes 2-wertiges Ion binden. Mit diesen Informationen haben Sie die wichtigsten Grundlagen der Chemie kennengelernt.
Um auf die Neuraltherapie zurückzukommen, kann man sagen, daß diese gerade geschilderten Tatsachen die Grundlage zu deren Verständnis darstellen. In unseren Zellen haben wir eine hohe Konzentration von Kaliumionen.

Außerhalb der Zellen herrscht eine hohe Konzentration von Natriumionen. Diese verschiedenen Konzentrationsverhältnisse werden von der Zellwand (Zellmembran) aufrecht erhalten. Dieser Prozeß verbraucht viel Energie, da die verschiedenen Ionen versuchen, den Bereich einer niedrigeren Konzentration zu erreichen und das Konzentrationsgefälle auszugleichen. Das bedeutet, daß die Kaliumionen bestrebt sind, die Zelle zu verlassen und die Natriumionen in die Zelle gelangen wollen.
Die unterschiedlichen Konzentrationen von Ionen in und außerhalb der Zellen erzeugen eine unterschiedlich starke elektrische Ladung außerhalb und innerhalb der Zellen. Diese unterschiedlichen Ladungen haben eine elektrische Spannung zur Folge, die an einer gesunden Zelle etwa 40 – 90 mV (Millivolt) beträgt. Die Spannung kann sich ändern, man sagt, die Zelle depolarisiert. Das bedeutet, daß plötzlich das Kalium aus der Zelle durch die jetzt durchlässig gewordene Zellwand nach außen und, umgekehrt, das Natrium in die Zelle strömt. Dadurch kommt es zu einer Spannungsänderung an der Zellwand, die sich über die ganze Zellwand ausbreitet, es entsteht ein fließender Strom. Sollen die normalen Ionenverhältnisse und die normalen Spannungsverhältnisse an der Zellmembran wieder hergestellt werden, muß die Zelle Energie aufwenden, um die Ionen wieder an Ort und Stelle zurückzutransportieren. Dazu gibt es in jeder Zellwand sogenannte Ionenpumpen.
Es existieren nun zwei Prozesse, welche zu einer Depolarisation an der Zellwand führen. Der eine ist ein ganz natürlicher Vorgang, der dauernd in unserem Körper abläuft, wenn Nervenzellen arbeiten. Die Depolarisation setzt sich über die ganze Nervenzelle und seine Nervenbahn (Axon) fort. Die Ausbreitung der Depolarisation kann über Schaltstellen (Synapsen) auf andere Zellen übertragen werden und löst dort ebenfalls eine Depolarisation aus, welche an Zellen bestimmte Reaktionen hervorruft.
Der zweite Prozeß, welcher eine Depolarisation einer Zelle hervorruft, ist eine Zellschädigung. Der Vorgang einer natürlichen Depolarisation ist, im Gegensatz zu der einer durch eine Schädigung hervorgerufenen, völlig reversibel. Die Depolarisation durch eine Schädigung ist eine Dauerdepolarisation, welche so lange anhält, wie die Schädigung bestehen bleibt.
Damit eine Zelle wieder gesunden oder normal funktionieren kann, müssen die normalen Spannungsverhältnisse an der Zellmembran wieder hergestellt werden. Hier setzt die Neuraltherapie an. Die Medikamente, welche man dazu nimmt (es handelt sich hierbei um Lokalanästhetika, das sind Medikamente, welche den Schmerz hemmen können), haben eine hohe Eigenspannung von plus 290 mV. Bringt man diese Medikamente an eine gesunde Zelle heran, so wird die Spannung an der Zellmembran so stark erhöht, daß auch bei einem starken Reiz keine Depolarisation zustande kommen kann. Bei einer geschädigten Zellmembran, die ja unter einer Dauerdepolarisation (das normale Verhältnis von Kalium zu Natrium, innerhalb und außerhalb der Zelle, kann

nicht mehr hergestellt werden) leidet, wird das Ruhepotential (Ruhepotential = Ruhespannung wird erhöht) so weit angehoben, daß eine Normalisierung der Spannung an der Membran erfolgt. Damit ist sie wieder in der Lage, mit einer normalen Depolarisation (Kaliumaus- und Natriumeinstrom) zu reagieren. Das war in wirklich ganz groben Zügen eine Einführung in die Neuraltherapie. Weitere Einzelheiten lesen Sie bitte in der entsprechenden Fachliteratur nach. Nun ist die Neuraltherapie nach Hunecke eine sehr komplexe Therapie. In der Neuraltherapie sind nicht nur Narben Störfelder, sondern auch erkrankte Zähne und Veränderungen an den inneren Organen selbst. Alle Störfelder werden bei der Huneckschen Neuraltherapie durch das Einbringen von Lokalanästhetika, mittels einer Spritze, behandelt.
Der Wirkungsort der Neuraltherapie nach Hunecke ist vor allem auch das autonome Nervensystem (Gefäßnervenstrang). Außer dem Grenzstrang gibt es im Körper noch einige zusätzliche große Schaltstellen, sogenannte Ganglien, in denen die Nerven der verschiedenen Nervensysteme miteinander verschaltet werden. Das sind nicht nur die Grenzstrangganglien, in denen der Ramus communicans mit dem Sympatikus kommuniziert, sondern große Schaltzentren wie das Ganglion stellatum und andere. Diese Ganglien sind oft an schwer zugänglichen Stellen gelegen. Aber auch Injektionen in bestimmte erkrankte Organe oder andere Nervengeflechte machen es notwendig, mit zum Teil sehr langen Nadeln tief in den Körper einzudringen. So gut und brillant diese Methode auch ist, erfordert sie jedoch einen Therapeuten, der mehr als gut sein muß. Die Wege zum Injektionsort führen oft nur knapp an lebenswichtigen Organen vorbei, wie dem Auge, der Lunge usw. Es erfordert sehr viel anatomisches Wissen, Erfahrung und sicher ein intuitives Gespür für das Machbare, um diese Therapie anwenden zu können.
Das ist auch sicher der Grund, warum die Neuraltherapie nie den Einsatz und die Anerkennung gefunden hat, die ihr eigentlich zustände. Für die Anwendung dieser Methode muß man sicherlich die Fertigkeiten eines exzellenten Chirurgen haben. Das sind nur wenige. Obendrein haben die meisten Menschen Angst vor Spritzen. Trotzdem ist die Neuraltherapie für die SMT wie geschaffen.
In den SMT setzen wir den Wirbel und sein Segment mit dessen Spinalnerven dem entsprechenden Meridian gleich. Der Meridian kann durch Gelenkssubluxationen und Narben gestört werden. Eine Gelenkssubluxation stellt für die SMT kein Problem dar. Ganz anders die Narben. Und hier ist der Einsatz der Neuraltherapie zu sehen. Solche Narben spielen an den Extremitäten und am Rumpf eine zunehmende Rolle, da die Operationshäufigkeit in der Schulmedizin noch immer zunimmt. Ein großes Problem ist, daß bei der operativen Schnittführung auf die Meridianverläufe keine Rücksicht genommen wird. Diese werden nach Herzenslust durchtrennt. Die Narbenbildung stört den Meridian um so stärker, je unschöner die Narbe verheilt (Kelloidbildung = Nar-

benwucherung). Eine Beeinträchtigung des Meridians tritt aber auch schon bei einer sehr feinen Narbe auf. Nach Hunecke kann man solche Narben mittels der Neuraltherapie entstören.
Wie kann man sich die Wirkung der Neuraltherapie vorstellen? Das Narbengewebe ist ein mehr oder weniger funktionsuntüchtiges Gewebe geworden. Jede Körperzelle ist ein einzelner Teil eines Ganzen, kann aber ohne den Gesamtverband nicht existieren. Die Abhängigkeit resultiert aus der Information

SINNESORGANE	Innenohr	Kieferhöhle		Siebbeinzellen		Auge	Stirnhöhle		Stirnhöhle		Auge	Siebbeinzellen		Kieferhöhle		Innenohr
GELENKE	Schulter Ellbogen	Kiefer		Schulter Ellbogen		Knie hinten			Knie hinten			Schulter Ellbogen		Kiefer		Schulter Ellbogen
						Hüfte	Kreuzsteißbein		Kreuzsteißbein		Hüfte					
	Hand ulnar Fuß plantar Zehen u. 1*	Knie vorn		Hand radial Fuß Großzehe		Fuß			Fuß			Hand radial Fuß Großzehe		Knie vorn		Hand ulnar Fuß plant. Zehen u. 1*
RÜCKENMARK-SEGMENTE	Th1 C8 Th7 Th6 Th5 S3 S2 S1	Th 12 Th 11 L 1		C7 C6 C5 Th4 Th3 Th2 L5 L4		Th 8 Th 9 Th 10	L 3 L 2 Co S5 S4		L 2 L 3 S4 S5 Co		Th 8 Th 9 Th 10	C5 C6 C7 Th2 Th3 Th4 L4 L5		Th 11 Th 12 L 1		C8 Th1 Th5 Th6 Th7 S1S2S3
WIRBEL	B1 H7 B6 B5 S2 S1	B 12 B 11 L 1		H7 H6 H5 B4 B3 L5 L4		B 9 B 10	L3 L2 Co S5 S4 S3		L2 L3 S3 S4 S5 Co		B 9 B 10	H5 H6 H7 B3 B4 L4 L5		B 11 B 12 L 1		H7 B1 B5 B6 S1 S2
ORGANE	Herz rechts	Pancreas		Lunge rechts		Leber rechts	Niere rechts		Niere links		Leber links	Lunge links		Milz		Herz links
	Duodenum	Magen rechts		Dickdarm rechts		Gallen blase	Blase rechts urogenitales Gebiet		Blase links urogenitales Gebiet		Gallen gänge links	Dickdarm links		Magen links		Jejunum Ileum links
ENDOKRINE DRÜSEN	Hypophysen-Vorderlappen	Neben schild-drüse	Schild-drüse	Thymus	Hypophysen-Hinterlappen		Epiphyse		Epiphyse		Hypophysen-Hinterlappen		Thymus	Schild-drüse	Neben schild-drüse	Hypo-physen-Vorderl.
SONSTIGES	Zentrales Nervensyst. Psyche	Mammadrüse rechts												Mammadrüse links		Z.N.S. Psyche

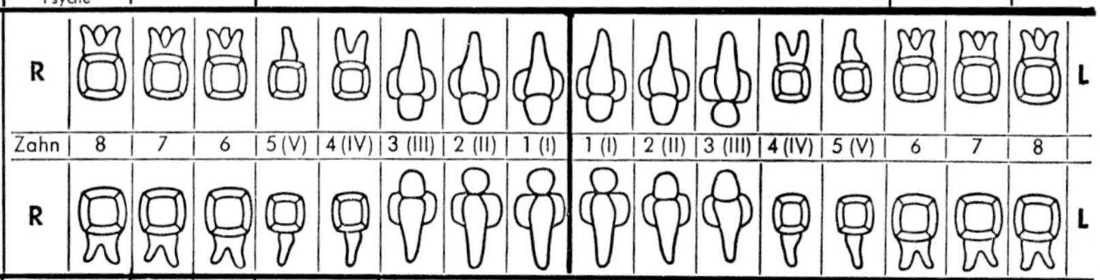

SONSTIGES	Energiehaushalt			Mammadrüse rechts								Mammadrüse links				Energiehaushalt
ENDOKRINE DR GEWEBSSYSTEME	periphere Nerven	Arterien	Venen	Lymph gefäße	Keimdrüse		Nebenniere		Nebenniere		Keimdrüse		Lymph gefäße	Venen	Arterien	periph. Nervensystem
ORGANE	Ileum rechts	Dickdarm rechts		Magen rechts Pylorus		Gallen blase	Blase rechts urogenitales Gebiet		Blase links urogenitales Gebiet		Gallen gänge links	Magen links		Dickdarm links		Jejunum Ileum links
	Ileocoecales Gebiet															
	Herz rechts	Lunge rechts		Pancreas		Leber rechts	Niere rechts		Niere links		Leber links	Milz		Lunge links		Herz links
WIRBEL	B1 H7 B6 B5 S2 S1	H7 H6 H5 B4 B3 L5 L4		B 12 B 11 L 1		B 9 B 10	L 3 L 2 Co S5 S4 S3		L2 L3 S3 S4 S5 Co		B 9 B 10	B 11 B 12 L 1		H5 H6 H7 B3 B4 L4 L5		H7 B1 B5 B6 S1 S2
RÜCKENMARK-SEGMENTE	Th1 C8 Th7 Th6 Th5 S3 S2 S1	C7 C6 C5 Th4 Th3 Th2 L5 L4		Th 12 Th 11 L 1		Th 8 Th 9 Th 10	L 3 L 2 Co S5 S4		L 2 L 3 S4 S5 Co		Th 8 Th 9 Th 10	Th 11 Th 12 L 1		C5 C6 C7 Th2 Th3 Th4 L4 L5		C8 Th1 Th5 Th6 Th7 S1S2S3
GELENKE	Schulter – Ellbogen			Knie vorn		Knie hinten			Knie hinten			Knie vorn		Schulter – Ellbogen		
	Hand ulnar Fuß plantar Zehen u. 1*	Hand radial Fuß Großzehe				Hüfte	Kreuzsteißbein		Kreuzsteißbein		Hüfte			Hand radial Fuß Großzehe		Hand ulnar Fuß plant Zehen u.1*
				Kiefer		Fuß			Fuß			Kiefer				
SINNESORGANE	Ohr	Siebbeinzellen		Kieferhöhle		Auge	Stirnhöhle		Stirnhöhle		Auge	Kieferhöhle		Siebbeinzellen		Ohr

Abb. 67. Bezugssystem der Störfelder der Zähne zu den verschiedenen Organen. Dabei korreliert die Organzuordnung zu den Zähnen sehr gut. Bei der Zuordnung der Wirbel zu bestimmten Zähnen sehen wir mit der SMT aber andere Zusammenhänge. (Lehrbuch der Neuraltherapie nach Hunecke; Peter Dorsch, Haugg Verlag, Heidelberg, 1978)

(Information = Depolarisationsstrom = Energie), welche jede Zelle braucht, um leben und seine Aufgabe im Verband übernehmen und erfüllen zu können. Das System der Informationsabhängigkeit ist schalenförmig aufgebaut. Das bedeutet, daß die Information um so wichtiger wird, je näher deren Informationsquelle benachbart ist. Kurz gesagt, für eine Leberzelle ist der Informationsverbund der Leberzellen von übergeordneter Bedeutung, auch wenn die ganze Leber in die Gesamtinformation unseres Körpers eingeordnet ist. Eine Narbe nimmt an dem örtlichen Informationsverbund nicht mehr richtig teil, außerdem wird die Zelle von der übergeordneten Information nicht mehr erreicht oder die ankommende Information ist verfälscht. Die Narbe stört.
Ein Wiederherstellen des energetischen Meridianverlaufs kann mit der Neuraltherapie erreicht werden. Der Wirkungsort der Neuraltherapie sind diesmal die Zellen und Nervenfasern des autonomen Nervensystems. Nun haben die Chinesen herausgefunden, daß die Akupunkturwirkung über das autonome Nervensystem geleitet wird und so zustande kommt. Die entsprechende anatomische Struktur für das autonome Nervensystem ist in der Peripherie der Gefäßnervenstrang.
Von der Neuraltherapie nach Hunecke wird gesagt, daß erkrankte Zellen eine dauerhafte Änderung des Membranpotentials (Spannung normal 40 – 90 mV) erfahren, welche mit dem neuraltherapeutisch eingebrachten Medikament ausgeglichen werden kann, so daß eine Wiederaufnahme der normalen Zellfunktionen, auch im Sinne einer jetzt wieder zu erreichenden Depolarisation, möglich wird. Dadurch können die Zellen des autonomen Nervensystems ihre normale Funktion wieder aufnehmen. Erst jetzt kann auch innerhalb von Organzellen wieder eine normale Zellfunktion einsetzen.
Bei der Narbenentstörung ist der große Vorteil der, und das fördert sicherlich auch die Akzeptanz der Patienten, die Angst vor Spritzen haben, daß man bei der Narbenentstörung nicht so weit in die Tiefe spritzen muß, wie das bei anderen neuraltherapeutischen Injektionen der Fall sein kann. Man muß die Narben lediglich unter- und umspritzen. Da wir nicht an den Ganglien und am Grenzstrang wie bei der Neuraltherapie arbeiten, brauchen wir auch nicht so gefährliche und schwer zu erreichende Injektionsorte wählen. Dadurch ist diese Methode von vielen Therapeuten gefahrlos anwendbar.
Eine Gruppe von eventuellen Störfeldern ist für jeden Therapeuten ebenso leicht zu erreichen wie die Narben. Das sind die Zähne. Die Neuraltherapie nach Hunecke hat ein ganzes System von Beziehungen zwischen den einzelnen Zähnen, den inneren Organen, den Sinnesorganen, zu den endokrinen (hormonproduzierend) Drüsen, den Gelenken, den einzelnen Wirbeln und den Rückenmarkssegmenten erstellt (s. Abb. 67).
Auch wenn die SMT die Beziehungen zwischen den einzelnen Organkomponenten zum Teil etwas anders sieht, ist es doch beeindruckend, wie die Brüder Hunecke schon vor Jahrzehnten die Zusammenhänge erkannt und systemati-

siert haben. Damals wurde die Akupunktur noch als Autosuggestion angesehen und die moderneren Erkenntnisse über die Akupunkturwirkung, ebenso wie die Erkenntnisse der Osteopathen aus Amerika, waren so gut wie nicht bekannt.

Wie der Zufall es will, erlebte ich im August 1998, also nachdem ich mich mit der Neuraltherapie nach Hunecke beschäftigt und dieses Kapitel geschrieben hatte, folgendes am eigenen Leibe. Dazu muß ich abermals in meine eigene Krankengeschichte zurückgehen. Ich hatte, wie ich heute weiß, schon seit Kindheit eine Kreuzbeinsubluxation. Das macht sich bis heute in der Form bemerkbar, daß ich morgens nach dem Aufstehen die Beine wegen einer extremen Steifigkeit nicht richtig bewegen kann, geschweige denn, Treppen locker hinabsteigen kann.

Ein weiterer Hinweis ist der, daß ich mit 12 oder 13 Jahren schon stark einschießende Rückenschmerzen bekam, so daß ich dabei wie ein Taschenmesser zusammenklappte und zu Boden ging. Diese Beschwerden verloren sich nach einiger Zeit, Gott sei Dank, von selbst. In den folgenden Jahren hatte ich immer wieder einmal einen Hexenschuß, der aber mit den berühmten drei Spritzen jedes Mal verging. Seit einigen Jahren plagen mich gelegentlich Schmerzen in der rechten Leiste, welche bis in den Hoden ausstrahlen. Im letzten Jahr kam ein manchmal unerträgliches Stechen in der linken Ferse hinzu.

Da meine Frau mich wegen meiner Ohrgeräusche, neben meiner Selbstbehandlung, regelmäßig untersucht und therapiert (mittlerweile hatte sie auch die Reposition des Kreuzbeins gelernt), behandelt sie die Kreuzbeinsubluxation regelmäßig mit. Auf die Kreuzbeinbehandlung hin bekam ich Spannungen in der linken Kniekehle, die ich darauf zurückführte, daß sich die tiefe Gesäßmuskulatur nicht schnell genug entspannte. Diesen Umstand sah ich im Alter des Schadens. Im Laufe der Zeit wurde der Kreuzbeinschaden immer besser, aber nie ganz gut. Das Gelenk war sehr schwer zu reponieren und sprang ganz leicht wieder heraus. Eines Abends krachte es bei der Kreuzbeinbehandlung im Gelenk. Meine Frau war sicher, daß das Gelenk in diesem Augenblick richtig und vollständig reponiert war.

Ich selbst spürte nach einer halben Stunde plötzlich eine schmerzlose Schwellung über dem 1. rechten oberen Schneidezahn. In den nächsten Tagen nahmen die Beschwerden im linken Knie stark zu. So stark, daß mittlerweile das ganze Knie und das ganze Bein weh tat. Ich hatte zum Schluß den Eindruck, meine ganze linke Körperhälfte sei schmerzhaft und verspannt. Aufstehen, Setzen und Treppensteigen waren eine Qual. Als ich beim Zahnarzt auf dem Stuhl lag und der Kollege noch einige Minuten in einem anderen Zimmer etwas zu tun hatte, konnte ich vor Schmerzen in der ganzen linken Seite nicht richtig liegen. Der Zahnarzt stellte einen knöchernen Eiterherd am Ende eines alten toten Stiftzahnes im Oberkiefer (1. oberer Schneidezahn rechts) von Erdnußgröße fest, der nach außen aufgebrochen war. Abszeß und Zahn mußten raus. Als der

Kollege die Betäubungsspritze in die Oberkieferschleimhaut über dem kranken Zahn setzte, waren schlagartig meine linksseitigen Schmerzen so gut wie verschwunden. Die Neuraltherapeuten nennen das Sekundenphänomen.
Zu Hause nahm ich mir sofort das Buch über die Hunecksche Neuraltherapie zur Hand und schaute nach. Darin war zu lesen, daß der erste Schneidezahn ein Störfeld für folgende Körperregionen ist: Kreuzbein und Knie hinten, L2/L3, sowie S4/S5, für die Blase und das Urogenitalsystem. Diese Erkenntnisse decken sich mit SMT, bei der L3 mit Blase und Prostata und S4 mit der Genitalregion verbunden ist.
Nach dem Lesen dieser Zusammenhänge fiel es mir wie Schuppen von den Augen. Meine Beschwerden waren alle erklärt, sogar meine Ohrgeräusche und mein jahrelanger, nicht enden wollender Kampf mit diesen erscheint in einem ganz anderen Licht. Vielleicht ist dieser Zahn das eigentliche Übel und die Wurzel meiner Ohrgeräusche. Ich erinnere mich, vor Jahren schon einmal einen Abszeß an diesem Zahn (1. Schneidezahn oben rechts) gehabt zu haben, der mir mit ca. acht Jahren bei einem Sturz abgebrochen war und erst mit dreißig mit einer Überkronung behandelt wurde. Da er ein Störfeld für den Blasenwirbel und das Kreuzbeinbeckengelenk ist, nimmt es mich nicht Wunder, daß ich mit ca. zwölf Jahren schon solche Rückenprobleme hatte, die, wie ich heute weiß, auf eine Kreuzbeinsubluxation zurückzuführen waren. Die Störung des Blasenwirbels wirkte sich zusätzlich negativ auf das Kreuzbeinbeckengelenk aus, da der Blasen-Meridian über die Kreuzbeinbeckengelenke zieht und eine Meridianstörung, ausgelöst durch eine Wirbelblockierung, zusätzlich für eine Instabilität in den Kreuzbeinbeckengelenken verantwortlich ist. Kreuzbeinsubluxation und eine Blockierung des Blasenwirbels (L3) und der restlichen Funktionskreiswirbel, Nieren (B10 und B11), sowie des Ohrenwirbels (H3), sind wichtige Faktoren für das Auftreten von Ohrgeräuschen.
Obwohl meine Ohrgeräusche mittlerweile wesentlich gebessert sind, so daß ich sie nicht mehr ständig als störend wahrnehme, hoffe ich nun, daß nach Abklingen der Entzündungen im Gebiet des 1. rechten oberen Schneidezahns und nach Abklingen der dadurch entstandenen Reizung des ganzen Nervensystems, es zu einem weiteren therapeutischen Fortschritt in meiner Ohrgeräuschbehandlung kommt, besonders, wenn es nun gelingt, die Wirbelsäulenschäden zu stabilisieren, nachdem das Störfeld beseitigt wurde.
Somit durfte ich am eigenen Leib erfahren, daß meine Überlegungen zur Störfeldsuche und Behandlung nicht aus der Luft gegriffen sind, sondern einen wesentlichen Teil der SMT ausmachen. Speziell in den Fällen, bei denen eine scheinbare Therapieresistenz vorliegt.
In den folgenden Kapiteln gehe ich nicht näher auf die Störfeldtheorie ein, da dadurch der Rahmen des Buches gesprengt würde und es noch umfangreicher würde als es so schon ist. Bitte schlagen Sie über die verschiedenen

Erkrankungen in diesen entsprechenden Kapiteln nach und informieren Sie sich an Hand der Tabelle über die Störfelder der Zähne und an Hand der Meridianabbildungen über die Störfelder in den inneren und äußeren Meridianverläufen.

2.5. HOMÖOPATHIE UND DIE SMT

Ich bin kein Mensch, der das Kind mit dem Bade ausschütten möchte. Wenn ich nun über die Homöopathie als Ergänzung zur SMT schreibe, im Augenblick auch noch aus etwas theoretischer Sicht, so möchte ich doch die klassisch-medizinischen Medikamente, einschließlich des Cortisons, nicht missen. Wer einmal über längere Zeit extreme Schmerzen hatte, weiß diese Medikamente zu schätzen. Nicht das Medikament ist schlecht, sondern die Art der Anwendung. Das bedeutet, Schmerztherapie ohne Behandlung der Ursachen macht keinen Sinn und ist falsch, da sie in der Regel zu einer Dauertherapie von Medikamenten führt, welche zum Teil starke Nebenwirkungen und ein nicht unerhebliches Suchtpotential besitzen. Für unheilbar Kranke sind diese Medikamente, richtig angewandt, ein Segen.
Hat man den akuten starken Schmerz im Griff, sollte baldmöglichst auf eine sanftere medikamentöse Therapie umgestiegen werden. Hier kommen wir an den Punkt, bei dem der Einsatz von homöopathischen Medikamenten sinnvoll wird. Daß Akupunktur und Homöopathie Scheinbehandlungen seien, mit autosuggestiven Elementen, können nur noch wirklich verbohrte und ignorante Schulmediziner behaupten. Ich behaupte sogar, daß diese Therapien, speziell die Homöopathie, das wirkungsvollere Vorgehen darstellen, da sie ganz individuell auf den Kranken und seine Krankheit, im Sinne einer Ganzheitsbehandlung, abgestimmt sind.
Eine homöopathische Krankenbefragung (Anamnese) ist sehr aufwendig, da in der Krankengeschichte die verschiedensten Beschwerden berücksichtigt werden müssen, die auf den ersten Blick nichts mit den akuten Beschwerden zu tun haben müssen oder die im Krankheitszusammenhang unerklärlich sind. Auch für die SMT muß eine Erhebung der Krankengeschichte sehr ausführlich sein, da die Ursachen der akuten Erkrankung bis in die Kindheit zurückreichen können. Bei unserer Krankenbefragung sind ebenfalls individuelle Krankheitszeichen von größter Bedeutung, da sie dem Therapeuten einen Hinweis auf die Zusammenhänge geben, welche mit den einzelnen Wirbelblockierungen und den entsprechenden Meridianstörungen zusammenhängen. Somit darf ich postulieren, daß unsere Anamnese gar nicht so verschieden von einer homöopathischen ist. Das bedeutet, daß man auf Grund einer ausführlichen Anamnese Hinweise für die Behandlung für beide Methoden bekommt.
Man kann natürlich grundsätzlich zu der SMT andere Methoden, wie z. B. die Homöopathie anwenden, es darf aber nicht so sein, daß man etwas SMT mit

etwas Homöopathie oder etwas anderem mischt. Das kann nicht funktionieren. Man muß grundsätzlich die SMT vollständig und zusätzlich die Homöopathie richtig anwenden. Erst dann bekomme ich einen wirklichen Heilerfolg.

2.6. BACHBLÜTEN UND DIE SMT

Die Bachblütentherapie würde ich die reine „Homöopathie der Seele" nennen. Mir ist bewußt, daß beide Therapieformen, die Homöopathie und die Bachblütentherapie, im Sinne einer Ganzheitsbehandlung, beide Aspekte abdecken, den körperlichen und den seelischen (Die Homöopathie erreicht die Seele über die hohen Potenzen und führt so eine Umstimmung durch). Dabei wird der Körper behandelt, indem sie den Kranken seelisch so umstimmen, daß dessen Selbstheilungskräfte in Gang kommen können.
Die Bachblütentherapie ist eine ideale Ergänzung zur SMT. Die Bachblütentherapie hat im Gegensatz zur Homöopathie den Vorteil, daß sie durch die begrenzte Anzahl von nur 38 verschiedenen Blütenessenzen viel leichter zu handhaben ist. Die Homöopathie mit ihren nahezu 2000 verschiedenen Mitteln (ohne Potenzen) ist weitaus unübersichtlicher.
Es ist auch kein Nachteil, daß diese beiden Therapieformen sich zur Selbstbehandlung eignen, denn auch die SMT soll bis zu einem gewissen Grad eine Volksmedizin werden, in der Form, daß schon in den Familien nach kleineren Schäden, wie Beinlängendifferenzen und Skoliosen geschaut wird. Auch die Vorbeugung und Behandlung dieser Schäden durch ein Familienmitglied ist durchaus erwünscht. Der Laie sollte wissen, wie er durch eine Verhaltensänderung in Bewegung und Schlafhaltung zu einer Besserung der Schäden beitragen kann.
Die Therapeuten brauchen trotzdem keine Angst zu haben, arbeitslos zu werden. Allein mit der richtigen Therapie des Kreuzbeins sind die meisten Laien doch überfordert und hier muß der Therapeut Hand anlegen. Auch gehört zum Erkennen von dezenten Blockierungen und Skoliosen doch eine gewisse Erfahrung, welche ein Laie in der Regel nicht hat. Einen groben Befund kann aber auch ein Laie erkennen, wenn man ihm erklärt, worauf er achten muß. Sinnvoll wäre es, wenn schon die Mütter beim Wickeln der Kinder, durch das Nachschieben der Hüften, einer Hüftsubluxation vorbeugen würden. Dies ist so einfach, daß man es den Eltern zeigen kann und obendrein kann man dabei nichts falsch machen.
Ich habe oft festgestellt, daß manche Menschen seelisch nicht in der Lage sind, gesund zu werden. Es wird von vielen Therapeuten immer wieder behauptet, solche Menschen wollten nicht gesund werden. Ich mag nicht ausschließen, daß es gelegentlich solche Patienten gibt, die ganz bewußt mit ihrer Krankheit etwas erreichen wollen, z. B. Rente, Zuwendung und anderes. Ich glaube aber, daß vielen Menschen ihre seelische Blockade gar nicht bewußt wird. Solche

seelischen Blockaden aufzudecken und dem Patienten bewußt zu machen und auch zu heilen, vermag die Bachblütentherapie in idealer Weise. Kritikern, die nicht an eine Wirkung der Bachblüten glauben können, kann man entgegenhalten, daß die Betreffenden bei der Beschäftigung mit den Bachblüten zumindest beginnen, über sich und ihre Situation, ihre Wünsche und Ziele nachzudenken. Allein das ist schon ein therapeutischer Erfolg.
Ob der Patient nach dem Bewußtwerden zu einer Änderung seiner Blockade bereit ist, steht auf einem anderen Blatt. Wurde von dem Betreffenden eine solche Blockade auf Grund einer Bachblüten- oder Homöopathietherapie erkannt und will oder kann er die Ursache nicht ändern, hat eine weitere Behandlung mit der SMT auch keinen Sinn mehr, da die seelische Fehlsteuerung eine Stabilisierung der Wirbelsäule verhindert.
Ich halte im Verlauf der manuellen Behandlung die Bachblütentherapie für einen sehr gangbaren und hocheffizienten Weg, der schneller zum Erfolg einer SMT oder zur Stabilisierung der therapierten Wirbelsäulenbefunde führt. Aber auch hier lassen Sie bitte dem Patienten Zeit, sich mit dem Neuen auseinanderzusetzen und fallen Sie nicht gleich bei der ersten Behandlung mit diesen Dingen über ihn her, besonders dann, wenn er primär zur SMT zu ihnen kommt. Es gibt ja auch immer wieder Patienten, welche diese Dingen wie Bachblüten und Homöopathie ablehnen oder sogar davon abgeschreckt werden, weil sie Scharlatanerie vermuten. Die sogenannte wissenschaftliche Medizin hat es vortrefflich verstanden, diese Therapieformen mit dem Begriff der Autosuggestion in Mißkredit zu bringen. Wenn Sie zu forsch vorgehen, verbauen Sie sich und dem Patienten leicht den Weg zur Heilung.

2.7. KNEIPP UND DIE SMT

Die Kneippsche Therapie ist in Deutschland weit verbreitet. Kneipp stammt übrigens aus Ottobeuren, aus dem Ortsteil Stefansried. Ich bin vor 19 Jahren als kassenärztlicher Hausarzt nach Ottobeuren gekommen und betreibe, nach Abgabe der Kassenarzttätigkeit 1998 eine Privatpraxis im gleichen Ort. In meiner ärztlichen Tätigkeit habe ich mich vollständig der SMT verschrieben. Heute fühle ich mich als Ottobeurer und habe daher einen engen Bezug zu Kneipp und dessen Therapie.
Der therapeutische Hauptanteil der Kneippschen Behandlung ist die Anwendung der verschiedenen Wassergüsse, Teil- und Vollbäder. Gerade bei den Güssen tritt der Zusammenhang mit der SMT und der Akupunktur, hier speziell mit der Meridiantheorie, deutlich zu Tage. Meiner Ansicht nach kommt die Wirkung der Kneippschen Therapie über eine Energieänderung in den Meridianen, sprich im autonomen Nervensystem, zustande. Fließendes Wasser (Kneippgüsse) reinigt sehr gut und leitet überschüssige Energien ab, Bäder (Armbad usw.) dahingehend können gut Energie im Organismus ausgleichen oder gar in ihn einbringen.

Über den Energieausgleich in den Meridianen wird bei der Kneippschen Behandlung das Meridiansegment im Wirbelsäulenkanal beeinflußt und so die inneren Organe behandelt. Im Grunde ist die Basis dieser Therapieform die gleiche wie bei Akupunktur, Reflexzonenmassage und SMT, nämlich der Zugang zum Segment mit seinen Spinalnerven. Mit der Kneipp Therapie werden Störungen im Segment und in den vom Segment abhängigen Strukturen, wie Gewebe, Organe, Meridiane, Wirbel und Gelenke, behandelt. Der Mechanismus der Einflußnahme der unterschiedlichen Parameter untereinander ist identisch mit dem der SMT.
Der einzige Unterschied ist der verschiedene Ansatzpunkt der beiden Therapien. Kneipp, wie die Akupunktur und viele andere Therapien auch, arbeitet sich von der Peripherie über den Meridian (autonomes Nervensystem) zum Rückenmarksegment vor, SMT geht direkt vom Wirbel zum Rückenmarksegment. Unsere Therapie hat den kürzeren Weg zum Rückenmarksegment und ist daher vielleicht weniger störanfällig als die Kneipp-Therapie, aber grundsätzlich sind beide Behandlungsweisen mehr als nur verwandt.

2.8. BREUSS-MASSAGE

Oft wird die SMT mit einer weiteren Therapie verquickt, die von einem Bludenzer (Vorarlberg in Österreich) Heiler stammt, einem Herrn Breuss (leider schon verstorben), und Breuss Massage genannt wird. Diese Breuss Massage hat aber eigentlich mit der SMT nur am Rande etwas zu tun. Es handelt sich grundsätzlich um zwei völlig getrennte Therapieformen.
Breuss postulierte, daß durch seine Massage des Rückens mit Johanniskrautöl die Bandscheiben wieder aufquellen und regenerieren würden und so Rückenschmerzen verschwänden. Ich muß zugeben, daß Öl das einzige Medikament ist, was wirklich tief in das Gewebe eindringt. Ob es wirklich in die Bandscheibenregion vordringen kann, mag ich nicht zu beurteilen. Da die Bandscheiben aber nicht das Problem unserer Rückenschmerzen sind, sondern Blockierungen und Skoliosen der Wirbelsäule mit entsprechenden Nerveneinklemmungen, ist diese Überlegung eher irrelevant.
Bei der Breuss-Massage wird der ganze Rücken mit Johanniskrautöl bestrichen. Danach wird eine leichte Streichmassage über den Rücken von oben nach unten durchgeführt. Ich betrachte diese Therapieform als eine meridiane Ausleitungsmassage des sehr wichtigen Blasen- und des Gallenblasen-Meridians. Ich habe dabei die Vorstellung, daß negative oder überschüssige Energien aus dem Körper ausgeleitet werden. Dadurch wird der Energiegehalt der Meridiane ausgeglichen und Wirbel bleiben dadurch nach der Behandlung eher in der gewünschten Position, weil sich die Rückenmuskulatur entspannt.

3. BESPRECHUNGEN UND FALLBESCHREIBUNGEN EINZELNER KRANKHEITSBILDER IN THEORIE UND PRAXIS MIT DER SMT

3.1. ABSZESSBILDUNG UND ANDERE HAUTERKRANKUNGEN WIE Z. B. AKNE

Es gibt immer wieder Patienten, die ohne ersichtlichen Grund oder nach einer Bagatellverletzung zu einer Abszeßbildung neigen. Nicht selten treten diese Furunkel gehäuft in der gleichen Körperregion auf. Die Ursache ist mit Sicherheit eine Abwehrschwäche des Gewebes. Der auslösende Faktor für die örtliche Immunstörung ist, wenn keine allgemeine Abwehrschwäche vorliegt, häufig die Blockierung eines Wirbels, mit einer Einengung der entsprechenden Spinalnerven. Wenn ein Patient eine Abszeßneigung hat, dazu gehört auch grundsätzlich die Neigung zu Grützbeuteln (Atherome = Talgdrüsen, welche sich nicht entleeren können, immer größer werden und sich nicht selten in Form eines Abszesses entzünden), so muß am Krankheitsort die örtliche Durchblutung, Zellfunktion und damit das örtliche Immunsystem gestört sein. Erst wenn die Wirbelsäule behandelt und die ursächliche Spinalnerveneinklemmung beseitigt wird, kann sich das Immunsystem an der entsprechenden Stelle erholen und eine Heilung einsetzen.

Eine ausschließliche Untersuchung und Behandlung des entsprechenden Segmentwirbels ist aber nicht ausreichend. Da wir in der SMT einen Wirbel mit seinem Rückenmarksegment und dem entsprechenden Meridian mit einer Funktionseinheit gleichsetzen und wir aus der Akupunkturlehre wissen, daß bestimmte Meridiane und Organe in sogenannten Funktionskreisen zusammengefaßt sind, muß man natürlich auch die Wirbel, welche zum Funktionskreis eines Meridians gehören, untersuchen und mitbehandeln.

Nehmen wir einmal an, der Abszeß tritt regelmäßig im Segment (man sagt auf der Haut auch Dermatom) des 2. Brustwirbels auf. Jetzt ist es nicht ausreichend, lediglich den 2. Brustwirbel zu untersuchen und zu behandeln. Der 2. Brustwirbel ist der Herzwirbel. Das Herz gehört zum Funktionskreis Herz (B2)/ Dünndarm (B12)/ Zunge (H2). Das bedeutet, daß man auch diese Wirbel auf Blockierungen hin untersuchen muß.

Der 2. Halswirbel ist nicht nur der Körperöffnungswirbel zum Funktionskreis Herz/Dünndarm/Zunge, sondern auch der Augenwirbel. Die Augen sind die Körperöffnung zum Funktionskreis Gallenblase (B4)/ Leber (5)/ Augen (H2). Auch diese Wirbel sind zu beachten.

Aber ebenso wichtig sind die Wirbel des Funktionskreieses Lunge (B3)/ Dickdarm (L1)/ Nase (H4). Die Lunge hat in der chinesischen Medizin eine enge Beziehung zum Organsystem Haut (Akne und andere Hautveränderungen).

Der 4. Halswirbel ist nicht nur der Nasen- sondern auch der Mundwirbel. Der Mund ist die Körperöffnung zum Funktionskreis Magen (B6)/ Milz-Pankreas (B8 und B7)/ Mund (H4). Die Wirbel dieses Funktionskreises müssen ebenfalls berücksichtigt werden.

Es fehlt in der Aufzählung der Meridiane mit einem direkten Organbezug nur noch der Funktionskreis Blase (L3)/ Nieren (B10 und B11)/ Ohren (H3). Diesen Funktionskreis kann man auch noch zwanglos in den Gesamtzusammenhang bringen, da die Blockierung seiner Wirbel der Ausdruck einer gestörten Ausscheidung über die Nieren ist. Die Ausscheidung wird mehr auf die Haut, in die Lunge und auf den Dickdarm verlagert. Durch eine fast regelmäßige Blockierung des Kreuzbeinbeckengelenks ist der Blasen-Meridian und damit der ganze Funktionskreis Blase/Nieren/Ohren fast immer gestört.
Grundsätzlich sind all die Meridiane zu berücksichtigen, die mit ihrem Meridianverlauf das erkrankte Gebiet durchziehen. Außerdem alle Meridiane, die über die verschiedenen Wirbel und Funktionskreise untereinander in Beziehung stehen.
Obendrein darf man nicht die Untersuchung der Gelenke und Behandlungen aller subluxierten Gelenke vergessen, welche in den betreffenden Meridianverläufen gelegen sind, wobei des Kreuzbeinbeckengelenk von größter Bedeutung ist. Über die verschiedenen Gelenke in den in Frage kommenden Meridianen informieren Sie sich bitte im Kapitel 2.1.6.

Fall 1:
Krankengeschichte und Behandlungsverlauf:
Im Oktober 1992 kam ein damals 62-jähriger Patient, K. J., mit einem Abszeß am Rücken in meine ambulante Behandlung. Die Veränderung war am Rücken in Höhe des 10. und 11. Brustwirbels, links vom Dornfortsatz, gelegen. Der Abszeß wurde vom Chirurgen gespalten und heilte unter der üblichen Wundbehandlung ab. Im Juni 1994 trat an genau der gleichen Stelle abermals ein Abszeß auf, der wieder gespalten werden mußte und danach langsam abheilte. Im Oktober des gleichen Jahres war es wieder soweit, daß der Patient an besagter Stelle seinen dritten Abszeß hatte. Der Chirurg mußte wiederum tätig werden. Nach einigen Monaten, im Juli 1996, bildete sich am Rücken des Patienten an genau der gleichen Stelle wie schon so häufig ein großer Abszeß. Der Gang zum Chirurgen konnte auch jetzt dem Mann nicht erspart werden. Da der Patient wegen anderer Rückenprobleme schon öfters zur SMT bei mir war, unter anderem wegen einer Ischialgie, die nach der Therapie verschwunden war, konnte ich Herrn K. motivieren, seine Wirbelsäule, besonders im Bereich seiner wiederholten Abszeßbildung, mit der SMT behandeln zu lassen.
Der Patient kam anfangs über einige Monate regelmäßig zur manuellen Behandlung. Augenblicklich kommt er nur noch, wenn er spürt, daß seine Wirbel wieder herausgesprungen sind. Er hat mittlerweile ein gutes Gespür dafür entwickelt. Es ist überflüssig zu sagen, daß seit der Behandlung und Besserung seines Wirbelsäulenbefundes eine neuerliche Abszeßbildung bis heute ausgeblieben ist.

Manueller Untersuchungsbefund:
Bei der manuellen Untersuchung fand sich eine Beinlängendifferenz von 2 cm durch ein links längeres Bein. In Folge dessen war das Kreuzbein recht stärker subluxiert als links. Die ganze Wirbelsäule war insgesamt nach links, dabei aber stellenweise mehr oder weniger stark, skoliotisch verbogen. Der Scheitelwirbel des unteren Skolioseabschnitts war genau in der Höhe der Nierenwirbel (B10 und B11) gelegen, an der Stelle, an der die Abszeßbildung immer wieder auftrat.

Fallbesprechung:
Mittlerweile sind seit der letzten Abszeßbildung drei Jahre vergangen, in welcher der Patient beschwerdefrei geblieben ist. Herr K. kommt gelegentlich zur SMT in meine Behandlung, in erster Linie bei Ischias und Kreuzbeinproblemen. Dabei wird jedesmal natürlich auch die Wirbelsäule mituntersucht und behandelt. Die beiden am stärksten betroffenen Wirbel, an deren Stelle die Abszeßbildung auftrat, sind immer noch zu ertasten, bedürfen aber nur noch kleinerer Korrekturen. Die Blockierung ist wesentlich besser und die Wirbel lassen sich ganz leicht in die richtige Position massieren. Der Patient muß weiterhin an diesem Befund arbeiten. Das bedeutet, wenn er nachlässig wird und in seine alten Bewegungsfehler zurückfällt, würde es in absehbarer Zeit sicherlich zu einer erneuten Abszeßbildung kommen. Diese Fehler des Patienten sind in erster Linie das Bücken nach rechts, das rechts Tragen und das links Liegen. Versucht Herr K. auch weiterhin im Großen und Ganzen, die Therapieanweisungen zu befolgen, bin ich sicher, daß er weiterhin beschwerdefrei bleibt.

Fall 2.
Im Dez. 1997 kam eine 22-jähriger Patient, Herr F. H., wegen einer Skoliose, die er seit vier Jahren behandelte. Er hatte keine großen Probleme, er gab lediglich Rückenschmerzen nach längerem Stehen an. Ischiasbeschwerden hatte der Patient noch nie gehabt. 1997 ließ sich der Patient nur ein Mal von mir untersuchen und behandeln. Dabei fiel mir seine schwere Akne auf, die besonders am Rücken auftrat. Ich erklärte dem Patienten die Zusammenhänge zwischen Akne und Wirbelsäule.
Der Patient kam erst im März 1999 wieder in Behandlung. Der Grund war dieses Mal ein Augenbrennen mit einer Regenbogenhautentzündung. Er gab auch an, seit zwei Wochen wieder Verspannungen im Kreuz zu haben. Bei dieser Gelegenheit fragte ich ihn nach seiner Akne und er erzählte mir, daß diese nach der Behandlung 1997 langsam verschwunden sei. Auch sei sein Rücken besser geworden.

Manueller Untersuchungsbefund:
Das linke Bein war 2,5 cm länger durch eine linksseitige Hüftsubluxation. Das Kreuzbeinbeckengelenk war links stärker als rechts subluxiert. Die Wirbelsäule wies von L5 bis B10 eine Links- und von B9 bis B1 eine Rechtsskoliose auf. Der 7. Halswirbel war wieder nach links verschoben. Als besonders stark blockiert imponierte der 3. Brust-, der Lungenwirbel.
Im März 99 stellte sich der Wirbelsäulenbefund wie folgt dar: Die Beine waren gleich lang und die Hüften saßen regelrecht im Gelenk. Die Wirbelsäule hatte aber ihre Form insofern geändert, daß die Rechtsskoliose der oberen Wirbelsäule verschwunden und durch eine Linksskoliose ersetzt war. Besonders stark blockiert waren der Kreislauf (B12)-, der Herz (B2)- und der Zunge/Augenwirbel (H2).

Fallbesprechung:
Dieses Beispiel belegt, daß nicht immer, wenn ein Patient nicht mehr vorstellig war, die Therapie versagt hat. Im Gegenteil kann dies ein Zeichen eines überraschend schnellen Heilungserfolgs sein. So auch in diesem Fall. Nicht nur die Rückenbeschwerden hatten sich gebessert, sondern die Akne war völlig verschwunden. Für seine akuten Beschwerden waren die Blockierungen der Wirbel des Funktionskreises Herz (B2)/ Dünndarm /(B12) Zunge (H2) verantwortlich.
Bei der ersten Behandlung 1997 fiel mir besonders der Lungenwirbel (B3) auf. Die Lunge ist das Organ der Haut und hatte daher eine große Verantwortlichkeit für die Akne des Patienten. Natürlich waren im Rahmen der Skoliosen die restlichen Funktionskreiswirbel Dickdarm (L1) und Nase (H4) ebenfalls betroffen. Warum der Patient an einer Akne und nicht an einem anderen Hautleiden erkrankte, versuche ich folgendermaßen zu erklären:

Den Hinweis gibt zum Einen die akute Regenbogenhautentzündung 1999 und zum Anderen die Nachbarschaft des Gallenblasen (B4)- zum Lungenwirbel. Bei einer sehr starken Blockierung eines Wirbels werden die Nachbarwirbel ebenfalls in Mitleidenschaft gezogen. Da die Akne eine Störung ist, welche die Talgdrüsen betrifft und die Talgabsonderung sicher etwas mit dem Fettsoffwechsel (Ausscheidungsstörung der Gallenblase) zu tun hat, drängt sich einem der Gedanke auf, daß eine zusätzliche Blockierung des Gallenblasenwirbels in Verbindung mit dem Lungenwirbel die Akne hervorgerufen hat.
Der zweite Gedanke bezieht sich auf die Störung im Funktionskreis Herz/Dünndarm/Zunge, die 1999 eine Rolle spielte. Der Zungen (H2)- ist auch der Augenwirbel. Die Augen sind die Körperöffnung zum Funktionskreis Gallenblase (B4)/ Leber (B5) Augen (H2). Hier kann also ebenfalls eine Verbindung zur Gallenblase hergestellt werden. Vielleicht wirken auch beide Faktoren synergistisch. Die Änderung der Wirbelsäulenform kam sicher durch den Beinlängenausgleich zustande. Dabei war der alte Befund einer Links- im oberen Brustwirbelsäulenbereich durch eine Rechtsskoliose überdeckt, die durch den Beckenschiefstand hervorgerufen war.

3.2. ALLERGIEN

In der Schulmedizin werden Allergien, wo immer sie auch auftreten mögen, als eigenständige Erkrankungen betrachtet. Dabei spielt es keine Rolle, ob die Allergien auf der Haut, in der Lunge, im Darm, in der Nase oder an den Augen auftreten. Die Therapien sind so zahlreich wie die Organe, an denen Allergien auftreten können. Allen Therapien ist aber eines gemeinsam, sie zielen darauf hin ab, die Allergie zu unterdrücken, in der zweifelhaften Hoffnung, damit die Erkrankung zu beseitigen. Dieses gelingt aber nur in den allerwenigsten Fällen. Warum die Allergiebehandlung so langwierig und wenig effizient ist und den Einsatz von Medikamenten mit hohem Nebenwirkungspotential, bis hin zum Cortison, erforderlich macht, möchte ich in diesem Kapitel erklären.
Allergien sind keine eigenständigen Erkrankungen. Sie sind vielmehr ein Ausdruck einer Organentzündung. Die Allergie ist die körperliche Manifestation dieser Entzündung, also lediglich ein Krankheitssymptom. Die Krankheitsursache ist an ganz anderer Stelle zu suchen. Sie liegt, wie Sie schon vermuten werden, nicht im erkrankten Organ selbst, sondern an der Wirbelsäule. Hier ist eine Blockierung oder eine Skoliose der Wirbelsäule für das Geschehen verantwortlich zu machen.
Der Mechanismus läuft folgendermaßen ab: Eine Verschiebung eines oder mehrerer Wirbel führt dazu, daß die Austrittsöffnungen für die aus dem Rückenmarkskanal kommenden Spinalnerven (rechter und linker) enger werden. Dadurch werden die Spinalnerven eingeengt und eingeklemmt.
Jeder Spinalnerv teilt sich nach Verlassen der Wirbelsäule in vier Äste auf. Bei der Betrachtung von Allergien ist der wichtigste Nervenast der Ramus communicans. Dies ist der Spinalnervenanteil, welcher nach ventral in den Bauch vor die Wirbelsäule zieht, um sich dort mit einem vom Gehirn heranziehenden Nervenstrang (Grenzstrang) zu verschalten. Der Grenzstrang gehört zum autonomen

Nervensystem (Sympathikus), welches nicht dem menschlichen Willen unterworfen ist. Nach dieser Verschaltung zieht der Ramus communicans, der jetzt Nervus splanchnicus heißt, zu den inneren Organen.
Der Nervus splanchnicus ist nicht der einzige Nerv, der die inneren Organe versorgt und steuert, sondern es existiert noch ein weiterer wichtiger Nerv, nämlich der Nervus Vagus (Parasympathikus, gehört ebenfalls zum autonomen Nervensystem), der vom Gehirn abwärts an der Luft- und Speiseröhre entlang in den Bauchraum zieht. Das Zusammenspiel beider autonomer Nervengeflechte ist maßgeblich für die Funktion unserer Organe verantwortlich. Da beide Nerven, der Grenzstrang und der Nervus Vagus, im Gehirn ihren Ursprung haben und von dort ausgehen, ist es leicht einzusehen, daß auf diese Art und Weise unser nervlicher Zustand einen nicht zu unterschätzenden Einfluß auf die Funktion unserer Organe hat. Dabei sind nicht nur die inneren Organe gemeint, sondern auch die äußeren Organe unseres Körpers, wie Muskeln, Sehnen, Haut und Knochen.
Welche Funktion haben der N. splanchnicus und der N. vagus an den inneren Organen? Das autonome Nervensystem ist für alle Funktionen unseres Körpers verantwortlich, welche automatisch und situationsgebunden ablaufen, aber von uns Menschen nicht bewußt gesteuert werden können. Sie regulieren unsere vitalen Funktionen, unter anderem die Durchblutungsverhältnisse und die Zellfunktionen. So sind sie sicherlich auch für die Güte und Qualität des allgemeinen und örtlichen Immunsystems verantwortlich.
Wenn über diese Nerven Störimpulse (Fehlinformation) an die Organe herangetragen werden, ändert sich die Zellfunktion, die regionalen Durchblutungverhältnisse und die örtliche Immunabwehr. Die Änderung der Durchblutung und die Störung der örtlichen Immunverhältnisse kann z. B. zu einer Entzündung führen. Diese Entzündung kann eine überschießende Reaktion auf einen reizenden Stoff auslösen, der plötzlich in den Ort der schon bestehenden Entzündung kommt. Diese beiden Faktoren bilden die Grundlage der allergischen Erkrankung. Treffen Reizstoffe auf ein solch entzündlich verändertes Gewebe, ist die Reaktion natürlich wesentlich stärker, als es bei Auftreffen des gleichen Stoffes auf ein nicht funktionell gestörtes, also auf ein nicht entzündetes Gewebe wäre. Die Folge ist eine noch stärkere Zunahme der Entzündung, die von der Schulmedizin Allergie genannt wird.

Die Allergie ist lediglich der organische Ausdruck, ein Symptom einer Wirbelsäulenblockierung oder Skoliose.

Im Falle der Allergien ist es so, daß von der Schulmedizin lediglich äußere und lokale Einflüsse für das Auftreten der Krankheit verantwortlich gemacht werden. Das gibt es natürlich auch. Entzündliche Hautveränderungen, sind diese lediglich durch äußere aggressive, reizende Einflüsse ausgelöst, müssen nach Beendigung des akuten Kontaktes schnell wieder abklingen. Eine Dauerexpo-

sition in einer Entzündungen auslösenden Umgebung muß vermieden werden, das ist klar.
Bei vielen Allergiepatienten wird aber die Entzündung zu einem Dauerproblem. Für die meisten Menschen ist es zusätzlich ein schier unlösbares Problem, alle Stoffe, gegen die sie allergisch sind, zu meiden, da Allergiker häufig auf sehr viele Substanzen reagieren.
Die Kausalität ist doch etwas differenzierter zu sehen, als die Schulmedizin das tut. Bei den allergischen Erkrankungen ist es bekanntlich so, daß bestimmte Menschen in einer Umgebung oder unter gewissen Umständen allergisch reagieren, bei denen andere Menschen keine gesundheitlichen Probleme bekommen. Es muß also ein Wegbereiter existieren, der diese Personen allergisch reagieren läßt. Dieser Wegbereiter ist in der Blockierung eines oder mehrerer Wirbel und verschiedener Gelenke zu sehen. Die durch die Blockierung einsetzende Spinalnerveneinengung ist für die Störimpulse verantwortlich, welche über den Ramus communicans und, nach dessen Verschaltung im Grenzstrangganglion als Nervus splanchnicus das Organ erreichen. Hier wird sodann eine Entzündung ausgelöst.

Also ist die Entzündung nicht eine Veränderung, welche vom Organ selbst hervorgerufen wird, sondern das allergisch reagierende Organ ist lediglich der Reaktionsort einer vom eigentlichen entzündlichen Geschehen, weit entfernten schädigenden Ursache.

Wenn nun reizende Substanzen auf solch ein entzündetes Gewebe treffen, tritt verständlicherweise eine stärkere Reaktion ein, als das beim Auftreffen einer solch reizenden Substanz auf ein nicht entzündetes Gewebe wäre. Die Folge ist eine Zunahme der Entzündung. Diesen Vorgang bezeichnet man dann als Allergie Die Allergie ist also nur der Ausdruck einer Verschlimmerung, einer durch eine Wirbelsäulen- und Gelenksblockierung entstandenen Entzündung. Somit stellt die Allergie eine Krankheitserscheinung (Symptom) und keine eigenständige Erkrankung dar.
Die einzelnen Formen der sogenannten allergischen Erkrankungen werde ich in den einzelnen speziellen Kapiteln abhandeln, wobei ich die Zusammenhänge nochmals kurz erwähnen, aber nicht mehr ausführlich besprechen werde.

3.2.1. HEUSCHNUPFEN

Der Heuschnupfen (Rhinitis allergica) gehört zu den allergischen Erkrankungen. Andere allergische Erkrankungen sind z. B. das Asthma bronchiale und die Neurodermitis, um nur die bekanntesten zu nennen. Die Schulmedizin betrachtet diese Leiden als eigenständige Erkrankungen. Wir, die wir uns mit der SMT beschäftigen, sehen in grundsätzlich allen allergischen Krankheiten lediglich <u>ein Symptom</u> einer anderen Grunderkrankung. Die Ursache der Leiden ist nicht direkt

am erkrankten Organ zu suchen, sondern an anderer Stelle. Wie Sie richtig vermuten, handelt es sich dabei um die Wirbelsäule.
Der Mechanismus der Symptomentstehung ist im Kapitel 3.2. genau erklärt. Durch eine blockierungsbedingte Reizung der Spinalnerven ist die Funktion, sprich der Informationsfluß zu dem entsprechenden Organ gestört. Diese Fehlinformation ist für mehrere Funktionsstörungen am Organ verantwortlich. Erstens kommt es zu einer Zellfunktionsstörung, zu Änderungen der Durchblutungsverhältnisse und zu Störungen der örtlichen Immunabwehr. Diese Störungen treten natürlich nicht isoliert auf, sondern sie sind auf das Engste miteinander verzahnt. Das Auftreten der verschiedenen Formen und Arten der Allergien ist ein komplexes Geschehen, wie bei vielen anderen Erkrankungen auch. Die Konstellation der verschiedenen Wirbelsäulen- und Gelenksschäden bestimmen die Art der allergischen Erkrankung. Je mehr Wirbelsäulenschäden zusammenkommen, um so stärker und schlimmer wird die Allergie.
Der wichtigste krankheitsauslösende Faktor ist sicherlich eine Beinverlängerung mit Beckenschiefstand und anschließender Kreuzbeinsubluxation. Dadurch wird die ganze Wirbelsäule instabil, wodurch schon bestehende haltungsbedingte Blockierungen und Skoliosen zunehmen und einen Krankheitswert bekommen.

Eine Kreuzbeinsubluxation bestimmt ganz wesentlich die Stärke der Erkrankung.

In der chinesischen Medizin hat das Organ Lunge mehrere unterschiedliche Einflüsse auf unsere Gesundheit. Die Chinesen haben durch Erfahrung herausgefunden, daß das Organ Lunge eng mit dem Gewebe der Haut verbunden ist. Folgender Mechanismus läuft bei einer Blockierung des Lungenwirbels (B3) ab: das Lungengewebe entzündet sich und diese Entzündung schwächt das energetische Gefüge des Lungen-Meridians. Die Folge ist eine gleichzeitige Schwächung des Organsystems Haut. Die Haut erfährt eine Abwehrschwäche, sie kann sich leichter entzünden und sie bietet keinen intakten Abwehrschutz gegen die Umwelteinflüsse mehr, da die Zellfunktion und das örtliche Immunsystem gestört sind. Die Folge ist, die Haut reagiert heftiger auf äußere Reize. Auch die Schleimhäute der Nase und der Kieferhöhlen gehören zum Organsystem Haut. Bei einer zusätzlichen Reizung, etwa durch Blütenpollen, chemische Substanzen oder Rauch, reagiert die schon entzündete und durch die Immunstörung hochempfindliche Nasenschleimhaut heftiger, als das der Fall wäre, wenn eine solche Entzündung nicht vorläge. Diese verstärkte Reaktion kann man als Allergie bezeichnen. Interessant ist auch, daß der Funktionskreis Lunge genau aus den Organen besteht, bei denen solche allergische Reaktionen besonders häufig angetroffen werden. Das sind Lunge (B3)/ Dickdarm (L1) und Nase (H4). So müssen bei einer Allergie immer auch der Dickdarm- und der Nasenwirbel mitbehandelt werden.

Der Nasen- ist gleichzeitig auch der Mundwirbel. Der Mund ist die Körperöffnung zum Funktionskreis Magen (B6)/ Milz-Pankreas-Meridian (B8 und B7)/ Mund (H4), die dadurch in der Behandlung von Allergien auch eine Bedeutung bekommen. Durch diesen Zusammenhang sind die Nahrungsmittelallergien erklärbar.
Bei den Allergien sind auch Blockierungen der Nierenwirbel, mit der dadurch bedingten Ausscheidungsstörung, von großer Bedeutung. Bei den Organen des Funktionskreises Blase (L3)/ Nieren (B10 und B11)/ Ohren (H3) handelt es sich ebenso wie bei den Organen des Funktionskreises Lunge/Dickdarm/Nase um Ausscheidungsorgane. Bei einer Blockierung der Wirbel des Funktionskreises Blase/Nieren/Ohren werden weniger Schlackenstoffe über die Nieren ausgeschieden als eigentlich notwendig wäre. Das führt zu einer vermehrten Ausscheidung über andere Organe. Das ist vor allem die Haut. Diese zusätzliche Belastung überfordert diese Organe und die Reaktion auf eine Störung wird dadurch noch heftiger. Das bedeutet, je mehr Wirbel des Funktionskreises Blase/Niere/Ohren blockiert sind, um so schlimmer ist die Ausscheidungsstörung, um so mehr werden andere Ausscheidungsorgane belastet. Bei allergischen Reaktionen des Nasenrachenraums ist das Jucken in den Gehörgängen eine häufige Erscheinung. Die Blockierung des 3. Halswirbels löst dieses Phänomen aus, da der 3. Halswirbel die Körperöffnung zum Funktionskreis Blase (L3)/ Nieren (B10 und B11)/ Ohren (H3) ist.
Warum sind aber die Augen sehr häufig bei dem allergischen Schnupfen mitbeteiligt? Die Augen, der 2. Halswirbel, sind die Körperöffnung zum Funktionskreis Gallenblase (B4)/ Leber (B5)/ Augen (H2). Wahrscheinlich reagieren die Bindehäute bei einer Allergie dann besonders stark, wenn diese Wirbel des Funktionskreises Gallenblase/Leber/Augen zusätzlich durch eine Blockierung mitbetroffen sind. Zusätzlich zieht ein Gesichtsast des Magen-Meridians bis zum Augenunterlid.
Der 2. Halswirbel ist Augen- und Zungenwirbel. Die Zunge ist die Körperöffnung zu den beiden mit den zum Herzen gekoppelten Funktionskreisen. Der erste ist der Funktionskreis Herz (B2)/ Dünndarm (B12) Zunge (H2). Der zweite ist der Dreifache Erwärmer (Perikard-Meridian und der Kreislauf-Sexus). Diese beiden letztgenannten Meridiane besitzen keine eigenen Wirbel, sondern bedienen sich derer des Funktionskreises Herz/Dünndarm/Zunge. Somit können auch diese Wirbel einen Einfluß auf ein allergisches Geschehen an den Augen haben.
Die Verbindung zu den Augen kann man auch über den Magen (B6)- und Blasen-Meridian herstellen. Der Magen-Meridian endet, wie schon erwähnt, auf dem Augenunterlid und der Blasen-Meridian übrigens im Augeninnenwinkel.
Man muß aber auch die Wirbel bei der Allergiebehandlung beachten, deren Meridiane einen inneren oder äußeren Meridianverlauf zum erkrankten Gebiet haben.

Wenn Sie jetzt noch bedenken, daß man dazu noch alle Gelenke untersuchen und therapieren muß, welche in den gerade besprochenen Meridianverläufen zu finden sind, wobei man das Kiefergelenk (!!) nicht vergessen darf, so wird Ihnen klar, warum es sich bei der SMT um eine Ganzheitsbehandlung handelt. Über die einzelnen entsprechenden Gelenke informieren Sie sich bitte in Kapitel 2.1.6.

3.2.2. NEURODERMITIS (CHRONISCHE HAUTENTZÜNDUNG), PSORIASIS (SCHUPPENFLECHTE)

Die Neurodermitis ist ein chronischer Hautausschlag unterschiedlicher Größe und Schwere. Obendrein ist sie eine Volkskrankheit. Die Schulmedizin reiht die Neurodermitis in die große Gruppe der allergischen Erkrankungen ein. Sie sagt, daß die Allergie selbst die Krankheitsursache ist, bei welcher in und an der Haut, aber auch in Blut und Lymphe immunologische Vorgänge ablaufen, welche das Krankheitsbild hervorrufen.
Eine Heilung durch die Schulmedizin ist aber nur selten möglich. Die Betroffenen leiden oft an einem so stark juckenden Hautausschlag, daß sie sich blutig kratzen. Was solche Menschen, Erwachsene und Kinder, aushalten müssen, kann man ermessen, wenn man sich vorstellt, man sei selbst mit stark juckenden Insektenstichen übersät. Man weiß, man sollte nicht kratzen, weil sonst der Juckreiz durch die zusätzliche Hautreizung immer schlimmer wird. Es gehört schon eine maximale Selbstbeherrschung dazu, bei ein oder zwei Insektenstichen das Kratzen zu unterlassen. Was müssen Menschen empfinden, bei denen großflächige Hautareale juckend betroffen sind? Gerade Kinder sind meist nicht in der Lage, soviel Selbstbeherrschung aufzubringen, daß sie das Kratzen unterlassen. Aber auch für Erwachsene kann diese Empfehlung das Maß ihrer Möglichkeiten schnell überschreiten.
Eine Linderung wird nur mit Medikamenten erreicht, die schwerste Nebenwirkungen haben, wie z.B. das Cortison. Schon auf die Haut aufgetragen macht diese Medikament, auf Dauer angewandt, große Schäden. Das Cortison schädigt die Haut und nach einer Dauerbehandlung treten die medikamentenbedingten Hautveränderungen erst richtig zu Tage. Als zweites wird das Cortison über die Haut aufgenommen und hat dann eine systemische Wirkung in unserem Körper. Ganz schlimm wird es für den Patienten, wenn eine Dauertherapie in Form von Tabletten mit diesem Medikament durchgeführt wird. Die meisten Neurodermitismedikamente sind lediglich gegen die Krankheitssymptome gerichtet, erreichen aber die eigentliche Krankheitsursache nicht.
Eine zweite Hauterkrankung, an der viele Menschen ihr Leben lang leiden, ist die Schuppenflechte (Psoriasis). Sie gehört eigentlich nicht in die Gruppe der allergischen Hauterkrankungen, sondern in die der Autoimmunerkrankungen (siehe Kapitel 3.30). Ich möchte beide Leiden hier trotzdem gemeinsam be-

handeln, weil es sich in beiden Fällen um stark juckende Hautausschläge handelt. Dabei muß einem klar sein, daß die Psoriasis eine Systemerkrankung (alle Organe betreffende) ist, bei der es z. B. auch gerne zu Gelenksentzündungen kommt. Auch die Behandlung der Psoriasis verschlingt ebenfalls wie die Neurodermitis Millionen und Heilungen sind so gut wie nicht möglich. Für die schulmedizinisch-medikamentöse Behandlung sind die gleichen Aussagen wie bei der Neurodermitis gültig. Hier werden zum Cortison Immunsuppressiva wie z. B. Methotrexat eingesetzt. Der Begriff Immunsuppressiva bedeutet, daß es sich um Medikamente handelt, die in unser Immunsystem eingreifen und dessen Funktion unterdrücken. Dieses Vorgehen ist schulmedizinisch durchaus logisch, da man davon ausgeht, daß es sich bei der Psoriasis um eine sogenannte Autoimmunerkrankung handelt. Bei solchen Erkrankungen bildet der Körper gegen körpereigene Eiweiße, welche er eigentlich tolerieren sollte, plötzlich Abwehrstoffe. Diese Reaktion des Immunsystems löst dann über bestimmte Mechanismen in Blut und Lymphe das Krankheitsbild aus.
Wenn man bedenkt, was solche Medikamente einschließlich des Cortisons eigentlich in unserem Körper machen, läuft es einem kalt über den Rücken. Sie stören und unterdrücken unser Abwehrsystem, welches Krankheitserreger abtöten soll, die in unseren Organismus eindringen und uns krank werden lassen. Unser Immunsystem hat zusätzlich die Aufgabe, spontan entartete Zellen in unserem Organismus und unseren Organen zu erkennen und zu eliminieren, so daß wir Menschen nicht an irgendeiner Form von Krebs erkranken. Wir treiben, gelinde gesagt, mit solchen Medikamenten den Teufel mit dem Beelzebub aus.
Allen Hauterkrankungen, wie sie auch im Einzelnen aussehen mögen, ist eines gemeinsam, nämlich daß sie sich sichtbar auf, an und in der Haut abspielen. Und so haben alle Hautveränderungen für die SMT auch eines gemeinsam: eine Beteiligung des Lungenwirbels (B3) und damit des Lungen-Meridians. Die Lunge gilt in der chinesischen Medizin als das Organ der Haut. Alle Patienten mit schweren Hauterkrankungen haben eine starke Blockierung des Lungenwirbels und damit eine Störung des Lungen-Meridians. Die Lunge gehört zum Funktionskreis Lunge (B3)/ Dickdarm (L1)/ Nase (H4). Damit bekommen Dickdarm und Nase eine Bedeutung für die Behandlung von Hauterkrankungen.
Der 4. Halswirbel ist der Nasen- und Mundwirbel. Der Mund ist die Körperöffnung, die zum Funktionskreis Magen (B6)/ Milz-Pankreas (B8 und B7)/ Mund (H4) gehört. Diese Wirbel sind daher bei der Behandlung einer Hauterkrankung ebenfalls wichtig. Nicht nur die Ausscheidung, sondern auch die Verdauung hat also einen Einfluß auf die Neurodermitis ebenso wie auf die Psoriasis und alle anderen Hauterkrankungen.
Der Funktionskreis Blase (L3)/ Nieren (B10 und B11)/ Ohren (H3) kommt auf zweifache Art und Weise bei den Hauterkrankungen ins Spiel. Zum Einen sind die Nieren ein Ausscheidungsorgan. Bei Blockierungen dieser Funktionskreis-

wirbel wird die Ausscheidung von Körperschlacken und Salzen über die Nieren vermindert. Diese Störung kommt lange, bevor sie für die Schulmedizin meßbar wird, zum Tragen. Ich vergleiche die schulmedizinische Blutdiagnostik mit einem Eisberg. Ein Eisberg hat sein größtes Volumen, über 80%, bekannterweise unter Wasser und nur der kleinste Anteil ist über Wasser sichtbar. So ist es auch mit den schulmedizinischen Blutuntersuchungen. Treten meßbare Veränderungen im Blut auf, handelt es sich meist um Prozesse, die schon seit Jahren in unserem Körper ablaufen. Wenn sie auf die Blutbefunde durchschlagen, ist es eigentlich für eine Heilung häufig schon zu spät.
Da die Ausscheidung eines Organismus funktionieren muß, versucht er, die notwendigen Funktionen auf andere Organe zu verlagern. Ausweichmöglichkeit für die bei Störungen des Funktionskreises Blase/Niere/Ohren sind die Organe des Funktionskreises Lunge/Dickdarm/Nase. Die Organe des Funktionskreises Lunge/Dickdarm/Nase weisen bei einer Neurodermitiserkrankung Störungen auf, die sich auf die Haut auswirken. Kommt nun die zusätzliche Belastung durch die vermehrte Ausscheidung hinzu, kumulieren die Probleme. Auf der entzündeten Haut reagieren die vom Körper ausgeschiedenen Stoffe mit den Reizstoffen unserer Umwelt und die Hautentzündungen nehmen an Schwere zu.
Zum Anderen hat die bei den Patienten fast regelmäßig anzutreffende Kreuzbeinsubluxation auch für die Hauterkrankungen eine Bedeutung, da der Blasen-Meridian über das Kreuzbein hinwegzieht und eine Blockierung des Gelenks den ganzen Meridian und seinen Funktionskreis stört. Gleiches gilt auch für den Gallenblasen-Meridian, wobei der Teufelskreis Blase/Kreuzbein der wichtigere Gesichtspunkt ist.
Die Gallenblase gehört in den Funktionskreis Gallenblase (B4)/ Leber (B5)/ Augen (H2). Die Gallenblase hilft nicht nur aus chinesischer, sondern auch aus westlicher Sicht bei der Verdauung. Dadurch hat sie einen Bezug zum Funktionskreis Magen/Milz-Pankreas/Mund. Der Funktionskreis Gallenblase (B4)/ Leber (B5)/ Augen (H2) ist mit dem Gewebe der Sehnen und Bänder gekoppelt. Somit wird nun leicht verständlich, warum es bei der Psoriasis leicht zu Gelenksbeteiligungen kommt, da es sich bei solchen Gelenksentzündungen nicht um Prozesse an den Knochen, sondern an den Bändern und Sehnen handelt.
Der 2. Halswirbel ist der Augen- und der Zungenwirbel. Die Zunge ist die Körperöffnung zum Funktionskreis Herz (B2)/ Dünndarm (B12)/ Zunge (H2), aber auch zum Funktionskreis Dreifacher Erwärmer (Perikard-Meridian) und Kreislauf-Sexus, die keine eigenen Wirbel besitzen , sondern sich derer des Funktionskreises Herz/Dünndarm/Zunge bedienen.
Ist nicht der ganze Körper von der Krankheit befallen, muß man die Meridiane und deren Wirbel untersuchen und therapieren, die durch das erkrankte Gebiet ziehen.
Außerdem darf man auch hier nicht vergessen, alle Gelenke auf Subluxationen hin zu prüfen und zu therapieren, welche in den zutreffenden Meridianen zu

finden sind. Über den Verlauf und den Bezug der verschiedenen Meridiane zur Körperoberfläche, sowie zu den verschiedenen Gelenken informieren Sie sich bitte in Kapitel 2.1.6.

Fall 1.
Im Feb. 1994 begann ich mit der manuellen Therapie einer Neurodermitiserkrankung bei einer jungen 27-jährigen Patientin, Frau D. M. Die Patientin litt zeitweilig auch unter Asthma bronchiale. Wenn die Lunge besser war, war regelmäßig die Haut schlechter und umgekehrt. Fast nie hatte die Patientin beide Erscheinungen gleichzeitig. Frau D. hatte einen juckenden, schuppenden, hellroten Hautausschlag am ganzen Körper, nicht nur an den für die Neurodermitis typischen Stellen, wie Kniekehle und Ellenbeugen. Der Juckreiz war fast unerträglich. Schulmedizinische Therapien hatten keinen Erfolg gebracht und eine Cortisontherapie lehnte die Patientin ab. Ich habe die junge Frau etwa drei Monate regelmäßig mit der SMT behandelt und die Neurodermitis verschwand. Nach diesem Zeitraum kam es selten zu kleineren Rückfällen, bei denen aber ein oder zwei Therapiesitzungen ausreichten, um die Symptome wieder verschwinden zu lassen. Es traten auch keine asthmatischen Beschwerden mehr auf. Als Begleitmedikation in Salbenform verabreichte ich lediglich eine Harnstoffsalbe.

Manueller Untersuchungsbefund:
Die Patientin hatte bei der ersten Behandlung einen Beckenschiefstand von 2 cm. Das Kreuzbein war nicht subluxiert. Die Wirbelsäule wies eine Linksskoliose auf, wobei es sich um keinen gleichmäßigen Skolioseschwung handelte, sondern um einen Linksschwung im unteren Lenden- und Brustwirbelsäulenbereich. Nach einer kurzstreckigen geringeren Linksskoliose machte die Wirbelsäule einen zusätzlichen, wieder stärkeren Linksschwung im oberen Brustwirbelsäulenbereich.

Fallbesprechung:
Das Phänomen des Wechsels zwischen Haut- und Lungenbeschwerden ist für viele Patienten typisch. Das ist mit der Meridianlehre auch leicht zu erklären. Die Chinesen betrachten die Lunge schon immer als das Organ der Haut. Die Lunge gehört zum Funktionskreis Lunge (B3)/ Dickdarm (L1)/ Nase (H4). Also haben auch Blockierungen des Dickdarms und des Nasenwirbels einen Einfluß auf die Haut.
Der 4. Halswirbel ist nicht nur der Nasen-, sondern auch der Mundwirbel. Der Mund ist die Körperöffnung zum Funktionskreis Magen (B6)/ Milz-Pankreas (B8 und B7)/ Mund (H4). Durch diese Verbindung wird deutlich, warum Ausscheidung und Verdauung eine so große Bedeutung im Geschehen der Hauterkrankungen haben, und das erklärt, warum sogenannte Sanierungstherapien des Magendarmtraktes so hilfreich bei der Neurodermitisbehandlung sein können.
Es ist selbstverständlich, daß bei einer Blockierung dieser Wirbel auch die Lunge selbst, z. B. in Form des Asthma bronchiale, erkranken kann. Wie kann man sich den Wechsel zwischen beiden Symptomen, einmal Neurodermitis und dann wieder Asthma, aber selten beides gleichzeitig, erklären?
Es gibt in unserem Körper noch einen Funktionskreis, der sehr wichtig für die Ausscheidung ist. Das ist der Funktionskreis Blase (L3)/ Nieren (B10 und B11)/ Ohren (H3). Die Störungen an der Haut durch den Funktionskreis Lunge/Dickdarm/Nase und Magen/Milz-Pankreas/Mund kommen besonders dann zum Tragen, wenn eine Wirbelblockierung der Wirbel des Funktionskreises Blase/Nieren/Ohren hinzukommt.

Die Störung der Ausscheidung über die Nieren hat zur Folge, daß Schad- und Schlackenstoffe über die anderen Ausscheidungsorgane, nämlich über die Organe des Funktionskreises Lunge/Dickdarm/Nase, aus dem Körper entfernt werden.
Die Haut ist, von der Oberfläche her betrachtet, das größte Ausscheidungsorgan unseres Körpers. Ist dieses Organ durch eine Blockierung der verantwortlichen Funktionskreiswirbel schon in Mitleidenschaft gezogen und kommt jetzt die Belastung durch die zusätzliche Ausscheidung von Stoffen hinzu, die eigentlich über die Nieren aus dem Körper entfernt werden sollten, dann ist es doch leicht verständlich, daß eine solche Haut sich entzündet. Tritt die Ausscheidungsstörung in den Hintergrund und handelt es sich in erster Linie um eine Blockierung der Wirbel der Organe des Funktionskreises Lunge/Dickdarm/Nase, so steht die Reaktion der Lunge im Vordergrund wie Asthma bronchiale usw.
Der relativ schnelle Heilungserfolg (die Patientin litt seit frühster Kindheit an ihren Beschwerden) hängt sicher damit zusammen, daß Frau D. sehr schnell gelernt hat, sich selbst mit der Kantenübung zur Wirbelsäulenbegradigung zu behandeln, es nicht an Konsequenz mangeln ließ und keine Kreuzbeinsubluxation hatte.

3.3. AMYOTROPHE LATERALSKLEROSE (ALS) UND ANDERE RÜCKENMARKSERKRANKUNGEN

Bei dieser Erkrankung findet eine Degeneration (Schädigung durch Abbau) der peripheren oder der zentralen Motoneuronen (Nervenzellen für die willkürliche Bewegung) statt. Dabei werden drei Bereiche geschädigt. Der Seitenstrang (Nervenbahnen im Rückenmark, motorische Nervenzellen im Vorderhorn des Rückenmarks) und Nervenzellen im Stammhirnbereich (die motorischen Kerne des N. Trigeminus und N. Hypoglossus) können allein, aber auch kombiniert betroffen sein. Oft sind bei dieser Erkrankung nur Teile des Körpers in Mitleidenschaft gezogen, so daß man von einem Arm-, einem Bein- und einem Bulbärtyp (N. Trigeminus und N. Hypoglossus) spricht. Die ALS macht sich durch einen Muskelabbau mit oder ohne Schmerzen und auch durch Störungen beim Schlucken und Essen bemerkbar. An den Armen und Händen fällt neben dem Muskelabbau eine Steifigkeit der Finger auf. An den Beinen steht meist eine Peroneuslähmung (N. Peroneus = Fußheber) im Vordergrund. Bei beiden Typen ist eine Steigerung der Reflexe (unwillkürliche Muskelbewegungs- oder Hautreaktion auf einen Reiz) feststellbar. Die Ursache des Leidens ist, bis auf wenige Ausnahmen, ebenso unbekannt wie die der Lateralsklerose (LS = essentielle spastische Spinalparalyse). Beide Erkrankungen nehmen mehr oder weniger schnell ihren schicksalhaften Verlauf, der mit dem Tode endet. Die Schulmedizin hat außer der Anwendung von Krankengymnastik und, bei der Spastik, der Verabreichung von Medikamenten, welche diese bessern sollen, keine Möglichkeit einer heilenden Behandlung.
Ich weiß, daß das Eis sehr dünn ist, auf dem ich mich jetzt bewege. Aber nach meinen Erfahrungen bei der Behandlung und Heilung von Patienten, welche an der Multiplen Sklerose erkrankt waren, wage ich mich einfach auch an die-

ses Kapitel heran, obwohl ich noch keinerlei Beweise für die Richtigkeit meiner Überlegungen in der Hand habe. Aber warum sollten die Zusammenhänge, welche für die Multiple Sklerose gelten, nicht auch für die hier genannten Krankheitsbilder Gültigkeit haben? Ein therapeutischer Versuch mit der SMT kann, in Ermangelung einer therapeutischen Alternative, zudem nicht schaden.
Bei Patienten mit der ALS oder mit der LS handelt es sich um meist ältere Patienten zwischen 40 und 60 Jahren. Gerade diese Tatsache läßt mich bei der Ursachenforschung an die Wirbelsäule denken. Zwischen dem 40. und 60. Lebensjahr kommen häufig die schon seit Jahren und Jahrzehnten bestehenden Wirbelsäulenschäden zum Tragen, das bedeutet, sie machen plötzlich Beschwerden. Das gilt für die Hüft- ebenso wie für die Ischiaserkrankungen, aber auch für das Auftreten von inneren Erkrankungen, z. B. der Zuckererkrankung und des hohen Blutdrucks.
Welche Wirbel und Gelenke können bei der Behandlung der Rückenmarkserkrankungen von Bedeutung sein? In erster Linie natürlich die Kreuzbeinbeckengelenke. Eine Subluxation dieser Gelenke, mit oder ohne Beckenschiefstand durch Beinverlängerung, ist sicher einer der wichtigsten Befunde für alle wirbelsäulenbedingten Erkrankungen. Eine Kreuzbeinsubluxation zieht eine Instabilität der ganzen Wirbelsäule nach sich, die um so stärker zum Tragen kommt, je höher man an der Wirbelsäule nach oben gelangt. Somit ist eine manuelle Korrektur der Beinlänge und eine Reposition der Kreuzbeinbeckengelenke die erste und wichtigste Maßnahme.
Je nach Art der ALS, Bein-, Arm- oder Bulbärtyp, sind natürlich bei der Behandlung auch Wirbelblockierungen von Bedeutung. Bei den Beschwerden in den Beinen steht die Kreuzbeinsubluxation, mit Verspannung der tiefen Gesäßmuskulatur (M. Piriformis und M. Obturatorius) und Einklemmung des Ischiasnervs, im Vordergrund. Aber auch Blockierungen mit Einklemmung der Spinalnerven der unteren Lendenwirbelsäule, L3/L4 , L4/L5 und L5/S1, können zusätzlich Symptome einer ALS vom Beintyp hervorrufen.
Es sind aber auch alle Meridiane in deren Funktionskreisverbindungen von Bedeutung, die einen inneren oder äußeren Meridianverlauf an den Beinen haben. Einen inneren Meridianverlauf hat vor allem der Dreifache Erwärmer (Perikard-Meridian) und in einem noch größeren Ausmaß der Dünndarm-Meridian. Der Dreifache Erwärmer bildet mit dem Kreislauf-Sexus einen Funktionskreis. Für die Meridiane existieren keine eigenen Wirbel. Da sie dem Herzen zugeordnet sind, bedienen sie sich der Wirbel des Funktionskreises Herz (B2/ Dünndarm (B12)/ Zunge (H2). Der Dünndarm-Meridian gehört zum Funktionskreis Herz/Dünndarm/Zunge. Das Herz und sein Funktionskreis ist mit dem Bindegewebe und seinen Blutgefäßen und Nerven gekoppelt. Außerdem hat der Funktionskreis Herz/Dünndarm/Zunge und hier besonders das Herz einen großen Einfluß auf die Funktion unseres Gehirns.

Der 2. Halswirbel ist nicht nur der Zungen-, sondern auch der Augenwirbel. Die Augen sind die Körperöffnung zum Funktionskreis Gallenblase (B4)/ Leber (B5)/ Augen (H2). Dieser Funktionskreis ist mit dem Gewebe der Sehnen und Bänder gekoppelt. Der Gallenblasen- und der Leber-Meridian ziehen mit ihren äußeren Meridianverläufen über die Beine.
Weiterhin ziehen mit ihren äußeren Meridianverläufen der Blasen- und Nieren-Meridian über die Beine. Diese beiden Meridiane bilden mit der Körperöffnung der Ohren einen Funktionskreis, der daher aus Blase (L3)/ Nieren (B10 und B11)/ Ohren(H3) besteht.
Die Meridiane des Funktionskreises Magen (B6)/ Milz-Pankreas (B8 und B7)/ Mund (H4) ziehen mit ihren äußeren Meridiananteilen auch über die Beine.
Der 4. Halswirbel ist aber nicht nur der Mund-, sondern auch der Nasenwirbel. Die Nase ist die Körperöffnung zum Funktionskreis Lunge (B3)/ Dickdarm (L1)/ Nase (H4). Die Meridiane dieses Funktionskreises haben keinen Kontakt zu den Beinen. Man darf sie aber trotzdem nicht außer Acht lassen, da sie durch ihren Bezug zum Funktionskreis Magen/Milz-Pankreas/Mund sicher eine Bedeutung für Erkrankungen der Beine haben. Naturwissenschaftlich ist der Zusammenhang auch verständlich, weil die Sauerstoffversorgung von der Funktion der Lunge abhängt.
Bei der ALS des Armtyps sind Wirbelblockierungen der unteren Halswirbel- und der oberen Brustwirbelsäule von Bedeutung. Der Spinalnerv des 6. Halswirbels versorgt den Schulterbereich bis zum Oberarm. Der Spinalnerv des 7. Halswirbels ist für den Ellenbogen und den Unterarm zuständig. Einklemmungen des Spinalnervs des 1. Brustwirbels macht sich durch Beschwerden in der Hand bemerkbar.
Bei dem Armtyp der ASL spielen zusätzlich alle Meridiane und deren Wirbel eine Rolle, die über den Arm hinwegziehen. Das ist zum Einen der Lungen (B3)- und Dickdarmwirbel (L1), die mit dem Nasenwirbel (H4) einen Funktionskreis bilden. Zum Anderen sind das alle vier Meridiane, die zu den beiden Funktionskreisen des Herzens gehören. Das sind der Funktionskreis Herz (B2)-, Dünndarm (B12)/ Zunge (H2) sowie derer Dreifache Erwärmer und der Kreislauf-Sexus. Dreifacher Erwärmer und Kreislauf-Sexus besitzen keine eigenen Wirbel, sondern bedienen sich derer des Funktionskreises Herz/Dünndarm/Zunge. Das Herz und die zusätzlichen Funktionskreiswirbel haben einen großen Einfluß auf die Gehirnfunktion.
Der 4. Halswirbel ist gleichzeitig der Körperöffnungswirbel zum Funktionskreis Magen (B6)/ Milz-Pankreas (B8 und B7) Mund (H4), der dadurch auch eine Bedeutung für die Behandlung bekommt. Der Funktionskreis Magen/Milz-Pankreas/Mund ist mit dem Organsystem der Muskulatur verknüpft. Diese Beziehung kann für den Muskelabbau verantwortlich sein.
Der 2. Halswirbel ist aber nicht nur der Zungenwirbel, sondern auch der Augenwirbel. Die Augen sind die Körperöffnung zum Funktionskreis Gallenblase (B4)/ Leber (B5)/ Augen (H2). Der Funktionskreis Gallenblase/Leber/Augen ist mit

dem Organsystem der Bänder und Sehnen verknüpft. Blockierungen seiner Wirbel können für Sehnenschrumpfungen und Gelenksbänderkontrakturen verantwortlich sein.
Es gibt noch einen wichtigen Bezug anderer Meridiane zum Gehirn. Der 3. Typ der ALS betrifft das Stammhirn und hier in erster Linie die motorischen Hirnkerne des N. Trigeminus und des N. Hypoglossus (N. Trigeminus versorgt motorisch Kau- und Mundbodenmuskulatur, N. Hypoglossus ist für den Schlund und das Schlucken verantwortlich). Es gibt zwei Meridiane und deren Funktionskreise, bei denen man in ihrem äußeren Verlauf einen direkten Bezug zum Stammhirnbereich herstellen kann. Das sind Blasen (L3)- und Gallenblasen-Meridian (B4) sowie das Lenkergefäß.
Die Blase gehört zum Funktionskreis Blase (L3)/ Nieren (B10 und B11)/ Ohren (H3). Blockierungen des Blasenwirbels in Verbindung mit einer Kreuzbeinsubluxation machen die ganze Wirbelsäule instabil. Der Blasen-Meridian zieht über den gesamten Kopf, vom Nacken ausgehend, bis in die Stirn und verbindet das Kleinhirn mit dem Groß- und Frontalhirn. Die Nieren sind außerdem das Organ, welches die Energie Jing-Qi spendet und speichert. Von hier aus wird die Energie in den Meridianen reguliert. Über das Lenkergefäß wird die Energie zum Gehirn transportiert. Der Eintritt des Lenkergefäßes am Gehirn ist genau der Bereich, an der das Stammhirn zu finden ist. Somit hat die Blockierung der Nieren-, aber auch der restlichen Funktionskreiswirbel einen großen Einfluß auf Erkrankungen im Stammhirnbereich. So fremd diese Vorstellungen für einen westlich denkenden Mediziner auch sein mögen, die Meridiane und die Theorien, welche aus chinesischer Sicht dahinter stecken, haben sich bei der Anwendung der SMT so oft schon bewahrheitet, daß ich davon ausgehe, daß sie auch in diesem Falle zutreffen können.
Hinzu kommt, daß der Blasen-, ebenso wie der Gallenblasen-Meridian, über die Kreuzbeinbeckengelenke hinwegzieht und Subluxationen dieser Gelenke den Meridian massiv stört. Diese Störung wirkt sich auch auf die anderen Meridiane des Funktionskreises aus.
Die Gallenblase gehört zum Funktionskreis Gallenblase (B4)/ Leber (B5)/ Augen (H2). Der Gallenblasen-Meridian zieht über den seitlichen Schädel vom Hinterkopf bis auf den seitlichen Stirnbereich und verbindet dort alle Hirnanteile. Der innere Meridianverlauf des Leber-Meridians zieht in den Stirn- und den Frontalhirnbereich des Gehirnes. Er verbindet so die hinteren, seitlichen und vorderen-seitlichen Hirnanteile. Alle Funktionskreise haben einen Meridian, der mittels seines äußeren und inneren Meridianverlaufs einen Bezug zum Gehirn hat. Somit ist letztendlich jedes Organ für eine gute Hirnfunktion von Bedeutung. In der Beschreibung des ALS-Typs vom Stammhirnbereich fehlen noch zwei Funktionskreise und deren Wirbel. Das ist der Funktionskreis Magen (B6)/ Milz-Pankreas (B8 und B7)/ Mund (H4). Der Magen-Meridian zieht über das Kiefergelenk auf die Stirn über den vorderen Gehirnanteil. So-

mit haben auch seine Wirbel einen gewissen Einfluß auf die Funktion des Gehirns. Am Kiefergelenk trifft sich der Magen-Meridian mit dem Dreifachen Erwärmer und dem Dünndarm-Meridian. Dieser Kontakt auf dem Kiefergelenk verbindet die Funktionskreise des Herzens mit dem Funktionskreis Magen und (über den 4. Halswirbel = Mund- und Nasenwirbel) auch Lunge (B3)-/ Dickdarm (L1)/ Nase (4). Das Kiefergelenk, das auch noch vom Gallenblasen-Meridian tangiert wird, ist also bei der Behandlung neurologischer Erkrankungen sehr wichtig.

Es ist übrigens sehr schwierig und umfangreich, die Zusammenhänge zwischen Wirbeln und Meridianen, über die Funktionskreis- und Organverbindungen, deren Beziehung und Einflußnahme untereinander vollständig darzustellen, da man die Verbindungen immer von mehreren Seiten betrachten kann. Ich beschränke mich der Übersichtlichkeit wegen auf die Beschreibung jeweils eines Zusammenhangs und wähle dabei jenen , der mir am wichtigsten für das Gesamtverständnis erscheint.

Aber auch wenn man meinen Überlegungen nicht folgen kann oder will, weil sie unserem Denken zu fremd erscheinen, kann ein Behandlungsversuch von Krankheitsbildern, welche unsere peripheren Nerven, das Rückenmark und sogar das Gehirn betreffen, mittels der SMT nicht schaden. Im Gegenteil, vielleicht kann so vielen, sonst dem Leid und dem Untergang hilflos ausgelieferten Menschen, geholfen werden.

Natürlich gilt hier, ebenso wie bei vielen anderen Erkrankungen auch, die Prämisse, je eher eine manuelle Therapie unter den gerade abgehandelten Gesichtspunkten stattfindet, um so eher kann eine Heilung möglich sein. Sind die Nerven, das Rückenmark oder das Gehirn aber schon so stark durch die Erkrankung geschädigt, daß dauerhafte Zellschäden, in Form von Zelluntergängen mit Narbenbildung, eingetreten sind, ist eine Heilung, auch mit der SMT, nicht mehr möglich.

Zu hoffen ist aber doch, daß man durch die Behandlung mit der SMT den Krankheitsprozeß zum Stehen bringt. Eventuell kann man den Betroffenen bei mancherlei Beschwerden eine Erleichterung verschaffen, denn meist werden alle Symptome, bei Patienten mit solchen umfassenden Krankheitsbildern, gedankenlos auf die Grundkrankheit oder auf ein Fortschreiten des Leidens zurückgeführt. Das ist nicht immer richtig und ein Therapieversuch mit der SMT ist in jedem Falle lohnend. Eine Einschränkung muß man jedoch machen. Der betreffende Patient muß körperlich in der Lage sein, eventuell mit Unterstützung einer anderen Person, mitzuarbeiten. Das bedeutet, daß er sich an die Therapieanweisungen, betreffend seiner Schlafhaltung und seines Bewegungsmusters, halten kann. Eine häusliche Selbstbehandlung der Wirbelsäule, auch mit Hilfe eines Partners, sollte ebenso durchgeführt werden können.

Zu guter Letzt darf man bei der Behandlung der ALS und verwandter Krankheitsbilder nicht vergessen, die Gelenke, welche in den für die Krankheit relevanten Meridianverläufen zu finden sind, auf Subluxationen hin zu untersuchen. Über die verschiedenen Gelenke informieren Sie sich bitte in Kapitel 2.1.6.

Fall 1.

Krankengeschichte und Behandlungsverlauf:

Dieser Fall stimmt mich mehr als traurig, weil ich der Patientin nicht mehr helfen konnte. Im Juni 1998 kam eine 38-jährige Patientin, Frau B. U., in meine Behandlung. Die Krankengeschichte begann etwa im Juni 1997. Die Patientin bemerkte damals beim Tragen von schweren Bodenfliesenpaketen eine Schwäche in der rechten Schultermuskulatur. Es traten keine Schmerzen und keine Gefühlsstörungen auf. Ende August trat eine Störung der Feinmotorik der rechten Hand mit Abnahme der groben Kraft auf. Es traten dabei anfangs keine Schluck- und keine Atemstörungen auf.

Die neurologischen Fachuntersuchungen erbrachten folgende Befunde: Magnetstimulation Tibialis anterior: Verdacht auf eine beidseitge periphere Läsion, Befund zu wenig eindeutig. KLM normal, PML rechtsseitig leichtgradig verzögert, ZML o.B. Ableitung M. Biceps brachii vereinbar mit einer rechtsseitigen peripheren Läsion. M. deltoideus: KLM und PML rechts im Seitenvergleich verzögert, KLM rechts amplitudengemindert. ZML beiderseits o. B. Befund vereinbar mit einer rechtseitigen peripheren Läsion, Leitungsblock im Bereich der Nervenwurzel C5/C6 des N. axillaris möglich. EMG: Im Zusammenschau mit den vorangegangenen EMG-Befunden ist eine Vorderhornzellenerkrankung (z.B. ALS) nicht sicher auszuschließen. Angesicht der MEP-Befunde ist eine multifokale Polyneuropathie am ehesten möglich. Eine spätere Diagnose einer Universitätsklinkk lautete: Motorische Systemerkrankung mit vorwiegender Beteiligung des 2. Motoneurons.

Die Patientin berichtete mir, daß in der letzten Zeit ihre Atmung schlechter würde. Sie hätte immer wieder Anfälle von Atemnot. Das Lungenvolumen nahm ab. Dadurch trat im Laufe der Zeit auch bei körperlicher Anstrengung eine Atemnot auf. Der rechte Arm der Patientin hing völlig gelähmt herunter und konnte nur noch mit Hilfe der linken Hand gehoben werden. Außerdem war der Arm und die Hand völlig leb- und gefühllos. Die Patientin berichtete, daß sie in den Schultern schon seit Jahren Verspannungsschmerzen hatte, die sie zum Teil auf ihre PC-Arbeit, aber auch auf einen Fahrradunfall zurückführte, den sie vor etwa zehn Jahren hatte. Dabei zog sie sich am rechten Arm eine Speichen- und Ellenfraktur zu. Sie hatte schon zwei schwere Hexenschüsse, den letzten vor einem Jahr, außerdem hatte sie im rechten Bein öfters Wadenkrämpfe.

Die Patientin kam von weit her und sie und ihr Mann haben sich alle Mühe gegeben, mit der SMT richtig umzugehen. Der Mann hat sogar versucht, die SMT richtig zu erlernen, um seiner Frau helfen zu können. Vor einigen Monaten rief er mich an und erzählte mir, daß seine Frau in der Nacht wieder einen Atemnotanfall bekommen hätte und sie wegen Sauerstoffmangels im Blut künstlich beatmet werden müßte. Nach einigen Wochen habe ich nochmals angerufen und bekam die Auskunft, daß Frau B. immer noch beatmet würde. Seither habe ich keine Nachricht mehr erhalten, aber ich glaube, daß, wenn die junge Frau noch lebt, sie immer noch beatmet wird. Leider kamen wir mit unseren Bemühungen zu spät.

Manueller Untersuchungsbefund:

Es bestand eine Beinlängendifferenz von 2 cm durch ein linkes längeres Bein. Beim manuellen Beinlängenausgleich ließ sich die linke Hüfte schrittweise um 6 und die rechte um 4 cm in die Hüftgelenke zurückbewegen. Das Kreuzbein war links völlig und rechts im oberen Anteil subluxiert. Der rechte Befund kaschierte zu Anfang die Subluxation im linken oberen Anteil. Die Lenden- und die untere Brustwirbelsäule bis zum 10. Brustwirbel wies eine Links- und die

Wirbelsäule darüber eine Rechtsskoliose auf. Die Halswirbelsäule war steilgestellt und gleichzeitig rechtsskoliotisch verschoben. In der rechten Schultermuskulatur fand sich, bitte nehmen Sie das wörtlich, ein steinharter Knoten, der eigentlich eine Myalgose darstellte. Besonders stark waren die Wirbel der oberen Brustwirbelsäule, der Herz (B2)-, aber vor allem der Lungenwirbel (B3) und der 7. Halswirbel betroffen.

Fallbesprechung:
Lassen wir einmal alle schulmedizinischen Diagnosen weg (eine genaue Diagnose gab es ja auch nicht, es handelte sich immer um Verdachtsdiagnosen, man mußte dem Ganzen natürlich einen Namen geben), so kann man von Seiten der SMT alle Beschwerden und Befunde leicht erklären. Die Krankengeschichte begann mit Sicherheit 10 Jahre zuvor mit dem Fahrradunfall und der rechtsseitigen Speichen- und Ellenfraktur. Zwei Dinge sind damals wahrscheinlich gleichzeitig passiert: Erstens kam es zu einer Kreuzbeinsubluxation oder eine schon bestehende hat sich verschlechtert. Dadurch hatte Frau B. schon länger Ischias- und Kreuzprobleme, die sich in Hexenschüssen äußerten. Zweitens ist der Schaden der oberen Wirbelsäule in Form einer extrem starken Blockierung besonders des Lungen-, über den Herz- bis hinauf zum 7. Halswirbel entstanden. Vielleicht hatten sich dadurch auch schon bestehende Schäden verschlimmert. Die Folge war eine zunehmende Verspannung der Schultermuskulatur, die rechts so stark wurde, daß aus einer Muskelverspannung eine Kontraktur wurde, die sich anfühlte, als habe man einen Knochen oder Stein unter den Fingern. Die Patientin hatte mir erzählt, daß sie diese Veränderung schon seit Jahren spürte, ich aber der Erste sei, der diese Verhärtung bemerkt hätte, da ich bisher der Einzige war, der dorthin gefaßte hätte. Als ich die Frau das erste Mal untersuchte, hatte ich den Eindruck, gerade auch im Rippenbereich keine Muskulatur oder zumindest kaum noch Muskulatur zu tasten. Unter dem etwas dicklichen Bindegewebe war nur noch Knochen zu tasten, besonders die Zwischenrippenmuskulatur schien völlig abgebaut. Ich bin sicher, daß dieser Eindruck den Tatsachen entsprach.
Wie konnte es dazu kommen? Die Blockierungen der Wirbelsäule, angefangen im Kreuzbeinbereich, aber auch an der Wirbelsäule selbst, haben die Verspannung der Schultermuskulatur hervorgerufen. Dadurch wurde die Irritation der Spinalnerven des Lungen- und des Herz-Meridians (Funktionskreise Lunge (B3)/ Dickdarm (L1)/ Nase (H4) und Funktionskreis Herz (B2)/ Dünndarm (B12)/ Zunge (H2)so stark, daß im Laufe der Zeit eine extreme Myalgose in der rechten Schulter entstand, welche die Nerven so abklemmte, daß der rechte Arm gelähmt und gefühllos wurde. Diese extreme Nervenreizung setzte sich aber nicht nur in Richtung Arm, sondern auch in umgekehrter Richtung, in Rückenmark und Gehirn fort und störte dort. Diese Störung breitete sich im ganzen zentralen und peripheren Nervensystem aus.
Warum gerade die Muskulatur so stark unter der Reizung litt, mag mit der Verbindung des Funktionskreises Lunge/Dickdarm/Nase über den gemeinsamen Körperöffnungswirbel, den 4 Halswirbel, zum Funktionskreis Magen (B6)/ Milz-Pankreas (B8 und B7)/ Mund (H4), der mit dem Gewebsanteil der Muskulatur gekoppelt ist, zu erklären sein. Die starke Rechtsskoliose der oberen Brustwirbelsäule begann gerade im Bereich des Magenwirbels (B6). So konnten Spinalnerveneinklemmungen der oberen Spinalnerven, besonders H6 bis B1 und die Reizung der Meridiane, die über den Arm laufen (das sind eben die Meridiane der Funktionskreise Herz/Dünndarm/Zunge und Lunge/Dickdarm/Nase), synergistisch wirken und das starke Krankheitsbild hervorrufen. Die zunehmend starke Atemnot mit den Erstickungsanfällen sind die Folge der sehr starken Blockierung des Lungenwirbels (B3).
Ausgelöst wurde die Erkrankung letztendlich durch die Belastung beim Tragen der schweren Fließenpakete. Diese Belastung hat den Schaden zusätzlich verschlimmert. Die Beschwerden haben ja auch ganz allmählich begonnen und wurden immer schlimmer. Diese Verschlechterung konnte deshalb ein solch extremes Ausmaß annehmen, weil schon eine schwerste Vorschädigung vorhanden war.

Anfangs hatte ich große Hoffnung, der jungen Frau helfen zu können, gerade deshalb, weil sie nach den Behandlungen regelmäßig bemerkte, daß die Hand und der Arm anfingen zu kribbeln. Dies ist ein Zeichen, daß wieder Leben durch ein Wiedereinsetzen der Nervenfunktion in das Organ kommt. Nach der letzten Information vor einigen Monaten, daß Frau B. immer noch an den Beatmungsmaschinen angeschlossen ist, hoffe ich für sie und ihre Familie, daß, wenn keine Aussicht auf Hilfe besteht, alle Beteiligten nicht allzuviel leiden müssen.

3.4. ASTHMA BRONCHIALE SOWIE ANDERE ATEMSTÖRUNGEN UND LUNGENERKRANKUNGEN

Das Asthma ist eine Lungenerkrankung, bei der die Bronchien überempfindlich reagieren. Das bedeutet, daß sie sich besonders beim Ausatmen verengen und die verbrauchte Atemluft nicht mehr unbewußt und leicht ausgeatmet werden kann. Der Asthmapatient muß sich anstrengen und die verbrauchte Luft mit Kraft und nicht selten unter Einsatz der ganzen Oberkörpermuskulatur aus den Lungen herauspressen. Die Bronchialverkrampfung kann so stark werden, daß die Atemfunktion nicht mehr möglich ist. Der Patient erstickt. Das geschieht um so schneller, je mehr Schleim sich in den Bronchien befindet, der den Luftstrom noch zusätzlich behindert.
Das Asthma bronchiale ist also eine sehr schwere, manchmal lebensbedrohliche Erkrankung. Auch ohne tödlichen Ausgang ist es eine Erkrankung, welche die Lebensqualität bis hin zur Unerträglichkeit einschränkt. Der Patient leidet schon bei kleinen Anstrengungen und nicht selten sogar in Ruhe unter Atemnot, mit dem Gefühl zu ersticken. Nächtliche Asthmaanfälle rauben ihm den notwendigen Schlaf. Der Einsatz von einer Vielzahl von Medikamenten einschließlich des Cortisons ist notwendig, um das Leben erträglich zu gestalten oder ihn am Leben zu erhalten.
Die Schulmedizin führt verschiedene Ursachen für das Asthma bronchiale an. Unter Anderem werden Allergien und allergische Reaktionen auf schädliche Umwelteinflüsse in Form von Dämpfen, Gasen und Stäuben verantwortlich gemacht. Diese Arten des Asthmas nennt man extrinsic, von außen beeinflußt. Es gibt auch ein intrinsic Asthma, das nicht unbedingt durch äußerliche Einflüsse ausgelöst wird. Ich halte die schulmedizinische Unterscheidung in innerliches und von außen ausgelöstes Asthma für die Therapie als wenig hilfreich. Das vorherrschende Krankheitszeichen ist die Atemnot. Diese Atemnot hat zwei ganz verschiedene, aber doch verwandte Gesichtspunkte, die beide etwas mit der Wirbelsäule zu tun haben.
Wir sprechen in der manuellen Therapie gerne von Blockierungen. Diese Bezeichnung ist in den meisten Fällen nur bedingt richtig, da es sich bei den Wirbelsäulenschäden sehr häufig um Skoliosen handelt. Jede längerstreckige Skoliose hat einen sogenannten Scheitelwirbel, d. h. einen Wirbel, der be-

sonders stark abweicht. Bis hin zu diesem Wirbel nimmt die Verbiegung zu und von dort zur anderen Seite wieder ab. Bei einem Wirbelsäulenschaden, außer bei akuten Verrenkungen, sind also fast immer mehrere Wirbel unterschiedlich stark betroffen. Für das Asthma bronchiale bedeutet das, daß zwei Mechanismen zugleich zum Tragen kommen können.

Erstens sind bei einer Skoliose die Spinalnerven von mehreren Brustwirbeln unterschiedlich stark blockiert oder auch eingeklemmt. Diese Nerveneinklemmung behindert die Bewegungsmöglichkeit des Brustkorbs (Restriktion = macht sich in einer Verminderung der Vitalkapazität bemerkbar). Ursächlich verantwortlich ist die Funktionsstörung des Ramus ventralis der Spinalnerven, der unter anderem für die Muskelfunktion bei der Bewegung der Brustmuskulatur zuständig ist. Der betreffende Patient kann nicht mehr richtig ein-, aber auch nicht ausatmen. Das sind Beschwerden, die nicht grundsätzlich spezifisch für das Asthma bronchiale sind, sondern eine Empfindung darstellt, die sehr häufig einzeln oder in Begleitung anderer Erkrankungen vorkommt. Wenn sie natürlich mit dem Asthma kombiniert ist, verschlechtert sich das Krankheitsbild zusätzlich.

Zweitens macht das Asthma bronchiale auch eine Atemstörung. Diese ist aber nicht durch die Einklemmung des Ramus ventralis hervorgerufen, sondern durch einen anderen Ast des Spinalnervs, nämlich des Ramus communicans (Spastik = Verengung der Bronchien, genannt Obstruktion).

Bei der manuellen Untersuchung von Asthmatikern findet man grundsätzlich eine Blockierung des 3. Brust-, des Lungenwirbels. Nach der Behandlung dieses Wirbels, aber auch der restlichen Brustwirbel, verspüren viele Patienten nicht selten sofort eine Erleichterung, indem sie sagen, sie hätten das Gefühl, besser durchatmen zu können.

Der rechte und linke Ramus communicans des Spinalnervs des 3. Brustwirbels, der auch Lungenwirbel genannt wird, ist für die Erscheinung, die wir Asthma bronchiale nennen, verantwortlich. Der Ramus communicans des Lungenwirbels (B3) zieht nach der Verschaltung im Grenzstrangganglion als Nervus splanchnicus zur Lunge. Die Irritation des Ramus communicans führt in der Lunge zu einer Entzündung, zu einer Zellfunktionsstörung und zu einer Änderung der Durchblutung und der lokalen Immunverhältnisse. Hierin ist die eigentliche Ursache des Asthma bronchiales zu sehen. Das entzündete und funktionsgestörte Lungengewebe reagiert nun übermäßig empfindlich auf Einflüsse von außen (extrinsic) , seien das nun Pollen, Dämpfe oder Stäube. Das bedeutet, daß die Bronchien mit einer Engstellung ihres Durchmessers reagieren.

Die so oft für das Asthma bronchiale verantwortlich gemachte Allergie ist also nur ein Symptom, eine Krankheitserscheinung, aber nicht die Krankheit selbst.

Somit sind auch die verschiedenen Krankheitserscheinungen des Asthma bronchiale leichter verständlich. Asthmaanfälle treten bekannterweise vorzugsweise in der Nacht auf. Auch körperliche Anstrengung kann einen Asthmaanfall auslösen. Diese Tatsachen haben direkt etwas mit der Wirbelsäule zu tun. Schläft der Asthmatiker auf der gleichen Seite seiner krankheitsauslösenden Wirbelsäulenblockierung oder Skoliose (fast jeder Mensch hat seine bevorzugte Schlafseite und Schlafhaltung), dann nimmt die Fehlstellung der Wirbel, in unserem Fall des Lungenwirbels, im Schlaf zu (intrinsic). Der Spinalnerv des Lungenwirbels wird durch die zunehmende Blockierung immer stärker eingeklemmt. Obendrein nimmt die Einklemmung der für die Atemmuskulatur zuständigen Spinalnerven ebenfalls zu. Die Folge ist, neben einer Einschränkung der Atemfähigkeit, eine Zunahme der Entzündung in der Lunge (B3). Diese Entzündung bereitet den Boden für eine Engstellung der Bronchien. Der Patient wacht auf und leidet unter extremer Atemnot. Ähnliche Überlegungen gelten auch für das Auslösen eines Asthmaanfalls durch körperliche Anstrengung. Zum Einen kann das schnelle Ein- und Ausströmen der Atemluft ein Reiz für die Bronchien sein. Zum Andern nimmt, durch die Belastung, der Spannungszustand der Muskulatur zu und damit die Skoliosen oder Blockierungen auch. Dadurch werden die Spinalnerven der blockierten Wirbel stärker eingeklemmt und über die bekannten Mechanismen (R. communicans) nimmt die Funktionsstörung der Bronchien zu, was eine verstärkte Atemnot bis hin zum Asthmaanfall auslöst.

Es ist selbstverständlich, daß eine lebensrettende medikamentöse Therapie vor der SMT steht, besonders im akuten Notfall. Hier ist jedes Medikament, auch das Cortison, ein gutes Medikament. Man muß mit allen Mitteln versuchen, die Verkrampfung der Bronchien zu beseitigen. Ist der Patient aus der akuten Lebensgefahr heraus, kann nun die manuelle Therapie einsetzen. Auch begleitend zur medikamentösen Therapie kann eine Deblockierungsmassage des 3. Brustwirbels dem Patienten helfen und ist durchaus zu verantworten.

Theoretisch müssen wir bei der Anwendung der SMT unterscheiden, ob wir eine Atemstörung oder ein Asthma bronchiale behandeln wollen. In der Praxis spielt das keine so große Rolle, da wir möglichst immer den ganzen Patienten von unten bis oben behandeln. Auch bei einem Asthmaanfall würde ich, neben der medikamentösen Therapie, immer versuchen, die ganze Brustwirbelsäule zu behandeln. Das ist gerade beim Asthmaanfall sehr gut möglich, da diese Patienten wegen ihrer Atemnot meist sitzen müssen, da sie im Liegen keine Luft bekommen. Das setzt aber voraus, daß zur Behandlung eines akuten Asthmaanfalls mindestens zwei Personen notwendig sind, eine, welche die Medikamente spritzt und eine andere zur Wirbelsäulenbehandlung.

Die SMT ist auf die Wirbelsäulenschäden, die etwas mit der Atemmuskulatur (B1 bis B12) zu tun haben, dabei natürlich besonders auf den Lungenwirbel (B3), ausgerichtet. Aber die Behandlung dieser Wirbel allein ist nicht ausreichend. Wenn man die Atemstörung, die durch die Blockierung der Spinalnerven der gesamten

Atemmuskulatur einmal außer Acht läßt und sich nur auf das reine Asthma bronchiale (Bronchialverkrampfung) beschränkt, muß man auf folgende Zusammenhänge achten:
Die Lunge gehört zum Funktionskreis Lunge (B3)/ Dickdarm (L1)/ Nase (H4). Daher müssen wir bei der Behandlung des Asthma bronchiale die restlichen Wirbel, die zum Funktionskreis Lunge/Dickdarm/Nase gehören, auch behandeln. Dabei repräsentiert der Nasenwirbel die Körperöffnung des Funktionskreises.
Der 4. Halswirbel ist aber nicht nur der Nasen-, sondern auch der Mundwirbel. Der Mund ist die Körperöffnung zum Funktionskreis Magen (B6)/ Milz-Pankreas (B8 und B7)/ Mund (H4). Durch diese Verbindung haben die Wirbel des Funktionskreises Magen/Milz-Pankreas/Mund auch eine wesentliche Bedeutung für die Behandlung des Asthma bronchiale. Der Zusammenhang wird durch die selbstverständliche Tatsache verdeutlicht, daß Verdauung und Ausscheidung in ihrer Funktion und Effizienz eng voneinander abhängen. In der Praxis bedeutet das, daß bestimmte Nahrungsmittel ebenfalls einen Asthmaanfall auslösen können. Aber schon für sich allein können schlechte Verdauung und Ausscheidung die Neigung zu asthmatischen Beschwerden fördern.
Wichtig sind auch die Meridiane und deren Wirbel, die einen inneren oder äußeren Meridianverlauf zum erkrankten Organ haben. Da der Herzwirbel (B2) anatomisch in direkter Nachbarschaft zum Lungenwirbel (B3) steht, möchte ich mich zuerst diesem Wirbel zuwenden. In der Schulmedizin gibt es eine Asthmaform, welche man Asthma kardiale nennt. Das besagt, daß Menschen mit einer schweren Herzerkrankung auch eine asthmatische Atemnot bekommen können. Den physiologischen Mechanismus dafür möchte ich hier nicht erklären, da dies zu weit führen würde.
In der chinesischen Vorstellung beherrscht das Herz das Blut (der Funktionskreis Herz ist mit dem Blut und den Blutgefäßen gekoppelt), die Lunge nimmt die Umweltenergie Qi auf. Aus westlicher Sicht können wir diesen Zusammenhang nur bestätigen, weil das Blut, das vom Herzen durch die Lunge gepumpt werden muß, dort mit Sauerstoff (Qi = O2) angereichert wird. Damit bekommen alle Wirbel und Meridiane des Funktionskreises Herz (B2)/Dünndarm (B12)/ Zunge (H2) für die Behandlung des Asthma bronchiale eine Bedeutung. Dieser Zusammenhang wird zusätzlich durch den inneren Verlauf des Herz- und Dünndarm-Meridians, die direkt durch die Lunge ziehen, dokumentiert.
Der Zungenwirbel (H2) ist gleichzeitig der Augenwirbel, der die Körperöffnung des Funktionskreises Gallenblase (B4)/ Leber (B5)/ Augen (H2) darstellt. Der Gallenblasenwirbel (B4) ist direkt dem Lungenwirbel benachbart (B3). Außerdem zieht der Gallenblasen-Meridian seitlich über die Lungenregion. Der Leber-Meridian zieht mit einem inneren Ast durch die Lunge. Somit haben auch diese Wirbel eine Bedeutung für die Behandlung des Asthmas.
Der Blasen-Meridian zieht am Rücken und der Nieren-Meridian auf der Brust

über die Lunge. Beide Meridiane bilden mit dem Ohr folgenden Funktionskreis : Blase (L3)/ Nieren (B10 und B11)/ Ohren (H3). Die Tatsache der wechselseitigen Einflußnahme zwischen der Blockierung des Blasenwirbels und der Kreuzbeinsubluxation, mit dem daraus folgenden Stabilitätsverlust der ganzen Wirbelsäule, sei hier nur nochmals der Vollständigkeit halber erwähnt. Wenn man die Meridianverläufe berücksichtigt, kommt einem der Gedanke, daß die unterschiedliche Position der Entzündungsherde bei den Lungenentzündungen (Pneumonien) vielleicht etwas mit der Kombination von Blockierungen der verschiedenen Wirbel und Meridiane zu tun haben könnte, wovon ich im Übrigen überzeugt bin.
Natürlich darf man nicht vergessen, die Gelenke (Kreuzbeinbecken- und Kiefergelenk, hier treffen sich nämlich Dünndarm, Gallenblasen- und Magen-Meridian sowie der Dreifache Erwärmer) auf Subluxationen zu untersuchen, die in den entsprechenden Meridianverläufen zu finden sind. Schäden dieser Gelenke stören den Meridianverlauf und das Segment. Über die einzelnen Gelenke informieren Sie sich bitte in Kapitel 2.1.6.

Fall 1.
Krankengeschichte und Behandlungsverlauf:
Eines Tages kam ich mit einem 51-jährigen Mann, Herr M. U., ins Gespräch und mir fiel auf, daß er beim Sprechen extrem kurzatmig war. Er schnappte nach wenigen gesprochenen Worten wie ein Fisch auf dem Trockenen nach Luft. Er erzählte mir, daß er an einer entzündlichen Lungenerkrankung (alpha-1-Antitrypsinmangel) leide, welche seine Lunge langsam zerstöre. Diese Krankheit ist genetisch bedingt und nicht aufzuhalten. Auf seinen Wunsch hin behandelte ich ihn und als ich fertig war, stand er auf und sagte: „Ihr Buch stimmt nicht“. Da wir nicht alleine waren und der Behandlung viele andere Menschen zuschauten, war ich schockiert und fragte, wieso nicht? Er sagte, der Titel „Wunder dauern etwas länger“ sei falsch, denn er fühle sich nach Jahren des Luftmangels wie befreit und könne das erstemal seit langem wieder richtig durchatmen und er bekäme besser Luft. Das war für ihn wie ein Wunder, und das schon nach einer Behandlung von gerade fünf Minuten. Herr M. ist noch heute, nach einem Jahr, in meiner Behandlung und so dauern Wunder, wenn sie überhaupt eintreten, doch etwas länger. Ich darf vielleicht der Hoffnung Ausdruck geben, daß sein Leiden mit der manuellen Therapie nicht mehr so schnell fortschreitet. Die narbigen Schäden des Lungengewebes, welche durch die jahrelange Entzündung entstanden sind, sind natürlich nicht mehr rückgängig zu machen.
Eine große Hilfe ist ihm dabei seine Frau, welche die SMT sogar in meinem Seminar gelernt hat, um ihren Mann täglich behandeln zu können. Trotz aller Liebe ist es nicht einfach für die noch relativ junge und aktive Frau, einen Mann zu haben, der in seiner körperlichen Leistungsfähigkeit stark eingeschränkt ist und der dem Tod ins Auge sieht. Mit der SMT haben beide eine Chance, gegen dieses Schicksal anzukämpfen. Schulmedizinisch ist Herr M. austherapiert, er hat alles durchgemacht, was an Therapien und Medikamenten zur Verfügung steht. Er ist auch heute noch in schulmedizinischer Kontrolle, aber nur noch selten in deren Behandlung.

Manueller Untersuchungsbefund:
Bei der ersten Untersuchung konnte ich mir keine Notizen über den erhobenen Befund machen, so daß ich erst ab der zweiten Behandlung verläßliche Aufzeichnungen habe. Es bestand

eine Beinlängendifferenz von 2 cm, wobei das linke Bein länger als das rechte war. Insgesamt bewegte sich die linke Hüfte 4 und die rechte 2 cm in das Gelenk zurück. Das Kreuzbein war links subluxiert. Die Lenden- und die untere Brustwirbelsäule (L5 bis B10) waren skoliotisch nach links verschoben. Vom 9. bis zum 4. Brustwirbel fand sich eine Rechtsskoliose, welche am 3. Brustwirbel auf die linke Seite herumschwang und vom 3. Brustwirbel bis zum 7. Halswirbel eine starke Linksskoliose aufwies. Dabei war der 3. Brustwirbel sehr stark betroffen, er wies eine maximale Blockierung auf. Bei der Behandlung war der 3. Brustwirbel extrem schmerzhaft.

Fallbesprechung:
Auch wenn für die Lungenerkrankung von Herrn M. eine erbliche oder genetische Veranlagung wahrscheinlich ist, so bin ich fest davon überzeugt, daß der Ausbruch des Leidens durch die schweren Wirbelsäulenschäden, besonders am 3. Brustwirbel, ausgelöst wurden. Dieser Fall ist ein schönes Beispiel dafür, daß eine genetische Disposition (erbliche Veranlagung) lediglich ein begünstigender Faktor für den Krankheitsausbruch oder für die Schwere der Beschwerden ist.
Begonnen hat seine Erkrankung erst im Alter von ca. 40 Jahren nach einer schweren Bronchitis. Man muß gestehen, daß Herr M. ein starker Raucher war und dieses Rauchen sich sicher sehr ungünstig auf den Krankheitsverlauf und die Stärke des Krankheitsbildes ausgewirkt hat. Mittlerweile hat sich eine starke Lungenüberblähung (Emphysem) herausgebildet. Das Emphysem wird von einem Asthma bronchiale begleitet. Interessant in diesem Zusammenhang ist, daß der Patient schon lange an Dickdarmproblemen leidet (Sigmadivertikulose), die schon eine Bauchoperation (Laparatomie wegen Abszeßbildung mit teilweiser Netzentfernung) notwendig machte.
Jetzt möchte ich in meiner Argumentationskette einen kleinen Sprung machen und sagen, daß eine Blockierung des Lungenwirbels und eventuell anderer Wirbel des Funktionskreises Lunge (B3) Dickdarm (L1)/ Nase (H4) die Bronchitis ausgelöst haben, und daß gleichzeitig durch die starke Blockierung, besonders des Lungenwirbels, der schlummernde genetische Defekt einen Krankheitswert bekommen konnte. Danach liefen zwei Prozesse gleichzeitig ab, die sich gegenseitig beeinflußten und gegenseitig hochschaukelten. Die Blockierung machte eine chronische Entzündung, welche den angeborenen Defekt aktivierte, der wiederum eine noch stärkere Entzündung hervorrief. Die Blockierung des Lungenwirbels ist dem Patienten eigentlich schon seit seiner Jugend bekannt.
Dieser Wirbelsäulenschaden ist also die eigentliche Ursache für die Schwere der Erkrankung, wenn man einmal vom Rauchen absieht. Mit großer Wahrscheinlichkeit wäre Herr M. auch ohne seine genetische Disposition an einer Lungenkrankheit, sei dies Asthma oder ein anderes Lungenleiden, erkrankt. Bei Herrn M. waren alle Wirbel des Funktionskreises Lunge erheblich blockiert. In erster Linie und am stärksten natürlich der Lungen-, aber auch der Dickdarm- und der Nasenwirbel. Am Lungenwirbel fand eine doppelte Scherung und Einklemmung des Spinalnervs statt, da der 4. Brust-, der Gallenblasenwirbel, noch nach rechts, aber der 3. Brust-, der Lungenwirbel maximal nach links verschoben war. Dieser selten so extrem zu findende Befund macht trotz aller Schädigung des Rauchens, bei seiner genetischen Grunderkrankung und der Blockierung der restlichen Funktionskreiswirbel, die eigentliche Schwere des Krankheitsbildes aus.
Wenn ich meinen Überlegungen freien Lauf lasse, möchte ich spekulativ den Krankheitsverlauf des Patienten interpretieren. Die genetische Disposition allein reichte nicht aus, um Herrn M. so krank werden zu lassen. Dazu war der sich langsam verschlechternde Wirbelsäulenschaden notwendig. Das Rauchen hat den Wirbelsäulenschaden über die Segmentstörung sicher zusätzlich sehr stark verschlechtert. Die scheinbar auslösende Infektionserkrankung war lediglich ein Ausdruck einer zunehmenden Dekompensation des Wirbelsäulenschadens. Der

Patient hätte auch ohne diese Infektionserkrankung sein Lungenleiden bekommen.
Herr M. ist nicht zu heilen. Die organischen Veränderungen an der Lunge sind nicht reversibel. Aber vielleicht kann man mit der SMT eine weitere Verschlechterung verhindern oder zumindest herausschieben. Außerdem kann man ihm die durch die Blockierung des Lungenwirbels bedingten Atemstörungen erleichtern.

Fall 2.
Krankengeschichte und Behandlungsverlauf:
Im Sept.1996 kam eine damals 58-jährige Patientin, Frau S. M., wegen Rückenbeschwerden und Ischiasschmerzen in meine Behandlung. Eigentlich kam sie nicht freiwillig, sondern wurde von ihrem Mann überredet, der schon länger mein Patient war. Die Rückenbeschwerden waren bei der zweiten Behandlung schon gebessert. Trotz der Beschwerdeerleichterung ließ sich die Patientin nicht gerne manuell behandeln, weil ihr die Therapie sehr weh tat.
Gleichzeitig erzählte mir Frau S., daß sie stark an Asthma leide. Damals kam sie noch mit wenigen Tabletten und ihren Sprays, einschließlich eines Cortisonsprays, aus. Auf mein Angebot, auch ihr Asthma mit der SMT zu behandeln, ging sie nicht ein. 1997 kam sie sporadisch in Behandlung, immer dann, wenn ihre Rückenschmerzen wieder zunahmen.
Im August 98 kam die Patientin wieder. Diesmal waren nicht die Rückenschmerzen ihr Problem, sondern seit Mai diesen Jahres hatte sich das Asthma bronchiale dramatisch verschlechtert. Die Medikamente sprachen nicht mehr richtig an und die Patientin mußte täglich Cortisontabletten in hohen Dosen nehmen, um nicht zu ersticken. Gleichzeitig war der Bauch massiv angeschwollen und die Beine waren aufgelaufen. Die Verdauung stimmte nicht mehr, die Gase gingen nicht mehr richtig ab. Der volle Bauch drückte die Brustorgane nach oben, so daß die Atmung durch die Einengung der Lunge noch schlechter wurde.
Neben der Verdauungsstörung war Frau S. stark aufgeschwemmt. Der dicke Bauch und die aufgelaufenen Beine waren Wasseransammlungen. Ich verordnete der Patientin zur schnelleren Entlastung ein Diuretikum (wasseraustreibendes Medikament), auf das sie auch gut ansprach. Gleichzeitig behandelte ich Frau S. manuell. Ich hatte große Bedenken, die Patientin zu therapieren, weil ich das Gefühl hatte, Frau S. war kurz vor dem Ersticken. Der Gang war schleichend und sie mußte sich überall anhalten, um nicht umzufallen, weil der Kreislauf wegzusacken drohte. Die Bewegungen waren ganz langsam und das Sprechen war für Frau S. eine große Belastung.
Gott sei Dank, sofort nach der manuellen Behandlung sagte die Patientin, daß es ihr besser gehe und sie besser Luft bekomme. Die wächserne Blässe war ebenfalls verschwunden. Zwei Tage später rief mich der Mann an und bedankte sich, weil es seiner Frau immer noch besser ging.
Auch ein Kuraufenthalt in einer Lungenfachklinik brachte keine Erleichterung, die Patientin war dort durchgehend sechs Wochen krank und kam schlechter nach Hause als zuvor.
Frau S. kam jetzt regelmäßig in manuelle Behandlung. Sie ist nicht gesund, aber gebessert, so daß sie das Cortison reduzieren kann und mit ihren Sprays auskommt und keine Angst mehr vor dem Erstickungstod hat. Zwischenzeitlich habe ich dem Ehemann gezeigt, wie er seine Frau mitbehandeln kann. Sie hat die Angst vor der Therapie verloren und gemeinsam werden wir sehen, ob Frau S. im Laufe der Zeit vollständig zu heilen ist.
März 1999: Frau S. war kürzlich in Begleitung ihres Mannes wieder bei mir. Ihr ging es sehr gut und sie sah richtig gesund aus. Sie fühlte sich so gut wie schon lange nicht mehr. Die Medikamente hatte sie bis auf die Sprays reduziert. Dieser Umstand ist sicher die Folge der konsequenten, täglichen Wirbelsäulenmassage ihres Mannes. Beim Abtasten der Wirbelsäule war der Lungenwirbel kaum noch als Blockierung zu tasten.

Manueller Untersuchungsbefund:
Der Wirbelsäulenbefund hat sich in seiner grundlegenden Form seit Behandlungsbeginn nur wenig verändert. Die Patientin hatte eine Beinlängendifferenz durch ein links 2 cm längeres Bein. Insgesamt ließ sich beim manuellen Beinlängenausgleich die linke Hüfte um 4 und die rechte um 2 cm in das Hüftgelenk zurückbewegen. Das Kreuzbein war links subluxiert. Vom 5. Lenden- bis zum 12. Brustwirbel fand sich eine Links-, die darüber bis zum 8. Brustwirbel von einer Rechtsskoliose abgelöst wurde. Oben war die Wirbelsäule bis zum 7. Halswirbel wieder nach links verkrümmt. 1996 habe ich noch nicht die einzelnen Wirbel notiert, die besonders stark durch Blockierungen betroffen waren. Seit mindestens einem Jahr bin ich dazu übergegangen, solche Befunde zu vermerken. Im August diesen Jahres zu Beginn der Behandlung wegen des Asthmas habe ich folgendes vermerkt: Der 1. Lenden- (Dickdarm), sowie der 3. und 2. Brustwirbel (Lunge und Herz) waren sehr stark blockiert.

Fallbesprechung:
Grundsätzlich ist es nicht gut, wenn ein Patient überredet werden muß, sich wegen irgendwelcher Beschwerden mit der SMT behandeln zu lassen. Mangelnde Akzeptanz, bis hin zur Ungläubigkeit und Ängste vor der Behandlung blockieren den Patienten oft so stark, daß ein Therapieerfolg nicht gewährleistet ist. Der Patient macht nicht mit, ändert sein Verhalten nicht, wie das Beineüberschlagen, das richtige Bücken, die richtige Schlaflage und sein schadensbezogenes Bewegungsmuster. Dadurch wird die ganze Therapie in Mißkredit gebracht, weil dann lauthals verkündet wird, daß außer einer vielleicht schmerzhaften Behandlung keine Veränderung der Beschwerden eingetreten sei. Das ist für alle Teile unbefriedigend und unerfreulich. Daher lehne ich es normalerweise ab, Patienten zu behandeln, die nicht selbst anrufen und damit auch dokumentieren, daß sie sich freiwillig behandeln lassen wollen.
Erst wenn der Betreffende am Ende ist und um Hilfe bittet, ist der Zeitpunkt gekommen, an dem die Therapie auch fruchtet. So war es vielleicht auch ein wenig bei Frau S. Sie hat im Augenblick des drohenden Todes durch Ersticken alle Bedenken beiseite gelegt und war bereit, Schmerzen bei der Behandlung zu ertragen, um Erleichterung beim Atmen zu bekommen. Jetzt kann die Therapie greifen, weil die Patientin bereit ist, sich selbst in die Behandlung mit einzubringen und mitzuarbeiten.
Die Befunde der Patientin sind ganz typisch für ihre Beschwerden. Zwei wichtige Wirbel waren bei Frau S. sehr stark blockiert. Erstens war der Herzwirbel (B2) stark blockiert. Das Herz gehört zum Funktionskreis Herz (B2)/ Dünndarm (B12)/ Zunge (H2). Die Herzfunktion war wegen der Blockierung dieses Wirbels und der Belastung durch das Asthma (Streß, vermehrte Atemarbeit und jede Menge von Asthmamitteln) so stark geschwächt, daß es zu einer mangelnden Wasserausscheidung kam, wie wir das bei Patienten mit einer Herzschwäche beobachten können. Zusätzlich verschlechterte die Blockierung der Nierenwirbel die Wasserausscheidung. Die Entlastung des Herzens und des Körpers durch das von mir vorübergehend verordnete Diuretikum war, neben der manuellen Therapie, sicher notwendig, weil die Überwässerung des Körpers die Atmung zusätzlich verschlechterte.
Der zweite stark blockierte Wirbel war der Lungenwirbel (B3). Die Lunge gehört zum Funktionskreis Lunge (B3)/ Dickdarm (L1)/ Nase (H4). In diesem Falle wies auch der Dickdarmwirbel eine zusätzliche starke Blockierung auf, die nicht nur die Lungenproblematik verstärkte, sondern gleichzeitig die Ausscheidung behinderte. Neben der Überwässerung war der träge Darm mit Kot überlastet und die Winde gingen nicht mehr richtig ab. Nach der Korrektur des Dickdarm- und der restlichen Funktionskreiswirbel kam der Stuhlgang und die Ausscheidung über den Darm wieder in Gang. Dadurch wurde der ganze Funktionskreis, bestehend aus Lunge/Dickdarm/Nase, entlastet, was sich positiv auf das Asthma bronchiale auswirkte. Entlastung des Funktionskreises Herz (B2)/ Dünndarm (B12)/ Zunge (H2) und des Funktionskreises Lunge/Dickdarm/Nase erbrachte zusammen eine deutliche Besserung der Atmung.

Mittlerweile hat der Mann die täglich notwendige Behandlung seiner Frau, die er von mir gezeigt bekommen hatte, übernommen. Die Behandlungsabstände bei mir werden länger. Das ist ein Zeichen, daß Herr S. recht effizient an seiner Frau arbeitet, denn die Beschwerden von Frau S. sind wesentlich gebessert.

3.5. BAUCHSPEICHELDRÜSENERKRANKUNGEN

Eine der häufigsten Erkrankungen der Bauchspeicheldrüse ist die Entzündung, eine sehr ernste und zum Teil auch lebensgefährliche Erkrankung. Die Bauchspeicheldrüse hat zwei wichtige Funktionen, die beide etwas mit der Nahrungsaufnahme zu tun haben. Zum Einen produziert die Bauchspeicheldrüse Fermente (Amylase und Lipase), die dem Menschen helfen, die Nahrung im Darm in ihre einzelnen Bestandteile aufzuspalten, um diese dann in den Organismus aufzunehmen zu können. Zum Anderen gibt es in der Bauchspeicheldrüse Zellen, die den Zuckerverwertungsstoff Insulin produzieren. Die Gefahr bei jeder Entzündung der Bauchspeicheldrüse ist die, daß nach Abklingen der Entzündung Narben zurückbleiben. Es kommt also zu einem Verlust von Funktionszellen. Dadurch wird die Effizienz des Organs eingeschränkt, es kommt zu einer Funktionsschwäche, die bei der Bauchspeicheldrüse die Zuckerkrankheit (Diabetes mellitus Typ I) oder eine Verdaungsschwäche zur Folge haben kann. Je nach Stärke und Ausmaß der Entzündung kann auch ein völliger Ausfall der Organfunktion eintreten.
Wodurch können solche Entzündungen hervorgerufen werden? Der in unserer Gesellschaft wichtigste Faktor ist sicherlich der Alkohol. Die Bauchspeicheldrüse reagiert viel empfindlicher auf einen verstärkten Alkoholgenuß als die oft zitierte Leber. Neben dem Alkohol kann auch extrem übermäßiges Essen, besonders von fetthaltigen Speisen, eine Bauchspeicheldrüsenentzündung auslösen. Hierbei kann aber die fettreiche und große Malzeit nicht der alleinige auslösende Faktor sein, da nicht jeder Mensch bei solch einer Situation mit einer Bauchspeicheldrüsenentzündung reagiert. Jeder von uns hat in seinem Leben schon einmal zu viel gegessen und ist nicht erkrankt. Als zusätzliche Auslöser der Erkrankung gelten neben Ernährungsfehlern Infektionen durch Viren oder Bakterien. Nicht selten kommt es aber vor, daß man bei einem Patienten mit einer Bauchspeicheldrüsenentzündung keine der gerade aufgeführten Ursachen finden kann. Bei solchen Patienten bleibt die Frage nach der eigentlichen krankheitsauslösenden Ursache ungeklärt und nicht selten wird diesen Personen ihre Beteuerung, daß sie keinen oder kaum Alkohol trinken, nicht geglaubt. Es muß eine Disposition vorliegen (mit der SMT ist es keine Schwierigkeit, diese zu benennen), welche das Entstehen einer Bauchspeicheldrüsenentzündung begünstigt.
Der eigentliche Wegbereiter einer Bauchspeicheldrüsenentzündung, gleichgültig welche anderen Faktoren als letztlich auslösende Ursachen eine Rolle spielen, ist ein Schaden, in Form einer Blockierung oder einer Skoliose, an der Wir-

belsäule. Wenn es zu einer Einklemmung der Spinalnerven kommt, wird über den Ramus communicans, via Grenzstrang und Nervus splanchnicus, die Zellfunktion, die Durchblutung, sowie die lokalen (örtlichen) Immunverhältnisse gestört. Diese Veränderungen bereiten den Weg, so daß Alkohol, fettes Essen und Krankheitserreger das Organ leichter schädigen können und damit eine Erkrankung hervorrufen.
Wenn auch der Bauchspeicheldrüsenwirbel (B7) der wichtigste Wirbel für eine Bauchspeicheldrüsenentzündung ist, so haben doch auch Schäden an anderen Wirbeln einen Einfluß auf das Organ. Hierbei sind die Wirbel des Funktionskreises Magen (B6)/ Milz-Pankreas (B8und B7)/ Mund (H4) zu nennen.
Der Meridian, welcher zur Bauchspeicheldrüse gehört, heißt nicht nur Bauchspeicheldrüsen (Pankreas)-Meridian, sondern Milz-Pankreas-Meridian. Dem Nieren-Meridian entspricht das Organ der Nieren, das aus zwei Teilen, der rechten und der linken Niere besteht. An der Wirbelsäule findet man auch zwei Wirbel für das Gesamtorgan Niere, der 10. Und 11. Brustwirbel. Ganz ähnlich verhält es sich bei dem Milz-Pankreas-Meridian. Dieser Meridian setzt sich aus zwei Organen zusammen, der Milz und der Bauchspeicheldrüse (Pankreas), für die jeweils ein Wirbel existiert, der Milz (B8)- und der Bauchspeicheldrüsenwirbel (B7).
Dafür gibt es nach unserem westlichem Verständnis keinen logischen Zusammenhang, da für den westlich ausgerichteten Naturwissenschaftler beide Organfunktionen nichts miteinander zu tun haben. Anders ist das in der chinesischen Medizin, wo Nahrungsaufnahme und Verteilung der Nährstoffe über das Organ Blut, als dessen Aufgabe, angesehen werden. Daher hat nach dem chinesischen Verständnis die Nahrungsaufnahme etwas mit der Milz zu tun, da diese die guten von den schlechten Nahrungsbestandteilen trennt und die Nahrungsenergie im Körper verteilt.
Einen Zusammenhang mit dem Verständnis der westlichen Medizin zu konstruieren, ist durchaus möglich. Die Milz hat die Aufgabe, das Blut von überalterten sowie geschädigten roten und weißen Blutkörperchen zu reinigen. Das Blut wiederum hat die Aufgabe, Nahrungsbestandteile (Energie = Zucker, Eiweiß und Fett) an die Orte unseres Organismus zu bringen, an denen sie gebraucht werden. Dazu ist notwendig, daß verbrauchte Blutbestandteile abgefangen werden (weiße und rote Blutkörperchen), und daß das Blut die richtige Konsistenz hat (nicht zu viele Blutkörperchen), damit es ungehindert und leicht, auch durch die kleinsten Gefäße, fließen kann.
Der 4. Halswirbel ist der Mund (H4)- und damit der Körperöffnungswirbel des Funktionskreises Magen/Milz-Pankreas/Mund. Aber der 4. Halswirbel ist auch der Nasenwirbel. Die Nase ist die Körperöffnung des Funktionskreises Lunge, mit Lunge (B3)/ Dickdarm (L1)/ Nase (H4). Dieser Zusammenhang spiegelt die Realität wieder, denn auch bei unseren Körperfunktionen hängt eine gute Verdauung von einer guten Ausscheidung ab und umgekehrt.

Leber und Gallenblase liegen in unserem Körper in direkter Nachbarschaft. Besonders die Gallenblase hat eine enge Beziehung zur Bauchspeicheldrüse, da der Ausführungsgang der Gallenblase und der Bauchspeicheldrüse sich in der Regel vereinigen, um dann in den Zwölffingerdarm zu münden. Gallenblase (B4) und Leber (B5) bilden einen Funktionskreis, die dazu gehörende Körperöffnung sind die Augen (H2). Die Verbindung dieses Funktionskreises mit dem des Magens und Milz-Pankreas wird durch den inneren Meridianverlauf des Gallenblasen-Meridians hergestellt, der durch das Gebiet der Bauchspeicheldrüse zieht. Auch die chinesische Medizin spricht davon, daß der Funktionskreis Gallenblase/Leber/Augen die Verdauung unterstützt.
Der 2. Halswirbel ist auch der Zungenwirbel (H2). Die Zunge ist die Körperöffnung zum Funktionskreis Herz (B2)/ Dünndarm (B12)/ Zunge (H2). Die Verbindung zur Bauchspeicheldrüse wird von den beiden zum Herzen gehörenden Funktionskreisen Herz/Dünndarm/Zunge und Dreifacher Erwärmer (Perikard-Meridian und Kreislauf-Sexus), durch den inneren Meridianverlauf des Kreislauf-Sexus hergestellt, dessen Verlauf durch die Bauchspeicheldrüse zieht. Die beiden letztgenannten Meridiane besitzen keine eigenen Wirbel, sondern bedienen sich der des Funktionskreises Herz/Dünndarm/Zunge.
Bei der Behandlung einer Erkrankung sind nicht nur die Meridiane zu beachten, die einen inneren Verlauf zum erkrankten Organ haben, sondern auch der äußere Verlauf von Meridianen über die Region des erkrankten Organs ist von Bedeutung. Damit kommt auch der einzige Funktionskreis, der bisher bei der Behandlung der Bauchspeicheldrüsenerkrankungen noch nicht besprochen wurde, ins Spiel. Dabei handelt es sich um der Funktionskreis Blase (L3)/ Niere (B10 und B11)/ Ohren (H3), wobei der Nieren-Meridian durch seinen äußeren Meridianverlauf Kontakt zur Bauchspeicheldrüse hat.
Natürlich sollten Sie nicht vergessen, die Gelenke, besonders das Kiefer (!!)- und Kreuzbeinbeckengelenk auf Subluxationen hin zu untersuchen, welche in den betreffenden Meridianverläufen liegen. Gelenksschäden stören den Energiefluß im Meridian, sprich autonomen Nervensystem, und somit das Segment mit all seinen Teilen. Über die Gelenke, besonders das Kreuzbein- und Kiefergelenk, die von den verschiedenen Meridianen in deren Verlauf berührt werden, informieren Sie sich bitte im Kapitel 2.1.6.

3.6. BECHTEREW (MORBUS)

Der Morbus Bechterew ist eine entzündliche Erkrankung der ganzen Wirbelsäule. Männer sind häufiger (90%) betroffen als Frauen. Die Erkrankung beginnt meist an den Ileosakralgelenken (Kreuzbeinbeckengelenke) und geht dann auf die restliche Wirbelsäule über. Es kommt bei dieser Erkrankung zu einer entzündlich bedingten chronischen Verdickung der Bänder und Sehnen der Wirbelsäule. Dabei bleibt es aber nicht, sondern mit der Zeit setzt eine

Schrumpfung und Verkalkung der Sehnen und Bänder (Bambuswirbelsäule) ein. Auch an inneren Organen können entzündliche Veränderungen auftreten. An den Augen (Iritis), am Herzen (Reizleitungsstörungen) usw. Im Blut findet man regelmäßig, neben den üblichen Entzündungszeichen, einen Wert, das HLA-B 27. Dabei handelt es sich um ein menschliches Lymphozyten- (= weißes Blutkörperchen) Antigen (= Körpereiweiß, das für die Immunabwehr im Gewebe verantwortlich ist). Dieser Blutwert hat etwas mit unserem Erbgut zu tun und so glaubt man, daß für den M. Bechterew eine genetische Disposition besteht (erbliche Veranlagung).
Auf der anderen Seite ist der M. Bechterew nicht selten mit anderen Erkrankungen wie der Psoriasis, des M. Crohn und der Colitis ulcerosa kombiniert. All diese Krankheitsbilder sind sogenannte Autoimmunerkrankungen. Somit möchte ich auch den M. Bechterew, trotz einer möglichen erblich bedingten Anlage für diese Erkrankung, in die Reihe der Autoimmunleiden einreihen. Das bedeutet, daß im Normalfall die genetische Disposition allein nicht ausreicht, den Krankheitsprozeß in Gang zu bringen. Dazu bedarf es weiterer Faktoren.
An anderer Stelle habe ich schon besprochen, daß das Auftreten von Autoimmunerkrankungen (siehe Kapitel 3.30) ebenfalls etwas mit der Wirbelsäule und deren Schäden zu tun hat. Gerade bei der Colitis ulcerosa und dem M. Crohn, zwei Erkrankungen des Darmes, habe ich erlebt, daß diese Leiden, klinisch bestätigt durch Darmspiegelung und Histologie (feingewebliche Untersuchung unter dem Mikroskop), bei frühzeitigem Behandlungsbeginn mit wenigen Anwendungen der SMT zu heilen sind. Somit möchte ich diese Tatsache, trotz genetischer Disposition, auch für den M. Bechterew geltend machen.
Ein Hinweis dafür, daß der M. Bechterew etwas mit der Wirbelsäule zu tun haben muß, ist die Art des Krankheitsverlaufes. Meist beginnen die Beschwerden an den Füßen und dort an den Zehenglenken, bei gleichzeitigen Schmerzen in den Kreuzbeinbeckengelenken (ISG). Typisch ist auch ein starker Schmerz in den Fersen und in den Achillessehnen. Wenn Sie schon das Kapitel über die Ischialgien und hier besonders über die atypischen Ischialgien gelesen haben, dann wissen Sie, daß gerade diese Beschwerden an den Füßen, den Fersen und im Bereich der Achillessehne für eine Ischiaseinklemmung durch eine Verspannung der tiefen Sitzmuskulatur bei Kreuzbeinsubluxation sprechen. Diese Tatsache führt zwangsläufig zu dem Gedanken, daß der eigentliche Krankheitsauslöser des M. Bechterew eine Ischialgie bei Kreuzbeinsubluxation sein könnte. Die Subluxation und die dadurch entstehende Entzündung im Kreuzbeinbeckengelenk könnte, durch die Schädigung der Zellfunktion und des örtlichen Immunsystems, der Auslöser für eine Autoimmunerkrankung sein, die in unserem Falle M. Bechterew heißt. Die genetische Disposition begünstigt möglicherweise das Auftreten eines solchen Autoimmunprozesses. Ist dieser Umstand bei einem Patienten eingetreten, läuft sein Leiden auf bekannte Weise schicksalhaft ab.

Ich glaube, nein, ich bin sogar überzeugt, daß man zu Beginn der Krankheit mit einer manuellen Behandlung der Kreuzbeinsubluxation, der Beinlängendifferenz und der restlichen Wirbelsäule zuverlässig heilen kann. Je länger der Krankheitsprozeß läuft und je größer die irreversiblen organischen Schäden sind, um so weniger kann man den Patienten helfen. Möglicherweise kann man auch in solch schweren Fällen den Krankheitsverlauf zum Stoppen bringen, oder zumindest den Betreffenden eine gewisse Erleichterung ihrer Beschwerden verschaffen. Voraussetzung ist aber, daß der Patient noch aktiv, eventuell mit einer Partnerhilfe, mitarbeiten kann.
Wenn man als primär auslösenden Faktor einen Kreuzbeinschaden annimmt und von der Behandlung mit der SMT ausgeht, ist die Untersuchung und Behandlung der Beinlängendifferenz und einer Kreuzbeinsubluxation die wichtigste Maßnahme bei der Behandlung des M. Bechterew. Ein Kreuzbeinfehlstand, kombiniert mit einer Subluxation stören das gesamte Gefüge der Wirbelsäule durch eine Änderung der Statik und des Tonus der Wirbelsäulenmuskulatur. Für den M. Bechterew bedeutet das, daß die Entzündung aus dem Kreuzbeinbereich, sei nun eine Autoimmunkomponente dabei oder auch nicht, auf die gesamte Wirbelsäule übergreift. Jedes entzündete Gewebe neigt bei chronischem Verlauf zu einer Gewebsverdickung und Verhärtung.

Der Charakter des M. Bechterew mag darin bestehen,
daß die entzündliche Gewebsverhärtung (Induration) stärker als üblich ist
und auch schneller verknöchert.

Die logische Konsequenz ist also diese, daß ohne Kreuzbeinschaden der ganze Krankheitsprozeß nicht in Gang gekommen wäre.
Wenn Sie mich nun fragen, ob auch bestimmte Wirbel und deren Meridiane im Krankheitsgeschehen des M. Bechterew eine Rolle spielen, dann möchte ich vor allem den Gallenwirbel (B4) nennen. Der Funktionskreis Gallenblase (B4)/ Leber (B5)/Augen (H2) ist mit dem Organsystem der Sehnen und Bänder verbunden. Der M. Bechterew spielt sich in erster Linie an den Sehnen und Bändern der Wirbelsäule ab.
Der 2. Halswirbel ist der Augen-, aber auch der Zungenwirbel. Die Zunge ist die Körperöffnung zu den beiden Funktionskreisen, die mit dem Herzen gekoppelt sind. Das sind die Funktionskreise Herz (B2)/ Dünndarm (B12)/ Zunge (H2) und Dreifacher Erwärmer (Perikard-Meridian)/Kreislauf-Sexus. Die Funktionskreise des Herzens stehen übrigens zum Organsystem Nerven und Gefäße in Beziehung und bekommen daher auch eine Bedeutung bei der Behandlung.
Der Gallenblasen- und der Blasen-Meridian (L3) ziehen mit ihrem äußeren Meridianverlauf über das Kreuzbeinbeckengelenk. Eine Blockierung dieser Wirbel macht das ISG instabil. Eine Subluxation des Kreuzbeinbeckengelenks hat wiederum über den Blasen-Meridian eine Instabilität der ganzen Wirbel-

säule zur Folge. Die Blase gehört zum Funktionskreis Blase (L3)/ Nieren (B10 und B11)/ Ohren (H3).
Die zwei letzten Funktionskreise und deren Wirbel, der Funktionskreis Lunge/Dickdarm/Nase und Magen/Milz-Pankreas/Mund haben für die Behandlung des M. Bechterew keine direkte Bedeutung. Im Sinne einer Ganzheitsbehandlung der Wirbelsäule darf man sie natürlich nicht ganz außer Acht lassen. Nicht zu vergessen ist die Untersuchung all der Gelenke, einschließlich des Kiefergelenks (!) die in den entsprechenden Meridianen zu finden sind. Über die einzelnen Gelenke informieren Sie sich bitte in Kapitel 2.1.6.
Nun habe ich es schon häufiger erlebt, daß gerade jüngere Patienten und in den meisten Fällen Frauen mit Rückenschmerzen, völlig aufgelöst zu mir kamen, weil sie von ihren behandelnden Ärzten gesagt bekamen, sie litten an einem M. Bechterew. Da in jeder Familie ein Gesundheitsbuch existiert, lesen die Betroffenen sofort nach, was die Diagnose für sie und ihre weitere Zukunft bedeutet und was sie angeblich zu erwarten haben. Die Geschichte solcher Patienten hat oft folgenden Verlauf: Die Betreffenden haben Rückenschmerzen am unteren Lendenwirbelsäulenbereich. Sie suchen daraufhin ihren Hausarzt auf und bekommen die drei berühmten Spritzen, eventuell zusätzlich Tabletten und physikalische Anwendungen wie Massagen und Reizstrom. Wenn die Beschwerden sich kaum oder nicht bessern, wird der Orthopäde zu Rate gezogen. Hier findet im Grunde die gleiche Behandlung wie beim Hausarzt statt, nur zur Diagnostik werden zusätzlich Röntgenbilder gemacht, von Fall zu Fall ein CT oder eine Kernspinuntersuchung. Gleichzeitig wird das Blut untersucht. Dabei schaut man nach Entzündungszeichen und sucht nach Hinweisen für eine rheumatische Erkrankung. Dabei wird häufig das HLA B 27 bestimmt. Fällt dieses dann positiv aus, bekommen die Patienten sofort gesagt, sie hätten einen M. Bechterew. Dieses wird um so eher behauptet, je weiter unten im Kreuzbeinbereich der oder die betreffende Person ihre Beschwerden hat. Sieht man auf dem Röntgenbild noch Hinweise für eine Entzündung im ISG (verwaschene Ileosakralgelenksfugen), ist für einen Schulmediziner die Diagnose gesichert.
Im Grunde weiß die Schulmedizin nicht, welche Bedeutung das Vorhandensein des HLA B 27 eigentlich hat. Man weiß lediglich, daß ein hoher Prozentsatz von Bechterew-Patienten (aus schulmedizinischer Sicht der Diagnose) dieses Antigen (zu ca. 87%) im Blut hat. Jetzt stellt sich die Frage, haben nur die Bechterew-Patienten dieses Antigen oder auch andere Menschen, die nachweislich keinen Bechterew haben? Die Antwort lautet, natürlich läßt sich dieses Antigen auch bei Personen (etwa 5%, aus unserer Sicht ist der Prozentsatz sicher viel höher) im Blut nachweisen, die keinen Bechterew haben. Für das HLA B 27 bedeutet das, daß man sagen kann: „Fast alle Bechterew Patienten haben dieses Antigen HLA B 27 im Blut“. Man kann den Satz aber nicht umkehren und sagen: “Alle HLA B 27-Patienten haben einen Bechterew“.
Die Entzündungszeichen im Kreuzbeinbeckengelenk sind ein ganz unspezifi-

scher Hinweis, der lediglich auf eine Entzündung hinweist, ohne dabei die Ursache der Entzündung in irgendeiner Weise zu benennen. Wenn man die Tatsache einer Kreuzbeinsubluxation akzeptiert, muß eine Entzündung im ISG ein mehr als häufiger Befund sein.
Warum die Konturen der Kreuzbeinbeckengelenke sich bei dem einen Patienten in Form einer verwaschenen, unscharfen Kontur auf dem Röntgenbild darstellen, und bei anderen Patienten mit Kreuzbeinsubluxation dieser Röntgenbefund nicht in der gleichen Art und Weise zu sehen ist, kann ich nur vermuten. Zum Einen geht in diese Überlegungen natürlich die Stärke der Entzündung ein, zum Anderen könnte es aber auch die Dauer der Kreuzbeinsubluxation sein. Personen, und hier sind die Träger des HLA B 27 Antigens womöglich prädisponiert, neigen vielleicht zu einer stärkeren Gewebsschwellung als Folge einer Entzündung, mit anschließend schnellerer Verkalkung des entzündeten Gewebes. Vielleicht ist dies das Wesen des M. Bechterew, eine stärke Gewebsreaktion bei einer Entzündung mit schnellerer Induration (Verfestigung) und Verkalkung.
Aus der Narbenbildung wissen wir, daß es Menschen gibt, die nach einer Wunde zu einer überschießenden Narbenbildung neigen (Kelloid). Kann ein ähnlicher Mechanismus nicht auch für Menschen mit einer Entzündung und der anschließenden narbigen Veränderung im Sinne einer Gewebsverfestigung und anschließender Verkalkung auf dieselbe Weise gelten? Somit wäre auf dem Röntgenbild die Darstellung eines verwaschenen Kreuzbeinbeckengelenks lediglich der Hinweis auf einen alten oder schweren Kreuzbeinschaden mit einer verstärkten Gewebsschwellung und Verfestigung durch eine Entzündung. Daraus in jedem Falle die Diagnose eines M. Bechterew zu stellen, halte ich für mehr als nur fragwürdig, besonders dann, wenn man sich vorstellt, was die Auskunft über eine solche Diagnose für das Seelenleben der Patienten bedeutet.
Auch wenn die genetische Disposition zu dieser Krankheit vorliegt, ist der letztendlich auslösende Faktor ein Wirbelsäulenschaden, dessen Auftreten oder Beseitigung der Patient selbst in der Hand hat. Es ist doch auch eine tröstliche Vorstellung, dem Schicksal nicht hilflos ausgeliefert zu sein, sondern seine gesundheitliche Zukunft aktiv mitgestalten zu können, soweit das menschenmöglich ist.

Fall 1.
Im Juli 1997 kam eine 55-jährige Patientin, Frau S. I. wegen großer Rückenprobleme in meine Behandlung. Bei der Frau war eine Skoliose seit dem 11. Lebensjahr bekannt. In der Jugend wurde eine Gipsbettbehandlung durchgeführt. Jahrelang bekam die Patientin Krankengymanstik. 1982 hatte die Frau eine Ischialgie mit einem Bandscheibenvorfall bei L3/L4, der aber nicht operiert wurde. 1986 und vor kurzem nochmals hat die Patientin an einer Regenbogenhautentzündung gelitten. Ebenfalls vor kurzem wurde an Hand der Krankengeschichte und einer Blutuntersuchung von den behandelnden Ärzten ein M. Bechterew diagnostiziert. Die Patientin war innerhalb/Jahres vier Mal in meiner Behandlung. In dieser Zeit besserten sich die Beschwerden deutlich.

Manueller Untersuchungsbefund:
Es bestand eine Beinverlängerung links von 2,5 cm durch eine Hüftsubluxation. Das Kreuzbeinbeckengelenk war auf der rechten Seite sehr stark subluxiert. Die Wirbelsäule wies in ihrer Gesamtheit eine Linksskoliose auf. An der Halswirbelsäule war ein Tastbefund auf beiden Seiten zu erheben, wobei der Tastbefund der linken Seite stärker ausfiel. Der starke Linksbefund ist mit dem Befund einer Linksskoliose gleichzusetzen. Der gleichzeitige rechte Tastbefund signalisiert eine Steilstellung der Halswirbelsäule (bei einer Steilstellung der Halswirbelsäule sind immer auf beiden Seiten die Querfortsätze als Widerstand zu spüren).

Fallbesprechung:
Solange ich die Patientin betreute, kam es zu einer kontinuierlichen Verbesserung ihrer Beschwerden. Ob es der Patientin weiterhin gut geht oder ob sie nur aufgegeben hat, kann ich nicht beurteilen, weil Frau S. seit Sept. 1997 nicht mehr in meiner Behandlung war. Auch wenn bei der Patientin das HLA B27 im Blut festgestellt wurde, auch wenn die Patientin fast ein Leben lang unter Rückenbeschwerden gelitten hatte, die jetzt durch den langen Krankheitsverlauf schlimmer wurden, auch wenn man vielleicht verwaschene Kreuzbeinbeckengelenke bei den Röntgenuntersuchungen gefunden hat, so hat die Patientin doch keine Bechterew-Erkrankung. Ich bin sicher, wenn die Patientin es durchgehalten hätte, daß man sie von ihren Beschwerden hätte völlig befreien und sogar die Wirbelsäule begradigen können.
Der Hauptbefund dieser Patientin war ihre Beinverlängerung links um 2,5 cm und die dadurch entstandene Kreuzbeinsubluxation des rechten ISGs. Die Entzündung durch die schwere Subluxation der Kreuzbeinbeckengelenke war sicher für die verwaschenen Kreuzbeinbeckengelenke auf einem Röntgenbild verantwortlich. Auch wenn die genetische Disposition, die durch den Befund des HLA B27 Wertes im Blut signalisiert wird, besteht, so muß diese Erkrankung der Patientin nicht zum Ausbruch kommen, wenn man für regelrechte Verhältnisse an der Wirbelsäule und den Gelenken sorgt.
Die Beschwerden im Rücken hängen mit dem Kreuzbeinbefund und mit der Linksskoliose der ganzen Wirbelsäule zusammen. Interessant in diesem Zusammenhang ist die Schilderung der zweimaligen Regenbogenhautentzündung. Bei der Untersuchung der Wirbelsäule stellte sich im Rahmen der Linksskoliose eine sehr starke Verschiebung des Gallenblasen (B4)- und Leberwirbels (B5) dar. Gallenblasen- und Leber-Meridian bilden mit dem Augenwirbel (H2) einen Funktionskreis. Diese Befunde erklären die Anfälligkeit der Augen für eine Regenbogenhautentzündung. Gleichzeitig haben die Blockierungen der Wirbel des Funktionskreises Gallenblase/Leber/Augen einen großen Einfluß auf das Gewebe der Sehnen und Bänder, die ja beim Bechterew besonders betroffen sind.

Fall 2.
Krankengeschichte und Behandlungsverlauf:
Als Hausarzt betreute ich über einen Zeitraum von fünf Jahren eine junge Patientin von anfangs 25 Jahren, Frau L. E., mit großen Rückenproblemen, die letztendlich auch seitens des Orthopäden die Diagnose M. Bechterew bekommen hatte. Ich möchte die Krankengeschichte dieser fünf Jahre kurz skizzieren. 1992 hatte die junge Frau Schmerzen im Rücken und kam mit Sensibilitätsstörungen im rechten Oberschenkel zu mir. Es wurde die Verdachtsdiagnose eines Bandscheibenvorfalls bei L4/L5 und L5/S1gestellt. Da die Patientin damals schwanger war und die Kernspintomographie noch nicht in dem Maße eingesetzt wurde wie heute, wurde keine Röntgen- und CT-Diagnostik aus Strahlenschutzgründen betrieben. Mit konservativen Maßnahmen, Vitaminen und Massagen wurden die Beschwerden leichter. Nach der Entbindung ging es der Patientin bis zum Sept. 1993 etwas besser. Dann trat wieder eine Ischialgie am rechten Bein auf, außerdem hatte sie im Bereich der mittleren Brustwirbelsäule sehr starke Schmer-

zen, die nach rechts in den Bauch ausstrahlten. Als manuellen Untersuchungsbefund habe ich mir damals notiert: Hüften o.k., Kreuzbeinsubluxation links, L5 bis B12 starke Linksskoliose, B8 stark li. blockiert. Nach der manuellen Behandlung ging es der jungen Frau besser.
Im Feb. 1994 hatte Frau L. wieder Rückenschmerzen und Ischiasbeschwerden im rechten Bein, jetzt kam zusätzlich ein Ziehen in der rechten Leiste hinzu und das rechte Bein sackte manchmal bei Belastung kraftlos zusammen. Auch bei diesen Beschwerden konnte mit der SMT geholfen werden. Im Mai 1995 litt Frau L. unter einer starken Migräne mit Übelkeit. Meine Notiz nach der manuellen Therapie lautete: H2 bis H6 links stärker rechts blockiert. Es waren drei Behandlungen notwendig, um die Migräne in den Griff zu bekommen. Im Juni 1994 hatte die Patientin Stechen in der Brust. Der Untersuchungsbefund hatte sich drastisch geändert, in der Form, daß die Brust- aber auch die obere Lendenwirbelsäule nach rechts verschoben waren. Frau L. war zu diesem Zeitpunkt wieder schwanger und sie kam in den folgenden Monaten ein- bis zwei mal monatlich zur manuellen Therapie, weil sie häufig Rückenschmerzen hatte, die in die Nierenlager ausstrahlten. Ende Sept. 1994 besserten sich die Beschwerden. Nach der Entbindung kam die junge Mutter mit einer Wasser- und Stuhlausscheidungsstörung in meine Behandlung.
Die Rückenprobleme der Patientin wollten dieses Mal einfach nicht besser werden. Obwohl sie öfters zur Behandlung kam und versicherte, daß sie alle Anweisungen so gut wie möglich befolge, kamen nach den Behandlungen die Schäden und Beschwerden schnell wieder. Im Dezember 1995 kam eine schwere Bronchitis hinzu, nach deren Abheilung Frau L. aber über bleibende Atembeschwerden klagte. Im Januar 1996 kamen Gallenbeschwerden hinzu. Im Februar traten Schmerzen im Liegen unter dem rechten Rippenbogen auf. Im Laufe der Monate wurden die Kreuzschmerzen in der Nacht immer schlimmer. Im März 1996 veranlaßte ich eine Röntgen- und Kernspinuntersuchung der Wirbelsäule, die aber keinen krankhaften Befund erbrachten. Auch die folgenden Monate ließen die Beschwerden, trotz manueller Behandlung, kaum oder nur sehr kurzfristig nach.

Manueller Untersuchungsbefund:
Zu Anfang bestand kein Beckenschiefstand, die Hüften saßen regelrecht in den Gelenken. Das Kreuzbein war links subluxiert. Die ganze Wirbelsäule wies eine Linksskoliose auf, die besonders stark im Lenden- und unteren Bereich der Brustwirbelsäule ausgeprägt war. Der 8. Brustwirbel war als starke Blockierung im Rahmen der Gesamtskoliose zu tasten und das war der Wirbel, dessen Spinalnervenreizung als Schmerz über die Nierengegend bis in den Bauch ausstrahlte.

Fallbesprechung:
Dies ist eigentlich kein Fall, an dem man seine Erfolgserlebnisse so richtig herausstreichen kann, denn letztendlich konnte ich der Patientin nicht ausreichend helfen und wie ich so höre, leidet sie noch heute unter erheblichen Rückenbeschwerden. Es gibt mehrere Gründe für diese Therapieresistenz. Der wesentlichste Störfaktor ist die seelische Verfassung durch Überbelastung. Zwei kleine Kinder in einem relativ kurzen Abstand ist eine große Belastung für die junge Mutter. Gleichzeitig hatte sie die Pflege eines Familienangehörigen zu bewältigen. Das war zu viel. Zweitens kam hinzu, daß die Patientin sich zwischen meiner Therapie und dem, was ihr Orthopäde und ihr Krankengymnast ihr erklärten, nicht entscheiden konnte. Sie vertraute einmal mir, wenn aber die Beschwerdeerleichterung nicht schnell genug kam oder nicht anhielt, wandte sie sich wieder der Schulmedizin zu.
Die letzte Behandlung fand im Jan. 1998 wegen Kreuzschmerzen statt. Obwohl ich jedem Patienten erkläre, daß er sich im Kreuz warmhalten soll, sich aber bitte nicht auf die Wärmflasche oder ein Heizkissen legen solle, weil sonst die Entzündung und die Schmerzen schlimmer werden könnten, rief die Patientin mich am Tag nach der letzten Behandlung an, und sagte, die Schmerzen seien unerträglich, obwohl sie die Nacht auf dem Heizkissen gelegen habe!

Solche Mißverständnisse sind ein häufiges Problem. Soll die SMT zuverlässig helfen, muß man mit den schulmedizinischen Erklärungen und Therapien brechen. Da viele das „Einrenken" der SMT mit der Chirotherapie gleichsetzen und jeder weiß, daß man nicht so oft einrenken solle, weil das schädlich sei, ist die permanente Verunsicherung der Patienten verständlich, besonders wenn der Heilungsverlauf nicht so reibungslos vonstatten geht, wie man sich das wünscht.
An sich passen bei unserer Patientin die über Jahre geäußerten Beschwerden und deren zeitliche Abfolge sehr gut zusammen und erklären die Zusammenhänge der Beschwerdesymptomatik recht deutlich. Begonnen hat alles mit einer Ischialgie des rechten Beines, begleitet von Schmerzen und einer Gefühlsstörung. Diese Symptome sind Ausdruck einer Kreuzbeinsubluxation, wie sie bei der Patientin auch festzustellen war. Die Probleme kamen sicher durch die für die Wirbelsäule und das Becken belastende Schwangerschaft zu Tage. Nach der Entbindung verschwanden die Beschwerden wieder, weil die Belastung des Beckens reduziert wurde. Die Beschwerden in der Wirbelsäule kamen durch eine Skoliose, die recht bald durch die Änderung der statischen Verhältnisse im Kreuzbeinbereich ihre Form änderte. Da zu diesem Zeitpunkt die Patientin schon wieder schwanger war, stabilisierte sich die Wirbelsäule in dieser Form über die ganze Schwangerschaft hinweg. Nach der 2. Entbindung rutschte die Wirbelsäule in die ursprüngliche, ganz zu Beginn diagnostizierte Form zurück und veränderte ihre Form fortan nicht mehr.
Durch die extreme Belastung der jungen Frau und sicher auch durch eine mangelnde Akzeptanz und Konsequenz in der Selbstbehandlung, wurden die Wirbelsäulenschäden schlimmer, was Frau L. veranlaßte, immer wieder zum Orthopäden zu gehen. Dieser versuchte, der Patientin ebenfalls ihre zunehmenden Rückenschmerzen und sonstigen Probleme zu erklären und benutzte dazu natürlich seine Befunde, die ihm eines Tages den Anlaß gaben, der Patientin mitzuteilen, daß sie an einem M. Bechterew leide. Kreuzbeinschmerzen, verwaschene ISGs im Röntgenbild und zunehmende Rückenschmerzen, mit einem positiven HLA B 27 Ergebnis, gaben ihm das Recht zu dieser Äußerung.
Frau L. war natürlich nach dieser Eröffnung erst recht mit den Nerven fertig, denn sie hat zu Hause in ihrem „Doktorbuch", nachgelesen, was sie bei dieser Diagnose zu erwarten hat. Ob man als Arzt einer so jungen Patientin in einer streßbeladenen Lebenssituation eine solche Diagnose mitteilen sollte, möchte ich hier nicht diskutieren. Aus der Sicht der SMT ist das natürlich nicht richtig, denn ich bin überzeugt, daß trotz positivem HLA B27 die Patientin keinen Bechterew hat oder entwickelt, wenn sie auf ihre Gelenke und Wirbelsäule achtet.
Natürlich ist die Wurzel allen Übels der Kreuzbeinschaden, in Form einer Subluxation, ausgelöst oder verstärkt durch eine Hüftsubluxation, bei der Gewohnheit, im Sitzen die Beine überzuschlagen und sich falsch zu bücken. Die Kreuzbeinsubluxation macht die gesamte Wirbelsäule instabil und so können die blockierungs- und skoliosebedingten Schäden einen Krankheitswert entwickeln. So sind auch die Nierenschmerzen, die nach der Entbindung aufgetretenen Ausscheidungsstörungen der Nieren und des Darmes, die Neigung zur Bronchitis mit Atemproblemen, vorübergehende Gallenschmerzen und Herzprobleme zu erklären. Ich finde den Verlauf der Behandlung sehr betrüblich, da die Patientin noch heute, wie ich gehört habe, an starken Wirbelsäulenbeschwerden leidet.

3.7. BETTNÄSSEN

Das Bettnässen ist ein weit verbreitetes Problem, das aber nicht nur Kinder betrifft. Es gibt immer wieder auch erwachsene Personen, welcher unter dieser Störung leiden. Vor der manuellen Behandlung sollten die Patienten, möglichst schon im Kindesalter, auf eine organische Störung hin untersucht worden sein. Das Ergebnis ist meist negativ, d. h. es läßt sich keine organische Ursache ermitteln. Der Facharzt bezeichnet solche Personen dann häufig als organisch völlig gesund. Jetzt folgen einige Therapieversuche mit Medikamenten oder einer Klingelhose. Diese gibt in der Nacht Alarm, sobald sie feucht wird. Bei den Medikamenten handelt es sich zum Teil um Psychopharmaka. Führt das alles nicht zum Erfolg, ist man schnell mit der Feststellung bei der Hand, daß das Problem seelischer Natur sei. Man deutet dabei nicht selten irgendwelche krankhaften Familienstrukturen an. Dabei werden Eltern und Kinder unverschuldet in Mißkredit gebracht und sie werden oft seelisch schwer verletzt. Die Familiensituation ist in den meisten Fällen durchschnittlich unauffällig und die Kinder sind durchaus normal. Es ist verständlich, daß ein großer Leidensdruck bei täglichen Mißerfolgen entsteht und daß die Patienten und deren Angehörige im Laufe der Zeit psychisch auffällig werden können.

Ich will damit nicht behaupten, daß eine große seelische Belastung, hier ist es hauptsächlich die Angst, über eine Segmentstörung eine Blockierung an der Wirbelsäule, speziell an den Wirbeln des Funktionskreises Blase (L3)/ Nieren (B10 und B11)/ Ohren (H3), verursachen können. Bei einer starken seelischen Belastung reagiert der ganze Mensch und eine Ausnahmesituation führt dabei zu einer körperlichen Verspannung, welche im Bereich der Wirbelsäule durchaus eine Blockierung oder Skoliose auslösen kann. Die Folge ist eine Einklemmung der betreffenden Spinalnerven. Die Nieren sind das Organ der Angst. Die Nieren gehören zum Funktionskreis Blase/Nieren/Ohren. Große Ängste und Schock können Blockierungen an den Wirbeln des Funktionskreises Blase/Nieren/Ohren hervorrufen. Beim Bettnässen sind die Spinalnerven des 3. Lendenwirbels betroffen. Das Bettnässen ist eine organische Erkrankung, welche mit einer manuellen Wirbelsäulenbehandlung durchaus geheilt werden kann. Das Grundproblem für das Bettnässen ist, wie Sie sehen, <u>in erster Linie organischer und nicht seelischer Natur.</u> Die Einklemmung der Spinalnerven des 3. Lendenwirbels stört die Funktion der Blase. Eine der Funktionen der Blase besteht darin, dem Menschen zu melden, wenn sie ausreichend gefüllt ist und entleert werden muß. Am Tage, im wachen Zustand, ist das für solche Patienten kein Problem. Anders verhält es sich aber im Schlaf. Der Füllungsreiz, der das Gehirn erreichen muß, ist durch die Störung der Blasenspinalnerven so schwach, daß er, auch bei maximal gefüllter Blase, nicht ausreicht, um den Patienten zu wecken. Bei Überfüllung geht der Urin dann spontan ab.

Eine Behandlung des 3. Lendenwirbels führt in den meisten Fällen zum Erfolg. Natürlich gibt es auch Therapieversager. Das liegt daran, daß es sich bei der Behandlung des Bettnässens durchweg um Kinder handelt. Diesen ist es oft nicht begreiflich zu machen, daß sie die Therapie- und Verhaltensanweisungen der täglichen Bewegungsabläufe und der Schlafhaltung strikt befolgen müssen. Je älter die Patienten sind, um so größer ist der persönliche Leidensdruck und um so besser machen diese Patienten mit. Um so besser ist dann auch das Therapieergebnis.

Ein nicht ausreichender Therapieerfolg mag auch daran liegen, daß die Untersuchung der Wirbelsäule durch den Therapeuten ausschließlich auf den 3. Lendenwirbel beschränkt bleibt. Da bei der SMT Wirbel und Meridian in engster Beziehung stehen, ja in ihrer Bedeutung für die SMT gleichgesetzt werden können, müssen alle Meridiane und deren Wirbel mituntersucht werden, welche zum Funktionskreis Blase/Niere/Ohren gehören. Das sind der Blasen (L3)-, Nieren (B10 und B11)-, und der Ohrenwirbel (H3). Finden sich hier Blockierungen oder Skoliosen, so müssen diese unbedingt mitbehandelt werden.
Aber auch die Meridiane, die am Unterbauch über die Region der Blase ziehen, sind bei der Behandlung des Bettnässens von Bedeutung. In erster Linie ist das der Lebermeridian (B5). Die Leber gehört zum Funktionskreis Gallenblase (B4)/ Leber (B5)/ Augen (H2).
Der 2. Halswirbel ist aber auch der Zungenwirbel, der den Zugang zu den Herz-Meridianen eröffnet. Zum Herzen gehören zwei Funktionskreise, die beide gemeinsam die Zunge (H2) als Körperöffnung haben. Der eine Funktionskreis besteht aus Herz (B2)/Dünndarm (B12)/ Zunge (H2) und der andere Funktionskreis aus Dreifachem Erwärmer (Perikard-Meridian)und Kreislauf-Sexus, für die es keine eigenen Wirbel gibt, sondern die sich derer des Funktionskreises Herz/Dünndarm/Zunge bedienen. Auch diese Wirbel müssen in der Behandlung des Bettnässens unter Umständen berücksichtigt werden.
Die Wirbel des Funktionskreises Magen (B6)/ Milz-Pankreas (B8 und B7)/ Mund (H4) spielen in der Behandlung des Bettnässens eine untergeordnete Rolle, wenn man davon absieht, daß der Magen und der Milz-Pankreas-Meridian in der Nachbarschaft der Blase vorbeiziehen. Auch wenn der Mund-gleichzeitig der Nasenwirbel des Funktionskreises Lunge (B3) Dickdarm (L1)/ Nase (H4) ist, so haben diese Wirbel eine geringere Bedeutung für die Behandlung des Bettnässens.
Die im Verlauf der Meridiane beteiligten Gelenke müssen selbstredend alle untersucht und, wenn nötig, behandelt werden. Hier ist das im Blasenmeridianverlauf gelegene Kreuzbein von besonderer Wichtigkeit, da eine Kreuzbeinsubluxation direkten Einfluß auf das Bettnässen haben kann. Und man darf nicht glauben, daß eine Kreuzbeinsubluxation nur ein Problem von Erwachsenen oder Jugendlichen sei. Wenn man sich die Mühe macht und bei Säuglingen und Kleinkindern nach diesem Schaden sucht, ist man erschrocken, wie häufig eine solche Kreuzbeinsubluxation, einschließlich eines Beckenschiefstands durch Hüftsubluxation, zu finden ist.

Fall 1:
Krankengeschichte und Behandlungsverlauf:
Ein Junge, S. D., kam im Alter von acht Jahren wegen Bettnässens in meine Behandlung. Aus urologischer Sicht war das Kind gesund. Am Tage war das Kind trocken, aber in der Nacht kam es fast regelmäßig zum spontanen Urinabgang in das Bett. Der Befund wurde manuell behandelt und bei einer Kontrolle nach acht Tagen war das Bettnässen ver-

schwunden. Der Wirbelsäulenbefund bei der zweiten Untersuchung hatte sich dahingehend gebessert, daß nun die Beine gleich lang waren, die Wirbelsäule wies jedoch im Gegensatz zum Erstbefund, einer Rechtsskoliose von L5 bis L4, nun eine gleichmäßige Linksskoliose auch der untersten Lendenwirbelsäule auf.

Manueller Untersuchungsbefund:
Bei der ersten Untersuchung der Wirbelsäule fand sich eine Hüftsubluxation links (2 cm), ohne daß das Kreuzbein subluxiert war. L5 und L4 waren nach rechts rotiert. Die Wirbel L3 bis B10 wiesen eine Linksskoliose auf. Bei der zweiten Untersuchung änderte sich der Befund dahingehend, daß eine einheitliche Linksskoliose der ganzen Wirbelsäule vorlag.

Fallbesprechung:
Es war kein Untersuchungsfehler, daß der Befund der ersten Behandlung sich von dem der zweiten unterschied. Dies kommt bei einem Beckenschiefstand, ausgelöst durch eine Hüftsubluxation, häufiger vor. Durch das Geradestellen des Beckens bekommt die Wirbelsäule nicht selten eine andere Form. Das kann auch einmal sehr schnell während einer Behandlung geschehen. Bei Kindern ist das recht häufig so und die Eltern fallen aus allen Wolken, wenn sie beobachten können, wie sich die Wirbelsäulenbefunde unter ihren Augen bessern oder zumindest ändern. Oft kristallisiert sich aber auch erst nach einigen Tagen der ursprüngliche Wirbelsäulenschaden heraus. Im Laufe einer länger andauernden manuellen Therapie kann sich die Wirbelsäule durchaus abermals ändern.
In diesem Fall war es so, daß durch den Beckenhochstand links die zwei untersten Lendenwirbel nach rechts rotiert waren. Der eigentliche Befund ist aber eine Linksskoliose, die durch den Rechtsschwung der untersten Wirbel kaschiert war. Da die Wirbelsäule bei dem Kind zu Anfang beim 5. und 4. Lendenwirbel nach rechts verschoben war und ab dem 3. Lenden-, dem Blasenwirbel, eine Linksskoliose aufwies, ist die Scherungsstelle genau beim 3. Lenden-, dem Blasenwirbel. Nun habe ich schon häufiger festgestellt, daß gerade die Bereiche solcher Wirbelsäulenscherungen von einer Seite zur anderen große negative Auswirkungen auf unsere Gesundheit haben. So ist auch zu verstehen, warum das Kind nach der ersten Behandlung beschwerdefrei war, obwohl die Wirbelsäule nun eine einheitliche Linksskoliose aufwies und noch nicht gerade war. Die Linksskoliose war als Schaden aber nicht ausreichend ausgeprägt genug, um eine so starke Spinalnerveneinklemmung zu machen, daß die Blase eine Funktionsstörung erlitt, ganz im Gegensatz zum Befund der Scherung von rechts nach links bei der ersten Untersuchung.

Fall 2
Krankengeschichte und Behandlungsverlauf:
Ein 10-jähriges Mädchen, S. S., litt am Bettnässen. Außerdem hatte das Kind häufig Harnwegsinfekte. Nach Auskunft der Eltern war das Kind urologisch untersucht, ohne daß ein krankhafter Befund vom Facharzt erhoben werden konnte. Hier stellte sich der therapeutische Erfolg nicht so schnell ein. Nach der ersten Behandlung waren die Beschwerden für eine lange Zeit so gut wie behoben. Nach fünf Monaten kam die kleine Patientin wegen der gleichen Beschwerden wieder in meine Behandlung. Der manuelle Untersuchungsbefund war der gleiche wie bei der ersten Behandlung. Es kam im weiteren Verlauf, mit zwischenzeitlich beschwerdefreien Intervallen, immer wieder zu Rückfällen, nicht selten mit einem Harnwegsinfekt kombiniert. Der Wirbelsäulenbefund war immer derselbe. Nach einjähriger Behandlungsdauer, mit Abständen von ein bis drei Monaten zwischen den einzelnen Therapiesitzungen, trat dann aber doch eine Zunahme

der beschwerdefreien Intervalle auf. Von Dezember 1996 bis Juni 1997 war keine Behandlung nötig, da die Patientin gesund war. Im Juni 1997 kam es zu einem Rückfall mit einem einmaligen Fall des Einnäßens. Im Dez. 1997 war das mittlerweile 15-jährige Mädchen noch einmal in meiner Behandlung und berichtete mir, daß das Bettnässen ganz verschwunden sei, bei dem manuellen Abtasten der Wirbelsäule hatte sich die Skoliose wesentlich gebessert.

Manueller Untersuchungsbefund:
Bei der ersten manuellen Untersuchung fand sich auch eine Hüftsubluxation links, aber keine Kreuzbeinsubluxation. Die Wirbelsäule von L5 bis B10 war nach links verkrümmt.

Fallbesprechung:
Die Behandlung dauerte dadurch länger, daß das Mädchen sich nicht konsequent genug auf die Vorgaben, Bewegungsmuster und Schlafhaltung betreffend, einstellen konnte. Als das Fräulein die Notwendigkeit eingesehen hatte, war der Erfolg der Therapie gesichert. Im übrigen lesen Sie über die weiteren Zusammenhänge unter der Fallbesprechung des dritten Falls nach, da sich beide Fälle sehr ähneln.

Fall 3:
Krankengeschichte und Behandlungsverlauf:
Das Mädchen B. K., das seit der Geburt in meiner hausärztlichen Behandlung war, litt unter immer wieder auftretenden Harnwegsinfekten und war Bettnässerin. Eine urologische Untersuchung wegen der häufigen Harnwegsinfekte und des Einnässens im Jahre 1989 erbrachte keinen krankhaften Befund. Die erste Behandlung fand im Januar 1994 statt. Die Beschwerden besserten sich, die Patientin war oft einige Zeit, in der Regel aber nur einige Tage, nach der Behandlung beschwerdefrei. Es kam immer wieder zu Rückfällen. Ein zwischenzeitlich aufgetretener akuter Harnwegsinfekt hatte einen starken Rückschlag zur Folge. Im Mai 1994 näßte das Kind nicht mehr ein. Im Juni 1994 kam es zu kleineren Rückfällen. Im Oktober des gleichen Jahres trat ein schwerer Rückfall auf, der bis Ende 1995 nicht zufriedenstellend zu beherrschen war. Die Patientin brach die Therapie ab. Bei der letzten Behandlung stellte sich bei der Suche nach der Ursache für die therapieresistenten Beschwerden heraus, daß das Kind die Vorgaben über die Schlafhaltung (nicht links liegen) nicht einhalten konnte. Bei der letzten Behandlung wies ich das Mädchen darauf hin, daß ohne ihre Mitarbeit und das strikte Befolgen meiner Anweisungen eine Heilung des Bettnässens nicht möglich sei. Als die zwischenzeitlich 13-jährige Patientin 1997 einmal, wegen eines anderen Leidens, wieder in meine Behandlung kam, erzählte sie mir, daß sie nicht mehr einnäße und daß sie auch nicht mehr so häufig an Harnwegsinfekten litte. Ihr sei es mittlerweile gelungen, sich auf die Empfehlungen, besonders was die Schlafhaltung beträfe, besser einzustellen.

Manueller Untersuchungsbefund:
Bei dem Kind lag eine Beinlängendifferenz mit einer Beinverlängerung des linken Beines vor. Das Kreuzbein war links stärker subluxiert als rechts. Die Wirbelsäule war vom 5. Lendenwirbel bis zur mittleren Brustwirbelsäule linksskoliotisch verkrümmt.

Fallbesprechung:
Der Zusammenhang zwischen Bettnässen und Harnwegsinfekten ist durchaus typisch. Wenn Kinder sauber geworden sind und wieder anfangen einzunässen, muß man grundsätzlich nach einem Harnwegsinfekt (Urinuntersuchung) suchen. Natürlich ist be-

sonders das weibliche Geschlecht von Infektionen der Harnwege betroffen. Das ist durch die Kürze der weiblichen Harnröhre bedingt. Dies kann aber nicht der einzige ursächliche Faktor sein, da nicht alle Personen weiblichen Geschlechtes an häufigeren Harnwegsinfekten leiden. Es muß noch einen Mechanismus geben, welcher die unteren Harnwege empfänglich für das Auftreten einer Infektion macht. Auch ist aus schulmedizinischer Sicht nicht klar ersichtlich, warum Bettnässen häufig mit einem Harnwegsinfekt kombiniert ist. Das bedeutet aber nicht, daß grundsätzlich bei jedem Harnwegsinfekt Bettnässen auftreten muß, obwohl alle Patienten mit Harnwegsinfekten zu häufigeren, kleinen, und zum Teil sehr schmerzhaften Blasenentleerungen neigen. Die Erklärung dieser Tatsachen aus der Sicht der SMT ist ganz leicht.

Der 3. Lendenwirbel ist der Blasenwirbel. Also hat eine Blockierung der Spinalnerven des 3. Lendenwirbels eine Infektanfälligkeit der Blase zur Folge. Die Infektanfälligkeit kommt durch die Irritation der Spinalnerven des Blasensegments zustande, welche eine Störung der örtlichen Immunverhältnisse in der Blase nach sich zieht. Ebenso ist die Blasenschwäche zu erklären. Auch hier ist die Einklemmung der Spinalnerven mit einer Irritation der Spinalnerven des Blasensegments die Ursache. Dabei äußert sich die Blasennervenschwäche in einer verminderten Füllungsfähigkeit der Blase. Diese muß nun laufend, nicht selten unter Schmerzen durch die infektionsbedingte Entzündung, entleert werden. Diese Reizung wird bewußt wahrgenommen und kann so stark sein, daß man in der Nacht keinen Schlaf finden kann.

Ganz anders ist der Fall beim Bettnässen gelagert. Hierbei ist die Wahrnehmung des Füllungsreizes der Blase, besonders im Schlaf, so stark gestört und schwach, daß der Betreffende auch bei einer entsprechend starken Füllung der Blase nicht erwacht. Die Einklemmung der Spinalnerven, welche die Blase versorgen, sind derart gestört, daß der Füllungsreiz zu schwach ist, um im Schlaf im Gehirn einen entsprechend starken Impuls auszulösen, so daß der Betreffende erwacht.

Natürlich gibt es auch hier, wie bei allen anderen Behandlungsweisen, Therapieversager oder zumindest Patienten, bei denen sich erst im Laufe der Zeit Behandlungserfolge einstellen. Das Bettnässen hat auch ohne Behandlung eine hohe Spontanheilungsrate. Daraus abzuleiten, daß bei der Behandlung mit der SMT kein echter Heilerfolg vorliege und nur die Spontanheilung abgewartet werden müsse, ist sicher nicht richtig. Die Beschwerden sind nach der Behandlung mit der SMT häufig schlagartig oder aber nach zwei bis drei Behandlungen völlig weg. Ist der Erfolg nicht von Dauer, ist die Störung doch häufig zumindest zeitweilig stark gebessert.

Die Behandlung erwachsener Patienten, auch unter ihnen gibt es Bettnässer, muß nicht selten über einen längeren Zeitraum erfolgen, da die Schäden älter sind. Bei Kindern ist es leider so, daß sie, wenn sie jünger sind, kaum einen Leidensdruck haben, den haben die Eltern, besonders die Mutter, welche mit dem Wäschewaschen kaum nachkommt.

Eine Grundbedingung für das Funktionieren der SMT ist aber die Mitarbeit des Patienten, wobei die Therapieanweisungen und eventuell die Selbstbehandlung gewissenhaft befolgt und durchgeführt werden müssen. Geschieht das nicht, weil der Patient die Notwendigkeit nicht einsieht, kommt es regelmäßig nach kürzester Zeit zu Rückfällen. Erst wenn sich der betreffende Patient auf die Erfordernisse einstellen kann, kann die Therapie greifen. Das setzt voraus, daß er infolge eines Leidensdruckes überhaupt gesund werden will. Bei den Fällen der beiden Mädchen, welche unter dem zweiten und dritten Fall geschildert wurden, war das so zu Anfang leider der Fall. Denken Sie bitte nicht, daß diese Problematik auf das weibliche Geschlecht beschränkt bleibt. Die Fallbeschreibung stellt keinen statistischen Querschnitt dar, sondern ist rein zufällig. Natürlich stellt sich das Problem in gleicher Weise und gleich häufig beim männlichen Geschlecht dar.

3.8. DEPRESSIONEN, PANIKZUSTÄNDE UND ANDERE SEELISCHE ERKRANKUNGEN

Die Ursache der verschiedenen seelischen Störungen, wie Depressionen und Schizophrenie, sind völlig unbekannt. Für das Auftreten von Depressionen, aber auch der Schizophrenie, scheint ein Zusammenhang mit verschiedenen Hormonen im Gehirn zu bestehen. Für die Depressionen ist ein Zusammenhang mit dem Serotoninstoffwechsel so gut wie erwiesen und diese Tatsache wird erfolgreich als Therapieansatz genutzt. Für die Schizophrenie könnte es ähnliche Zusammenhänge geben, ein Beweis konnte bisher, so viel mir bekannt ist, noch nicht erbracht werden. Es wird auf dem Gebiet der seelischen Erkrankungen viel geforscht, ein Durchbruch ist meines Wissens aber noch nicht gelungen.

Vielleicht gibt es bei bestimmten Menschen eine genetische Disposition (erbliche Veranlagung), an diesen Leiden zu erkranken, da es immer wieder Familien gibt, in denen solche Störungen gehäuft auftreten. Diese erbliche Veranlagung kann, nach meinem Verständnis, aber nur ein Wegbereiter beim Auftreten dieser Erkrankung sein. Man weiß, daß auch andere Faktoren, z. B. Streß, belastende Beziehungen und anderes, den Beginn einer solchen Erkrankung begünstigen können. Werden seelische Streßfaktoren nicht abgebaut, ist eine Behandlung oder Heilung fast nicht möglich. Die Depression und auch die Schizophrenie sind meiner Ansicht nach nicht angeboren, auch wenn es eine erbliche Veranlagung zu diesen Erkrankungen geben mag. Ich bin sicher, daß, auch beim Vorliegen einer erblichen Veranlagung, dies für den Betreffenden aber kein unabwendbares schicksalhaftes Geschehen bedeutet. Ein Hinweis mag sein, daß diese seelischen Erkrankungen meist erst im Laufe des Lebens auftreten, wobei es gerade für die Schizophrenie bestimmte bevorzugte Lebensabschnitte gibt.

In manchen Fällen ist die Behandlung der Depressionen und der Schizophrenie nur mit Medikamenten möglich, welche selbst häufig zu einer völligen Wesensveränderung des Patienten führen. Man kann solche Medikamente natürlich nicht völlig ablehnen. Schwere Krankheitsfälle bedürfen einer schulmedizinischen Therapie, um wieder einen Zugang zum Patienten zu finden und die Suizidgefahr zu beseitigen, um Gefahren von sich und seiner Umwelt abzuwenden. Trotzdem begehen nicht wenige solcher Patienten Selbstmord, wenn sie ihr Leiden nicht mehr ertragen können.

Wenn ich nun behaupte, daß vielen von diesen Patienten mit der SMT geholfen werden kann, muß ich zugeben, daß ich nur Erfahrung bei Depressionspatienten habe. Was für die Depressionen gilt, müßte eigentlich auch für andere seelische Erkrankungen gelten. Eine manuelle Behandlung im akuten Schub der Erkrankung ist sicherlich nicht sinnvoll. Diese Phase stellt eine Domäne der Schulmedizin dar. Ist die akute Phase abgeklungen, hat man zum

Patienten wieder einen Zugang gefunden und ist er kooperativ, kann die SMT begleitend zur Schulmedizin oder, bei leichteren Fällen, alternativ einsetzen. Grundsätzlich gilt aber auch hier die Prämisse, je früher im Krankheitsverlauf die SMT einsetzt, um so eher ist eine Heilung möglich. Alte chronische Krankheitsfälle brauchen, wenn überhaupt noch Hilfe möglich ist, einen längeren Therapiezeitraum.

Bitte verstehen Sie mich nicht so, daß Sie aus diesem Kapitel herauslesen, daß jede Depression oder andere seelische Erkrankung ausschließlich eine Folge von Wirbelsäulenveränderungen wäre und mit einer SMT in jedem Falle allein behandelbar. Sie müssen wissen, daß z. B. bei einer schweren Depression mit Selbstmordgedanken diese plötzlich in die Tat umgesetzt werden können, wenn man durch eine Behandlung die innere Antriebshemmung herabsetzt, ohne daß die Depression schon gebessert ist. Deshalb gehört bei schwer erkrankten, selbstmordgefährdeten Patienten am Anfang unbedingt eine medikamentöse Behandlung dazu, zumindest so lange, bis die Suizidgefahr gebannt ist.

Mir ist durchaus klar, daß viele Faktoren notwendig sind, um eine seelische Erkrankung auszulösen. Nur gegen die meisten Einflüsse von außen können wir uns schlecht wehren. Z. B. bei Partnerproblemen oder beruflichen Belastungen ist es den meisten Menschen nur schwer möglich, diese zu beeinflussen. Auch eine Scheidung bei Eheproblemen ist sicher kein Allheilmittel, da diese Scheidung häufig neue Belastungen hervorruft. Ich möchte dieses Thema hier nicht weiter vertiefen. Wenn der Mensch aber die uns krank machenden äußeren Einflüsse nur schlecht oder gar nicht beeinflussen kann, muß man ihn in die Lage versetzen, daß er mit den Gegebenheiten und Zwängen besser zurecht kommt. Der einfachste und jedem zugängliche Ansatzpunkt ist die Wirbelsäule.

Die chinesische Medizin behandelt schon immer seelische Erkrankungen mit der Akupunktur. Die Erkenntnisse kann man zwanglos auf die SMT übertragen. Der wichtigste Aspekt dabei ist, daß den verschiedenen Organen verschiedene Möglichkeiten der seelischen Einflußnahme zugeschrieben werden.

Der Funktionskreis Lunge (B3)/ Dickdarm (L1)/ Nase (H2) gehört zur Traurigkeit. Dieser Funktionskreis ist der, der am engsten mit der Depression verknüpft ist. Einer Traurigkeit, die scheinbar keines äußeren Anstoßes bedarf (endogen).

Der Funktionskreis Magen (B6), Milz-Pankreas (B8 und B7) Mund (H4) gehört zu Sorge und Grübeln. Er entspricht daher am ehesten der reaktiven Niedergeschlagenheit, welche auf einen äußeren Lebenseinfluß zurückgeführt werden kann. Im positiven Sinne ist die Milz das Organ der gesunden Vorsicht und des überlegten Handelns, der Nachdenklichkeit und der Fähigkeit, in sich zu gehen.

In dem Funktionskreis Niere (B10 und B11), Blase (L3), Ohren (H3), sind die Nieren das Organ der Angst sowie des mangelnden Selbstvertrauens. Panikgefühle und unerklärliche Angstzustände haben hierin eine Ursache.
In dem Funktionskreis Herz (B2), Dünndarm (B12) und Zunge (H2) ist das Herz das Organ der Freude. Eine negative Übersteigerung der Freude ist die Gier. Trauer, Wehmut, Sorge, Schreck, Zorn und Angst schädigen das Herz, indem sie die Freude nehmen. Unser Herz leidet also immer mit. Nach dieser Erklärung kann man die Vorstellung unserer Vorfahren verstehen, daß das Herz der Sitz der Seele sein müsse. Ein Übermaß an Erregung in Form eines Schocks, aber auch eine hektische Lebensweise, man nennt das Streß, und der stellt eine Form der extremen Freudlosigkeit dar, schädigen das Herz. Deshalb ist auch der Herz- und nicht z. B. der Nieren- oder sonstige Organinfarkt das Zeichen von zu viel Streß.
In dem Funktionskreis Galle (B4), Leber (B5), Augen (H2), ist die Gallenblase das Organ des Zorns. Wut, Zorn und Ärger sind hier gemeint. Zorn und Wut können unser energetisches Gefüge so stark stören, daß über den inneren Ast des Leber-Meridians, der um die Augen zum Großhirnbereich zieht, die Funktion unserer geistigen Wahrnehmungsfähigkeiten drastisch eingeschränkt wird. Man sagt auch, daß man vor Zorn blind wird, man ist nicht mehr in der Lage, die Realität über die zum Funktionskreis Gallenblase gehörende Körperöffnung, die Augen, geordnet wahrzunehmen und angemessen zu reagieren. Zorn stört unsere Denkfähigkeit über eine mangelnde Wahrnehmungsfähigkeit.
Sie mögen es mir nicht glauben, zumindest starke Zweifel an der Richtigkeit dieser Zusammenhänge haben. Ich kann Sie verstehen und anfangs ging es mir nicht anders. Aber nach einer jahrelangen, in den letzten Jahren fast ausschließlichen täglichen Beschäftigung mit der SMT, kann ich Ihnen versichern, daß all diese Zusammenhänge zutreffend sind, ja mehr noch, von ausschlaggebender Bedeutung für unsere seelische und körperliche Gesundheit sind.
Für unsere Persönlichkeitsentwicklung spielen natürlich Charakterfragen, Erziehung und Vorbilder, eine wesentliche Rolle. Auch die Konfliktverarbeitung wird so mitgeprägt. Vielleicht besteht der Charakter lediglich aus vier Grundhaltungen, ähnlich wie die vier Geschmacksqualitäten (süß, bitter, sauer und, salzig). Für den Charakter könnten das die Neigung zu einer harten, weichen, gut- oder böseartigen Konfliktverarbeitung sein.
Dennoch möchte ich noch einmal den Einfluß der sechs Funktionskreise auf unsere seelische Gesundheit herausstellen. Patienten, die hinter allem eine Gefahr sehen, sogenannte Befürchter (Grübeln, Sorge), lassen sofort an den Funktionskreis, Magen (B6)/ Milz-Pankreas (B8 und B7)/ Mund (H4) denken. Hier spielt auch der Funktionskreis Lunge (B3)/ Dickdarm (L1)/ Nase (H4) eine zusätzliche Rolle, da beide Funktionskreise über den gemeinsamen Körperöffnungswirbel, den 4. Halswirbel, gekoppelt sind. Das erklärt auch, warum zuviel Sorge und Grübeln leicht in eine Traurigkeit münden kann (Pessimist).

Der Funktionskreis von Niere (B10 und B11)/ Blase (L3)/ Ohren (H3), welcher für Angst und Panik steht, hat keine direkte Verbindung über einen gemeinsamen Körperöffnungswirbel zu einem anderen Funktionskreis. Daher führt die Angst zu den verschiedensten Reaktionen, wenn andere Wirbel an dem Geschehen mitbeteiligt sind. Z. B., wenn sich eine zusätzliche Blockierung eines Wirbels aus dem Funktionskreis Gallenblase (B4)/ Leber (B5)/ Augen (H2) findet, reagiert der Betreffende wie ein Angstbeißer. Er ist bereit, aus Angst sofort loszuschlagen, da der Blick für die Realität getrübt ist. Als zweites Beispiel, wenn bei einem Menschen neben den Wirbeln des Funktionskreises Blase/Nieren/Ohren, die Wirbel des Funktionskreises Herz (B2), Dünndarm (B12) und Zunge (H2) blockiert sind, versucht der Betreffende, z. B. durch gieriges Raffen eine Art von Sicherheit zu schaffen, die mit einer Vorsorge oder mit einem normalen Sammeln nichts mehr zu tun hat (herzloser Raffke). Die Schulmedizin weiß um solche Zusammenhänge auch und hat sie in dem Fachgebiet der Psychosomatik zusammengefaßt.
Mit den sechs Funktionskreisen und den entsprechenden Wirbelsäulenschäden lassen sich fast alle seelischen Störungen erklären. Wir haben mit der SMT Kausal die Möglichkeit, sie zu behandeln. Sie sind damit nicht als unabwendbares Schicksal, das man womöglich noch geerbt hat, anzusehen. Es mag für viele seelische Erkrankungen eine erbliche Veranlagung geben, zusätzlich wird die charakterliche Grundstruktur vererbt und das Verhaltensmuster wird von den Eltern übernommen, dennoch haben wir es selbst „im Rücken“, ob wir im Sinne der Veranlagung erkranken oder auch nicht. Wir sind dem Schicksal nicht hilflos ausgeliefert, was für mich ein mehr als tröstlicher Gedanke ist.

Fall 1.
Krankengeschichte und Behandlungsverlauf:
Im Juni 1998 kam eine 23-jährige Patientin, Frau B. C., in meine Behandlung. Sie litt seit ihrer Kindheit an Problemen der Lunge, zuerst unter immer wieder auftretenden spastischen Bronchitiden und später unter Asthma bronchiale. Seit einem Jahr hatte sie einen Dauerhusten, der sich als Reiz- und Krampfhusten äußerte. Sie wurde mit einem Cortison- und einem Asthmaspray behandelt. Die Patientin war Nichtraucherin, außerdem war die junge Frau extrem übergewichtig. Auffallend war eine starke Niedergeschlagenheit und die Patientin gab zu, ständig traurig verstimmt zu sein. Bei der Untersuchung fiel noch auf, daß die übergewichtige Patientin ein stark überwässertes Bindegewebe hatte.
Insgesamt war die Patientin neun mal in meiner Behandlung. Der Husten ist verschwunden. Die seelische Verfassung der Patientin hat sich völlig verändert, sie ist lebensfroh und humorvoll geworden. Das Wasser war aus dem Körper verschwunden, wenn sie dadurch auch nicht wesentlich abgenommen hat, so hat sie jetzt aber ein straffes und festes Bindegewebe.

Manueller Untersuchungsbefund:
Die Patientin hatte eine Beinlängendifferenz durch ein 3 cm rechtes längeres Bein. Das Kreuzbeinbeckengelenk war links sehr stark subluxiert. Die Wirbelsäule war insgesamt nach links verkrümmt, wobei besonders die Nieren- und der Lungenwirbel betroffen waren.

Fallbesprechung:
Nun mögen Sie einwenden, daß solch ein Beispiel gar nichts beweist. Man kann sagen, daß Zufall und Autosuggestion bei diesem Fall eine Rolle gespielt haben könnten. Trotzdem dürfen Sie mir glauben, daß dieser Fall eine tägliche Erfahrung darstellt, wenn man sich die Mühe macht, mit dem Patienten über seine seelische Verfassung zu reden. Es ist hochinteressant, wie die seelischen Grundstrukturen, Trauer, Angst, Sorge, Zorn und Freudlosigkeit, mit den Wirbelsäulenbefunden der Betreffenden übereinstimmen. Durch eine Besserung der Wirbelsäulenbefunde kommt es gleichzeitig zu einer Besserung dieser negativen seelischen Grundhaltungen.

3.9. DIABETES MELLITUS, TYP IA UND B SOWIE TYP II

Ich möchte auch hier keine falschen Hoffnungen aufkommen lassen, indem beim Leser der Eindruck erweckt wird, wir hätten den Stein der Weisen in der Diabetestherapie gefunden. Dem ist leider nicht so. Der Erfolg bei der manuellen Beeinflussung der Zuckerkrankheit (Diabetes mellitus) hängt von einigen günstigen Faktoren ab. Der erste Punkt ist der, daß die Zuckerkrankheit noch nicht so lange bestanden hat. Die zweite, fast ebenso wichtige Voraussetzung ist die absolute Mitarbeit der Patienten. Der dritte Umstand ist die Art der Zuckererkrankung.
Man unterscheidet heute zwei Arten des Diabetes mellitus, den Typ I und den Typ II. Der Typ I entsteht dadurch, daß die insulinproduzierenden Zellen (Langerhansschen Zellen) in der Bauchspeicheldrüse zugrunde gehen. Auslöser können Infektionen (TYP I A) oder Autoimmunprozesse (TYP I B) sein. Bei den Autoimmunerkrankungen ist die eigentliche und allerletzte Ursache für das Auftreten der Erkrankung wieder eine Wirbelsäulenblockierung. Aber auch die Anfälligkeit für eine Infektion der Bauchspeicheldrüse ist an der Wirbelsäule zu suchen. Wenn die Langerhansschen Zellen absterben, versiegt die Produktion des Insulins völlig und eine Ersatztherapie mit Insulin ist unabdingbar.
Eine manuelle Therapie zur Heilung des Typ I Diabetes kommt immer zu spät. Wenn der Patient erkrankt, sind die insulinproduzierenden Zellen der Bauchspeicheldrüse schon soweit geschädigt, daß eine manuelle Therapie nicht zur Heilung führen kann. Grundsätzlich ist eine Blockierung des 7. Brustwirbels (Bauchspeicheldrüse) die entscheidende Ursache einer Typ I-Diabetesentstehung. Durch die Einklemmung der Spinalnerven bei einer Blockierung des 7. Brustwirbels entsteht in der Bauchspeicheldrüse eine örtliche Durchblutungs- und Immunschwäche, welche das Entstehen von Infektionen erleichtert oder das Auftreten von Autoimmunprozessen ermöglicht. Entweder werden die Langerhansschen Zellen durch das Virus geschädigt, oder es wird ein Autoimmunprozeß gestartet, welcher die Zellen im Laufe der Zeit ebenfalls zerstört und sich auch gegen das Insulin selbst richten kann. Die Insulinproduktion kommt zum Erliegen oder das Hormon kann nicht mehr wirken.

Ein großes Problem, gerade bei Typ I Diabetespatienten, ist das Phänomen, daß der Blutzuckerspiegel, trotz strikter Einhaltung aller therapeutischer Anweisungen, innerhalb kurzer Zeit und ohne ersichtliche Gründe sehr stark schwanken kann. Das bedeutet, daß z. B. der Zuckerwert von normalen auf sehr hohe Werte hochschießen oder ebenso plötzlich von hohen Werten zu stark abfallen kann, so daß der Betreffende in den Unterzucker kommt. Das belastet die Patienten natürlich sehr, weil die Gefahr des Unterzuckers, mit der dadurch ausgelösten Neigung zu Bewußtseinsstörungen, das tägliche Leben stark einschränken kann.
Kürzlich hatte ich einen Patienten mit Typ I Diabetes in meiner Behandlung, der zu plötzlichen Unterzuckerungen (Hypoglycämien) neigt. Bei der Fahrt auf der Autobahn rutschte der Patient, der auch der Fahrer des Wagens war, plötzlich in den Unterzucker. Seine Wahrnehmungfähigkeit und sein Bewußtsein waren so getrübt, daß seine Frau als Beifahrerin ihn nicht dazu bewegen konnte, anzuhalten. Nach dem Fahren von Schlangenlinien kam der Betreffende von der Autobahn ab und fuhr seitlich eine Böschung hinab, wo er auf einer anderen tiefergelegenen Bundesstraße zum Stehen kam. Er hatte Glück, daß diese Straße augenblicklich autofrei war. Solche Patienten sind an Maschinen und im Auto eine potentielle Gefahr für sich und andere. Die Beseitigung solcher scheinbar grundloser Blutzuckerschwankungen wäre natürlich ein Segen für diese geplagten Menschen. Bei diesem Patienten erbrachte die SMT den Erfolg, daß er seinen Unterzucker fortan besser spürte und daher rechtzeitiger gegensteuern konnte. Mittlerweile hat er zusätzlich ein Diabetiker-Wahrnehmungstraining absolviert und kommt jetzt ganz gut zurecht.
Ganz anders ist die Situation beim Typ II Diabetes mellitus. Hier kommt es nicht zum Erliegen der Insulinproduktion.
Das gebildete Insulin kann nicht richtig wirken, es ist nicht in der Lage, die Transportwege für den Zucker von der Blutbahn durch die Zellwand in das Zellinnere zu aktivieren. Über die genaue Ursache wird in der Fachwelt noch heftig geforscht und diskutiert. Eine für mich vorstellbare Ursache könnte sein, daß das Insulinmolekül, welches aus einer langen Eiweißkette besteht, die räumlich auch noch sehr kompliziert gefaltet ist, eine sehr geringfügige Störung der Strukturfaltung aufweist, die dann einen Wirkungsverlust des Hormons bewirkt. Die Ursache für die wahrscheinlich sehr dezente räumliche Änderung des Insulinmoleküls wäre die spinalnervenbedingte Funktionsstörung der insulinprodizierenden Zellen. Diese Theorie, sicherlich eine von vielen, müßte untersucht werden. Der Körper versucht, den Wirkungsverlust des Hormons durch eine Mehrproduktion auszugleichen, so daß sich die Insulinmenge im Körper der Patienten häufig erhöht. Diese Fälle des Typ II Diabetes sind sicherlich die Domäne der SMT. Ich kann zwei Fälle überblicken.
Dabei ist das Problem einer Heilung eines Typ II Diabetes um so größer, je

länger bei einem Diabetespatienten die Zuckerkrankheit schon besteht. Patienten mit einem jahrzehntelangen Krankheitsverlauf wage ich keine Hoffnung auf Heilung, im Sinne eines Verschwindens ihrer Zuckerkrankheit, durch die SMT zu machen.
Patienten mit einem alten Krankheitsverlauf eines Typ II, aber auch eines Typ I Diabetes können aber trotzdem von einer manuellen Behandlung profitieren, da sich deren Zustand dahingehend bessern läßt, daß der Zucker leichter behandelbar ist, so daß sie nicht so viele Medikamente einnehmen müssen. Auch die unvorhersehbaren Blutzuckerschwankungen können zum Teil gebessert werden. Meist sinkt der Insulinbedarf auch bei den Typ I Diabetikern. Aber ohne Diät wird es auch mit der manuellen Therapie nicht gehen.
Welche Wirbel sind nun für die Zuckerkrankheit verantwortlich? Natürlich in erster Linie der Wirbel, welcher mit der Bauchspeicheldrüse verbunden ist. Das ist der 7. Brust- oder auch Bauchspeicheldrüsenwirbel. Der 7. Brustwirbel gehört zum Funktionskreis Magen. Dieser besteht aus Magen (B6)/ Milz-Pankreas (B8 und B7)/ Mund (H4).
Verdauung und Ausscheidung hängen in ihrer Funktion eng zusammen. Das wird in der Meridianlehre durch den gemeinsamen Körperöffnungswirbel (H4) dokumentiert, welcher der Mund-, aber auch der Nasenwirbel ist. Die Nase gehört zum Funktionskreis Lunge. Dieser Funktionskreis besteht aus Lunge (B3)/ Dickdarm (L1)/ Nasen (H4) und steht für die Ausscheidung.
Weiterhin muß man alle Meridiane und deren Wirbel untersuchen und behandeln, die einen inneren Verlauf zur Bauchspeicheldrüse haben. Außerdem sind alle Wirbel von Wichtigkeit, welche in ihrem äußeren Verlauf die Region der Bauchspeicheldrüse durchziehen.
Eine Berührung der Bauchspeicheldrüse im Zuge ihrer inneren Verläufe haben der Lungen-, Magen-, Herz-, Nieren-, Kreislauf-Sexus-, Perikard- und Gallenblasen-Meridian. Das bedeutet in der Praxis, daß von jedem Funktionskreis mindestens ein Meridian einen Bezug durch seinen inneren Meridianverlauf zur Bauchspeicheldrüse hat. Allein schon unter diesen Gesichtspunkten ist es verständlich, wenn ich fordere, daß grundsätzlich der ganze Patient bei jeder Behandlung von unten bis oben behandelt werden muß.
Auch die Meridiane und die restlichen Funktionskreiswirbel, deren Meridiane die Bauchspeicheldrüse in ihrem äußeren Verlauf berühren, muß man bei der Behandlung des Diabetes mellitus berücksichtigen. Das sind der Magen- und der Nieren-Meridian.
Die Gelenke in den gerade genannten Meridianverläufen dürfen in der Untersuchung und der Therapie nicht vergessen werden, da sich Subluxationen direkt über die Meridiane, deren Wirbeln und Segmenten auf die entsprechenden Organe negativ auswirken können. Über die entsprechenden Gelenke informieren Sie sich bitte im Kapitel 2.1.6 .

Fall 1 zum Typ II Diabetes:
Krankengeschichte und Behandlungsverlauf:
Im März 1996 kam der Patient Z. G., der sich schon Jahre in meiner gelegentlichen hausärztlichen Behandlung befand, nach einer Operation (ein Metall, das bei einer vorangegangenen Operation eingesetzt wurde, mußte entfernt werden) zu mir in die Sprechstunde. Bei dem Krankenhausaufenthalt war eine Zuckererkrankung festgestellt worden, mit Werten über 400 mg%. Der Patient wurde vorher schon gelegentlich gründlich untersucht und bisher war nie eine Zuckererkrankung aufgefallen. Ich habe den Patienten überreden können, sich von mir manuell wegen seiner Zuckererkrankung untersuchen und behandeln zu lassen. Nach der Behandlung mit der SMT war die Zuckererkrankung verschwunden. Eine halbe Stunde nach Manipulation war der Blutzuckerwert noch 85 mg%. Am nächsten Tag war das Tagesprofil wie folgt: eine Stunde nach dem Frühstück 124 mg%, 11 Uhr 45 nach einer Zwischenmalzeit 131 mg% und am Abend um 18 Uhr 15 ohne Zwischenmahlzeit 74 mg%. Die Zuckertabletten wurden daraufhin abgesetzt. Zwei Tage später waren die Werte noch besser: eine Stunde pp (nach dem Essen) 134 mg% um 11Uhr 3o noch 64 mg% und um 18 Uhr 10 nur noch 70 mg%. Auch bei weiteren Kontrollen innerhalb der nächsten sechs bis acht Wochen waren die Zuckerwerte ähnlich zufriedenstellend.
Danach ließ sich der Patient nur noch sehr unregelmäßig überwachen und auch die Wirbelsäule nicht mehr kontrollieren. Anfang November kam der Patient wegen eines schmerzenden Fersensporns in die Praxis. Er hatte noch nicht gefrühstückt, war also nüchtern, so daß wir zu einem definierten Zeitpunkt den Zucker überprüfen konnten. Dabei ergab sich ein Nüchternwert von 146 mg% (erlaubt sind unter 100 mg%). Außer diesem Ausrutscher, der mit einer nochmaligen Diätberatung, ohne daß eine manuelle Therapie stattgefunden hat, behandelt wurde, waren alle Blutzuckerkontrollen bis zum Feb. 1997 normal.
Nach dem Februar 1997 kam die Zuckererkrankung des Herrn Z. in den nächsten Monaten langsam wieder zum Vorschein. Herr Z. war nicht bereit, sich abermals an der Wirbelsäule behandeln zu lassen.

Manueller Untersuchungsbefund:
Es lag keine Beinlängendifferenz vor. Der Sitz des Kreuzbeins zwischen den Beckenschaufeln war regelrecht. Bei der Untersuchung der Wirbelsäule war eine Linksskoliose, ausgehend vom 3. Lendenwirbel nach oben hin bis zum 6. Brustwirbel, zu finden. Dabei erbrachte die Prüfung des 7. Brustwirbels (Bauchspeicheldrüse) eine sehr starke Verschiebung nach links.

Fallbesprechung:
Die Zuckererkrankung des Patienten muß schon einige Zeit (Monate) vor der Diagnosestellung bestanden haben. Diese Tatsache wird durch den hohen Hb A1c - Wert dokumentiert. Die roten Blutkörperchen haben eine mittlere Überlebenszeit von 120 Tagen. In diesem Zeitraum speichern sie Zucker in dem Maße, wie sich die Blutzuckerwerte in diesem Zeitraum verhalten. Dieser Zuckerblutfarbstoff = Glykohämoglobin gibt also Auskunft über die Blutzuckerverhältnisse über einen Zeitraum von 3 bis 4 Monaten . Durch die Behandlung der Wirbelsäule, insbesondere des Bauchspeicheldrüsenwirbels (B7), wurde die Inervationsstörung der Bauchspeicheldrüse beseitigt. Dadurch konnte eine Normalisierung der Bauchspeicheldrüsenfunktion erreicht werden, welche sich in einer Normalisierung der Zuckerverwertung äußerte. Die Neigung zur diabetischen Stoffwechsellage blieb beim Patienten bestehen. Um diese auf Dauer zu beseitigen, wäre eine regelmäßige Behandlung mit der SMT notwendig gewesen oder zumindest eine konsequente Selbstbehandlung des Patienten, eventuell mit Unterstützung durch einen Angehörigen. Leider fand dieses nicht statt. Nach einem längeren Zeitraum war festzustellen, daß sich die Blutzuckerwerte wieder verschlechterten, weil der Schaden an der Wirbelsäule mit Sicherheit wieder zunahm. Der Patient war, aus welchen Gründen auch immer, nicht mehr zu einer manuellen Therapie der Wirbelsäule zu bewegen.

Fall 2 zum Typ II Diabetes:
Krankengeschichte und Behandlungsverlauf:
Im Juni 1996 kam eine junge 25-jährige Patientin, Frau D. N., zu mir in Behandlung. Sie war schwanger und zum Ende der Schwangerschaft wurde ein Diabetes mellitus Typ II festgestellt. Sie kam aber nicht wegen des Zuckers, sondern wegen starker Rückenschmerzen im Lendenwirbelsäulen- und Kreuzbeinbereich in Behandlung. Ich versuchte nach der Behandlung der akuten Beschwerden an der Lendenwirbelsäule die Patientin zu überzeugen und zu motivieren, sich ebenfalls wegen ihrer Zuckererkrankung regelmäßig behandeln zu lassen. Ich sah darin für die junge Frau eine große Chance, da alle für den Diabetes typischen Wirbel sehr stark blockiert waren.
Erst im Juli 1997, nach der Entbindung, kam Frau D. wieder zu mir zur manuellen Behandlung, diesmal aber speziell wegen ihres Zuckers. Sie mußte immer noch ihre Diät einhalten und Tabletten für den Zucker einnehmen. Da die Zuckerwerte immer schlechter wurden, lief sie Gefahr, spritzen zu müssen.
Bei der Nachbehandlung berichtete die Patientin, daß die Blutzuckerwerte besser würden und daß die Medikamente gegen den Zucker reduziert werden konnten. Am 28.02.97 teilte mir die Patientin mit, daß der Zucker verschwunden sei, sie wieder alles essen könne, auch Kuchen, und daß der Blutzucker nach dem Essen bei der Selbstmessung die 150 mg% nicht überschreite. Der Wirbelsäulenbefund am Bauchspeicheldrüsenwirbel (B7) war so gut wie in Ordnung.
Die Patientin kam nun einige Monate nicht in Behandlung Als ich die junge Frau dann Ende Juli 1997 wiedersah, war der Zucker wieder sehr schlecht und der Wirbelsäulenbefund war wie am Anfang der Therapie. Nach dreimaliger Behandlung war der Diabetes wieder verschwunden. Jetzt war die junge Frau so einsichtig und motiviert, daß sie an den Selbstbehandlungsübungen großes Interesse zeigte. Im Dezember 1997 kam Frau D. noch einmal, weil sie trotz regelmäßiger Selbstbehandlung in den letzten Tagen Schmerzen im Bereich des Bauchspeicheldrüsenwirbels (B 7) bekam. Sie berichtete, daß die Zuckerwerte bisher immer gut gewesen seien, daß sie auch regelmäßig an die Kante gehe und ihre Beinlänge überwache. Seit sie Schmerzen im Bereich der Bauchspeicheldrüsenwirbel habe, bemerke sie einen leichten Anstieg der Zuckerwerte. Sie habe das Gefühl, mit der Selbstbehandlungsübung bekomme sie den Wirbel zur Zeit nicht korrigiert. Der Wirbelsäulenschaden wurde nochmals behandelt und die Patientin und ihr Mann in der Selbstbehandlung unterwiesen. Seither habe ich Frau D. nicht mehr gesehen. Ich hoffe es geht ihr gut.

Manueller Untersuchungsbefund während der Schwangerschaft:
Bei der ersten Untersuchung fand sich eine Hüftsubluxation li. stärker re., das Kreuzbein war nicht subluxiert. Die Wirbelsäule war besonders vom 7. bis hinauf zum 5. Brustwirbel stark nach links verschoben. Bei der Nachbehandlung vier Wochen später stellte sich der Beinlängen- und Kreuzbeinbefund unverändert dar. Im unteren Bereich der Wirbelsäule fand sich jetzt eine Linksskoliose vom 5. Lendenwirbel bis hinauf zum 12. Brustwirbel. Vom 11. Brustwirbel bis zum 6. Brustwirbel zeigte sich eine Rechtsskoliose. Der obere Teil der Brustwirbelsäule vom 5. Brustwirbel bis zum 7. Halswirbel war wieder nach links verschoben.
Nach vier Wochen kam die Patientin nochmals in Behandlung. Jetzt hatte sich der Wirbelsäulenbefund wieder etwas geändert. Es bestand keine Beinlängendifferenz mehr. Das Kreuzbein war beidseitig etwas subluxiert, li. stärker als re . Diesmal war die Wirbelsäule, wie bei der Erstuntersuchung in der Schwangerschaft, gänzlich nach links skoliotisch verbogen. Auch dieses Mal war der Bereich der Brustwirbelsäule vom Gallenwirbel (B 4) über Leberwirbel (B 5), Magenwirbel (B 6) und nicht zuletzt der wichtigste Wirbel, der Bauchspeicheldrüsenwirbel (B 7), am stärksten betroffen.

Fallbesprechung:
Der Krankheitsverlauf läßt für mich eindeutig den Schluß zu, daß Diabetes des Typ II durch eine Wirbelsäulenbehandlung geheilt werden kann, da an der Wirbelsäule, und hier speziell am 7. Brustwirbel, die eigentliche krankheitauslösende Ursache zu finden ist. Natürlich sind auch die restlichen Funktionskreiswirbel von Bedeutung. Die Bauchspeicheldrüse gehört zum Funktionskreis Magen (B6)/ Milz-Pankreas (B8 und B7)/ Mund (H4). Der 4. Halswirbel ist aber gleichzeitig der Nasenwirbel. Der Nasen- ist der Körperöffnungswirbel zum Funktionskreis Lunge (B3)/ Dickdarm (L1)/ Nase (H4). Somit sind die Verdauungs- und Ausscheidungswirbel von großer Bedeutung für die Zuckerkrankheit.
Über die Bauchspeicheldrüse oder durch sie hindurch ziehen vor allem der Nieren-Meridian, der zum Funktionskreis Blase (L3)/ Nieren (B10 und B11)/ Ohren (H3) gehört. Aber auch die zum Funktionskreis Herz (B2)/ Dünndarm (B12)/ Zunge (H2) gehörenden Meridiane und der Funktionskreis Dreifacher Erwärmer/Kreislauf-Sexus haben einen Kontakt mit der Bauchspeicheldrüse. Dreifacher Erwärmer und Kreislauf-Sexus haben keine eigenen Wirbel, sondern bedienen sich der Wirbel des Funktionskreises Herz/Dünndarm/Zunge. Der 2. Halswirbel ist nicht nur der Zungen-, sondern auch der Augenwirbel. Die Augen sind die Körperöffnung zum Funktionskreis Gallenblase (B4)/ Leber (B5)/ Augen (H2). Dieser Funktionskreis hat sicher einen erheblichen Einfluß auf die Bauchspeicheldrüse, das wird dadurch dokumentiert, daß der Gallen- und der Bauchspeicheldrüsengang gemeinsam in den Dünndarm münden.
Wie bei allen anderen Erkrankungen auch, die wir mit der SMT behandeln, ist aber der persönliche Einsatz des Patienten für den ganzen Heilerfolg ausschlaggebend. Ist der Patient nicht bereit, die Initiative in der Behandlung selbst zu übernehmen, eventuell unterstützt durch seinen Lebenspartner, hat eine SMT keinen Sinn. Änderungen der Lebensgewohnheiten in der Ernährung, bei der Arbeit und der Freizeitgestaltung sind ebenso unerläßlich wie die Selbstbehandlung der Gelenke und die Kantenübung für die Wirbelsäule. Dies alles muß der Patient selbst übernehmen, er kann von einer anderen Person unterstützt werden, aber Therapeut und Lebenspartner können den Patienten nicht heilen. Das muß er selbst bewerkstelligen. Das Umfeld kann lediglich begleitend und helfend tätig werden.
Wenn der Patient diese Zusammenhänge begriffen und verinnerlicht hat, gibt es keine Therapie dieser Welt, welche die SMT an Effizienz übertrifft. So ist das auch bei unserer Patientin, die begreifen muß, daß sie sich nur selbst heilen und so den Behandlungserfolg stabilisieren kann.

Fall 3 zum Typ I Diabetes:
Krankengeschichte und Behandlungsverlauf:
Im August 1997 kam eine 43-jährige Patientin, Frau H. S. in meine Behandlung. Der ursprüngliche Grund war ein akutes Halswirbelsäulensyndrom. Im Laufe des Gespräches erzählte Frau H., daß sie seit 36 Jahren an einem Diabetes mellitus Typ I leide. Sie habe mit der Einstellung ihrer Zuckerwerte so große Probleme, daß sie neben der hausärztlichen Betreuung auch in einer Spezialambulanz der Universität Ulm behandelt werde. Die Insulinmenge stieg langsam aber sicher an und trotz Einhaltens der Diät, häufiger Selbstmessung des Zuckers und häufigen Spritzens entsprechender Insulinmengen schwanke der Zucker von oben nach unten und umgekehrt. Gleichzeitig litt die Patientin unter Kreuzschmerzen und unter einem starken akneähnlichen Hautausschlag.
Nach der ersten Behandlung berichtet Frau H., daß sich der Hautausschlag gebessert habe, der Rücken nicht mehr so weh tue und der Zucker nicht mehr so stark schwanke. Bis in den Dez. 1997 kam Frau H. alle vier Wochen in Behandlung und im Dezember erzählte sie mir, daß nicht nur die Zuckerschwankungen besser seien, sondern auch der Insulinverbrauch habe sich reduziert, so daß sie in den letzten acht Tagen weniger Insulin spritzen mußte. Als sie das ihren Ärzten in Ulm berichtete, haben sich die Ärzte an die Stirn getippt und sie ausgelacht.

Ich sah Frau H. erst am 3. April 1998 wieder. Dieses Mal kam sie, weil der Insulinverbrauch wieder anstieg und die Zuckerwerte wieder das Schwanken anfingen. Bis zum 20. April hatte sich der Insulinverbrauch wieder reduziert und die Schwankungen der Zuckerwerte gebessert. Im Mai war der Hb A 1c Wert auf 7.1, was einen sehr guten Wert darstellte. Im Juli 1998 klagte die Patientin nach schwerem Heben wieder über ein „Zuckerchaos“. Bei den letzten Behandlungen war ihr Mann dabei und ich habe ihm gezeigt, wie er seine Frau an der Wirbelsäule behandeln muß. Vielleicht machen sie es ganz gut, denn seither habe ich die Patientin nicht mehr gesehen.

Manueller Untersuchungsbefund:
Die Patientin hatte keine Beinlängendifferenz. Das Kreuzbeinbeckengelenk war auch nur leicht links oben subluxiert. Die untersten drei Lendenwirbel, von L5 bis L3, waren nach rechts verschoben. Die Wirbelsäule darüber war linksskoliotisch verkrümmt. Besonders stark war der Bauchspeicheldrüsenwirbel (B7) betroffen. Er war nicht nur stark blockiert, sondern gleichzeitig stark entzündet und daher sehr schmerzempfindlich bei der Behandlung. Die Halswirbelsäule wies ebenfalls eine Linksskoliose auf.

Fallbesprechung:
Immer wenn es zu einer Verschlechterung der Zuckerverhältnisse bei der Patientin kam, war auch der 7. Brust-, der Bauchspeicheldrüsenwirbel, wieder stark blockiert und entzündet. Natürlich wurde die Patientin ausgelacht, als sie über ihre Erfahrungen mit der SMT berichten wollte. Nach schulmedizinischem Verständnis ist das auch nicht möglich. Wenn die Langerhansschen Zellen zerstört sind, wird kein Insulin mehr gebildet und der Zucker kann nicht mehr zum Verbrennen und zur Energiegewinnung in die Zellen gelangen.
Nun gibt es zwei Möglichkeiten, die Phänomene durch die SMT, die Glättung der Zuckerwerte und die Reduktion der Insulinmenge zu erklären. Der erste Punkt ist der, daß es doch sein kann, daß nicht alle insulinproduzierenden Zellen restlos zerstört sind, sondern daß, je nach Blockierungs- und Entzündungszustand der Wirbelsäule, noch leichte Restfunktionen vorhanden sind, die bei besserer Blockierungslage zum Tragen kommen können. Die zweite Möglichkeit könnte die sein, daß es durch die manuelle Behandlung zu einer besseren Wirkung des Insulins an den Zellen kommt, dort wo die Funktion des Insulins ansetzt. Vielleicht spielen auch beide Faktoren synergistisch eine Rolle.
Außerdem könnte es so sein, daß nicht alle Fälle gleich gelagert sind, da es womöglich Patienten gibt, die eine größere und andere, die eine geringere oder gar keine Restfunktion des Insulins haben. Wir messen lediglich die Insulinmenge außerhalb der Zellen. Restfunktionen der Zellfunktion, die durch blockierte Wirbel nicht zur Wirkung kommen können, kann die Schulmedizin nicht nachweisen. Sie kann also auch nicht sagen, daß solche Restfunktionen nicht zu aktivieren sind. Diese Dinge genau zu untersuchen ist sicher eine große, aber lohnende Aufgabe. Vielleicht ist hier auch der Unterschied zwischen Diabetes Typ I A und I B wichtig. Der Typ I A ist der meist im Kindesalter auftretende Diabetestyp, bei dem die insulinproduzierenden Zellen durch Infektionen zerstört werden. Der Diabetestyp I B wird eher im Erwachsenenalter gefunden. Hier werden oft immunologische Abwehrstoffe (Autoantikörper = Autoimmunerkrankung) im Blut der Patienten gefunden. Sicher gibt es bei beiden Typen sehr häufig Überschneidungen. Aber warum kann es nicht bei beiden Formen, sicher von Patient zu Patient unterschiedlich stark ausgeprägt, noch Restfunktionen der insulinproduzierenden Zellen geben?
Ist die restliche Insulinproduktion höher, sinkt der Zucker plötzlich stark ab, ist sie geringer, steigt er stark an. Gesteuert wird die Insulinmenge durch Wirbelsäule und deren Blockierungen. Da der Mensch immer in Bewegung ist und so Blockierungen leicht zu- und abnehmen, kann das die Erklärung für das unkontrollierbare Auf und Ab der Zuckerwerte sein.

Auch eine genetische Veranlagung, die durch einen HLA-Bezug bewiesen scheint, ist kein zwingender Grund, an einem Diabetes zu erkranken. Die Veranlagung, an einem Diabetes zu erkranken, kann meiner Ansicht nach nur zum Tragen kommen und die Erkrankung somit manifestieren, wenn die entsprechenden Wirbelsäulenbefunde hinzu kommen. Tröstlich, oder nicht?

Fall 4.
Krankengeschichte und Behandlungsverlauf.
Im Sept. 1998 kam eine Mutter mit ihrem 13-jährigen Sohn, A. C., wegen eines seit zwei Jahren bestehenden Typ I Diabetes in meine Behandlung. Aussicht auf eine Heilung konnte ich ihr natürlich nicht machen, aber da auch in diesem Fall stark schwankende Blutzuckerwerte ein Problem waren, machte ich ihr Hoffnung, daß mit der SMT geholfen werden kann. Die Mutter berichtete, daß nach der Umstellung der Insulintherapie auf ein intensiviertes Vorgehen mit 5maligen Blutzuckermessungen und Spritzens einer entsprechend angepaßten Insulinmenge sich die Blutzuckerverhältnisse eher verschlechtert hätten. Besonders nach sportlicher Tätigkeit springe der Zucker hin und her.
Nach der zweiten Behandlung waren die Blutzuckerverhältnisse besser, der Junge brauchte weniger Insulin und die starken Schwankungen waren nicht mehr so schlimm. Beim vierten Behandlungstermin berichtet die Mutter, daß die Zuckerverhältnisse in den letzten Tagen wieder etwas schlechter geworden waren. Seither habe ich den Patienten nicht mehr gesehen.

Manueller Untersuchungsbefund:
Der Bub hatte eine Beinlängendifferenz durch ein 2 cm längeres linkes Bein. Insgesamt bewegte sich beim Beinlängenausgleich die linke Hüfte um 5 und die rechte um 2 cm in das Hüftgelenk zurück. Das Kreuzbeinbeckengelenk war links völlig und rechts im mittleren und oberen Anteil subluxiert. Anfangs überdeckte die rechtsseitige Subluxation die der linken Seite. Die Wirbelsäule war in ihrer Gänze nach links skoliotisch verändert, wobei der Bauchspeicheldrüsen (B7)- und die Nierenwirbel (B10 und B11) besonders stark betroffen waren.

Fallbesprechung:
13 Jahre alt und schon eine Beinlängendifferenz bei beidseitiger Hüftsubluxation und eine starke beidseitige Kreuzbeinsubluxation! Das sollte einem doch zu denken geben, besonders dann, wenn ich Ihnen versichere, daß das kein Einzelfall, sondern eher der Normalfall ist. Was könnte man allein durch die Behandlung solch alltäglicher Befunde den Menschen an Leid ersparen! Ich sehe auch bei diesem Jungen in diesem Befund den Ausgangspunkt seiner Diabeteserkrankung. Hüftgelenkssubluxation, Beckenschiefstand und Kreuzbeinsubluxation sind eine wesentliche Ursache für die doch recht ausgeprägte Skoliose des Jungen. Die starke Blockierung, speziell des Bauchspeicheldrüsenwirbels, ist lediglich für die Art der Erkrankung verantwortlich. Wäre es nicht der Bauchspeicheldrüsenwirbel gewesen, der im Rahmen der Linksskoliose besonders stark blockiert war, sondern vielleicht der Leberwirbel oder ein anderer, hätte der Junge eben an diesen Organen eine Krankheit entwickelt.
Durch die wegen der Kreuzbeinsubluxation einsetzende Instabilität der Wirbelsäule wurden die Schäden so stark, daß im Bereich des am stärksten betroffenen Wirbels, des Bauchspeicheldrüsenwirbels, entweder eine Infektion sich am Organ festsetzen oder ein Autoimmunprozeß eingeleitet werden konnte. Vielleicht war ja auch das Eine die Folge des Anderen. Die Blockierung und Einklemmung hatte eine Zellfunktionsstörung, eine Durchblutungsstörung und als Folge dessen eine örtliche Immunstörung ausgelöst, die letztendlich den Krankheitserregern die Tore öffneten oder den Start eines Autoimmunprozesses ermöglichten.

Trotzdem kann man wie im vorangegangenen Fall den Patienten helfen, indem man die sehr häufigen starken Blutzuckerschwankungen, für die es keine rechte schulmedizinische Erklärung gibt, lindert. Oft sinkt dadurch auch der Insulinbedarf. Ob das nun Restfunktionen des Organs sind oder eine Verbesserung der Insulinwirkung an den Zellen, lasse ich dahingestellt, das sollen entsprechende Fachleute untersuchen.
Den Rückfall nach der dritten Behandlung bei diesem Buben ist auch mit der SMT zu erklären. Nach der ersten Behandlung besserte sich der Kreuzbeinbeckenbefund und war bei den folgenden Untersuchungen sehr gering. Bei der letzten Behandlung, bei der die Mutter berichtete, daß das Blutzuckerverhalten sich wieder verschlechtert hatte, so daß der Insulinbedarf angestiegen war, war das Kreuzbeinbeckengelenk auf der rechten Seite erneut stark subluxiert.
Das bestätigt eigentlich, was ich immer wieder erfahre und postuliere, daß die Stärke der Erkrankung ganz wesentlich vom Kreuzbeinschaden abhängt und durch die Art der Wirbelsäulenschäden hauptsächlich die Art der Erkrankung festgelegt wird. Natürlich hat auch die Anzahl der Wirbelsäulenbefunde, die sich gegenseitig beeinflussen und deren Schwere eine Bedeutung für das Ausmaß der Erkrankung, aber der Kreuzbeinschaden ist doch der Hauptschalter und Stärkeregler.

Fall 5.
Im Feb. 1999 kam eine 35-jährige Patientin, Frau M. C., wegen Hüftproblemen in meine Behandlung. Im Rahmen der Krankengeschichte erzählte sie mir, daß sie häufig an einem nachgewiesenen Unterzucker mit Werten um 40 mg% habe. Sie brauche daher häufige Mahlzeiten, denn ein normaler Essenabstand morgens bis mittags sei für sie zu lange. Gerade in den Vormittagsstunden neige sie dann zu Unterzuckerungszuständen. Sie sei internistisch gründlich untersucht und man habe keine Ursache, auch kein Zollinger-Ellison-Syndrom (Hormonstörungen mit Unterzuckerungen, ausgelöst durch gutartige oder bösartige Tumoren in der Bauchspeicheldrüse) gefunden.
Beim zweiten Behandlungstermin war die Patientin von Seiten ihrer Kreuzschmerzen recht zufrieden. Auf die Frage nach den Unterzuckerungen gab sie an, daß diese nicht mehr so häufig und so stark aufgetreten wären.

Manueller Untersuchungsbefund:
Es bestand zu Anfang eine Beinlängendifferenz von 2 cm durch ein links längeres Bein. Beim manuellen Beinlängenausgleich bewegte sich der linke Hüftkopf schrittweise um 5 und der rechte um 3 cm in das Hüftgelenk zurück. Das Kreuzbeinbeckengelenk war rechts stärker als links subluxiert. Die Wirbelsäule wies in ihrer Gesamtheit eine Linksskoliose auf. Dabei waren folgende Wirbel besonders stark blockiert: Blasen (L3)-, Dickdarm (L1)-,Kreislauf (B12)-, Nieren (B10 und B11)-, Lungen (B3)- und Herzwirbel (B2). Bei der zweiten Untersuchung fanden sich stärker blockiert lediglich noch der Blasen-, Kreislauf-, die Nieren-, aber jetzt ganz deutlich der Bauchspeicheldrüsenwirbel (B7).

Fallbesprechung:
Nicht nur ein hoher Zucker kann eine Störung der Bauchspeicheldrüsenfunktion sein, sondern - was mich selbst etwas überrascht hat, auch ein Unterzucker. Es gibt also wirklich Zustände von meßbarem Unterzucker - bei der Patientin wurde er laborchemisch nachgewiesen, ohne daß schulmedizinisch ein auslösender Faktor gefunden wird.
Die Ursache bei Patienten, bei denen die Schulmedizin keine auslösende Ursache finden kann, ist ein Schaden an der Wirbelsäule und hier in erster Linie am 7. Brust-, dem Bauchspeicheldrüsenwirbel. Die Funktionsstörung wirkt sich in diesem Falle so aus, daß die Insulinsekretion nicht mehr adäquat zur aufgenommenen Nahrung geschieht, sondern die Ab-

gabe des Hormons geht mehr oder weniger ungebremst vor sich, was zu den geschilderten Unterzuckerungen führt.
Hinzukommt, daß auch noch die Wirbel des Funktionskreises Lunge (B3)- und Dickdarm (L1) stark mitbetroffen waren. Diese Wirbel sind mit der Bauchspeicheldrüse über den 4. Halswirbel verbunden. Der 4. Halswirbel ist der Mund- und der Nasenwirbel. Die Nase ist die Körperöffnung im Funktionskreis Lunge (B3)/ Dickdarm(L1)/ Nase (H4) und der Mund ist die Körperöffnung im Funktionskreis Lunge (B3)/ Dickdarm (L1)/ Mund (H4). Somit haben sich die anfänglich stark zu tastenden Blockierungen des Lungen-, aber auch des Dickdarmwirbels zusätzlich negativ oder verstärkend auf die Funktionsstörung der Bauchspeicheldrüse ausgewirkt.

3.10. DICKDARMERKRANKUNGEN UND STUHLGANGSBESCHWERDEN

Es gibt eine Großzahl von Dickdarmerkrankungen auf Grund von Infektionen mit Bakterien, Viren und Pilzen, sie können aber auch rein entzündlicher Natur sein, mit und ohne Autoimmunprozesse. Die Autoimmunerkrankungen des Dickdarms werden gesondert in dem Kapitel über die Erkrankungen des rheumatischen Formenkreises (Kapitel 3.30.) besprochen. Die häufigsten Dickdarmprobleme sind natürlich die Stuhlunregelmäßigkeiten.
Grundsätzlich gibt es zwei Formen von Stuhlgangsbeschwerden, nämlich die Verstopfung (Obstipation) und die Durchfallneigung (Diarrhöe). Nun ist Durchfall nicht gleich Durchfall. Die Behauptung, an einer Verstopfung zu leiden, kommt oft durch eine falsche Erwartungshaltung an den Darm, bei einer nicht selten falschen Ernährungsweise. Man muß nicht täglich Stuhlgang haben, besonders dann nicht, wenn man viel Fleisch und Kohlenhydrate, aber weder Gemüse noch Salate ißt. Auch eine zu geringe Trinkmenge macht sich nachteilig bemerkbar.
Nicht selten behaupten Patienten auch, Durchfall zu haben und meinen damit keinen wäßrigen Stuhl, wie bei einer Darmerkrankung, sondern einen leichten Stuhlgang, der eher weich oder breiig ist. Den Unterschied muß man bei der Krankengeschichte genau erfragen. Ein breiiger oder leichter Stuhl muß nicht krankhaft sein. Die Konsistenz und Farbe des Stuhlgangs hängt sehr von dem ab, was gegessen und getrunken wird. Wird wenig Fleisch, dafür aber mehr Gemüse, Obst und Kohlenhydrate gegessen, so nimmt der Stuhlgang eine hellbraune bis gelbe Farbe an und wird eher weich. Bei bestimmten Speisen und Getränken ist bekannt, daß sie zu einem sehr dünnen Stuhl führen können. Ich meine z. B. Sauerkraut und Gär- oder Süßmost. Wird sehr viel Fleisch zu sich genommen, so wird der Stuhlgang dunkel bis schwarz, riecht nicht selten sehr scharf und die Konsistenz nimmt manchmal eine Pastenform an. Mit dem Nachfragen nach solchen Zusammenhängen kann man im Vorfeld der Therapie schon manche scheinbare Darmerkrankung heilen.
Hat man den Eindruck, es liegt wirklich eine Obstipation oder eine krankhafte Durchfallneigung vor, vielleicht sogar mit einem Wechsel zwischen Durch-

fall und Verstopfung oder gar mit Blut im oder auf dem Stuhlgang, nicht nur am Papier beim Abputzen, sollte man natürlich sofort an eine ernsthafte Darmerkrankung denken. In solchen Fällen sollte man darauf bestehen, daß eine Untersuchung des Darmes eingeleitet wird. Es können sich hinter solchen Beschwerden, besonders wenn ein wechselndes Stuhlgangverhalten oder gar Blut auf dem Stuhl vorliegt, schwere Darmentzündungen wie die Colitis ulcerosa, der Morbus Chron oder ein Karzinom (Krebs) verbergen. Ist eine schwere, eventuell gar lebensbedrohliche Darmerkrankung ausgeschlossen, kann die SMT problemlos zur Behandlung eingesetzt werden.
Fast täglich erzählen mir Patienten mit Darmproblemen, daß sie genau über die Ursache ihrer Darmbeschwerden Bescheid wüßten. Der behandelnde Arzt oder Heilpraktiker habe Pilze im Darm gefunden. Ich will das solchen Patienten auch gar nicht ausreden und sagen, daß das falsch sei, was da untersucht, gemessen und behauptet wird. Die Betreffenden haben tatsächlich ein gestörtes Verhältnis von Bakterien und Pilzen im Darm. Die Pilze sind die Ursache der Beschwerden, aber nicht die Ursache der Erkrankung.
Natürlicherweise sind immer Pilze und Bakterien im Darm vorhanden, es kommt nur auf deren gegenseitiges Gleichgewicht an. Wird das Gleichgewicht gestört, kann sich die eine Spezies auf Kosten der anderen vermehren. So werden die Beschwerden ausgelöst. Die eigentlich wichtige Frage ist aber die, warum wird das Gleichgewicht gestört?
Die eigentliche Ursache ist eine Störung der Durchblutungs- und Immunverhältnisse am Darm. Hierfür ist die Ursache an der Wirbelsäule zu suchen und zwar durch eine Einklemmung und Irritation der entsprechenden Spinalnerven durch Skoliosen und Blockierungen. Diese Veränderungen lösen über Spinalnerv, via Grenzstrang und Nervus splanchnicus, die örtlichen Funktionsstörungen am Darm aus. Die Folge ist ein einsetzendes Ungleichgewicht der Darmflora mit den entsprechenden Beschwerden.

Also ist der so oft bemühte Pilzbefall des Darmes ein Symptom und nicht die eigentliche Erkrankungsursache. Folglich ist es nicht sinnvoll, lediglich den Pilz zu behandeln.

Oft werden die Beschwerden auch so nicht dauerhaft gebessert. Das Verschwinden der Symptome ist nur vorübergehend und macht immer wieder neuerliche Behandlung notwendig, weil die eigentliche Ursache nicht beseitigt wurde. Diese wiederum ist, wie gesagt, an der Wirbelsäule zu suchen und zwar in erster Linie am Dickdarmwirbel (L1).
Der 1. Lendenwirbel ist der Dickdarmwirbel. Eine Blockierung oder Skoliose dieses Wirbels ist für fast alle Darmerkrankungen bis hin zur Krebsentstehung verantwortlich. Aber natürlich nicht allein. Da bei einem Beckenschiefstand und einer Kreuzbeinsubluxation die Statik der Wirbelsäule leidet und Blockie-

rungen und Skoliosen zunehmen, muß die Korrektur dieser Befunde der erste Schritt bei jeder Behandlung sein. Dann ist im Therapieablauf die Wirbelsäule und hier der 1. Lenden-, der Dickdarmwirbel, zu beachten. Der Dickdarm gehört zum Funktionskreis Lunge (B3)/ Dickdarm (L1)/ Nase (H4), so daß bei Dickdarmerkrankungen sehr auf den Lungenwirbel geachtet werden muß. Ich habe es schon erlebt, daß bei Patienten mit Darmproblemen der Lungenwirbel der am stärksten betroffene Wirbel war, der im Dickdarm die Störung ausgelöst hatte.

Der Nasenwirbel ist gleichzeitig der Mundwirbel. Der Mund ist die Körperöffnung zum Funktionskreis Magen (B6)/ Milz-Pankreas (B8 und B7)/ Mund (H4). Auf einen einfachen Nenner gebracht, heißt das, Verdauung und Ausscheidung hängen im wechselseitigen Verhältnis voneinander ab. Eine schlechte Verdauung macht auch eine schlechte Ausscheidung.

Wichtig sind auch die inneren und äußeren Meridiankontakte zum erkrankten Organ. Beim Dickdarm könnte die Beteiligung der verschiedenen Wirbel, deren Meridiane an unterschiedlicher Stelle Kontakt mit dem Dickdarm haben, für die Lokalisation der verschiedenen Darmerkrankungen verantwortlich sein.

Mit ihren äußeren Meridianverläufen ziehen der Magen- und der Milz-Pankreas-Meridian mehr zur Mitte des Bauches und über den queren Dickdarm (Colon transversum) und über den rechts aufsteigenden und links absteigenden Dickdarm (Colon ascendens und descendens).

Außerdem darf der Nieren-Meridian nicht unberücksichtigt bleiben. Die Niere gehört zum Funktionskreis Blase (L3)/ Nieren (B10 und B11)/ Ohren (H3). Der Nieren-Meridian zieht mit seinem äußeren Verlauf über den queren Dickdarm (Colon transversum).

Der rechte und der linke Leber-Meridian hat im äußeren Meridianverlauf engsten Kontakt mit dem rechts aufsteigenden (ascendens) und links absteigenden (descendens) Dickdarm. Die Leber gehört zum Funktionskreis Gallenblase (B4)/ Leber (B5)/ Augen (H2). Der Gallenblasen-Meridian berührt mit seinem inneren Meridianverlauf das Colon ascendens und -descendens.

Der Augen-, der 2. Hals-, ist gleichzeitig der Zungenwirbel. Die Zunge ist die Körperöffnung zum Funktionskreis Herz (B2)/ Dünndarm (B12)/ Zunge (H2). Ein weiteres Meridianpaar hat ebenfalls einen Bezug zum Herzen. Das ist der Dreifache Erwärmer (Perikard-Meridian)/ Kreislauf-Sexus. Diese Meridiane haben keine eigenen Wirbel, sondern bedienen sich der des Funktionskreises Herz/Dünndarm. Sie haben durch ihren inneren Meridianverlauf Kontakt mit dem Dickdarm.

Über den Dreifachen Erwärmer, aber auch über den Dünndarm (B12)-, Gallenblasen (B4)- und Magen-Meridian (B6) bekommen Subluxationen des Kiefergelenks eine Bedeutung für Darmerkrankungen, da diese Meridiane über das Kiefergelenk hinwegziehen. Streß (Funktionskreis Herz/Dünn-

darm/Zunge) kann bekanntermaßen zu Stuhlgangsproblemen führen.
Wenn man jetzt noch alle Gelenke, welche in den entsprechenden Meridianverläufen zu finden sind, untersucht, muß man, nachdem alle Meridiane und deren Wirbel etwas mit dem Darm zu tun haben, den ganzen Menschen von unten bis oben untersuchen und behandeln. Die SMT ist eben eine Ganzheitstherapie. Diese scheinbare Komplexität der Zusammenhänge drückt nur das aus, was alle Ganzheitstherapeuten schon immer wissen, nämlich, daß kein Teil des Menschen ohne das andere existieren kann, wobei alle Teile in das seelische Geschehen eingebettet sind.
Über die Meridianverläufe und die dort zu findenden Gelenke informieren Sie sich bitte in dem Kapitel 2.1.6 .

Fall 1.
Im Dez. 1997 kam eine 50jährige Patientin, Frau L. F., wegen Bauchschmerzen in meine Behandlung. Sie hatte seit fünf Jahren Bauchschmerzen und Stughlgangsprobleme. Diese Probleme äußerten sich in der Art und Weise, daß die Patientin in den frühen Morgenstunden, ab 3 Uhr in der Nacht und während des Vormittags ein bis drei von Bauchkrämpfen begleitete explosionsartige Darmentleerungen hatte.
1991 wurde die Patientin an einem, an der Grenze zur Malignität (Entartung) klassifiziertem Papillenadenom im Zwölffingerdarm operiert. Kurz danach erkrankte Frau L. an einer schweren Reisediarrhoe. Auch litt die Patientin an Darmkrämpfen. Zwei Mal wurde sie daraufhin an Verwachsungen im Bauch operiert. Außerdem wurde eine Sigmadivertikulose (sackförmige Ausstülpungen der Darmwandschleimhaut durch Brüche der Darmwandmuskulatur) festgestellt. Die Bauchschmerzen und die Stuhlgangprobleme wurden als die Folge eines nervösen Darmes (Colon irritable) klassifiziert. Sei einiger Zeit kamen auch Rückenschmerzen hinzu. Obendrein war ein Bandscheibenvorfall bei L5/S1 bekannt, der aber nicht operiert wurde.
Die Patientin kam ein Jahr in meine Behandlung. Die ersten Male in 14-tägigem Abstand, danach alle ein bis zwei Monate. Schon nach der ersten Behandlung waren die Darm- und Bauchbeschwerden deutlich gebessert. Natürlich gab es einige Rückfälle und bis zur völligen Zufriedenheit der Patientin dauerte es eben seine Zeit.

Manueller Untersuchungsbefund:
Es bestand ein Beckenschiefstand durch ein links 2 cm längeres Bein. Das Kreuzbeinbeckengelenk war links vollständig und im rechten mittleren und oberen Anteil zusätzlich subluxiert. Der rechte Befund kaschierte zu Anfang den linksseitigen Befund am Kreuzbein. Die Wirbelsäule wies von L5 bis B10 eine Links-, von B9 bis B4 eine Rechts- und darüber bis H7 wieder eine Linksskoliose auf. Im Laufe der Behandlung änderte sich die Form der Wirbelsäule dahingehend, daß die Rechtsskoliose verschwand und sich eine Linksskoliose herauskristallisierte. Besonders stark waren Dickdarm- (L1) und Nierenwirbel (B10 und B11) blockiert.

Fallbesprechung:
Man sollte eigentlich meinen, daß bei der Patientin genug schulmedizinische Gründe für ihre Bauch- und Darmprobleme vorgelegen haben, die ihre Beschwerden erklären könnten. Dennoch ließen sich die Beschwerden erst mit der SMT beseitigen. Ich bin davon überzeugt, daß das Papillenadenom, aber vor allem die Verwachsungen im Bauch, die Folge einer chronischen Entzündung sind, die ihre Ursache in den Wirbelsäulenschäden der

Patientin hatten. Ich habe mir bei der ersten Behandlung nur den Dickdarmwirbel (L1) als den am stärksten blockierten Wirbel notiert. Natürlich waren alle anderen Wirbel im Rahmen der verschiedenen skoliotischen Verkrümmungen der Wirbelsäule der Patientin auch betroffen, ich weiß nur nicht mehr, ob der Leber (B5)- und der Zwölffingerdarmwirbel (B7) ebenso stark blockiert waren.
Die Blockierung im Rahmen der Skoliose des Dickdarmwirbels war aber schon bei der ersten Untersuchung mehr als auffällig. Der Dickdarmwirbel ist in dem Bereich der Wirbelsäule gelegen, die sich durch das Geradestellen des Beckens nicht verändert und so ist auch der relativ schnelle und gute Behandlungserfolg zu erklären. Die Patientin brauchte natürlich eine gewisse Zeit, sich auf die neuen Vorgaben in der Haltung, aber auch in der Schlafposition usw. einzustellen. Außerdem dauerte es eine Weile, daß sich die Wirbelsäule und die Gelenke in der neuen Form stabilisierten.
Somit darf ich behaupten, daß das sogenannte Colon irritable oder der nervöse Darm keine ausschließliche Folge der organischen Vorerkrankungen, aber auch nicht die Folge einer seelischen Störung war. Ein seelisches Ungleichgewicht mag als Verstärker zusätzlich eine Rolle gespielt haben, aber das Colon irritable, wie viele andere sogenannte psychosomatische Erkrankungen auch, hatte einen realen organischen Hintergrund in Form eines Befundes an der Wirbelsäule. Die Seele ist lediglich als Katalysator zu sehen oder sie wird erst krank, wenn die Patienten, trotz ihrer Beschwerden, immer von ihren Ärzten hören, ihnen fehle eigentlich nichts, sie seien organisch gesund und lediglich ihre Psyche spiele ihnen einen Streich.

Fall 2.
Krankengeschichte und Behandlungsverlauf:
In meiner Tätigkeit als Hausarzt begleitete ich einen jungen Mann, M. P., über viele Jahre. Er litt seit frühester Kindheit unter starken Rückenproblemen. Der erste schriftliche Befund eines Orthopäden stammt aus dem Jahre 1992 (damals war der Bub 11 Jahre alt), der da lautete: Leichte Seitabbiegung des Rumpfes nach links, mäßige Torsion nach links basal, das lumbosakrale Plateau steht horizontal, das Kopflot fällt 2 cm neben das Basislot. Rö.: Betonte Kyphosierung, leichte Keilform der beiden Scheitelwirbel der Kyphose, kein wesentlicher M. Scheuermann. Diag.: Hohlrundrücken, Haltungsschwäche, erhebliche Kontraktur der ischiocruralen Muskulatur, zentralmotorische Koordianationsstörung. Verordnung: Krankengymnastik. Bei einer Nachuntersuchung nach 6 Monaten wurde eine Beinlängendifferenz festgestellt und der rechte Schuh mit einem Ausgleich von 1 cm versorgt.
Meine manuelle Behandlung wegen starker Rücken- und Kopfschmerzen sowie Sehstörungen begann im Juli 1996. Der Bub war mittlerweile 15 Jahre alt. Die Behandlungen fanden zuerst mehr als nur sporadisch statt, besonders weil die Mutter vor der manuellen Behandlung große Angst hatte. Die Kopfschmerzen verschwanden nach der manuellen Behandlung regelmäßig für einige Zeit und der junge Mann setzte es durch, immer dann wieder behandelt zu werden, wenn seine Schmerzen wieder zunahmen. Im Dez. 1997 erkrankte er an Bauchschmerzen und Durchfällen mit Blutbeimengungen im Stuhl. Die Darmspiegelung zeigte eine starke Entzündung, die anfangs als M. Crohn oder als Colitis ulcerosa bezeichnet wurde. Im Laufe der Zeit bezeichnete man die Entzündung als infektiös, weil sie so schnell und gut abheilte. Ab dem Zeitpunkt des Auftretens der Darmentzündung wurde der junge Mann regelmäßig mit der SMT behandelt und ich sehe in dieser Behandlung den Grund für das schnelle Abheilen der Darmentzündung. Kopfschmerzen sind bei dem Patienten schon länger kein Thema mehr und die Rückenprobleme werden auch immer geringer, weil die Wirbelsäule zunehmend gerader wird.

Manueller Untersuchungsbefund:
Ganz zu Anfang bestand eine Beinlängendifferenz durch das links längere Bein. Dadurch war bei dem 11-jährigen Buben schon eine Kreuzbeinsubluxation im linken Gelenksanteil entstanden. Die Wirbelsäule wies an den drei untersten Wirbeln L5 bis B12 eine Links- und darüber von L2 bis H7 eine schwere Rechtsskoliose auf. Auch die Halswirbelsäule war neben einer Steilstellung stark rechtsskoliotisch verkrümmt. Bei meinen Notizen, die ich während der Behandlung der Darmerkrankung machte, habe ich mir folgende Wirbel als besonders stark blockiert oder verschoben vermerkt: Lungen (B3)-, zeitweilig Herz (B2)-, regelmäßig aber Gallenblasen (B4)-, Nieren (B10 und B11)-, sowie ungewöhnlich heftig der Dickdarmwirbel (L1).

Fallbesprechung:
Wenn sich mit 11 Jahren ein solcher orthopädischer Befund erheben läßt wie bei diesem Jungen, dann kann man leichten Herzens behaupten, daß die Schäden seit dem Säuglingsalter bestanden haben müssen. Das Kind war regelmäßig seit der Geburt in kinderärztlicher aber auch orthopädischer Behandlung. Rücken- und Kopfschmerzen sind nur die logische Konsequenz der schweren Wirbelsäulenveränderungen, die natürlich, bei dem sehr schnell aufschießenden Jungen, vom Zeitpunkt des Behandlungsbeginns an Schwere stark zugenommen hatten. Das Leiden gipfelte in einer Darmentzündung, deren vordergründige Ursache durchaus eine Infektion gewesen sein konnte. Warum der Junge aber gerade an einer Infektion des Darmes erkranken konnte, diese Ursache ist in dem starken Wirbelsäulenschaden zu sehen. Dabei möchte ich die Schäden an den Wirbeln des Funktionskreises Lunge (B3)/ Dickdarm (L1)/ Nase (H4) für die Darmentzündung verantwortlich machen. Zum Teil auch den Gallenblasenwirbel. Die Gallenblase gehört zum Funktionskreis Gallenblase (B4)/ Leber (B5)/ Augen (H2). Der Leber-, aber zum Teil auch der Gallenblasen-Meridian haben mit ihrem äußeren Meridianverlauf einen engen Kontakt zum Dickdarm.
Die Blockierung des Gallenblasen (B4)-, aber auch des Herzwirbels (B2) sind für die Kopfschmerzen und Sehstörungen des jungen Mannes verantwortlich. Der Funktionskreis Gallenblase/Leber hat als Körperöffnung die Augen (H2). Der 2. Halswirbel ist aber gleichzeitig der Zungenwirbel (H2). Die Zunge ist die Körperöffnung zum Funktionskreis Herz (B2)/ Dünndarm (B12)/ Zunge (H2). Der innere Meridianverlauf der Herz-Meridians endet genau im Auge.
Somit kann man mit der SMT nicht nur die letztendliche Ursache der verschiedenen Erkrankungen des jungen Mannes benennen und heilen, man kann obendrein die Wirbelsäule noch begradigen und die Kyphose, die auch ein Ausdruck einer schweren Skoliose ist, ebenfalls heilen.

3.11. EPILEPSIE

Die Epilepsie hat viele Formen, die bekannteste ist die Fallsucht (Grand mal Anfall), wie sie im Volksmund auch genannt wird. Dabei verliert der Patient das Bewußtsein, fällt unkontrolliert (Verletzungsgefahr) zu Boden und beginnt, mit den Extremitäten zu krampfen und zu zucken. Der ganze Körper kann sich dabei verziehen und der Patient beißt sich nicht selten auf die Zunge, so daß es blutet. Die Ausscheidungsfunktionen können nicht mehr kontrolliert werden, so daß die Betreffenden regelmäßig einnässen. Der Anfall dauert unterschiedlich lang, meistens hört er nach einer gewissen Zeit von selbst auf. Endet der Anfall nicht spontan, oder folgen Anfälle sehr kurz aufeinander, spricht man vom Status epilepticus. Da auch im Anfall die Atemfunktion gestört ist, kann solch ein Status tödlich enden. Nach dem Anfall ist der Betreffende oft schläfrig und einige Zeit noch nicht richtig ansprechbar. Auf die anderen Formen der Epilepsie möchte ich hier nicht weiter eingehen, dies kann man in speziellen Büchern nachlesen.

Die eigentliche Ursache dieser epileptischen Anfälle sind Änderungen in der elektrischen Aktivität der Nervenzellen des Gehirnes. Man kann diese elektrischen Aktivitäten mittels eines sogenannten EEGs darstellen. Normalerweise stellt sich die Summe dieser Hirnströme als eine unregelmäßige Zitterkurve dar. Wenn in diese Hirnstromkurve eine bestimmte Rythmik kommt (spike and waves), ist das ein Zeichen eines beginnenden epileptischen Anfalls. Die Ursache für diese Erkrankung ist in machen Fällen bekannt, Alkoholabusus, Vergiftungen, Entzündungen des Gehirns, Narbenbildung nach Entzündungen und Verletzungen. In vielen Fällen einer Epilepsie ist eine Ursache für das Auftreten der Anfälle aber nicht erkennbar. Nicht selten handelt es sich bei den Epilepsiepatienten schon um Kinder. Die Anfallsneigung kann spontan auftreten, genauso spontan wieder verschwinden, oder ein Leben lang Probleme machen. Die Ursachen dafür sind der Schulmedizin nicht bekannt.

Aus der Erfahrung mit der SMT heraus darf man sagen, daß die Ursache für ein Anfallsleiden, bei dem eine organische oder sonstige Ursache aus Sicht der Schulmedizin ausgeschlossen ist, an einer Blockierung der zum Funktionskreis Herz gehörenden Wirbeln liegen kann.

Bitte lachen Sie nicht! Gerade vor zwei Tagen war eine Patientin mit Herzproblemen bei mir in Behandlung, die bei ihren Herzanfällen über seitengleich zuckende unwillkürliche Bewegungen der Arme und Hände klagte. Wie zu erwarten war, fand sich bei ihr auch eine starke Blockierung des Herz (B2)- und Kreislaufwirbels (B12). Auch wenn ich diese Störung nicht als Epilepsie bezeichnen möchte, ist die Ähnlichkeit der Beschwerdeschilderung mit einem Anfallsleiden doch verblüffend. Der Zusammenhang zwischen dem Herzen und den Anfallsleiden ist in der chinesischen Medizin eine anerkannte Tatsache.

Für die SMT bedeutet das, daß in erster Linie die Wirbel des Funktionskreises Herz für die Behandlung der Epilepsie von Bedeutung sind. Der Funktionskreis Herz besteht aus Herz (B2)/ Dünndarm (B12)/ Zunge (H2).

Die Chinesen sagen, daß das Herz und sein Funktionskreis einen sehr starken Einfluß auf die Gehirnfunktion haben. Das Herz ist, wie es früher in der Vorstellung unserer Vorfahren war, der Sitz des Bewußtseins. Damit beeinflußt es die mentalen, emotionalen und sogar die spiritistischen Fähigkeiten. Um den Geist Shen beherbergen zu können, braucht es ausreichend Blut (Xue). Wenn das Herz kräftig und ausreichend Blut vorhanden ist, besteht normale geistige Aktivität und klares Bewußtsein. Ist das Herz gestört oder zuwenig Blut vorhanden, kommt es zu Konzentrationsstörungen, Schlaflosigkeit, übermäßiges Träumen, Benommenheit bis hin zu Bewußtlosigkeit und Koma.

Die Meridiane Dreifacher Erwärmer (Perikard-Meridian) und Kreislauf-Sexus sind auch an das Herz gekoppelt, haben keine eigenen Wirbel und bedienen sich der des Funktionskreises Herz/Dünndarm/Zunge. Sie sind auch dadurch von Interesse, daß der Dreifache Erwärmer wie der Dünndarm- und Gallen-Meridian über das Kiefergelenk verläuft. Subluxationen des Kiefergelenks können sich damit auf ein Anfallsleiden negativ auswirken.
Der 2. Halswirbel ist aber auch der Augenwirbel. Die Augen sind die Körperöffnung zum Funktionskreis Gallenblase (B4)/ Leber (B5)/ Augen (H2). Diese Zusammenhänge sind hochinteressant, scheinen uns westlich denkenden Menschen sehr weit hergeholt und nach unseren anatomisch-naturwissenschaftlichen Vorstellungen nicht nachvollziehbar. Die Leber (Funktionskreis Gallenblase/Leber/Augen) speichert das Blut (Xue). Herz und Leber stehen in einer Mutter (Leber)- und Sohnbeziehung (Herz). Die Leber stellt ausreichend Blut für den Kreislauf zur Verfügung. Das Herz ist der Sitz der mentalen Fähigkeiten, die Leber gewährleistet den freien Fluß der Emotionen. Herz- und Leberschwäche (Alkoholkrankheit) können emotionale Verstimmungen und Denkstörungen auslösen.
Der 2. Halswirbel ist der Zungen- und Augenwirbel. Auf Grund dieser Tatsache mag der Zusammenhang zwischen optischen Reizen und dem Auftreten von epileptischen Anfällen verständlich werden. Kein anderer Reiz, sei er nun akustisch oder sonstwie beschaffen, löst so leicht epileptische Reaktionen aus, wie der optische (Computer). Ein weiterer Beweis der Bedeutung und der großen Einflußnahme des Funktionskreises Gallenblase auf das Gehirn und damit auf die Epilepsie ist der äußere und innere Meridianverlauf beider Meridiane.
Der Leber-Meridian hat einen inneren Meridianast, der aufsteigend durch die Augen bis unter das Schädeldach zieht. Dort nimmt er Kontakt mit dem Lenkergefäß auf. Der Gallenblasen-Meridian hat einen so ausgeprägten äußeren und inneren Meridianverlauf am Kopf und im Gehirn, daß der Einfluß des Gallenblasen (Organ des Zorns)- und des Leberwirbels auf das Epilepsiegeschehen nicht zu unterschätzen ist. Hier mag der Zusammenhang zwischen Aufregung (Galle ist das Organ des Zorns und das Herz das Organ, das am empfindlichsten auf Streß reagiert) und verstärkter Anfallsneigung zu sehen sein.
Es ist vielleicht nicht so bekannt, daß epileptische Anfälle die unterschiedlichsten Formen annehmen können. Ein Anfall muß nicht immer so typisch ablaufen, wie es von einem sogenannten „grand mal“ Anfall her bekannt ist, mit Zungenbiß, rhythmischen krampfartigen Zuckungen der Extremitäten, Überstreckung des Rumpfes und Einnässen. Einzelne Organe oder Körperteile können an einem „petit mal“ Anfall beteiligt sein. Es gibt Blickkrämpfe, Absencen (Geistesabwesenheit) und vieles mehr. Diese Variationen entstehen dadurch, daß die cerebralen Entladungen an unterschiedlichster Stelle des Gehirns auftreten können. Je nach Lokalisation und örtlicher Begrenzung des Geschehens im Gehirn, so daß der Anfall nicht auf das ganze Gehirn übergreift,

treten die verschiedensten Anfallssymptome auf. Das kann mit der Beteiligung anderer Meridiane am Anfallsgeschehen zusammenhängen. Für diese unterschiedlichen Anfallsformen mag die Beteiligung der Meridiane verantwortlich sein, welche einen inneren oder äußeren Meridianverlauf in oder auf unserem Kopf haben und verschiedene Hirnareale berühren.
Der Blasen-Meridian (L3) hat einen langen Verlauf auf unserem Kopf, indem er von den Augen über den oberen Schädel und über das Kleinhirn zum Nacken zieht. Der Funktionskreis Blase besteht aus Blasen (L3)/ Nieren (B10 und B11)/ Ohren (H3). Da der Blasenwirbel eine starke Verflechtung mit dem Kreuzbeinbeckengelenk aufweist, erklärt sich nicht zuletzt hierdurch der große Einfluß einer Kreuzbeinsubluxation auch auf die Epilepsie.
Ein weiterer Funktionskreis, der noch einen Bezug zum Gehirn hat, ist der des Magens (B6). Dieser Meridian zieht äußerlich am Kopf über den Unterkiefer, über das Kiefergelenk (!) bis auf das vordere Schädeldach. Somit ist ein Einfluß der Funktionskreiswirbel Magen (B6), Bauchspeicheldrüse (B7) und Milz (B8), sowie des Mundwirbels (H4) sicher. Besonders möchte ich auf die Bedeutung des Kiefergelenks und dessen Einfluß auf unser Gehirn hinweisen.
Ich behandle zur Zeit eine Patientin, die zwar nicht an einer Epilepsie leidet, deren Krankheitsverlauf aber den Zusammenhang zwischen Veränderungen im Funktionskreis Magen, hier speziell im Kiefergelenk, mit dem Gehirn mehr als deutlich macht. Frau R. I. einen 63-jährige Patientin wurde 1986 und 1995 an einem cystischem Kleinhirntumor (Hämangiom) operiert, der nach der ersten Operation leider nachwuchs. Nach der zweiten Operation litt die Patientin unter stärkstem Schwindel mit Übelkeit. Hinzu kam ein bis zum Kollaps reichendes Erbrechen, das immer dann auftrat, wenn Frau R. den Kopf nach rechts bewegte oder rechts lag. Der Schwindel war so stark, daß die Patientin zwei Jahre praktisch nur auf dem Rücken liegen und im Sessel sitzen konnte. Zum ersten Behandlungstermin im Mai 1998 wurde Frau R. von zwei Helfern in die Praxis geführt, sie selbst hielt sich eine Brechschale vor den Mund, da sie befürchtete, jederzeit einen ihrer Brechanfälle zu bekommen.
Der manuelle Untersuchungsbefund stellte sich wie folgt dar: die Beinlängendifferenz betrug 2 cm, wobei sich die linke Hüfte insgesamt schrittweise 8 und die rechte 6 cm in Richtung Hüftpfanne bewegen ließ. Die gesamte Wirbelsäule war in unterschiedlich stark ausgeprägter Weise nach links verschoben. Da die Patientin in einem sehr schlechten Zustand war und während der Behandlung mehrere Erholungsphasen notwendig waren, beschränkte sich die Erstbehandlung hauptsächlich auf den Beinlängenausgleich und die Beseitigung der Kreuzbein-Subluxation, die auch links stärker als rechts war.
Beim zweiten Untersuchungstermin berichtete die Patientin, daß sich ihr Zustand dahingehend gebessert habe, daß sie jetzt zumindest zeitweilig rechts liegen konnte. Eine Rechtsdrehung des Kopfes war noch nicht möglich, es trat immer noch Übelkeit mit Brechreiz auf und der Schwindel nahm so stark zu, daß

sie das Gefühl hatte, sie müsse fallen. Der manuelle Untersuchungsbefund: Keine Beinlängendifferenz und keine Hüftsubluxation mehr. Das Kreuzbein war nur noch leicht auf der linken Seite subluxiert. Der Wirbelsäulenbefund war unverändert. Besonders stark war der Magenwirbel blockiert und es fand sich eine extrem starke Subluxation des Kiefergelenks (!). Außerdem kristallisierte sich die Linksskoliose der Halswirbelsäule heraus.
Während ich diese Zeilen schreibe, haben wir Oktober 1998. Die Patientin kommt immer noch in Behandlung, sie hat sogar zwei Mal einen 14-tägigen Therapieurlaub in Ottobeuren gemacht. Frau R. hat fast keine Übelkeit mehr. Der Schwindel ist etwas besser, auch wenn er bei weitem nicht gut ist. Die Patientin kann wieder selbständig gehen, Spaziergänge bis zu einer Stunde machen und selbständig leichte Hausarbeiten durchführen. Außerdem kann sie wieder an der Umwelt aktiv teilnehmen. Den größten Fortschritt in der Behandlung erbrachte die Beseitigung der Kiefergelenksubluxation und die Beseitigung der Blockierung des Magenwirbels.
Über den 4. Halswirbel, der gleichzeitig der Nasenwirbel ist (die Nase ist wiederum der Körperöffnungswirbel zum Funktionskreis Lunge (B3)/ Dickdarm (L1)/ Nase (H4)), kann man einen gewissen untergeordneten Einfluß dieser Wirbel auf ein Anfallsleiden nicht ausschließen.
Wenn die letztgenannten Wirbel und deren Meridiane auch von untergeordneter Bedeutung sein mögen, so gilt das sicher nicht für das Lenkergefäß, ein Meridian, der auf der Yangseite vom Analbereich auf der Mittellinie unseres Körpers über alle Dornfortsätze der Wirbelsäule, über den Kopf und über die Nase bis zum Mund zieht. Dieser Meridian hat einen zentralen Einfluß auf unser Gehirn und die Harmonisierung der dortigen Abläufe. Die Zusammenhänge sind sehr schön in folgender Tabelle wiedergegeben (siehe Abb. 65).
Nicht nur darin, daß die energetischen Abläufe im Lenkergefäß nur bei einer optimal geraden Wirbelsäule regelrecht ablaufen können, ist der Grund zu sehen, daß bei jeder manuellen Behandlung die ganze Wirbelsäule behandelt werden muß. Aber nicht nur die ganze Wirbelsäule, sondern grundsätzlich auch alle Körpergelenke müssen auf Subluxationen untersucht und, soweit nötig, behandelt werden, da solche Subluxationen ebenfalls die Meridiane und deren Funktion stören. Über die einzelnen Gelenke informieren Sie sich bitte in Kapitel 2.1.6 .

Fall 1.
Krankengeschichte und Behandlungsverlauf:
Ich kann nicht behaupten, diesem Patienten geholfen zu haben. Ich schildere diesen Fall trotzdem, weil er vielleicht nicht generell gültig ist, aber doch die Zusammenhänge zwischen Ursache und Krankheit so schön widerspiegelt. Im Juni 1997 kam ein 59-jähriger Patient, G. H., wegen eines Anfallsleiden (Epilepsie) in meine Behandlung. Er hat jede Nacht mehrere epileptische Anfälle. Die Ehefrau berichtete, daß er in der Nacht vor dem ersten Behandlungstermin fünf Anfälle hatte. Es handelt sich bei den Anfällen um keine typischen Grand

Mal Anfälle, sondern der Patient wird unruhig, fängt an zu reden und zu schreien. Nach dem Anfall muß er auf die Toilette zum Wassermachen. Er hat nie einen Zungenbiß. Medikamentös war er austherapiert, es gibt sicher kein Medikament, das er noch nicht genommen hatte und alles ohne Erfolg. Die Anfälle kommen nie am Tage, sondern nur in der Nacht. Begonnen hat die Erkrankung im neunten Lebensjahr, als er von einem großen Hund angefallen wurde. Nach diesem Ereignis konnte er nicht sprechen. Als die Sprache nach einem Tag wiederkam, setzten in der Nacht die Anfälle ein. Von diesem Zeitpunkt ab litt der Patient an diesen Beschwerden.
Der Patient war vier Mal zur manuellen Behandlung bei mir. Bei der vierten Behandlung berichtet die Ehefrau, daß er nach wie vor seine Anfälle habe, diese aber nicht mehr so stark wie früher seien. Leider brach der Patient die Behandlung bei mir ab und ich kann nicht sagen, ob und in welchen Maße man dem Patienten hätte helfen können.

Manueller Untersuchungsbefund:
Es bestand eine Beinlängendifferenz durch ein 2,5 cm längeres linkes Bein. Insgesamt ließ sich beim Beinlängenausgleich das linke Bein um 5 und das rechte um 2,5 cm in das Hüftgelenk zurückbewegen. Der 5. und 4. Lendenwirbel war nach rechts verschoben. Vom 3. Lendenwirbel nach oben bis zum 7. Brustwirbel war die Wirbelsäule nach links verkrümmt. Vom 6. bis zum 3. Brustwirbel wies die Wirbelsäule eine kurzstreckige Rechtsskoliose auf. Darüber war die Wirbelsäule bis zum 1. Halswirbel wieder nach links verkrümmt. Dabei waren Herz (B2)- und Nierenwirbel (B10 und B11) am stärksten betroffen.
Im Laufe der Behandlung, nach dem Geradestellen des Beckens, kristallisierte sich der Wirbelsäulenbefund so heraus, daß an Lendenwirbelsäule und der unteren Brustwirbelsäule eine Links- und an der oberen Brustwirbelsäule eine Rechtsskoliose zu finden war.

Fallbesprechung:
An diesem Fall wird der Zusammenhang zwischen Wirbelsäulenschaden und Anfallsleiden sehr deutlich. Wenn dieses Beispiel auch nicht für jeden Fall einer Epilepsie gelten mag, so ist es für mich doch recht symptomatisch. Die ganze Erkrankung begann mit dem Überfall durch den Hund. Dabei hat der Patient sich so stark erschrocken und verspannt, vielleicht hat er auch ruckartige Abwehrbewegungen gemacht oder ist gefallen, daß es zu schweren Wirbelblockierungen gekommen ist. „Der Schreck ist ihm in die Glieder gefahren". Hierbei ist sicher besonders der Herzwirbel betroffen gewesen. Die Blockierung war anfangs so stark, daß der Patient wie gelähmt war und einen Tag nicht mehr sprechen konnte (Körperöffnung zum Herzen ist die Zunge, die wir zum Sprechen brauchen). Die Blockierung und die Lähmung hat zwar etwas nachgelassen, das Sprachvermögen kam zurück, doch die starke Blockierung des Herzwirbels blieb bestehen. Diese Blockierung ist in erster Linie für das Anfallsleiden verantwortlich, das sehr bald nach dem traumatischen Geschehen einsetzte. Das Herz, und hier ist nicht nur das anatomische Organ, sondern der ganze Funktionskreis Herz/Dünndarm/Zunge gemeint, hat nach Ansicht der Chinesen einen großen Einfluß auf die Funktion des Gehirns. So ist die Erkrankung, aber auch die kurzfristige Sprachstörung, ganz einfach zu erklären. Und in der Tat war der Herzwirbel bei unserem Patienten am stärksten blockiert. Die zusätzliche starke Blockade der Nierenwirbel ist, unter anderem, ein Ausdruck von Angst, die den Patienten nie verlassen hat. Von den Nieren wird die Energie Jing-Qi zum Gehirn transportiert oder überschüssige Energien von dort zu den Nieren abgeleitet und dort gespeichert. Bei einer starken Blockierung der Wirbel des Funktionskreises Blase/Nieren/Ohren funktioniert das nicht mehr richtig.
Auch wenn man diesen Argumenten nicht folgen kann, weil sie einem zu fremd oder zu verrückt erscheinen, kann man vielleicht doch den Zusammenhang zwischen der Erkrankung und der Wirbelsäule erkennen, wenn man sich fragt, warum die Anfälle nur in der Nacht und

nie am Tage auftreten. Das hat etwas mit der Skoliosezunahme im Liegen zu tun. Da der Patient bevorzugt auf der linken Seite ruhte, nahm die Blockierung über Nacht zu und die Anfälle kamen zum Vorschein. Am Tage ließ die Stärke der Blockierung wieder nach und die Anfälle verschwanden.
Auch wenn es sich bei Herrn G. um einen Sonderfall handeln mag, kann man doch das Problem verallgemeinern, so daß es grundsätzlich für alle Anfallsleiden gilt. Die eigentliche auslösende Ursache der Epilepsie, egal welches Erscheinungsbild sie haben mag, kann an der Wirbelsäule zu suchen sein, Schäden des Gehirns in Form von Narben und Entzündungen mögen nur noch die Art der Epilepsie bestimmen. Somit stelle ich die Überlegung in den Raum, ob man nicht vielen Epileptikern mit der SMT helfen könnte, indem man sie vielleicht nicht alle heilen, aber die Anfallshäufigkeit und die Medikamentenmenge reduzieren könnte. Hierbei gilt aber auch der Satz, je älter der Schaden, um so langwieriger und schwieriger die Behandlung. Es wird natürlich auch Fälle geben, bei denen auf Grund der Schwere der Erkrankung und der Schwere der Schäden keine Hilfe mehr möglich ist.

Fall 2.
Krankengeschichte und Behandlungsverlauf:
Wie der Zufall es will, kam kurz vor der Endkorrektur dieses Buches, so daß ich Ihnen diesen Fall noch schildern und einfügen kann, ein kleine 10-jährige Patientin, T. A., mit einer Epilepsie in meine Behandlung. Die Krankheit begann 1995. Damals hatte das Kind in der Nacht einen kleinen Krampfanfall. Dieser Anfall begann mit Schmerzen und Verkrampfung im rechten Oberschenkel. Die Patientin wurde auf ein Antiepileptikum eingestellt, das man wegen einer Anfallsfreiheit langsam reduzierte und Ende 1998 abgesetzt hatte. Im Januar traten wieder und dieses Mal schwere Krämpfe auf. Die Häufigkeit der Krämpfe war sehr hoch, bis zu 20 Anfällen am Tag. Augenblicklich ist das Kind auf Carbamazepin (1- 0 - 1) eingestellt. Trotzdem ist die kleine Patientin nicht anfallsfrei. Auf dem Weg zu meiner Behandlung hatte sie im Auto wieder einen Anfall.
Der Vater berichtete, daß die Krämpfe mit einer sogenannten Aura (neurologische Sensationen, die einen Anfall ankündigen) begännen. Zuerst trete ein Kribbeln an der rechten Ferse auf, das durch das Bein nach oben in die Hüfte aufstiege. Dann täte der ganze Oberschenkel und die Hüfte weh und verkrampfe sich. Dieser Krampf übertrüge sich auf die ganze rechte Seite. Während des Anfalls komme es zum Einnässen. Ein Zungenbiß wurde nicht erwähnt. Nach dem Anfall ist das Kind sehr müde und schliefe viel. Dagegen leide das Kind vor dem Anfall unter einer Schlafstörung.
Einige Tage nach der ersten Behandlung rief der Vater des Kindes an, um den zweiten Behandlungstermin zu verschieben. Er sagte, seiner Tochter ginge es besser, sie sei am Tage anfallsfrei und habe in der Nacht lediglich noch maximal fünf Anfälle. Die Reduktion, nach einer Behandlung, von 20 auf 5 Anfälle pro Tage ist schon ein schöner Erfolg.

Manueller Untersuchungsbefund:
Es bestand eine Beinlängendifferenz durch das um 3,5 cm linke längere Bein. Insgesamt ließ sich die linke Hüfte schrittweise beim manuellen Beinlängenausgleich um 7,5 und die rechte um 4 cm in das Hüftgelenk zurückbewegen. Das Kreuzbeinbeckengelenk war auf der linken Seite stärker als rechts subluxiert. Die Wirbelsäule wies eine Linksskoliose auf, wobei der Dünndarm (B12)- und der Herzwirbel (B2) sehr stark betroffen waren.

Fallbesprechung:
Ich schreibe über diesen Fall, obwohl ich die kleine Patientin erst einmal behandelt habe, weil die Beschwerden und Befunde so treffend zusammenpassen. Ich habe dem Kind versprochen, was ich sonst nicht tue, daß es nach menschlichem Ermessen gesund wird, da ich

überzeugt bin, daß das Anfallsleiden mit den Wirbelsäulen- und, im besonderen, mit den Kreuzbeinschäden zusammenhängt. Der Grund dafür war, daß die Befunde an der Wirbelsäule für die Beschwerden der kleinen Patientin so zutreffend waren, daß ich sicher bin, dem Kind helfen zu können. Ich hoffe inständig, daß ich mein Versprechen auch halten kann.
Der wesentliche Befund ist die für ein 10-jähriges Kind katastrophale Beinlängendifferenz von 3,5 cm. Dadurch trat eine beidseitige Kreuzbeinsubluxation auf, die eine schwere Ischialgie auslöste. Die Anfälle kündigten sich regelmäßig durch ein Kribbeln an der Ferse an, welches am Bein hochstieg, bis es zu einer schmerzhaften Verkrampfung im Oberschenkel führte. Erst dann trat der eigentliche Anfall auf. Die behandelnden Ärzte bezeichnen die Sensationen im Bein, die vor dem eigentlichen Anfall auftreten, als Aura. Meinem Verständnis nach handelt es sich bei der sogenannten Aura um eine Ischialgie, ausgelöst durch die starke Beinlängendifferenz und den Kreuzbeinschaden.
Der Kreuzbeinschaden nimmt über die Störung des Blasen-Meridians (L3) (dieser läuft über das Kreuzbeinbeckengelenk und wird durch dessen Subluxation irritiert) einen direkten Einfluß auf das Gehirn. Um diesen Zusammenhang zu verstehen, muß man wissen, daß der Blasen-Meridian zum Funktionskreis Blase (L3)/ Nieren (B10 und B11)/ Ohren (H3) gehört. Die Nieren sind für die Regulation der Energie Jing-Qi verantwortlich. Das Funktion des Gehirns ist abhängig von dieser Lebensessenz. Ausgleich, Zufuhr oder Ableitung der Energie geschieht über das Lenkergefäß. Ich bin der Meinung, daß der Kreuzbeinschaden so stark gestört hat, daß dadurch die Anfälle ausgelöst wurden.
Da eine Kreuzbeinsubluxation nicht zu jedem Augenblick gleich stark ausgeprägt ist (das Gelenk ist dauernd in leichter Bewegung), ist leicht zu verstehen, wie die Anfälle ausgelöst werden können. Nimmt die Subluxation bewegungsabhängig zu, tritt ein Anfall auf, rutscht das Kreuzbein wieder etwas zurück - leider reponiert das Gelenk nie von selbst vollständig ist das Kind anfallsfrei.
Verstärkend kommt der Wirbelsäulenschaden hinzu. Es fand sich eine starke Linksskoliose, die sich schon nach dem Beinlängenausgleich und der Kreuzbeinbehandlung unter den Augen der Eltern besserte. Im Rahmen dieser Skoliose waren bei der ersten Untersuchung besonders der Kreislauf (B12)- und der Herzwirbel zu tasten. Beide Wirbel bilden mit dem Zungenwirbel (H2) einen Funktionskreis. Dieser Funktionskreis und hier in erster Linie der Herzwirbel hat einen sehr starken Einfluß auf die Gehirnfunktion.
Alle Schäden zusammen, Beinlänge, Kreuzbein, Linksskoliose und Blockierung des Kreislauf- und des Herzwirbels machen die Stärke und die Art der Erkrankung des Kindes aus.

3.12. GALLENSTEINE UND GALLENBESCHWERDEN

Die Gallensteine sind ein sehr weit verbreitetes Phänomen. Sie machen aber oft keine Beschwerden und werden heutzutage sehr häufig bei einer Ultraschalluntersuchung der Oberbauchorgane zufällig gefunden. Bei Patienten, die keine Beschwerden durch ihre Gallensteine haben und bei denen dieses einen Zufallsbefund darstellt, brauchen, nach heutigem Stand der Erkenntnisse, nicht operiert werden. Machen Gallensteine aber Probleme und sollten diese mit einer manuellen Therapie nicht in den Griff zu bekommen sein oder droht gar eine Komplikation in Form einer drohenden Gallenblasenperforation, muß die Gallenblase entfernt werden. Diese Entscheidung fällt heutzutage leicht, weil mit der laparaskopischen Mikrochirugie oder der Ultraschallzertrümmerung zwei Methoden zur Verfügung stehen, die wesentlich risikoärmer als eine klassische Gallenoperation sind. Der Verlust des Organs und das Auftreten eines Störfeldes durch die Operationsnarbe am Organ ist ein Ge-

sichtspunkt, der einen veranlassen sollte, die Operation möglichst zu vermeiden, die Entstehung von Gallensteinen zu verhindern oder, wenn schon Steine da sind, sie eher zu zertrümmern und aufzulösen. Nach einem solchen Verfahren ist die SMT natürlich doppelt wichtig, weil man verhindern muß, daß neue Steine entstehen.
Es existiert keine logische schulmedizinische Erklärung, wie es zu einer Gallensteinbildung kommen kann. Der Hergang der Gallensteinentstehung ist nach den Gesichtpunkten der SMT aber ganz einfach und logisch. Bei einer Blockierung des Gallenblasenwirbels (B4) werden dessen Spinalnerven eingeklemmt und daraus resultiert eine Funktionsstörung der Gallenblase, begleitet von einer leichten Entzündung. Diese Faktoren sind für eine Entleerungsstörung der Gallensäfte aus der Gallenblase über den Gallengang in den Zwölffingerdarm verantwortlich. Dadurch verbleibt der Gallensaft zu lange in der Gallenblase und kann eindicken. Die Konzentration der Gallensalze steigen an und wie bei jedem Übersteigen der Löslichkeit einer kristallinen Substanz, fällt diese aus und es bilden sich Gallensalzkristalle, die wachsen und Gallensteine bilden. Das geschieht in der Form, daß sich um den Kristallisationspunkt immer mehr ausfallende Gallensalze anlagern. Die Entstehung von Gallensteinen hat begonnen. Die Zusammensetzung des Gallensaftes ist lediglich für die Art des Gallensteine verantwortlich. Die Entstehung von Gallensteinen könnte man sicher verhindern, wenn man frühzeitig untersuchen würde, ob eine Blockierung des Gallenwirbels vorliegt und diese konsequent mit der SMT behandeln würde.
Aber nicht nur die Blockierung des Gallenblasenwirbels hat auf das Organ Gallenblase einen Einfluß, sondern auch die restlichen Funktionskreiswirbel, wie Leber (B5)- und Augenwirbel (H2).
Auch der Funktionskreis Herz (B2)/ Dünndarm (B12)/ Zunge (H2) ist für die Gallenblase von Bedeutung. Die Verbindung zur Gallenblase kann man so erklären: Der Augen- als Körperöffnungswirbel zum Funktionskreise Gallenblase ist zugleich der Zungenwirbel. Die Zunge ist die Körperöffnung zum Funktionskreis Herz/Dünndarm/Zunge. Streß und Freudlosigkeit können sich ebenso wie Ärger und Zorn auf die Gallenfunktion auswirken.
Wie bei den anderen Erkrankungen auch, sind alle Meridiane und deren Wirbel von Bedeutung, welche einen inneren oder äußeren Bezug in ihrem Meridianverlauf zur Gallenblase haben. Dabei sind die Meridiane, deren innerer Verlauf die Gallenblase tangiert, wichtiger, als die mit einem äußeren Kontakt zur Gallenblasenregion auf der Körperoberfläche.
Einen inneren Meridianverlauf zur Gallenblase haben der Leber (B5)-, Lungen (B3)- und Dickdarm-Meridian (L1). Einen Bezug zur Gallenblasenregion in ihrem äußeren Verlauf haben der Magen (B6)- und Milz-Pankreas-Meridian (B7). Die beiden letztgenannten Meridiane bilden mit dem 4. Halswirbel (Mund) als Körperöffnungswirbel einen Funktionskreis. Der Funktionskreis Gallenblase/Leber/Augen unterstützt die Verdauung. Hier decken sich westliche und fernöstliche Vorstellungen.
Der 4. Halswirbel ist aber auch der Nasenwirbel. Die Nase ist die Körperöffnung zum Funktionskreis Lunge (B3)/ Dickdarm (L1)/ Nase (H4).

Der Funktionskreis Blase (L3)/ Nieren (B10 und B11)/ Ohren (H3), scheint für Erkrankungen der Gallenblase keine direkte Bedeutung zu haben.
Aber nicht nur die genannten Meridiane und deren entsprechende Wirbel sind bei der Behandlung von Gallenleiden zu beachten, sondern auch alle Gelenke und Narben, die in dem Verlauf der besprochenen Meridiane liegen. Besonders wichtig ist hier neben dem Kreuzbeinbeckengelenk das Kiefergelenk (!). Eine Subluxation der Gelenke stört den Meridianverlauf ebenso wie Narben und nimmt somit Einfluß auf die mit ihnen verbundenen Organe. Über die einzelnen Gelenke informieren Sie sich bitte im Kapitel 2.1.6 .
Ich kann mich an eine junge schwangere Patientin erinnern, leider sind die Behandlungsunterlagen nicht mehr in meinen Händen, die unter kolikartigen Gallenbeschwerden litt. Sie hatte viele Gallensteine. Die Ärzte scheuten aber auf Grund der Schwangerschaft die Operation. Nach der Behandlung der Wirbelsäule, besonders natürlich des Gallenblasenwirbels (B4), ließen die Beschwerden nach.

3.13. GESTÖRTE HARN- UND STUHLAUSSCHEIDUNG

3.13.1. ENTWÄSSERUNG

Viele Patienten klagen über das Gefühl, aufgeschwemmt zu sein und Wasser einzulagern. Es ist dabei nicht so, daß man, wie bei Herz- oder Krampfaderpatienten, das Wasser am Unterschenkel in Form einer etwas länger verbleibenden Hautdelle eindrücken kann. Häufig wird dabei eine Anschwellung der Augenlider oder des Gesichtes und besonders der Hände beschrieben. Es kann aber auch das Gefühl einer allgemeinen Aufschwemmung sein.
Bei der manuellen Untersuchung solcher Patienten fällt immer wieder auf, daß diese Personen ein sehr wäßriges und schwammiges Bindegewebe haben. Dabei ist die Muskulatur durchaus nicht immer mitbetroffen, sie kann sogar ausgesprochen hart und verspannt sein. Meist sind diese Leute auch herz- und kreislaufgesund. Die Untersuchung des Blutes (Kreatinin und Harnstoff) erbringt regelmäßig keinen krankhaften Wert.
Die Erklärung für dieses Phänomen ist eine Ausscheidungsstörung der Niere. Diese Störung ist tatsächlich vorhanden, auch wenn durch die Blutuntersuchung mit unseren schulmedizinischen Methoden ein Nachweis dafür nicht zu erbringen ist. Der Grund dafür ist der, daß wir nur in einem sehr geringen Teil der gesamten körperlichen Flüssigkeitsmenge, die sich außerhalb der Zellen befindet (Extrazellularraum), unsere Messungen anstellen. Die Zusammensetzung der Blutflüssigkeit spiegelt nur bedingt die Zusammensetzung der Extrazellularflüssigkeit wider. So macht das Blut nur einen geringen Teil der gesamten Körperflüssigkeit aus. Unsere Blutmessungen sind für die Erfassung des Ganzen nicht geeignet. Das bedeutet nicht, daß der Beweis nicht grundsätzlich

zu erbringen wäre, wir haben aber mit den bisherigen Untersuchungsmethoden noch nicht den richtigen Ansatz gefunden.
Daß z. B. eine Überwässerung eines Patienten vorhanden sein kann, läßt sich mit der SMT ganz einfach beweisen. Solche Personen haben meist um die Hüften herum ein ganz wäßriges Bindegewebe, das beim Beklopfen mit der Fingerspitze schwabbelt wie ein Wasserkissen. Nach der Behandlung der Nierenwirbel (B10 und B11) verschwindet diese Störung mit der Zeit. Der Patient spürt den Erfolg oft schon nach der ersten Behandlung. Viele müssen in der Nacht nach der Behandlung sehr häufig auf die Toilette zum Wassermachen. Kürzlich berichtete mir eine Patientin bei der zweiten Behandlung, daß sie nach der Korrektur der Nierenwirbel bei der ersten Behandlung auf der Heimfahrt drei Mal anhalten mußte, um auszutreten. Eine andere Patientin erzählte mir, nicht nach der ersten Behandlung sondern, nach der dritten oder vierten, daß sie danach zwei Tage massiv Wasser ausgeschieden und so 2 kg Gewicht verloren habe.
Solche Patienten haben durch die gestörte Wasserausscheidung oft noch eine zusätzliche Störung. Sie schwitzen sehr leicht. Da die Wasserauscheidung über die Niere nicht richtig funktioniert, wird das überschüssige Körperwasser vermehrt im Gewebe, speziell im Bindegewebe, abgelagert und über Darm und Haut ausgeschieden. Neben des vermehrten Schweißes, der einen sehr üblen säuerlichen Geruch haben kann, ist auch gerne der Stuhlgang betroffen. Der Stuhlgang ist sehr dünn und kann ebenfalls übel und säuerlich riechen.
Die verantwortliche Ausscheidungsstörung der Nieren wird durch eine Blockierung oder Skoliose der unteren Brustwirbelsäule mit der Einklemmung des entsprechenden Spinalnervs hervorgerufen. Aber nicht nur die Nierenwirbel (B10 und B11) sondern auch die restlichen Funktionskreiswirbel, wie Blase (L3)/ Ohren (H3) können die Störung der Nierenfunktion zusätzlich verschlechtern. Das bedeutet aber nicht, daß diese Störung nicht im Laufe der Zeit dermaßen zunehmen kann, daß sie dann doch schulmedizinisch, über eine Blutuntersuchung, nachweisbar wird.

3.13.2. STUHLGANG

Eine Ausscheidungsstörung des Stuhlgangs kann dann auftreten, wenn der Dickdarmwirbel (L1) durch eine Blockierung betroffen ist. Der Dickdarm gehört zum Funktionskreis Lunge (B3)/ Dickdarm (L3)/ Nase (H4).
Der 4. Halswirbel ist auch der Nasenwirbel Die Nase ist die Körperöffnung zum Funktionskreis Magen (B6)/ Milz-Pankreas (B8 und B7)/ Mund (H4). Dieser Zusammenhang spiegelt sich auch in der bekannten Tatsache des täglichen Lebens wider, indem eine Verdauungs- eine Ausscheidungsstörung und umgekehrt nach sich zieht.
Für den Stuhlgang, der sehr von der Funktion des Dickdarms abhängt, sind

natürlich alle Meridiane, die durch ihren inneren oder äußeren Meridianverlauf einen Bezug zum Dickdarm haben, relevant. Dabei halte ich die inneren Meridianbezüge für wichtiger als die äußeren Meridiankontakte zum erkrankten Organ.
Einen engen inneren Kontakt mit dem aufsteigenden (rechtes Colon ascendens) und absteigenden (linkes Colon descendens) Dickdarm hat der Gallenblasen-Meridian. Der Leber-Meridian hat mit seinem äußeren Verlauf Kontakt zu den gleichen Dickdarmabschnitten. Beide Meridiane, Gallenblase und Leber, bilden mit den Augen einen Funktionskreis. Der Funktionskreis besteht aus Gallenblase (B4)/ Leber (B5)/ Augen (H2).
Über den querverlaufenden Dickdarm (Colon transversum) ziehen die inneren Meridianäste der vier Herz-Meridiane, Herz (B2)- und Dünndarm-Meridian (B12) sowie Dreifacher Erwärmer (Perikard-Meridian) und Kreislauf-Sexus. Der Funktionskreis Herz besteht aus Herz (B2)/ Dünndarm (B12)/ Zunge (H2). Über den 2. Halswirbel steht dieser Funktionskreis mit dem Funktionskreis Gallenblase/Leber/Augen in Verbindung, da der 2. Halswirbel als Augen- und Zungenwirbel fungiert. Dreifacher Erwärmer und Kreislauf-Sexus bilden gemeinsam auch einen Funktionskreis, der keine eigenen Wirbel hat, sondern sich derer des Funktionskreises Herz/Dünndarm/Zunge bedient.
Der Nieren-Meridian berührt ebenfalls das Colon transversum in seinem äußeren Verlauf, so daß auch der Funktionskreis Blase (L3)/ Nieren (B10 und B11)/Ohren (H3) eine Bedeutung für die Behandlung von Stuhlgangsbeschwerden hat. Dieser Bezug kommt sicher besonders dann zum Tragen, wenn die Ausscheidungsfunktion der Nieren ebenfalls gestört ist.
Meridiane werden durch Subluxationen der in ihrem Verlauf sich befindenden Gelenke (Kreuzbeinbecken- und Kiefergelenk!) gestört. Also muß man obendrein noch alle Körpergelenke untersuchen und therapieren, die in den entsprechenden Meridianverläufen zu finden sind. Über die Zusammenhänge informieren Sie sich bitte in Kapitel 2.1.6 .

Fall 1:
Krankengeschichte und Behandlungsverlauf:
Frau L. E. rief mich direkt nach der Entbindung ihres ersten Kindes an und klagte, daß sie voller Wasser sei, ganz aufgeschwemmt, und daß der Stuhlgang auch nicht mehr gehe, der Bauch sei aufgetrieben. Als die Patientin in die Sprechstunde kam, war ich regelrecht schockiert. Die junge Frau machte einen sehr kranken Eindruck, die Haut hatte ein ungesundes gelbliches Aussehen und sie war durch eine allgemeine Wassereinlagerung regelrecht entstellt. Die sonst hübsche junge Frau L. war aufgedunsen, aufgeschwemmt, so daß sie fast nicht wiederzuerkennen war und ein regelrechtes Vollmondgesicht hatte. Außerdem war der Bauch stark aufgetrieben. Auch wenn man bedenkt, daß die Patientin gerade entbunden hatte, war der Zustand durch diesen Umstand allein nicht zu erklären.
Am Tag nach der Behandlung rief mich die Patientin an und berichtete, daß drei Stunden nach der Therapie eine vermehrte Wasserausscheidung eingesetzt habe, gleichzeitig kam der Stuhlgang wieder in Gang. Bis zu dem Telefongespräch hatte sie schon einige Darm-

entleerungen gehabt und der Bauchumfang habe deutlich abgenommen. Die allgemeine wäßrige Aufschwemmung des Bindegewebes war zurückgegangen und die Patientin fühlte sich deutlich besser. Später berichtete sie, daß es bis zur völligen Normalisierung ihres Zustandes und ihrer Beschwerden drei Tage dauerte.

Manueller Untersuchungsbefund:
Eine Beinlängendifferenz war nicht festzustellen. Eine Kreuzbeinsubluxation ist nicht dokumentiert. Bei der Patientin waren alle Ausscheidungswirbel gestört. Es lag eine Blockierung von Blase B3, Dickdarm L1, Dünndarm B12 und Nieren B10 und B11 vor.

Fallbesprechung:
Bei der Patientin bestanden schon vor der Schwangerschaft im Bereich Wirbelsäule Veränderungen mit gelegentlichen Schmerzepisoden, die auch jetzt für die Beschwerden verantwortlich waren. Durch die am Ende der Schwangerschaft einsetzende hormonelle Auflockerung des Bindegewebes ist es zu einer starken Zunahme der Skoliose gekommen. Die Patientin wurde während ihrer Schwangerschaft mehrmals im entsprechenden Bereich von mir manuell behandelt. Durch das Pressen bei der Geburt und das anschließende lange Liegen hat die Verbiegung der Wirbelsäule sicherlich zugenommen, daß es zu einer sehr massiven Blockierung der Spinalnerven kam, welche die Organfunktionen der Ausscheidungswirbel beeinflußte, so daß die Ausscheidung über Niere und Darm fast völlig zum Erliegen kam. Nach der manuellen Beseitigung der Blockaden setzte die regelrechte Organfunktion bald von selbst wieder ein.

3.14. GÜRTELROSE (HERPES ZOSTER)

Die Erkrankung der Gürtelrose habe ich schon in meinem Buch „Wunder dauern etwas länger“ abgehandelt. Da bei dieser Erkrankung die Zusammenhänge zwischen Krankheit und Spinalnerv so deutlich werden, möchte ich hier nochmals auf dieses Krankheitsbild eingehen.
Die Gürtelrose ist grundsätzlich eine Infektionskrankheit. Der Erreger ist der Windpockenvirus. Warum die betreffenden Patienten, die sich mit diesem Virus infizieren, nicht mit den typischen Erscheinungen einer Windpockeninfektion erkranken, wie wir sie von den Kindern her kennen, hat seinen Grund in der etwas anderen Immunitätslage dieser Personen. Es handelt sich bei Zostererkrankungen häufig um die zweite Ansteckung mit dem Windpockenvirus. Die Patienten haben noch Abwehrstoffe entweder durch eine frühere Windpockenerkrankung oder von ihrer Mutter, während der Schwangerschaft übertragen, in ihrem Blut.
Die Infektion der Gürtelrose breitet sich fast immer in einem ganz umschriebenen Gebiet unseres Körpers aus. Dabei treten anfänglich in dem Erkrankungsbereich schon Schmerzen auf, bevor der Ausschlag zu sehen ist. Der Zosterausschlag besteht aus Pusteln, die zu Anfang wie typische Windpockenpusteln aussehen. Die Gürtelrose kann sehr schmerzhaft sein.
Grundsätzlich kann die Gürtelrose an jeder Stelle unserer Körperoberfläche auftreten, der häufigste Manifestationsort ist aber Oberkörper und Kopf. Die Erkrankung ist in der Regel auf eine Körperhälfte beschränkt.

Der Ausbreitungsbereich der Infektion ist mit dem Versorgungsgebiet eines Spinalnervs identisch, welches auf der Haut als Dermatom bezeichnet wird. Es kann sein, daß mehrere benachbarte Dermatome gleichzeitig betroffen sind. Die akuten Infektionserscheinungen klingen meist innerhalb weniger Tage ab. Der Patient kann dabei stärkste Schmerzen haben. Diese Schmerzen sollten mit dem Abklingen der Infektionserscheinungen auch abklingen.
Hier und jetzt manifestiert sich das größte Problem dieser Erkrankung. Sehr häufig klingen die Schmerzen eben nicht mit dem Verschwinden der Infektionserscheinungen ab. Die Patienten leiden über Monate und Jahre im ehemaligen Infektionsbereich an stärksten Nervenschmerzen. Diese Schmerzen können so unerträglich sein, daß man durch operative Nervendurchtrennungen versucht, dem Patienten zu helfen.
Die Schulmedizin kann bisher keine zufriedenstellende Erklärung liefern, warum die Schmerzen bei dem einen Patienten schnell abklingen, bei dem nächsten nur langsam und bei dem dritten gar nicht. Wenn man die theoretischen Überlegungen, die aus der SMT resultieren, heranzieht, ist die Erklärung ganz leicht und logisch.
Es ist bekannt, daß sich die Infektion immer im Bereich eines Spinalnervs und seinem Hautareal, dem Dermatom, ausbreitet. Auch die Schmerzen sind natürlich auf dieses Gebiet beschränkt. Die Frage ist folgende: Warum breitet sich die Infektion nur im Bereich eines oder nur weniger benachbarter Spinalnerven aus und ist fast grundsätzlich auf eine Körperseite beschränkt?
Da es sich bei der Gürtelrose um eine Virusinfektion handelt, wird von der Schulmedizin regelmäßig eine allgemeine Abwehrschwäche als alleiniger Infektionsgrund angegeben. Das ist so nicht oder nur teilweise richtig. Eine allgemeine Immunschwäche mag die Entstehung der Virusinfektion zwar begünstigen, ist aber nicht die eigentliche Ursache. Diese ist vielmehr eine Blockierung der Wirbelsäule mit einer Einklemmung des entsprechenden Spinalnervs. Somit ist zwar eine Immunstörung für die Krankheitsentstehung verantwortlich, aber es sind hauptsächlich die lokalen Immunverhältnisse in dem Dermatom gestört. Wäre die allgemeine Abwehrschwäche die eigentliche Ursache der Krankheit, ist es nicht verständlich, warum die Infektion auf einen oder wenige Spinalnervenbereiche beschränkt bleibt, und nicht, was eigentlich logisch wäre, den ganzen Körper betrifft. Die Infektion der Gürtelrose setzt sich dort fest, wo sich im Körper die größte örtliche Abwehrschwäche befindet. Es fallen immer wieder Patienten auf, darunter auch häufig Kinder, welche an einer Gürtelrose erkranken, ohne daß sich schulmedizinisch Hinweise auf eine allgemeine Immunschwächung oder eine andere Krankheit ergibt. Aus dieser Tatsache kann man die Folgerung ableiten, daß eine allgemeine Abwehrschwäche das Auftreten einer Gürtel-

rose zusätzlich begünstigt, aber grundsätzlich keine Voraussetzung ist.
Das führt uns zu dem Punkt, an dem die Bedeutung des Spinalnervs und sein Verlauf für die Gürtelrose mit all ihren Krankheitserscheinungen deutlich wird. Der Spinalnerv teilt sich nach dem Verlassen des Rückenmarks in vier Äste auf. Der Hauptast ist der Ramus ventralis, der in unseren Körper zieht und für die Bewegung und das Fühlen verantwortlich ist. Der Bereich des Fühlens auf der Haut ist identisch mit dem Dermatom. Wird der Spinalnerv durch eine Blockierung eingeengt und gereizt, kommt es im Versorgungsbereich des Nervs zu Störungen, welche Durchblutung, Zellfunktion und das örtliche Immunsystem betreffen. Darin ist der Grund zu sehen, daß die Infektion einer Gürtelrose im Bereich nur eines oder weniger Spinalnerven und nicht am ganzen Körper auftritt. Die Blockierung eines oder mehrerer Spinalnerven öffnet eine Eintrittspforte für das infektiöse Virus. Bereiche, die durch Wirbelabweichungen nicht betroffen sind, erkranken nicht mit.
Da es sich bei der Gürtelrose um eine Nervenentzündung handelt, ist es verständlich, daß die betroffenen Patienten mitunter sehr starke Schmerzen haben. Der gleiche Mechanismus der Spinalnerveneinklemmung ist für die Dauerschmerzen verantwortlich, die viele Patienten nach dem Abklingen der Infektion haben. Solange die Wirbelblockierung nicht beseitigt wird, klingen die Schmerzen nicht ab. Wenn eine Infektion und deren Schmerz schnell abklingen, hat sich die ursächlich verantwortliche Wirbelsäulenblockierung von selbst gebessert oder gelöst. Die Patienten mit Dauerschmerzen nach der Gürtelroseninfektion haben dieses Glück nicht. Die Blockierung der entsprechenden Wirbel bessert sich nicht und damit verschwinden die Schmerzen nicht. Solchen Patienten kann sehr gut mit einer Deblockierungsbehandlung mittels der SMT geholfen werden.
Somit ist die Gürtelrose keine ausschließliche Erkrankung der Haut. Das Leiden wird im und am Dermatom der Haut sichtbar, betrifft aber grundsätzlich alle Anteile eines Spinalnervs. Da das Nervensystem keine Einbahnstraße darstellt, breitet sich die Entzündung retrograd in das Segment und im zugeordneten Organ aus, kann dadurch die Blockierungsneigung verstärken und stört das innere Organ, welches mit dem entsprechenden Segment verbunden ist.
Es ist selbstverständlich, daß man bei einer Gürtelroseninfektion die Wirbel der Funktionskreise untersuchen und behandeln muß, die durch das erkrankte Gebiet ziehen. Die Funktionskreise und deren Wirbel, die mit einem inneren oder äußeren Meridianverlauf durch das erkrankte Gebiet ziehen, dürfen ebenso nicht unbeachtet bleiben wie die gerade erwähnten, gekoppelten Funktionskreise.
Außerdem ist der Funktionskreis Herz (B2)/ Dünndarm (B12)/ Zunge (H2) und der Funktionskreis Lunge (B3)/ Dickdarm (L1)/ Nase (H4) sehr wichtig. Der Funktionskreis Herz/Dünndarm/Zunge ist mit dem Organsystem Bindegewebe mit Nerven und Gefäßen verbunden. Da sich die Gürtelrose im Bereich eines Spinalnervs ausbreitet, ist der Bezug zum Nervengewebe gegeben. Der

Funktionskreis Lunge/Dickdarm/Nase ist mit dem Organsystem Haut gekoppelt. Da der Herpes zoster sich besonders im Bereich der Haut abspielt, ist der enge Bezug zu diesem Funktionskreis ebenfalls gegeben.
Zum Herzen ist über den 2. Halswirbel, der nicht nur der Zungen-, sondern auch der Augenwirbel ist, die Verbindung zum Funktionskreis Gallenblase (B4)/ Leber (B5)/ Augen (H2) gegeben. Der Funktionskreis Lunge/Dickdarm/Nase ist über den 4. Halswirbel mit dem Funktionskreis Magen (B6)/ Milz-Pankreas (B8 und B7)/ Mund (H4) verknüpft. Somit sind auch diese Wirbel sehr wichtig für die Behandlung der Gürtelrose.
Zu guter Letzt muß man alle Gelenke untersuchen und behandeln, die in den entsprechenden Meridianen zu finden sind. Über die einzelnen Gelenke informieren Sie sich bitte in Kapitel 2.1.6 .

Fall 1.
Krankengeschichte und Behandlungsverlauf:
Ich erinnere mich an eine sehr betagte, über 8o-jährige Patientin, Frau F. H., die ich bis zu ihrem Tode als Hausarzt betreute. Im hohem Alter erkrankte die Patientin an einer Gürtelrose im rechten Brustwirbelsäulenbereich. Die Infektion klang gut ab, aber die Schmerzen wollten nicht verschwinden. Das geschah zum Zeitpunkt, als ich begann, mich mit der SMT intensiv zu beschäftigen. Ich untersuchte die alte Frau und stellte eine schwere Linksskoliose der oberen Brustwirbelsäule fest, die ich therapierte. Das größte Problem war, die Patientin zu überzeugen, daß sie nicht mehr auf der linken Seite, ihrer Lieblingsseite während ihres ganzen Lebens, liegen durfte. Frau F. war überrascht, wie leicht ihr das gelang. Mit einigen Behandlungen und unter Beachtung meiner Vorgaben beim Liegen und Tragen, verschwand der Zosterschmerz recht schnell und vollständig.

Fall 2.
Krankengeschichte und Behandlungsverlauf:
Im August 1996 kam ein 76-jähriger Patient, Herr W. A. in meine Behandlung. Ein Jahr zuvor hatte Herr W. eine Gürtelroseninfektion im linken Schulterbereich. Nach Abklingen der Infektion ließen die Schmerzen leider nicht nach. In dem Zeitraum von August 1996 bis zum Nov. 1997 war der Patient insgesamt neun Mal in zum Teil größeren Abständen in meiner Behandlung. In dieser Zeit verschwand der Zosterschmerz, es blieb nur ein gelegentliches, nicht häufiges und erträgliches Stechen zurück.

Manueller Untersuchungsbefund:
Herr W. hatte keine Beinlängendifferenz und keine Hüftsubluxation. Auch die Kreuzbeinbeckengelenke waren nicht subluxiert. Von L5 bis B10 fand sich eine Links- und von B9 bis H7 eine starke Rechtsskoliose.
Fallbesprechung:
Auch wenn der Schmerz nicht völlig zu beseitigen war, konnte dem Patienten doch soweit geholfen werden, daß der starke Dauerschmerz verschwand. Der Behandlungserfolg wäre noch besser gewesen, wenn Herr W. nicht sehr unbeholfen und eine Selbstbehandlung möglich gewesen wäre. Seine Frau war leider auch nicht in der Lage, ihm bei der Selbstbehandlung zu helfen und Kinder, welche die Helferrolle hätten übernehmen können, waren nicht da. So mußte man sich mit dem geringeren Erfolg zufrieden geben. Hauptursache war, der Patient war zufrieden, denn die unerträglichen Dauerschmerzen waren verschwunden.

Fall 3.
Krankengeschichte und Behandlungsverlauf:
Eine 41-jährige Patientin, Frau Z. A., die wegen anderer Wirbelsäulenbeschwerden schon häufiger in meiner Behandlung war, kam im Jan. 1999 und zeigte mir beiläufig einen hellroten Ausschlag, der sich um einen Teil des Brustkorbs handbreit herumzog. Ich erklärte der etwas ungläubig schauenden Patientin, daß es sich um eine Gürtelrose handelt. Der Ausschlag war im Segment oder Dermatom des 8. Brustwirbels (Milzwirbel). Gerade an diesem 8. Brustwirbel fand sich eine sehr starke Blockierung. Die Patientin hatte nur einen leichten brennenden Schmerz. Nach einigen Tagen kam sie wieder und erzählte mir, daß der Hausarzt meine Diagnose bestätigt hatte. Der Ausschlag ist nicht windpockenartig geworden und das Brennen hatte auch schnell nachgelassen. Bei der Kontrolle der Wirbelsäule war der 8. Brustwirbel kaum noch blockiert.

Manueller Untersuchungsbefund:
Es bestand keine Hüftsubluxation und damit auch kein Beckenschiefstand. Das Kreuzbeinbeckengelenk war links mehr als rechts subluxiert. Die Wirbelsäule wies eine Linksskoliose auf, mit einer sehr schmerzhaften starken Blockierung des 8. Brustwirbels.

Fallbesprechung:
Ohne die frühzeitige manuelle Behandlung wäre die Gürtelrose sicher schlimmer geworden. Daß die Schmerzen erträglich blieben und der Ausschlag nicht das typische windpockenartige Aussehen annahm, führe ich auf die rechtzeitige Deblockierungsbehandlung zurück. Dadurch wurde das örtliche Immunsystem in die Lage versetzt, die Infektion zu bekämpfen und die Schmerzen, die nicht nur ein Ausdruck der Infektion, sondern auch ein Ausdruck der Nerveneinklemmung durch die Blockierung ist, kamen nicht richtig zum Ausbruch.

3.15. HAARAUSFALL

Es gibt verschiedene Formen des Haarausfalls und es existieren viele Ursachen dafür. Zum Einen ist ein leichter Haarausfall nach schweren Infektionen, nach einer Schwangerschaft, aber auch nach großer seelischer Belastung relativ häufig. Zum Anderen kann das Wachstum der Haare gestört sein. Hierbei werden die Haare immer dünner und fallen aus. Diese Erscheinung tritt z. B. bei Eisenmangel, Schilddrüsen- und Lebererkrankungen auf. Aber auch durch bestimmte Medikamente kann ein Haarverlust eingeleitet werden. Eine weitere, nicht seltene Erscheinungsform des Haarausfalls ist seine begrenzte kreisrunde Variante. Manchmal findet man bei Untersuchungen des Haarbodens einen Pilz oder eine andere Hautinfektion. Aber das ist nicht immer der Fall. Gerade bei den Patienten mit kreisrundem Haarausfall ist eine genaue Ursache im schulmedizinischen Sinne oft nicht zu finden. Wenn Sie alle schulmedizinischen Ursachen ausgeschlossen haben oder wenn mit der Behandlung der verschiedenen Ursachen keine Besserung des Beschwerdebildes zu verzeichnen ist, versuchen Sie doch, dem Patienten mit der SMT zu helfen.

Worauf muß man bei der manuellen Behandlung des Haarausfalls mit der SMT besonders achten? Der Haarausfall ist ein multifaktorielles Geschehen. Je nach Lage der Dinge sind für die verschiedenen Formen des Haarausfalls auch ganz verschiedene Befunde der Wirbelsäule von Bedeutung.
In allen Fällen der Erkrankung, wie überhaupt bei allen Erkrankungen des Kopfes, sei das die Migräne, das Ohrensausen, der Schwindel oder anderes, sind die Kreuzbeingelenke und deren Subluxation von größter Bedeutung. Kreuzbeinsubluxationen mit und ohne Beinlängendifferenzen stören das ganze Wirbelsäulengefüge. Dadurch kommen Schäden der Wirbelsäule in Form von Blockierungen und Skoliosen stärker zum Tragen und lösen so Krankheiten und Beschwerden aus. Dies geschieht um so eher, je weiter die Schäden im oberen Bereich der Wirbelsäule gelegen sind. Diese Schäden würden ohne eine zusätzliche Kreuzbeinsubluxation womöglich keine oder wesentlich geringere Beschwerden machen.
An der Brust- und Lendenwirbelsäule gibt es mehrere Wirbel von besonderer Bedeutung für den Haarausfall. Das sind zum Einen der Blasen (L3)- und Gallenblasenwirbel (B4). Der Blasen- und der Gallenblasenmeridian ziehen über den behaarten Kopf. Dabei verläuft der Blasen-Meridian ziemlich zentral, der Gallenblasen-Meridian seitlich über den behaarten Kopf. Störungen dieser Meridiane und deren zusätzlicher Funktionskreiswirbel kann, durch die Änderung der Energieverhältnisse in den Meridianen, zu Haarausfall führen. Der Funktionskreis Blase besteht aus Blase (L3)/Nieren (B10 und B11)/Ohren (H3). Nierenkranke neigen zu Haarausfall. Der Funktionskreis Gallenblase setzt sich aus Gallenblase (B4)/Leber (B5)/Augen (H2) zusammen.
Der 2. Halswirbel ist der Augen- und der Zungenwirbel. Die Augen gehören zum Funktionskreis Gallenblase /Leber /Augen und die Zunge gehört zum Funktionskreis Herz (B2)/ Dünndarm (B12)/ Zunge (H2). Damit können Freudlosigkeit und Streß - diese Gefühlsqualitäten sind an den Funktionskreis Herz/Dünndarm/Zunge gekoppelt - mit der Grund sein, warum bei Belastung Haarausfall auftreten kann.
Der zweite wichtige Aspekt für Erkrankungen der Haare ist der Funktionskreis Lunge (B3)/ Dickdarm (L1)/ Nase (H4). Die Lunge ist bei den Chinesen das Organ, welches mit der Haut verknüpft ist. Da die Haare Hautanhangsgebilde sind, haben auch die beiden Ausscheidungsorgane Lunge und Dickdarm einen wesentlichen Einfluß auf das Krankheitsgeschehen.
Der 4. Halswirbel ist nicht nur der Nasen-, sondern auch der Mundwirbel. Der Mund ist der Körperöffnungswirbel zum Funktionskreis Magen (B6)/ Milz-Pankreas (B8 und B7)/ Mund (H4). Somit kann auch eine Blockierung des Magen (B6)-, des Milz (B8), des Bauchspeicheldrüsen- (B7) und des Mundwirbels (H4) einen Einfluß auf den Haarausfall haben. In unsere Vorstellungen über-

setzt, heißt das, Verdauung und Ausscheidung haben einen Einfluß auf den Haarausfall.
Auffällig ist zum Beispiel, daß auch Personen, die stark und lange rauchen, sehr dünnes und lichtes Haar bekommen. Auch Patienten mit einer Lebererkrankung bekommen dünne glanzlose Haare. Hier ist durch das Rauchen eine Störung des Funktionskreises Lunge (Rauchen schädigt die Lunge, das Organ der Haut) mit Lunge (B3)/ Dickdarm (L1)/ Nase (H4) und beim Akolhol eine Schädigung des Funktionskreises Gallenblase (B4)/ Leber (B5) Augen (H2) verantwortlich .
In diesem Zusammenhang erinnere ich mich an einen Fall, den ich in den Anfängen meiner Beschäftigung mit der SMT erlebt habe. Ich kann diesen Fall nur aus der Erinnerung beschreiben, da mir die Unterlagen nicht mehr zugänglich sind. Eine junge Frau kam wegen eines kreisrunden Haarausfalls in meine Sprechstunde. Sie wurde schon schulmedizinisch untersucht und man hatte keine Erklärung für die Veränderung gefunden. Der Haarausfall war mehr im seitlichen Haarbereich des Kopfes gelegen. Ich erinnere mich noch genau, daß, nach der Korrektur der Beinlänge, hauptsächlich der Gallenblasen (B4)- und der Lungenwirbel (B3) stark blockiert waren. Nach zwei bis drei Behandlungen konnte man ein beginnendes Haarwachstum in den erkrankten Arealen feststellen.
Diese Arten des Haarausfalls haben nichts mit dem hormonell bedingtem, das männliche Geschlecht betreffenden und typisch zu lokalisierenden Haarausfall im Stirn- und Schädelplattenbereich, zu tun. Er betrifft Männer ebenso wie Frauen.
Das Lenkergefäß, einer der acht außerordentlichen Meridiane, zieht ebenfalls über den behaarten Kopf. Das Lenkergefäß verteilt die Lebensessenz Jing-Qi, die aus den Nieren kommt, im Körper. Hierdurch läßt sich auch noch erklären, warum es bei schwerer Krankheit oder großen einschneidenden seelischen Erlebnissen und einem damit verbundenen deutlichen Verlust an Lebensenergie, anschließend gerne zu einem verstärkten Haarausfall kommt.
Nach der Betrachtung der verschiedenen Meridiane darf man bei der Therapie des Haarausfalls nicht die Untersuchung und Behandlung der Gelenke (Kiefergelenk!) vergessen, welche im Verlauf dieser Meridiane zu finden sind. Über die einzelnen Gelenke informieren Sie sich bitte in Kapitel 2.1.6 .

3.16. HARNINKONTINENZ

Die Harninkontinenz ist der Verlust der Fähigkeit, den Urin solange in der Blase zurückzuhalten, bis eine willentliche Entleerung von dem oder der Betreffenden erwünscht ist. Es liegt hier kein ausschließliches Problem des weiblichen Geschlechts vor, sondern es betrifft ebenso häufig Männer. Bei Frauen wird ge-

sagt, daß die Senkung des Beckenbodens und der Verlust der natürlichen Gewebsspannung im Genitalbereich für die Beschwerden verantwortlich seien. Bei der Erklärung für das Auftreten einer Beckenbodensenkung wird auf die Anzahl der Geburten hingewiesen. Die tägliche Praxis zeigt, daß es immer wieder Patientinnen mit vielen Geburten gibt, welche kaum Beschwerden haben. Auf der anderen Seite gibt es auch Frauen mit einer Inkontinenz, die keine oder nur eine Geburt hatten. Es muß also andere Ursachen geben, welche zur Inkontinenz führen.
Für die Gewebsveränderungen wird der Hormonmangel der älteren postklimakterischen (nach den Wechseljahren) Frauen verantwortlich gemacht. Auch die Stärke des Hormonverlustes im Klimakterium kann letztendlich nicht ausschlaggebend sein, denn man kann den betroffenen Frauen mit der SMT helfen. Damit sind wir schon an der Wirbelsäule als Ursache für die weibliche Inkontinenz angelangt.
Eine Blockierung oder Skoliose im Bereich des 3. Lendenwirbels, des Blasen- und Gebärmutterwirbels, und der restlichen Wirbel des Funktionskreises Blase (L3)/ Nieren (B10 und B11)/ Ohren (H3) sind in erster Linie für die Beschwerden verantwortlich. Hinzu kommt eine eventuelle Kreuzbeinsubluxation und womöglich ein zusätzlicher Schaden des 4. und 5. Lendenwirbels. Dies hat einen Tonusverlust der Beckenbodenmuskulatur zur Folge. Besteht der Schaden sehr lang und ist die Einklemmung des Spinalnervs sehr stark, bekommt die Patientin unabhängig von der Zahl ihrer Geburten eine starke Senkung mit den entsprechenden Inkontinenzbeschwerden. Diese werden dann durch die Zahl der Geburten und die im Klimakterium einsetzenden Hormonstörungen noch zusätzlich verstärkt. Die Zahl der Geburten und auch die Hormonstörungen kommen allein aber nicht zum Tragen, wenn die Wirbelsäule intakt ist.
Nebenbei gesagt, hat auch der Zeitpunkt des Auftretens des Klimakteriums und die Stärke der einsetzenden Hormonstörung etwas mit der Wirbelsäule und deren Schäden zu tun. Hierfür ist aber eher der 12. Brust-, der Eierstock, Kreislauf- und Dünndarmwirbel verantwortlich, sowie die Wirbel des Funktionskreises Herz (B2)/ Dünndarm (B12)/ Zunge (H2).
Bei dem männlichen Geschlecht wird eine Prostatavergrößerung, die im Alter auftreten kann, als Ursache angesehen.
Bei den Männern ist aber das Problem ganz ähnlich gelagert wie bei den Frauen. Auch Männer können eine Senkung des Beckenbodens bekommen. Dieser Tatsache wird vielleicht deshalb keine Rechnung getragen, weil Männer natürlich nicht gebären, so daß eine Überdehnung oder Zerreißung der Beckenbodenmuskulatur nicht als Begründung angeführt werden kann. Die angeschuldigte Prostatavergrößerung ist bei den älteren Männern meist sehr unterschiedlich stark ausgeprägt. Es gibt sogar Männer, welche nie eine nennenswerte Prostatavergrößerung bekommen. Die Schulmedizin hat festgestellt, daß es im

Prostatagewebe zu Störungen im Zellstoffwechsel kommt, die eine Vergrößerung des Organs auslöst. Aber auch hier stellt sich die Frage, warum das so geschieht, da nicht bei jedem Manne zum gleichen Zeitpunkt und auch gleich stark eine Prostatavergrößerung auftritt.
Die Antwort ist: die eigentliche Störung ist an der Wirbelsäule zu suchen. Durch die Einklemmung der Spinalnerven am 3. Lendenwirbel, bei Männern der Prostata- und Blasenwirbel, kommt es im Rahmen der Inervationsstörungen nicht nur zu einer Beeinträchtigung der örtlichen Immunität, was unter anderem eine Prostatakrebsentstehung fördern kann, sondern auch zu einer Funktionsstörung im Organ, sprich in den Zellen. Die zelluläre Funktionsstörung setzt die Mechanismen in Gang, welche letztlich für die Organvergrößerung mit den daraus resultierenden Beschwerden verantwortlich sind. Aber die Organvergrößerung ist nicht die alleinige Möglichkeit der Ursache für Beschwerden beim Wassermachen oder einer Inkontinenz, von schweren Fällen einmal abgesehen, sondern eben auch eine Senkung des Beckenbodens, welche durch einen Tonusverlust der Beckenbodenmuskulatur durch Spinalnerveinklemmung an der unteren Lendenwirbelsäule, speziell natürlich des 3. Lenden- und seiner Funktionskreiswirbel Blase (L3)/ Nieren (B10 und B11)/ Ohren (H3), ausgelöst wird.
Bei Männern können zwei Arten der Beschwerden bei der Blasenentleerung auftreten. Die Inkontinenz wurde gerade erwähnt. Zur Charakteristik der anderen Beschwerdeform gibt es einen netten Spruch: „Es hilft kein Schütteln und kein Klopfen, in die Hose geht der letzte Tropfen.“ Damit sind keine Reinigungsprobleme nach dem Wassermachen gemeint, sondern die Tatsache, daß es nach der Miktion im Stehen, beim Herablassen des Gliedes, noch einmal zu einer teils recht kräftigen Harnentleerung in die Hose kommt. Das kann vermieden werden, indem man sich zum Urinieren hinsetzt oder beim Wassermachen im Stehen, was eigentlich wegen des Spritzeffektes unhygienisch ist, am Ende der Miktion den Beckenboden am Ende des Gliedes mit den Fingern hochdrückt. Dadurch kann sich die Blase besser entleeren und die unangenehme Verunreinigung der Hose unterbleibt. Das ist der Beweis, daß hier eine Senkung des Beckenbodens vorliegt.
Bei Frauen und auch bei den Männern ist also eine Blockierung oder Skoliose der unteren Lendenwirbelsäule weitgehend für die Beschwerden vor, während und nach dem Wassermachen verantwortlich. Bei beiden Geschlechtern ist der 3. Lenden-, welcher auch Blasen-, Gebärmutter- und Prostatawirbel genannt wird, der wichtigste Wirbel für die Behandlung der Inkontinenz.
In den Tabellen der Osteopathen und von Cerney wird immer der 4. Lendenwirbel als Prostatawirbel angegeben. Ich bezeichne aber doch den 3. Lendenwirbel als Prostatawirbel. Der Grund ist folgende Krankengeschichte, welche mir berichtet wurde: Ein Patient klagte über einen sehr langen Zeitraum über heftige einseitige Kniebeschwerden. Alle Untersuchungen am Knie erbrachten

kein Ergebnis und keine Therapie schlug an. Eines Tages konnte der Betreffende kein Wasser mehr lassen. Bei der Untersuchung durch den Urologen wurde ein Prostatakrebs diagnostiziert, der die Harnröhre verschloß, so daß kein Urin mehr abfließen konnte. Eine Operation schloß sich an und nach der Operation waren die Kniebeschwerden weg.
Der Schulmediziner sieht mit Sicherheit keinen Zusammenhang zwischen Knieschmerzen, Prostatakrebs (Entzündung) und Operation mit anschließender Schmerzfreiheit. Der mit der SMT tätige Therapeut weiß sehr wohl um solche Zusammenhänge. Wenn man akzeptiert, daß der 3. Lendenwirbel beim Manne mit der Prostata zusammenhängt, sind die Kniebeschwerden des tumorkranken Patienten ganz leicht zu erklären. Die Entzündung, welche durch den Prostatakrebs im Organ entstand, kann auf umgekehrtem Weg vom Organ über dessen Rückenmarkssegment via Ischias bis in das Knie ausstrahlen und dort zu Beschwerden führen.
Aber bei der Inkontinenz bei Mann und Frau ist nicht nur der 3. Lendenwirbel in Betracht zu ziehen. Auch hier muß man die Wirbel, welche mit dem Funktionskreis Blase gekoppelt sind, berücksichtigen. Das sind Blase (L3)/ Nieren (B10 und B11)/ Ohren (H3).
Ganz wichtig für die Behandlung der Inkontinenz ist das Zusammenspiel einer Blockierung des Blasenwirbels (L3) und einer Kreuzbeinsubluxation. Eine ähnliche Beziehung gibt es auch zwischen Gallenblasenwirbel (B4) und Kreuzbeinsubluxation, wobei die Interaktion mit dem Blasenwirbel sicher eine vorrangige Bedeutung hat. Der Blasen-Meridian, ebenso wie der Gallenblasen-Meridian, ziehen über das Kreuzbeinbeckengelenk. Eine Blockierung einer dieser Wirbel stört das Energiegefüge im Meridian und somit auch in den Kreuzbeinbeckengelenken, die daraufhin instabil werden und leicht subluxieren. Eine Kreuzbeinsubluxation stört wiederum den Blasen- und Gallenblasen-Meridian. Die Folge ist eine Instabilität der ganzen Wirbelsäule, besonders des Blasen- und Gallenblasenwirbels. Hier mündet die Kausalitätskette in einen Teufelskreis, der oft nur sehr schwer zu durchbrechen ist, besonders dann, wenn das Krankheitsbild schon Jahre besteht. Diese Zusammenhänge sind auch der Grund, warum Sie bei der täglichen Arbeit mit der SMT fast keinen Patienten finden, der keine Blockierung des Blasenwirbels aufweist, ohne daß das Kreuzbein subluxiert ist. Umgekehrt ist es ebenso. Daher sind neben den Wirbeln der Funktionskreise Blase/Nieren/ Ohren, die Wirbel des Funktionskreises Gallenblase (B4)/ Leber (B5)/ Augen (H2) ebenfalls wichtig.
Der 2. Halswirbel ist der Augen- und Zungenwirbel. Die Zunge ist die Körperöffnung zum Herzen. Das Herz hat eigentlich zwei Funktionskreise, der eine besteht aus Herz (B2)/ Dünndarm (B12)/ Zunge (H2) und der andere aus Dreifachem Erwärmer und Kreislauf-Sexus. Die beiden letztgenannten Meridiane haben keine eigenen Wirbel, sondern bedienen sich der Wirbel

des Funktionskreises Herz/Dünndarm/Zunge. Dieser Zusammenhang ist nicht der einzige Gesichtspunkt, der den Funktionskreis Herz/ Dünndarm/ Zunge wichtig werden läßt, sondern auch im Zusammenhang mit einer normalen Hormonproduktion in Eierstöcken und Hoden. Die Verbindung von Fortpflanzungsorganen, zu denen nach chinesischer Ansicht auch die Nieren gehören, zum Herzen über den Meridian Kreislauf-Sexus zeigt uns deutlich die Wichtigkeit des Funktionskreisese Herz/Dünndarm/Zunge und Dreifacher Erwärmer/Kreislauf-Sexus.
Natürlich sind auch alle Meridiane wichtig, die mit ihrem inneren oder äußeren Meridianverlauf durch den Genitalbereich ziehen. Das ist in erster Linie der Leber-Meridian, der zum Funktionskreis Gallenblase (B4)/ Leber (B5) Augen (H2) gehört. Dieser Funktionskreis wurde schon im Zusammenhang mit der Kreuzbeinsubluxation erwähnt.
Aber auch die beiden in einem Funktionskreis vereinigten Meridiane Magen (B6)/ Milz-Pankreas (B8 und B7)/ Mund (H4), berühren in ihren Verläufen die Blasenregion im weitesten Sinne.
Der 4. Halswirbel ist nicht nur der Mund- sondern auch der Nasenwirbel. Die Nase ist die Körperöffnung zum Funktionskreis Lunge (B3) Dickdarm (L1)/ Nase (H4). Somit bekommen über die Funktionskreise Magen/Milz-Pankreas/Mund und Lunge/Dickdarm/Nase Verdauung und Ausscheidung ebenfalls eine Bedeutung.
Auch bei der Inkontinenzbehandlung muß man alle Gelenke untersuchen und deren Subluxationen beseitigen, welche im Meridianverlauf der gerade aufgeführten Meridiane liegen. Welche Gelenke das sind, schlagen Sie bitte in dem Kapitel 2.1.6. nach.

Fall 1.
Krankengeschichte und Behandlungsverlauf:
Ich behandle seit einiger Zeit eine 52-jährige Patientin, M. G., wegen einer Ischialgie mit einem Bandscheibenvorfall. Von Seiten der Ischiasbeschwerden ist die Patientin beschwerdefrei. Im Laufe der Behandlung berichtete Frau G., daß ihre Inkontinenz auch gebessert, ja teilweise vorübergehend sogar verschwunden sei. Sie litt an einer starken Streßinkontinenz (beim Lachen und schnellem Laufen ging Urin spontan ab), so daß sie ohne Einlagen nicht sein konnte.

Manueller Untersuchungsbefund:
Es bestand eine Beinlängendifferenz von 3 cm durch ein links längeres Bein. Das Kreuzbeinbeckengelenk war links stärker als rechts subluxiert. Die Wirbelsäule war in ihrer Gesamtheit nach links verschoben, besonders L5 bis L3, Nieren (B10 und B11), Magen (B6) und Lunge (B3).

Fallbesprechung:
Es wird immer gesagt, daß die Senkung des Beckenbodens, wie sie nach Geburten gerne auftritt, die Ursache für die Inkontinenz sei. Ich möchte diese Behauptung der Schulmedizin nicht ganz verneinen, aber deutlich einschränken. Die Ursache für die Senkung des

Beckenbodens und der daraus resultierenden Inkontinenz ist in erster Linie eine Nerveneinklemmung der Spinalnerven der unteren Wirbelsäule (L3 bis L5) und der Sakralregion, hier in erster Linie S5. Die Patientin hatte schon immer mit dem Blasenwirbel Probleme, das kann man daraus ersehen, daß sie vor vielen Jahren schon hysterektomiert werden mußte, da sie so starke Blutungen bekam, daß sie einmal fast ausgeblutet wäre. Eines Tages kam es zu einer so starken Periodenblutung, das Blut ging in faustgroßen Koageln (Blutklumpen) ab, so daß der Kreislauf zusammenzubrechen drohte. Nach der Noteinweisung stellte man im Krankenhaus ein Hb von 6,5 mg% (normal 12 bis 15) fest. Frau G. wurde in der gleichen Nacht noch ausgeschabt.
Die Ursache für die Störung an der Gebärmutter sehe ich darin, daß bei ihr sicher schon sehr lange der Blasenwirbel (L3) stark blockiert war. Dadurch kam es zu Inervationsstörungen der Gebärmutter, die sich bei ihr im Laufe der Jahre durch eine starke Zunahme der Periodenblutungen bemerkbar machte, die durch die Belastung der drei Schwangerschaften noch verstärkt wurde. Aber auch die anderen Wirbel des Funktionskreises Blase (L3)/ Nieren (B10 und B11)/ Ohren (H3) spielen in einem solchen Fall eine Rolle. So hat die Blockierung der Nierenwirbel die Beschwerden sicher noch verstärkt.

Trotz der Krankengeschichte und einer ganzer Reihe orthopädischer Befunde, bis hin zu einem Bandscheibenvorfall bei L4/L5, ließ sich die Inkontinenz der Frau mit der SMT positiv beeinflussen, so daß die Inkontinenzbeschwerden zeitweilig ganz beseitigt, insgesamt jedoch deutlich gebessert waren.

Fall 2.
Krankengeschichte und Behandlungsverlauf:
Frau M. I., eine 60-jährige Patientin kam 1996 wegen Schmerzen im Schulter- und Armbereich in meine Behandlung. Nach der ersten Behandlung waren die Schmerzen fast weg. Da eine manuelle Behandlung bei mir jedesmal immer die ganze Wirbelsäule und die Beingelenke umfaßt, konnte die Patientin beim dritten Therapietermin berichten, daß ihre Inkontinenz besser geworden war.

Manueller Untersuchungsbefund:
Die Beinlängendifferenz betrug 2 cm. Das linke Bein war das längere. Die Hüftköpfe ließen sich links insgesamt 4 cm und rechts 2 cm in das Hüftgelenk zurückschieben. Links lag eine Kreuzbein-Subluxation vor. Die Wirbelsäule war insgesamt nach links verschoben. Nach Beseitigung des Beckenschiefstands kristallisierte sich vorübergehend ein kleiner rechtsskoliotischer Schwung der mittleren Brustwirbelsäule heraus, der im Laufe der Zeit wieder verschwand. Die Halswirbelsäule war ebenfalls nach links verschoben.
Fallbesprechung:
Die Fallbeschreibung ist typisch für die Behandlung der Inkontinenz, denn die betroffenen Frauen kommen nicht wegen dieser Beschwerden in Behandlung, sondern wegen anderer Leiden. Im Laufe der Therapie berichten diese Frauen natürlich ganz glücklich über diesen Nebeneffekt der Behandlung, denn es wird allgemein geglaubt, daß die Inkontinenz der Frau ein unabwendbares Schicksal sei, das durch Geburten und Klimakterium hervorgerufen wird. Daher sprechen auch die meisten Frauen primär nicht über diese Beschwerden, nach dem Motto: Damit muß ich mich abfinden, man kann ja doch nichts machen außer operieren. Daß diese Vorstellung falsch ist, beweisen diese beiden Fälle.

3.17. HERZERKRANKUNGEN

Es gibt eine Vielzahl von Herzerkrankungen. Ich möchte mich hauptsächlich auf die wichtigsten Erscheinungen beschränken, Herzschmerzen mit und ohne Verengung der Herzkranzgefäße, Rhythmusstörungen und die Herzschwäche (Herzinsuffizienz).
Es kommen sehr häufig Patienten in die Praxis, die über Schmerzen in der Brust klagen. Hinter diesen Beschwerden kann sich eine ganze Reihe verschiedener Erkrankungen verbergen, die auch nichts mit dem Herz zu tun haben können. Magen, Speiseröhre, Lunge, Gallenblase und Bauchspeicheldrüse können, ob ihrer anatomisch engen Beziehung zum Herzen, Probleme machen, die sich ähnlich wie Herzschmerzen äußern. Nicht zuletzt rufen an der Brustwirbelsäule eingeklemmte Spinalnerven über den Ramus ventralis ebenfalls Schmerzen hervor, bei denen der Patient sofort denkt, er stünde kurz vor einem Herzinfarkt. Worauf ich Sie mit der Aufzählung aufmerksam machen möchte, ist die Tatsache, daß, vor einer manuellen Behandlung von sogenannten Herzbeschwerden, eine ausführliche, schulmedizinische Untersuchung des Patienten stehen muß, um keine lebensbedrohlichen Erkrankungen zu übersehen.
Wenn man die koronare Herzerkrankung (Herzkranzgefäßverengung) von anderen Erkrankungen mit Brustschmerzen unterscheiden möchte, gibt es grobe, aber nicht ganz zuverlässige Unterscheidungsmöglichkeiten. Ein wichtiges Kriterium ist die Zunahme der Beschwerden bei körperlicher Belastung. Bei solchen Patienten besteht immer das Risiko einer Erkrankung der Herzkranzgefäße und ihr Leben gilt damit, bis zum Beweis des Gegenteils, als hochgradig gefährdet. Aber auch bei durch Wirbelsäulenblockierungen ausgelösten Schmerzen im Herzbereich kann eine Beschwerdezunahme bei Belastung auftreten. Erst wenn die Koronarverengung oder eine andere lebensbedrohende Herzerkrankung ausgeschlossen ist, kann man sicher sein, den Patienten nicht zu gefährden und darf ihn ausschließlich manuell untersuchen und behandeln. Herzschmerzen, die in Ruhe auftreten, die durch äußeren Druck auf die Brust ausgelöst werden können oder bewegungsabhängig sind, sprechen eher gegen das Vorliegen einer koronaren Herzerkrankung. Diese Merkmale sind nur ein grobes Raster, das nicht sehr zuverlässig ist und sich als unerfahrener Therapeut darauf zu verlassen, ist mehr als gefährlich. Ich habe in meiner schulmedizinischen Tätigkeit oft Patienten erlebt, bei denen die Frage „koronare Herzerkrankung ja oder nein“, letztendlich nur mittels eines Herzkatheters zu klären war.
Sie können natürlich auch Patienten mit einer koronaren Herzerkrankung behandeln, wenn dadurch keine lebensrettenden Maßnahmen versäumt werden. Es tritt z. B. immer wieder der Fall auf, daß ein Patient sich einer Operation unterziehen sollte, sei es nun am Herz oder an einem anderen Organ,

und der Betreffende ist nicht operationsfähig oder es besteht im Augenblick keine Möglichkeit, ihn zu operieren. Hier kann man natürlich mittels der SMT versuchen, dem Patienten eine Erleichterung zu verschaffen. Es kommt hin und wieder vor, daß man das Risiko einer Operation scheut. Der Grund dafür kann hohes Alter oder ein schlechter Allgemeinzustand eines Patienten sein. Auch solchen Personen kann man, neben einer schulmedizinisch-medikamentösen Therapie, die Beschwerden erleichtern. Manchmal ist es auch möglich, mit der SMT die oft große Zahl der verordneten Medikamente zu reduzieren.
Daß der Herzinfarkt durchaus etwas mit der Blockierung der Wirbelsäule zu tun haben kann, und daß wirkliche Herzschmerzen auf verschiedene Weise von der Wirbelsäule ausgelöst werden können, möchte ich nun darstellen. Wenn eine Blockierung oder Skoliose der Brustwirbelsäule die seitlich austretenden Spinalnerven einklemmt, wird dadurch, neben den drei zusätzlichen Ästen, der Hauptast oder auch Ramus ventralis betroffen. Somit tritt ein Schmerz dort auf, wo der gereizte Nerv seinen Verlauf hat. Da der rechte und der linke Spinalnerv eines Segments vom Rücken bis in die Mitte unseres Brustkorbs reicht, können natürlich bei seiner Irritation auch in dieser Region Schmerzen entstehen. Diese Schmerzen können den gleichen Charakter wie der Anfall einer Angina pectoris (akute Herzschmerzen bei einer Koronarverengung) haben. Beschwerden durch eine Einklemmung des Ramus ventralis sind dann eher bewegungsabhängig und nicht belastungsabhängig, d. h. sie nehmen z. B. nicht beim Treppensteigen zu, sondern eher beim Heben eines schweren Gegenstandes oder bei Drehungen des Oberkörpers.
Das Herz als Organ und die Herzkranzgefäße können aber auch selbst unter einer Blockierung der Wirbelsäule leiden. Verantwortlich dafür ist der 2. Brustwirbel, der Herzwirbel. Bei einer Blockierung oder einer Skoliose der Brustwirbelsäule erkrankt das Herz selbst. Ist die Funktion dieses Spinalnervs gestört, so kommt es am Organ zu Veränderungen der Durchblutung der lokalen Immunverhältnisse und der Zellfunktion.
Die Störung des lokalen Immunsystems bedeutet, daß sich leicht Krankheitserreger am Herzen festsetzen und eine Infektion, in Form einer Herzmuskel-, Herzbeutel- oder Herzklappenentzündung, auslösen können. Die Änderung der Durchblutung kann zwei Formen annehmen: Erstens eine Mehrdurchblutung mit einer Weitstellung der Gefäße. Das kann eine Entzündung hervorrufen. Zweitens kann eine Engstellung der Gefäße des Herzens eintreten. Liegt eine organische Verengung (Stenose) der Herzkranzgefäße vor, deren Entstehung durchaus auch etwas mit der Wirbelsäule zu tun hat, und kommt jetzt eine Entstellung (Koronarverkrampfung = Koronarspasmus) vor oder nach der Stenose hinzu, wird ein Angina pectoris Anfall ausgelöst.
Für die Herzerkrankungen ist natürlich, wie bei anderen Erkrankungen auch,

nicht nur der Herzwirbel verantwortlich. Die Wirbel des Funktionskreises Herz (B2)/ Dünndarm (B12)/ und Zunge (H2) sind ebenfalls von übergeordneter Bedeutung. Die zwei zum Herzen gekoppelten Funktionskreise sind der Dreifache Erwärmer (Perikard-Meridian) und der Kreislauf-Sexus. Diese beiden Meridiane haben lediglich durch ihren Meridianverlauf eine Bedeutung für die Herzerkrankungen. Störfelder im Meridianverlauf, seien das subluxierte Gelenke, Zähne, Narben oder Organveränderungen nehmen so auch Einfluß auf das Herz. Das Kiefergelenk ist als Störfeld von äußerster Wichtigkeit, es wird vom Dünndarm-Meridian und Dreifachen Erwärmer tangiert (Dreifacher Erwärmer und Kreislauf-Sexus haben aber keinen eigenen Wirbel, sondern sie sind mit den Wirbeln verknüpft, die zum eigentlichen Funktionskreis Herz/Dünndarm/Zunge gehören).
Aber auch Magen- und Gallenblasen-Meridian ziehen über das Gelenk hinweg. Ich habe vor Jahren eine Patientin gehabt, die bei einer Angina pectoris mit anschließendem Infarkt nur Schmerzen im linken Kiefergelenk und Hals hatte.
Der Zungenwirbel ist gleichzeitig der Körperöffnungswirbel zum Funktionskreis Gallenblase, mit den Wirbeln Gallenblase (B4)/ Leber (B5)/ Augen (H2). Streß ist mit Freudlosigkeit gleichzusetzen. Freudlosigkeit schädigt den Funktionskreis Herz/Dünndarm/Zunge. So ist der Zusammenhang zu verstehen, daß Streß, aber auch Zorn und Aufregung leicht zu einem Infarkt des Herzens und nicht zu einem anderen Organinfarkt führen
Weiterhin sind die Meridiane und deren Wirbel bei der Behandlung von Herzerkrankungen von Bedeutung, die einen Meridiankontakt durch einen inneren und äußeren Meridianast zum Herzen haben. Dabei sind meiner Ansicht nach die Meridiane, welche einen Kontakt zum Organ mit einem inneren Meridianast haben, wichtiger, als die Meridiane mit einer äußeren Verbindung zu der Organregion auf der Haut.
Das ist in erster Linie der Funktionskreis Blase, mit Blase (L3)/ Nieren (B10 und B11)/ Ohren (H3). Dabei hat der Nieren-Meridian einen inneren Ast zum Herzen.
Aber auch der Milz-Pankreas-Meridian hat einen inneren Ast zum Herzen. Der Milz-Pankreas-Meridian (B8 und B7) gehört zum Funktionskreis Magen (B6) Milz-Pankreas (B8 und B7)/ Mund (H4).
Über den gemeinsamen Körperöffnungswirbel H4, der auch die Körperöffnung zum Funktionskreis Lunge ist, bekommt der Funktionskreis Lunge (B3)/ Dickdarm (L1)/ Nase (H4) einen Einfluß auf das Herz. Der Lungen-Meridian hat Kontakt mit dem Herzen, nämlich mit der linken Herzkammer. Somit wirken sich Verdauungs- und Ausscheidungsstörungen nachteilig auf das Herz aus. Vergessen Sie bitte nicht, die Gelenke in den entsprechenden Meridianverläufen auf Subluxationen hin zu untersuchen. Über die einzelnen Gelenke informieren Sie sich bitte in Kapitel 2.1.6 .

Fall 1.
Krankengeschichte und Behandlungsverlauf:
Im Mai 1998 kam ein 38-jähriger Patient, Herr S. E, wegen Herz- und Atembeschwerden in meine Behandlung. Er war zwei Tage zuvor aus dem Krankenhaus entlassen worden, wo er das dritte Mal stationär untersucht und behandelt wurde. Die Einweisung ins Krankenhaus geschah jedesmal wegen schwerer Atemprobleme, er bezeichnete es als einen „Atemstillstand". Dabei hatte er jedesmal einen starken Druck in der Brust, Schwindel und Schwarzwerden vor den Augen. Regelmäßig wurde der Verdacht auf einen Herzinfarkt geäußert, konnte aber nie bestätigt werden. Eine Herzkatheteruntersuchung war unauffällig. Herr S. hatte schon lange Rückenprobleme. 1990 hatte er einen schweren Autounfall, bei dem er sich ein stärkeres Schleudertrauma zuzog.
Der Patient war bis zum Jan. 1998 insgesamt vier Mal in großen Abständen in Behandlung. Die Atemstörungen sind besser geworden. Er hat aber noch öfters Schmerzen im linken oberen Schulterbereich. Immer wenn die Schulterschmerzen auftreten, wird seine Atmung wieder schlechter und er hat das Gefühl, ohnmächtig zu werden. Der seelische Zustand des Patienten ist auch nicht gut. Freudlosigkeit und Traurigkeit sind die vorherrschenden seelischen Qualitäten des Patienten.

Manueller Untersuchungsbefund:
Bei der Erstuntersuchung bestand eine Beinlängendifferenz von 2 cm, wobei sich die linke Hüfte um 8 und die rechte um 6 cm in das Hüftgelenk zurückbewegte. Bei der 2. Behandlung waren es immer noch links 4 und rechts 3 cm. Erst bei der 5. Behandlung war keine Beinlängendifferenz mehr zu finden. Die Kreuzbeinbeckengelenke waren beidseitig unterschiedlich stark subluxiert. Das linke Gelenk war ganz und das rechte nur im oberen Gelenksanteil subluxiert. Anfangs überdeckte der rechte Befund den linken. Die Wirbelsäule wies von L5 bis H6 eine Linksskoliose auf. Dabei waren folgende Wirbel besonders stark betroffen: der Kreislauf (B12)-, der Herz (B2)- und der Lungenwirbel (B3). Im Laufe der Behandlung kristallisierte sich eine starke Blockierung der Nierenwirbel (B10 und B11) heraus.

Fallbesprechung:
Die Ursache für die Beschwerden - im Anfall fühlt der Patient sein Leben bedroht - sind Schäden an der Wirbelsäule, die sich der Patient unter anderem bei seinem Autounfall zugezogen hat. Es kann auch sein, daß durch den Unfall schon bestehende Schäden verschlimmert wurden. Da man aber nur auf das Schleudertrauma der Halswirbelsäule geachtet hat, konnten die Schäden an der Brustwirbelsäule im Laufe der Zeit dadurch Krankheitswert erreichen, vielleicht unterstützt durch eine einseitige Arbeits- und Schlafhaltung.
Nimmt der Blockierungsgrad bei Anstrengung oder bei Aufregung durch eine vermehrte Muskelspannung zu, nehmen gleichzeitig die Blockierungen der Wirbelsäulenschäden zu und es treten Beschwerden auf. Da in erster Linie die Wirbel des Funktionskreises Herz(B2)/ Dünndarm (B12)/ Zunge (H2) betroffen waren, kommt es zu Kollapserscheinungen und Schwindel, da die Wirbel des Funktionskreises Herz/Dünndarm/Zunge einen wesentlichen Einfluß auf die Gehirnfunktion haben. Die Atemstörung wird durch die Blockierung des Lungenwirbels (B3) hervorgerufen.

Die seelische Verfassung ist ein Spiegelbild der Wirbelsäulenblockierungen. Freudlosigkeit ist ein Symptom der Blockierung der Wirbel des Funktionskreises Herz/Dünndarm/Zunge, da das Herz das Organ der Freude ist. Die Traurigkeit ist eine Folge der Blockierung des Lungenwirbels (B3). Die Lunge ist das Organ der Traurigkeit. Hinter allen Beschwerden steckt eine große Angst, sterben zu müssen. Das Angstgefühl korreliert mit dem deutlichen Schaden an den Nierenwirbeln (B10 und B11). Der Puls war auf 60 Schläge pro Minute angehoben und der Zucker war deutlich gebessert.

3.17.1. HERZKRANZGEFÄSSVERENGUNG (KORONARE HERZERKRANKUNG)

Die Schulmedizin sieht hinter einem Herzinfarkt ein Verschluß eines oder mehrerer Herzkranzgefäße. Das ist richtig, aber wie kommt es zu einem solchen Verschluß? Angeschuldigt werden Verengungen (Stenosen) der Herzkranzgefäße. Man weiß, daß organische Verengungen der Herzkranzgefäße, in der Regel durch Arteriosklerose, etwa ab 50% Beschwerden auslösen. Ab 75% ist die Aufdehnung oder der Bypass angezeigt. Um die 90% ist der Patient akut gefährdet. Die Zunahme einer Koronarverkalkung ist aber kein Prozeß, der schnell voranschreitet. Es braucht Jahre und Jahrzehnte, um solche Veränderungen entstehen zu lassen.
Die eigentliche Frage bei einem Infarktgeschehen ist die: Warum bekommt der Betreffende gerade just zu diesem Zeitpunkt einen Infarkt? Mit einer Stenose alleine, sei sie auch noch so hoch, kann man das nicht erklären. Auch eine höchstgradige Verengung muß schon seit einiger Zeit bestanden haben. Also hätte der Patient, von seitens seiner Stenose her gesehen, die sich nicht über Nacht entwickeln kann, den Infarkt schon längst haben können. Wenn man Herzkatheterbefunde von Patienten mit einem überstandenen Herzinfarkt vergleicht, sieht man, daß der Stenosegrad der verschiedenen Personen durchaus unterschiedlich ist. Es muß also einen zusätzlichen Mechanismus geben, unabhängig vom Stenosegrad, der den Infarkt auslöst.
Die grundsätzliche Ursache für eine Angina pectoris oder einen Herzinfarkt ist meiner Ansicht nach die Verkrampfung eines Herzkranzgefäßes. Man nennt einen solchen Vorgang auch Koronarspasmus. Kommt zur Koronarstenose ein Koronarspasmus (Spasmus = Engstellung durch Verkrampfung) hinzu, erleidet der Patient mit großer Wahrscheinlichkeit einen Infarkt. Schulmediziner werden nun einwenden, daß die eigentliche Ursache des Infarktes ein thrombotischer Gefäßverschluß (geronnener Blutpfropf) ist. Das ist richtig, sonst könnte man dem Patienten nicht durch eine Thrombolysetherapie (medikamentöse Auflösung von Blutpfröpfen) helfen. Blutpfröpfe können sich dort bilden, wo es zu einer Verlangsamung oder Stockung des Blutflusses kommt. Im Stenosebreich ist dies aus physikalischen Gründen nicht möglich (Strömungsgesetze). Es kann also nur vor und nach der Stenose zu einer Störung des Blutflusses kommen. Die Stömungsverhältnisse vor oder nach der Stenose können aber auch nicht die ausschließlich auslösende Ursache für eine Thrombenbildung sein. Solche Stenosen bestehen vor Infarkteintritt schon länger und es hätte schon längst vor dem eigentlichen Infarktgeschehen eine infarktauslösende Thrombose auftreten können. Mit diesen Fakten ist der exakte Zeitpunkt des Infarkteintritts nicht zu beantworten. Auf Grund einer hochgradigen

Verengung der Herzkranzgefäße muß schon länger vor dem eigentlichen Infarkteintritt eine Blutströmungsverlangsamung, vor oder hinter der Stenose bestanden haben. Warum ist der Infarkt nicht schon längst aufgetreten? Warum gibt es immer wieder Infarktpatienten mit einer nur mittelgradigen Koronarstenose?
Die eigentliche Ursache für den Infarkteintritt sehe ich in einem Koronarspasmus, bei dem sich die Herzkranzgefäße zusätzlich verengen. Dabei ist der Koronarspasmus dafür verantwortlich, daß es zu einer noch deutlicheren Blutflußverlangsamung oder gar Stockung vor oder nach der Stenose kommt. Jetzt kann sich ein Thrombus bilden, der dann für das eigentliche Infarktgeschehen verantwortlich ist. Dabei nimmt der Durchmesser der Stenose in der Form auf das Geschehen Einfluß, daß bei einem sehr engen Durchmesser der Koronarstenose schon ein leichter Koronarspasmus zu einem Verschluß durch einen Thrombus führen kann als bei geringerem Stenosegrad.
Eine schon vorhandene organische Veränderung in Form von Gefäßverengungen durch Arteriosklerose begünstigt die Entstehung eines vollständigen Verschlusses durch einen Thrombus, es können aber auch ohne eine Koronarstenose Angina pectoris Anfälle bis hin zum Infarkt auftreten, ohne daß eine organische Veränderung der Koronargefäße vorliegen muß. In solch einem Fall ist lediglich der Koronarspasmus für das Infarktgeschehen verantwortlich. Welche ist die allerletzte Ursache, die einen Infarkt auslöst?
Solch ein Koronarspasmus wird in erster Linie von einer Blockierung des 2. Brustwirbels ausgelöst. Viele Infarkte treten bei großen Aufregungen und Anstrengungen oder kurz danach auf. Infarkte ereignen sich häufig, ganz ähnlich wie die Asthmaanfälle, in der Nacht zu den frühen Morgenstunden hin. Dabei ist sicherlich zusätzlich auch der frühmorgendliche physiologische Blutdruckanstieg beteiligt, der für das Herz einen erhöhten Sauerstoffbedarf bedeutet. Auch die Traumphasen, in denen es beim Menschen oft sehr lebhaft zugeht, spielen womöglich eine Rolle. Die Atmung wird verstärkt, die Herzschlagfolge und der Sauerstoffverbrauch des Herzens steigen an. All diese Dinge ändern aber nichts an der Tatsache, daß die Wirbelsäule und die Blockierung des Herzwirbels der eigentlich auslösende Faktor ist.
Warum lösen häufig Streß, Aufregung und schwere körperliche Anstrengung Angina pectoris oder einen Infarkt aus? Wenn man sich anstrengt oder aufregt, so verspannt man sich automatisch. Die Muskelspannung nimmt zu. Durch die vermehrte Muskelspannung nimmt der Zug auf die vorhandenen Blockierungen und Skoliosen der Wirbelsäule zu, so daß die Wirbelsäulenschäden ebenfalls zunehmen. Nun setzen die oben beschriebenen Vorgänge ein und der Patient bekommt seine Herzbeschwerden. Die

Schlafhaltung ist zusätzlich für das nächtliche Auftreten von Angina pectoris und Herzinfarkt ausschlaggebend. Liegt der Patient vorzugsweise in der Nacht auf der Seite seiner Blockierung, so nimmt diese allein durch die Lage zu. Die Folgen sind jedem klar.
Dabei sind natürlich die Wirbel des Funktionskreises Herz (B2)/ Dünndarm (B12)/ Zunge (H2) in erster Linie von Bedeutung. Der Funktionskreis Dreifacher Erwärmer/Kreislauf-Sexus haben durch die Gelenks- und Organschäden, die in den inneren oder äußeren Meridianverläufen liegen, auch einen nicht unwesentlichen Einfluß auf das Infarktgeschehen. Besonders wichtig ist dabei das Kiefergelenk, dessen Subluxationen den Dreifachen Erwärmer und den Dünndarm-Meridian stören. Dreifacher Erwärmer und Kreislauf-Sexus haben keine eigenen Wirbel, sondern bedienen sich der des Funktionskreises Herz/Dünndarm/Zunge. Dabei entspricht der Dreifache Erwärmer am ehesten dem Herz (B2)- und der Kreislauf-Sexus dem Dünndarm-Meridian. Die Körperöffnung der Zunge (H2) ist für beide Funktionskreise gleich.
Der 2. Halswirbel ist nicht nur der Zungen-, sondern auch der Augenwirbel. Die Augen sind die Körperöffnung zum Funktionskreis Gallenblase (B4)/ Leber (B5)/ Augen (H2). Wir wissen, daß nicht nur Streß als Ausdruck der Freudlosigkeit, sondern auch Ärger und Zorn gerne einen Infarkt auslösen können. Die Gallenblase ist eben das Organ des Zorns und Ärgers.

Fall 1.
In diesem Fall möchte ich Ihnen einen Sachverhalt schildern, der zum Denken anregen sollte. Der Ehemann einer Patientin, der ich geholfen hatte, Herr S. K., ein 66-jähriger Mann, kam im April 1998 in meine Behandlung. Er fühlte sich gesund, auf Befragen gab er nur gelegentliches Herzstolpern an. Er kam in erster Linie auf Drängen seiner Frau, sich einmal anschauen zu lassen. Dennoch litt er unter einem hohen Blutdruck, wobei besonders der untere Wert erhöht war. Auch leichte Kniebeschwerden gab er zu.
Die Kniebeschwerden wurden bald besser. Im Laufe der Behandlung berichtet der Patient über Schulterbeschwerden auf der linken Seite, die er schon länger hatte und die in den linken Arm ausstrahlten. Im Januar 99, nach zwei Monaten, kam der Patient wieder und berichtete, daß durch die manuelle Behandlung seine Schulter- und Armschmerzen nicht nachgelassen hatten. Er sei darauf am Abend zu Hause zum Hausarzt gegangen. Nach einem EKG landete Herr S. postwendend auf der Intensivstation im Krankenhaus, mit dem Verdacht auf einen Herzinfarkt. Seiner Schilderung nach konnte dieser Verdacht auf einen Herzinfarkt nach einigem Hin und Her erst am dritten (!) Tage gesichert werden. Ein anschließend durchgeführter Herzkatheter zeigte eine Herzkranzgefäßverengung, die aber so peripher saß, daß man operativ nichts machen konnte.

Manueller Untersuchungsbefund:
Herr S. hatte nie eine Beinlängendifferenz und die Hüften saßen richtig in den Gelenken. Trotzdem war das Kreuzbeinbeckengelenk links und rechts oben subluxiert. Die gesamte Wirbelsäule wies eine Linksblockierung auf, wobei der Blasen (B3)- und die Nieren-

wirbel (B10 und B11) am stärksten betroffen waren.
Fallbeschreibung:
Der Fall soll mehr als Warnung geschildert werden, daß sich hinter jedem Schmerzphänomen eine ernsthafte lebensbedrohliche Erkrankung verbergen kann und diese Möglichkeit vor der manuellen Behandlung abgeklärt werden muß. Das ist der einzige Grund, warum es mir leid tut, meine Kassenzulassung abgegeben zu haben. Viele meiner Patienten sind in einer gesetzlichen Krankenkasse. Früher konnte ich bei diesen Patienten „schnell" einmal ein EKG oder einen Herz- oder auch Bauch-Ultraschall machen, um eventuelle Risiken ausschalten zu können. Als privat tätiger Arzt ohne Kassenzulassung geht das nicht mehr so leicht, es ist ein pekuniäres Problem.
Diejenigen, die solche Untersuchungsmöglichkeiten nicht haben, sollten sich der Risiken bewußt sein und die Patienten anhalten, solange sie noch nicht schulmedizinisch untersucht und ihre Beschwerden abgeklärt sind, dieses bei ihren Ärzten tun zu lassen. Sie sehen, daß es immer einmal vorkommen kann, daß augenblicklich oder überhaupt mit der SMT nichts zu erreichen ist, weil ein schweres organisches Leiden die Beschwerden verursacht. Fundamentalismus ist hier fehl am Platz.

3.17.2. HERZRHYTHMUSSTÖRUNGEN

Ich möchte hier keine Abhandlung über die verschiedenen Formen der Herzrhythmusstörungen schreiben. Bestimmte Formen der Rhythmusstörungen können auf dem Boden schwerer organischer Veränderungen des Herzens entstehen. Rhythmusstörungen, welche ein lebensbedrohliches Ausmaß annehmen, sollten natürlich auch schulmedizinisch behandelt werden. Das soll nicht heißen, daß hier eine begleitende Behandlung mit der SMT nicht versucht werden kann und sollte, um so Medikamente einsparen zu können und damit die Nebenwirkungen niedrig zu halten. Der Einsatz von sogenannten Antiarrhythmika ist nicht unproblematisch, da diese selbst wieder Rhythmusstörungen hervorrufen können.
Es gibt aber viele Patienten, alt wie jung, die an Rhythmusstörungen des Herzens leiden und von ihren Ärzten gesagt bekommen, ihr Herz sei völlig gesund. Man ist heute, wegen gravierender Nebenwirkungen, sehr zurückhaltend mit der Verordnung von Antiarrhythmika geworden. Besonders herzgesunden Patienten schreibt man solche Medikamente ungern auf.
So bleibt, als einzige, durchaus wirksame Alternative, die Verordnung von Magnesium als Calziumgegenspieler (Calziumantagonist). Trotzdem leiden viele Patienten unter Rhythmusstörungen und sie haben bei jedem Aussetzer das Gefühl, das Herz bleibe stehen. Das ist für die Betreffenden sehr belastend. Hier bietet sich die manuelle Behandlung des 2. Brustwirbels an. Diese Maßnahme ist sehr wirksam und ohne Nebenwirkungen und stellt eine zuverlässige, gefahrlose Hilfe für die Betreffenden dar.
Trotz vieler Theorien über das plötzliche Einsetzen, aber auch das Aufhören von Rhythmusstörungen des Herzens, ist bis heute in der Schulmedizin völlig ungeklärt. Auch wenn man annimmt, daß organische Veränderungen eine Rolle spielen, können diese letztendlich nicht der auslösende Faktor sein. Denn organische Veränderungen, seien es Narben am Herzmuskel oder Sonstiges, kom-

men und gehen nicht plötzlich weg. Auch andere internistische Erkrankungen, wie eine Schilddrüsenstörung, können Herzunregelmäßigkeiten hervorrufen. Wenn solche Veränderungen allein für die Rhythmusstörungen verantwortlich wären, dürften diese nicht plötzlich einsetzen und meist ebenso plötzlich wieder aufhören. Sie müßten andauernd vorhanden sein, da der organische Schaden ein Dauerzustand ist. Da dem nicht so ist, kann die organische Veränderung nicht der auslösende Faktor für die Beschwerden sein. Man könnte organischen Veränderungen wie z. B. Narben vielleicht als Kristallisationspunkt betrachten. Spinalnervenreizung und Organveränderungen wirken zusammen, wobei die Spinalnervenreizung für das An- und Abschalten verantwortlich ist und die Narbe dabei den Ausgangspunkt und die Art der Rhythmusstörung festlegt.
Ich darf hier vielleicht aus meiner persönlichen Erfahrung berichten. Als ich nach meinem Studium bei der Bundeswehr meinen Militärdienst als Stabsarzt absolvierte, überfiel mich plötzlich eines Morgens im Auto auf dem Weg zu meiner Dienststelle das Herzstolpern. Ich war sehr beunruhigt, da ich damals noch Extremraucher war und ließ mich daraufhin sofort in einem renommierten Bundeswehrkrankenhaus gründlich untersuchen. Es war kein krankhafter Befund am Herzen zu erheben. Jahrelang habe ich mehr oder weniger stark an diesen Störungen gelitten und sie ertragen müssen. Das Herzstolpern war manchmal so stark, daß ich kurzatmig wurde. Das Rauchen habe ich damals natürlich sofort aufgehört. Aber erst nachdem ich meine Wirbelsäule mit der SMT behandeln ließ und mich selbst behandelte, wurden diese Rhythmusstörungen besser und sind heute völlig verschwunden.
Sie haben vielleicht in meinem ersten Buch „Wunder dauern etwas länger" gelesen, daß mein erster Kontakt mit der SMT als Patient wegen meiner Ohrgeräusche stattfand. Die Geräusche sind nicht weg, aber wesentlich gebessert. Es gibt immer noch Tage, selten zwar, an denen ich nicht so zufrieden bin, aber im Großen und Ganzen darf ich von einer Besserung um die ca. 70% sprechen. Ich behandle mich weiterhin noch täglich, in der Überzeugung, daß mein Leiden noch weiter zu bessern ist. Dabei massiere ich mir jeden Abend meine Halswirbelsäule, um einen Schaden zu beheben, den ich seit frühester Kindheit habe. Bei dieser Massage, mittels eines speziellen Massagegerätes (Rüttelmassagegerät), fällt mir auf, daß ich dabei wieder vereinzelte Herzstolperer bekomme, die sofort verschwinden, wenn ich die Massage beende. Für mich weisen diese Zusammenhänge darauf hin, daß speziell der 2. Halswirbel, aber auch die restlichen Funktionskreiswirbel (Zunge = Körperöffnung zum Funktionskreis Herz (B2)/ Dünndarm (B12) Zunge (H2)) der Faktor sein könnte, welcher die Rhythmusstörungen an- und ausschalten.
Die verschiedenen Herzrhythmusstörungen sind sicher, neben der Art des möglichen organischen Schadens am Herzen, das Produkt verschiedener Konstellationen von Wirbelsäulenschäden. Solche Schäden sind: die Beinlängen-

differenz mit Beckenschiefstand, Kreuzbeinsubluxation (!), Kiefergelenkssubluxation (!), Blockierungen des Herz (B2)- und Dünndarmwirbels (B12), Störungen im Verlauf des Dreifachen Erwärmers (Perikard-Meridian) sowie des Kreislauf-Sexus (B12), und einer Blockierung des 2. Halswirbels, welcher die zum Herzen gekoppelte Körperöffnung – Zunge - darstellt. Bei einer Subluxation des Kiefergelenks werden zwei Meridiane, die zum Herzen gehören, besonders irritiert, das ist zum Einen der Dünndarm-Meridian und zum Andern der Dreifache Erwärmer.
Aber auch der Gallenblasen-Meridian, der über den 2. Halswirbel einen Einfluß auf das Herz haben kann, zieht über das Kiefergelenk hinweg. Der 2. Halswirbel ist der Zungen- und Augenwirbel. Die Augen sind die Körperöffnung zum Funktionskreis Gallenblase (B4/ Leber (B5)/ Augen (H2).
Die Meridiane und deren Wirbel, die einen inneren und äußeren Meridianbezug zum Herzen haben, darf man nicht außer Acht lassen.
Die Wirbel des Funktionskreises Blase (L3)/ Nieren (B11 und B10)/ Ohren (H3) haben auf das Herz einen großen Einfluß. Der Nieren-Meridian zieht mit einem inneren Ast direkt zum Herzen.
Außerdem muß man die Wirbel des Milz-Pankreas-Meridians (B7 und B8) aus dem Funktionskreis Magen (B6)/ Milz-Pankreas (B8und B7) Mund (H2) erwähnen. Ein innerer Ast des Milz-Pankreas-Meridians zieht zum Herzen. Übrigens hat der Milz-Pankreas-Meridian auch einen inneren Verlauf zur Zunge (H2), welche wiederum die gekoppelte Körperöffnung zum Herzen ist.
Über den gemeinsamen Körperöffnungswirbel, den 4. Halswirbel, der gleichzeitig Mund- und Nasenwirbel ist, kommt der Funktionskreis Lunge (B3)/ Dickdarm (L1)/ Nase (H4) auch ins Spiel, auch wenn seine Bedeutung für die Herzrhythmusstörungen von untergeordneter Bedeutung sind .
Möglich wäre, daß es für die verschiedenen Arten der Rhythmusstörungen verschiedene Konstellationen von Wirbelsäulenschäden gibt.

Fall 1.
Krankengeschichte und Behandlungsverlauf:
Im Mai 1998 kam Herr R. W., ein 66-jähriger Mann, wegen Beschwerden in seiner linken Schulter in meine Behandlung. Im Rahmen der Krankengeschichte ergab sich, daß der Patient Rhythmusstörungen des Herzens hatte. Die Untersuchungen beim Herzspezialisten erbrachten keinen krankhaften Befund außer einem sogenannten WPW-Syndrom. Bei diesem WPW-Syndrom läuft die elektrische Erregung nicht in den üblich geordneten Bahnen über das Herz, so daß es sich zum Blutauswurf kontrahieren kann, sondern die Erregungsausbreitung nimmt einen etwas anderen Weg. Solche Patienten neigen zu Rhythmusstörungen, und zwar in Form einer Tachykardie (zu schnelle Herzschlagfolge). Herr R. hatte oft Herzrhythmusstörungen, dabei handelte es sich um kurzzeitige Tachykardien und um gehäufte einzelne Zwischenschläge. Gleichzeitig bestand noch eine Atemstörung, die sich so bemerkbar machte, daß der Patient oft schon nach zehn bis zwanzig Schritten Luftnot, begleitet von Schmerzen in der oberen Wirbelsäule, bekam, die ihn zwangen, stehen zu bleiben.

Die Rhythmusstörungen traten besonders dann auf, wenn er auch Probleme mit der Atmung bekam. Mittlerweile haben wir Feb. 1999 und der Patient ist beschwerdefrei. Die Rhythmusstörungen sind völlig verschwunden und die Atemprobleme stellen ebenfalls kein Problem mehr dar.

Manueller Untersuchungsbefund:
Überraschenderweise fand sich keine Beinlängendifferenz. Trotzdem war das Kreuzbein auf beiden Seiten subluxiert, wobei die linke Gelenkseite stärker betroffen war als die rechte. Die ganze Wirbelsäule wies eine Linksskoliose auf, bei der besonders Herz (B2)- und Lungenwirbel (B3) stark betroffen waren. Gleichzeitig war die Halswirbelsäule im unteren Bereich steilgestellt, was bedeutet, daß der 6. Halswirbel auf beiden Seiten stark zu tasten war, wobei die linke Seite stärker zu fühlen war, da hier zusätzlich die Linksskoliose vorlag.

Schulmedizinische Befunde:
Röntgen der Brustwirbelsäule: Der Kollege beschrieb nur eine diskrete Fehlhaltung einer etwas hyperkyphosierten Brustwirbelsäule und altersentsprechende degenerative Befunde. Von mir wurden folgende Untersuchungen durchgeführt: Eine große Blutuntersuchung mit gr. BB., Elektrolyten, Krea., HS, Harnstoff, Alk. Phos., Leberwerte, LDH, G-Eiweiß, Blutfette, Gerinnung, Schilddrüsenwerte, HbA1c und PSA. Weiterhin ein Ultraschall des gesamten Bauches, der Schilddrüse und des Herzens (UKG). Zusätzlich ein EKG und ein Belastungs-EKG, stufenweise ansteigend bis 125 Watt, sowie eine Lungenfunktion und einen Hörtest. Als einziger Befund ergab sich eine leichte Erhöhung des Cholesterins und im EKG ein sogenanntes WPW-Syndrom mit den entsprechenden Erregungsrückbildungstörungen.

Fallbesprechung:
Für einen Schulmediziner sind die Beschwerden mit anfallsweisem Herzrasen, Extrasystolen und immer wieder anfallsweisen Auftreten von Atemnot leicht zu erklären. All diese Beschwerden haben für ihn im WPW-Syndrom ihre Ursache. Bekannt ist, daß diese Veränderung an der Nervenleitung des Herzens Rhythmusstörungen bis hin zu Tachykardien auslöst, die natürlich Atemnot hervorrufen können.
Mit der SMT stellten sich die Zusammenhänge ganz anders dar. Im Laufe der Therapie besserten sich zuerst die Herzrhythmusstörungen, dann auch die Tachykardien, bis sie völlig verschwanden. Diese Tatsache ist in erster Linie auf die Behandlung des Herzwirbels zurückzuführen, der zusammen mit dem Lungenwirbel extrem stark blockiert war. Nebenbei, in der Diskrepanz zwischen Röntgenbefund und manuellem Untersuchungsbefund, können Sie den Stellenwert der technischen Untersuchungsleistung herauslesen. Bei Kontrollen der Wirbelsäulenschäden des Patienten sind Herz- und Lungenwirbel kaum noch blockiert.
Trotz der Besserung der Rhythmusstörungen kam es anfänglich zu keiner deutlichen Abnahme der Atemstörungen. Diese trat erst im längeren Verlauf der Therapie auf, wobei es immer wieder größere und kleinere Rückfälle gab. Erst kürzlich ist bei einer Behandlung der 6. Halswirbel schlagartig, wie mit einem großen Satz, deblockiert. Da die Brustschmerzen, die beim Gehen auftraten und die sich auf die Atmung auswirkten, in der Schulterregion begannen und dann den ganzen Brustkorb zusammenzogen, hoffe ich, daß ich dem Patienten auch diese Beschwerden mit der Zeit nehmen kann.

Fall 2.
Im Okt. 1998 kam ein 58-jähriger Patient, Herr K. G., wegen Herzbeschwerden in meine Behandlung. Seine Probleme waren Herzrasen und Herzstechen, die eher in Ruhe auftraten. Die kardiologischen Untersuchungen mit EKG, Belastungs-EKG und Langzeit-EKG seien unauffällig gewesen. Gleichzeitig habe er oben in der Schulter und unten im Kreuz Be-

schwerden. Insgesamt war Herr K. vier Mal in meiner Behandlung. Nach der ersten Behandlung war die Schulter und das Kreuz gebessert, und vor der vierten Behandlung berichtete der Patient, daß sein Herz sich beruhigt habe und er zufrieden sei.

Manueller Untersuchungsbefund:
Es bestand zu Anfang eine Beinlängendifferenz durch ein 3 cm längeres Bein links. Insgesamt bewegte sich beim manuellen Beinlängenausgleich die linke Hüfte um 8 und die rechte um 5 cm in das Hüftgelenk zurück. Das Kreuzbeinbeckengelenk war auf der linken Seite stärker als auf der rechten subluxiert. Die Wirbelsäule wies eine Linksskoliose auf, wobei besonders der Herz (B2)- und der Lungenwirbel (B3) blockiert waren.

Fallbesprechung:
In diesem Fall war der Patient recht gründlich kardiologisch voruntersucht und nach menschlichem Ermessen konnte hier nicht das Gleiche wie im Fall des Herrn S. passieren (siehe Fallbeschreibung Kapitel 3.17.1. Fall 1.). Die Befundkonstellation ist für die Beschwerden des Patienten ganz typisch. Es bestand eine Beinlängendifferenz durch eine beidseitig unterschiedlich stark ausgeprägte Hüftsubluxation, mit einem Beckenschiefstand und einer anschließenden Kreuzbeinbeckengelenkssubluxation. Die Wirbelsäule war mehr oder weniger gleichmäßig linksskoliotisch verschoben. Der Herzwirbel war sehr stark blockiert und dadurch wurden die Herzbeschwerden in Form von Herzrasen und Herzstechen des Patienten ausgelöst. Die Blockierung des Lungenwirbels und die damit verbundene Störung der Atmung, an der solche Patienten im allgemeinen leiden, wurde von Herrn K. nicht wahrgenommen. Das Herzstechen hat aber sicher auch etwas mit der Blockierung des Lungenwirbels zu tun, denn von diesem Wirbel ziehen die Spinalnerven, ebenso wie die Spinalnerven des Herzwirbels, über die Herzregion auf der Brust.

Fall 3.
Dieser Fall ereignete sich vor etwa vier Wochen. Mitte Feb. 1999 kam ein 69-jähriger Patient, Herr D. A., wegen Schwindel und Übelkeit in meine Sprechstunde. Er erzählte, daß er vor 12 Jahren vom Dach eines Hauses gefallen sei. Dabei habe er sich den 3. und 4. Halswirbel gestaucht. Seither hatte er zwischenzeitlich immer wieder leichte Schwindelbeschwerden. Er wurde 1988 auf Grund dieses Schwindels berentet. Akut war der Schwindel jetzt seit etwa vier Wochen extrem schlimm geworden. Es handelte sich um einen Drehschwindel, der nach rechts gerichtet war. Dieser Schwindel wird von einer starken Übelkeit begleitet, die auch Erbrechen hervorrufen kann. Der Auslöser für die akute Verschlechterung sah der Patient darin, daß er allein einen schweren Schrank auf dem Rücken eine Treppe heruntergertragen hat, wobei er ausgerutscht ist.
Alle internistischen und röntgenologischen Untersuchungen, wie Doppler der Halsschlagadern, Röntgen des Kopfes und der Halswirbelsäule und ein Kernspin von Kopf und Hals erbrachte keinen Befund. Auffällig war, daß der Patient eine Bradykardie entwickelte mit einer Herzschlagfolge um die 40 Schläge pro Minute. Es wurde überlegt, ob der Patient einen Schrittmacher brauche. Da er noch nicht kurzzeitig bewußtlos war (Adam-Stokes-Anfall), hatte man von einer Schrittmacherimplantation vorerst noch abgesehen. Die Tochter, die ihren Vater begleitete, war bei dem Internisten als Sprechstundenhilfe beschäftigt, der Herrn D. auch als Arzt betreute. So kann ich mich auf die Auskünfte verlassen. Seit Nov. 1998 bestand ein Diabetes mellitus Typ II, der sich aber mit einer Diabetesdiät beherrschen ließ.
Nach der ersten Behandlung fühlte sich Herr D. direkt wie befreit. Beim zweiten Behandlungstermin erzählte mir der Patient, daß der Schwindel und die Übelkeit so gut wie weg waren. Sie erinnern sich. Eine Krankengeschichte von 10 Jahren, die sogar zu einer vorzeitigen Berentung geführt hatte, war mit einer Behandlung mit der SMT erledigt. Der Grund, war-

um ich den Fall hier schildere ist aber der, daß nach der ersten Behandlung die Herzfrequenz auf 65 Schläge pro Minute anstieg. Der Patient braucht natürlich keinen Schrittmacher. Der Diabetes ist ebenfalls verschwunden.

Manueller Untersuchungsbefund:
Es bestand ein Beckenschiefstand von 3 cm durch das linke längere Bein. Beim manuellen Beinlängenausgleich ließ sich die linke Hüfte schrittweise um 18 (!) und die rechte um 15 cm in das Hüftgelenk zurückbewegen. Das Kreuzbeinbeckengelenk war rechts stärker als links subluxiert. Die ganze Wirbelsäule, vom 5. Lenden- bis zum 1. Halswirbel war linksskoliotisch verschoben. Besonders stark blockiert waren der 2 Hals-, der Herz (B2)-, der Dünndarm (B12)-, der Magen (B6)-, die Nieren (B10 und B11)- sowie der Bauchspeicheldrüsenwirbel (B7).

Fallbesprechung:
Ein Fall, wie man ihn sich alle Tage mehrmals wünscht. Er belegt alle Behauptungen, die ich in diesem Buch erhebe, in schönster Weise. Allein die schwere Hüftssubluxation mit dem daraus resultierenden Beckenschiefstand hat das energetische Gefüge des Patienten so stark gestört, daß er einfach nicht gesunden konnte. Alle Wirbel, die für die Beschwerden des Patienten theoretisch verantwortlich sind, waren tatsächlich durch eine starke Linksblockierung im Rahmen einer allgemeinen Linksskoliose zu finden.
Das größte Problem stellte für den Patienten der rechtsgerichtete Drehschwindel dar. Für den Schwindel gibt es zwei Ursachen in Form von Wirbelsäulen- und Gelenksblockierungen. Der wichtigste Befund ist sicher die starke Beinlängendifferenz mit der verheerenden beidseiteigen Hüftsubluxation. Nur dieser Befund schwächt die ganze Wirbelsäule und das energetische Gesamtgefüge extrem. Außerdem waren die Nierenwirbel stark durch eine Blockierung betroffen. Die Nieren spenden die Lebensessenz Jing-Qi, die über das Lenkergefäß zum Gehirn transportiert wird. Eine Störung in diesem Rahmen kann schon Schwindel hervorrufen.
Zum zweiten kommt die starke Blockierung aller Wirbel des Funktionskreises Herz (B2)/ Dünndarm (B12)/ Zunge (H2) hinzu. Dieser Funktionskreis hat einen großen Einfluß auf die Funktion des Gehirns. Ein weiterer Befund, der starken Schwindel hervorrufen kann.
Diese Befunde für sich erklären aber nicht die Übelkeit. Diese wird durch die starke Blockierung des Magenwirbels hervorgerufen. Der Magen gehört zum Funktionskreis Magen (B6)/ Milz-Pankreas (B8 und B7)/ Mund (H4). Der Bauchspeicheldrüsenwirbel, der direkte Nachbar des Magenwirbels, war ebenfalls stark nach links verschoben. Dieser Befund erklärt das Auftreten des Diabetes mellitus. Außerdem wirkt sich die Blockierung dieses Wirbels, als Funktionskreispartner zum Magen, sicher auch auf die Übelkeit nachteilig aus.

3.17.3. HERZMUSKELSCHWÄCHE (HERZINSUFFIZIENZ)

Eine Herzerkrankung möchte ich aber nicht auslassen, das ist die Herzschwäche oder Herzinsuffizienz. Man sollte nicht meinen, daß die Herzinsuffizienz nur eine Erkrankung des höheren bis hohen Alters sei. Weit gefehlt. Junge Personen, ja schon Kinder können an dieser Veränderung leiden. Die Ursache ist eine Erschlaffung des Herzmuskels, er wird kontraktionsuntüchtig und das Herz dadurch oft riesengroß. Die Pumpleistung läßt nach.
Die Schulmedizin betrachtet die Herzinsuffizienz als Folge vieler verschiedener Grunderkrankungen. Hierbei handelt es sich um Folgen von Entzündun-

gen, Infektionen am Muskel, aber auch an den Herzklappen, welche anschließend durch weitere Veränderungen zu einer Herzinsuffizienz führen können. Aber auch toxische Substanzen, wie Nikotin und Alkohol, ebenso wie Medikamente können den Herzmuskel so schädigen, daß er insuffizient wird. Erkrankungen wie die Durchblutungsstörung der Herzkranzgefäße können den Herzmuskel so stark in Mitleidenschaft ziehen, daß er zu keiner regelrechten Pumpleistung mehr fähig ist.
Die eigentliche Frage ist aber die, warum erkrankt eine Person, so daß eine Herzinsuffizienz entsteht und eine andere Person behält unter gleichen Voraussetzungen ein relativ gesundes Herz? Warum kann sich eine Entzündung am Herzen festsetzen, was bereitet den Weg für die Infektion usw.?
Der eigentliche Wegbereiter für die Herzinsuffizienz ist im Grunde auch die Wirbelsäule. Verantwortlich sind die gleichen Wirbel, Meridiane und Gelenke, welche bei der Abhandlung der Herzkranzgefäßerkrankung und der Rhythmusstörungen genannt wurden. Also in erster Linie der Funktionskreis Herz (B2)/ Dünndarm (B12)/ Zunge, sowie der Funktionskreis Dreifacher Erwärmer (Perikard-Meridian !)/Kreislauf-Sexus. Hierbei würde ich rein vom Gefühl her den Dreifachen Erwärmer eher zum Herz- und den Kreislauf-Sexus zum Dünndarmwirbel gehörend ansehen.
Natürlich liegt die Stärke der SMT bei der Herzinsuffizienz in der Vorbeugung oder zumindest zu Krankheitsbeginn. Ist der Herzmuskel zerstört und fast funktionslos, kann eine manuelle Therapie natürlich nicht mehr helfen. Die SMT ist um so wirksamer, je eher sie beginnt. Das ist aber ein generelles Problem bei fast allen Erkrankungen innerer Organe.
Was kann man mit der SMT zu Krankheitsbeginn erreichen, bevor die Erkrankung organische Schäden am Herzen macht? Der springende Punkt ist der, daß das Organ gegen Infektionen oder Entzündungen widerstandsfähiger wird. Zu Beginn einer Erkrankung ist eine Heilung, auch wenn es sich um sogenannte Autoimmunerkrankungen handelt, relativ gut und schnell möglich. Je länger eine Erkrankung bestand und um so größer die organischen Schäden und Zerstörungen werden, desto schwerer tut sich die manuelle Therapie und um so länger dauert sie auch. Oft kann man dann nur noch mit großem Aufwand an Zeit und Mühe eine geringe Besserung und Erleichterung erzielen. Ist ein Organ zerstört, ist die SMT machtlos. Diese Tatsache sollte man dem Hilfe suchenden Patienten auch erklären. Es gibt leider Krankheitsbefunde und Schäden, die so gravierend sind, daß sie nicht mehr rückgängig gemacht werden können. Wenn die Erkenntnisse der SMT medizinisches Allgemeingut geworden sind, sollte es zu solchen Endstadien nach menschlichem Ermessen nicht mehr kommen. Aber „der Mensch denkt und Gott lenkt". Wir müssen vermeiden, in unserem neuzeitlichen Wahn des alles Machbaren, größenwahnsinnig zu werden und zu meinen, der Mensch könne alles beherrschen.
Neben den Wirbeln des Funktionskreises Herz spielen auch die Funktions-

kreise Niere/Blase/Ohren, Magen/Milz-Pankreas/Mund und Lunge/Dickdarm/Nase eine Rolle. Die Zusammenhänge wurden in den Kapiteln 3.17., 3.17.1. und 3.17.2. über die Herzkranzgefäßverengung und die Herzrhyhthmusstörungen schon erklärt.
Bitte vergessen Sie die Gelenke, die in den in Frage kommenden Meridiane zu finden sind, nicht. Über die einzelnen Gelenke informieren Sie sich bitte in Kapitel 2.1.6 .

3.18. HÜFTARTHROSE UND HÜFTARTHRITIS

Obwohl ich am Anfang dieses Buches schon über die Hüfterkrankungen geschrieben habe, möchte ich hier noch einmal näher darauf eingehen. Dieses Kapitel ist deshalb so wichtig, weil bei einer Diagnose einer schmerzhaften Hüftarthritis sehr schnell zu einem operativen Hüftgelenksersatz geraten wird, ein geringes Alter ist heute kein Hinderungsgrund mehr.
Früher, noch vor 10 Jahren, war es doch so, daß der Chirurg sich mit Händen und Füßen gewehrt hat, einem Patienten eine künstliche Hüfte einzusetzen, wenn dieser noch etwas jünger war. Der Grund war der, daß die damals verwendeten Hüften, die einzementiert wurden, nur eine begrenzte Haltbarkeit hatten. Die Prothese lockerte sich gerne und konnte brechen. Dann war eine neue Operation notwendig, bei der die schadhaften Teile ausgetauscht werden mußten.
Heute hat man sogenannte Einwachsprothesen, die nicht mehr einzementiert werden, wobei der mit Löchern versehene Schaft mit Knochen durchbaut wird. Solche Hüften halten wesentlich länger. Seither ist auch die Hemmschwelle der Ärzte vor einem operativen Vorgehen drastisch gesunken.
Vor ein oder zwei Jahren war eine 34-jährige Patientin aus Siegen einmal in meiner Behandlung. Man hatte der Patientin wegen ihrer Hüftschmerzen einen beidseitigen Gelenksersatz empfohlen. Ich kann mich noch gut erinnern, daß bei der Patientin eine Beinlängendifferenz und eine schwere Kreuzbeinsubluxation vorlag. Ich weiß nicht, ob ich der Patientin helfen und ihr die Operation ersparen konnte. Ich fürchte nicht, denn bei einem solch massiven Krankheitsbild dauert die Behandlung erfahrungsgemäß länger. Ich konnte die junge Frau aber nur einmal behandeln. Die Patientin brachte zur Behandlung die von ihren Hüften angefertigten Röntgenbilder mit. Man sah beiderseits einen deutlich verschmälerten Gelenksspalt zwischen Hüftkopf und Gelenkspfanne des Hüftgelenks.
Solche Befunde sind sehr häufig und die Orthopäden sagen den Betroffenen, daß die Verschmälerung des Hüftgelenksspalts ein Zeichen einer schweren Arthrose ist, da der Knorpel aufgebraucht sei. Das heißt, sie schließen aus der Tatsache, daß der Gelenksspalt optisch verschwindet, auf einen Knorpelabrieb, den sie für die Verschmälerung des Gelenksspalts verantwortlich machen. Ich halte die Begründung aus zwei Gründen für falsch:

Der erste Punkt ist der, daß beim Röntgen eines Knochens oder eines Gelenks die Aufnahmen nach einem genormten Verfahren angefertigt werden, was gewährleisten soll, daß bei Wiederholungen der Aufnahmen die Befunde vergleichbar sind. Dazu werden bestimmte Knochen und Gelenke aus festgelegten Blickwinkeln und Einstellungen aufgenommen. Die Hüften werden immer von vorne abgelichtet. Diese Aufnahmetechnik führt zu dem Befund, daß sich eine schwere Hüftgelenksubluxation als Verschmälerung des Hüftgelenksspalts darstellt.
Machen Sie folgendes Experiment: Nehmen sie Ihre linke Hand, formen Sie diese zu einer Hohlhand, wobei Sie das Handgelenk leicht abgewinkelt haben. Ihre Hohlhand entspricht ziemlich genau der Form der Hüftgelenkspfanne. Jetzt machen Sie mit der rechten Hand eine Faust und drücken Sie diese Faust von der Seite in die Hohlhand. Nun stellt ihre Faust den Hüftkopf dar, der in der Gelenkspfanne ruht. Wenn Sie jetzt noch ihr Handgelenk nach unten abwinkeln, entspricht Ihre Mittelhand dem Schenkelhals und das Handgelenk dem Trochanter major (seitlicher Hüftgelenkskopf).
Jetzt ahmen wir die Bewegung des Beineüberschlagens nach, indem wir den Unterarm, der den Oberschenkel darstellt, wie in der Praxis zur Mitte hin anheben. Die Mitte ist in Richtung zum Oberkörper gelegen. Jetzt machen Sie leichte Hebelbewegungen des Unterarms. Diese Bewegung entspricht genau dem Mechanismus, der beim Beineüberschlagen auftritt. Dabei werden Sie bemerken, daß Ihre Faust nach vorne seitlich aus der Hohlhand herausgehebelt wird. Wenn man diesen Vorgang auf das Röntgenbild überträgt, muß durch diese Bewegung des Hüftkopfes der Gelenksspalt, von vorne gesehen, schmäler werden. Er kann sogar verschwinden, wenn die Abweichung der Hüfte sehr stark ist.
Bei einer Hüftsubluxation, die durch das zu starke Abwinkeln des Oberschenkels zum Oberkörper unter einen 90° Winkel entsteht, wird der Hüftkopf nicht nach vorne und seitlich aus der Pfanne herausgehebelt, sondern dadurch, daß der Schenkelhals bei dieser Bewegung an die Pfannendachvorderseite stößt, wird der Hüftkopf mehr zur Seite aus dem Gelenk gedrückt.
Natürlich wird dabei der Knorpel des Hüftkopfes geschädigt, weil die scharfe Kante des Pfannendachs auf ihn drückt und ihn zerstört. Diesen Vorgang kann man als Knorpelschaden bezeichnen und den findet man auch regelmäßig, wenn man Hüftpatienten operiert. Auch wenn der Knorpel keinen eigenen Stoffwechsel hat, kann er sich doch im Laufe der Zeit regenerieren, dieser Vorgang braucht jedoch seine Zeit. Das bedeutet, daß nach einer Reposition der Hüfte in das Hüftgelenk sich der Knorpel wieder erholen kann. Daß der knöcherne Hüftkopf dabei häufig völlig unversehrt ist, kann man an den scharf akzentuierten Konturen auf den Röntgenbildern erkennen. Für die Röntgendarstellung einer Hüftsubluxation, die durch das Abwinkeln des Oberschenkels zum Oberkörper unter 90° entsteht (bei der die Hüfte mehr seitlich aus dem

Hüftgelenk herausgedrückt wird), könnte es zu einer nicht so starken optischen Verschmälerung des Gelenkspaltes auf dem Röntgenbild kommen. Als Begründung für eine Hüftoperation werden also Befunde herangezogen, die man mit einer optischen Täuschung vergleichen kann.
Zweitens: wie ich in meinem ersten Buch „Wunder dauern etwas länger“ schon beschrieben habe, gibt es häufig jüngere Patienten mit entsetzlichen Hüftschmerzen, ohne daß sich röntgenologisch ein Schaden am Hüftgelenk erkennen läßt. Auf der anderen Seite gibt es immer wieder Patienten, bei denen zufällig eine schwerste Arthrose, mit zum Teil starker Gelenkszerstörung an den Hüften gefunden wird und die keine oder kaum Beschwerden haben. Also kann die Arthrose nicht Ursache der Schmerzen sein.
Es ist auch nicht die Arthrose, die schmerzt. Arthrosen sind schmerzfrei. Entzündet sich eine Arthrose, nur dann tut sie weh, handelt es sich um eine Arthritis (= Gelenksentzündung, bei der als Grundvorraussetzung keine Arthrose vorliegen muß). Eine Arthritis muß aber eine Ursache haben. Diese Ursache kann nicht die Arthrose selbst sein. Die Ursache einer Arthritis, mit und ohne Arthrose, sind Überanstrengungen, Gelenkssubluxationen und Nerveneinklemmungen. Also handelt es sich bei einem Hüftschmerz grundsätzlich um eine Hüftartrithis.

Die Hüftarthritis und nicht die Hüftarthrose tut weh.

Wenn man die Ursachen einer Arthritis beseitigt, dann verschwinden die Schmerzen, weil aus der Arthritis wieder eine nicht schmerzende Arthrose wird.
Diese Erfahrung läßt sich täglich mit der SMT belegen. Ich erinnere mich an ein Schlüsselerlebnis ganz zu Anfang meiner Beschäftigung mit der SMT. Eines Tages durfte ich Herrn Dorn bei der Behandlung eines Hüft-Patienten zuschauen, der den Raum auf zwei Krücken betrat. Er hatte starke Hüftschmerzen. Sein Operationstermin war für drei Tage später festgelegt. Nach dem Beinlängenausgleich, ich kann mich nicht mehr genau an das Maß der Beinlängendifferenz entsinnen - es war aber erheblich - nach der Kreuzbein- und Wirbelsäulenbehandlung, verließ der Patient beschwerdefrei, die Krücken unter den Arm geklemmt, den Raum. An eine Operation dachte er nicht mehr. Mittlerweile habe ich solche Fälle auch selbst erlebt.
Man muß natürlich bei Hüftpatienten folgende Einschränkung machen: Wenn Muskulatur, Sehnen und Bänder durch eine jahrzehntelange Fehlstellung so verhärtet sind und wenn es sich um einen Patienten im fortgeschrittenen Alter handelt, ist eine Operation nicht selten unumgänglich. Dabei handelt es sich um solche Personen, die schon stark hinken. Das Hinken allein hat aber keine Aussagekraft über die eventuell mit der SMT doch noch bestehende Therapiemöglichkeit. Bei Patienten mit versteiftem Hüftgelenk fällt bei der Beinlän-

genprüfung auf, daß das Bein in der Hüfte nicht mehr richtig auf 90° abgewinkelt werden kann. Das führt dazu, daß beim Anheben der Beine zur Beinlängenprüfung das Gesäß mit von der Unterlage abgehoben wird. Wenn ich einen Patienten mit einer Versteifung der Hüfte und starkem Hinken vor mir habe, muß ich ihm leider sagen, daß man ihm mit der SMT wahrscheinlich nicht mehr helfen kann und er sich operieren lassen muß.
Im letzten Jahr mußte ich dies sogar bei einem Patienten akzeptieren, obwohl mir das entsetzlich schwer fiel, weil der Betreffende erst Ende 40 war. Er hatte seit vielen Jahren Kreuz- und Hüftbeschwerden. Er hinkte schon auf dem linken Bein. Als schulmedizinischer Befund war eine Deformierung in Form einer Aufpilzung des linken Hüftkopfes bekannt. Bei der Untersuchung fand sich eine Beinlängendifferenz durch eine Beinverlängerung rechts um 4 cm. Insgesamt ließ sich die rechte Hüfte um 8 und die linke um 4 cm in das Gelenk zurückbewegen. Das Kreuzbeinbeckengelenk war beidseitig sehr stark subluxiert, wobei die linke Seite stärker als die rechte betroffen war. Die Wirbelsäule war in ihrer Gesamtheit nach links skoliotisch verschoben.
Der Patient kam vier Mal in meine Behandlung. Er war im Ganzen nicht zufrieden, berichtete aber bei der dritten Behandlung, daß er zeitweise gut laufen könne und dann wieder nicht. Nach der vierten Behandlung hat der Patient die Therapie abgebrochen, es ging ihm nicht schnell genug. Wie ich im Nachhinein gehört habe, hat der Patient sich operieren lassen und ist zufrieden, weil er keine Schmerzen mehr hat und laufen kann. Er überlege sogar, sich seine rechte Hüfte auch machen zulassen, weil er auch hier schon Probleme hat.
Ich bin doch der Meinung, daß der Betreffende zu schnell aufgegeben hat. Einen Schaden, der Jahrzehnte besteht, in wenigen Wochen heilen zu wollen, ist leider nicht möglich. Das Schwierigste bei der SMT ist nicht die Behandlung an sich, sondern die überzogenen Erwartungshaltungen der Patienten.
Bei dem Patienten handelte es sich um einen sehr langen Krankheitsverlauf. Er hatte schon seit Jahren Schmerzen in den Hüften. Dafür spricht auch die Aufpilzung des Hüftgelenkskopfes. Diese Aufpilzung entsteht durch die mangelhafte Durchblutung. Dadurch, daß die verkrampften Muskeln der Beckenmuskulatur die Durchblutung des Hüftkopfes drosseln und die versorgenden Nerven durch die verspannte Sitzmuskulatur eingeklemmt werden, kommt es zu den Veränderungen am Hüftkopf. Das kann schon in der Kindheit passieren, dann nennt man das Krankheitsbild M. Perthes. Auch die Hüftkopfnekrosen im Kindes- und Erwachsenenalter entstehen so. Ich kann nun nicht sagen, wann diese Veränderungen bei dem Mann eingesetzt haben. Eines ist aber sicher, das Krankheitsbild hat schon lange vor dem Einsetzen der Beschwerden begonnen.
In diesem Fallbeispiel handelt es sich um einen sehr typischen Verlauf, der mir sehr leid tut, da ich es schade finde, daß sich der Patient so früh operieren ließ. Zum Einen ist er deshalb typisch, weil der Patient nicht von sich aus zur Behandlung kam, sondern durch seine Frau gedrängt wurde. Das ist immer

schlecht. Ein zur SMT überredeter Patient ist im Heilungsverlauf oft ein Problem, da er meist sehr in den schulmedizinischen Vorstellungen und Erklärungen über die Ursache seines Leidens verhaftet ist, was sich in einem dauernden „Ja aber mein Orthopäde, Krankengymnast usw. hat gesagt . ." äußert. Ich lehne es mittlerweile ab, Patienten zu behandeln, die sich nicht selbst und freiwillig zur Therapie anmelden, da meist die Akzeptanz meiner Erklärungen und die Umsetzung meiner Anweisungen mehr als eingeschränkt sind. Erst wenn ein Patient um Hilfe bittet, ist er auch kompromißlos bereit, all das umzusetzen, was ich ihm erkläre und von ihm fordere. Dann ist der Erfolg nach menschlichem Ermessen auch gesichert.
Bei dem Patienten kam dazu, daß er bei aller Skepsis eine sehr hohe Erwartungshaltung hatte. Die Ungeduld führte dazu, daß er nicht die Geduld und die Kraft aufbringen konnte, die regelmäßigen und natürlichen Rückfälle und Probleme zu ertragen. Sie bestätigten eigentlich nur seine Meinung, daß diese Therapie bei seinem „schweren Fall" nicht helfen könne. Das hat auch dazu geführt, daß er die Selbstbehandlungschritte, wie Hüftübung, Gesäßmassage sicherlich nicht konsequent umsetzte, weil er von der Wichtigkeit und Richtigkeit solchen Tuns nicht überzeugt war.
All das führte zu einer Operation, besonders deshalb, weil seine behandelnden Ärzte ihm mit Sicherheit gesagt haben, bei einem solchen Hüftbefund könne keine Therapie der Welt, außer einer Operation, helfen und wer solches trotzdem behaupte, ein Scharlatan und Beutelschneider sei.
Wie gesagt, ich finde diesen Therapieverlauf mehr als bedauerlich. Augenblicklich mag der Patient zufrieden und beschwerdefrei sein, es mag ihm so gut gehen, daß er an die Operation auch der rechten Hüfte denkt. Ich befürchte aber, daß er nach einer gewissen Zeit wieder Hüft- oder gar Ischiasprobleme bekommt, denn der eigentliche Schaden, der schon immer für die organischen Befunde und Beschwerden verantwortlich war, nämlich die Kreuzbeinsubluxation, ist nicht endgültig beseitigt worden. Dieser Umstand macht es mehr als wahrscheinlich, daß der Patient nach einer gewissen Latenzzeit wieder die gleichen oder ähnlich gelagerte Beschwerden bekommt.
Gelenkzerstörungen scheinen aber auch schneller ablaufen zu können. Letzte Woche habe ich einen Patienten untersucht und behandelt, der beidseitig eine solche Aufpilzung des Hüftkopfes aufweist. Er versicherte mir und will mir diese Bilder auch mitbringen, daß seine Hüft- vor zwei Jahren noch keine arthrotischen Veränderungen zeigten und ganz in Ordnung waren. Also scheinen sich solche Veränderungen bei besonders schweren Befunden relativ schnell entwickeln zu können. Aber auch bei diesem Patienten handelte es sich nun um einen Endzustand eines sehr langen Krankheitsverlaufs. Bei einem anderen Patienten waren die Beine im Gehen bewegungseingeschränkt und steif. Die Muskulatur war stark abgebaut. Die Hüften ließen sich noch auf 90° abwinkeln, auch wenn dies dem Patienten Schmerzen bereitete. Folgender Befund war ma-

nuell zu erheben: Die Hüften ließen sich auf jeder Seite 11 (!) cm in die Hüftgelenke zurückbewegen. Die Kreuzbeinbeckengelenke waren auf beiden Seiten sehr stark subluxiert. Die Wirbelsäule war linksskoliotisch verschoben. Der Patient war zwei Mal in sehr kurzem Abstand in meiner Behandlung, dann mußte er die Heimreise ins Saarland antreten. Bei der zweiten Behandlung berichtete er mir, daß er zwar überall Schmerzen, aber das Gefühl dabei habe, endlich gerade zu stehen. Bei der zweiten Untersuchung stellte sich heraus, daß seine Hüften richtig in den Gelenken saßen und die Kreuzbeinbeckengelenke nicht mehr subluxiert waren. Diese statischen Veränderungen machten dem Patienten sicher Beschwerden, die meiner Ansicht nach vorübergehend sind und die ich daher eher als positives Zeichen werte.
Mit diesen zwei Beispielen sollen Ihnen verdeutlicht werden, daß es eben bei den Hüftbehandlungen mit der SMT oft nicht so einfach geht. Ich weiß nicht, ob man dem Patienten im zweiten Fall helfen kann, die Zukunft wird es weisen. Man muß daher mit seinen Versprechungen auf Heilung vorsichtig sein und muß sich hüten, dem Patienten zu große Hoffnungen zu machen. Oft kommen wir mit der SMT zu spät. Das liegt nicht an der Therapie, sondern am Krankheitsverlauf und dem zu späten Therapiebeginn.
Gerade das sehr starke Hinken ist ein Zeichen dafür, daß der Prozeß weit fortgeschritten ist. Das Hinken kommt durch eine sehr stark verkrampfte und kontrakt gewordene tiefe Sitzmuskulatur zustande. Diese Muskulatur kontrahiert sich bei einer Kreuzbein-Subluxation zunehmend, d.h. sie verliert ihre natürliche Dehnungsfähigkeit. Beim Gehen ist der Körper aber auf diese Fähigkeit angewiesen, denn beim Vorschwingen eines Beines beim Gehen muß sich die tiefe Gesäßmuskulatur dehnen können. Tut sie das nicht, wird die mangelnde Dehnungsfähigkeit durch eine Verkürzung des Weges ausgeglichen. Das führt dazu, daß die kontrakte tiefe Gesäßmuskulatur die Seite des Beckens beim Vorschwingen des Beines hinabzieht, was ein Hinken auslöst.
Eine andere Gangstörung besteht darin, daß die Betreffenden ihr Bein nicht einfach vorschwingen können, weil das Hüftgelenk völlig versteift ist. Sie müssen das Bein beim Gehen mit einem Hüftschwung nach vorne bringen. Dabei neigen sie sich zur gesunden Seite und schwingen das meist verkrampfte und gestreckt gehaltene Bein mit einem Schwung aus dem ganzen Becken nach vorne.
Über Erfolg und Mißerfolg der Behandlung sogenannter schmerzhafter Hüftarthrosen entscheidet einzig und allein die Fähigkeit der tiefen Sitzmuskulatur, nachzugeben und locker zu werden. Leider ist es nicht selten so, daß sich die Muskulatur nach dem Ausgleich der Beinlängendifferenz, Beseitigung der Kreuzbeinsubluxation und einer intensiven Gesäßmassage automatisch entspannt und locker wird. Kommt es zu keiner Lockerung der tiefen Sitzmuskulatur, bleibt nur die Operation.

Nach einem Hüftgelenksersatz sind oft alle Beschwerden weg, die ihre Ursache im Hüftgelenk selbst hatten. Das mag damit zusammenhängen, daß, durch die bei der Operation notwendige Nervendurchtrennung, auch die Schmerzleitung unterbrochen ist. Häufig ist es aber doch so, daß der Patient nicht besser, sondern nur schmerzfrei gehen kann und, soweit er auch in Ruhe Schmerzen hatte, wieder schlafen kann.
Viele Patienten haben aber nach einer Hüftoperation außer ihrer Bewegungseinschränkung weiterhin Beschwerden, z. B. in der Leiste, in Oberschenkel und Knie. Das hat zwei Gründe: der eine ist, daß eine Nerveneinklemmung des Ischias durch die tiefe Gesäßmuskulatur nicht behoben wurde, da die verantwortliche Kreuzbeinsubluxation und die Beinlängendifferenz nicht beseitigt wurden. Im Gegenteil, und nun kommen wir zu einem weiteren Punkt, der besagt, daß durch die krankengymnastische Nachbehandlung die Hüftbeschwerden wieder verschlimmert werden. Ich habe mir von einer Krankengymnastin erklären lassen, wie diese Nachbehandlung zum Teil geschieht. Das Ziel ist, die volle Beweglichkeit der Hüfte wiederherzustellen. Dazu wird das Bein in allen Richtungen bewegt. Besonders will man die Gesäßmuskulatur dehnen und lockern. Dabei wird der Oberschenkel in den Oberkörper oder das gestreckte Bein wird weitmöglichst in der Hüfte zum Oberkörper hin gedrückt. Der Hüftkopf wird so aus der Gelenkspfanne herausgedrückt. Dabei entsteht eine Beinlängendifferenz, das Kreuzbein kann stärker subluxieren und man erreicht eigentlich genau das Gegenteil dessen, was man möchte: die tiefe Gesäßmuskulatur verspannt sich noch stärker.

Eine Beschwerdeerleichterung durch Dehnung und Streckung darf nicht mit einer Heilung verwechselt werden. Oft werden die Ursachen für Verspannung und Schmerzen durch den bei der Dehnung ausgelösten Gelenksschaden noch schlimmer. Die Beschwerden können sogar auf Dauer zunehmen.

Ich möchte natürlich nicht nur über Problemfälle berichten, sondern auch Beispiele mit einer Erfolgsmeldung, die eigentlich wesentlich häufiger als Fehlschläge sind.

Fall 1.
Krankengeschichte und Behandlungsverlauf:
Im Januar 1998 kam ein 48-jähriger Patient, Herr K.H., wegen Hüftbeschwerden zu mir in Behandlung. Die Schmerzen hatte er seit 1 ½ Jahren und man hatte ihm wegen eines verschmälerten Gelenksspaltes in der linken schmerzhaften Hüfte zu einer Operation geraten, weil man einen sehr starken Gelenksverschleiß festgestellt hatte. Kurzum, der Patient wurde innerhalb eines ½ Jahres vier Mal von mir behandelt. Dann waren seine Beschwerden wesentlich gebessert, aber nicht ganz weg. Seither habe ich den Patienten nicht mehr gesehen.

Manuelle Untersuchungsbefunde:
Der Patient hatte links ein 2 cm längeres Bein. Der dadurch auftretende Beckenschiefstand hatte links zu einer massiven Kreuzbeinsubluxation geführt. Die untere Lendenwirbelsäule (L5 bis L3) war nach rechts abgewichen. Die Wirbelsäule darüber wies eine Linksskoliose auf. Der Anfangsbefund änderte sich im Verlauf der Behandlung nicht mehr, außer daß es dem Patienten gelang, seine Beinlänge in den Griff zu bekommen. Das Kreuzbein zeigte bis zum Behandlungsschluß noch eine leichte Blockierungstendenz.

Fallbesprechung:
Die Besprechung kann ich kurz machen. Die Ursache der Hüftbeschwerden war die Beinlängendifferenz mit einem Beckenschiefstand und der daraus resultierenden Kreuzbeinsubluxation. Obwohl es sich um einen nicht mehr ganz so jungen Patienten handelte, war der Heilungsverlauf relativ kurz und unkompliziert, auch wenn das Kreuzbein bei der letzten Behandlung immer noch leicht subluxierte und der Patient noch nicht restlos beschwerdefrei war. Das spricht dafür, daß die Schäden des Patienten noch nicht so lange bestanden haben können. Seit wann sie schon vorhanden waren, kann ich nicht sagen. Ich kann auch nicht sagen, ob der Patient letztendlich seine Hüftprobleme wirklich in den Griff bekam, ich kann nur feststellen, daß es mit der SMT zu einer wesentlichen Besserung seines Hüftleidens kam und daß eine restlose Heilung nur eine Frage der Zeit und der Mitarbeit des Patienten gewesen wäre.

Fall 2.
Krankengeschichte und Behandlungsverlauf:
Auch Patienten, die einen künstlichen Hüftersatz haben, kann man mit der SMT behandeln. Ein solcher Fall ist Herr A. A., ein 64-jähriger Patient, der im Mai 1997 in meine Behandlung kam. Herr A. hatte vor zwei Jahren einen Hüftgelenksersatz rechts bekommen. Die schon vor der Operation aufgetretenen Knie- und Rückenbeschwerden hatten sich nicht gebessert.
Bei der zweiten Behandlung mit der SMT waren die Beschwerden erleichtert, aber der Patient berichtete über leichte Ischiasbeschwerden nach der ersten Behandlung. Diese Beschwerden verschwanden durch eine regelmäßige und tägliche Massage der tiefen Gesäßmuskulatur. Nach der vierten Therapiesitzung war das Knie deutlich gebessert und tat nur noch selten weh, der Ischias war wieder verschwunden. Nach der fünften Behandlung habe ich den Patienten nicht mehr wiedergesehen.

Manueller Untersuchungsbefund:
Bei der ersten Untersuchung bestand eine Beinlängendifferenz von 4 cm. Links bewegte sich der Hüftkopf um 8 und rechts um 4 cm in das Gelenk. Das Kreuzbein war links stärker subluxiert als rechts. Die gesamte Wirbelsäule wies eine Linksskoliose auf. Der Wirbelsäulenbefund änderte sich im Laufe der Behandlung in der Art, daß sich in der Brustwirbelsäule eine Rechtsskoliose herauskristallisierte, die sich von B9 bis B4 erstreckte. Darüber war die Wirbelsäule wieder nach links verschoben.

Fallbesprechung:
Trotz des recht unkomplizierten Heilungsverlaufs handelt es sich bei Herrn A. um einen sehr langen Krankheitsverlauf. Der Gelenkersatz im Jahre 1996 beweist dies. Ehe es zu einem Gelenksersatz kommt, haben die Patienten schon jahrelang Schmerzen. Bevor Beschwerden überhaupt auftreten, sind die Schäden schon Jahre und Jahrzehnte lang vorhanden. Man hätte dem Patienten sicher die Hüftoperation ersparen können, wenn die Schulmedizin um diese Zusammenhänge - Beinverlängerung und Kreuzbeinsubluxation - wüßte.

Ein großes Problem in diesem Falle war, den Patienten zu überzeugen, daß er keinen Schuhausgleich am rechten Schuh mehr braucht. Die Hüftgelenke ließen sich vollständig reponieren und die Beine waren nach dem Beinlängenausgleich gleich lang. Der Patient fühlte sich nach dem manuellen Beinlängenausgleich nicht wohl. Er hatte das Gefühl, schief zu stehen und zu gehen. Das Gehirn kam mit der plötzlichen Änderung der Statik nicht zurecht und signalisierte dem Patienten das Empfindung, nicht gerade zu stehen. Dies gab dem Patienten den Anlaß, durch die Benutzung des Schuhausgleichs die alten statischen Verhältnisse wiederherzustellen und damit das Gefühl des Schiefseins zu verlieren. Ein weiterer Grund war der, daß die Gesäßmuskulatur maximal verkrampft und kontrakt war. Diese Umstände führten dazu, daß die Kreuzbeinsubluxation durch das Tragen eines Schuhausgleiches, was jedesmal einen neuerlichen Beckenschiefstand zur Folge hatte, schnell immer wieder auftrat und somit sich die Beschwerden nicht richtig bessern konnten. Ich habe dann eine Schuhausgleichentwöhnungsbehandlung gemacht. Ich habe beim dritten Behandlungstermin, als der Patient abermals mit seinem Schuhausgleich antanzte, ihm empfohlen, den Schuhausgleich, der bisher 1,5 cm betrug, auf die Hälfte zu reduzieren.
Beim vierten Behandlungstermin, ¼ Jahr später, waren Hüft- und Kreuzbeingelenke immer noch leicht subluxiert, der Patient trug aber dieses Mal keinen Schuhausgleich mehr und er berichtet, daß seine Beschwerden in der Hüfte besser geworden waren. Er brauchte keine Schmerztabletten mehr und das ohne vollständige Wiederherstellung der endgültigen regelrechten anatomischen Verhältnisse in Hüft- und Kreuzbeingelenken. Wie kann man sich das erklären? Obwohl sich die für ein Hüftleiden wichtigen Gelenke, Hüft- und Kreuzbeinbeckengelenke, noch nicht in der richtigen Stellung stabilisiert hatten, hatte sich durch die Therapie, selbständiger und regelmäßiger Beinlängenausgleich, Gesäßmassage und Reduktion des Schuhausgleichs die tiefe Gesäßmuskulatur so gelockert, daß der Patient weniger oder so gut wie keine Schmerzen mehr hatte und seine Schmerzmittel absetzen konnte.
Auch wenn der Heilungsverlauf noch lange nicht abgeschlossen war und ich nicht weiß, ob es dem Patienten heute besser geht, kann man konstatieren, daß man auch Patienten mit einem Hüftgelenksersatz mit der SMT helfen kann und muß, wenn nach der Operation immer noch Beschwerden vorhanden sind. Es ist sogar wichtig, nach einer Hüftoperation nach einer Hüftsubluxation zu schauen, auch wenn der Patient augenblicklich keine Probleme mehr hat, denn durch die mobilisierende, postoperative, krankengymnastische Nachbehandlung entstehen gerne Hüftsubluxationen, die dann später wieder Beschwerden auslösen können.

Fall 3.
Krankengeschichte und Behandlungsverlauf:
Ich möchte hier von einem Fall berichten, stellvertretend für viele andere, bei dem mit der SMT nicht mehr geholfen werden konnte. Im März 1997 kam eine 77-jährige Patientin, Frau W. C., in meine Behandlung wegen eines starken Hüftleidens rechts. Ihr Mann war ein Jahr zuvor gestorben. Zum gleichen Zeitpunkt war die Patientin auch noch ausgerutscht und hatte seither Schmerzen in der rechten Leiste und Hüfte. Der Gang zum Orthopäden erbrachte die Diagnose einer schweren Hüftarthrose und der Patientin wurde zur Operation geraten. Frau W. hatte in der rechten Hüfte schon eine extrem starke Bewegungseinschränkung, sie hinkte stark. Bei der manuellen Untersuchung war die rechte Hüfte so gut wie steif. Trotz aller Bemühungen ist es mir nicht gelungen, diese Hüfte wieder etwas beweglicher zu machen. Nach einiger Zeit mußte ich der Patientin raten, sich doch die Hüfte operieren zu lassen.

Manueller Untersuchungsbefund:
Es bestand zu Anfang eine Beinlängendifferenz durch ein links 4 cm längeres Bein. Insgesamt bewegte sich das linke Bein beim Beinlängenausgleich um 8 und das rechte um 4 cm in die Hüften. Das Kreuzbeinbeckengelenk war auf der rechten Seite extrem subluxiert. Trotz

aller Bemühungen ließ sich die Beinlänge aber nicht restlos ausgleichen. Eine Differenz von etwa 1 cm, durch ein rechts kürzeres Bein, blieb bestehen. Ich habe der Patientin deshalb einen Schuhausgleich von 0,5 cm verordnet. Die Wirbelsäule wies eine Linksskoliose auf.

Fallbesprechung:
Bei Frau W. haben wir ein typisches Beispiel für den Fall, daß wir mit der SMT zu spät kommen und nicht mehr helfen können. Der Grund dafür ist der, daß es immer einmal wieder Patienten gibt, bei denen trotz Beinlängenausgleich, trotz Reposition der Kreuzbeinbeckengelenks es nicht mehr zu einer Lockerung der tiefen Gesäßmuskulatur kommt, so daß die Patienten keine Erleichterung durch die manuelle Behandlung erfahren können. Das sind meiner Erfahrung nach solche Patienten, die stark hinken und bei denen bei der Hüftuntersuchung das Bein gar nicht mehr oder kaum noch in der Hüfte bewegt und abgewinkelt werden kann. Ich habe es oft versucht, solchen Patienten zu helfen, es ist jedoch in den meisten Fällen nicht gelungen, so daß ich diese Patienten zum Chirurgen schicken mußte.
Das ändert natürlich nichts an den grundsätzlichen Überlegungen über die Entstehungsursache der Hüfterkrankungen. Hätte man solche Patienten rechtzeitig unter die Hände bekommen, hätte man diesen ebenso helfen können. So auch bei unserer Patientin, welche die Hüftarthrose schon lange vor dem Unfallereignis gehabt haben mußte, denn durch ein Ausrutschen entsteht über Nacht keine schwere Hüftarthrose. Die Arthrose hat schon lange bestanden, hatte aber keine Beschwerden gemacht. Diese Tatsache ist ein Beweis für meine Behauptung, daß Arthrose nicht schmerzt. Durch den Unfall ist aus der Arthrose eine Arthritis (Gelenksentzündung) geworden, die dann für die Schmerzen, aber auch für die entzündungsbedingte schwerste Muskelkontraktion verantwortlich ist. Ohne die schwere Hüftgelenksentzündung wäre die Muskelkontraktion vielleicht nicht so stark geworden.
Die Muskelkontraktion war so stark, daß sie sich auf die Bein-. und Kniemuskulatur übertragen hat. Das geschieht durch eine Ischiasreizung, die auch durch die Kontraktion der tiefen Gesäßmuskulatur zustande kommt. Dieser Befund verhindert manchmal einen vollständigen Beinlängenausgleich, der dann nach einem Schuhsohlenausgleich verlangt.
Bei anderen Patienten, in ähnlich gelagerten Fällen, konnte man nach einiger Zeit auf den Schuhsohlenausgleich verzichten. Das passiert, wenn sich die tiefe Gesäßmuskulatur durch den mittels Beinlängenausgleich bedingten Beckengleichstand entspannt, so daß die Hüfte dann doch noch zurück in das Gelenk gleiten kann.

Fall 4.
Krankengeschichte und Behandlungsverlauf:
Daß ein hohes Alter kein Hinderungsgrund für eine manuelle Behandlung eines Hüftleidens ist, möchte ich Ihnen an Hand des folgenden Falles schildern. Im Mai 1998 kam eine 85-jährige Patientin, Frau S.M., wegen starker Hüftbeschwerden auf der linken Seite. Der behandelnde Orthopäde hatte zu einer Hüftoperation geraten, da er nach dem Röntgenbild eine schwere Hüftarthrose links diagnostizierte. Der Grund war eine sogenannte „aufgebrauchte Hüfte", das bedeutet, daß der Hüftgelenksspalt zwischen Pfanne und Hüftgelenkskopf nicht mehr zu sehen war. Frau S. war insgesamt vier Mal in meiner Behandlung. Die ersten drei Therapietermine waren im Abstand von vier Wochen und zum bisher letzten Termin sogar vier Monate. Der Patientin geht es besser und sie hat von einer Operation Abstand genommen.

Manueller Untersuchungsbefund:
Die Patientin hatte links ein 5 cm längeres Bein durch eine Hüftsubluxation. Das Kreuzbeinbeckengelenk war rechts stärker subluxiert als auf der linken Seite. Die untere Wirbelsäule bis zum 10. Brustwirbel zeigte eine Linksskoliose und die Wirbelsäule darüber, bis zum 7. Halswirbel, eine Rechtsskoliose. Die Halswirbelsäule war wieder nach links verkrümmt.

Fallbesprechung:
Frau S. ist also eine 85-jährige Patientin, die man von der Körpergröße her als ausgesprochen klein und zierlich bezeichnen könnte. Sie ist sehr schlank und hat im Bereich der Brustwirbelsäule eine verstärkte Kyphose. Sicherlich liegt bei der Patientin eine erhebliche Osteoporose vor.
Trotzdem braucht man einen solchen Patienten von einer Behandlung mit der SMT nicht auszuschließen. Wenn man nicht zu forsch und kräftig massiert und drückt, kann auch bei einem Patienten, der eine erhebliche Osteoporose hat, die SMT angewandt und dem Patienten geholfen werden. Denn jede nicht lebensnotwendige Operation, gerade in dem Alter von Frau S., stellt ein nicht in Kauf zu nehmendes erhebliches Risiko dar, das in keinem Verhältnis zu dem Risiko der Behandlung mit der SMT steht.
Natürlich sollte nur ein erfahrener Therapeut eine solche Behandlung mit ähnlicher Befundkonstellation übernehmen, da nicht auszuschließen ist, daß bei unsachgemäßer Behandlung dem betreffenden Patienten doch ein Schaden zugefügt wird. Außerdem ist eine Grundvoraussetzung, daß der Patient an der Wirbelsäule schmerzfrei ist, ansonsten, vielleicht gar grundsätzlich, sollte man zumindest auf einer Röntgenaufnahme bestehen, um so schon bestehende osteoporotische oder tumoröse Wirbelfrakturen auszuschließen.
Daß aber ein solches normales Röntgenbild manchmal nicht ausreichend sein kann, habe ich gerade in einem anderen Fall erlebt, bei dem die normale Röntgenaufnahme keinen krankhaften Befund zeigte, im CT aber zu sehen war, daß ein Lendenwirbel durch einen tumorösen Prozeß zur Hälfte aufgefressen war. Vermeiden Sie alle Risiken, die dazu fuhren könnten, daß man Ihnen nach der Therapie vorwerfen könnte, Sie hätten mit Ihrer Behandlung den Schaden verursacht.

Fall 5.
Krankengeschichte und Behandlungsverlauf:
Auch mit der Behauptung, Kreuz- und Ischiasschmerzen kämen durch eine im Säuglingsalter nicht erkannte und behandelte Hüftdysplasie, möchte ich aufräumen. Mit folgender Krankengeschichte möchte ich den Beweis dafür liefern. Im August 1998 kam eine 37-jährige Patientin, Frau K. K., wegen Rückenschmerzen zu mir in Behandlung. Die Patientin hatte schon über Jahre häufiger ganz ähnliche Schmerzen. Ihre Ärzte hatten ihr erklärt, daß die Beschwerden von einer alten Hüftdysplasie kämen (die Pfannendächer der Hüftgelenke sind seitlich nicht richtig ausgebildet und der Schenkelhals hat häufig eine zu steile Stellung). Auf Befragen gab die Patientin auch zu, daß sie schon häufiger Schmerzen im Genital-, Schambein- und Leistenbereich hatte. Die junge Frau kam drei Mal zur Behandlung und die Beschwerden waren weg.
Frau K. kam erst im Juli 1998 wieder zu mir. Sie hatte große Schmerzen im Kreuz, die in die linke Hüfte ausstrahlten. Die Beschwerden waren durch das Herausheben eines Kindes aus einem Autokindersitz plötzlich aufgetreten. Auch über immer wieder aufgetretene Schulterbeschwerden klagte die Patientin. Die Patientin erzählte mir, daß sie an einem Brustkrebs erkrankt war und im Nov. 1997 die linke Brust amputiert werden mußte. Die Patientin kam ab diesem Zeitpunkt etwa alle vier Wochen zur Behandlung, nicht nur um die Befunde im Kreuz- und im Schulterbereich zu kontrollieren und kleinere Befunde und Beschwerden behandeln zu lassen, sondern in erster Linie als Nachsorgemaßnahmen wegen ihres Brustkrebses.

Manueller Untersuchungsbefund:
Es fand sich eine Beinlängendifferenz durch ein links 2 cm längeres Bein. Beim manuellen Beinlängenausgleich bewegte sich der linke Hüftkopf schrittweise um 4 und der rechte um 2 cm in die Hüftgelenke zurück. Das Kreuzbeinbeckengelenk war sehr stark links blockiert. Die Wirbelsäule wies eine Linksskoliose auf.

Bei der Untersuchung und Behandlung nach der Brustkrebserkrankung habe ich natürlich genau auf die stärker blockierten Wirbel geachtet und mir die Befunde auch notiert. Im Rahmen der Linksskoliose waren der Blasen (L3)-, der Dickdarm (L1)-, und besonders stark der Lungen (B3)- und der Herzwirbel (B12) blockiert.

Fallbesprechung:
Ich möchte bei der Besprechung nicht so sehr auf des Problem des Brustkrebses eingehen, obwohl ich Ihnen sagen muß, daß für mich, wie zu erwarten, der Lungen (B3)- stark und, etwas weniger, der Dickdarmwirbel (L1) blockiert waren. Dieser Befund deckt sich mit meinen Beobachtungen, daß bei einer Brustkrebserkrankung die Wirbel des Funktionskreises Lunge (B3)/ Dickdarm (l1)/ Mund (H4) meist stark blockiert sind.
Der eigentliche Grund für diese Fallbeschreibung ist aber der, daß die behandelnden Ärzte der Patientin erklärten, daß ihre Beschwerden im Rücken mit der als Säugling nicht erkannten Hüftdysplasie zusammenhingen. Sie haben der Patientin sogar empfohlen, wenn sich die Beschwerden nicht bessern würden, sich an den Hüften operieren zu lassen. Daß diese Empfehlung nicht richtig ist, ersehen Sie aus dieser Fallbeschreibung. Ich möchte damit nicht behaupten, daß eine schwere Dysplasie der Hüften mit einem Abrutschen des Hüftkopfes in Richtung Beckenschaufeln nicht operiert werden müßte, sondern ich möchte feststellen, daß die Umstellung des bei einer Hüftdysplasie zu steilen Schenkelhalses nicht notwendig ist, da die Rücken- und Hüftbeschwerden der Patienten durch eine Kreuzbeinsubluxation entstehen und mit der Hüftdysplasie direkt nichts zu tun haben.

3.19. HYPERTONIE (HOHER BLUTDRUCK)

Der hohe Blutdruck ist eine der häufigsten Erkrankungen der Menschen. Die Hypertonie wird von den meisten Betroffenen nicht wahrgenommen, da der hohe Blutdruck zunächst meist keine Beschwerden macht. Wenn die Hypertonie Krankheitssymptome hervorruft, ist es schon zu spät, da es sich dabei solchen Erscheinungen durchweg um Folgeerkrankungen der Hypertonie handelt. Besonders die Gefäße (Herz) leiden unter dem hohen Blutdruck. Ein vorzeitiger Gefäßverschleiß mit einer Gefäßverkalkung ist die Folge, besonders dann, wenn zusätzlich Stoffwechselstörungen wie zu hohe Blutfette hinzukommen. Die eigentliche Ursache des hohen Blutdruckes ist, bis auf wenige Ausnahmen, unbekannt. Eine erbliche Anlage ist bei vielen Patienten sicher vorhanden.
Es gibt natürlich organische Erkrankungen, welche einen hohen Blutdruck hervorrufen können. Hier sind z. B. an Gefäßverengungen der Nierenarterien, an eine Schilddrüsenüberfunktion und andere Erkrankungen zu denken. Auch das Alter läßt den Blutdruck ansteigen, wobei man wissen muß, daß der untere Blutdruckwert nicht über 90 mm Hg. ansteigen sollte. Dadurch, daß die Gefäße des älteren Menschen an Elastizität verlieren, ist zur Aufrechterhaltung der Sauerstoffversorgung in den Geweben aber einfach ein höherer Druck notwendig.

Die Abkopplung der als gut klassifizierten Blutdruckwerte gerade der älteren Menschen von ihrem Lebensalter, wie die Schulmedizin das heute in der Regel propagiert, halte ich für einen großen Nachteil. Statistisch steigt die Lebenserwartung durch eine Blutdrucksenkung an, Herzkreislaufkomplikationen wie Gefäßverschlüsse und Infarkte nehmen ab. Das kann nicht wegdiskutiert werden. Das gilt, meiner Ansicht nach, besonders für jüngere Menschen.

Eines der größten Probleme älterer Menschen ist die Tatsache, daß die Lebensqualität leider oft nicht in dem gleichen Maß ansteigt, wie die durchschnittliche Lebenserwartung zunimmt. Und ich stelle die Frage, ob wir mit unserer Schulmedizin immer im Sinne der Patienten handeln, oder ob wir häufig Arbeitsbeschaffungsmaßnahmen betreiben?

Für jeden Menschen ist eine Lebensverlängerung nur dann wünschenswert und akzeptabel, solange seine Lebensqualität erhalten bleibt. Dazu gehört mindestens die Beherrschung des Selbst-Essenkönnens, des Trinkens, die Beherrschung der Ausscheidungen und die Selbstreinigung. Eine gewisse geistige Frische sollte auch gewährleistet sein.

Für die Blutdruckbehandlung der älteren Menschen gilt meiner Erfahrung nach, daß eine zu starke Absenkung des Blutdruckes auf Werte, wie sie auch für jüngere Menschen empfohlen werden, falsch ist. Natürlich verbessert sich die Lebenserwartung solcher Menschen, aber keine Studie (wissenschaftliche Untersuchung) hat meines Wissens bisher untersucht, mit welchen Nebenwirkungen diese Lebensverlängerung, in Form eines Verlustes der Lebensqualität, erkauft wird.

Vor einigen Wochen wurden mir von der Tochter einer älteren Dame folgende Zusammenhänge geschildert: Die alte Dame, sie war über 80 Jahre alt, hatte einen kleinen Unfall und kam in das Krankenhaus. Bisher war sie geistig fit und versorgte ihren kleinen Haushalt noch selbst. Der Unfall war nicht schlimm und die Folgen bald vergessen. Man stellte in der Klinik einen Blutdruck von 180/ 90 mmHg fest. Es wurde eine Hypertonie diagnostiziert und der Blutdruck mit Medikamenten auf 120/80 mmHg abgesenkt. Die Folge war, daß die Patientin dauernd schwindelig war, zunehmend teilnahmslos wurde und geistig abbaute. Die Tochter hat daraufhin eigenmächtig die Medikamente soweit reduziert, daß der Blutdruck 150/80 mmHg betrug. Der geistige Zustand der Patientin besserte sich nicht mehr. Ich habe der Tochter geraten, die Blutdruckmedikamente ganz abzusetzen. Ich hoffe, daß durch einen höheren Perfussionsdruck des Gehirns dessen Sauerstoffversorgung doch noch wieder verbessert und die Patientin wieder geistig reger wird. Ich befürchte nur, daß es zu spät ist.

Alter ist bekanntlich keine Krankheit, wie es viele jüngere Menschen in unserer Gesellschaft denken. Aber der Grat zwischen Gesundheit und Krankheit gerade im hohen Alter ist sehr schmal. Kommt eine alte Person

aus dem Gleichgewicht, treten oft Symptome und Veränderungen auf, welche nicht mehr rückgängig zu machen sind. Ein weiters Abgleiten in Krankheit und Verfall ist nicht selten. Muß man Menschen im Alter behandeln, wenn sie sich wohl fühlen? Nein und abermals nein. Dieser Patientin und ihrer Familie hat man mit der völlig überflüssigen Blutdruckbehandlung keinen Gefallen getan. Dadurch, daß die Patientin geistig und körperlich nach der Blutdrucksenkung abbaut, sind jetzt natürlich viele weitere medizinische Maßnahmen und Behandlungen notwendig, von dem familiären Problem durch die jetzt notwendige Pflege einmal abgesehen, die anderenfalls vermeidbar gewesen wären.
Das Risiko bekannter und möglicher Komplikationen einer Grunderkrankung berechtigt nicht in jedem Fall zu einer Therapiemaßnahme. Man muß solche Entscheidungen von Fall zu Fall treffen und darf auf keinen Fall pauschal handeln ohne den Patienten und seine Lenbensqualität im Auge zu behalten, einfach weil man es nach dem gängigen medizinischen Standard so macht.
Die Ursache des häufigsten, sogenannten essentiellen Hochdrucks, wobei essentiell für einen unbekannten Auslöser steht, ist noch nicht geklärt. Theorien gibt es eine ganze Reihe, sicherlich ist auch eine vererbbare Veranlagung (genetische Disposition) zu bedenken. Heute bin ich sicher, daß neben einer genetischen Disposition die eigentliche Ursache für das Auftreten und die Schwere einer Hypertonie an der Wirbelsäule zu suchen ist. Wie bei allen anderen Erkrankungen, so ist es auch hier. Je eher man zu Krankheitsbeginn mit der Therapie beginnt, um so eher ist eine Heilung möglich. Die erbliche Belastung ist kein unabwendbares Schicksal.
Hierzu fällt mir ein Fall ein, welchen ich in den letzten Tagen in meiner Praxis erlebt hatte. Eine Mutter war zur Wirbelsäulenbehandlung bei mir. Dabei ergab sich im Gespräch, daß die kleine Tochter seit einigen Wochen einen hohen Blutdruck hatte. Das Kind war immer gesund gewesen und hat bis dahin eine völlig normale Entwicklung durchgemacht. Einige Wochen zuvor erlitt das 9-jährige Mädchen einen kleinen Fahrradunfall, den es ohne sichtbaren Schaden überstand. Der akute Anlaß für die Diagnoseerstellung eines hohen Blutdrucks war ein zweiter Unfall in der Schule. Das Mädchen prallte beim Schulsport mit einem anderen Kind zusammen. Das Kind fiel dabei auf den Hinterkopf und zog sich eine leichte Gehirnerschütterung zu. Im Krankenhaus wurde der Hypertonus im Rahmen der Untersuchungen festgestellt. Alle schulmedizinischen Befunde waren unauffällig. Das Kind schien organisch gesund und man diagnostizierte einen sogenannten essentiellen Hochdruck. Es wurde Delix (ACE-Hemmer) 2,5 mg angesetzt.
Zur nächsten Behandlung brachten die Eltern ihre Tochter (B. K.) mit. Bei der manuellen Untersuchung fand sich eine Hüftsubluxation mit einer linksseitigen Beinverlängerung um 2 cm. Zusätzlich war das Kreuzbein-

beckengelenk (ISG) links subluxiert. An der Wirbelsäule war eine Linksskoliose festzustellen, welche beim 5. Lendenwirbel begann und sich bis zum 8. Brustwirbel erstreckte. Die Wirbelsäule war nicht gleichmäßig skoliotisch verkrümmt. Am stärksten waren die Nieren- (B10 und B11) und der Nebennierenwirbel (B9) betroffen. Die Massage der verschobenen Wirbel tat der kleinen Patientin nicht weh, außer am 9. Brustwirbel. An diesem Brustwirbel befindet sich dasjenige Rückenmarksegment, das mit den Nebennieren gekoppelt ist. Am Ende der Behandlung wurde ein Therapieblatt erstellt, worin Schlafhaltung und Bewegungsmuster vorgeschrieben wurden.
Die nächste Behandlung fand nach acht Tagen statt. Dabei waren Beinlänge und Kreuzbeinbeckengelenke in Ordnung. Die Linksskoliose der unteren und mittleren Wirbelsäule war noch zu tasten, aber die Schmerzhaftigkeit des 9. Brustwirbels war, trotz einer noch leichten Fehlstellung, verschwunden. Der Vater bemerkte etwas vorwurfsvoll, daß ich bei der ersten Behandlung nicht geraten habe, die Medikamente abzusetzen. Seit dem Tag der Behandlung hätten alle Blutdruckmessungen bei seiner Tochter völlig normale Werte erbracht. Er habe einfach eigenmächtig gehandelt und die Medikamente abgesetzt. Aus der mitgebrachten Dokumentation der zu Hause gemessenen Blutdruckwerte ging hervor, daß kein systolischer Wert über 120 und kein diastolischer über 80 mmHg aufgetreten war. Das Kind war geheilt. Der hohe Blutdruck war nach Auskunft der Mutter im Feb. 1999 noch immer gut.
Die Interpretation dieser Geschichte ist ganz einfach. Das Kind hat sich bei dem Fahrradunfall möglicherweise eine Kreuzbeinsubluxation zugezogen, wenn diese nicht schon vor dem Unfall in leichterer Form durch die Beinlängendifferenz bestanden hat. Der Kreuzbeinfehlstand bewirkt eine Instabilität der ganzen Wirbelsäule. Bei dem ersten oder zweiten Unfall mag auch die endgültige Blockierung des Nebennierenwirbels (B9) erfolgt sein.
Aus meiner Erfahrung heraus kann ich sagen, daß es ein verläßliches Zeichen für die Schwere eines Schadens an einem Organ ist, wenn bei der Behandlung eines solchen Wirbels dieser als extrem schmerzhaft imponiert. Das bedeutet, je schmerzhafter und damit entzündeter ein Wirbel ist, um so größer ist auch die Entzündung und der Schaden im gekoppelten Organ. Dabei muß der entsprechende Wirbel gar nicht so stark verschoben oder blockiert sein.
Es besteht zwischen Wirbel und Organ keine Einbahnstraße, indem man annimmt, daß ein Wirbel nur ein Organ schädigen kann. Im Gegenteil, ein stark entzündeter Wirbel ist das Äquivalent eines stark entzündeten Organs. So war auch bei diesem Kind der schmerzhaft entzündete Nebennierenwirbel ein Ausdruck der starken Organentzündung, welche dann den hohen Blut-

druck ausgelöst hat. Warum der mäßig blockierte Wirbel solch eine starke Irritation am Organ auslöste, kann ich nicht sagen. Nach der Deblockierung konnte die Organentzündung abheilen und der hohe Blutdruck verschwand schlagartig. Dieses war aber nur dadurch möglich, daß der Krankheitsverlauf zu Beginn erfaßt wurde und eine heilende Therapie sofort stattgefunden hat. Die Sachlage sähe nach einem jahre- oder jahrzehntelangen Krankheitsverlauf sicher nicht mehr so günstig aus.

Die Chinesische Medizin kennt keinen besonderen Meridian für die Nebenniere. Ich betrachte die Nebennieren als Anhangsgebilde der Nieren und somit sind sie dem Funktionskreis Blase (L3)/ Nieren (B10 und B11)/ Ohren (H3) zugeordnet. So kann man sagen, daß die wichtigsten Wirbel für das Auftreten einer Hypertonie der Nebennierenwirbel (B9) und die Nieren (B10 uns B11)waren.

Ein wesentlicher Faktor für den Anstieg des Blutdrucks ist eine Engstellung der Arterien. Die Gefäße und das Blut sind an den Funktionskreis Herz gekoppelt. Die Wirbel, welche zum Herzen gehören, sind Herz (B2)/ Dünndarm (B12)/ Zunge (H2).

Der Einfluß der Funktionskreise Herz/Dünndarm/Zunge und Blase/ Nieren/Ohren auf den hohen Blutdruck wird auch in schulmedizinischen Zusammenhängen deutlich. An der Engstellung der Arterien bei der Hypertonie sind die verschiedensten Hormone und Spurenelemente beteiligt. Ein dabei ganz wesentliches Hormon ist das Angiotensin, das in den Nieren gebildet wird (Renin-Angiotensin-Mechanismus).

Der 2. Hals-, der Zungen-, der als Körperöffnungswirbel zum Funktionskreis Herz/Dünndarm/Zunge gilt, ist gleichzeitig der Augenwirbel (H2). Die Augen sind die Körperöffnung zum Funktionskreis Gallenblase, mit dem Gallen (B4)/ Leber (B5)/ Augen (H2). Da Erregungen, sei sie durch Freude (Herz) oder durch Zorn (Galle), auch einen wesentlichen Einfluß auf unseren Blutdruck haben, muß man diese Wirbel bei der Blutdruckbehandlung ebenfalls berücksichtigen. Hier ist der Zusammenhang zwischen Ärger und Blutdruckanstieg zu sehen. Auch Streß als Ausdruck der Freudlosigkeit erhöht den Blutdruck. Der Streß schädigt besonders die Organe des Funktionskreises Herz/ Dünndarm/Zunge.

Damit aber nicht genug. Jeder weiß, daß man durch Atemübungen, eine Art des autogenen Trainings, den Blutdruck senken kann. Also darf der Lungen- (B3) und seine Funktionskreiswirbel, Dickdarmwirbel (L1) und Nase (H4), bei der Behandlung der Hypertonie nicht vergessen werden. Es gibt auch einen chinesischen Zusammenhang zwischen Lunge und Niere. Die Lunge nimmt das reine Qi von der Außenwelt auf und verteilt es im Körper. Das überschüssige oder unreine Qi wird zu den Nieren abgeleitet und über die Blase ausgeschieden. Also ist die Lunge funktionell direkt mit dem Organ verbunden, welches in der Hypertonieentstehung eine große Rolle spielt, nämlich den Nieren und

den Nebennieren. Der Funktionskreis Lunge besteht aus dem Lungen (B3)-/ Dickdarm (L1)-/ Nasenwirbel (H4).
Der Nasenwirbel ist gleichzeitig der Mundwirbel. Der Mund ist die Körperöffnung zu Magen (B6)/ Milz-Pankreas (B8 und B7)/ Mund (H4). Auch wenn diese beiden Meridiane und deren Wirbel für die Hypertoniebehandlung nur eine untergeordnete Bedeutung haben mögen, darf man sie dennoch nicht vergessen. Jedem ist bekannt, daß Verdauung und Ausscheidung auf das Engste miteinander verzahnt sind.
Somit wird auch in diesem Kapitel deutlich, daß die SMT den ganzen Menschen berücksichtigen muß. Das bedeutet, daß der ganze Patient jedesmal von unten bis oben untersucht und behandelt werden muß, wenn die Aussichten auf einen Erfolg gegeben sein sollen. Dazu gehört natürlich auch, daß Sie alle Gelenke auf Subluxationen untersuchen und diese beseitigen müssen, welche im Verlauf der gerade erwähnten Meridiane zu finden sind. Über die einzelnen Gelenke informieren Sie sich in dem Kapitel 2.1.6 .

Fall 1.
Diese Fallbeschreibung steht stellvertretend für eine häufig zu machende Erscheinung. Viele Patienten kommen wegen eines gesundheitlichen Problems in Behandlung. Bei der Erhebung der Krankengeschichte wird häufig, aber eher nebenbei bemerkt, daß der Betreffende an einem hohen Blutdruck leide. Im Laufe der weiteren Behandlungen wird dann gelegentlich fragend geäußert, ob es möglich sein könnte, daß auf Grund der Behandlung sich auch der Blutdruck bessern könne, oder ob man sich das einbilde. So war das auch im folgenden Fall. Anfang Jan. 1999 kam ein 59-jähriger Patient, Herr D. C., wegen seiner Ohrgeräusche in meine Behandlung. Auch er berichtete, daß er seit Jahren an einem erhöhten Blutdruck leide. Die Ohrgeräusche hatte er seit zwei Jahren, zuerst auf dem linken, dann auch auf dem rechten Ohr. Das Geräusch, ein hohes Grillen, ist besonders am Morgen nach dem Aufstehen am schlimmsten. Am Tage ist es leichter.
Vor drei Jahren litt der Patient an einer Gürtelrose an der Halswirbelsäule. Zurückgeblieben war ein leichtes Kribbeln, das vom Nacken hinten aufsteige und sich über den ganzen Kopf ausbreite. Ungefähr zu dieser Zeit sei auch der hohe Blutdruck festgestellt worden. Vor Jahren hatte er schon mit den Bandscheiben Probleme, die aber augenblicklich keine Beschwerden machten.

Manueller Untersuchungsbefund:
Es bestand eine Beinlängendifferenz durch ein links um 2,5 cm längeres Bein. Beim Beinlängenausgleich ließ sich schrittweise der linke Hüftkopf um 5 und der rechte um 2,5 cm in die Hüftgelenke zurückbewegen. Das Kreuzbeinbeckengelenk war links stärker als rechts subluxiert. Die Wirbelsäule war in ihrer Gesamtheit linksskoliotisch verkrümmt, wobei Blasen (L3)- und Nierenwirbel (B10 und B11) am stärksten betroffen waren. Bei der zweiten Behandlung waren neben den Wirbeln des Funktionskreises Blase/Niere/Ohren noch zusätzlich der Herz (B2)- und der Lungenwirbel (B3) stark blockiert.

Fallbesprechung:
Kreuzbeinschaden und Blockierung der Wirbel des Funktionskreises Blase (L3)/ Nieren (B10 und B11)/ Ohren (H3) sind eine typische Konstellation für das Auftreten von hohen grillenden Ohr-

geräuschen. Nach der ersten Behandlung war das Ohrgeräusch für einen Tag verschwunden, kam dann aber wieder. Der Eindruck, daß der Blutdruck besser wurde, ist auch mit der SMT erklärbar. Die Nieren (B10 und B11)- und der Nebennierenwirbel (B9) liegen nicht nur in unserem Körper in enger Nachbarschaft, sondern auch an der Wirbelsäule. Alle drei Wirbel, die beiden Nieren- aber auch der Nebennierenwirbel haben einen großen Einfluß auf den Blutdruck. Hinzu kommt noch die stärkere Blockierung des Herzwirbels. Das Herz gehört zum Funktionskreis Herz (B2)/ Dünndarm (B12)/ Zunge (H2). Dieser Funktionskreis ist an das Gefäß- und Nervengewebe gekoppelt und hat damit einen wesentlichen Einfluß auf den Zustand dieser Gewebsarten. Der Blutdruck wird auch durch den Zustand der Blutgefäße (Engstellung = hoher Blutdruck) bestimmt und durch Hormone aus dem Nieren- und Nebennierenbereich reguliert. Da all diese Wirbel durch die Skoliose mehr oder weniger stark betroffen waren, machte sich deren Korrektur durch die manuelle Behandlung in einer Senkung des Blutdruckes bemerkbar.

3.20. ISCHIALGIE, WIRBELGLEITEN (SPONDYLOLISTHESIS) UND SPINALKANALVERENGUNG (STENOSE)

Jeder weiß oder glaubt heute zu wissen, woher die Ischiasbeschwerden kommen. Ich bin sicher, wenn man 100 Personen dazu befragen würde, einschließlich der Ärzte, würden ein Großteil antworten, natürlich von den Bandscheiben, sprich durch einen Bandscheibenvorfall. Und das ist in den meisten Fällen nicht richtig. Ich möchte hier keinen 100%-igen Anspruch erheben, aber ich würde sagen, daß in 95% der Ischiaserkrankungen die angeschuldigten Bandscheibenvorfälle, aber auch das Wirbelgleiten (Spondylolisthesis) und die Spinalkanalstenose, nicht für die Ischiasbeschwerden verantwortlich sind.

Die schulmedizinische Erklärung für das Auftreten eines Bandscheibenvorfalls erscheint ganz einfach und logisch. Die Erklärung baut auf der Tatsache auf, daß wir uns bei der Diagnose und der Interpretation der Zusammenhänge auf Befunde stützen, die leicht mittels technischer Apparate zu erheben sind. Diese apparativen Untersuchungen sind Röntgenbild, Computertomographie und Kernspinuntersuchungen.

Die schulmedizinische Erklärung sieht so aus: Die Bandscheiben haben die Form eines Eishockeypucks und bestehen aus einem Faserring, der einen inneren Gallertkern umgibt. Sie sind Pufferkissen, die zwischen die Wirbelkörper eingeschoben sind. Damit fangen die Bandscheiben Erschütterungen der Wirbelsäule ab, so daß diese nicht direkt auf den Knochen der Wirbelkörper treffen und ihn zerstören. Nun kann es sein, daß dieser Faserring durch allzu große Belastung einreißt. Dabei wird der unter hohem Druck stehende Gallertkern teilweise nach außen in den Rückenmarkskanal gedrückt. Dort soll er die Spinalnerven einengen und quetschen. Dieser Vorgang soll die typischen Ischiasschmerzen auslösen.

Ähnliches wird vom Wirbelgleiten behauptet. Beim Wirbelgleiten rutscht ein Wirbel über einen anderen Wirbel nach vorne ab. Dadurch entsteht im Rückenmarkskanal eine Stufe, die genau dem Ausmaß des Wirbelgleitens

entspricht. Nun wird behauptet, daß die in den Rückenmarkskanal hineinragende Kante des vorgeschobenen Wirbels die Spinalnerven einklemmt und reizt. So sollen, nach Ansicht der Schulmedizin, die Ischiasschmerzen bei der Spondylolisthesis entstehen. Ich möchte nicht in Abrede stellen, daß es ganz selten einmal einen Fall geben mag, bei dem das Wirbelgleiten ein solches Ausmaß angenommen hat, daß die Spinalnerven wirklich eingeklemmt werden. Für den Großteil der Fälle des Wirbelgleitens ist die Darstellung der Zusammenhänge aber ebenso wenig richtig, wie die Behauptung, daß eine Verengung des Rückenmarkkanals, durch entzündete und geschwollene Bänder oder durch eine knöcherne Verengung, Ischiasbeschwerden hervorrufen könne.
Diese Erklärung der Zusammenhänge ist zwar äußerst logisch und scheinbar durch die technischen Untersuchungen auch zu beweisen. Und trotzdem muß ich sagen, daß diese Erklärungen der Ischiaserkrankungen so nicht richtig sind.

Die Ursache der Ischiaserkrankung sind in über 95% der Fälle nicht der angeschuldigte Bandscheibenvorfall, die Spondylolisthesis oder die Spinalkanalstenose. Diese anatomischen Veränderungen sind nicht die auslösende Ursache der Beschwerden, sondern lediglich ein Krankheitssymptom (Krankheitserscheinung) einer Kreuzbeinsubluxation, mit einer eventuell zusätzlichen Blockierung oder Skoliose der unteren Wirbelsäule.

Diese Behauptung ist eigentlich nur dann verständlich, wenn man die Wirbelsäule und die Beine mit der SMT untersucht. Bei der manuellen Untersuchung von Ischiaspatienten fällt bei der Beinlängenprüfung in über 98% der Fälle eine Beinlängendifferenz auf. Die Ursache der Beinverlängerung ist eine Subluxation eines oder mehrerer Beingelenke, in unterschiedlich starker Ausprägung. Am häufigsten sind natürlich die Hüftgelenke durch eine Subluxation betroffen, aber auch Knie- und Sprunggelenk können an einer Beinverlängerung beteiligt sein.
Die Folge dieser Beinverlängerung ist ein Beckenschiefstand. Der Beckenschiefstand hat eine Instabilität in den Kreuzbeinbeckengelenken (Ilio-Sakral-Gelenk = ISG) zur Folge. Diese Instabilität kommt bei einem Beckenschiefstand durch starke Scherkräfte im Gelenk zustande.
Bei schon leichten Drehbewegungen springen diese Gelenke heraus, sie subluxieren, wie ich es nenne. Dabei kippt der Kreuzbeinknochen, der sich als eine Platte hinten zwischen den Beckenschaufeln darstellt, oben nach vorne zum Bauch hin (ventral), der untere Teil kippt nach hinten oben zum Rücken hin (dorsal).

Danach ist die Spannung in den Kreuzbeinbeckengelenken abgebaut, dafür hat dieser Vorgang für die betreffende Person aber schwerwiegende und weitreichende Folgen. Durch die Kreuzbeinsubluxation, bei welcher der untere Anteil des Kreuzbeins nach dorsal hinten oben verkippt, werden zwei Muskeln tief im Gesäß stark überdehnt. Diese beiden Muskeln, es handelt sich dabei um den Muskel Piriformis und den Muskel Obturatorius, ziehen vom mittleren und unteren Anteil des Kreuzbeins in der Tiefe durch das Gesäß zum seitlichen Hüftkopf, dem Trochanter major (ich nenne diesen Punkt nicht großen Rollhügel, sondern des besseren Verständnisses wegen seitlichen Hüftkopf), der am seitlichen Oberschenkel gelegen ist, dort, wo man den Abgang des Schenkelhalses findet.
Auf seinem Weg vom kleinen Becken zum Oberschenkel muß der Ischiasnerv dabei durch eine Lücke ziehen, die von diesen beiden Muskeln gebildet wird. Wenn nun das Kreuzbein subluxiert, werden diese beiden Muskeln Piriformis und Obturatorius gedehnt. Jeder Muskel, der gedehnt oder gar überdehnt wird, versucht, diese Überdehnung wieder aktiv auszugleichen, d. h. er versucht, sich wieder zusammenzuziehen. Wird die verantwortliche Fehlstellung nicht aufgehoben, ist die ständig überdehnte Muskulatur in einem dauernden Spannungszustand. Aus der Spannung wird im Laufe der Zeit nicht nur eine Verspannung, sondern eine Kontraktion, d. h. die Verspannung wird extrem hart und schmerzhaft. Diese verspannte Muskulatur klemmt den Ischiasnerv ein und löst die Ischassymptomatik mit all ihren Erscheinungsformen aus.
Blockierungen und Skoliosen der Lendenwirbelsäule können ebenso eine Ischialgie auslösen. In diesen Fällen geschieht die Spinalnerveneinklemmung nicht durch die tiefen Gesäßmuskulatur, sondern an den Austrittspunkten der Spinalnerven an der Wirbelsäule (Foramen intervertebralia). Solche Schäden an der Wirbelsäule begünstigen sebstverständlich das Auftreten von Bandscheibenvorfällen. Die Tonusänderung und die ungleiche Belastung der Bandscheiben bei einer Skoliose oder Blockierung der Lendenwirbelsäule wirken synergistisch und begünstigen bei einer zusätzlichen Belastung das Einreißen der Faserringe und das Auftreten eines Bandscheibenvorfalls. Dennoch:

Die Ischiasschmerzen entstehen nicht durch einen Bandscheibenvorfall, sondern durch eine Nerveneinklemmung der tiefen Gesäßmuskulatur bei einer Kreuzbeinsubluxation oder durch eine Blockierung im Bereich der Lendenwirbelsäule.

Durch diese Zusammenhänge sind über 95% der Ischialgien erklärt. Nun möchte ich nicht behaupten, daß es keine Bandscheibenvorfälle gäbe, die so stark sind, daß sie den ganzen Spinalkanal verlegen könnten, aber diese Fälle

sind sicher extrem selten. Ich habe bisher aber noch keinen erlebt, dabei behandle ich solche Patienten seit Jahren täglich.
Das beste Beispiel ist die Krankengeschichte meiner Frau, die vor einigen Jahren eine Ischialgie bekam. Sie hatte schon lange davor eine langsam stärker und größer werdende Gefühlsstörung an ihrem rechten Oberschenkel. Der Ischiasschmerz wurde unerträglich und die Behandlung mit der SMT erbrachte zunächst keine Besserung. Eine Computertomographie zeigte bei L4/L5 einen großen, doppelseitigen und schon verkalkten Bandscheibenvorfall. Der Operationstermin stand schon fest, als plötzlich eine Besserung eintrat. Jetzt kam auch meine manuelle Behandlung zum Greifen. Die Schmerzen verschwanden völlig.
Zwei Tatsachen sind bei dieser Fallbeschreibung sicher auffällig: Erstens handelt es sich um einen großen beidseitigen und obendrein noch verkalkten Bandscheibenvorfall. Es fehlt die Erklärung, warum er so plötzlich Beschwerden machte und vorher nicht, da er sicher schon über Jahre bestand. Eine Verkalkung eines Organs entsteht nicht über Nacht, sondern ist ein längerer, langsam fortschreitender Prozeß. Zweitens, da der Bandscheibenvorfall verkalkt ist, kann er nicht verschwinden. Die Beschwerden meiner Frau sind aber doch besser geworden und dann völlig verschwunden. So kann der Bandscheibenvorfall nicht die Ursache der Beschwerden sein. Wie kam es nun zu diesen schwersten Ischiasbeschwerden?
Die Erklärung wurde erst ein Jahr später deutlich, als im Sommer des darauffolgenden Jahres abermals Ischiasbeschwerden auftraten, die anfangs wieder kaum mit der SMT zu beeinflussen waren. Die Ursache waren zwei über Nacht offene Fenster in ihrem Schlafzimmer. Diese Fenster sind so angeordnet, daß der kühle Luftstrom der Nachtluft über das Bett hinweg zog. Da viele Menschen, besonders wenn es sehr warm ist, sich gerne aufdecken, um im Bett nicht zu schwitzen, so auch meine Frau, kühlte der Luftzug den Rücken so aus, daß eine schwere Ischialgie entstand, die erst dann mit der SMT zu bessern war, als es in der Nacht kühler wurde und nur noch ein Fenster geöffnet blieb.
Sie könnten jetzt einwenden, daß es sich hier um einen Einzelfall handelt, und daß diese Krankengeschichte gar nichts beweist. Bei der Fallbeschreibung einer Patientin mit Spondylolisthesis habe ich genau das gleiche erlebt (siehe Fallbeschreibung im Kapitel 3.20.2.2.) Aller guten Dinge sind drei und so kann ich aus der neuesten Zeit von einem Patienten erzählen, der im Januar 1998 wegen Hüft- und Rückenbeschwerden zu mir in Behandlung kam. Die Beschwerden besserten sich sehr gut bis Mitte Mai. Der bis dahin zufriedene Patient klagte plötzlich über wieder stärker werdende Schmerzen im Rücken und an der Hüfte. Bei der manuellen Untersuchung der Wirbelsäule hatte sich der Befund aber nicht verschlechtert. Im Laufe der nächsten Wochen nahmen die Beschwerden immer stärker zu. Der Patient war zunehmend verstört und verärgert, im Glauben, man habe durch die manuelle Behandlung etwas bei ihm ver-

dorben. In einem Gespräch, bei dem nach der Ursache für die neuerliche Beschwerde geforscht wurde, stellte sich heraus, daß der Patient direkt an einem immer über Nacht geöffneten Fenster schläft. Ich habe ihm daraufhin empfohlen, das Fenster zu schließen und ein anderes zu öffnen, damit kein Zug auf den Rücken des Patienten kommt. Ich bin überzeugt, daß die Rückenbeschwerden langsam wieder besser werden. Leider ist der Patient nicht mehr wiedergekommen, da er wahrscheinlich glaubte, ich habe ihn falsch behandelt, obwohl seine Beschwerden am Anfang der Behandlung doch deutlich besser wurden.

Es gibt viele Untersuchungen, welche die Tatsache untermauern, daß der Bandscheibenvorfall nicht für die Beschwerden der Patienten verantwortlich sein kann. Eine Studie liegt mir als Auszug aus einer amerikanischen Fachzeitschrift vor, die solche Zusammenhänge belegen sollen. Diese Arbeit wurde in der renommierten Zeitschrift „New England Journal" 1994 veröffentlicht (Heft Nr. 331 Seite 69-73). Angefertigt wurde diese Arbeit von dem Arzt M. C. Jensen und seinen Mitarbeitern in Kalifornien am Hoag Memorial Hospital in Newport Beach. In dieser Veröffentlichung kann man nachlesen, daß Jensen 1998 gesunde und beschwerdefreie Personen mittels Computertomographie untersucht hat. Nur bei einem Drittel der untersuchten Personen waren alle Bandscheiben unauffällig. Bei den restlichen zwei Dritteln der Personen fand sich zumindest eine Bandscheibenvorwölbung (Protusion) unterschiedlichsten Ausmaßes. Ein Patient hatte sogar einen Sequester (dabei schnürt sich der Bandscheibenvorfall an seiner Basis ab und liegt dann isoliert im Spinalkanal). Bei 38% der Patienten mit Bandscheibenveränderung war mehr als eine Bandscheibe betroffen. Allein diese Fakten belegen doch, und es handelte sich um willkürlich ausgewählte beschwerdefreie Personen, daß nicht jeder Bandscheibenvorfall auch Beschwerden macht. Sogar ein so starker Befund wie ein Sequester machte keine Beschwerden. Ich gehe heute soweit, daß ich behaupte, daß über 95% der Bandscheibenvorfälle nicht für die Beschwerden der Patienten verantwortlich sind.

Zur Erklärung dafür möchte ich zwei Punkte anführen:

Bei dem ersten Punkt handelt es sich um einen ganz einfachen Versuch. Nehmen Sie bitte ein Bündel Stricke in die Hände und spannen Sie diesen, indem sie mit den Händen unten und oben ziehen. Jetzt versucht eine andere Person mit ein oder auch mit mehreren Fingern gleichzeitig, einen dieser Stricke zu treffen. Sie werden feststellen, daß das nahezu unmöglich ist, weil die Stricke trotz maximaler Spannung dem drückenden Finger zur Seite hin ausweichen. Ebenso verhält es sich bei einem Bandscheibenvorfall.

Da das Rückenmark in der Höhe des ersten Lendenwirbels endet, finden sich im Bereich der Lendenwirbelsäule lediglich Spinalnervenfasern, welche, von ihrem Segment ausgehend, im Rückenmarkskanal nach unten zu ihrer seitlichen Spinalkanalöffnung (Foramen intervertebrale) ziehen, um hier den

Rückenmarkskanal zu verlassen. Diese Nervenfasern verhalten sich bei einem Bandscheibenvorfall ebenso, wie das Bündel Stricke auf den Fingerdruck, sie weichen aus. Gelegenheit dazu haben sie allemal, da der Rückenmarkskanal weiter als das Spinalnervenfaserbündel ist. Die Spinalnervenfasern im Rückenmarkskanal sind von Liquor (Gehirnwasser) umgeben.
Der zweite Punkt ist eigentlich nur ein Beweis dessen, was ich gerade geschildert habe. Man sieht auf den CT- oder den Kernspinbildern sehr häufig einen Bandscheibenvorfall, der scheinbar auf die Spinalnerven drückt. Die Spinalnerven stellen sich in ihrer Gesamtheit als rundliche Struktur dar. Man sieht aber fast regelmäßig, daß um die scheinbar eingeklemmten Spinalnerven herum noch Rückenmarksflüssigkeit (Liquor) zu sehen ist.
Solange trotz eines Bandscheibenvorfalls noch Liquor zwischen Rückenmark und knöcherner Wand des Rückenmarkskanals zusehen ist, ist eine stärkere Reizung oder gar Einklemmung der Spinalnerven ausgeschlossen. Der Bandscheibenvorfall müßte die Spinalnerven bei einer echten Einklemmung so stark verschieben, daß sie an die Wände des Rückenmarkskanals gedrückt würden, damit würde die Rückenmarksflüssigkeit weggedrückt und nicht mehr auszumachen sein. Solange noch freie, mit Liquor ausgefüllte Räume im Spinalkanal auszumachen sind, liegt keine relevante Einklemmung der Spinalnerven vor.
Aber auch wenn auf dem Bild kein Liquor mehr zu sehen und der ganze Spinalkanal verlegt ist, sagt das noch nichts über die Stärke der Kompression des Spinalnervenbündels aus. Auch bei einem sehr großen Bandscheibenvorfall, der die Spinalnerven so stark abdrängt, daß der ganze Spinalkanal ausgefüllt ist, kann damit nichts über das Ausmaß der Nervenkompression ausgesagt werden.
Wenn die Nerven so stark komprimiert werden, daß es zu einer wirklichen Quetschung an der vorderen oder seitlichen Wand des Spinalkanals kommt, kann man eine Ischiasreizung natürlich nicht abstreiten. Bei solchen Fällen handelt es sich aber um eine Rarität. Diese müssen natürlich operiert werden. Jedoch auch nach einer Operation entbindet dieses Vorgehen einen nicht, nach einer Kreuzbeinsubluxation zu suchen. Wenn eine Subluxation des Kreuzbeins vorliegt, muß diese behandelt werden. Geschieht dies nicht, so können sich im Laufe der Zeit neue Beschwerden entwickeln, welche die gleichen oder ähnliche Probleme machen.
Ich behaupte heute sogar, indem ich noch einen Schritt weiter gehe:

Ein Bandscheibenvorfall, ebenso wie die Spondylolisthesis und die Spinalkanalstenose, ist eine Folge einer Kreuzbeinsubluxation.

Die Begründung ist folgende: Wenn ein Nerv eingeklemmt wird, so wird er dabei derart geschädigt, daß seine Funktion gestört wird. Diese Störung kann sich

als Schmerzen im Versorgungsgebiet des Nervs bemerkbar machen, aber es können auch Gefühlsstörungen auftreten, sogar Lähmungen sind nicht selten. Die Patienten klagen über Schwächegefühle im erkrankten Bein, die sich besonders deutlich beim Treppensteigen oder Herabgehen bemerkbar machen. Auch das Phänomen, daß beim Gehen ein Bein plötzlich kurzzeitig kraftlos wird und wegsackt, ist ein typisches Ischiassymptom, das mit einer kurzzeitigen Lähmung gleichgesetzt werden kann. Diese Beschwerden sind im allgemeinen bei einer Ischiaserkrankung bekannt. Die Nervenstörung breitet sich aber nicht nur im Dermatom, Myotom und Sklerotom zur Peripherie hin aus, sondern sie setzt sich auch nach oben in die Wirbelsäule fort. Schmerzen bereitet dieser Vorgang zunächst nicht.
Für die Strukturen der Wirbelsäule, besonders aber für die stabilisierenden Faktoren, wie Bänder, Sehnen und Muskeln, bedeutet das, daß sie ihre Funktion nicht mehr richtig wahrnehmen können. Die Folge ist ein Stabilitätsverlust der Wirbelsäule. Ein solcher Stabilitätsverlust kann so aussehen, daß die Wirbelsäule und ihre umgebenden Strukturen entweder zu locker, oder aber genau das Gegenteil, zu hart werden.
Beide Zustände können dazu führen, daß bei einer stärkeren Belastung die Wirbelsäule nicht mehr reagieren kann und es so zu Schäden an der Wirbelsäule, besonders an den Bandscheiben, kommt. Bei einer zu geringen Gewebsfestigkeit können bei starker Belastung Druck und Scherkräfte auf den Faserring der Bandscheiben so stark werden, daß dieser einreißt. Der Bandscheibenvorfall tritt ein. Auch zu harte Gewebestrukturen können einen Einriß des Faserringes der Bandscheiben begünstigen, in der Form, daß, bei stärkeren Belastungen der Wirbelsäule diese nicht mehr elastisch genug ist, um die schädigende Krafteinwirkung zumindest teilweise abzupuffern. Der Faserring reißt ein, es entsteht ebenfalls ein Bandscheibenvorfall.
Jeder von ihnen kennt die Beschwerden, die sich als Ischiasbeschwerden darstellen und von denen behauptet wird, sie seien die Folge eines Bandscheibenvorfalls. Ich werde in diesem großen Kapitel alle Erkrankungen abhandeln, die mit einer Einklemmung der Ischiasnerven zusammenhängen. Das sind deutlich mehr als landläufig bekannt. Sie werden sich wundern, wie viele Beschwerden und Leiden das sind. Ich behaupte, 90 bis 95% aller Beschwerden unterhalb der Gürtellinie haben etwas mit einer Ischiaseinklemmung zu tun, auch wenn diese Zusammenhänge nicht auf den ersten Blick zu erkennen sind.
Um das zu verstehen, müssen wir die Ausbreitungs- und Versorgungsgebiete der Ischiasnerven betrachten. Diese entsprechen im wesentlichen der Ausbreitung der Dermatome (Hautareal, das von einem Spinalnerv versorgt wird). So haben auch fast alle Erkrankungen, welche in den Ausbreitungsgebieten der verschiedenen Nerven zu finden sind, eine Störung im entsprechenden Spinal-

nerv als Ursache. Diese Störung entsteht bei den Erkrankungen unterhalb unserer Gürtellinie durch eine Kreuzbeinsubluxation und der anschließenden Kontraktur der tiefen Gesäßmuskulatur.
Wenn man verschiedene Erkrankungen aufzählen möchte - alle zu erwähnen ist sicher nicht möglich - fängt man der Einfachheit und Übersichtlichkeit halber am ersten Lendenwirbel an. Die typischen Ischiasnerven sind bekannterweise die Spinalnerven, welche ihr Versorgungsgebiet am Bein haben.
Trotzdem ist der Spinalnerv des 1. Lendenwirbels (B12/L1) interessant, weil er Schmerzen in der Leiste, oberhalb des Leistenbandes, auslösen kann. Der Leistenbruch hat seine Ursache in einer durch die Nerveneinklemmung des 1. Spinalnervs entstandenen Bindegewebsschwäche der Leiste. Verliert das Leistengewebe an Elastizität oder Festigkeit, kann es bei Belastung einreißen und ein Leistenbruch entsteht. Wurde der Bruch operativ saniert, kann sehr leicht ein Rezidiv (Wiederauftreten) auftreten, solange der Schaden an der Wirbelsäule nicht behoben ist.
Der Spinalnerv des 2. Lendenwirbels (L1/L2) zieht über den Beckenkamm bis in den Oberschenkel oben und vorne, unterhalb des Leistenbandes. Nicht selten klagen Patienten über brennende Schmerzen oder Gefühlsstörungen im Oberschenkel. Diese können durch eine Irritation des 2. Spinalnervs entstehen.
Aber auch eine Reizung des 3. Spinalnervs (L2/L3), er heißt bei uns auch Knienerv) macht oft im vorderen Teil des Oberschenkels Beschwerden. Der Verlauf dieses Nervs erstreckt sich über den seitlichen Hüftkopf (Trochanter major), über den Oberschenkel bis auf den Innenmeniskus des Knies. Ändert sich der Tonus der Bänder und Sehnen im Bereich des Innenmeniskus, kommt es bei Belastung des Knies sehr leicht zu einem Meniskuseinriß, der sicher nicht so leicht entstünde, wäre der 3. Spinalnerv der Lendenwirbelsäule nicht eingeklemmt.
Der Spinalnerv des 4. Lendenwirbels (L3/L4) breitet sich seitlich vom äußeren Knie (Außenmeniskus!) über das äußere Sprunggelenk (Ulcus cruris = offene Beine) bis zum Großzehengrundgelenk (Gichtanfall!) aus.
Das Dermatom des 5. Spinalnervs (L4/L5) erstreckt sich von der seitlichen Wade bis zum Großzehennagel und auf der Fußsohle bis zum Großzehengrundgelenk.
Der 1. sakrale (Os sacrum = Kreuzbein) Spinalnerv (L5/S1) hat den Verlauf eines Generalstreifens. Der 1. Sakralnerv erreicht den seitlichen Fußrand und vor allem Fußsohle (brennende Fußsohlen) und Ferse (Schmerzen in der Ferse, als Fersensporn und am Achillessehnenansatz, als Achillessehnenabriß).
Mit dieser Auflistung sind die schulmedizinisch bekannten und akzeptierten Ausbreitungsbereiche der sogenannten Ischiasnerven abgehandelt. Aber Ischias ist, wie schon angedeutet, noch viel, viel mehr. In der Schulmedizin wird

nicht beachtet, daß auch das Kreuzbein, welches aus den fünf verschmolzenen Sakralwirbeln besteht, ebenfalls seine Spinalnerven hat. Diese werden mit dem Buchstaben S (sakral) bezeichnet.
Der Ausbreitungsbereich des 2. sakralen Spinalnervs (S2) erstreckt sich vom Gesäß über den Oberschenkel herabziehend auf die mediale (medial = zur Körpermitte gerichtet) Kniekehle und weiter auf den Unterschenkel im Wadenbereich (Wadenkrämpfe), ebenfalls medial. Ziehende Schmerzen in den Beinen, die mehr hinten am Bein, bis in die Wade und die Kniekehle ziehen und gerne bei längerem Stehen auftreten, haben in der Einklemmung des 2. sakralen Spinalnervs ihre Ursache.
Der 3. Spinalnerv (S3) und sein Dermatom ist am Oberschenkel zu suchen und zwar an dessen Innenseite am Oberschenkel. Die Ausbreitung ist mit der eines ledernen Reithosenbesatzes zu vergleichen.
Viele Patienten mit Leistenbeschwerden leiden unter einer Einklemmung des 4. sakralen Spinalnervs (S4). Hierbei ist im Gegensatz zur Einklemmung des 1. Spinalnervs mehr das Leistenband und der Schambeinknochen betroffen.
Die Genitalregion mit Scheide und Penis werden vom 5. sakralen Spinalnerv (S5) inerviert. Der Grund für Scheidenschmerzen, Neigung zu Scheideninfektionen und bestimmte Formen der Impotenz des Mannes sind hier zu suchen.
Der 6. sakrale Spinalnerv (Nervenäste der ursprünglichen Nerven der Steißbeinsegmente), der ganz unten am Ende den Rückenmarkskanal verläßt und einen eigenen Namen hat, nämlich Nervus pudendus, versorgt das Gebiet um den Analausgang. Schmerzen beim Stuhlgang, hartnäckiges Afterjucken, die Neigung zu Hämorrhoiden sind mit einer Einklemmung des 6. sakralen Spinalnervs verbunden.
Hiermit ist die Liste der Erkrankungen durch Einklemmung der Spinalnerven der Lendenwirbelsäule und des Kreuzbeins immer noch nicht abgeschlossen. Wenn bisher die Zusammenhänge noch leicht verständlich waren, ist jetzt der Zusammenhang von Ursache und Wirkung bei den folgenden Erkrankungen und Beschwerden auf den ersten Blick nicht mehr so deutlich zu erkennen. Dazu gehören die Wadenkrämpfe, Durchblutungsstörungen, offene Beine, Kniebeschwerden bis hin zur Entstehung eines Meniskuseinrisses, Sprunggelenksbeschwerden, der Fersensporn, Schmerzen am Achillessehnenansatz und an der Fußsohle, die sogenannten durchgetretenen Zehengundgelenke, der Gichtanfall, unerklärliche Ausschläge und Entzündungen an den Beinen, die Pilznagelentstehung und vieles mehr. Man muß sich eigentlich nur den Ort den Erkrankung ansehen, nachschauen, welcher Spinalnerv für das erkrankte Gebiet verantwortlich ist und schon hat man in den meisten Fällen die Ursache gefunden. Eine Behandlung unter diesen Gesichtpunkten, nämlich denen der SMT für Beinlänge, Kreuzbeinsubluxation und Wirbelsäulenschäden, führt in der Regel zu einer Heilung oder Linderung.

3.20.1. VERSCHIEDENE ARTEN VON TYPISCHEN ISCHIALGIEN

3.20.1.1. EINFACHE UND TYPISCHE ISCHIASSCHMERZEN

Bei vielen Ischiaspatienten kommt es nicht selten vor, daß man bei allen schulmedizinischen Untersuchungen, bis hin zum Kernspin, keine Erklärung für deren Beschwerden findet. Bei solchen Patienten ist regelmäßig eine Kreuzbeinsubluxation mit oder ohne Beckenschiefstand durch eine Beinlängendifferenz die Ursache.

Fall 1.
Krankengeschichte und Behandlungsverlauf:
Es ist schwierig, einen sogenannten einfachen Fall mit einer typischen Ischialgie zu finden. Wenn man die Patienten genau befragt, haben die meisten gleichzeitig noch andere Symptome, wie Leistenbeschwerden, Wadenkrämpfe, Kniebeschwerden und vieles andere mehr. Diese Beschwerden werden nur deshalb nicht geäußert, weil der Schmerz der Ischiaserkrankungen alle anderen Beschwerden zweitrangig erscheinen läßt, und weil die Patienten in der Regel nicht wissen, welche Beschwerden in dem speziellen Zusammenhang noch auftreten können. Sie ordnen dies nicht dem Ischiasleiden zu und meinen, diese seien im Krankheitsgeschehen nicht von Bedeutung. Einen Fall, der als eine typische Ischialgie anfing und sich im weiteren Verlauf aber als keine ganz so einfache erwies, möchte ich schildern.
Im April 1998 kam ein 36-jähriger Patient, Herr B. J. wegen Wirbelsäulen- und Ischiasbeschwerden in meine Behandlung. Er war in hausärztlicher und orthopädischer Behandlung, aber ein CT oder Kernspin seiner Lendenwirbelsäule wurde noch nicht durchgeführt. Ich wußte also nicht, ob ein Bandscheibenvorfall vorlag oder nicht. Herr B. hatte seit Jahren Rückenprobleme. Von Beruf war er Landwirt, ein körperlich schwerer Beruf. Seit dem Wochenende, nachdem er einen kalten Luftzug auf den Rücken bekommen hatte, litt er unter stärkeren Rückenschmerzen, die über das Gesäß in das linke Bein bis in die Großzehen ausstrahlten. Es bestand keine Gefühlsstörung. Der Behandlungsverlauf war schwierig, langwierig und von einigen Rückfällen begleitet. Nachdem ein Kernspin der Lendenwirbelsäule gemacht war, stellte sich heraus, daß Herr B. nicht nur ein, sondern drei Bandscheibenvorfälle hatte. Im Okt. 1998 war der Patient das letzte Mal bislang in Behandlung. Er war sehr zufrieden, bemerkte in den letzten Tagen aber wieder, daß der Ischias die Tendenz zeigte, wiederzukommen. Seither habe ich Herrn B. nicht mehr behandeln müssen. Ich bin sicher, es geht ihm gut, denn ansonsten wäre er bestimmt nochmals erschienen.

Manueller Untersuchungsbefund:
Der Patient hatte eine Beinlängendifferenz von 4 cm, durch ein links längeres Bein. Beim Beinlängenausgleich bewegte sich die linke Hüfte schrittweise um 8 und die rechte um 4 cm in das Hüftgelenk zurück. Das Kreuzbeinbeckengelenk war links ganz und rechts in der Mitte und oben subluxiert. Der rechte Befund überdeckte zu Anfang den mittleren und oberen Befund der linken Seite. Die ganze Wirbelsäule wies eine Linksskoliose auf, wobei die Nierenwirbel (B10 und B11) am stärksten blockiert waren.

Fallbesprechung:
Der Patient hatte große Schmerzen und war nicht ausreichend voruntersucht. Deshalb habe ich bei der ersten, aber auch noch bei der zweiten und dritten Behandlung die untere Lendenwirbelsäule nicht angefaßt. Im Nachhinein war ich gut beraten, denn der Patient hatte zu

Anfang nach der Behandlung fast mehr Beschwerden als zuvor. Der Befund war so alt, daß die tiefe Gesäßmuskulatur einfach nicht nachgeben wollte. Herr B. hielt trotzdem durch, auch als er später erfuhr, daß er nicht nur einen, sondern drei Bandscheibenvorfälle in der unteren Lendenwirbelsäule hatte. Wenn er auf Grund der oft einsetzenden Anfangsverschlechterung Angst bekommen hätte und zu seinem Orthopäden gegangen wäre, der den Kernspin veranlaßt hätte und die Bandscheibenvorfälle gefunden worden wären, bin ich mir nicht sicher, ob man mir nicht den schwarzen Peter mit der Behauptung zugeschoben hätte, ich hätte mit meiner Therapie die Vorfälle hervorgerufen oder zumindest verschlimmert.

3.20.1.2. ISCHIALGIE MIT BANDSCHEIBENVORFALL

Oft werde ich gefragt, ob man auch Patienten behandeln könne, bei denen ein oder mehrere Bandscheibenvorfälle vorlägen. Die Frage ist verständlich, da jeder, der die SMT nicht kennt, der Auffassung ist, daß der Bandscheibenvorfall die Ursache für die vom Patienten geklagten Beschwerden ist. Es bestehen bei den Patienten große Ängste, daß man durch das sogenannte Einrenken den Befund und damit die Beschwerden verschlechtern könne. Der Therapeut muß vor der Behandlung Überzeugungsarbeit leisten, um den Patienten zu beruhigen.

Die größte Beruhigung erreicht man dadurch, daß man dem Betreffenden versichert, man werde seine Lendenwirbelsäule, dort wo auch sein Bandscheibenvorfall zu suchen ist, nicht anfassen. Dieses Vorgehen empfiehlt sich nicht nur zur Beruhigung des Patienten, sondern auch zur Absicherung des Therapeuten. Es kommt nämlich nicht selten vor, daß die Ischiasschmerzen des Patienten anfangs etwas stärker werden können. Das ist dann der Fall, wenn sich die tiefe Sitzmuskulatur nicht schnell genug entspannt. Wenn der Betreffende weiß, daß seine Lendenwirbelsäule mit dem Bandscheibenvorfall nicht behandelt wurde, gerät er nicht in Panik, wenn die Beschwerden kurzzeitig zunehmen. Eine gezielte Massage der tiefen Gesäßmuskulatur kann die Gefahr dieser nicht ganz so seltenen Komplikation mindern, aber manchmal nicht ganz verhindern.

Eine Behandlung der Lendenwirbelsäule ist zu Anfang auch gar nicht notwendig, da die Ischiasbeschwerden des Betreffenden in der überwiegenden Zahl (95% der Fälle) nicht durch seinen Bandscheibenvorfall ausgelöst werden. Es wäre sicher von Vorteil, wenn man den 5. Lendenwirbel mitbehandeln könnte, da dann die Beschwerden noch deutlicher nachließen. Das hängt damit zusammen, daß der 5. Lendenwirbel bei der Behandlung des Kreuzbeins in seiner – nicht zuletzt durch die Fehlstellung des Kreuzbeins bedingten - Fehlposition verharrt und dazu neigt, am behandelten Kreuzbein zu ziehen.

Es ist aber aus besagten Gründen nicht klug, die Lendenwirbelsäule gleich zu Anfang mitzubehandeln. Es ist aber auch nicht absolut notwendig, da sich die Beschwerden der Patienten trotzdem bessern. Wenn der Betreffende eingesehen hat, daß seine Schmerzen nichts mit der Wirbelsäule und seinem Bandscheibenvorfall zu tun haben, faßt er damit zum Therapeuten und dessen Er-

klärungen Vertrauen und man kann nun den unteren Lendenwirbelsäulenbereich problemlos mitbehandeln. Man erreicht dadurch noch eine zusätzliche Beschwerdebesserung.
Aus dem Gesagten wird klar, daß auch die Anzahl der Bandscheibenvorfälle keine Rolle spielt. Bandscheibenvorwölbungen (Protrusionen) machen grundsätzlich keine Beschwerden. Schwere und sehr große Bandscheibenvorfälle, die den Spinalkanal völlig verlegen, können schon einmal tatsächlich für die Beschwerden eines Patienten verantwortlich sein. Sollten sich bei Ihrer Behandlung die Symptome wie Schmerzen, Gefühlsstörungen und Lähmungen nach zwei oder drei Behandlungen nicht bessern oder gar verschlechtern, obwohl der manuelle Befund besser wird, sollte das ein Grund für Sie sein, die Behandlung abzubrechen und den Patienten an den Neurochirurgen weiterzuleiten. Unser oberstes Gebot sollte sein, nicht einem Fundamentalismus zu frönen, sondern den Patienten vor Schaden zu bewahren.

Fall 1.
Krankengeschichte und Behandlungsverlauf:
Im Sept. 1998 konsultierte mich Frau E. C., eine 38-jährige Patientin wegen einer Ischialgie, die angeblich durch einen großen Bandscheibenvorfall bei L4/L5 ausgelöst wurde. In der linken Leiste und im Bein hatte sie starke Schmerzen, begleitet von Gefühlsstörungen und Kraftlosigkeit. Der Operationstermin für eine Bandscheibenoperation stand schon fest, er sollte acht Tage später stattfinden.
Beim zweiten Behandlungstermin erzählte die junge Frau, Mutter zweier kleiner Kinder, daß die Beschwerden leichter geworden seien. Beim sechsten Behandlungstermin war sie recht zufrieden, berichtete über noch gelegentlich elektrisierende Schmerzen im Lendenwirbelsäulenbereich. Das linke Knie um die Kniescheibe war noch geschwollen und spannte. Nach weiteren zwei Behandlungen war Frau E. so gut wie beschwerdefrei.
Im Nov. 1998 kam die Patientin abermals mit jetzt nur leichten Ischiasbeschwerden in Behandlung. Die auslösende Ursache war ein Treppensturz, nach dem sich innerhalb von vierzehn Tagen die Schmerzen wieder langsam meldeten.

Manueller Untersuchungsbefund:
Bei der ersten Untersuchung fand sich eine Beinlängendifferenz von 2 cm. Dabei ließ sich die linke Hüfte schrittweise 4 cm und die rechte 2 cm in das Gelenk zurückschieben. Das Kreuzbein war links sehr stark, viel stärker als rechts subluxiert. Die untere Lendenwirbelsäule habe ich aus den bekannten Gründen nicht mitbehandelt. Von B9 bis H7 wies die Wirbelsäule eine Linksskoliose auf. Die grundsätzliche Form der Wirbelsäule änderte sich im Laufe der Behandlung nicht, der Bereich von L5 bis B10 war überaschenderweise fast gerade.

Fallbesprechung:
In diesem Fall haben wir einen Behandlungsverlauf, wie er bei jüngeren Patienten eigentlich die Regel ist. Das Besondere ist aber, daß es sich um einen großen Bandscheibenvorfall handelte. Damit ist bewiesen, daß die Größe eines Bandscheibenvorfalls nichts über dessen Schadenspotential aussagt. Wie Ärzte wissen, können Bandscheibenvorfälle auch wieder von selbst verschwinden. Der Prolaps, wenn er nicht nach außen in den Rückenmarkskanal abgeschnürt wird, kann sich wieder in den Faserring der Bandscheiben zurückziehen, wenn das die anatomischen Verhältnisse erlauben. Aber auch wenn das nicht geschieht, wie Sie in

der zweiten Fallbeschreibung dieses Kapitels lesen können, spielt das für die Behandlung und die dadurch einsetzende Beschwerdebesserung keine Rolle. Auch die Schwäche des Beines ist letztendlich kein Grund, zu operieren, denn die Einklemmung des Ischiasnervs durch die tiefe Gesäßmuskulatur kann so stark werden, daß es sogar zu Lähmungserscheinungen kommen kann.
Unfälle, wie Sie aus diesem Beispiel sehen, können, ebenso wie das Zurückfallen in alte fehlerhafte Angewohnheiten, den Schaden wieder hervorrufen und die Beschwerden kommen langsam wieder zum Vorschein.

3.20.1.3. ISCHIALGIE MIT Z. N. BANDSCHEIBENOPERATION

Auf die Frage, ob man auch Patienten mit einer oder gar mehreren Bandscheibenoperationen mit der SMT behandeln könne, kann man bedenkenlos bejahen. Wenn Sie die vorangegangenen Kapitel über Ischialgien, Wirbelgleiten und Spinalkanalverengung, sowie die Einleitung über die Bandscheibenleiden gelesen haben, werden Sie die Begründung leicht selbst nachvollziehen können. Wichtig ist gerade bei solchen Patienten nach Bandscheibenoperationen, die natürlich Angst haben, daß durch das „Einrenken" im alten Operationsgebiet etwas verletzt werden könnte, daß man zu Anfang die untere Lendenwirbelsäule bei der Behandlung ausspart.

Fall 1:
Im Januar 1998 kam eine 32-jährige Patientin, B. M., wegen Ischiasbeschwerden in meine Sprechstunde. Die junge Frau hatte schon drei (!!!) Bandscheibenoperationen hinter sich, die letzte war im Nov. 1997. Ihre Ärzte hatten ihr jetzt gesagt, daß eine vierte Operation notwendig sei, wenn die immer noch bestehenden Beschwerden nicht besser würden, denn man hatte im Kernspin wieder einen Bandscheibenvorfall gesehen. Die Hauptprobleme der Patientin waren Kreuzschmerzen und ein unerträgliches Kribbeln in den Beinen (Polyneuropathie = Nervenentzündung). Außerdem hatte sie häufig migräneartige Kopfschmerzen und die Hände schliefen in letzter Zeit ein.
Schon nach der ersten Behandlung waren die Beschwerden der jungen Frau gebessert, besonders das Kribbeln in den Beinen war verschwunden. Es gab im Behandlungsverlauf bis zum Okt. 1998 mehrere leichte und schwere Rückfälle, aber jetzt ist Frau B. beschwerdefrei. Frau B. hat sich mittlerweile auf ihren Schaden eingestellt und ist dauerhaft beschwerdefrei.

Manueller Untersuchungsbefund:
Es bestand zu Anfang eine Beinverlängerung links durch ein 2 cm längeres linkes Bein. Insgesamt bewegte sich die linke Hüfte schrittweise um 6 und die rechte um 4 cm in das Hüftgelenk zurück. Das Kreuzbeinbeckengelenk war rechts stärker subluxiert als auf der linken Seite. Die Wirbelsäule war nach links verkrümmt und die Halswirbelsäule steilgestellt.

Fallbesprechung:
Dieser Fall ist ein gutes Beispiel dafür, wie ich es fast täglich erlebe, daß die Therapie der Ischiaserkrankungen mit Bandscheibenvorfällen in der Schulmedizin ein ungelöstes Problem darstellt. Ich will nicht in Abrede stellen, daß die akuten Ischiasschmerzen durch eine Bandscheibenoperation häufig verschwinden, aber in den meisten Fällen werden die Patienten nie restlos beschwerdefrei oder die Beschwerden kommen nach einer gewissen Latenzzeit wieder. Die beschwerdefreie Phase ist meist um so länger, je jünger der Patient bei seiner Bandscheibenoperation ist.

In dem Fall von Frau B. kann man davon ausgehen, daß die eigentlich verantwortlichen Schäden am Kreuzbein schon seit der Kindheit bestehen. Damit kommen wir zu des „Pudels Kern“: Eigentlich sollte es das Ziel der Medizin sein, solche Krankheitsverläufe zu verhindern. Das kann man nur, wenn man auch die Hintergründe kennt. Da die Ursachen aber nicht bekannt sind, ist die Schulmedizin gezwungen, sich mit den Schäden zu beschäftigen. Das zweite Problem bei den Ischiaserkrankungen ist der Umstand, daß man die Beschwerden mit den technischen Untersuchungsbefunden in Zusammenhang bringt. Rein gedanklich ist die Schiene Bandscheibenvorfall via Ischiaserkrankung logisch, aber dennoch leider falsch und das ist für die Patienten eigentlich eine Katastrophe.
Daß bei Frau B. der Behandlungsverlauf nicht so reibungslos verlief wie in Fällen mit einer weniger langen Krankheitsgeschichte, mag jeder einsehen. Nach einigen Rückfällen hat die junge Frau gelernt, ihr Verhalten und ihr Leben so einzurichten, daß sie die Schäden, welche die Krankheit ausgelöst haben, vermeidet und sich so die Wirbelsäule stabilisieren konnte.

Fall 2:
Im Juli 1998 kam eine 60-jährige Patientin, Frau W. J., in meine Behandlung mit einer Ischialgie in der linken Hüfte, im linken Gesäß und im linken Bein. Schon 1992 wurde mikrochirurgisch ein sequestrierender Bandscheibenvorfall bei L4/L5 operiert. Die Patientin wurde aber nie beschwerdefrei. Die anfänglichen Beschwerden links hatten sich im Laufe der Zeit nach rechts verlagert, so daß die Patientin mir erklärte, sie habe jetzt alles rechts. Auch die Schulter tue ihr seit einiger Zeit rechts weh. Man habe schon ein CT der Halswirbelsäule gemacht, bei der kein behandlungsbedürftiger Befund festzustellen war. Bei Frau W. wurde schon ein Karpaltunnelsyndrom an beiden Handgelenken operiert. Weiterhin besteht ein Tinnitus in Form eines Pfeifens, der früher nur rechts, jetzt auf beiden Seiten zu hören ist. Einen Fersensporn und Kniebeschwerden rechts, Muskelkrämpfe im rechten Unter- und Oberschenkel hat sie ebenfalls. Oft habe sie das Gefühl zum Stuhldrang, es komme dann aber nichts. Es besteht eine Streßinkontinenz, so daß sie bei Belastung das Wasser nicht halten kann. Kreislaufbeschwerden und Schwindel wurden erwähnt. Außerdem hat sie oft Herzklopfen und Schlafstörungen.
Bei der zweiten Behandlung nach vier Wochen berichtet die Patientin, besser laufen zu können, es sei aber noch nicht gut (!). Bei der dritten Behandlung nach abermals drei Wochen sagte sie, es gehe ihr gar nicht gut. Das Kreuz und das rechte Bein täten sehr weh. Erst nach meinem Nachhaken gab die Patientin zu, daß sie bei Arbeiten im Keller gefallen war.

Schulmedizinische Befunde:
1992 Rö. LWS: Fensterungsdefekt L4/L5. Sonst o. B.
1992 OP. im August, Sept. CT LWS: Epidurale Fibrose, kein Anhalt für Bandscheiben-Rezidiv.
1996 KS. HWS: Protrusionen bei H3/H4 und H4/H5. Diese Befunde scheinen zu keiner Wurzelkompression zu führen.

Manueller Untersuchungsbefund:
Es bestand eine Beinlängendifferenz um 1,5 cm, mit einem links längeren Bein durch eine Hüftsubluxation. Die linke Hüfte bewegte sich schrittweise um 3 und die rechte um 1,5 cm in das Hüftgelenk zurück. Die gesamte Wirbelsäule war nach links skoliotisch verschoben. Bei der letzten Behandlung im Sept., nach einem Sturz im Keller, war das Kreuzbein links stärker als rechts subluxiert, die Wirbelsäule vom 5. Lenden- bis zum 10. Brustwirbel nach links und darüber bis zum 2. Brustwirbel nach rechts verkrümmt. Die Halswirbelsäule wies, vom 7. bis zum 2. Wirbel, eine Linksskoliose auf.

Fallbesprechung:
Dieser Fall ist durchaus typisch. Viele Patienten kommen mit einer enorm großen Erwartungshaltung zu mir in Behandlung, die nicht zu erfüllen ist. Die Betreffenden meinen, ich richte sie und dann sind sie gesund. Sie sind oft maßlos enttäuscht, ohne es direkt zu zeigen, wenn man ihnen erklärt, was sie von der SMT zu erwarten haben. Diese Enttäuschung hat zur Folge, daß es ihnen schwerfällt zuzugeben, daß eine Erleichterung ihrer Beschwerden eingetreten ist. Das äußert sich so, daß auf Nachfragen zuerst einmal geäußert wird, daß ihre Beschwerden nicht weg seien. Erst auf intensives Nachfragen geben sie dann zu, daß dieses und jenes leichter geworden sei. Auch Rückfälle der Beschwerden, durch Unfälle und dadurch, daß der Patient wieder in seinem Verhalten Fehler gemacht hat, werden erst so geäußert, daß der Therapeut glauben könnte, er und seine Therapie habe versagt. Mit solchen Dingen muß man leider leben, so auch in diesem Fall.
Die Besserung der Beschwerden ging der Patientin nicht schnell genug und der Rückfall wurde zunächst so geschildert, als sei er eine Folge eines Versagens der Therapie. Wenn ich nicht nachgefragt hätte, wäre der Sturz im Keller, nach dem die Beschwerden wieder schlimmer wurden, nie zur Sprache gekommen. Die Patientin ist bis heute nicht mehr zur Behandlung erschienen und ich kann nicht sagen ob es ihr besser geht. Bei diesen alten Schäden der Patientin und der Vielzahl der Beschwerden wäre sicher noch eine erhebliche Behandlungszeit notwendig gewesen.

Fall 3.
Krankengeschichte und Behandlungsverlauf:
Frau W. S,. eine 47-jährige Patientin, kam im Sept. 1998 in meine Behandlung. Sie litt schon immer, wie sie sagte, unter Ischias- und Kreuzschmerzen. Extrem stark seien diese Beschwerden seit 1996. Man habe damals ein CT der Lendenwirbelsäule gemacht, bei dem man zwei Bandscheibenvorwölbungen bei L4/L5 und L5/S1 sah. Eine Lasertherapie wurde durchgeführt. Ein Heilpraktiker stellt eine Beinverlängerung rechts um 1 cm fest, den er mit Vitalogie beseitigte. In den letzten Monaten hatten sich die Beschwerden wieder verschlimmert, die auch nach der Lasertherapie nie verschwunden waren. Besonders litt Frau W. an rechtsseitigen Leisten- und Hüftschmerzen. Gleichzeitig hat sie ständig Verspannungen im Schultergürtel- und Halswirbelssäulenbereich mit starken Kopfschmerzen. Außerdem klagte die Patientin über asthmatische Beschwerden und sie wurde schon mehrmals mit der klassischen Chirotherapie wegen einer Blockierung der Brustwirbelsäule behandelt.
Zu der ersten Behandlung kam die Patientin aus Karlsruhe angereist. Diesen weiten Weg hatte sie mit ihrem Mann mit einem 8-tätigen Wanderurlaub in Oberstdorf verbunden. Ich habe ihr abgeraten, den Urlaub zum Wandern zu nutzen, da ich schon befürchtete, daß durch die körperliche Belastung die Patientin mehr Beschwerden als ohnehin schon üblich bekommen würde. Und so war es auch, bei der zweiten Behandlung nach 14 Tagen berichtet sie, völlig am Ende gewesen zu sein, ihr habe alles ,was bisher nicht weh getan habe, zusätzlich Probleme gemacht.
Erst nach der dritten Behandlung nach vier Wochen spürte sie die gewünschte Erleichterung. Die Kopf- und Schulterschmerzen waren weg, das rechte Kreuzbein, Gesäß und Leiste schmerzten noch. Schmerzen im Bein hatte sie keine mehr. Mitte Dez. 1998 war die vierte Behandlung. Der Mann hatte mittlerweile gelernt, seine Frau selbst zu behandeln und so konnte diese berichten, daß sie sehr zufrieden sei. Es gehe deutlich aufwärts und die Schmerzen haben sich sehr gebessert, auch wenn sie noch nicht vollständig verschwunden seien.

Manueller Untersuchungsbefund:
Zu Anfang bestand eine Beinlängendifferenz von 4 cm durch eine Beinverlängerung links. Ingesamt bewegte sich das linke Bein schrittweise 15 und das rechte 11 cm in das Hüftgelenk. Das Kreuzbein war massiv li. subluxiert. Vom 5. Lenden- bis zum 10. Brustwirbel fand sich eine Links- und darüber bis zum 7. Halswirbel eine Rechtsskoliose.

Fallbesprechung:
Ein sehr großes Problem ist es bei vielen Patienten, zu Anfang der Behandlung mit der SMT, diesen begreiflich zu machen, daß man Ruhe geben muß, damit die Wirbelsäulen- und Gelenksschäden heilen können. Da bei den meisten Patienten durch lange Fehlstellungen und alte Schäden die Muskulatur hart und verspannt ist, muß man ihr Gelegenheit geben, sich zu entspannen und sich den neuen Verhältnissen anzupassen. Die Muskulatur kann sich aber nur entspannen, wenn nicht dauernd an ihr gezogen und gedehnt wird. Wir haben alle in unserem Aktivitäts- und Machbarkeitswahn das Wichtigste bei einer Heilung vergessen:

Heilung erfordert Ruhe

Das Motto unserer Gesellschaft bei einem Heilungsprozeß ist eher: „und bist du nicht willig, so brauch ich Gewalt". Für die Praxis bedeutet das: kilometerweite Anfahrten, Behandlung und lange Heimreisen stellen den Behandlungserfolg ebenso in Frage wie Wirbelsäulen-, Krankengymanstik und sportliche Betätigung. Der Patient ist durch das lange Sitzen bei der Autofahrt völlig verspannt. Das macht die Behandlung schwieriger und schmerzhafter. Durch die lange Heimreise nimmt die Verspannung sofort wieder oder noch stärker zu und der Betreffende hat häufig mehr Beschwerden als zuvor. Außerdem ist es ebenso schlecht, wenn die nächsten Tage nach der Behandlung große körperliche Aktivitäten oder Anstrengungen gemacht werden. Das Ansinnen, eine Zeitlang z. B. auf das Skifahren im Winter, Fußball, Golf und Tennis im Sommer zu verzichten, betrachten die meisten Patienten fast wie einen unsittlichen Antrag und lehnen das kategorisch ab, weil, es weiß doch jeder, „Sport ist gesund".
So war das auch in diesem Fall. Der ganze Urlaub, auf den das Ehepaar sich schon lange gefreut hatte, war eigentlich verdorben, weil die Anstrengung des Wanderns für die Patientin zu viel war und dadurch die Beschwerden stark zugenommen hatten. Es trat keine Heilung ein, sondern die Verspannungen und Schmerzen nahmen durch die Belastung noch zu. Mittlerweile hat die Patientin diese Zusammenhänge eingesehen und der Heilungsprozeß kann einsetzen.
Der Hauptbefund von Frau W. war sicher die ausgeprägte Beinlängendifferenz, die beidseitige schwere Hüftsubluxation und die dadurch entstandene Kreuzbeinsubluxation. Die Verspannung der tiefen Sitzmuskulatur machte sich nicht in den üblichen Bandscheibenbeschwerden, wie sie allgemein bekannt sind, bemerkbar, sondern in etwas atypischen Ischiasschmerzen der Leiste, des Genitales, des Gesäßes und der Hüften. Zusätzlich hat der Kreuzbeinschaden, in Verbindung mit den Wirbelsäulenveränderungen, zu einem Schulter-Arm-Syndrom geführt, das von starken Kopfschmerzen begleitet war, die von hinten hoch in den Kopf ausstrahlten. Nach dem Ausgleichen des Beckenschiefstands und der Reposition des Kreuzbeinschadens verschwanden die Beschwerden im oberen Bereich sehr schnell, da, durch das Wiederherstellen der normalen statischen Verhältnisse, sich die Muskulatur der Brust- und Halswirbelsäule entspannen konnte. Dazu war es nicht nötig, daß die Wirbelblockierungen verschwanden, sondern die Korrektur der Kreuzbeinregion reichte aus, die Schäden der oberen Brust- und Halwirbelsäule an Bedeutung verlieren zu lassen, so daß sie keine Beschwerden mehr verursachen konnten.

3.20.1.4. ISCHIALGIE MIT GEFÜHLSSTÖRUNGEN, BEINSCHWÄCHE ODER LÄHMUNG

Von der Schulmedizin wird immer behauptet, daß bei einem Bandscheibenvorfall mit oder ohne Vorliegen eines Ischiasschmerzes, aber mit einer Schwäche (Lähmung) im betroffenen Bein, dies der Grund für eine sofortige Bandscheibenoperation sei. Das ist falsch. Der Ischiasnerv kann im Gesäß durch die tiefe Gesäßmuskulatur so stark eingeengt werden, daß es auch zu Lähmungserscheinungen kommen kann.
Extrem selten ist es jedoch möglich, daß der Bandscheibenvorfall so groß ist, daß es zu einer echten Einklemmung der Spinalnerven kommt. Jeder manuell tätige Therapeut sollte seine Behandlung abbrechen und den Neurochirurgen zu Rate ziehen, wenn die Beschwerden trotz seiner Behandlung zunehmen oder sich keine auch noch so leichte Linderung der Beschwerden einstellt, und das bei einem gleichzeitigen Vorliegen eines extrem großen Bandscheibenvorfalls.
Die alleinige Feststellung eines großen Bandscheibenvorfalls ist, trotz vorliegender Lähmungserscheinungen, kein ausreichender Befund, der eine sofortige Operation rechtfertigt. Die Größe eines Bandscheibenvorfalls sagt nichts darüber aus, an welcher Stelle der Ischiasnerv tatsächlich eingeklemmt wird. Eine Ischiaseinklemmung durch die tiefe Gesäßmuskulatur kann so stark werden, daß auch auf diese Weise Lähmungserscheinungen ausgelöst werden können. Die Notwendigkeit einer Bandscheibenoperation kann erst gestellt werden, wenn die Schmerzen und Lähmungen nicht abnehmen oder gar zunehmen. Vorausgesetzt, der Patient macht wirklich mit und die Wirbelsäulen- und Gelenksschäden werden bei der manuellen Untersuchung besser.

Fall 1:
Im Nov. 1998 kam eine 26-jährige Patientin, Frau K. M., wegen Rückenproblemen und Gefühlsstörungen im linken Bein in meine Behandlung. Im letzten Jahr im Sommer hatte sie ein Zucken im linken Bein, das von einer Gefühlsstörung begleitet war. Diese Beschwerden traten diesen Sommer wieder auf, nachdem sie mit dem Sprunggelenk umgeknickt war. Jetzt hatte sie einen ziehenden Schmerz außen am linken Oberschenkel. Der ganze Oberschenkel war auch taub. Die Beschwerden hörten oberhalb des Knies auf. Die Symptome waren nach einer Behandlung verschwunden.
Manueller Untersuchungsbefund:

Es lag eine Beinlängendifferenz durch ein links um 4 cm längeres Bein vor. Die linke Hüfte ließ sich schrittweise um 8 und die rechte um 4 cm in die Hüftgelenke zurückschieben. Die Kreuzbeinbeckengelenke waren auf beiden Seiten subluxiert, links stärker als rechts. Die Wirbelsäule zeigte eine Linksskoliose, wobei besonders der Herz (B2)- und der Magenwirbel (B6) betroffen waren. Die Halswirbelsäule war steilgestellt, da sie beidseitig deutlich zu tasten war.

Fallbesprechung:
„Ratz-Fatz“, so sollte es immer sein. Leider ist das nicht die Regel, sondern ein glücklicher Umstand, für den man dankbar sein muß. Die Sensibilitätsstörung ist der Ausdruck einer Ischialgie, die dem Dermatom L3 entspricht. Das Dermatom L3 endet über dem Knie. Es ist immer der obere Spinalnerv, der zu Segment und Dermatom gehört. Ob bei der Patientin ein Bandscheibenvorfall vorliegt, ist nicht bekannt. Für die Behandlung der Beschwerden mit der SMT ist es auch völlig belanglos, ob ein Bandscheibenvorfall vorliegt, da in den allermeisten Fällen die Ischialgie nicht durch den Bandscheibenvorfall, sondern durch die verspannte tiefe Gesäßmuskulatur hervorgerufen wird. Die Art der Beschwerden werden lediglich von der Art der Nerveneinklemmung durch die Muskulatur bestimmt. Je nach Kontraktionszustand können die verschiedensten Nervenanteile eingeklemmt werden und somit die verschiedensten Ischiassymptome hervorrufen.

Fall 2.
Krankengeschichte und Behandlungsverlauf:
Herr G. K., ein 54-jähriger Patient, kam im Nov. 1996 wegen einer Ischialgie im linken Bein zu mir. Außer den Schmerzen, die seitlich von der Hüfte nach unten bis in die Zehen zogen, hatte er an den Zehen eine Gefühlsstörung, was sich in einem Kribbeln und einem tauben Gefühl äußerte. Das linke Bein konnte nicht richtig belastet werden und er mußte es etwas nachziehen. Seine behandelnden Ärzte hatten einen Bandscheibenvorfall bei L5/S1 gefunden und ihm zur Operation geraten.
Der Heilungsverlauf war langwierig und zäh. Die Schmerzen und das Nachziehen des Beines gingen schnell zurück. Aber die Sensibilitätsstörungen (Gefühlsstörungen) und das Kribbeln in den Zehen verschwanden nur ganz allmählich. Anfang des Jahres 1997 war der Patient mit seinem Zustand zufrieden, er kam noch einige Male zur Kontrolle und seit Juli 1997 brauchte er keine Behandlung mehr.

Manueller Untersuchungsbefund:
Es bestand eine Beinlängendifferenz durch ein links 3 cm längeres Bein. Beim Beinlängenausgleich ließen sich beide Hüften unterschiedlich stark in die Hüftgelenke zurückbewegen. Die Kreuzbeinbeckengelenke waren links stärker subluxiert als rechts. Die Wirbelsäule war von L5 bis B12 rechts- und die Wirbelsäule von B11 bis H7 linksskoliotisch verschoben.
Durch den Beinlängenausgleich und das Geradestellen des Beckens änderte sich mit der Zeit die Form der Wirbelsäule. Es entstand von L5 bis B10 eine Linksskoliose, die von einer kleinen Rechtsskoliose, von B9 bis B5, abgelöst wurde. Darüber war die Wirbelsäule wieder nach links verschoben.

Fallbesprechung:
In diesem Fall war die Sensibilitätsstörung nur eine Begleiterscheinung der schmerzhaften Ischialgie, es gibt aber auch Fälle, bei denen die Gefühlsstörungen im Vordergrund des Beschwerdebildes stehen. Die Gefühlsstörungen war im Fall des Herrn G. eigentlich therapeutisch das größere Problem, da ihre Heilung die meiste Zeit brauchte, obwohl sie zu Anfang, durch den Schmerz überlagert, gar nicht so im Vordergrund gestanden hat. Sie ersehen aus diesem Fall, das gilt aber ebenso für die Fälle, bei denen die Gefühlsstörungen stärker ausgeprägt sind, daß solche Beschwerden kein Grund für eine Operation sind.
Eine Besonderheit kann an diesem Fall ebenfalls besprochen werden, die Lähmungserscheinungen als Ausdruck einer Ischialgie. Leider, oder besser gesagt „Gott sei Dank“, mußte ich noch keinen Patienten mit einer schweren Lähmungserscheinung bei einer Ischialgie behandeln. Auf der anderen Seite sind Lähmungserscheinungen ein sehr häu-

figes Symptom, wenn man sich die Mühe macht, danach zu fragen. Von den Patienten werden diese Störungen nicht als eine Lähmung empfunden, mit dem Wort Lähmung verbindet der Laie die Unfähigkeit, ein oder mehrere Gliedmaßen zu bewegen.
In diesem Fall wurde die Lähmung so beschrieben: als ein Nachziehen des Beines mit der Unfähigkeit, es zu belasten, weil es geschwächt war. Andere Patienten sagen, daß das Bein plötzlich unter ihnen nachgibt, meist bei bestimmten Bewegungen, so daß sie Gefahr liefen, hinzufallen. Viele Patienten, besonders Ältere, stürzen tatsächlich und brechen sich womöglich den Schenkelhals. Auch eine Kraftlosigkeit im Knie, am ehesten beim Treppensteigen zu spüren, kann man als eine leichte Form einer Lähmung werten.
All diese verschiedenen Symptome entstehen durch eine plötzliche oder auch permanente Ischiaseinklemmung im Gesäß durch die tiefe Sitzmuskulatur. Bei plötzlich einsetzenden und schnell nachlassenden Erscheinungen wird der Ischiasnerv nur kurzzeitig von der tiefen Gesäßmuskulatur bei einer bestimmten Bewegung eingeklemmt, bei permanenten Störungen liegt eine Dauereinklemmung vor.

Fall 3.
Krankengeschichte und Behandlungsverlauf:
Im Januar 1998 kam ein 45-jähriger Patient, Herr P. D., wegen eines Ischiasleidens des linken Beines in meine Behandlung. Er litt hauptsächlich an Schmerzen im Kreuzbein- und unteren Lendenwirbelsäulenbereich. Im und nach dem Liegen, sowie nach dem Aufstehen vom Sitzen waren die Beschwerden am schlimmsten. Bei konstanter leichter Bewegung hatte er weniger Probleme. Beim Vorbeugen und beim Wiederaufrichten hatte er das Gefühl, im Kreuz abzubrechen. Gelegentlich zogen die Schmerzen in die linke Leiste. Auf der linken Gesäßhälfte hatte er eine etwa handtellergroße Fläche, die taub und gefühllos war. Beide Schultern taten ihm auch schon eine ganze Zeit weh.
Bei der zweiten Behandlung erzählte Herr P., daß er zwei Tage nach der ersten Behandlung wie zerschlagen gewesen sei, und daß er im unteren Bereich eine deutliche Besserung seiner Beschwerden erfahren habe. Die Gefühlsstörung am Gesäß waren nur noch so groß wie ein 5 DM-Stück.

Manueller Untersuchungsbefund:
Es bestand eine Beinlängendifferenz durch ein links 2 cm längeres Bein. Insgesamt ließ sich der linke Hüftkopf schrittweise um 10 und der rechte um 8 cm in das Hüftgelenk zurückbewegen. Die ganze Wirbelsäule wies eine Linksskoliose auf. Besonders stark waren der 1. und 2. Brustwirbel betroffen.
Bei der zweiten Behandlung waren zusätzlich noch der Blasen (L3)-, der Dickdarm (L1)-, der Kreislauf (B12)-, die Nieren (B10 und B11)- und der Magenwirbel (B6) deutlich als stärkere Blockierungen zu tasten.

Fallbesprechung:
Es muß sich also nicht immer um eine Gefühlsstörung in den Beinen handeln, wenn man von einer ischiasartigen Sensibilitätsstörung spricht. Auch die Gefühlsstörungen im Gesäß ist eine Ischialgie im erweiterten Sinne, nämlich dann, wenn man die Spinalnerven des Kreuzbeins hinzurechnet. Daß diese Gefühlsstörungen nichts mit der Wirbelsäule und deren Blockierungen oder gar mit einem Bandscheibenvorfall zu tun haben, kann man aus der Tatsache ableiten, daß ich, wie in allen anderen Fällen mit einer Ischiassymptomatik auch, bei der ersten Behandlung die Lendenwirbelsäule nicht angefaßt habe. Es wurde nur ein Beinlängenausgleich und die Kreuzbeinbeckengelenksbehandlung durchgeführt. Allein durch diese Maßnahmen besserten sich die Ischiasbeschwerden, aber auch die Sensibilitätsstörung am Gesäß.

Daß der Patient nach der ersten Behandlung mehr Beschwerden hatte als zuvor, hängt damit zusammen, daß sich die Wirbelsäulenmuskulatur, nach dem Geradestellen des Beckens, umformen mußte. Da die Muskulatur aber sehr verspannt war, machte das vorübergehend mehr Beschwerden. Die anfängliche Verschlechterung ist ein sehr häufig zu beobachtendes Phänomen. Diese Beschwerden waren nur ein vorübergehendes Problem.

3.20.1.5. ISCHIALGIEN MIT FERSEN- UND FUSSBESCHWERDEN

Wenn eine typische Ischialgie, eventuell begleitet von einem Bandscheibenvorfall, bei einem Patienten vorliegt, ist es für einen Schulmediziner nicht schwer, dieses Krankheitsbild einzuordnen. Ist die Ischialgie aber nicht typisch ausgeprägt und ist kein Bandscheibenvorfall zu finden, fällt es ihm schwer, an eine Ischiasbeteiligung zu denken. Liegt kein Bandscheibenvorfall vor, dann sucht der schulmedizinisch denkende Arzt die Krankheitsursache meist am Ort der Beschwerden. Diese Ansicht ist absolut falsch und führt letztendlich zu unserer „Operationswut", mit der wir glauben, die Krankheitsursachen am Ort des Schmerzgeschehens beseitigen zu können.

3.20.1.5.1. FERSENSPORN UND ACHILLESSEHNENBESCHWERDEN

Ich habe in diesem Buch schon einige Male behauptet, daß bis zu 95% aller Beschwerden und Erkrankungen unterhalb der Gürtellinie eigentlich Ischiaserkrankungen mit verschiedenen Symptomen sind. Betrachten wir z. B. das Krankheitsbild des Fersensporns. Der Fersensporn ist die Verkalkung eines Sehnenansatzes auf der Fußsohle im Bereich der Ferse, der bei Belastung in das die Ferse umgebende Gewebe sticht und somit Schmerzen hervorruft. Nun ist es nicht so, daß die Patienten im Laufe der Jahre einen zunehmend stärker werdenden Schmerz verspüren, etwa in dem Grad, in dem die Verkalkung im Laufe der Zeit zunimmt. Solche Fersenspornbeschwerden kommen oft über Nacht, und wenn der Patient Glück hat, verschwinden die Schmerzen nach einer gewissen Beschwerdephase, ebenso plötzlich, wie sie gekommen sind. Warum macht der Fersensporn nicht schon früher dem Patienten Schmerzen, denn die Verkalkung hat schon lange vor Beschwerdeeintritt bestanden?
Die Antwort ist ganz einfach. Die Ferse ist zwar der Ort der Schmerzen, dessen Ursache ist aber an anderer Stelle zu suchen. Wie kann der Fersensporn plötzlich die Beschwerden hervorrufen? Der Schmerz entsteht durch eine Entzündung im Fersensohlengewebe, die durch eine Ischiasreizung hervorgerufen wird. Die Reizung des Ischias entsteht weiter oben im Gesäß durch die, bei einem subluxierten Kreuzbein, verspannte tiefe Sitzmuskulatur. Die Antwort auf die Reizung des Nervs tritt gerne an der Stelle auf, an welcher der betreffende Nerv endet. Der Beweis für diese Behauptung ist die bekannte Tatsache, daß ein Fersenspornschmerz plötzlich auch wieder ver-

schwinden kann, obwohl die Verkalkung an der Ferse sicher nicht mehr verschwindet.

Fall 1.
Krankengeschichte und Behandlungsverlauf:
Frau K. L., eine 62-jährige Patientin, kam im Nov. 1997 wegen eines linksseitigen Fersenschmerzes in meine Behandlung. Ihr Arzt hatte mit einer Röntgenuntersuchung einen Fersensporn diagnostiziert und ihr erklärt, daß ihre Schmerzen davon ausgelöst würden. Gleichzeitig wurde vor Jahren ein Tumor am Gebärmuttermund entfernt. Seit 1983 ist links eine Schrumpfniere bekannt. Vor zwei Jahren wurde sie an einem bösartigen Dickdarmtumor operiert. Bei der Operation mußte die Milz entfernt werden. Seit Jahren leidet sie immer wieder unter Ischiasbeschwerden, die in das linke Bein ausstrahlen. Die Patientin kommt noch heute gelegentlich in Behandlung, nicht wegen ihres Fersensporns und ihrer Ischiasbeschwerden, die recht schnell verschwunden waren, sondern als Nachsorge wegen ihrer Tumorerkrankung.

Manueller Untersuchungsbefund:
Die Patientin hatte keine Beinlängendifferenz und beide Hütten saßen regelrecht im Gelenk. Das Kreuzbeinbeckengekenk war auf der linken Seite stärker als auf der rechten subluxiert. Die Wirbelsäule wies von unten bis oben eine Linksskoliose auf.

Fallbesprechung:
Der Fersensporn ist eine Sonderform der Ischialgie und somit mit der SMT zuverlässig zu behandeln. Natürlich verschwinden die Beschwerden meist nicht schlagartig, weil die Kreuzbeinschäden bei vielen Patienten nicht nur jahre-, sondern jahrzehntealt sind. Es braucht einfach seine Zeit, bis sich die Kreuzbeinbeckengelenke stabilisiert haben und sich die tiefe Gesäßmuskulatur entsprechend entspannt hat.
So war es auch in diesem Fall. Nach der ersten Behandlung war der Ischiasschmerz leichter, aber durchaus noch wechselhaft in seiner Intensität. Zu dem linksseitigen Schmerz an der Ferse kam nach der dritten Behandlung noch ein Fersenschmerz auf der rechten Seite hinzu. Das geschah dadurch, daß die tiefe Gesäßmuskulatur, die durch die Behandlung der Kreuzbeinbeckengelenke nach unten verlagert wurde und den Ischias jetzt stärker einklemmte, nicht schnell genug gelockert wurde. Nach der vierten Behandlung ging es aufwärts. Ischias und Fersensporn, eigentlich ist beides Beschwerdeausdruck ein- und derselben Ursache, besserten sich nun relativ schnell.
Im Laufe der Behandlung traten folgende Wirbelblockierungen deutlich zu Tage: Frau K. hatte starke Blockierungen, bei einer Linksskoliose der gesamten Wirbelsäule, vom Lungen (B3)-, Magen (B6)- Milz-Pankreas (B8 und B7), Nieren (B10 und B11) und Blasenwirbel (L3).
Die Blockierung der Nieren- und des Blasenwirbels war extrem stark und so ist zu erklären, warum die Patientin an einer Schrumpfniere leidet. Daß die Schrumpfniere schon im 30. Lebensjahr entdeckt wurde, signalisiert, daß die Patientin diese Schäden wahrscheinlich schon seit ihrer Kindheit hatte.
Der Dickdarmtumor hängt in erster Linie mit der starken Blockierung des Lungen-, Magen, Bauchspeicheldrüsen- und Milzwirbels zusammen. Natürlich war auch der Dickdarmwirbel (L1) im Rahmen der Gesamtskoliose befallen, aber sein Blockierungsgrad war nicht so stark wie der des Lungenwirbels. Die Lunge und der Dickdarm bilden mit der Nase (H4) als Körperöffnung einen Funktionskreis. Ich möchte behaupten, daß für den Dickdarmtumor die Blockierung des Lungenwirbels ebenso ausschlaggebend war wie die des Dickdarmwirbels,

da beide Schäden synergistisch wirken. Der 4. Halswirbel ist der Mund- und gleichzeitig der Nasenwirbel. Dadurch bekommen die Schäden des Magen-, Bauchspeicheldrüsen- und Milzwirbels für den Dickdarmtumor auch eine Bedeutung. Der Magen (B6) bildet mit Milz-Pankreas (B8 und B7) und der Körperöffnung Mund (H4) einen Funktionskreis. Ich weiß jetzt nicht, warum die Milz (B8) bei der Operation entfernt werden mußte. Die Patientin sagte, die Milz sei verletzt worden. Das kann meiner Ansicht nach aber nur geschehen, wenn der Tumor in die Milzregion eingewachsen war oder wenn die Milz durch die Entzündung in der Umgebung des Tumors mit diesem stark verbacken war. Insofern blieb möglicherweise nichts anderes übrig, als die Milz mitzuentfernen. Die Behandlung der Wirbelsäulenschäden sind nicht nur der Schmerzen wegen wichtig, sondern vor allem auch als Tumornachsorge.

Fall 2.
Krankengeschichte und Behandlungsverlauf:
Im Nov. 1998 kam eine 45-jährige Patientin, Frau M. I., wegen Fersenbeschwerden in meine Behandlung. In diesem Falle handelte es sich nicht um einen Fersensporn, sondern um „taube Fersen", wie es die Patientin beschrieb. Dabei war die linke Ferse stärker als die rechte betroffen. Manchmal hatte sie auch an der Außenseite einen tauben linken Oberschenkel. Seit zwanzig Jahren litt sie an Wirbelsäulenbeschwerden, Kreuzschmerzen und immer wiederkehrenden Ischiasbeschwerden. Acht Jahre zuvor hatte sie wegen einer tiefen Venenthrombose links eine Lungenembolie.
Außerdem klagte sie über gelegentliche Wadenkrämpfe, innere Krampfadern, die Nieren schieden nur langsam aus, die Atmung war nie frei, in der Lungenfunktion hatte sie eine Verminderung der Vitalkapazität (maximale Menge der einatembaren Luft). Die Hände schliefen im Bett ein.
Die Behandlung ist noch nicht abgeschlossen. Die Patientin war bisher vier Mal in Behandlung und sie konnte bei der letzten Sitzung berichten, daß die rechte Ferse gut sei, die Taubheit ist verschwunden. Die linke Ferse sei noch nicht gut. Die Ischiasbeschwerden und die Rückenschmerzen waren wesentlich besser geworden.

Manueller Untersuchungsbefund:
Es bestand eine Beinlängendifferenz durch ein links 2 cm längeres Bein. Insgesamt bewegte sich beim Beinlängenausgleich das linke Bein schrittweise um 6 und das rechte um 4 cm in das Hüftgelenk zurück. Die gesamte Wirbelsäule war linksskoliotisch verkrümmt.

Fallbesprechung:
Auch bei dieser Patientin handelt es sich um einen Krankheitsverlauf, der sicherlich schon in der Jugend begonnen hat. Wenn ich in einem der vorigen Kapitel gesagt habe, alle Beschwerden unterhalb der Gürtellinie sind in einem sehr hohen Prozentsatz Ischiasbeschwerden, wenn man die Spinalnerven des Kreuzbeins zum Ischiasnerv hinzurechnet, so trifft das auch in diesem Fall zu. Wadenkrämpfe, tiefe Veneninsuffizienz mit tiefer Venenthrombose und darauf folgender Lungenembolie, Rückenschmerzen, Ischiasbeschwerden und nicht zuletzt die Gefühlsstörungen in den Fersen sind der Ausdruck ein- und derselben Erkrankung. Die Ursache ist eine Beinlängendifferenz durch Hüftsubluxation, mit daraus resultierendem Beckenschiefstand und anschließender Kreuzbeinsubluxation.
Die Ursache aller Beschwerden ist, neben dem Verlust der Stabilität in der Wirbelsäule bei gleichzeitigen Skolioseschäden, die Verspannung der tiefen Gesäßmuskulatur. Sie ist nicht nur für die Ischiasbeschwerden und die Gefühlsstörungen an den Fersen verantwortlich, sondern die verspannte Gesäß- und Beckenmuskulatur behindert gleichzeitig

den venösen Blutrückfluß aus dem Bein, was zu der tiefen Veneninsuffizienz mit anschließender Venenthrombose und Lungenembolie führte. Nebenbei wird auch der Einstrom des Blutes in das Bein behindert, was gerne kalte Füße und ein kaltes Gesäß macht. Auch das Einschlafen der Hände ist ein typisches Zeichen einer Kreuzbeinsubluxation, denn die durch den Kreuzbeinschaden entstehende Instabilität der Wirbelsäule wirkt sich besonders im oberen Bereich aus, da die Instabilität nach oben hin zunimmt. So sind Schulter-Armbeschwerden oft ein Ausdruck eines Kreuzbeinschadens und werden oft vor den eigentlichen Kreuzschmerzen vom Patienten bemerkt.

3.20.1.5.2. HALLUX VALGUS (GROSSZEHENABWEICHUNG), HAMMERZEHEN UND SCHMERZEN IM FUSSGEWÖLBE

Der Hallux valgus ist auch eine orthopädische schmerzhafte Veränderung am Großzehengrundgelenk, die ich nicht unerwähnt lassen möchte. Die gleichen Überlegungen wie für den Hallux valgus gelten übrigens auch für die Hammerzehen, für Gelenksbeschwerden in den Zehen und Zehengrundgelenken, für Beschwerden im Fußgewölbe usw .

Beim Hallux valgus weicht die Großzehe in Richtung zur Fußmitte hin ab. Die Zehen kommen dabei übereinander zu liegen. Dadurch schiebt sich das Großzehengrundgelenk nach außen. Dabei kann es langsam so weit nach außen wandern, daß das Gelenk knotenartig heraussteht. Wenn die Haut durch den Druck des Schuhes geschädigt wird, können Hautgeschwüre auftreten. Operationen der betroffenen Zehen sind oft notwendig, um dem Patienten schwere Komplikationen und Schmerzen zu ersparen. Die Schulmedizin macht das Tragen von zu engem Schuhwerk für den Hallux valgus verantwortlich. Das ist nur teilweise richtig. Das Tragen von hohen Schuhen fördert durch die Belastung des Vorfußes das Auftreten eines Hallux valgus, aber ohne Ischlagie entstünde dieser Schaden nicht, denn nicht jede Frau, die hohe Schuhe trägt, neigt zu dieser Veränderung.

Wie Sie aus den vorangegangenen Zeilen richtig herausgelesen haben, handelt es sich auch beim Hallux valgus um die Folge einer Ischiaseinklemmung. Die Nervenschädigung hat einen Tonusverlust (Haltefähigkeit) im Fuß zur Folge, der dafür verantwortlich ist, daß das Gewebe des Großzehengrundgelenks nachgiebig wird, die Zehe sich nicht mehr in der richtigen Position halten kann und abweicht. Die gleichen Überlegungen gelten auch für die Entstehung der Hammerzehe.

Bei den Beschwerden im Fußgewölbe fällt mir ein Patient aus meiner hausärztlichen Tätigkeit ein, der unter stärksten Beschwerden an den Fußsohlen litt. Er konnte kaum laufen und machte dabei einen extremen Hohlfuß, so daß er auf dem Fußsohlenaußenrand lief. Die Fachärzte diagnostizierten einen sogenannten M. Lederhos, eine entzündliche Veränderung der Fußsohlensehnen. Nach einer Operation beider Fußsohlen waren die Beschwerden leichter. Ich habe den Patienten dann aus den Augen verloren. Damals habe ich dem jungen Mann seine Schmerzen nicht recht geglaubt. Er hat das gespürt und unsere Wege haben sich getrennt. Heute weiß ich, daß ich ihm Unrecht tat, denn die Ursache der Entzündung der Fußsohlensehnen war mit Sicherheit eine Ischialgie durch eine Kreuzbeinsubluxation. Da ich zu diesem Zeitpunkt noch nicht von der SMT gehört hatte, wußte ich um diese Zusammenhänge nicht. Leider.

3.20.1.5.3. GICHTANFALL

Ähnliche Überlegungen gelten übrigens auch für den berühmten Gichtanfall, von dem behauptet wird, er sei die Folge einer erhöhten Harnsäure im Blut. Trotz einer Abhandlung darüber in meinem ersten Buch „Wunder dauern etwas länger" möchte ich doch an dieser Stelle noch einmal die Zusammenhänge darstellen, da an diesem Krankheitsbild sehr deutlich wird, wie eine falsche Verknüpfung verschiedener richtiger Befunde zu falschen Schlußfolgerungen und zu falschen Therapiempfehlungen führt.
Wenn man davon ausgeht, daß die Harnsäure und deren dabei im Gelenk ausfallende Kristalle für den Gichtanfall verantwortlich sind, bleibt es völlig unverständlich, warum ein Gichtanfall, in der fast ausschließlichen Zahl der Fälle, auf ein Gelenk einer Körperhälfte beschränkt bleibt. Man kann davon ausgehen, daß die Konzentration eines Stoffes in unserem Körper nahezu gleichmäßig verteilt sein muß, da die Körperflüssigkeit, außerhalb unserer Körperzellen, dauernd in Bewegung und im Fluß ist. Sonst hätten ja auch die ganzen Blutuntersuchungen der klassischen Medizin keinen Sinn. Es kann einfach nicht sein, daß die Harnsäuremenge im rechten Fuß höher ist als im linken. Damit ist nicht einzusehen, warum ein Patient seinen Gichtanfall z. B. im rechten Großzehengelenk bekommt und nicht in beiden Großzehengelenken. Es muß also eine zweite wichtigere Komponente existieren, die den Gichtanfall letztendlich auslöst. Hier sind wir wieder beim Ischias und seiner Einklemmung angelangt. Die Reizung des Ischiasnervs ruft im Großzehengelenk eine Entzündung hervor, die natürlich durch die im Gelenk abgelagerten Harnsäurekristalle heftiger ausfällt, als das ohne die Kristalle der Fall wäre. Die Harnsäurekristalle sind lediglich ein Reaktionsverstärker, aber nicht die eigentlichen Auslöser der Erkrankung. Somit handelt es sich bei dem Gichtanfall um eine Ischialgie.
Beweisend kann man zusätzlich die Tatsache anführen, daß es häufig Patienten mit einem typischen Gichtanfall gibt, die aber bei der Blutuntersuchung völlig normale Harnsäurewerte haben. Man nennt das dann eine Arthritis (Gelenkentzündung), ohne sagen zu können, wo hier die Ursache liegt. Nun möchte ich hier nicht alle Erkrankungen an den Füßen in diesem Kapitel abhandeln. Die Beschreibung des Fersensporns und des Gichtanfalls sollen Sie auf die grundsätzlichen Zusammenhänge hinweisen, so daß Sie diese leicht auf andere oder ähnliche Erkrankungen an den Füßen übertragen können.

Fall 1:
Krankengeschichte und Behandlungsverlauf:
Im Nov. 1996 kam Herr G. K., ein-54 jähriger Patient, in meine Praxis, mit Ischiasschmerzen im linken Bein, begleitet von einer Gefühlsstörung und Schmerzen in den Zehen des linken Fußes. Sein Hauptproblem war neben den Schmerzen eine Schwäche des linken Beines, so daß er es beim Laufen etwas nachzog und nicht richtig belasten konnte. Außerdem litt Herr G. an einem starken Kribbeln im linken Bein. Die behandelnden Ärzte hatten mittels einer Kernspinuntersuchung einen Bandscheibenvorfall bei L5/S1 festgestellt und dem Patienten zur Operation geraten.

Bei der ersten Behandlung habe ich, wie immer bei Ischiaspatienten, oder, besser gesagt, grundsätzlich bei allen Patienten, die Lendenwirbelsäule nicht mitbehandelt, sondern nur die Beinlängendifferenz ausgeglichen und den Kreuzbeinschaden beseitigt. Obwohl ich seine sogenannte Bandscheibenregion nicht behandelt habe, waren seine Beschwerden beim zweiten Behandlungstermin schon gebessert. Die Schwäche des linken Beines war verschwunden. Das Kribbeln war erst bei der dritten Behandlung leichter.
In diesem Fall gab es auch einige Rückfälle, die den Behandlungsverlauf etwas komplizierten. Dem Patienten fiel es sehr schwer, sich auf meine neuen Vorgaben einzustellen und die Erklärungen und Empfehlungen der Schulmedizin hintanzustellen. Nachdem ihm dieses gelungen war, ging es eigentlich recht schnell aufwärts, so daß der Patient in vier Monaten beschwerdefrei war.

Manueller Untersuchungsbefund:
Herr G. hatte einen Beckenschiefstand durch eine Hüftsubluxation mit Beinverlängerung links um 2 cm. Das Kreuzbein war rechts stärker subluxiert als links. Die untere Lendenwirbelsäule wies von L5 bis B10 eine Rechts- und darüber bis B8 eine Linksskoliose auf.

Fallbesprechung:
Bei Herrn G. haben wir das typische Problem, daß wegen Ischiasschmerzen oder Beschwerden, die durch eine Ischiasreizung ausgelöst werden und mit den üblichen schulmedizinischen Möglichkeiten, wie Spritzen usw. nicht zu bessern sind, von den behandelnden Ärzten sofort eine Operation des angeblich verantwortlichen Bandscheibenvorfalls empfohlen wird. Für einen Arzt ist dieser Zusammenhang logisch und er lernt es auch nicht anders.
Es macht oft große Schwierigkeiten, dem Patienten die von der Schulmedizin übernommenen Vorstellungen auszureden und ihnen den tatsächlichen Sachverhalt zu erklären. So war es auch bei diesem Patient, der, trotz zwischenzeitlicher Besserung seiner Beschwerden mittels der SMT, nur schwer von den Vorstellungen lassen konnte, daß sein Bandscheibenvorfall für seine Gefühlsstörungen in den Zehen verantwortlich sei.
Diese gedankliche Blockierung macht die Behandlung natürlich schwierig, da es den Patienten häufig nicht begreiflich zu machen ist, wie wichtig es ist, sich auf die neuen Vorstellungen und Vorgaben einzulassen, d. h. die schulmedizinischen Therapien, wie die übliche Kranken- und Wirbelsäulengymnastik und Ähnliches, zu unterlassen. Auch die Therapieempfehlungen, die aus der Sicht der SMT ganz wichtige Vorgaben für den Erfolg der Behandlung sind, wie das richtige Bücken, das Unterlassen des Beineüberschlagens und die Selbstübungen, werden dann, wenn überhaupt, nur mangelhaft umgesetzt. Dieses Verhalten verlängert den Behandlungsverlauf beträchtlich, wenn der Patient nicht schon vorher ungeduldig wird und die Behandlung abbricht. Wenn es dem Patienten dämmert, daß ihm mit der SMT doch geholfen bekommen kann, ist alles weitere kein Problem mehr.

3.20.1.6. ISCHIALGIE MIT HÜFTBESCHWERDEN

Da Ischias- und Hüftbeschwerden die gleiche Ursache haben, nämlich eine Kreuzbeinsubluxation mit Verspannung der tiefen Sitzmuskulatur, ist es nicht selten der Fall, daß bei Befragung der Patienten mit einer Ischiaserkrankung zuerst nur der Hauptbefund geschildert wird und erst bei Nachfragen zugegeben wird, daß gleichzeitig, oft auch im Wechsel, Hüft- und Leistenbeschwerden auftreten.

Fall 1:
Folgende Patientin kam im Mai 1998 in meine Behandlung. Die Therapie ist bei weitem noch nicht abgeschlossen. Der Verlauf läßt aber hoffen, daß man der Patientin noch weiter helfen kann. Frau S. E., eine 64-jährige Patientin, leidet an einer angeborenen Hüftdysplasie, die nicht rechtzeitig erkannt wurde. Dadurch ist der rechte Hüftkopf aus der kaum vorhandenen rechten Hüftpfanne heraus- und nach oben zur Beckenschaufel hin hochgerutscht (luxiert). Der völlig deformierte Hüftkopf steht seitlich neben der Beckenschaufel. Dadurch wurde das rechte Bein immer kürzer. Jahrelang hatte Frau S-E. in der rechten Hüfte große Schmerzen. Es ist ein Wunder, wie diese geistig und körperlich sehr aktive Frau diesen Leidensweg überhaupt ertragen hat.
Wegen ihrer Rückenschmerzen wurde Frau S. E. zur Massage geschickt. Dabei trat nach der Massage eine schwere Ischialgie auf. Seit 1974 geht die Patientin am Stock. 1980 bekam sie einen Schuhausgleich am rechten Bein von + 5 cm verordnet und hat diesen brav bis 1998 auch getragen. Seit ein bis zwei Jahren treten zunehmend Schmerzen im linken Bein auf, die besonders im Liegen - sie beschreibt es wie ein Feuerwerk im linken Bein - tobten. Die Patientin schlief etwa ein Jahr im Sessel, da die Beschwerden im Sitzen nicht so schlimm waren.
Wenn man das Gangbild von Frau S-E. sah, fiel auf, daß sie das rechte Bein belastete und dabei links auf den Zehenspitzen mit abgewinkeltem Knie ging. Das Interessante dabei ist, daß die rechte Hüfte und das rechte Bein seit einiger Zeit keine Probleme mehr machten. Jetzt, beim Schreiben dieser Zeilen, haben wir Feb. 1999. Die Patientin ist nicht geheilt. Ich glaube auch nicht, daß sie im wahrsten Sinne des Wortes zu heilen ist. Der Hüftschaden auf der rechten Seite ist irreparabel. Der Patientin geht es aber insoweit besser, als sie wieder am Leben teilhaben kann. Sie machte im Spätherbst 1998 mit ihrem Mann eine achttägige Studienreise. Dabei hat sie in acht Tagen acht Museen, zehn Ausstellungen, sechs Konzerte besucht und ich weiß nicht was alles noch. Nun ist sie ein Mensch, der normalerweise nicht nachgibt, sie ist wirklich eine Powerfrau. Aber als sie im Mai zu mir kam, war die Patientin auch seelisch am Ende. Schmerzen, Schlafmangel und Hoffnungslosigkeit durch die Gewißheit, im Rollstuhl zu enden, ließen sie an Selbstmord denken. Die Patientin kommt regelmäßig in Behandlung. Die Schäden am linken Kreuzbein sind noch nicht ganz behoben und kommen immer wieder heraus. Trotzdem sind die Beine mit einem Schuhausgleich von 2,5 cm am rechts gleich lang und die Patientin hat das Gefühl, gerade zu stehen. Nach der Behandlung geht es der Patientin immer eine ganze Zeit lang besser, wobei die Zeiträume der Erleichterung immer länger werden.

Schulmedizinische Befunde:
Ich habe zu Anfang die Röntgenbilder des Beckens und der Hüften gesehen. Bisher habe ich zwar von solchen Befunden gelesen, hatte aber in 30 Jahren ärztlicher Tätigkeit so etwas noch nicht gesehen. Der rechte Hüftkopf stand seitlich in der Mitte der Beckenschaufel.

Manueller Untersuchungsbefund:
Bei der ersten Behandlung habe ich mich nur auf den Beinlängenausgleich und den Kreuzbeinschaden konzentriert. Trotz des rechten Schuhausgleichs von 5 cm war das linke Bein 4 cm länger als das rechte. Die Beinlänge wurde rechts und links korrigiert. Der Schuhausgleich konnte rechts auf 2,5 cm reduziert werden. Die Beinlänge rechts ist jetzt seit Monaten konstant. D. h. die rechte Hüfte sitzt trotz ihrer Fehlstellung fest, auch wenn sie nur von Sehnen, Bändern und Muskeln gehalten wird. Das linke Bein ließ sich schrittweise um etwa 7 cm in die linke Hüfte zurückschieben. Ich brauche Ihnen nicht zu sagen, daß die Patientin allein beim manuellen Beinlängenausgleich entsetzliche Schmerzen hatte. Heute sind beide Beine mit dem rechtsseitigen Schuhausgleich gleich lang, obwohl die linksseitige Subluxation des Kreuzbeinbeckengelenks den linken äußeren Schuhrand noch immer etwas seitlich hochstehen läßt.
Der Kreuzbeinschaden im Sinne einer Kreuzbeinsubluxation war katastrophal. Wenn man die Patientin von hinten betrachtete, war die linke Hüfte und das ganze linke Gesäß wie ein Buckel herausgeschoben. Wenn man die Finger auf die Kreuzbeingelenke legte, stand der linke Daumen 3 cm höher als der rechte. Trotzdem konnte ich das linke Kreuzbeinbeckengelenk (ISG) reponieren.
Bei der zweiten Behandlung nach sieben Tagen war das linke Bein wieder etwas länger. Der Befund wurde korrigiert. Das linke ISG war auch wieder herausgesprungen, aber nicht so extrem wie beim ersten Mal.
Bei der dritten Behandlung, nach weiteren acht Tagen, berichtete die Patientin, daß sie nach 1½ Jahren wieder im Bett liegen könne, sie war ganz glücklich. Mittlerweile ist es so, daß bei der Beinlängenprüfung die Beine zwar gleich lang sind, es besteht aber im linken Bein noch eine starke Spannung, die den linken Schuhrand noch nach außen anhebt. Die Schuhspitze ist, ähnlich wie bei einer Peroneuslähmung, massiv nach unten durchgestreckt. Dabei ist der Fuß nicht gelähmt und schlaff, sondern völlig verkrampft. Wenn die Patientin steht, belastet sie jetzt beide Beine gleichmäßig und hat das Gefühl, gerade zu stehen.
Die Wirbelsäule, anfangs im Lendenwirbel- und unteren Brustwirbelsäulenbereich gerade, wies im Laufe der Behandlung eine Linksskoliose auf. Im oberen Bereich der Brustwirbelsäule war von Anfang an eine leichte Linksskoliose festzustellen.

Fallbeschreibung:
Die Patientin hatte natürlich in jungen Jahren durch ihre Hüftsubluxation und deren Folgen starke Beschwerden in der rechten Hüfte. Der Schaden hat sich aber konsolidiert, so daß man heute sagen kann, er macht im Grunde heute im Gegensatz zu früher keine Beschwerden mehr. Der Schaden, dessentwegen sie heute Beschwerden hat, hat im Grunde mit dem Schaden der angeborenen Hüftdysplasie mit folgender Hüftluxation nur bedingt etwas zu tun. Das eigentliche Problem der Patientin ist eine schwere Hüftsubluxation des linken Hüftgelenks, die zu einem Beckenschiefstand geführt hatte. Eine Kreuzbeinsubluxation war die Folge. Dieser Befund führte dann zu den Veränderungen und Beschwerden, an denen die Patientin litt. Die Verspannung der tiefen Sitzmuskulatur klemmte die Ischiasnerven und die Spinalnerven der Kreuzbeinsegmente ein. Neben den typischen Ischiasbeschwerden treten Spannungsgefühle besonders auf der Rückseite des Ober- und Unterschenkels, aber auch in der Kniekehle auf, die so stark waren, daß das Knie nicht mehr bewegt werden konnte und bei dieser Patientin in einer Beugestellung verkrampfte. Dadurch konnte Frau S. E. nur auf den linken Zehenspitzen auftreten.
Auch daß Frau S-E. nicht mehr liegen konnte hat seine Ursache in der Kreuzbeinsubluxation mit Verspannung der tiefen Sitzmuskulatur. Wenn ein Patient mit solch einem Befund zur Ruhe kommt und sich hinlegt, nimmt die Spannung der Muskulatur dadurch zu, daß die Muskeln nicht mehr bewegt werden und sich so nicht mehr lockern können.

Als Nebenerfolg der manuellen Behandlung besserte sich im Laufe der Zeit noch die Inkontinenz der Patientin, die sicher auch durch den starken Kreuzbeinschaden mit ausgelöst wurde. Die Inkontinenzbeschwerden wurden bestimmt auch durch die Blockierung des 3. Lenden-, des Blasenwirbels hervorgerufen. Diese Blockierung trat aber erst nach einiger Zeit zu Tage, nachdem die Beinlängendifferenz und der Kreuzbeinschaden gebessert war. Anfangs imponierte die Lendenwirbelsäule als ein Normalbefund.
Die Patientin ist heute nicht gesund und ich weiß nicht, in wie weit sich der Befund noch bessern läßt. Frau S-E. hat aber keine Angst mehr, im Rollstuhl zu landen, hat weniger Schmerzen, kann im Liegen schlafen, d. h. sie hat an Lebensqualität gewonnen, was ihr hilft, das weitere Leben zu meistern.

3.20.1.7. ISCHIALGIE MIT KNIEBESCHWERDEN

Knieerkrankungen sind ein Leiden, welches mehrere Ursachen haben kann. Aber 95% aller Kniebeschwerden haben ursächlich etwas mit einer Ischiaseinklemmung zu tun. Das bedeutet, daß das Knie zwar der Ort der Entzündung und Beschwerden ist, daß die Ursache aber nicht im Knie zu suchen ist. Das Knie ist, wie bei vielen anderen Erkrankungen ebenfalls, nur der Reaktionsort, der auf eine Veränderung antwortet, welche man entfernt vom vermeintlichen Krankheitsgeschehen suchen muß. Bei den Knieerkrankungen, von denen ich behaupte, daß sie in der Mehrzahl der Fälle etwas mit einer Ischiaseinklemmung zu tun haben, liegt die Ursache in der tiefen Gesäßmuskulatur, kann aber auch an der Wirbelsäule zu finden sein. Die Einklemmung durch die tiefen Sitzmuskeln Piriformis und Obturatorius sind schon ausreichend besprochen worden. Aber auch eine Skoliose mit Blockierung der Spinalnerven des 3. Lendenwirbels, des Knie-, Blasen-, Gebärmutter- und Prostatawirbels, kann Kniebeschwerden hervorrufen.
Kniebeschwerden können aber auch durch Erkrankungen der gerade genannten Organe, über deren Segment, via Ischias oder über den Blasen-Meridian, ausgelöst werden. Über die äußere Kniekehle verläuft der Blasen-Meridian, welcher mit dem Nieren-Meridian, der durch die innere Kniekehle zieht, gekoppelt ist. Blase (L3) und Nieren (B10 und B11) bilden mit dem 3. Halswirbel (Ohren und Gleichgewicht) einen Funktionskreis. Es ist damit nicht ausgeschlossen, daß sich Erkrankungen dieser Organe auf das Knie auswirken. Umgekehrt kann sich eine Knieerkrankung, sei es auch nur eine Subluxation, nachteilig auf das Ohr- und Gleichgewichtsorgan auswirken.
Der Bereich des Außenmeniskus wird vom Leber-Meridian durchzogen. Die Leber gehört zum Funktionskreis Gallenblase, mit Gallenblase (B4)/ Leber (B5)/ Augen (H4).
Da der 2. Halswirbel aber auch der Zungenwirbel ist und dieser wiederum mit dem Herzen gekoppelt ist, haben alle Wirbel des Funktionskreises Herz, mit Herz(B2)/ Dünndarm (B12) Zunge (H2) auch einen gewissen Einfluß auf das Knie.

Die vorderen Knieanteile werden vom Magen (B6)- und vom Milz-Pankreas-Meridian (B8 und B7) durchzogen, welche mit dem Mund (H4) einen Funktionskreis bilden.
Der 4. Halswirbel ist aber auch der Nasenwirbel, der die Körperöffnung zum Funktionskreis Lunge (B3)/ Dickdarm (L1)/ Nase (H4) ist.
Jetzt wird klar, warum so viele Menschen über Kniebeschwerden klagen. Das liegt nicht nur daran, daß das Knie im Laufe des Lebens so stark belastet wird. Neben dem Ischiasnerv können alle Meridiane und deren gekoppelte Organe einen Einfluß auf unsere Knieerkrankungen nehmen. Es ist hier sicher wie bei vielen anderen Erkrankungen auch, daß das Leiden um so schlimmer wird, je mehr auslösende Komponenten auftreten.
Natürlich ist es so, daß z. B. ein schwerer Meniskusein- oder -abriß vom Operateur beseitigt werden muß, damit der Patient wieder beschwerdefrei werden kann. Die manuelle Beseitigung eines eingeklemmten Ischias kann einen eingerissenen Meniskus nicht mehr heilen. Grundsätzlich muß die manuelle Therapie vor dem Auftreten eines schweren organischen Schadens ansetzen, d. h. bevor es durch eine Ischiaseinklemmung zu einer Tonusänderung des Kniegewebes kommt und so der Meniskus bei stärkerer Kniebelastung einreißen kann.
Zusätzlich haben natürlich alle Gelenke, vor allem die Kreuzbeinbecken-, aber auch das Kiefergelenk (!), und deren Subluxationen durch die Meridiane, die einen Bezug zum Knie haben, einen Einfluß auf Knieerkrankungen. Über die verschiedenen Gelenke informieren Sie sich bitte in Kapital 2.1.6 .

Fall 1.
Krankengeschichte und Behandlungsverlauf:
Im Okt. 1997 kam eine 29-jährige Patientin, Frau S. E., in meine Behandlung. Sie ging an zwei Krücken und erzählte, daß sie seit fünf Jahren krank und seit einem Jahr berentet sei. Sie erzählte mir folgende Geschichte: Vor fünf Jahren bekam sie plötzlich Kniebeschwerden und sie ging zu ihrem Orthopäden, der ihr eine Spritze in das linke Knie gab. Sofort nach der Spritze traten Kreuzschmerzen auf. In der folgenden Nacht entzündete sich das linke Knie so stark, daß es hochrot auf den doppelten Umfang anschwoll, was natürlich entsprechende Schmerzen machte. Seither hatte sie wechselnde Schmerzen im Kreuz, in der Hüfte rechts und in der Schulter. Das linke Knie war immer extrem schmerzhaft. Das ganze linke Bein war steif, unbeweglich und im Knie kontrakt gebeugt, wobei es stark verdickt und rötlich entzündet war. Die Patientin hinkte stark, konnte das linke Bein nicht belasten und mußte an Krücken gehen.
Ich habe die Patientin bis Nov. 1998 betreut. Sie kam regelmäßig alle vierzehn Tage in Behandlung. Seit Dez. 1998 war Frau S. nicht mehr bei mir und ich weiß nicht, wie es ihr zur Zeit geht. Der Heilungsverlauf, der sich als sehr schwierig erwies und von vielen Rückfällen begleitet war, war noch nicht abgeschlossen.
Die Patientin trug anfangs einen Schuhausgleich am linken Bein von 3 cm. Nach dem manuellen Beinlängenausgleich war kein Schuhausgleich mehr notwendig, die Beine waren gleich lang und blieben es auch in Zukunft. Wenn man bedenkt, daß sich bei der manuellen Untersuchung ein linkes um 3 cm längeres Bein herausstellte, kann man sich vorstellen, wel-

che Wirkung eine zusätzliche Schuherhöhung um 3 cm erbrachte. Dieser Ausgleich wurde sicher deswegen verordnet, weil durch die leichte Beugestellung des linken Knies der Eindruck entstanden sein könnte, daß das linke Bein kürzer als das rechte sei. Das Kreuzbeinbeckengelenk war links stark und rechts oben extrem stark subluxiert. Die Wirbelsäule war von L5 bis B10 nach rechts und von B6 bis H7 nach links verkrümmt. Die Halswirbelsäule war steilgestellt, da hier ein Tastbefund auf der rechten und linken Seite zu erheben war.
Nach der ersten Behandlung hatte die Patientin blaue Flecken durch die Therapie der Kreuzbeinbeckengelenke, außerdem taten ihr die behandelten Stellen entsprechend weh. Trotzdem hatte die junge Frau sechs Tage weniger Schmerzen im linken Knie. Im Tag vor der nächsten Behandlung seien die Kniebeschwerden wieder schlimmer geworden. Es gab ein dauerndes Hin und Her. Das Knie und das Kreuz waren zeitweise wesentlich besser, aber es kam regelmäßig zu schweren Rückfällen. Immer wenn der Patientin die Kreuzbeinbeckengelenke heraussprangen, und das ereignete sich rechts häufiger und stärker als links, kam es innerhalb von wenigen Stunden zu einem Wiederauftreten der Schmerzen im linken Knie, das sich dann auch gleich wieder entzündete, heiß und rot wurde. Wenn Frau S. von mir manuell behandelt wurde, sagte sie regelmäßig sofort nach der Behandlung des Kreuzbeinschadens, daß das Knie wieder besser sei. Das Knie war zeitweilig sogar so gut, daß Frau S. wieder tanzen und wandern konnte. Ich brauche nicht extra zu sagen, daß die Krücken nach kurzer Zeit weggelassen werden konnten.
Beim fünften Behandlungstermin erzählte Frau S. mir, daß ihre Darmentzündung, unter der sie von Zeit zu Zeit einmal mehr und weniger leide, wieder schlimmer geworden sei. Sie habe dauernd Durchfall und Bauchschmerzen. Nach der Therapie des unteren Lendenwirbelsäule waren die Beschwerden bald gebessert und nach kurzer Zeit verschwunden. Zum Zeitpunkt der Darmentzündung wies die untere Lendenwirbelsäule eine sehr starke Linksskoliose auf. Warum Frau S. seit Dez. 1998 nicht mehr kommt, weiß ich nicht. Ich hoffe nur, es geht ihr gut.

Manueller Untersuchungsbefund:
Ich habe den Befund oben schon beschrieben, möchte ihn aber hier noch einmal kurz zusammenfassen: Es bestand eine Beinlängendifferenz durch ein links 3 cm längeres Bein, das zusätzlich noch mit einer Schuherhöhung von 3 cm versorgt war, was eine Beinlängendifferenz von 6 cm ergibt. Insgesamt ließ sich die linke Hüfte schrittweise um 7 und die rechte um 4 cm beim manuellen Beinlängenausgleich in das Hüftgelenk zurückschieben. Die Wirbelsäule wies eine Linksskoliose auf und die Halswirbelsäule war steilgestellt.

Fallbesprechung:
Eine schlimme Krankengeschichte, wenn man bedenkt, daß die junge Frau so krank war, daß sie berentet werden mußte. Davon abgesehen, konnte sie sich nur mit größten Schmerzen und auf Krücken bewegen. Begonnen hat die Erkrankung schon Jahre vor dem eigentlichen Schmerzereignis im linken Knie, mit Hüftsubluxation, Beckenschiefstand und extremer Kreuzbeinsubluxation. Das akute Schmerzereignis im linken Kniegelenk war nur der Ausdruck einer durch diese Veränderungen entstandenen Ischialgie. Die Patientin glaubt heute noch, daß die Spritze des Orthopäden in das linke Knie sie so krank gemacht habe. Ich möchte das nicht so im Raume stehen lassen. Ich glaube nicht, daß die Spritze groß geschadet hat, sondern daß sie eventuell der akute Auslöser war, der das ganze Krankheitsbild zu Tage treten ließ. Die junge Frau erzählte weiter, daß sie direkt nach der Spritze starke Kreuzschmerzen bekommen hatte und in der Nacht sei das linke Knie hochrot geworden und sehr stark angeschwollen.
Das eigentliche Fiasko ist, daß die Schulmedizin um diese Zusammenhänge zwischen Wirbelsäule, Kreuzbein und Knie nicht weiß. Sicher wäre das Krankheitsbild zu Anfang

relativ leicht zu heilen gewesen, hätte man es richtig behandelt. Ich bitte das nicht als Vorwurf, sondern nur als Feststellung zu betrachten, denn bis vor neun Jahren, bevor ich die SMT kennenlernte, habe ich auch in solchen Fällen nicht anders gedacht und gehandelt, als die Orthopädie es heute noch tut. Warum es keiner weiß, ist scheinbar nicht zu verstehen, um es ganz einfach zu sagen, bisher ist nur ein Nichtmediziner durch Zufall auf die Befunde einer Hüftsubluxation gestoßen, damit ist es kein schulmedizinisches Allgemeinwissen und wird auf keiner Universität der Welt gelehrt. Ich sehe es als meine Aufgabe an, dieses für die Schulmedizin zu ändern.
Wenn Sie sich vorstellen, daß in Europa zur Zeit jährlich ca. 400 000 Hüftgelenksersatz, 150 000 Kniegelenksersatz- und ich weiß nicht wie viele Bandscheibenoperationen gemacht werden, können Sie sich vorstellen, gegen welche Widerstände das wahrscheinlich geschehen muß, denn erstens sind die Ärzte von der Richtigkeit ihres Tuns überzeugt, und zweitens stehen enorme wirtschaftliche Interessen dahinter, nicht nur bei den Ärzten, sondern in allen Berufssparten, die mit dem Operationsgeschehen direkt oder indirekt etwas zu tun haben. Denken Sie nur an die Herstellung von Hüft- oder Knieprothesen, aber auch die Versorgung der Krankenhäuser, Kureinrichtungen und Apotheken mit den notwendigen Arbeits- und Hilfsmitteln. Wenn ich mir das manchmal in einer stillen Stunde überlege, bekomme ich „Angst vor der eigenen Courage“.
Ich konnte Frau S. nicht heilen, aber ich konnte ihr mit der SMT einen großen Anteil ihrer Lebensqualität, trotz der immer wieder auftretenden Rückschläge, wiedergeben. Ob es im Laufe der Zeit gelungen wäre, sie völlig zu heilen, kann ich nicht sagen.
Zum Schluß möchte ich noch kurz auf die Darmentzündung der Patientin eingehen. Durch das Geradestellen des Beckens nahm die Skoliose der unteren Wirbelsäule am Anfang zu. Sie hatte schon immer von Zeit zu Zeit Darmbeschwerden, immer dann, wenn die Blockierung des 1. Lenden-, des Dickdarmwirbels durch eine stärkere Verspannung zunahm. Solch eine Zunahme der Skoliose ist auch nach dem Beinlängenausgleich aufgetreten, der für die Verschlechterung der Symptomatik verantwortlich war. Nach der Behandlung und Besserung der Skoliose in diesem Bereich verschwanden die Darmbeschwerden schnell, da die Dickdarmentzündung durch die Deblockierung des Spinalnervs des 1. Lendenwirbels abheilen konnte.

Fall 2.
Krankengeschichte und Behandlungsverlauf:
Diese Krankengeschichte ist bei weitem nicht so spektakulär wie der erste Fall, zeigt aber recht deutlich die Zusammenhänge von einem Unfallgeschehen, Kreuzbeinschaden und anschließenden Kniebeschwerden. Im Mai 1998 kam eine 68-jährige Patientin, Frau K. M., wegen Kniebeschwerden in meine Behandlung. Die Beschwerden waren drei Wochen zuvor über Nacht aufgetreten, nachdem sie das linke Sprunggelenk übertreten hatte. Danach trat eine oberflächliche Venenentzündung auf. Bei der letzten Behandlung sagte sie, daß das linke Knie deutlich besser würde, aber sie spüre augenblicklich das bisher beschwerdefreie rechte Knie.

Manueller Untersuchungsbefund:
Es bestand ein Beckenschiefstand durch ein links 2 cm längeres Bein. Insgesamt ließ sich beim manuellen Beinlängenausgleich die linke Hüfte schrittweise um 6 und die rechte um 4 cm in das Hüftgelenk zurückbewegen. Das Kreuzbeinbeckengelenk war links stärker als rechts subluxiert. Die Lenden- und Brustwirbelsäule war linksskoliotisch verkrümmt und die Halswirbelsäule war steilgestellt, da man sie auf beiden Seiten tasten konnte.

Fallbesprechung:

In diesem Fall tritt ein Phänomen zu Tage, das täglich eine unendlich große Rolle spielt, aber nicht beachtet wird. Durch die Distorsion (Umknickung) des rechten Sprunggelenks kam es zu einer Kreuzbeinsubluxation oder eine schon zuvor bestehende hat sich deutlich verschlechtert. Dieser Vorgang war der Ausgangspunkt für alle folgenden Beschwerden.
Alle Gewalteinwirkungen auf unseren Körper haben nicht nur am Ort des Auftreffens eine Wirkung. Die bei der lokalen Gewalteinwirkung nicht verbrauchten überschüssigen Energien werden vom restlichen Körper abgefangen und abgeleitet. Dabei kann das Kraftpotential so groß sein, daß es fern vom Ort des Auftreffens der Gewalt zu Schäden kommt, wodurch Gelenke und Wirbel subluxiert werden. Das können Extremitätengelenke, die Kreuzbeinbeckengelenke oder Wirbelsäulengelenke sein. Man nennt diesen Vorgang Blockierung.
Ein weiterer Faktor für das Auftreten solcher Blockierungen sind die ruckartigen Ausweich- und Abfangbewegungen der Menschen, wenn eine Gewalteinwirkung durch Schlag oder Fallen droht. Auch dadurch können Blockierungen an den Extremitäten-, den Wirbelsäulen- und den Kreuzbeinbeckengelenkgelenken auftreten.
Das regelmäßige Nichtwissen und -beachten solcher Vorgänge und der dadurch auftretenden Schäden ist für die Chronifizierung vieler Unfallbeschwerden und Folgen verantwortlich. Es ist häufig auch so, daß Beschwerden erst nach einer gewissen Latenzzeit auftreten, wodurch der Zusammenhang mit dem Unfall - es müssen durchaus keine spektakulären Unfälle sein - nicht hergestellt wird. Die Folge davon ist, daß man die eigentliche Beschwerdeursache, die oft weit vom Beschwerdeort entfernt ist, nicht findet und die Ursache in der unmittelbaren Nähe der Schmerzen sucht. Findet die Schulmedizin kein organisches Korrelat am Beschwerdeort, ist sie sehr schnell bereit zu sagen, daß dem Betreffenden die Psyche einen Streich spiele, er ein Querulant oder Rentenjäger sei, indem ihm unterstellt wird, er simuliere oder aggraviere, um einen Vorteil zu erlangen. Ich will nicht in Abrede stellen, daß es solche Fälle gibt, aber sie zu verallgemeinern, hieße den meisten Patienten unrecht zu tun.
So sind die Kniebeschwerden unserer Patientin eine direkte Folge einer Kreuzbeinsubluxation, die vorher schon in leichterer Form bestanden haben mag, die aber durch den Unfall schlimmer wurde. Natürlich kann eine solche Kreuzbeinsubluxation auch einmal durch einen solchen Unfall überhaupt erst entstehen. Durch einen Unfall bedingte Kniebeschwerden müssen aber normalerweise, bei regelrechten Verhältnissen in den Kreuzbeinbeckengelenken, nach einigen Tagen problemlos abheilen.
Da bei akuten Blockierungen die tiefe Gesäßmuskulatur meist auf der Gegenseite der Blockierung stärker verspannt und dadurch den Ischiasnerv stärker einklemmt, haben die Patienten meist auf der Gegenseite der Blockierung ihre Beschwerden. Nur nach langen Krankheitsverläufen kann es zu einer Schmerzumkehr kommen. Somit ist der Zusammenhang zwischen Unfall, linksseitig stärkerer Kreuzbeinsubluxation und rechtsseitigen Kniebeschwerden bei unserer Patientin ausreichend erklärbar.
Nach der Korrektur der Kreuzbeinbeckengelenke besserte sich das linke Knie, es kam aber immer wieder zu Rückfällen des Kreuzbeinschadens. Da beide Gelenke des Kreuzbeins subluxiert waren, traten auch Beschwerden im rechten Knie auf. Das liegt daran, daß die tiefe Gesäßmuskulatur rechts nicht schnell genug nachgegeben hat und daher eine Ischiaseinklemmung auf der rechten Seite im rechten Knie plötzlich Beschwerden machte.
Auch die Venenentzündung ist eine Folge der Kreuzbeinsubluxation, die ja bekannterweise eine Verspannung der Gesäßmuskulatur macht. Aber nicht nur die Gesäßmuskulatur verspannt sich, sondern die ganze Muskulatur des kleinen Beckens. Dabei ist auch der M. Iliopsoas zu nennen (dieser Muskel setzt seitlich der Wirbelsäule und an der Beckenschaufel an, zieht durch das kleine Becken in den Oberschenkel, um dort am inneren Oberschenkel an einem Knochenvorsprung - Trochanter minor genannt - festzumachen). Auf dem M. Ilio-

psoas liegend, ziehen die Gefäße vom kleinen Becken in die Oberschenkelregion, wobei sie unter dem Leistenband hindurch müssen. Durch die Verspannung der Muskulatur des gesamten Beckens bei einer Kreuzbeinsubluxation werden die in das Bein ziehenden Gefäße zwischen Muskel und Leistenband eingeklemmt. Dadurch ist nicht nur der Bluteinstrom in das Bein (Durchblutungsstörung), sondern auch der venöse Blutausstrom (Krampfaderentstehung usw.) aus dem Bein behindert. Die Venen werden noch leichter abgedrückt, da sie über keine so feste Gefäßwand verfügen wie die Arterien. Diese Rückflußbehinderung kann, besonders im langen Sitzen, so stark werden, daß der Blutrückfluß extrem gedrosselt wird. Dadurch kommt es zu einer Stase (Aufhebung des Blutstromes). Wenn diese stark und lang genug besteht, kann eine Thrombosierung einsetzen. Im oberflächlichen Venenbereich ist sie schmerzhaft und lästig, im tiefen Venenbereich kann sie lebensgefährlich werden, dann nämlich, wenn von der frischen, noch weichen Thrombose ein kleines Stück des Blutpfropfgerinnsels abreißt und durch das Venensystem in das rechte Herz und von dort in die Lunge geschwemmt wird. Diesen Vorgang nennt man eine Lungenembolie.

Fall 3.
Diesen Fall möchte ich kurz noch beschreiben, weil er deutlich macht, daß die Behauptung, Hüfterkrankungen würden gerne schmerzhaft in das Knie ausstrahlen, so nicht richtig ist, sondern Knie- und Hüftbeschwerden sind der Ausdruck ein- und derselben Ursache. Im Jan. 1999 kam ein 68-jähriger Patient, Herr W. S., wegen Knie- und gleichzeitigen Hüftproblemen in meine Behandlung. Die rechte Seite war stärker als die linke betroffen und der Patient hinkte rechts schon. Die Beschwerden hatte er schon jahrelang, aber seit zwei bis drei Jahren hatten diese sehr stark zugenommen. Die Schmerzen strahlten von der Hüfte in die Knie aus. Nach der Röntgenuntersuchung durch seinen Arzt hatte dieser ihm gesagt, daß er sich wundere, daß der Patient bei diesen Röntgenbefunden überhaupt noch laufen könne. Außerdem wurde der Patient an beiden Händen, rechts sogar zwei Mal im Abstand von einem Jahr ohne Erfolg und links nur ein Mal mit gutem Erfolg an einem Karpaltunnelsyndrom operiert.
Der Patient war erst zwei Mal in meiner Behandlung. Beim zweiten Termin sagte er, daß das Kreuz besser sei und auch die Knie täten nicht mehr so weh, wenn auch von einer völligen Beschwerdefreiheit keine Rede sein könne. Nach der zweiten Behandlung konnte er eine noch deutlichere Besserung der Kniebeschwerden angeben.

Manueller Untersuchungsbefund:
Der Patient hatte bei der ersten Behandlung einen Beckenschiefstand durch ein 4 cm längeres linkes Bein. Beim manuellen Beinlängenausgleich bewegte sich die linke Hüfte schrittweise um 12 und die rechte um 8 cm in das Hüftgelenk zurück. Das Kreuzbein war links stärker als rechts subluxiert. Die gesamte Wirbelsäule wies eine Linksskoliose auf.

Fallbesprechung:
An diesem Fall ist nichts Spektakuläres, er ist ein alltägliches Problem, mit dem man sich als SMT-Therapeut beschäftigen muß. Nur kann man hier sehr schön erklären, warum Hüft- und Kniebeschwerden Symptome ein und derselben Ursache sind. Der Hüftschmerz kommt, ebenso wie die starke Arthrose, durch die Fehlstellung des Hüftkopfes im Hüftgelenk zustande, verstärkt durch den starken Zug der durch eine Kreuzbeinsubluxation tiefen verspannten Gesäßmuskulatur am seitlichen Hüftkopf (Trochanter major). Der Knieschmerz ist lediglich ein Ausdruck einer Ischialgie, welche die gleiche muskuläre und knöcherne Ursache hat wie die Hüftbeschwerden, nämlich eine Kreuzbeinsubluxation mit Verspannung der tiefen Gesäßmuskulatur. Wenn die Ursache für beide Beschwerden gleich ist, ist auch zu verstehen, warum beides gleichzeitig Schmerzen machen kann, so daß tatsäch-

lich der Eindruck entsteht, die oberhalb des Knies gelegene Hüfte strahle in das Knie aus. Die Ischialgie wird trotzdem häufig von den Patienten als von oben herab ausstrahlend empfunden.

3.20.1.8. ISCHIALGIE MIT LEISTENSCHMERZEN

Wenn man Patienten mit Ischias-, aber auch mit Hüftbeschwerden genau befragt, geben viele zu, auch Leistenbeschwerden zu haben oder zumindest gehabt zu haben. Die Schmerzen in der Leiste, welche eher zum Schambeinbereich einen Bezug haben, sind die Folge einer Blockierung durch eine Kreuzbeinsubluxation mit Einklemmung des 4. sakralen Spinalnervs (S4). Das Auftreten eines Leistenbruchs ist auch eine Folge einer spinalnervenbedingten Tonusänderung. Das Gewebe der Leiste hält Belastungen nicht stand und reißt ein.

Fall 1:
Krankengeschichte und Behandlungsverlauf:
Im Juli 1998 kam Frau K. M., eine 70-jährige Patientin, wegen Schmerzen in der linken Leiste in meine Behandlung. Gleichzeitig hatte Frau K. seit Jahren Ischiasbeschwerden im linken Bein. Drei Jahre zuvor hatte man deswegen eine CT-Untersuchung der Lendenwirbelsäule gemacht, aber keinen Bandscheibenvorfall gefunden. Außerdem konnte sich die Patientin nicht richtig bücken, weil sie dann Hüftprobleme bekam. Der Ischiasschmerz zog vom Gesäß über den linken äußeren Oberschenkel bis über das Knie. Die Patientin hinkte beim Gehen links. Es bestand auch ein Schwellneigung der Beine.
Bis Okt. 1998 kam Frau K. insgesamt sechs Mal in Behandlung. Beim letzten Mal sagte sie mir, daß es aufwärts gehe, der Ischias und das Kreuz sowie die Leistenschmerzen wären besser. Auch die Schwellneigung der Beine hatte nachgelassen.

Manueller Untersuchungsbefund:
Es bestand ein Beckenschiefstand durch ein links 2 cm längeres Bein. Beim manuellen Beinlängenausgleich bewegte sich die linke Hüfte schrittweise um 12 und die rechte um 10 cm in das Hüftgelenk zurück. Das Kreuzbeinbeckengelenk war links extrem stark subluxiert. Das rechte Gelenk war ebenfalls, aber geringer subluxiert. Die Wirbelsäule wies von L5 bis B10 eine Links-, von B9 bis B4 eine Rechts- und darüber von B3 bis H5 wieder eine Linksskoliose auf.

Fallbesprechung:
Bei sogenannten Ischiaspatienten geben sehr viele einen Leistenschmerz an, wenn man gezielt danach fragt. Da aber der akute Schmerz meist die Leistenprobleme deutlich überlagert, wird er bei der Beschwerdeschilderung vergessen. Auch kann sich der durch die Medien „medizinisch gebildete Laie" nicht vorstellen, daß ein Leistenschmerz etwas mit seinen Ischiasbeschwerden zu tun haben könnte, besonders da er wie sein Arzt davon ausgeht, daß sein Ischiasproblem etwas mit seinen Bandscheiben zu tun hat.
Aber es gibt auch Patienten, bei denen der Leistenschmerz ganz im Vordergrund der Beschwerdesymptomatik steht und sogenannte Ischiasprobleme kaum eine Rolle spielen. Ischias, Hüft-, Leistenschmerzen, Hinken aber auch die Schwellneigung der Beine sind alles Symptome ein und derselben Ursache, nämlich einer Kreuzbeinsubluxation mit daraus resultierender Verspannung der tiefen Gesäßmuskulatur.

3.20.1.9. ISCHIALGIE MIT TROCHANTERSCHMERZEN (SCHLEIMBEUTELENTZÜNDUNG)

Viele Patienten haben seitlich im Hüftbereich Schmerzen. Wenn sie den Arzt aufsuchen, sagt der Betreffende häufig, er habe Hüftbeschwerden, zeigt dabei aber auf den seitlichen äußeren Hüftkopf, wenn ich den Trochanter major einmal so nennen darf. Der Mediziner weiß, daß sich hier oft ein Schleimbeutel entzündet, welcher die Schmerzen hervorruft. Die angeschuldigten Überanstrengungen sind nur teilweise schuld. Eigentlich ist eine Kreuzbeinsubluxation die Ursache der Beschwerden.
An der seitlichen Ansatzstelle der tiefen Sitzmuskulatur (Muskeln Piriformis und Obturatorius), dem Trochanter major (seitlichen Hüftkopf), tritt ein starker Zug auf. Der ist für die Entzündung der Schleimbeutel, die in diesem Bereich zu finden sind, verantwortlich.

Fall 1:
Im Dez. 1998 kam eine 47-jährige Patientin aus der Schweiz, Frau W. C., in meine Behandlung. Mit 12 Jahren hatte sie einen Schlittschuhunfall mit einer linksseitigen Sprunggelenksfraktur. Die Beschwerden, die der Patientin noch heute größte Probleme machen, haben vor 12 ½ Jahren, also im Alter von 35 Jahren angefangen. Sie hat Schmerzen im Kreuz, die in die Beine ausstrahlen, wobei die linke Seite viel schlimmer ist als die rechte. Der Schmerz zieht vorne in den Oberschenkel, aber auch in den Unterschenkel, in den Bereich des Wadenbeins bis hinab zur Fußspitze. Die linke Leiste klemmt beim Laufen und es schießt dann ein Schmerz, ähnlich einem elektrischen Strom, in das linke Bein. Die Patientin hat am äußeren linken Oberschenkel im Bereich des Trochanter major Schmerzen, so daß sie im Bett nicht links liegen kann.
Die Patientin hinkt stark, das linke Bein ist wie steif, kann beim Gehen im Knie nicht gebeugt werden und sie schwingt das Bein aus der Hüfte nach vorne. Die Beschwerden sind auch in Ruhe so stark, daß sie ohne Schmerzmittel nicht leben konnte. Gleichzeitig wurde röntgenologisch eine Osteoporose isoliert im linken Oberschenkel festgestellt. Außerdem bestehen viele andere Beschwerden wie Kopfschmerzen, Schulterarmbeschwerden, die Hände schlafen im der Nacht ein, ein Karpaltunnelsyndrom wurde an der rechten Hand schon operiert, die linke Seite steht noch aus, und beim Bücken tritt ein Rauschen im rechten Ohr auf.
Die Patientin war ein Mal im Dez. 1998 zur Behandlung angereist und hat jetzt im Januar 1999 acht Tage Urlaub in Ottobeuren gemacht und ist täglich zu Behandlung gekommen. Sie sagte beim zweiten Mal, daß der Erfolg der ersten Behandlung zwei Tage angehalten habe. Mittlerweile war Frau W. im Feb. 1999 nochmals mit ihrem Mann bei mir. Sie berichtete, daß sie recht gut gelaufen sei, tageweise hatte sie das Gefühl, völlig gesund zu sein. Nach einem Sturz auf dem Glatteis waren die Beschwerden wieder schlimmer geworden. Dem Ehemann habe ich die notwendigen Handgriffe zur häuslichen Nachbehandlung seiner Frau gezeigt und nach meiner Behandlung war Frau W. wieder beschwerdefrei.

Manueller Untersuchungsbefund:
Es bestand ein Beckenschiefstand durch eine linksseitige Hüftsubluxation mit einem links 3 cm längeren Bein. Insgesamt ließen sich die linke Hüfte schrittweise um 15 und die rechte um 12 cm in die Hüftgelenke zurückbewegen. Das Kreuzbein war rechts stärker subluxiert als links. Die Wirbelsäule wies eine Linksskoliose auf.

Fallbesprechung:

Ein sehr häufiges Symptom bei Hüft-, aber auch bei Ischiaserkrankungen sind Schmerzen im Trochanter major-Bereich. Meist treten diese Beschwerden als ein Begleitsymptom untergeordneter Bedeutung auf, es kann aber durchaus einmal vorkommen, daß diese Beschwerden im Vordergrund der Schmerzsymptomatik stehen. Die Schulmedizin sagt, es handele sich um Entzündungen der Schleimbeutel, die zwischen Haut und Knochen gelegen sind. Das ist nicht abzustreiten, nur, daß diese Schleimbeutel sich entzünden, ist nicht nur Folge einer Überanstrengung, wie immer behauptet wird, sondern auch die Folge einer Verspannung der tiefen Gesäßmuskulatur bei einer Kreuzbeinsubluxation. Ohne den Schaden am Kreuzbein hätte die Überanstrengung dem Betreffenden keine oder nur kurzfristige Beschwerden gemacht. Die Muskeln Piriformis und Obturatorius machen, vom Kreuzbein kommend, an diesem Knochenvorsprung fest. Kommt es nun zu einer Kreuzbeinsubluxation, verspannt sich die tiefe Sitzmuskulatur und beginnt, an dem Knochenvorsprung zu ziehen. Das macht Entzündungen, die sich als Schleimbeutelentzündung manifestieren können. Eine gleichzeitige Hüftsubluxation verschlechtert das Beschwerdebild zusätzlich. So ist die Schleimbeutelentzündung eine sehr häufige Erscheinung bei Hüft- und Ischiaserkrankungen, man muß nur danach fragen. Die Frage sollte so lauten, daß man fragt, ob der Patient im Trochanter Schmerzen bekommt, wenn er auf der erkrankten Seite liegt. Auch beim Gehen können hier Schmerzen zu spüren sein.

Begonnen hat diese Erkrankung sicher bei dem Schlittschuhunfall mit 12 Jahren. Dabei ist es zu einer Kreuzbeinsubluxation gekommen, die aber erst im 35. Lebensjahr begann, Probleme zu machen. Die Krankheit war so fortgeschritten und der Ischias so stark eingeklemmt, daß trotz Kreuzbeinbehandlung die durch die Kreuzbeinsubluxation bedingte Beinlängendifferenz anfänglich nicht ganz zu beseitigen war, da die Muskulatur nicht schnell genug nachgab. Am vorletzten Tag vor der Heimreise bemerkte sie plötzlich ein lautes Krachen im Kreuz. Von diesem Augenblick an hatte sie starke Schmerzen im Becken und in den Beinen. Schmerzmittel halfen nicht mehr. Als sie am Tag danach vor der Heimfahrt noch einmal kam, waren die Beine gleich lang, der linke Schuhaußenrand stand noch geringfügig hoch, als Ausdruck der Spannung der tiefen Gesäßmuskulatur, aber das Kreuzbeinbeckengelenk saß 100%ig im Gelenk. Die Schmerzen waren dadurch aufgetreten, daß das Kreuzbein plötzlich und endgültig den Weg zurück ins Gelenk gefunden hat, sich aber die tiefe Gesäßmuskulatur nicht schnell genug entspannen konnte. Wenn man das Kreuzbein reponiert, bewegt man die tiefe Gesäßmuskulatur nach unten, dabei bewegt sich der M. Piriformis auf den Ischiasnerv zu. Der M. Obturatorius gibt als Gegenlager auch nicht schnell genug nach, bewegt sich auch nicht weit nach unten wie der M. Piriformis, so daß beide Muskeln den Ischias extrem einengen können.

Wie Frau W. mir im Feb 1999 berichtete, hatte sie noch einige Tage heftige Probleme, die aber schnell abnahmen und verschwanden. Die Erleichterung hat bis zu dem Sturz auf dem Glatteis angehalten. Durch das Fallen war der Patientin das Kreuzbeinbeckengelenk wieder herausgesprungen, wie das bei den meisten Unfällen passiert, und der Krankheitsprozeß konnte sich wieder aufbauen.

Dieser Mechanismus der Erstverschlechterung tritt recht häufig auf und muß mit einer Massage der tiefen Gesäßmuskulatur behandelt werden. Dazu massiert man mehrmals täglich für kurze Zeit, etwa ½ bis 1 Minute jeweils die rechte und linke Gesäßbacke. Bitte nur die Gesäßbacke und nicht die Knochen oder Gelenke des Beckenringes, da es sonst zu starken Entzündungsreaktionen kommen kann, die um so mehr werden, je stärker der lokale Befund schon zuvor entzündet ist.

Bei der Patientin ist die Erkrankung so alt und stark, daß es durch die Ischiaseinklemmung, mit der entsprechenden Änderung der Nervenversorgung und der Durchblutung, zu einer lokalen Knochenentkalkung im linken Oberschenkel kam. Auch die Beschwerden im Schulterarmbereich, mit den Beschwerden in den Händen, der schon stattgehabten Karpaltunneloperation und der noch ausstehenden, sind ein Ausdruck der starken Störung im Kreuzbeinbeckenbereich, bei vorhandenen Wirbelsäulenschäden im oberen Brust- und unteren Halswirbelsäulenbereich.

3.20.2. WEITERE ERKRANKUNGEN DER WIRBELSÄULE ALS FOLGE EINER ISCHIASEINKLEMMUNG

Über die Entstehungsursache von Bandscheibenvorfällen, Wirbelgleiten (Spondylolisthesis) und nicht zuletzt der Spinalkanalverengung (Stenose) wurde im Einleitungskapitel 3.20. schon gesprochen. In den folgenden Abschnitten möchte ich mich im Einzelnen mit diesen Themen beschäftigen.

3.20.2.1. RÜCKENMARKSKANALVERENGUNG (SPINALKANALSTENOSE)

Gerade bei älteren Patienten mit Ischiasbeschwerden wird nicht selten eine knöcherne Verengung der unteren Spinalkanalanteile gefunden. Wenn kein Bandscheibenvorfall vorliegt, welcher zur Erklärung der Schmerzen und Beschwerden herangezogen werden kann, wird von der Schulmedizin behauptet, daß diese Verengung des Rückenmarkskanals die Ursache sei. Das ist in den meisten Fällen ebenso falsch wie die Behauptung, daß die Bandscheiben oder ein Wirbelgleiten für die Ischiasbeschwerden verantwortlich seien, wenn man von seltenen Ausnahmefällen absieht. Jede Entzündung macht eine Schwellung des entzündeten Gewebes. Eine chronische Entzündung induriert, das bedeutet, daß sich das geschwollene Gewebe im Laufe der Zeit verhärtet. Diese Verhärtungen können anschließend verkalken. Das ist die Entstehungsursache für die Spinalkanalstenose. Die Spinalnervenfasern werden aber meist nicht so stark eingeengt, daß es tatsächlich zu einer Reizung der Nervenfasern kommt, sondern bei den vom Patienten geschilderten Beschwerden handelt es sich durchweg um Ischialgien, mit den nun hinlänglich bekannten Entstehungsursachen und Folgen.

3.20.2.2. WIRBELGLEITEN (SPONDYLOLISTHESIS)

Das Wirbelgleiten ist eine gar nicht so seltene Erkrankung, die häufiger im Bereich der Lendenwirbelsäule als an anderen Regionen der Wirbelsäule lokalisiert ist. Wenn man ein Röntgenbild in Seitaufnahme von der Lendenwirbelsäule eines solchen Patienten betrachtet, so sieht man, daß die Wirbelkörper nicht genau mit der Vorderkante aufeinanderstehen. Der obere Wirbel ist nach vorne abgerutscht. Das stellt sich als eine Stufenbildung an der ventralen (bauchseitigen) Kante des Wirbelkörpers dar. Die Schulmedizin behauptet, daß sich ein solcher Schaden durch stärkste Schmerzen im Lendenwirbelsäulenbereich, sowie durch Ischiasbeschwerden jeden Ausmaßes, bis hin zu einer

Lähmung des Beines, bemerkbar machen soll. Die Ursache der Rückenschmerzen und die Ischiasbeschwerden seien eine Einklemmung der Spinalnerven im Wirbelsäulenkanal, in der Form, daß die Nerven durch die Stufenbildung eingeengt würden. Diese Behauptung mag zwar logisch sein, ist aber in den meisten Fällen falsch. Wenn man zwei falsche Prämissen verknüpft, kann nur, trotz aller scheinbaren Logik, ein falsches Ergebnis entstehen. So auch hier.

Der Fehler ist der, daß technischer Untersuchungsbefund und Beschwerdebild auf einen Nenner gebracht werden und behauptet wird, daß es zu einer Nerveneinklemmung durch das Wirbelgleiten kommt. Das mag zwar ganz selten schon einmal so sein, in der überwiegenden Mehrzahl der Fälle ist das aber nicht richtig. Ich würde sagen, daß diese Behauptung nur dann zutrifft, wenn die ventrale Abweichung des oberen Wirbels nahezu fast den ganzen Betrag des Spinalkanaldurchmessers beträgt. In allen anderen Fällen werden die Spinalnerven zwar gedehnt, haben aber in dem noch relativ weiten Spinalkanal genug Platz, der Kante des oberen Wirbels auszuweichen. Die Dehnung eines Spinalnervs ohne Einklemmung macht keine Beschwerden.

Als Ursache des Wirbelgleitens wird eine erhöhte Mobilität durch eine Bänderschwäche (Spondylolyse) im entsprechenden Wirbelsäulenanteil angeschuldigt. Das ist auch sicher so richtig. Als Ursache für die Bänderschwäche werden bei Kindern besonders bestimmte Sportarten benannt, bei denen es zu regelmäßigen extremen Verbiegungen der Wirbelsäule nach hinten kommt. Solche Sportarten sind z. B. Bodenturnen, Trampolinspringen, Speerwerfen, Delphinschwimmen und andere. Aber es leiden auch Kinder an der Spondylolyse mit einer Spondylolisthesis, die solche Sportarten nicht ausüben. Auch viele Erwachsene erkranken an diesem Leiden. Bei diesen Patienten werden meist degenerative Prozesse als Erklärungsversuch herangezogen.

Nach meiner jahrelangen Beschäftigung mit der SMT und nach der Heilung einiger Spondylolisthesispatienten mittels der SMT, sehe ich die Ursache der Erkrankung weniger an der Wirbelsäule selbst gelegen, sondern, genauso wie bei den Ischiaserkrankungen, im Kreuzbeinbereich. Ich will nicht ausschließen, daß es Ausmaße einer Spondylolisthese gibt (ich habe Röntgenbilder gesehen, auf denen die Wirbel um eine ganze Wirbelbreite verrutscht waren), die ohne eine Operation nicht zu heilen ist. Aber bei solchen schwersten Krankheitsbildern haben wir es meiner Ansicht nach mit einem Endzustand zu tun, zu dem es erst gar nicht kommen sollte. Bei allen meinen Patienten mit Wirbelgleiten, denen ich mit der SMT helfen konnte, war die eigentliche Ursache der Erkrankung und der Beschwerden eine Kreuzbeinsubluxation.

Wie kann man sich das erklären? Die Kreuzbeinsubluxation, meist hervorgerufen durch einen Beckenschiefstand, ausgelöst durch eine Beinlängendifferenz, führt durch die Überdehnung der tiefen Gesäßmuskulatur (M. Piriformis und M. Obturatorius) zu deren langsam einsetzenden Kontraktion. Diese Kon-

traktion hat die Einklemmung des Ischiasnervs zur Folge. Die Störung der Nerveneinklemmung kann sich aber nicht nur als Ischiasschmerzen nach unten hin ausbreiten, sondern setzt sich auch retrograd, nach oben in den Wirbelsäulenbereich hin, fort. Diese Nervenstörung nach oben in die Wirbelsäule löst weniger Schmerzen aus, macht sich aber als ein Tonusverlust (Tonus = Stabilität, Festigkeit, Haltekraft) der die Wirbelsäule umgebenden und haltenden Strukturen bemerkbar. Durch den Verlust der Gewebsfestigkeit kann die Haltefunktion der die Wirbelsäule umgebenden Struktur nicht mehr aufrecht erhalten werden. Da die Wirbelsäule ihre Stabilität verloren hat, können so Wirbel nach vorne zum Bauch hin abgleiten, eine Spondylolisthesis ist entstanden. Den Patienten wird dann dringend zur Operation geraten, wenn neben den Schmerzen Harn- und Stuhlinkontinenz (Inkontinenz = Halteschwäche) auftreten. Das mag in einigen wenigen Fällen auch zutreffen. Aber dennoch möchte ich behaupten, daß, wie bei den Bandscheibenvorfällen, eine Lähmung und Inkontinenz keine absolut zwingende Operationsindikation ist. Die Stuhlinkontinenz kann auch eine Folge einer Einklemmung des untersten Kreuzbeinnervs (Nervus pudendus) sein. Stellt sich nach einer manuellen Behandlung mit der SMT eine Besserung ein, kann man dem Patienten berechtigte Hoffnungen machen, daß ihm so die Operation erspart werden kann. Wenn man sich das operative Vorgehen und die Komplikationsrate bei der Spondylolisthesisoperation beschreiben läßt, bekommt man es mit der Angst zu tun.
Zuerst werden die durch die verschobenen Wirbel eingeengten Anteile des Rückenmarkskanals aufgemeißelt. Dann wird aus dem Beckenkamm Knochen entnommen, um die Hohlräume, die auf der Gegenseite der Ausmeißelung entstehen, aufzufüllen. Jetzt hat man den Rückenmarkskanal, wie bei einer Flußbegradigung, geebnet. Anschließend geht man in einer weiteren Operation durch den Bauch an die Vorderseite der Wirbelsäule und meißelt den überstehenden Knochenanteil des nach vorne verschobenen Wirbels ab, um auch hier die Wirbelsäule zu begradigen. Es ist verständlich, daß dieses Operationsvorgehen, das aus mindestens zwei bis drei Einzeloperationen besteht, wegen der langen Narkose und dem schwierigen Operationsgebiet eine sehr hohe Rate an Komplikationen aufweist. Der Operationserfolg ist auch sehr schwer voraussehbar und bei weitem nicht gesichert.
Nach welchem Prinzip der Patient bei einer Kreuzbeinsubluxation Ischiasbeschwerden, Hüftbeschwerden, „nur“ Kreuzschmerzen oder eine Spondylolisthesis bekommt, habe ich noch nicht durchschauen können. Ein Faktor ist sicherlich die Dauer des Schadens. Je älter der Schaden ist, um so eher hat der Patient auch durch ihn Beschwerden. Damit ist aber nicht erklärt, warum der eine seine Ischiasprobleme mit einem Bandscheibenvorfall oder einer Spondylolisthesis und der andere nur Hüftprobleme bekommt. Möglich ist, daß die Art der zusätzlichen Wirbelsäulenschäden, besonders in der Lendenwirbelsäule, für die verschiedenen Erkrankungsformen verantwortlich sind.

Fall 1.
Krankengeschichte und Behandlungsverlauf:
Im März 1997 kam eine Patientin, eine 45-jährige Frau N. G., mit schwersten Ischiasschmerzen links in meine Behandlung, die, nach Ansicht ihrer behandelnden Ärzte, durch ein Wirbelgleiten zwischen L5/S1 hervorgerufen wurden. Seit Jahren litt die Patientin unter Rückenbeschwerden, besonders im Kreuzbeinbereich, aber auch in der Schulter-Armregion. Als Frau N. vor mir saß, konnte sie sich nicht richtig auf dem gesamten Gesäß niederlassen, sie hing schräg auf dem Stuhl und hob dabei die rechte Gesäßhälfte so an, daß sie nicht mit der Sitzfläche in Berührung kam. Sie saß praktisch nur auf der linken Gesäßhälfte. Das rechte Bein hielt sie verkrampft, weil schon geringe Bewegungen stärkste Ischiasbeschwerden machten.
Die schulmedizinische Diagnostik war beendet und die behandelnden Orthopäden hatten der Patientin zur Operation geraten. Der Operationstermin war schon festgesetzt, er sollte acht Tage später stattfinden. Frau N. hatte verständlicherweise große Angst vor dem Eingriff, zumal man sie über Erfolgsaussichten, Risiken und Nebenwirkungen aufgeklärt hatte.
Nach der ersten Untersuchung und Behandlung verspürte Frau N. eine deutliche Erleichterung, die ihr Hoffnung gaben, die Operation vermeiden zu können. Die nächste Behandlung fand vier Wochen später statt. Die Patientin hatte nach der ersten Behandlung deutlich weniger Schmerzen, war aber nicht völlig beschwerdefrei. Die Operation hatte die Patientin natürlich abgesagt.
Im Juli 1997, also drei Monate später, kam Frau N. wieder mit starken Beschwerden in meine Behandlung. Sie kam frisch aus einem Urlaub aus Italien, in dem sie einen schweren Rückfall erlitten hatte. Bis zum Urlaub war Frau N. mit ihrem Zustand mehr als zufrieden. Die Patientin wurde abermals behandelt und die Beschwerden waren nach der Therapie fast völlig verschwunden. Seither habe ich nichts mehr von Frau N. gehört, so daß ich hoffe und annehme, es geht ihr weiterhin gut.

Manueller Untersuchungsbefund:
Bei der ersten Untersuchung fand sich eine Beinlängendifferenz von 3 cm zwischen linkem und rechtem Bein (linkes Bein länger). Bei dem manuellen Beinlängenausgleich ergab sich durch schrittweise Repositionsschritte eine Repositionsstrecke von links 6 und rechts 3 cm. Bei der Untersuchung der Wirbelsäule im Kreuzbeinbereich war eine Kreuzbeinsubluxation in beiden Gelenken, rechts und links, zu finden. Dabei war das Kreuzbein nicht nur oben nach vorne gekippt, sondern hatte sich zusätzlich noch gedreht, so daß der rechte obere Kreuzbeinanteil anfänglich am stärksten herausragte. Die Lendenwirbelsäule wies eine kleine Linksskoliose auf, die von L5 bis L3 reichte. Von 2. Lendenwirbel bis zum 6. Brustwirbel war die Wirbelsäule nach rechts abgewichen. Die Halswirbelsäule war durch eine Rechtsskoliose und gleichzeitig eine Steilstellung in Mitleidenschaft gezogen.
Bei der zweiten Behandlung war abermals eine Beinlängendifferenz von 1 cm festzustellen. Die linksseitige Hüfte ließ sich insgesamt 4 und die rechte 3 cm in die Hüftgelenkspfanne zurückschieben. Lenden- und Brustwirbelsäule wiesen in ihrer Gesamtheit eine Linksskoliose auf, die anfängliche Rechtsskoliose war verschwunden. Die Halswirbelsäule war noch nach rechts verkrümmt, die Steilstellung war beseitigt.
Bei der dritten Untersuchung, nach dem schweren Rückfall, war der ganze Befund genauso wie vor der ersten Behandlung zu finden.

Fallbesprechung:
Diese Verlaufsbeschreibung beweist in der Praxis, daß meine Darstellung im allgemeinen Teil dieses Kapitels, daß nämlich das Wirbelgleiten in der Mehrzahl der Fälle nicht für die Ischiasbeschwerden der Patienten verantwortlich ist, zutreffend ist. Die Ischiasschmerzen werden durch die Kreuzbeinsubluxation mit ihren Muskelverspannungen der tiefen Sitzmuskulatur hervorgerufen.

Das Interessante an dieser Fallbeschreibung ist aber der Rückfall, der einige Monate später auftrat. Der Zeitpunkt war im Urlaub in Italien. Im Allgemeinen nimmt man an, daß man im Urlaub doch entspannt ist und weniger gesundheitliche Probleme hat. Was hat den Rückfall hervorgerufen? Es stellte sich heraus, daß die Patientin in den warmen Nächten im Bett stark geschwitzt hatte und sich oft aufdeckte. Gleichzeitig hatte sie die Balkontüre weit auf und die Nachtluft strich direkt über ihre Schlafstelle. Dadurch kühlte der Rücken so stark aus, daß es im Laufe der Zeit zu starken Muskelverspannungen kam, die den Rückfall auslösten. Sicher kommt dazu, daß die Patientin mit dem manuellen Beinlängenausgleich nicht zuverlässig zurecht kam. Ich kann mir auch vorstellen, daß die lange Autofahrt nach Italien ihr übriges dazu beitrug. Seit der dritten Behandlung hat sich Frau N. nicht mehr bei mir vorgestellt, so daß ich annehme, daß es ihr gut geht.

Fall 2.
Krankengeschichte und Behandlungsverlauf:
Herr E. G., ein 59-jähriger Patient, kam Mitte Juni 1998 wegen rechtsseitiger Ischiasbeschwerden bei einem Gleitwirbel L5/L4 in meine Behandlung. Die Beschwerden machten sich so bemerkbar, daß er im Laufen Schmerzen in den Beinen bekam. Weiterhin klagte er über chronische Hüftbeschwerden. Häufiges Wassermachen war ein weiteres geschildertes Problem. Die Blasenbeschwerden nahmen immer dann zu, wenn auch die Rückenschmerzen zunahmen. Außerdem entwickelten sich nach einem Reitunfall, mit Sturz auf den Rücken, stromschlagartige Schmerzen im linken Arm. Seit Jahren litt der Patient an einer Schuppenflechte. Nach drei Behandlungen waren die Beschwerden nach Aussage des Patienten bezüglich der Ischiasbeschwerden um 75 % gebessert. Die chronischen Hüftschmerzen waren völlig verschwunden.

Manueller Untersuchungsbefund:
Bei der Beinlängenbestimmung fand sich eine Differenz vom linken zum rechten Bein von 2,5 cm (linkes Bein war länger). Ingesamt ließ sich das linke Bein schrittweise um 12,5 (!) und das rechte um 10 (!) cm reponieren. Das Kreuzbeinbeckengelenk war links stärker subluxiert als rechts. Die Wirbelsäule wies eine skoliotische Linksverdrehung vom 5. Lenden- bis zum 7. Halswirbel auf.

Schulmedizinische Untersuchungsbefunde:
Es wurde ein CT und eine Kernspinuntersuchung der Lendenwirbelsäule angefertigt. Außerdem wurde eine Myelographie (Röntgenuntersuchung des Rückenmarkkanals nach Einspritzung von Kontrastmittel)) durchgeführt. Bei diesen Untersuchungen stellte sich eine Einengung des Rückenmarkkanals zwischen dem 4. und 5. Lendenwirbel dar, die aber nur zu sehen war, wenn der Patient sich nach hinten beugte.

Fallbesprechung:
Es ist jetzt schon zweimal vorgekommen, daß Patienten mit Ischiasbeschwerden und Spondylolisthesis zu mir kamen und der Befund des Wirbelgleitens nur unter bestimmten unnatürlichen und verdrehten Haltungen bei den Röntgenaufnahmen zu sehen war. Hier stellt sich erst recht die Frage, ob solche Befunde geeignet sind, dem Patienten zu erklären, woher seine Beschwerden kommen. Natürlich ist der Schulmediziner aufgefordert, dem Patienten die Ursache seiner Beschwerden zu erläutern. Er versucht logischerweise, seine Vorstellung über die Krankheitsursache mit der Anatomie und den technischen Untersuchungen in Einklang zu bringen. Die eigentliche Ursache der Schmerzen der Patienten ist ihm nicht bekannt, und so versucht man mit allen Mitteln, Zusammenhänge zu finden, die zwar logisch, aber trotzdem falsch sind. Das Resultat und dessen Folgen bedeuten für den Patienten oft eine Operationsempfehlung, welche in den allermeisten Fällen nicht notwendig wäre.

Obwohl es in diesem Fall - es fanden nur zwei Behandlungen statt - keine Röntgenkontrolle nach Besserung der Beschwerden gegeben hat, kann man mit Sicherheit annehmen, daß sich an dem Wirbelsäulen- und Rückenmarksbefund nichts geändert hat, der Befund des Wirbelgleitens ist sicherlich nach wie vor noch vorhanden. Diese anatomischen Veränderungen des Wirbelgleitens können vielleicht im Laufe der Zeit, mit der Besserung der Befunde und wenn der normale Tonus der Wirbelsäulenmuskulatur wiederhergestellt ist, wieder verschwinden. Das muß aber nicht geschehen und ist auch keine Bedingung für das Verschwinden der Beschwerden. Die Schmerzen des Patienten haben ja auch nichts mit dem Wirbelsäulenbefund zu tun. Im Gegenteil, diese Veränderung ist die Folge der Ischiaseinklemmung im Gesäß, ausgelöst durch die Verspannung der tiefen Sitzmuskulatur, als Folge einer Kreuzbeinsubluxation. Die verstärkte Verschiebung des Blasenwirbels im Rahmen der linksseitigen Gesamtskoliose hat zusätzlich über den Blasen-Meridian eine destabilisierende Wirkung auf die Kreuzbeinbeckengelenke. Nach der zweiten Behandlung habe ich den Patienten leider nicht mehr wiedergesehen, so daß ich über den endgültigen Therapieerfolg nichts sagen kann.

Fall 3.
Krankengeschichte und Behandlungsverlauf:
Im Dez. 1996 kam eine 30-jährige Patientin, Frau S. C., wegen einer schweren Ischialgie bei Spondylolisthesis zwischen L4/L5. Sie war bei einem Orthopädenteam tätig, die sie schon untersucht hatten und sie baldmöglichst operieren wollten. Die Patientin hatte 1989 schon eine Bandscheibenoperation mit einer Fensterung bei L5/S1 über sich ergehen lassen müssen. Nach der Bandscheibenoperation waren die Beschwerden nur kurzzeitig leichter, ganz weg waren sie nie. Jetzt hatte sie seit einigen Wochen wieder Ischiasschmerzen im linken Bein mit einem Kribbelgefühl.
Die Patientin war im Dezember zwei Mal in Behandlung. Nach der ersten Behandlung fühlte Frau S. sich nach der manuellen Korrektur ihrer Gelenks- und Wirbelsäulenschäden wie neu geboren und sie war drei Tage beschwerdefrei, dann kamen die Schmerzen wieder. Die dritte Behandlung fand erst im Feb.1997 statt, weil es Frau S. eine ganze Zeit lang gut ging. Im Mai 1997 hatte sie wieder einen kleinen Rückfall, aber nach der Therapie ging es ihr wieder besser. Der nächste Rückfall trat erst im April 1998 auf. Seither habe ich Frau S. nicht mehr gesehen.

Manueller Untersuchungsbefund:
Es bestand ein Beckenschiefstand durch ein links 3 cm längeres Bein. Insgesamt ließ sich die linke Hüfte schrittweise um 6 und die rechte um 3 cm in das Hüftgelenk zurückbewegen. Das Kreuzbein war links stärker als rechts subluxiert. Die Wirbelsäule wies von L5 bis B10 eine Rechts- und von B9 bis H6 eine Linksskoliose auf.

Fallbesprechung:
So wie diesen Fall könnte ich noch eine ganze Reihe mit ähnlichen Verläufen schildern, einmal dauerte die Behandlung länger und ein andermal wurde der Patient ebenso schnell geheilt. Bei Frau S. haben wir trotz der schnellen Heilung einen langen Krankheitsverlauf. Schon die Ischialgie mit Bandscheibenoperation 1989 beweist das.
Grundsätzlich handelte es sich bei beiden Beschwerdeformen, des Wirbelgleitens und des Bandscheibenvorfalls, um Leiden, die ein und dieselbe Ursache hatten. Diese Ursachen wurden bei der Operation 1989 nicht behoben, lediglich im Bereich der Krankheitssymptome wurde operiert. Die eigentliche krankmachende Veränderung fand man nicht. Diese bestand bei Frau S., wie in allen anderen Fällen auch, schon seit Jahrzehnten, möglicherweise seit ihrer Kindheit oder Jugend. Dabei handelte es sich um einen Beckenschiefstand durch Hüftsubluxation und anschließender Kreuzbeinsubluxation mit den nun hinreichend bekannten Folgen.

Ich kann es nicht beweisen, aber ich bin sicher, daß schon bei den Röntgenaufnahmen 1989 vor der Bandscheibenoperation Ansätze des Wirbelsgleitens zu sehen waren, die wahrscheinlich aber noch so gering ausgeprägt waren, daß man ihnen keinen Krankheitswert zubilligte, besonders deshalb, weil man damals einen Bandscheibenvorfall gefunden hatte. Der Befund, der den Bandscheibenvorfall auslöste, ebenso wie das Wirbelgleiten, war die Tonusänderung der Rückenmuskulatur, die durch die Einklemmung und Reizung der Nerven im Gesäß einsetzte. Ich bin sicher, daß Frau S. auch nach der Spondylolisthesisoperation nicht gesund geworden wäre, sondern daß ihre Beschwerden wieder für einige Zeit erleichtert, aber mit großer Wahrscheinlichkeit in irgendeiner Form wiedergekommen wären.

3.20.3. ATYPISCHE ISCHIALGIEN

Ich nenne die folgenden Krankheitsbilder und Beschwerdekomplexe deshalb atypische Ischialgien, weil sie alle etwas mit der Einklemmung der unteren Spinalnerven der Lendenwirbelsäule und des Kreuzbeins zu tun haben. Gerade die Spinalnerven des Kreuzbeins werden von der Schulmedizin nicht mehr eindeutig als Ischiasnerven interpretiert. Diese Bezeichnung gilt eigentlich nur für die unteren drei oder vier Spinalnerven der Lendenwirbelsäule. Dennoch möchte ich der Einfachheit halber dabei bleiben, auch die Spinalnerven des Kreuzbeins, einschließlich des Nervus pudendus, der ganz unten am Ende des Spinalkanals am Kreuzbein austritt, als Ischiasnerven zu bezeichnen.
Diese Tatsache ist die Grundlage dafür, daß ich in den vorangegangenen Kapiteln schon öfters erwähnt habe, daß 95% aller Beschwerden, die sich unterhalb der Gürtellinie manifestieren, eigentlich den Ischiaserkrankungen zuzuordnen sind. Dazu gehören Erkrankungen des Analausgangs, wie Hämorrhoiden, Analekzeme, Hauteinrisse (Fissuren) im Analbereich, die Impotenz des Mannes und Scheidenerkrankungen der Frau, Kohabitationsschmerzen, Leistenschmerzen und Leistenbrüche, Ausschläge an Ober- und Unterschenkel, Kniebeschwerden bis hin zum Meniskuseinriß, Wadenkrämpfe, Durchblutungsstörungen der Beine, Krampfaderentstehung, die Polyneuropathie, die sogenannten restless legs, offene Beine (Ulcus cruris), Pilznagelentstehung, unspezifische Gelenksbeschwerden und lokale Entkalkungsprozesse der Hüft- und aller Beingelenke und viele andere, die ich hier nicht alle aufführen kann.
Natürlich sind die Erklärungen bei diesen Erkrankungen genauso wie bei den bisher besprochenen Leiden. Die Stärke der SMT liegt auch hier in der Prävention (Vorbeugung) und zu Krankheitsbeginn. Sind durch einen jahrelangen Krankheitsverlauf einmal organische Veränderungen wie z. B. starke Krampfadern eingetreten, ist die SMT nicht mehr so effizient, ja manchmal sogar machtlos.

3.20.3.1. ANALAUSGANGSBESCHWERDEN UND HÄMORRHOIDEN

Bei den Erkrankungen des Analausgangs sind die Hämorrhoiden sicher die häufigsten Erscheinungen. Sie sollen hier stellvertretend für alle anderen Leiden abgehandelt werden.

Bei den Hämorrhoiden handelt es sich eigentlich um erweiterte Venen im Analbereich. Die manchmal sehr schmerzhafte Knotenbildung im Bereich einer Hämorrhoide ist eine Venenthrombose. Es wird behauptet, daß Bewegungsmangel, also vieles Sitzen und Autofahren, der Grund für die Hämorrhoidenentstehung ist. Das ist nur teilweise richtig, denn es gibt viele Menschen mit sitzenden Berufen und einem entsprechend starken Bewegungsmangel, die nie an einem Hämorrhoidalleiden erkranken. Es muß also ein zusätzlicher oder sogar vorrangiger Faktor existieren, der für die Krankheit verantwortlich ist. Hierbei handelt es sich um die bekannte Kreuzbeinsubluxation, mit und ohne Beckenschiefstand.

Zwei Umstände treten dabei ein, welche letztendlich für das Beschwerdebild verantwortlich sind. Der eine ist die Verspannung der tiefen Gesäßmuskulatur, welche bis zu einer Kontraktion hin gehen kann. Dadurch setzt eine Abflußstörung des Venenblutes ein, die durch die sehr verspannte Gesäß- und Beckenmuskulatur die Venen im Analbereich anschwellen läßt. Als zweiter Punkt kommt zusätzlich eine nerval bedingte Weitstellung der betroffenen Venen hinzu. Beide Faktoren zusammen sind für das Auftreten von Hämorrhoiden verantwortlich. Wird der Abfluß des venösen Blutes kurzzeitig so stark eingeschränkt, daß er fast zum Erliegen kommt, kann eine schmerzhafte Analvenenthrombose entstehen.

Wenn ein Patient an einem weit fortgeschrittenen Hämorrhoidenleiden erkrankt ist, kann man ihm vielleicht mit der SMT nur noch eine Erleichterung verschaffen, eine Heilung im wahrsten Sinne des Wortes wird meist nicht mehr möglich sein. Eine Heilung ist nur dann möglich, wenn der Patient zu Anfang des Krankheitsprozesses zum Therapeuten kommt, da die Domäne der SMT, wie bei allen anderen Erkrankungen auch, in der Prävention (Vorbeugung) liegt. Wenn das Kreuzbein nicht subluxiert und wenn die Wirbelsäule gerade ist, erkrankt ein Mensch nicht an Hämorrhoiden oder anderen Analerkrankungen. Die Wirbelsäule und ihre Blockierungen sind für die Behandlung der Hämorrhoiden deshalb auch wichtig, weil der außerordentliche Meridian, das Lenkergefäß, das über alle Wirbel hinwegzieht, mit seinem äußeren Verlauf in direkter Beziehung zur Analregion stehen. Damit wirken sich Blockierungen von Wirbelsäulengelenken zusätzlich nachteilig auf das Hämorrhoidenleiden aus.

3.20.3.2. DURCHBLUTUNGSSTÖRUNGEN DER BEINE

Durchblutungsstörungen der Beine sind eine Erkrankung, welche die Lebensqualität der Betroffenen bis hin zur Unerträglichkeit einschränken. Von solchen Patienten wird, zur Verbesserung ihres Leidens oder zur Verhinderung einer Verschlimmerung, ein Lauftraining gefordert. Nun haben oft gerade diese Patienten beim Laufen entsetzliche Schmerzen und sie können dieser Forderung häufig nicht nachkommen. Das wird ihnen meist als Faulheit oder mangelnde Kooperationsbereitschaft ausgelegt.

Die Schulmedizin weiß, daß Durchblutungsstörungen der Beine die Folge verschiedenster anderer Erkrankungen sein können, wie Zuckerkrankheit oder Arterienverkalkung, mit und ohne Nikotinmißbrauch, um nur die zwei wichtigsten zu nennen. Oft kommt es bei solchen Patienten zu Gefäßoperationen, manchmal läßt sich aber eine Amputation eines oder gar beider Beine nicht vermeiden. Wenn nicht mehr operiert werden kann, aber auch nach einer gefäßerweiternden Operation, wird ein Lauftraining gefordert, um die Gefäße zu trainieren und damit die restliche Blutversorgung zu verbessern und zu optimieren. Wenn alle Maßnahmen versagen und die üblichen durchblutungsfördernden Medikamente allesamt nutzlos sind, bleibt letztlich nur die Amputation des betroffenen Beines. Da viele Patienten im Alter nicht mehr in der Lage sind, mit einer solchen Prothese laufen zu lernen, ist eine völlige Immobilisierung die Folge, welche die Grunderkrankungen weiter verschlechtert. Diese schulmedizinischen Tatsachen abstreiten zu wollen, käme mir nicht in den Sinn, denn sie entsprechen der Realität, auch wenn in ihnen nur ein Teil der Wahrheit zu sehen ist. Man kann häufig auch solchen Patienten helfen, sofern sie noch körperlich in der Lage sind, mitzuarbeiten oder eine Person haben, die ihnen dabei beiseite steht. Unabhängig von der Grunderkrankung leiden die Patienten an Veränderungen, die Durchblutungsstörungen erst zum Tragen kommen lassen.
Auch hier ist die Kreuzbeinsubluxation als Motor der Erkrankung zu nennen, denn nicht jeder Zuckerpatient, Raucher oder Arteriosklerosekranke mit vergleichbaren medizinischen Befunden erleidet das gleiche Ausmaß einer Durchblutungsstörung. Es existiert wie in allen anderen Fällen ein zusätzlicher Faktor, der für die Schwere der Erkrankung verantwortlich ist. Aber auch hier muß gesagt werden, daß bei alten und weit fortgeschrittenen Erkrankungen eine Therapie mit der SMT zu spät kommen kann. Das bedeutet nicht, daß ein Behandlungsversuch nicht stattfinden darf und sollte, doch man muß sich hüten, dem Patienten unberechtigte Hoffnungen auf eine vollständige Heilung zu machen. Sollte sich nach einigen Behandlungen keine Erleichterung der Beschwerden einstellen, muß man freimütig zugeben, daß hier die SMT nicht mehr möglich ist.
Wie kann man sich erklären, daß man trotz bekannter Grunderkrankungen, die erfahrungsgemäß eine Durchblutungsstörung hervorrufen, den Patienten mit der SMT helfen kann? Wie bei einigen anderen Erkrankungen auch ist es bei den Durchblutungsstörungen ebenso, bekommt der betreffende Patient von seinem Arzt ein Schild umgehängt, auf dem ganz groß dessen Diagnose zu lesen ist. Natürlich macht die Durchblutungsstörung der Beine charakteristische Beschwerden, wie z. B. Schmerzen in den Waden beim Gehen. Tritt nun eine Verschlechterung des Zustandes auf und klagt der Patient seine Beschwerden, wird jeder ohne viel nachzudenken zu ihm sagen: „Klar doch, Ihre Durchblutungsstörungen werden eben schlimmer." Die Diagnose ist bekannt und

naturgemäß werden eben Erkrankungen im Laufe der Zeit schlimmer. Kein Mensch denkt mehr darüber nach, ob nicht doch andere Faktoren für eine Zunahme der Beschwerden verantwortlich sein könnten.
So ist das bei den Durchblutungsstörungen, aber auch bei vielen anderen Leiden. Man kann trotzdem vielen Patienten mit Durchblutungsstörungen helfen und den Zeitpunkt einer eventuellen Amputation hinausschieben oder verhindern. Durch eine Linderung der Beinschmerzen beim Laufen wird die Gehstrecke wieder erhöht, so daß der Betreffende in der Lage ist, sein erforderliches Gehtraining zu absolvieren.
Ich möchte an dieser Stelle sogar etwas spekulieren und feststellen, daß das Auftreten von Gefäßschäden durch eine frühzeitige manuelle Wirbelsäulen- und Gelenksbehandlung, gleichgültig bei welcher Grunderkrankung, weit herausgezögert oder gar verhindert werden könnte.
Wie das gehen soll? Stellen Sie sich vor, ein Patient hat einen Beckenschiefstand. Dieser führt zu einer Kreuzbeinsubluxation, die wiederum eine Verspannung der tiefen Gesäßmuskulatur nach sich zieht. Eine Ischiaseinklemmung ist die Folge. Bei einer Reizung der 2. sakralen Spinalnerven können Schmerzen in der Wade auftreten, die bei Belastung, durch die dabei stärker werdende Muskelspannung der tiefen Gesäßmuskulatur, zunehmen können. Leidet der Patient an einer Gefäßverengung durch eine Arterienverkalkung, macht sich das in den Symptomen der berühmten Schaufensterkrankheit bemerkbar. Das bedeutet, daß nach einer gewissen Gehstrecke, welche bei zunehmender Erkrankung immer kürzer wird, durch den Sauerstoffmangel im Bein Schmerzen in den Waden auftreten, die ihn zwingen, stehen zu bleiben, bis sich die Sauerstoffverhältnisse wieder erholt haben und der Schmerz wieder nachläßt. Hat der Betreffende eine Kreuzbeinsubluxation, können seine Beschwerden allein durch die subluxationsbedingte Ischiasreizung zunehmen, ohne daß dabei eine Verschlechterung der Grunderkrankung für die Verschlimmerung der Beschwerden eine Rolle spielen müßte.
Viele Menschen, dabei sind die Mediziner nicht ausgenommen, haben die Vorstellung, daß Ischiasbeschwerden am Bein als Schmerz oder Gefühlsstörung von oben nach unten durchgehend zu verspüren sein müßten. Diese Vorstellung ist falsch. Ischiasbeschwerden können sich je nach Einklemmungsart und -ort ganz isoliert an ganz umschriebenen Stellen an den Beinen oder am Fuß bemerkbar machen. Ein von oben nach unten durchgehender Schmerz ist eher eine Seltenheit.
Wenn man diesen Faden ganz konsequent weiterspinnt, kann man nicht umhin, die Kreuzbeinsubluxation mit der daraus resultierenden Ischiasreizung als generelle Grunderkrankung der Durchblutungsstörungen anzuschuldigen. Die Schulmedizin kann die Ursache der Gefäßerkrankungen (Makro- und Mikroangiopathie) nicht genau benennen und nicht verhindern. Man weiß, daß gerade bei der Zuckererkrankung eine scharfe Einstellung des Zuckerpatienten die

Gefäßschäden herauszögern, aber nicht vermeiden kann. Natürlich sind die Schäden an den Arterien um so größer, je schlechter der Zucker des Patienten eingestellt ist. Aber als alleinige Begründung reichen diese Erklärungen nicht aus. Es ist auch in der Praxis so, daß nicht alle Patienten mit entsprechenden Zuckerverhältnissen die gleiche Stärke der Gefäßschäden haben.
Für die Entstehung von Gefäßschäden müssen also noch zusätzliche Faktoren vorhanden sein. Warum soll das nicht die Wirbelsäule mit ihren Blockierungen sein, welche den Ort und die Art der Gefäßschäden bestimmt? Bei dem einen Patienten treten Durchblutungsstörungen durch Arteriosklerose (Gefäßverkalkungen) stärker in den Beinen, bei einem anderen an den Nieren und bei einem dritten am Herzen auf. Der Wirbelsäulenschaden bestimmt letztendlich, welches Organ durch eine Gefäßverkalkung besonders betroffen ist.

Vielleicht ließe sich die Arterioskleroseentstehung grundsätzlich durch eine vernünftige Lebens- und Ernährungsweise und den Erhalt einer geraden und blockierungsfreien Wirbelsäule nahezu verhindern?

Ich höre Ihr gequältes Aufschreien, aber bedenken Sie, „nichts ist unmöglich" und, bis zum Beweis des Gegenteils, ist diese Theorie genauso logisch wie jede andere.
Der eigentliche pathologische Mechanismus für eine Gefäßverkalkung (Arteriosklerose) ist eine Ischiasreizung. Diese löst eine Funktionsstörung im ganzen Segment aus. Diese Funktionsstörung breitet sich vom Segment auf das segmental gegliederte autonome Nervensystem aus, das aus dem Grenzstrang und dem Gefäßnervenstrang besteht. Für einen Nerv bedeutet eine Funktionsstörung gleichzeitig eine Inervationsstörung oder Informationsstörung. Diese Inervationsstörung zieht eine Störung der Zellfunktion nach sich. Ist die Zellfunktion gestört, können sich die Organzellen schlechter gegen von außen einwirkende Schädigungen wehren, das Organ wird dadurch anfälliger.
Für das Auftreten einer Arteriosklerose wird das Cholesterin und andere Fette mit ihren Untergruppen verantwortlich gemacht. Das ist durchaus zutreffend. Auf der anderen Seite, ist es nicht ebenso vorstellbar, daß die Schädigung dieser Substanzen auf die Zellwände der Gefäße einen um so stärkeren Einfluß nehmen kann, je stärker die Zelle selbst durch einen gestörten Informationsfluß in Mitleidenschaft gezogen ist? Hinzu kommt, daß die Einklemmung eines Nervs nicht nur eine Zellfunktionsstörung hervorruft, sondern gleichzeitig die Durchblutungsverhältnisse und das örtliche Immunsystem nachteilig beeinflußt. Natürlich laufen diese Prozesse in unserem Körper gleichzeitig und synchron ab und es ist nur aus didaktischen Gründen sinnvoll, sie einzeln zu benennen.
Hinzu kommt, daß die meisten Menschen zu wenig Wasser trinken. Der Verdünnungseffekt durch das getrunkene Wasser läßt die einzelnen Blutbestandteile sicher nicht so aggressiv und schädlich für unsere Gefäßwände sein.

Für die Arteriosklerose bedeutet das, daß die Schädigung des Cholesterins und anderer Substanzen, die zu einer Gefäßverkalkung führen, um so leichter eintritt, wenn noch eine zusätzliche Inervationsstörung durch eine Nerveneinklemmung vorliegt. Es muß also als oberstes Gebot gelten, diese Schädigung zu vermeiden, was durch das Geraderichten unserer Gelenke und der Wirbelsäule geschehen muß. Dadurch kann die Energie, sprich die Information, in unserem Körper frei fließen und so können unsere Zellen mit den Belastungen leichter fertig werden.
Der wichtigste Funktionskreis für alle Durchblutungsstörungen ist der Funktionskreis Herz. Er ist auf das engste mit dem Blut, den Blutgefäßen und den Nerven gekoppelt. Er besteht aus Herz (B2)/ Dünndarm (B12)/ Zunge (H2). Der Zungenwirbel ist gleichzeitig die Körperöffnung zum Funktionskreis Gallenblase (elastische Fasern), mit Gallenblase (B4)/ Leber (B5) Augen (H2). Leber- und Gallenblasen-Meridian haben eigene Meridianverläufe am Bein. Natürlich müssen bei der Behandlung von Durchblutungsstörungen der Beine auch die Meridiane und deren Wirbel, welche über die Beine ziehen, beachtet werden. Besonders die Meridiane sind von Bedeutung, die im Wadenbereich, in der Kniekehle, aber auch am Oberschenkel zu finden sind.
Das ist an den Beinen im hinteren Unterschenkelbereich der Blasen-Meridian. Er gehört zum Funktionskreis Blase (L3)/ Nieren (B10 und B11)/ Ohren (H3). Aber auch die restlichen Meridiane und deren Funktionskreise, die am Bein ihren Meridianverlauf haben, müssen berücksichtigt werden. Das ist der Funktionskreis Magen, mit Magen (B6)/ Milz-Pankreas (B8 und B7)/ Mund (H4). Der Funktionskreis Lunge (Rauchen), mit Lunge (B3)/ Dickdarm (L1)/ Nase (H4), spielt eine untergeordnete Rolle. Sein Körperöffnungswirbel ist der Nasenwirbel (H4), der gleichzeitig auch der Körperöffnungswirbel zum Funktionskreis Magen ist.
Warum reagiert ein Raucher eher mit einem Herzinfarkt und nicht mit einem Lungeninfarkt? Wenn man die schädigende Wirkung des Rauchens unter Berücksichtigung der chinesischen Meridian- und Funktionskreistheorie analysiert, ist das ganz leicht zu verstehen. Das Rauchen verengt die Gefäße. Die Gefäße sind mit dem Funktionskreis Herz/Dünndarm/Zunge gekoppelt. Das bedeutet, daß in erster Linie die Organe besonders leiden, die zum Funktionskreis Herz gehören.
Wieso regieren aber besonders die Bein- und nicht im gleichen Maße die Armgefäße auf das Rauchen? Mag das daran liegen, daß die meisten Menschen einen kombinierten Kreuzbeinsubluxation- und Blasenwirbelschaden haben? Damit ist besonders der Blasen-Meridian in Mitleidenschaft gezogen, der seinen Verlauf genau hinten über die Wade hat. Somit kommt auch einer Kreuzbeinsubluxation eine zentrale Bedeutung für alle Erkrankungen, aber besonders für die Durchblutungsstörungen der Beine, zu. Die enge Verknüpfung von Kreuzbeinsubluxation und Blockierung des Blasenwirbels kommt dadurch zu-

stande, daß der Blasen-Meridian über das Kreuzbeinbeckengelenk zieht. Eine Kreuzbeinsubluxation macht den Blasenwirbel instabil und ein instabiler Blasenwirbel beeinflußt die Stabilität des Kreuzbeinbeckengelenks negativ. Der geschädigte Blasen-Meridian, in Verbindung mit der Schädigung des Herz-Meridians, macht die Beine besonders anfällig für Gefäßleiden.
Zusätzlich sind natürlich noch all die Gelenke auf Subluxationen hin zu untersuchen, die im Verlauf der oben genannten Meridiane zu finden sind. Über die einzelnen Gelenke informieren Sie sich bitte in Kapitel 2.1.6.

Fall 1.
Im Juli 1997 kam eine 65-jährige Diabetikerin, Frau S. M., wegen einer Durchblutungsstörung in den Beinen in meine Behandlung. Die Beschwerden waren seit zwei Jahren sehr stark und wurden immer schlimmer. Die Patientin hatte noch ein Gehstrecke von etwa 20 bis 30 Metern. Dann traten solche Schmerzen in den Waden auf, daß sie stehenbleiben mußte. Dabei waren die Schmerzen beim Gehen nicht jeden Tag gleich und die Gehstrecke variierte ebenfalls etwas von Tag zu Tag. Ihre Ärzte hatten ihr mit der Beinamputation gedroht, wenn sie sich nicht zusammenreiße und viel laufe (Gehtraining). Nur, sie konnte nicht laufen, da ihr die Schmerzen das unmöglich machten.
Frau S. war von Juli bis November sieben Mal in meiner Behandlung. Nach der vierten Behandlung hatte sie eine, wenn auch kleine, Wanderung gemacht, die sogar leicht bergauf ging. Bei der sechsten Behandlung berichtete sie über einen schweren Rückfall. Bei der letzten Behandlung erzählte Frau S., daß sie bis zu ein Kilometer gehen könne, wenn sie auch ganz langsam gehen müsse. Dann verabschiedete sie sich bei mir wegen der winterlichen Straßenverhältnisse, selbst konnte sie nicht fahren. Seither habe ich die Patientin nicht mehr gesehen.

Manueller Untersuchungsbefund:
Es bestand zu Anfang ein Beckenschiefstand durch ein links 2 cm längeres Bein. Insgesamt ließ sich beim manuellen Beinlängenausgleich die linke Hüfte schrittweise um 4 und die rechte um 2 cm in das Hüftgelenk zurückbewegen. Das Kreuzbein war links stärker als rechts subluxiert. Die Lenden- und die Brustwirbelsäule wies eine Links- und die Halswirbelsäule eine Rechtsskoliose auf, wobei der Bauchspeicheldrüsenwirbel (B7) am stärksten betroffen war.

Fallbeschreibung:
Dieser Fall ist ein schönes Beispiel dafür, daß eine schulmedizinische Durchblutungsstörung nicht ausschließlich für die Schwere der Beschwerden verantwortlich ist. Die Durchblutungsstörung kann man nicht wegdiskutieren und sie macht auch durchaus Beschwerden, aber lediglich in der Form, daß die Patientin nur langsam gehen kann. Die sehr geringe Gehstrecke von maximal 30 Metern kann man als eine Folge einer schweren Ischiaseinklemmung bei einer Kreuzbeinsubluxation auf dem Boden einer arteriellen Durchblutungsstörung (AVK) zutreffend beschreiben. Ich bin sicher, daß auch ohne die AVK die Patientin große Beschwerden beim Gehen gehabt hätte. Man hätte diese Beschwerden dann vielleicht eher als Ischiasproblem betrachtet und womöglich nach einem Bandscheibenvorfall gesucht.
Da allgemein bekannt ist, daß der Diabetes ein wesentlicher Risikofaktor für das Auftreten einer AVK ist, hat man, als die Patientin ihre Probleme schilderte, gar nicht mehr nachgedacht, ob nicht noch andere Krankheitsfaktoren die Schmerzen auslösen könnten, sondern

man hat die bekannte „Schublade Diabetes“ aufgezogen und der Patientin erklärt, daß ihre Schmerzen beim Gehen alleine von der AVK kämen. Mit diesem Schubladendenken, und das gilt nicht nur für diese Erkrankung, sondern für alle systemischen Erkrankungen wie z. B. der MS, dem M. Parkinson, aber auch für die Hypertonie und viele andere, macht man es unmöglich, solche Patienten vielleicht nicht heilen, ihnen aber zumindest durch eine Beschwerdeerleichterung helfen zu können.
Als ich Frau S. das letzte Mal sah, war sie glücklich, ihr Lauftraining jetzt endlich durchführen zu können. Nicht immer ist ein Nicht-Können ein Nicht-Wollen, oft sind die Betreffenden körperlich und seelisch wirklich nicht in der Lage, die therapeutischen Vorgaben zu erfüllen.

3.20.3.3. GENITALBESCHWERDEN UND IMPOTENZ

Gott sei es gedankt, wir haben Viagra (ein neues Medikament, welches dem Manne wieder seine Manneskraft zurückgeben oder verstärken soll). Es macht erhebliche Nebenwirkungen, sogar Todesfälle hat es durch die Einnahme diese Medikaments schon gegeben. Trotzdem wird das Medikament sicher nicht, wie andere Medikamente mit gleich gefährlichen Nebenwirkungen, vom Markt verschwinden. Dieses Präparat ist doch für den Mann ein Segen, ob für alle Frauen auch, sei dahingestellt.
Ich meine damit nicht jüngere Männer, welche wirklich an einer organischen Erkrankung leiden, die ihnen die Impotenz beschert. Ich frage mich nur, ob bei denen Viagra auch hilft? Wenn ja, kann das Medikament diesem erkrankten Mann die Partnerschaft sichern. Nur darf die Frage gestellt werden, muß das die Öffentlichkeit bezahlen? Dann müßte auch konsequenterweise die Pille für die Verhütung auch bezahlt werden. Wer als Begründung für die Erstattungsfähigkeit anführt, bei der Sexualität handle es sich um ein menschliches Grundbedürfnis, so müßten konsequenterweise auch die Grundnahrungsmittel erstattet werden, da Essen und Trinken auch Grundbedürfnisse des täglichen Lebens sind.
Hinzu kommt, daß das Medikament Viagra sicher nicht so angewandt wird, wie es eigentlich richtig und gut wäre. Der Mißbrauch steht eigentlich schon auf der Medikamentenschachtel. Viele Männer werden dieses Medikament benutzen, um ihre Vorstellungen von Sexualität auf Biegen und Brechen durchzusetzen, meist sicher auch ohne die Partnerin nach ihren Wünschen und Vorstellungen zu fragen. Wir glauben, dem Herrgott also wieder einmal ein Schnippchen geschlagen zu haben.
Die einzigen, die von dem Medikament Viagra möglicherweise wirklich profitieren, sind Tiere, von denen bestimmte Körperteile (Nashorn) als Aphrodisiaka verwandt und die dadurch weniger gejagt und abgeschlachtet werden.
Aber nicht nur die Impotenz, sondern auch vorzeitiger und retrograder Samenerguß, schmerzhafte Erektion, Gefühlsstörungen am Genitale, nächtliche schmerzhafte Erektion (warum nur nachts?!!) und andere, sind ebenfalls Störungen der Sexualfunktion. Es existieren viele Theorien über die verschie-

denen Formen der Impotenz. Sie haben sicher zum großen Teil alle ihre Berechtigung, nur dringen sie nicht zum Kern des Problems vor. Um es kurz zu machen, der wesentliche Punkt für das Auftreten von organischen Dysfunktionen der Sexualfunktion ist eine Kreuzbeinsubluxation mit Verspannung der tiefen Gesäßmuskulatur (die Muskeln Piriformis und Obturatorius). Bei einer Einklemmung und Reizung der Spinalnerven des 5. Sakralsegments kommt es zu Störungen der Sexualfunktion.

Natürlich werden die so ausgelösten Fehlfunktionen, durch seelische Belastung und verschiedene internistische Erkrankungen wie z. B. hoher Blutdruck und Zuckererkrankung, zusätzlich gestört. Es ist bei Patienten mit sogenannten internistischen Grunderkrankungen durchaus nicht so, daß jeder Zucker- oder Hypertoniepatient Schwierigkeiten mit seiner Sexualfunktion bekommen muß.

Auch das Alter ist keine ausreichende Erklärung für das Nachlassen der Sexualfunktion, denn es wird immer wieder von prominenten Personen durch die allgegenwärtige freie Presse bekannt, daß zum Teil hochbetagte Männer noch Kinder gezeugt haben. Nicht alle davon haben ihre junge Frau vorher auf Kur geschickt, man sagte früher „ins Bad". Trotz der etwas humorigen Ausführungen möchte ich zum Kern der Sache zurückkehren.

Eine Einklemmung der Spinalnerven des 5. Lendenwirbels und deren Reizung hat eine Funktions- und Durchblutungsstörung im Bereich der Genitalorgane zur Folge. Bei männlichen Patienten mittleren Alters mit Ischiasproblemen ist bei genauer Anamnese sehr häufig ein mangelndes Durchstehvermögen des „kleinen Mannes" zu erfragen. Man muß diese Sache aber ganz gezielt und deutlich ansprechen, weil viele Männer sich schämen, da sie Angst haben, man könne annehmen, sie seien „keine richtigen Männer mehr".

Auch bei Frauen, diese können natürlich bekannterweise keine erektile Dysfunktion entwickeln, können durch solche Wirbelsäulenschäden Erkrankungen und Dysfunktionen im Genitalbereich entstehen. Das sind die verschiedensten Scheidenerkrankungen wie chronische Entzündungen und Schmerzen beim Verkehr, bis hin zu einer Krebsentstehung.

Kurz gesagt, würden wir als Ärzte und Patienten darauf achten, daß bei den Menschen keine Kreuzbeinsubluxationen und Wirbelsäulenschäden vorlägen oder erst gar nicht entstünden, hätten wir sicher wesentlich weniger Probleme in der Genital- und Sexualregion bei Mann und Frau.

Aber nicht nur ein Kreuzbeinschaden kann für Genitalbeschwerden verantwortlich sein, sondern auch Wirbel und deren Meridiane. In erster Linie ist dies das Lenkergefäß. Dieser außerordentliche Meridian hat einen Bezug zum Genitalbereich. Er steht in direkter Verbindung zu den Nieren. In der chinesischen Medizin gehören die Nieren mit ihrem Funktionskreis Blase (L3)/N Nieren (B10 und B11)/ Ohren (H3) zu den Fortpflanzungsorganen. Das Lenkergefäß zieht über die Dornfortsätze aller Wirbel hinweg, so daß eine Blockierung ei-

nes Wirbels sich immer negativ auf den Energiefluß im Lenkergefäß auswirkt. Je mehr Wirbel blockiert sind, man kann auch sagen, je mehr Organe erkrankt sind, desto schwerer ist die Störung des Energieflusses im Lenkergefäß und um so stärker ist der negative Einfluß auf die Sexualorgane und deren Funktionen. Aber auch andere Meridiane haben in ihrem inneren und äußeren Verlauf einen Kontakt zur Genitalregion. Hierbei erachte ich die inneren Merdianbeziehungen als wichtiger als die äußeren.
Über den Meridian Kreislauf-Sexus nimmt das Herz einen großen Einfluß auf die Genitalfunktion. Dieser Meridian bildet mit dem Dreifachen Erwärmer einen Funktionskreis. Die beiden Meridiane haben keinen eigenen Wirbel, sondern bedienen sich der des Funktionskreises Herz (B2)/ Dünndarm (B12/ Zunge (H2). Mit diesen Beziehungen lassen sich die Zusammenhänge von positiver Sexualität und Freude erklären. Auch das Herzklopfen beim Anblick des geliebten Menschen ist nicht nur ein Ausdruck einer sexuell stimulierten Adrenalinauschüttung der Nebenniere, sondern auch Ausdruck unserer freudigen Erregung, die vom Herzen kommt. Außerdem haben die Funktionskreise des Herzens einen Einfluß auf Gefäße und Nerven. Nun ist gerade die Erektion des Mannes ein Vorgang, bei denen die Gefäße eine wesentliche Rolle spielen.
Der 2. Halswirbel ist nicht nur der Zungen-, sondern auch der Augenwirbel. Die Augen sind die Körperöffnung zum Funktionskreis Gallenblase. Der Leber-Meridian hat durch seinen äußeren Meridianverlauf einen sehr ausgedehnten Kontakt zur Genitalregion. In der Praxis ist bekannt, daß bei schweren Lebererkrankungen die Sexualfunktion stärker nachläßt als die Funktion anderer Organe. Diese Abhängigkeit mag durch die gerade erwähnten Zusammenhänge zu erklären sein.
Schließlich und endlich muß der gute Therapeut noch alle Gelenke, die im Bereich dieser Meridiane liegen, untersuchen und behandeln, in erster Linie Kreuzbeinbecken- und Kiefergelenk, da deren Blockierungen auch einen Einfluß auf das Krankheitsgeschehen haben können. Über die entsprechenden Gelenke informieren Sie sich bitte im Kapitel 2.1.6.

3.20.3.4. KALTE EXTREMITÄTEN, KALTES GESÄSS UND UNNATÜRLICHES FRIEREN

Viele Menschen leiden fast ein Leben lang an kalten Füßen. Für diese Personen und auch für deren Lebenspartner ist dieses Gefühl mehr als unangenehm, denn es handelt sich dabei nicht um ein Kältegefühl, welches nur der Patient empfindet, sondern die Füße und Beine sind wirklich eiskalt und manchmal noch kaltschweißig dazu. Gelegentlich bleibt diese Störung nicht auf die Beine beschränkt, sondern erstreckt sich bis in das Gesäß, ja bis in den Rücken hinein. Aber diese Erscheinung tritt nicht nur am unteren Teil des Körpers auf, sondern kann sich ebenso am Oberkörper und den oberen Extremitäten bis hin

zum Kopf bemerkbar machen. Solche Menschen haben immer das Gefühl, nie warm zu werden. Sie frieren von innen heraus, auch wenn die Umgebungstemperatur eigentlich angenehm ist. Eine solche Störung kann auch auf eine Körperhälfte beschränkt sein, muß also nicht seitengleich auftreten.
Die Schulmedizin beschäftigt sich kaum, wenn überhaupt, mit diesem Phänomen, und kann es nicht ausreichend erklären. Werden Erklärungsversuche gemacht, ist es ein niedriger Blutdruck oder ähnliches. Liegen keine schulmedizinischen Befunde vor, ist man schnell mit der Behauptung zur Hand, die Störung sei psychisch. Damit tut man den Menschen entsetzliches Unrecht und stigmatisiert sie in unnötiger Weise.
Die Erklärung für diese Phänomene ist, wenn man sich mit der SMT beschäftigt, ganz einfach. Die Ursache ist in erster Linie eine Subluxation des Kreuzbeins. Wie schon mehrmals besprochen, führt dieser Schaden zu einer Ischiaseinklemmung, welche sich nicht in Schmerzen oder Gefühlsstörungen äußern muß, sondern das einzige Symptom dieses Schadens kann eine extreme Verspannung der Muskulatur sein, die so stark werden kann, daß sie den Bluteinstrom behindert. Dadurch entsteht ein Kältegefühl. Hinzu kommt, daß durch die Reizung des autonomen Nervensystems eine zusätzliche Gefäßverengung durch eine Engstellung der Arteriolen (kleinste Arterien, in denen der Sauerstoffaustausch zum Gewebe stattfindet) entsteht. Beide Faktoren greifen ineinander und verstärken die Beschwerden der kalten Beine.
Die Behinderung des Bluteinstroms geschieht vor allem im Leistenbandbereich. Unter dem Leistenband zieht ein Muskel (M. Iliopsoas) hindurch, der von der bauchseitigen Wirbelsäulen- und der inneren Beckenschaufelregion ausgeht und den Trochanter minor erreicht, einem Knochenvorsprung am inneren Oberschenkel. Auf ihm ziehen die für das Bein maßgeblichen Arterien und Venen durch eine enge Lücke unter dem Leistenband hindurch. Die Verspannung der ganzen Beckenmuskulatur bei einer Kreuzbeinsubluxation, und hier insbesondere die Verspannung des M. Iliopsoas, können den Bluteinstrom (Durchblutungsstörung), aber auch den Blutrückfluß aus dem Bein zum Herzen (venöse Stauung mit Ausbildung von Krampfadern) behindern.
Der Meridian, der den größten Einfluß auf die Beine und den Rücken hat, ist der Blasen-Meridian (L3), da dieser über die Beine, durch das Gesäß und über den ganzen Rücken nach oben zieht. Der Blasen-Meridian gehört zum Funktionskreis Blase (L3)/ Nieren (B10 und B11)/ Ohren (H3). Der Zusammenhang zwischen Blasenwirbelblockierung und Kreuzbeinsubluxation ist so eng, daß beide Schäden sich gegenseitig beeinflussen und oft in einen Teufelskreis einmünden. Diese gegenseitige Beeinflussung kommt durch den Blasenmeridian zustande, der genau über das Kreuzbeinbeckengelenk läuft. So begünstigt eine Blockierung des Blasenwirbels (L3) eine Subluxation des Kreuzbeinbeckengelenks. Anders herum betrachtet, stört eine Kreuzbeinsubluxation den Blasen-Meridian so stark, daß der Blasenwirbel sehr leicht blockiert. Diesen Teufels-

kreis zu durchbrechen ist oft nicht einfach. Solche Zusammenhänge haben dann ausschlaggebenden Einfluß auf die Gesäß- und Rückenmuskulatur, die dann nicht mehr richtig durchblutet wird. Kältegefühl und unnatürliches Frieren ist die Folge.
Der zweite wesentlich wichtigere Gesichtspunkt ist der Zusammenhang des Herzens, das in der chinesischen Medizin dem Blut und den Blutgefäßen zugeordnet ist. Daher sind die zum Herzen gehörenden Funktionskreise von kalten Beinen von größter Bedeutung, da es sich bei den Durchblutungsstörungen nicht nur um ein muskuläres Problem, sondern auch um ein Gefäßproblem handelt. Für das Herz gibt es zwei Funktionskreise, welche aber gemeinsame Wirbel benutzen. Das eine ist der Funktionskreis Herz (B2)/ Dünndarm (B12)/ Zunge (H2). Der zweite Funktionskreis besteht aus den Meridianen Dreifacher Erwärmer (Perikard-Meridian) und Kreislauf-Sexus, die keinen eigenen Wirbel besitzen, sondern sich der Wirbel des Funktionskreises Herz/ Dünndarm/Zunge bedienen.
Der Zungen- ist gleichzeitig der Augenwirbel. Die Augen sind die Körperöffnung zum Funktionskreis Gallenblase (B4)/ Leber (B5)/ Augen (H2). Damit bekommen diese Wirbel auch eine Bedeutung für die Behandlung.
Die Meridiane Magen (B6) und Milz-Pankreas (B8 und B7) bilden mit dem Mund (H4) einen Funktionskreis und sind dem Muskelgewebe zugeordnet. Da die arteriellen Gefäße einen sehr großen Muskelanteil in der Gefäßwand haben, darf man diesen Funktionskreis sicher nicht außer Acht lassen. Außerdem ziehen der Magen- und der Milz-Pankreas-Meridian über die Beine.
Der 4. Halswirbel ist gleichzeitig der Nasenwirbel. Die Nase ist die Körperöffnung zum Funktionskreis Lunge (B3)/ Dickdarm (L1)/ Nase (H4). Dieser Funktionskreis hat somit auch eine untergeordnete Bedeutung für die Durchblutungsstörungen.
Natürlich sind alle Gelenke an den Beinen und Armen für die Behandlung ebenfalls von, wenn auch untergeordneter, Bedeutung. Über die einzelnen Gelenke informieren Sie sich bitte in Kapitel 2.1.6.

Fall 1.
Krankengeschichte und Behandlungsverlauf:
Bei den Beschwerden der kalten Füße, aber auch des kalten Gesäßes, handelt es sich um eine alltägliche Erscheinung. Nur als ich in meinen Notizen nach einem typischen Fall suchte, mußte ich feststellen, daß ich mir keinen speziellen Namen vermerkt hatte. Aber ich erinnere mich an eine Geschichte aus unserem Bekanntenkreis. Eine Schulfreundin meiner Frau, N., besuchte uns vor einigen Jahren. Wir sprachen über meine Arbeit und sie war so fasziniert, daß sie sich von mir mit der SMT behandeln ließ. Sie war eigentlich gesund, aber beim Gespräch stellte sich heraus, daß seit ihrer Kindheit ein großes Problem ihre kalten Füße waren. Nach der Behandlung sagte sie, daß sie das erste Mal, seit sie sich erinnern kann, angenehm warme Füße habe. Dieser Zustand hat dauerhaft angehalten und die Frau ist ganz glücklich.

Manueller Untersuchungsbefund:
Wie ich mich noch gut erinnern kann, bestand eine Beinlängendifferenz mit Beckenschiefstand durch ein mindestens 3 bis 4 cm längeres Bein. Insgesamt ließ sich die linke Hüfte beim manuellen Beinlängenausgleich links schrittweise etwa 8 und rechts 4 oder 5 cm in die Hüftgelenke zurückbewegen.

Fallbesprechung:
Nicht nur diese Begebenheit ist mir in Erinnerung geblieben, sondern auch eine Frau, um die 50 Jahre alt, die ich viele Jahre hausärztlich betreut habe. Das größte Problem, unter dem die Frau extrem litt, waren kalte Füße, besonders jedoch ein kaltes Gesäß. Ich konnte ihr damals bei diesem Problem nicht helfen und wegen dieser Beschwerden ist Frau K. von „Pontius bis zu Pilatus" gezogen, um Hilfe zu bekommen. Viele Diagnosen bekam sie übergestülpt, z. B. Muskelrheumatismus und Durchblutungsstörungen. Die letzte Diagnose beschrieb die Tatsachen am ehesten, ohne des „Pudels Kern" zu treffen. Aber auch psychische Schäden wurden vermutet, da kein Arzt die eigentliche Ursache ihres Leidens benennen, geschweige denn Abhilfe schaffen konnte. Wenn ich mich an Frau K. heute mit meinem Wissen aus der SMT erinnere und sie vor meinem geistigen Auge sehe, dann, und das ist mir damals nicht aufgefallen, hatte sie ein starkes Hohlkreuz und beim Gehen streckte sie das Gesäß nach hinten oben, so daß der Oberkörper etwas nach vorne gebeugt war. Das alles sind die typischen Zeichen einer Kreuzbeinsubluxation, die durch die Vorkippung des oberen Kreuzbeinanteils und des dadurch verstärkten Durchbiegens (Hohlkreuz) der Lendenwirbelsäule nach ventral entstehen. Die Beschwerden kommen durch die Ischiaseinklemmung zustande, wofür die tiefe Sitzmuskulatur verantwortlich ist Dabei werden nicht nur die Nervenanteile der typischen Ischiasnerven eingeklemmt, sondern auch die Nervenanteile der Spinalnerven des Kreuzbeins. Und gerade die Anteile der Spinalnerven des Kreuzbeins sind für die Beschwerden in erster Linie verantwortlich. Dabei gelten, grob beschrieben, folgende Beziehungen: S2 (S = Sakralwirbel) Wade hinten, S3 Oberschenkel hinten und innen, S4 Leiste, S5 Genitale und der unterste Nervenanteil heißt Nervus pudendus und zieht zum Analausgang. Alle diese Nervenanteile haben aber auch Dermatom- und Myotomanteile am Gesäß und die Irritation dieser Nervenanteile sind für die Beschwerden der Patienten verantwortlich.

Fall 2.
Wieder einmal muß meine Frau herhalten. Neben ihrem Bandscheibenvorfall hat sie auch noch andere Wirbelprobleme, besonders im Bereich des Herz (B2)- und Lungenwirbels (B3). Beim letzten Schneefall hat sie mal schnell etwas Schnee geschaufelt und es so gemacht, wie sie es auf Grund ihres linksseitigen Wirbelsäulenschadens eigentlich nicht tun sollte, nämlich mit der rechten Hand unten am Gerätestiel. Am Abend, als sie zur Ruhe kam, fühlte sich meine Frau nicht wohl und im Vordergrund der Beschwerden stand ein unerklärliches Frieren mit leichtem Schüttelfrost, das ganz von innen heraus kam. Nach der manuellen Therapie, wobei besonders der Herzwirbel (B2) sehr stark nach links verschoben war, ging es ihr gleich besser und das Frieren ließ nach, um bald völlig zu verschwinden.
Die Wirbel des Funktionskreises Herz (B2)/ Dünndarm (B12) Zunge (H2) haben einen Einfluß auf die Blutgefäße. Die Wirbel des Funktionskreises Lunge (B3)/ Dickdarm (L1) Nase (H4) beziehen sich auf die Haut. Der 4. Hals- ist auch der Mundwirbel. Der Mund ist die Körperöffnung zum Funktionskreis Magen (B6)/ Milz-Pankreas (B8 und B7)/ Mund (H4). Dieser Funktionskreis ist an das Muskelgewebe gekoppelt. Alle drei Gewebsarten, Gefäße (Engstellung), Muskeln (Zittern) und Haut (Gänsehaut) sind an dem Phänomen Frieren beteiligt. So ist auch die bekannte Tatsache zu erklären, daß es Menschen gibt, die verfroren

sind und andere, die nicht so unter dieser Empfindung leiden. Das soll nicht heißen, daß nicht jeder Mensch friert, wenn es entsprechend kalt ist. Dieses Frieren ist ein physiologischer, normaler Vorgang, der die Körpertemperatur aufrecht erhalten soll. Aber die individuelle Empfindlichkeit auf Kälteexposition kann durchaus etwas mit der Wirbelsäule zu tun haben, besonders dann, wenn sich das Empfinden bei den Menschen plötzlich ändert.

3.20.3.5. KRAMPFADERN

Die Entstehung von Krampfadern ist für die Schulmedizin eigentlich ein Buch mit sieben Siegeln. Natürlich hat das Auftreten von Krampfadern etwas mit einer Bindegewebsschwäche zu tun. Einige Faktoren, welche eine Bindegewebsschwäche begünstigen, sind bekannt. Ein Faktor, vielleicht der bekannteste, ist die Schwangerschaft der Frau. Am Ende der Schwangerschaft treten im Körper der Frau Hormone auf, welche das Bindegewebe auflockern, um es ausreichend dehnungsfähig zu machen, damit das Kind durch das kleine Becken der Frau, ansonsten für den Kopf des Kindes eine zu kleine Öffnung des knöchernen Beckenbodens, „hindurchtreten" kann. Diese Bindegewebsauflockerung findet aber im ganzen Körper der Frau statt, also auch an Stellen, die eine Gewebsauflockerung nicht brauchen. An den Beinen läßt diese die Krampfadern entstehen und hervortreten. Hinzu kommt das Gewicht und der Druck durch das Kind auf den Beckenboden der Schwangeren. Dadurch wird der venöse Rückstrom behindert. So weit so gut. Wenn diese Zusammenhänge der alleinige Grund für das Auftreten von Krampfadern wäre, dürften also nur Schwangere Krampfadern bekommen. Daß dies nicht der Fall ist, weiß jeder, und daß auch nicht jede Schwangere Krampfadern entwickelt, ist ebenfalls eine Tatsache.
Neben der Irritation des Ischiasnervs spielt bei der Entstehung von Krampfadern viel mehr die Konsistenz der Gesäß- Beckenmuskulatur eine Rolle. Je mehr sich diese Muskulatur verspannt, um so stärker wird der venöse Rückstrom aus den Beinen zum Herzen hin behindert und gedrosselt. Dadurch steigt der Druck in den recht dünnwandigen Venen des Beines an, es tritt eine Überdehnung ein, die, wenn sie chronisch wird, die Krampfadern entstehen läßt. Zusätzlich werden die dünnwandigen Venen unter dem Leistenband durch den darunter herziehenden und verspannten M. Iliopsoas abgedrückt, viel leichter als die dickwandigeren und muskelstarken Arterien. Der Mechanismus ist aber grundsätzlich der gleiche wie er in Kapitel 3.24.3.2. für die Durchblutungsstörungen erklärt wurde.
Hinzu kommt natürlich eine Ischiasreizung durch die verspannte tiefe Gesäßmuskulatur. Die Ischiasreizung führt zu einer Funktionsstörung der Venen, im Sinne eines Tonusverlustes der Venenwände. Ich will nicht ausschließen, daß es auch eine anlagebedingte Bindegewebsschwäche gibt. Ich glaube aber, daß diese Anlage bei den meisten Menschen nicht zum Tragen kommt, wenn seine Wirbelsäulen- und Kreuzbeinverhältnisse in Ordnung sind.

Patienten Hoffnung zu machen, daß ihr ausgeprägtes Krampfaderleiden mit der SMT zu heilen sei, halte ich für unredlich. Personen, die aus irgendwelchen Gründen keine Kompression (mit einem Gummistrumpf ist jedes Venensystem funktionstüchtig, leider nur so lange der Strumpf am Bein ist) tragen oder nicht operiert werden können, kann man mit der SMT vielleicht eine Erleichterung ihrer Beschwerden verschaffen. Da die Krampfadern ein Endstadium eines langen Krankheitsverlaufes darstellen, ist es leider nicht mehr möglich, diese zu heilen. Im Frühstadium, besonders im Stadium der Besenreiser möchte ich nicht ausschließen, daß diese bei konsequenter Therapie mit der SMT wieder verschwinden könnten. Zumindest verhindert man aber mit der SMT eine Verschlechterung des Leidens.
Bei der Behandlung von Krampfaderleiden ist es unumgänglich, auch die Meridiane und deren Wirbel mit den Funktionskreiswirbeln zu untersuchen und zu behandeln, die einen Verlauf am Bein haben.
Für den hinteren und mittleren Wadenbereich ist das der Funktionskreis Blase (L3)/ Nieren (B10 und B11)/ Ohren (H3).
Für den seitlichen und mittleren Wadenbereich ist das der Funktionskreis Gallenblase (B4)/ Leber (B5)/ Augen (H2). Dieser Funktionskreis hat einen engen Bezug zu Sehnen und Bändern.
Der 2. Halswirbel ist der Augen- und Zungenwirbel. Die Zunge ist die Körperöffnung zum Funktionskreis Herz (B2)/ Dünndarm (B12)/ Zunge (H2) und zum Funktionskreis Dreifacher Erwärmer (Perikard-Meridian)/Kreislauf-Sexus. Beide Funktionskreise sind eng mit dem Gefäß- und Nervensystem gekoppelt. Die Meridiane beider Funktionskreise ziehen über die Arme. Gelenksubluxationen der Armgelenke können somit einen Einfluß auf die Wadenkrämpfe haben. Aber auch das Kiefergelenk und seine Subluxation hat eine Bedeutung für die Gefäßerkrankungen, da über das Kiefergelenk unter anderem der Gallenblasen (B4)-, der Dünndarm-Meridian (B12) und der Dreifache Erwärmer hinwegziehen.
Für den Ober- und Unterschenkel hinten ist der Blasen-Meridian (L3), seitlich der Gallenblasen-Meridian (B4) und innen der Milz-Pankreas (B8 und B7)-, Nieren (B10 und B11)- und Leber-Meridian (B5) verantwortlich. Der Ober- und Unterschenkel vorne wird vom Magen-Meridian durchzogen. Wenn man diese Meridiane und die Zusammenhänge mit den verschiedenen Funktionskreisen berücksichtigt, wird klar, daß bei der Krampfaderentstehung grundsätzlich, wie bei allen anderen Erkrankungen auch, der ganze Mensch von unten bis oben untersucht und behandelt werden muß.
Natürlich dürfen Sie nicht vergessen, alle Gelenke, welche sich in den genannten Meridianverläufen befinden, zu untersuchen und zu behandeln. Über die einzelnen Gelenke informieren Sie sich bitte in Kapitel 2.1.6.

3.20.3.6. NERVENENTZÜNDUNGEN, NERVENSCHMERZEN (POLYNEUROPATHIE) UND UNRUHIGE BEINE (RESTLESS LEGS)

Sogenannte Polyneuropathien treten bei vielen Patienten auf. Die meisten Erkrankten haben eine zusätzlich schwere internistische, organische Begleiterkrankung, die von der Schulmedizin als Erklärung des Leidens herangezogen werden. Das sind in erster Linie z. B. die Zuckererkrankung (Diabetes mellitus) und die Alkoholkrankheit. Aber nicht alle Patienten, die an solch einer Erkrankung leiden, bekommen auch eine Polyneuropathie. Es muß also einen Wegbereiter für die Nervenschädigung geben. Der letztendlich auslösende Faktor einer Polyneuropathie, auch für deren große Variabilität im Erscheinungsbild, ist eine Ischialgie, ausgelöst durch eine Kreuzbeinsubluxation.
Die eigentliche Frage ist doch, warum kann eine internistische Erkrankung plötzlich bei einem Patienten eine Polyneuropathie auslösen und bei einem anderen nicht? Diese Frage konnte bisher schulmedizinisch nicht andeutungsweise beantwortet werden. Ebenso wie bei den Durchblutungsstörungen weiß man lediglich, daß bei bestimmten Erkrankungen solche Komplikationen gerne auftreten. Je schwerer die internistische Begleiterkrankung ist, um so eher kann auch die Polyneuropathie oder die Durchblutungsstörung austreten. Natürlich schädigt ein hoher Blutdruck, Alkohol, eine Fettstoffwechselstörung oder erhöhte Zuckerwerte unsere Organe, also auch Gefäße und Nerven. Diese Schädigung kommt um so eher und stärker zum Tragen, je stärker das betreffende Gewebe schon vorgeschädigt ist.
Diese Grund- oder Vorschädigung ist bei der Polyneuropathie in einer Irritation und Entzündung des Nervengewebes zu sehen, welche im Falle der Polyneuropathie der Beine durch eine Ischiaseinklemmung ausgelöst wird. Das Krankheitsgeschehen einer Polyneuropathie ist also ein einfaches Rechenexempel. Ich kann nicht sagen, ob die Verhältnisse sich linear gestalten oder potenzieren, diese Frage sollten Studien untersuchen. Man kann aber ganz deutlich herausstellen, daß Organstörungen an Nerven, durch eine Ischiasreizung, den Weg für das Schädigungspotential der internistischen Begleiterkrankungen bilden. Je stärker die Funktionsstörung durch eine Ischiaseinklemmung und um so schlimmer die internistische Begleiterkrankung ist, desto verheerender ist die Folge an Gefäßen und Nerven.
Um die sogenannten Spätkomplikationen internistischer Erkrankungen wie Hypertonie, Diabetes mell. und Arteriosklerose zu minimieren - ganz vermeiden werden sie sich sicher nicht lassen - muß man den Patienten, zusätzlich zu allen anderen schulmedizinischen Maßnahmen, manuell behandeln. Bei einer Polyneuropathie der Beine sind das Subluxationen in den Kreuzbeinbeckengelenken und Blockierungen des unteren Lendenwirbelsäulenbereichs. Aber auch für Nervenentzündungen an anderen Extremitäten gelten ähnliche Vor-

aussetzungen und Überlegungen, in der Form, daß Nerveneinklemmungen den Boden für die weitere Schädigung durch zusätzliche internistische Erkrankungen bereiten. Die internistische Erkrankung kann nicht der Hauptfaktor für das Auftreten einer Polyneuropathie sein, sonst müßten alle Patienten mit einer bestimmten Begleiterkrankung im gleichen Maße an einer Polyneuropathie erkranken.

Aus Sicht der SMT sieht der pathophysiologische Ablauf einer Polyneuropathie wie folgt aus: Am Anfang steht wieder eine Kreuzbeinsubluxation. Die daraufhin einsetzende Verspannung der tiefen Gesäßmuskulatur klemmt die Nerven und Gefäße ein, die vom kleinen Becken in das Bein hinein und heraus ziehen. Diese Nerveneinklemmung stört die Durchblutungsverhältnisse, die Immunverhältnisse und nicht zuletzt die Funktion der verschiedenen Gewebsarten am Bein. Für die Nerven bedeutet das, daß sie sich entzünden und so eine Störung der Nervenfunktion auftritt. Diese Nervenstörungen machen sich als Schmerzen oder Kribbeln bemerkbar. Man kann diesen Zustand auch Polyneuropathie nennen. Aber nicht nur eine Kreuzbeinsubluxation kann zu einer Ischiasreizung führen, sondern auch eine Blockierung oder Skoliose der unteren Lendenwirbelsäule, bei der die verschiedenen Ischiasnervenanteile eingeklemmt werden. Hinzu kommt dann verschlechternd die Schädigung zusätzlicher Erkrankungen.

Die gleichen Überlegungen gelten für das Krankheitsbild der Restless Legs. Hierbei treten in der Nacht im Bett plötzlich Unruhezustände mit Kribbeln und Schmerzen in den Beinen auf, so daß der Patient oft nicht schlafen kann. Diesen Patienten hilft häufig ein Medikament, welches auch in der Parkinsonbehandlung eingesetzt wird (z. B. Nacom), es wirkt aber nur, solange der Patient es einnimmt.

Warum der eine Patient eine Polyneuropathie entwickelt und ein anderer lediglich Restless Legs, mag in der Lokalisation und der Stärke der Ischiaseinklemmung sowie an zusätzlichen Wirbelblockierungen und den entsprechenden Meridianstörungen liegen. Die Erklärung, warum besonders die Beschwerden der Restless Legs, aber auch die der Polyneuropathie, in der Nacht so stark und unangenehm empfunden werden, ist unter anderem der, daß über Nacht in Ruhe die Verspannung der tiefen Gesäßmuskulatur zunimmt. Sollte der Betreffende noch auf der Seite einer möglichen Lendenwirbelsäulenblockierung ruhen, wird diese ebenfalls stärker und es kommt zu einer zusätzlichen Verschlechterung des Beschwerdebildes. Wird die Ischiasreizung immer schlimmer, so treten die Beschwerden nicht nur in der Nacht auf, sondern sind dann auch am Tage zu spüren.

Würde die SMT denn in jedem Falle einer Polyneuropathie helfen? Leider muß man konstatieren, daß dies nicht der Fall ist. Die SMT ist um so effizienter, je früher die Behandlung einsetzt. Es ist die Frage, ob ein Nerv, der über Jahre zunehmend eingeklemmt und entzündet war, sich so erholen kann, daß seine

Funktion wieder völlig herzustellen ist? Ein Nerv kann möglicherweise doch so stark geschädigt werden, daß er abstirbt oder sich nicht mehr richtig erholt, wie ich das bei einer Patientin mit einem Schulterarm-Syndrom gerade gesehen habe (siehe Fallbeschreibung im Kapitel 3.3.). Ist der Nerv zerstört, kann bis heute keine Therapie der Welt eine zuverlässige Hilfe bringen. Ist noch Leben im Nerv, kann nach manueller Beseitigung der Ursache eine Erholung bis zu einem Jahr und womöglich noch länger dauern, vorausgesetzt, bei dem ursächlichen Wirbelsäulenschaden kommt es zu keinem Rückfall. Bei dieser Betrachtungsweise ist die internistische Begleiterkrankung und ihre Auswirkung auf das Krankheitsgeschehen noch gar nicht berücksichtigt.
Auch bei der Polyneuropathie und den Restless Legs müssen die Meridiane und deren Wirbel, welche durch das erkrankte Gebiet, z. B. der Beine, ziehen, ebenso wie die Gelenke in den entsprechenden Meridianverläufen, Beachtung finden.
Ein Funktionskreis ist aber für die Behandlung von Nervenstörungen von großer Bedeutung. Das ist der Funktionskreis Herz mit Herz (B2)/ Dünndarm (B12)/ Zunge (H2). Dem Herzen ist in der chinesischen Medizin die Subcutis (Unterhaut- und Bindegewebe) zugeordnet. Mit dieser Gewebsschicht sind aber auch Gefäße und Nerven gemeint.
Der 2. Hals- ist aber auch der Augenwirbel. Die Augen sind die Körperöffnung zum Funktionskreis Gallenblase (B4)/ Leber (B5)/ Augen (H2). Beide Meridiane ziehen über die Beine. In der Verbindung des Funktionskreises Gallenblase/Leber/Augen zu Herz/Dünndarm/Zunge, sehe ich den Zusammenhang, daß die Alkoholkrankheit besonders das Nervengewebe schädigt. Die Schädigung der Leber durch den Alkohol greift über die Funktionskreisverbindung von Gallenblase und Herz auf das Unterhautgewebe und die darin zu findenden Strukturen über. Eine Polyneuropathie ist die Folge.
Aber auch die Meridiane des Funktionskreises Magen (B6)/ Milz-Pankreas (B8 und B7)/ Mund (H4) ziehen über die Beine.
Über den 4. Halswirbel, der auch als Nasen- der Körperöffnungswirbel zum Funktionskreis Lunge (B3)/ Dickdarm (L1)/ Nase (H4) ist, bekommen auch diese Wirbel eine gewisse, wenn auch untergeordnete Bedeutung für die Erkrankungen der Beine.
Über die einzelnen Gelenke in den anderen betreffenden Meridianverläufen informieren Sie sich bitte in Kapitel 2.1.6.

Fall 1.
Krankengeschichte und Behandlungsverlauf:
Dies ist ein typischer Fall in der Komplexität der Beschwerden. Im Sept. 1998 kam eine 66-jährige Patientin, Frau W. M., in meine Behandlung. Sie klagte über Rückenschmerzen, die seit vielen Jahren bestanden. Seit 10 Jahren hatte sie Probleme in den Beinen, wobei es sich um ein Kribbeln im rechten Bein, besonders in der Wade und im Gesäß rechts unten handelte. Sie konnte nur in einer Art Stufenbettlagerung schlafen, dabei sind die Beine in Hüf-

te und Knie auf 90° abgewinkelt und liegen erhöht auf einem hohen Polster. Anderenfalls kam sie nicht zur Ruhe. Die Beschwerden waren in der Stufenbettlagerung nach 30 Minuten verschwunden. Wegen ihrer Beschwerden war sie in psychiatrischer Behandlung. Seit einigen Wochen hatte sie rechts Fersenspornschmerzen nach längerem Laufen.
Die Patientin kam fünf Mal zur Behandlung. Nach einer häufig anzutreffenden Erstverschlechterung wurde es leichter. Frau W. klagte nur noch über ihre Beschwerden nach längeren Autofahrten. Bei der letzten Behandlung waren die Beine gleich lang, der Kreuzbeinschaden war korrigiert und der Patientin ging es recht gut.

Manueller Untersuchungsbefund:
Es bestand eine Beinlängendifferenz durch ein links 2,5 cm längeres Bein. Insgesamt bewegte sich beim Beinlängenausgleich die linke Hüfte schrittweise um 5 und die rechte um 2,5 cm in die Hüftgelenke. Das Kreuzbein war links vollständig und rechts im mittleren und oberen Anteil subluxiert. Der rechte Subluxationsbefund kaschierte den Schaden der linken mittleren und oberen Anteile. Die Wirbelsäule wies eine Linksskoliose auf, wobei besonders der Herzwirbel betroffen war.

Fallbesprechung:
Polyneuropathien (Nervenentzündungen) sind lediglich der Ausdruck einer Nervenschädigung, die nicht ausschließlich durch internistische Grunderkrankungen, wie z. B. beim Diabetes mellitus, entstehen können, sondern sie sind meist die Folge einer Reizung des Ischiasnervs. Internistische Erkrankungen können natürlich die gleichen Beschwerden hervorrufen. Zu sagen, die Beinschmerzen, das Kribbeln oder die unruhigen Beine werden nur von einer internistischen Erkrankung hervorgerufen und man kann somit nur medikamentös, wenn überhaupt, Linderung verschaffen, ist falsch. Ähnlich wie bei den Durchblutungsstörungen kann man vielen Patienten durch die Korrektur der Beinlänge und des Kreuzbeinschadens helfen. Man kann trotz bestehender internistischer Grunderkrankungen die Patienten nicht selten sogar heilen, weil in den meisten Fällen der stärkste Faktor für die Erkrankung nicht der internistische, sondern der orthopädische Schaden ist.
Bei Frau W. handelt es sich um eine Krankengeschichte, die vor vielen Jahrzehnten begonnen hat. Wie sie selbst sagt, hat sie seit Jahren Rückenprobleme und seit 10 Jahren liegt sie auf einem Stufenbett. Aber die ursächlichen Schäden bestehen ja schon oft Jahrzehnte vor Beschwerdebeginn. Polyneuropathie, Fersensporn, Hallux valgus (Großzehenabweichung) und Gesäßbeschwerden sind alle Ausdruck einer Kreuzbeinsubluxation mit Ischiasreizung durch die tiefe Gesäßmuskulatur. Typisch ist außerdem, daß man die Patientin als seelisch krank bezeichnete, nur weil man keine organische Ursache für ihre Beschwerden fand.

Fall 2.
Krankengeschichte und Behandlungsverlauf:
Daß eine Polyneuropathie auch bei jungen und sonst gesunden Patienten auftreten kann, mag dieses Beispiel belegen. Im Juli 1998 kam ein 37-jährige Patientin, Frau B. M., mit einer Polyneuropathie in meine Sprechstunde. Die Beschwerden hatten in den Waden angefangen und erstreckten sich damals schon bis zur Gürtellinie. Sie war vierzehn Tage zuvor plötzlich morgens mit den Beschwerden aufgewacht. Sie hatte gleichzeitig blaue Flecken an den Beinen. Ihr Weg führte sie über den Hausarzt (Gerinnung ok.) zum Neurologen, der eine Polyneuropathie diagnostizierte. Nervenmessung und Kernspin-Untersuchung erbrachten keinen Befund. Es wurde eine Cortisonbehandlung angesetzt. Zum Behandlungszeitpunkt schliefen die Füße schon beim Autofahren ein. Seit Krankheitsbeginn fühlt die Patientin sich müde und schlapp.
Auf Befragen erzählte Frau B., daß sie schon seit Jahren Rücken-, aber auch Leisten-

schmerzen hatte. Nach der Geburt von drei Kindern fand sie es normal, inkontinent zu sein. In den Schwangerschaften waren Krampfadern aufgetreten. Ansonsten bestand eine Neigung zu Verstopfung, Schwindel bei Lagewechsel, niedriger Blutdruck, Magenprobleme, Sodbrennen, Blässe, Herzbeklemmungen, die Hände schliefen ein und ab und zu habe sie ein Kloßgefühl im Hals. Ich erinnere Sie daran, daß die Patientin gerade mal 37 Jahre alt ist. Die Patientin war zwei Mal in Behandlung, den dritten Termin hat sie nicht mehr wahrgenommen. Beim zweiten Termin erzählte sie, daß ihre Beschwerden leichter, aber bei weitem nicht gut seien.

Manueller Untersuchungsbefund:
Es bestand eine Beinlängendifferenz mit Beckenschiefstand durch ein links 3 cm längeres Bein. Insgesamt bewegte sich das linke Bein beim Beinlängenausgleich schrittweise um 8 und das rechte um 5 cm in die Hüftgelenke zurück. Die Wirbelsäule wies eine Linksskoliose auf.

Fallbesprechung:
Nach der zweiten Behandlung hat die Patientin die Therapie abgebrochen, obwohl sie zugab, eine Besserung in den Beinen zu verspüren. Leider tat ihr gerade bei der zweiten Behandlung die Reposition der Kreuzbeinbeckengelenke sehr weh. Ich nehme an, daß dies der Grund war, warum sie die Therapie abbrach. Ich möchte Ihnen in diesem Buch nicht nur Fälle des Erfolges vorführen, sondern Sie auch etwas des nicht seltenen Therapeutenfrustes spüren lassen, wenn man sich „reinhängt" und die Mitarbeit und Resonanz trotzdem negativ ausfällt. Vor kurzem fragte ich eine junge Patientin mit großen gesundheitlichen Problemen, nachdem ich ihr alle Zusammenhänge ihrer Beschwerden und Befunde genaustens erklärt hatte, ob sie sich auf meine Therapieempfehlungen einstellen könne. Sie sagte mir, daß ihr das wahrscheinlich nicht möglich sei. Mit dieser Äußerung ist eigentlich das Therapieende erreicht.
Trotzdem ist der Fall von Frau B. ein gutes Beispiel, daß man die Polyneuropathien über die Wirbelsäule behandeln und heilen kann. Auch bei den anderen geschilderten Beschwerden wie Schwindel, Herzbeklemmungen, Inkontinenz, Kloßgefühle in Hals und Magenproblemen hätte man der Patientin helfen können.

3.20.3.7. OFFENE BEINE (ULCUS CRURIS)

Die offenen Beine sind ein häufiges Leiden, dabei treten besonders im Knöchelbereich der Beine geschwürige Hautdefekte auf, welche trotz oft intensivster Therapie von Seiten der Schulmedizin nicht oder nur extrem schwer zum Abheilen zu bringen sind. Auch wenn es gelingt, mit Salben und Verbänden, eventuell mit einer operativen Spalthautdeckung, den Hautdefekt, welcher mitunter bis auf den Knochen gehen kann, zu schließen, ist es meist so, daß der Schaden bei der geringsten Störung wieder auftritt. Wir wissen in der Schulmedizin, daß solche offenen Beine (Ulcera cruris) bei den verschiedensten Begleiterkrankungen auftreten und diese dann gerne als Ursache angesehen werden. Solche Erkrankungen sind z. B. ein Krampfaderleiden, der Diabetes mell. und Durchblutungsstörungen.
Natürlich entstehen Ulcera gerne bei solchen Erkrankungen. Aber wenn Sie die Kapitel über die Durchblutungsstörungen der Beine und der Krampf-

aderentstehung gelesen und akzeptiert haben, daß diese Erkrankungen etwas mit dem Kreuzbein, der Wirbelsäule und einer Ischiaseinklemmung zu tun haben, wird Ihnen sofort klar, daß auch die offenen Beine von dieser Betrachtungsweise nicht auszunehmen sind.
Ischiaseinklemmung und -reizung, die durch eine Kreuzbeinsubluxation oder Wirbelsäulenblockierung der unteren Lendenwirbel hervorgerufen werden, sind für die Entstehung und die Therapieresistenz verantwortlich. Werden die Blockierungen manuell mit der SMT beseitigt, heilen die Ulcera in den meisten Fällen problemlos ab.
Bei den Ulcera, welche am Innen- und Außenknöchel lokalisiert sind, muß man unbedingt nach zusätzlichen Blockierungen des Nieren-, aber auch des Blasenwirbels suchen. Der Nieren-Meridian (B10 und B11) zieht über den Innenknöchel und macht hier noch zusätzlich eine Schleife. Der Blasen-Meridian zieht über den Außenknöchel. Somit können Blockierungen dieser Wirbel, die sogar noch zu einem Funktionskreis gehören und deren Körperöffnungs- der Ohrenwirbel ist (H3), den Befund der offenen Beine hervorrufen, verschlechtern oder eine Abheilung verhindern.
Blockierungen des Blasenwirbels und der Kreuzbeinbeckengelenke haben somit einen extremen Einfluß auf die Ulcera des Innenknöchels.
Da das Unterhautgewebe mit den Gefäßen und Nerven zum Funktionskreis Herz gekoppelt sind, spielen Herz (B2)/ Dünndarm (B12)/ Zunge (H2) in der Behandlung der offenen Beine eine wichtige Rolle.
Der 2. Halswirbel ist nicht nur der Zungen-, sondern auch der Augenwirbel. Die Augen sind die Körperöffnung zum Funktionskreis Gallenblase (B4)/ Leber (B5)/ Augen (H2). Der Gallenblasen-Meridian zieht mehr zum Fußrücken hin am Außenknöchel vorbei.
Mehr zur Fußmitte hin zieht der Leber-Meridian am Innenknöchel vorbei. Der Leber-Meridian gehört zum Funktionskreis Gallenblase (B4)/ Leber (B5)/ Augen (H2).
Neben der inneren und äußeren Knöchelregion ist der Bereich direkt über dem Innenknöchel am Unterschenkel häufig von Ulcera betroffen. Interessant ist, daß sich hier Nieren-, Leber- und Milz-Pankreas-Meridian kreuzen. Der Milz-Pankreas-Meridian gehört zum Funktionskreis Magen, der aus Magen (B6)/ Milz-Pankreas (B8 und B7)/ Mund (H4) besteht.
Der Funktionskreis Lunge (B3)/ Dickdarm (L1)/ Nase (H4) hat für die offenen Beine sicher nur eine untergeordnete Bedeutung. Er darf trotzdem nicht ganz außer Acht gelassen werden, da sein Körperöffnungswirbel Nase (H4) identisch mit dem des Funktionskreises Magen, dem Mundwirbel (H4) ist.
Bitte vergessen Sie nicht, alle die Gelenke auf Subluxationen hin zu untersuchen, die in den genannten Meridianverläufen zu finden sind. Über die einzelnen Gelenke informieren Sie sich bitte in Kapitel 2.1.6.

Fall 1:
Krankengeschichte und Behandlungsverlauf:
Herr U. K., ein 60-jähriger Patient, kam 1994 wegen Hüft- und Halswirbelsäulenbeschwerden in meine Behandlung. Die Schmerzen in der Hüfte, aber auch in der Halswirbelsäule besserten sich schnell. Leider kam es auch in diesem Fall, anfangs öfters und dann seltener, zu Rückfällen. Gleichzeitig litt der Patient schon jahrelang unter einem offenen Bein (Ulcus cruris). Der Hautdefekt war am Unterschenkel über dem rechten Außenknöchel gelegen. Das Ulcus cruris heilte mit der SMT relativ schnell ab. Der größte Fortschritt trat dann auf, als ich im Rahmen meines Erfahrungsprozesses feststellte, daß die Behandlung einer Kreuzbeinsubluxation einer der wichtigsten Schritte bei der Behandlung von Beinerkrankungen ist und auf diesen Befund in aller Konsequenz und Genauigkeit achtete und behandelte. Immer wenn das Kreuzbein stärker subluxiert war, brach das Geschwür am Knöchel wieder auf. Die Hüft- und Schulterprobleme des Patienten waren aber nie ganz zu beseitigen, wenn auch die Beschwerden deutlich gebessert waren.

Manueller Untersuchungsbefund:
Es bestand zu Anfang eine Beinlängendifferenz, wobei das linke Bein 5 cm länger war. Der Befund an der linken Hüfte war so alt, daß es nur sehr schwer möglich war, eine vollständige Hüftgelenksreposition zu erreichen. Auch bei den späteren Behandlungen machte die linke Hüfte, im Sinne einer leichten Resubluxierbarkeit mit erschwerten Repositionsverhältnissen, immer wieder große Probleme. Durch einen dadurch immer wieder auftretenden Beckenschiefstand subluxierte das Kreuzbein, wobei die Subluxation rechts oben immer am stärksten ausgeprägt war. Das linke Kreuzbeinbeckengelenk war auch subluxiert. Im oberen Kreuzbeinbereich war dieser Befund durch die schwere Subluxation des rechten oberen Kreuzbeinanteils überlagert und erst zu sehen, nachdem die Subluxation der rechten Seite beseitigt war.
Die Wirbelsäule war von L5 bis hoch zu B2 linksskoliotisch verkrümmt. Der 1. Brust- und der 7. Halswirbel waren nach rechts blockiert. Von H6 bis H2 fand sich wieder eine Linksskoliose. Die anfängliche Linksverschiebung des 1. Brust- und 7. Halswirbels änderte sich in der Form, daß im Laufe der Zeit die Wirbel der oberen Brustwirbelsäule immer weiter nach rechts kamen, so daß sich dann eine Rechtsskoliose der oberen Brustwirbelsäule herausschälte.

Fallbesprechung:
Der Zusammenhang einer Kreuzbeinsubluxation mit der entsprechenden Verspannung der tiefen Gesäßmuskulatur wird in diesem Beispiel mehr als deutlich. Der Fall belegt meine Behauptung, daß die offenen Beine in den meisten, wenn nicht gar in allen Fällen, eine Sonderform der Ischialgie sind. Diese Tatsache ändert sich auch nicht, wenn begleitende Erkrankungen vorhanden sind, wie in diesem Falle Krampfadern oder Durchblutungsstörungen usw., die von der Schulmedizin als Begründung für die offenen Beine angegeben werden. Solche Erkrankungen spielen natürlich eine gewisse Rolle, ich sehe sie aber eher als erschwerend an. Durch solche begleitenden Befunde wird das Symptom der offenen Beine schlimmer. Aber ohne die Einklemmung des Ischiasnervs durch die tiefe Gesäßmuskulatur käme es, mit großer Wahrscheinlichkeit, allein durch das Vorhandensein solcher Erkrankungen, nicht zu den offenen Beinen.
Natürlich verschlechterten sich auch die Schmerzen im Bereich der Hüfte immer dann, wenn das Kreuzbein des Patienten subluxierte. Das ereignete sich deshalb so oft, weil der Befund an der linken Hüfte nur sehr schwer in den Griff zu bekommen war. Die Bänder um den Hüftkopf waren so stark verkrampft, daß es großer Anstrengungen bedurfte, um eine voll-

ständige Hüftgelenksreposition zu erreichen. Die verspannten Hüftbänder drückten und zogen auf der anderen Seite den Hüftkopf bei der geringsten fehlerhaften Bewegung sofort wieder heraus.
Von Seiten der Wirbelsäule mußte man besonders auf den Blasenwirbel achten, denn der Blasen-Meridian zieht genau über den Außenknöchel, dort, wo der offene Fuß war. Die Blase gehört zum Funktionskreis Blase (L3)/ Nieren (B10 und B11)/ Ohren (H3). Somit ist nicht nur der 3. Lendenwirbel (Blasenwirbel), sondern auch die Nieren- und der Ohrenwirbel für ein Ulcus cruris von Bedeutung. Der Einfluß einer Blockierung des Blasenwirbels auf eine Kreuzbeinsubluxation wurde schon besprochen.

3.20.3.8. PILZNÄGEL

Auch auf die Gefahr hin, Ihnen mit der regelmäßigen Wiederholung der immer gleichen Zusammenhänge in den einzelnen Ischiaskapiteln auf die Nerven zu gehen, muß ich doch in jedem Kapitel von Neuem auf die folgenden Tatsachen hinweisen, denn es mag Leser geben, welche das Buch nicht von vorn nach hinten durchstudieren, sondern die einzelnen Kapitel, die für sie von vorrangigem Interesse sind, heraussuchen. Auch solche Leser sollen die Erklärungen der Zusammenhänge mitbekommen und verstehen.
Und so muß ich leider wieder damit anfangen, daß auch das Auftreten von Pilznägeln etwas mit einer Ischiaseinklemmung zu tun hat. Diese Erkrankung wird in der schon bekannten Weise ausgelöst, dadurch, daß der Ischiasnerv beim Austritt aus der Wirbelsäule oder tief im Gesäß von den Muskeln Piriformis und Obturatorius bei einer Kreuzbeinsubluxation eingeklemmt wird. Diese Veränderung führt zu lokalen Immun-, Durchblutungs- und Zellfunktionsstörungen im Versorgungsgebiet des Nervs. Natürlich kommt meist zusätzlich eine von außen einwirkende Schädigung oder Belastung hinzu, wie z. B. das häufige Tragen von Gummistiefeln, welche die Krankheit dann endgültig auslöst.
Wenn man Patienten mit Pilznagelerkrankungen an den Zehen untersucht, fällt auf, daß oft nur einzelne Zehen betroffen sind. Warum das so ist, könnte an einer Beteiligung verschiedener Meridiane, die ihren Verlauf an Bein und Fuß haben, liegen. Jeder Zeh des Fußes wird von einem Meridianast versorgt. An der Großzehe sind es sogar zwei Meridiane, der Leber- (B5) und der Milz-Pankreas-Meridian (B7 und B8). Der 2. Zeh wird vom Magen (B6)-, der 3. von einem inneren Ast des Magen-, der 4. Zeh vom Gallenblasen (B4)- und die 5. Zehe vom Blasen-Meridian (L3) versorgt. Somit sind alle Funktionskreise und deren Wirbel, außer dem Funktionskreis Lunge, an der Versorgung der Zehen beteiligt, wobei der Funktionskreis Lunge (B3)/ Dickdarm (L1)/Nase (H4) über den 4. Halswirbel, der gleichzeitig der Körperöffnungswirbel zum Funktionskreis Magen (B6)/ Milz-Pankreas (B8 und B7)/ Mund (H4) ist, auch noch verknüpft werden kann. Obwohl es keinen direkten Meridianbezug zu den Zehen gibt, ist der Funktionskreis Lunge, mit Lunge (B3)/ Dickdarm (B12)/ und Nase (H4) in dem Fall der Pilzerkrankungen von größter Bedeutung. Da die Nägel Anhangsgebilde

der Haut sind, kann man sie auch dem System der Haut zuordnen. Die Lunge ist das Organ der Haut. Somit haben die Wirbel des Funktionskreises Lunge/Dickdarm/Nase einen nicht unerheblichen Einfluß auf die Pilznagelerkrankungen der Zehen. Die gleichen Zusammenhänge und Überlegungen kann man natürlich auf alle Wirbelsäulenabschnitte übertragen. Somit gelten sie auch für die Pilznagelerkrankung an den Fingern, nur daß hier andere Spinalnerven, Meridiane und Wirbel verantwortlich sind.
Zusätzlich muß man alle Gelenke auf Schäden hin untersuchen, die in den zutreffenden Meridianen gelegen sind. Über die einzelnen Gelenke informieren Sie sich bitte in Kapitel 2.1.6.

3.20.3.9. UNSPEZIFISCHE GELENKS- UND SONSTIGE BEINBESCHWERDEN

An den Beinen treten immer wieder Entzündungen und Schmerzen in einem Gelenksbereich, aber auch an gelenksfreien Stellen, auf, für die sich keine schulmedizische Erklärung, wie etwa ein Gichtanfall, finden lassen.
Die Zusammenhänge sind eigentlich mit denen identisch, die in den vorangegangenen Kapiteln über die einzelnen typischen und atypischen Ischiaserkrankungen erklärt wurden. In der Regel handelt es sich im Ischiaseinklemmungen, welche im kleinen Becken oder an der unteren Lendenwirbelsäule stattfinden. Die Ursache der Nervenreizung im kleinen Becken ist eine Kreuzbeinsubluxation, durch eine Beinverlängerung. Die Ursache der Nervenreizung im Bereich der unteren Lendenwirbelsäule ist eine Blockierung oder eine Skoliose. Bei einer Blockierung oder Skoliose findet die Einklemmung im Bereich des Foramen intervertebrale (seitliche Öffnung des Rückenmarkskanals) statt, an dem der Spinalnerv den Rückenmarkskanal verläßt und sich in seine Unteräste aufteilt.
Kommt es in diesen Bereichen zu Nerveneinklemmungen und Reizungen, treten meist nicht an der Schadensstelle die Beschwerden auf, sondern im Verlauf oder am Ende des geschädigten Nervs, sprich an Organen. Dieses Organ kann im Körper liegen, aber auch an den Extremitäten oder auf der Körperoberfläche. Die Folge der Nerveneinklemmung und Reizung ist eine Störung der Inervation (= Information), welche dafür verantwortlich ist, daß die einzelnen Zellen im Organverbund ihre genetisch festgelegte Funktion auch im richtigen Maße ausführen können. Wenn dieser Informationsfluß gestört ist, ist gleichzeitig auch die Zellfunktion im versorgten Gebiet gestört. Das bedeutet auch für die Blutgefäße, daß es zu Änderungen der Durchblutung kommt. Diese Störung hat ihren Ausdruck in einer Mehrdurchblutung (Entzündung) oder einer Minderdurchblutung (Ischämie). Beide Veränderungen haben natürlich einen zusätzlichen Einfluß auf die Zellfunktion, da die wichtigste Bedingung für eine reibungslose

Zellfunktion eine ausgeglichene Sauerstoffversorgung ist. All diese einzelnen Funktionskomponenten, die in der Natur nicht voneinander zu trennen sind, sondern eine unzertrennliche Einheit bilden, haben unter anderem zur Folge, daß die Zelle ihre Aufgaben im Einzelnen und im Verband nicht mehr richtig wahrnehmen kann. Eine der wichtigsten Funktionsstörungen ist die Störung der zellständigen Immunabwehr. Durch die Änderung der Durchblutung kommt es gleichzeitig auch zu einer Störung der systemischen Immunabwehr vor Ort, welche über das Blut und die Lymphe vermittelt wird.

All diese Faktoren können für sich und im Verband die verschiedensten Erkrankungen und Beschwerden hervorrufen, die so mannigfaltig sind, daß sie im Einzelnen hier nicht aufgezählt werden können. Das sind unter anderem Durchblutungsstörungen, kalte Extremitäten, Ausschläge, Schmerzen, Entzündungen, Knochenerweichungen, Infektionen und vieles mehr.

Die Meridiane und ihre Funktionskreiswirbel, die über oder durch das erkrankte Gebiet ziehen, sind von Bedeutung. Man muß, wenn man als Therapeut die Meridianverläufe, die innerlichen genauso wie die äußerlichen, nicht im Kopf hat, ein Akupunkturmodell oder Akupunkturtafeln zur Hand nehmen, das erkrankte Gebiet auf dem Modell oder der Tafel suchen und die entsprechenden Meridiane identifizieren.

Aber nicht nur die Meridiane sind wichtig, welche einen direkten Bezug zum erkrankten Gebiet haben, sondern man muß sich auch klar machen, in welcher Gewebsschicht die Erkrankung liegt. Ist es lediglich die Haut, die Muskulatur, oder sind es die Gefäße, die Sehnen und Bänder oder gar die Knochen? Sie wissen, daß die Chinesen in ihrer Akupunkturlehre die fünf verschiedenen Gewebsarten, Haut, Muskeln, Sehnen und Bänder, die Gefäße einschließlich der Nerven und die Knochen verschiedenen Funktionskreisen zuordnen. Die Haut ist dem Funktionskreis Lunge (B3)/ Dickdarm (L1)/ Nase (H4), die Muskeln Magen (B5)/ Milz-Pankreas (B8 und B7)/ Mund (H4), die Gefäße und Nerven Herz (B2)/ Dünndarm (B12)/ Zunge (H2), die Sehnen und Bänder Galle (B4)/ Leber (B5)/ Augen (H2) und die Knochen Blase (L3)/ Niere (B10 und B11)/ Ohren (H3) zugeordnet.

Nicht zuletzt beachten Sie bei der Untersuchung des Patienten auch noch die Gelenksubluxationen der Gelenke, die in den in Frage kommenden Meridianverläufen zu finden sind. Die einzelnen Gelenke schlagen Sie bitte in - Kapitel 2.1.6.

Fall 1.
Krankengeschichte und Behandlungsverlauf:
Zu Anfang meiner Beschäftigung mit der SMT kam ein 77-jährige Patientin, Frau H. H., in meine Praxis und klagte über Schmerzen unter dem rechten Außenknöchel. Bei der Inspektion fand sich ein 6 x 6 großer geröteter, schuppender und geschwollener Hautfleck. Nach der manuellen Therapie waren die Beschwerden nach zwei Tagen weg.

Manueller Untersuchungsbefund:
Es fand sich links ein um 1 cm längeres Bein. Das Kreuzbein war ebenfalls links subluxiert und die Lendenwirbelsäule war linksskoliotisch verschoben.

Fallbesprechung:
Zu Anfang habe ich auf die Meridianwirbel noch nicht geachtet. Aber über den erkrankten Bereich zieht der Blasenmeridian (L3) hinweg. Die Blase bildet mit den Nieren (B10 und B11) und mit den Ohren (H3) einen Funktionskreis. Da die untere Lendenwirbelsäule eine Linksskoliose aufwies und ich dies behandelt hatte, habe ich gleichzeitig unbewußt den wichtigsten Wirbel für diese Erkrankung, nämlich den Blasenwirbel, mitbehandelt.
Natürlich spielen auch Beinverlängerung, Hüft- und Kreuzbeinsubluxation eine entscheidende Rolle, ich weiß aber nicht, ob mit der ausschließlichen Behandlung dieser beiden Schäden der Behandlungserfolg auch so schnell gewesen wäre.

Fall 2.
Krankengeschichte und Behandlungsverlauf:
Eine Fallbeschreibung, die Ihnen aber verdeutlichen soll, was alles mit der Wirbelsäule zusammenhängt. Im Juli 1998 kam eine 50-jährige Patientin, Frau L. T., wegen Kreuz- und Rückenbeschwerden in meine Behandlung. Die schulmedizinische Diagnose lautete Sjögren Syndrom (= trockene Schleimhäute, gilt als eine Autoimmunerkrankung oder als Anfangs- und Begleitsymptom anderer Autoimmunerkrankungen). Sie nahm seit Jahren Rheumamittel und zur Zeit der Behandlung Methotrexat und Cortison. Wenn sie versuchte, die Tabletten zu reduzieren, verschlimmerte sich das Krankheitsbild rapid. Trotz der Tablettenbehandlung sperrten alle Gelenke, die Knie taten ihr besonders bei Kälte weh. Im Sitzen schlief das rechte Bein ein. Außerdem litt sie unter vielen anderen Beschwerden, übermäßiges Schwitzen, Krampfadern, Hallux valgus (wurde schon operiert), Magenprobleme - wen wundert es – und Heiserkeit bei kalter Luft. Im Jan. 1998 wurde am rechten Handgelenk ein Karpaltunnelsyndrom operiert, links steht das noch aus. Bei Zug hatte die Patientin Augenprobleme und Schmerzen in der Leiste beim Aufstehen. Außerdem bestand eine Hypertonie und eine Osteoporose.
Die Patientin kam drei Mal in Behandlung. Beim zweiten Termin beschrieb sie starke Kreuzprobleme, aber ihre Hände seien besser geworden. Bei der dritten Behandlung tat ihr noch alles weh, die Hände waren gut und der starke Fußschweiß war verschwunden. Dann hat Frau L. die Behandlung bei mir abgebrochen.

Manueller Untersuchungsbefund:
Es fand sich eine Beinlängendifferenz durch ein links 4 cm längeres Bein. Insgesamt ließ sich die linke Hüfte schrittweise um 16 und die rechte um 12 cm beim Beinlängenausgleich in die Hüftgelenke zurückbewegen. Die Wirbelsäule war in Lenden- und Brustwirbelsäule linksskoliotisch verschoben. Die Halswirbelsäule war steilgestellt, also beidseitig zu tasten, wobei die rechte Seite einen deutlicheren Befund zeigte, was für eine zusätzliche Rechtsskoliose spricht.

Fallbesprechung:
Neben allen anderen Befunden ist doch interessant, daß nach der Kreuzbeinbehandlung der Fußschweiß nachließ, so daß man daraus folgern kann, daß übermäßiger Fußschweiß etwas mit einer Nervenirritation des Ischiasnervs zu tun haben muß. Trotz der Besserung mancher Beschwerden, besonders der Schmerzen in den Händen, hat die Patientin, wahrscheinlich wegen der anfänglichen Zunahme der Kreuzschmerzen, die aber durchaus nicht ungewöhnlich ist, die Behandlung abgebrochen.

3.20.3.10. WADENKRÄMPFE

Für die Schulmedizin noch ein Buch mit sieben Siegeln. Man weiß, daß Wadenkrämpfe gerne bei bestimmten internistischen Erkrankungen, wie z. B. Krampfaderleiden und Durchblutungsstörungen auftreten. Da aber nicht alle Patienten mit solchen Erkrankungen Wadenkrämpfe bekommen, müssen andere Faktoren für die Beschwerden eine Rolle spielen.
Ein Phänomen, welches auf die richtige Fährte locken sollte, ist der Umstand, daß die Wadenkrämpfe meist in der Nacht im Liegen auftreten. Warum ist das so? Wadenkrämpfe sind, wie Sie schon richtig vermuten, Ischialgien. Wenn man diese Tatsache berücksichtigt, wird sofort klar, wie die nächtlichen Beschwerden entstehen, warum der Patient im Anfall das Bett verlassen, hinstehen und laufen muß und warum Magnesium so hilfreich ist. Die Einklemmung der Spinalnerven des 2. Sakralsegmentes löst in erster Linie die Wadenkrämpfe aus. Zu dieser Einklemmung kommt es durch eine Kreuzbeinsubluxation. Die Folge ist, daß die Muskeln der tiefen Gesäßmuskulatur Piriformis und Obturatorius sich verspannen und den Ischiasnerv einklemmen. Dies geschieht besonders dann, wenn der Patient in Ruhe ist, weil dann die Muskulatur durch die Bewegung nicht mehr gelockert wird und die Verspannung langsam zunimmt. Gleiches ereignet sich auch im Sitzen. Der Patient steht aber auf und geht herum, bevor es zu richtigen Wadenkrämpfen kommt. Diese im Sitzen zunehmende Verspannung der tiefen Gesäßmuskulatur wird ihm nicht bewußt. Der Betreffende wird lediglich unruhig und bekommt das Gefühl, herumlaufen zu müssen.
Die Wadenkrämpfe treten besonders in der Nacht auf. Der Betreffende erwacht erst beim Schmerzeintritt, weil im Schlaf eine zunehmende Verspannung der tiefen Gesäßmuskulatur nicht sogleich wahrgenommen wird. Der durch die Verspannung der tiefen Sitzmuskulatur einsetzende Mechanismus ist folgender: Wenn man liegt oder sitzt, muß die tiefe Gesäßmuskulatur locker bleiben. Auf Grund ihrer Spannung kann sie das aber nicht. Die Muskulatur versucht der zunehmenden Spannung durch eine Wegverkürzung auszuweichen. Dieser Vorgang bewirkt, daß sich die tiefe Gesäßmuskulatur nach unten bewegt. Dadurch drückt der M. Piriformis auf den Ischias. Unterhalb des Ischiasnervs liegt der M. Obturatorius. Er macht die gleiche Bewegung wie der M. Piriformis mit, nur nicht im gleichen Ausmaß. Dabei entsteht im Laufe des Liegens, aber auch des Sitzens, ein zunehmender Druck auf den Ischiasnerv von oben und unten.
Im Sitzen treten deshalb weniger Wadenkrämpfe auf, weil die meisten Menschen die Beine überschlagen. Der M. Piriformis wird dabei etwas zur Seite hin vom Ischiasnerv weggezogen und drückt somit bei zunehmender Verspannung nicht so stark auf den Nerv. Das Gleiche geschieht in der Stufenbettlagerung bei Ischiaspatienten.

Das Beineüberschlagen ist aber wegen der dadurch auftretenden Hüftsubluxation verboten. Beschwerden bessern sich zwar kurzzeitig, da aber der Schaden der Hüfte und damit auch des Kreuzbeins zunimmt, wird die Erkrankung, auf Dauer gesehen, immer schlimmer.
Damit wird auch der scheinbare Zusammenhang von Wadenkrämpfen und Krampfaderleiden deutlich. Das Krampfaderleiden ist aber nicht für die Wadenkrämpfe verantwortlich. Beide Erkrankungen haben in der Ischiaseinklemmung eine gemeinsame Ursache und treten daher auch sehr häufig miteinander auf. So ist auch das Bein mit den stärkeren Krampfaderbeschwerden das Bein der stärkeren Wadenkrämpfe, da hier auch die Ischiaseinklemmung durch die tiefe Sitzmuskulatur am stärksten ist.
Magnesium hilft deshalb so gut bei Wadenkrämpfen, weil es ein muskelentspannendes Präparat ist. Wenn sich die tiefe Sitzmuskulatur entspannen kann, lassen natürlich auch die Wadenkrämpfe nach. Daher ist die Ernährung beim Krampfaderleiden wichtig. Säurehaltige Nahrungsmittel (Frucht-, Milch- und Kohlensäure) machen die Muskulatur hart und die Wadenkrämpfe nehmen zu. Ebenso führt vermehrter Fleischgenuß (Harnsäure), Kochsalz und Calzium zu einer Muskelverhärtung.
Es ist durchaus nicht so, daß Muskelkrämpfe nur an den Beinen auftreten. Grundsätzlich kann jede Region des Körpers betroffen sein. Bei Muskelkrämpfen am Körper sind natürlich nicht die Ischiasnerven verantwortlich, sondern die entsprechenden, das betreffende Gebiet versorgenden Spinalnerven und die dort verlaufenden Meridiane. Natürlich muß man auch bei Muskelkrämpfen die Meridiane und deren Wirbel beachten, die durch das erkrankte Gebiet ziehen.
Ein Funktionskreis und dessen Wirbel sind für die Behandlung von Wadenkrämpfen von großer Bedeutung. Das ist der Funktionskreis Magen (B6)/ Milz-Pankreas (B8 und B7)/ Mund (H4). Das Gewebe der Muskulatur ist dem Magen und seinem Funktionskreis zugeordnet.
Der 4. Halswirbel ist aber auch der Körperöffnungswirbel zum Funktionskreis Lunge (B3)/ Dickdarm (L1)/ Nase (H4). Ist es etwa so, daß das Rauchen deshalb die Beingefäße so stark in Mitleidenschaft zieht, weil die Schädigung der Lungen sich über die Funktionskreissegmente auf die Muskulatur der Beine auswirkt? Ist möglicherweise der Ausgangspunkt der Raucherbeine ein Muskelproblem, in der Form, daß eine sehr verspannte Beinmuskulatur zusammendrückt und damit die Sauerstoffversorgung so stark drosselt, daß die enggestellten Gefäße zusätzlich geschädigt werden und so eine Arterienverkalkung einsetzen kann?
Ebenso sind die Gelenke, welche in den betreffenden Meridianverläufen liegen, zu berücksichtigen. Über die verschiedenen Gelenke informieren Sie sich bitte in Kapitel 2.1.6.

Fall 1.
Krankengeschichte und Behandlungsverlauf:
Ich behandle seit Dez. 1998 einen 57-jährigen Patienten, Herrn K. J., der wegen Kopfschmerzen, Schwindel und Doppelbildersehen zu mir kam. Gleichzeitig hatte er Rückenschmerzen, mit Beschwerden in den Beinen bis in die Zehen und starke Wadenkrämpfe. Gleichzeitig bestanden Ischiasschmerzen, deren Ausstrahlung einer Einklemmung von L5/S1 gleichzusetzen waren. 1993 und 1996 fand hier zwei Mal eine Bandscheibenoperation statt. Schwindel, Kopfschmerzen und zeitweiliges Doppelbildersehen hat der Patient seit 10 Jahren. Schwindel und Doppelbildersehen treten oft gleichzeitig auf. Er schilderte mir noch viele andere Beschwerden, von Atemnot bis hin zu zeitweiligen Ohrgeräuschen, die ich hier aber nicht besprechen möchte. Bei einer CT-Untersuchung wurde ein abgelaufener Schlaganfall festgestellt, das Ereignis könnte aus seiner Erinnerung am ehesten 1988 stattgefunden haben, da er damals große Probleme mit dem Kopf hatte.
Bis Anfang Feb. 1999 war der Patient vier Mal in Behandlung. Er schilderte jedesmal eine Besserung seiner Leiden, wobei der größte Leidensdruck bei den Symptomen im Kopf besteht. Die Beschwerden kommen aber regelmäßig nach einer Zeit der Erleichterung wieder. Nur die Wadenkrämpfe sind bisher völlig verschwunden.

Manueller Untersuchungsbefund:
Es bestand eine Beinlängendifferenz durch ein links 2 cm längeres Bein. Insgesamt ließ sich die linke Hüfte schrittweise um 9 und die rechte um 7 cm in das Hüftgelenk zurückbewegen. Das Kreuzbeinbeckengelenk war links stärker als rechts subluxiert. Die Wirbelsäule war gänzlich linksskoliotisch verschoben, wobei besonders der Kreislauf-, die Nieren-, der Lungen- und der Herzwirbel betroffen waren. Die Halswirbelsäule war so gut wie in Ordnung.

Fallbesprechung:
Im Grunde hängen alle Beschwerden des Patienten bis hin zum Doppelbildersehen mit der Kreuzbeinsubluxation zusammen. Der Beweis, daß die Wadenkrämpfe eigentlich ein Ausdruck einer Ischiaseinklemmung darstellen, wird durch die Fallbeschreibung belegt, da sie nach dem Beinlängenausgleich und der Kreuzbeinbehandlung sehr schnell verschwanden.
Es handelt sich bei Herrn K. um ein sehr altes Krankheitsbild, das sicher schon vor Jahrzehnten mit einer Kreuzbeinsubluxation begonnen hat. Diese Kreuzbeinsubluxation hatte über die Einklemmung des Ischiasnervs die Wadenkrämpfe ausgelöst. Die Blockierung der Wirbel des Funktionskreises Herz (B2)/ Dünndarm (B12)/ Zunge (H2) kommen als erschwerend hinzu. Dieser Funktionskreis hat einen starken Einfluß auf das Bindegewebe mit Gefäßen und Nerven.
Im Auftreten eines Schlaganfalles sehe ich ebenfalls einen Zusammenhang mit der Wirbelsäule. Es ist mir aufgefallen, daß fast alle Patienten mit einem Kreuzbeinschaden gleichzeitig Beschwerden im oberen Brust- und Halswirbelsäulenbereich haben. Oft spüren sie sogar erst die Schmerzen in den oberen Wirbelsäulenanteilen und Schultern und erst später kommen Probleme im Kreuz hinzu, obwohl diese Schäden der auslösende Faktor für die Schmerzen oben sind. Natürlich haben alle Patienten Schäden im schmerzhaften oberen Wirbelsäulenbereich. Diese Schäden legen aber nur die Art der Beschwerden fest, ausgelöst werden diese dann durch die Kreuzbeinsubluxation.
Warum konnte es bei Herrn K. zu einem Schlaganfall und zu Doppelbildersehen kommen? Der Schlaganfall war durchaus nicht für das Doppelbildersehen verantwortlich, wie man meinen könnte, sondern beide Erscheinungen haben die gleiche Ursache. Neben dem Kreuzbeinschaden sehe ich den Zusammenhang über die schwere Skoliose der oberen Wirbelsäule, die besonders am Herz (B2)-, Lungen (B3)- und Gallenwirbel (B4) sehr stark ausgeprägt war. Gleichzeitig waren im Rahmen der gesamten Linksskoliose noch der Kreislauf

(B12)- und die Nierenwirbel (B10 und B11) betroffen.
Der Funktionskreis Herz (B2)/ Dünndarm (B12)/ Zunge (H2) haben einen großen Einfluß auf das Gehirn und dessen Funktion. Wenn man schulmedizinisch denkt, könnte man auf den Gedanken kommen, daß speziell die Halswirbelsäule auf Augen und Gehirn einen Einfluß haben. Daß dieser Einfluß existent ist, aber eine durchaus untergeordnete Rolle spielen kann, sieht man daran, daß die Halswirbelsäule bei Herrn K. so gut wie in Ordnung war. Die starke Blockierung von Herz- und Dünndarmwirbel (=Kreislaufwirbel) sind zum Einem für den Schlaganfall und das gelegentliche Doppelbildersehen bei dem Patienten verantwortlich.
Die Blockierung des Gallenwirbels (B4) hatte zum Anderen einen Einfluß auf das Doppelbildersehen. Der Körperöffnungswirbel zum Funktionskreis Gallenblase/Leber/Augen sind die Augen (H2). Der Augenwirbel ist der 2. Halswirbel, der als Zungenwirbel gleichzeitig der Körperöffnungswirbel zum Funktionskreis Herz/Dünndarm/Zunge ist.
Die Atemnot ist durch die Blockierung des 3. Brust-, des Lungenwirbels erklärt und die Ohrgeräusche hängen mit der Blockierung der Nierenwirbel zusammen. Daß diese Schäden ein solches Ausmaß annehmen konnten, bis hin zum Schlaganfall, liegt an dem schweren und alten Kreuzbeinschaden.

3.21. KNOCHENENTKALKUNG (OSTEOPOROSE) SYSTEMISCH

Erkrankungen, bei denen es zu einer Minderung des Kalkgehaltes von Knochen oder auch nur von Knochenteilen kommt, sind sehr vielfältig. Diese Entkalkungsprozesse können so weit fortschreiten, daß der Knochen völlig zerstört wird. Schmerzen und Funktionseinschränkungen sind die Folge.
Eine Form des allgemeinen Knochenabbaus ist die besonders von den Frauen gefürchtete Osteoporose, bei der es zu einer mehr oder weniger gleichmäßigen Entkalkung aller knöchernen Strukturen kommt. Von der Pharmaindustrie wird immer wieder behauptet, und die Schulmedizin widerspricht dem nicht deutlich genug, daß, neben einem Hormonmangel, ein Calziummangel in unserer Ernährung verantwortlich sei. Man empfiehlt Osteoporosepatienten, zusätzlich zu anderen Medikamenten jeden Tag 1 Gramm (!) Kalzium einzunehmen. Während meines Studiums habe ich schon vor Jahrzehnten gelernt, daß in unseren Nahrungsmitteln, bei einer normalen Ernährung, Calzium in einem solchen Maße vorhanden ist, daß Mangelerscheinungen nicht auftreten können.
Eine Osteoporose ist meist die Folge vieler gleichzeitig ablaufender Probleme: Erstens liegt bei vielen Frauen mit einer verstärkten Knochenentkalkung ein Fettmangel vor. Es hat Untersuchungen gegeben, die ergaben, daß sehr schlanke Frauen zu einer vermehrten Osteoporose neigen. Der Grund dafür mag der sein, daß die Produktion der weiblichen Sexualhormone nie ganz erlischt, außer vielleicht im hohen Alter. Meine Überlegungen gehen dahin, daß das gebildete Hormon Zeit haben muß, auf den Organismus einzuwirken. Das kann nur bei einer längeren Verweildauer im Körper geschehen. Da die Sexual- allesamt Hormone sind, die ein Cholesterinmolekül als Grundbaustein besitzen, handelt es sich um fettlösliche Hormone. Somit werden die Sexualhormone im Fettgewebe gespeichert und haben eine längere Verweil- und Einwirkdauer auf den Organismus. Fehlt das

Cholesterin, wird auf der einen Seite möglicherweise noch weniger Sexualhormon gebildet, als es normalerweise der Fall wäre. Auf der anderen Seite könnte das mangelnde Fettgewebe dazu führen, daß das Hormon sofort über die Ausscheidungsorgane wieder aus dem Körper entfernt wird und keine Gelegenheit hat, ausreichend auf den Organismus einzuwirken. Darum rate ich den älteren Frauen ab, allzu schlank zu sein und den Cholesterinspiegel allzuweit abzusenken. In dieser Empfehlung sehe ich das billigste und natürlichste Mittel der Welt zur Vorbeugung der Osteoporose.
Es ist auch allgemein bekannt, daß Vitamin D bei Kindern, aber auch bei Erwachsenen ein wichtiges Vitamin für die Knochenbildung ist. Das Vitamin sorgt für den Calziumeinbau im Knochen. Auch beim Vitamin D handelt es sich um ein Hormon, welches als Grundbaustein ein Cholesterinmolekül hat. Wird das Cholesterin über alle Maßen abgesenkt, könnte es an Cholesterinbausteinen mangeln und damit würde weniger Vitamin D gebildet.
Die Folgerung aus diesen beiden Tatsachen könnte sein: erstens den Cholesterinspiegel maßvoll einzustellen, eventuell wie früher 200 mg% + Anzahl der Lebensjahre in mg%, dabei sollte auch bei älteren Patienten ein Cholesterinwert von maximal 250 mg% nicht überschritten werden. Zweitens muß der Betreffende für genügend frische Luft und Sonnenbestrahlung sorgen. Das Vitamin D wird in der menschlichen Haut durch Sonneneinstrahlung aktiviert. Daraus ergibt sich ein weiterer wichtiger Punkt und das ist die Bewegung. Bewegungsmangel führt nicht nur zu einem Muskel- sondern auch zu einem Knochenabbau. Also ist die wichtigste Forderung an den durch Osteoporose gefährdeten Patienten, für ausreichend Bewegung zu sorgen. Nicht zu vergessen sind die medikamentös bedingten Knochenentkalkungen. Hier ist in erster Linie das Cortison zu erwähnen.
Nun wird immer wieder von der Schulmedizin behauptet, die Schmerzen der Osteoporosepatienten würden durch die Osteoporose ausgelöst. Das ist nicht, oder sagen wir, in den meisten Fällen nicht richtig.

Osteoporose tut, ebenso wie die Arthrose, nicht weh.

Nun werden viele zu recht einwenden, daß sie an Osteoporose leiden und zum Teil entzetzliche Schmerzen haben. Diesen Patienten müßte man eigentlich erklären, daß ihre Beschwerden nicht durch die Osteoporose, sondern durch die gleichzeitig bestehenden Wirbelsäulenschäden ausgelöst werden. Somit braucht kein Osteoporosepatient annehmen, man glaube ihm seine Beschwerden nicht. Nur die therapeutische Konsequenz ist natürlich eine ganz andere. Es müssen die Wirbelsäulenschäden in Form von Blockierungen, Skoliosen und Gelenkssubluxationen beseitigt werden. Die Behandlung der Osteoporose ist nicht überflüssig, sollte aber mit möglichst natürlichen Maßnahmen und Mitteln erreicht werden, um durch die Medikamente nicht den Teufel mit dem Beelzebub auszutreiben.

Da die Osteoporose ein Knochenleiden ist, muß man auch in erster Linie die Meridiane und deren Wirbel untersuchen, die etwas mit den Knochen zu tun haben. In der chinesischen Medizin sind die Knochen dem Funktionskreis Blase (L3)/ Nieren (B10 und B11)/ Ohren (H3) gekoppelt.
An zweiter Stelle stehen alle Wirbel, deren Spinalnerven sich im Bereich der Schmerzen ausbreiten. An dritter Stelle muß man all die Meridiane und deren Wirbel untersuchen, welche die schmerzende Körperregion mit einem inneren oder äußeren Meridianast durchziehen.
Neben den Kreuzbeinbeckengelenken muß man alle Gelenke auf Subluxationen hin untersuchen, die in den betreffenden Meridianverläufen zu finden sind. Über die verschiedenen Meridiane und deren Gelenke informieren Sie sich bitte in Kapitel 2.1.6.

Fall 1.
Krankengeschichte und Behandlungsverlauf:
Auf Empfehlung einer dankbaren Patientin kam im Juli 1998 eine 78-jährige Patientin, Frau W. E., in meine Behandlung. Ihre erste Bemerkung war, daß sie keine Chirotherapie wolle, weil sie wegen ihrer schweren Osteoporose große Angst habe. Sie schilderte folgende Beschwerden: die meisten Störungen seien im Kopfbereich. Die Nasennebenhöhlen seien das ganze Jahr eitrig entzündet. Das Herz wolle seit einem halben Jahr nicht mehr recht. Oft bekomme sie keine Luft. Sie darf den Kopf nicht zu stark anheben, sonst bekomme sie Schluckstörungen. Sie hatte von klein an eine schwache Blase, im Alter ist eine Streßinkontinenz hinzugekommen. Natürlich tat ihr der Rücken von oben bis unten weh, was sie auf ihre Osteoporose und ihr Alter zurückführte. Sie ließ sich trotz ihrer Ängste von mir behandeln, nachdem ich ihr versichert hatte, daß die SMT nichts mit der üblichen Chirotherapie zu tun habe und auch bei Osteoporosepatienten, bei entsprechend vorsichtiger Anwendung, völlig gefahrlos sei. Bei der zweiten Behandlung ging es Frau W. schon wesentlich besser, sie sagte, sie ginge wie auf Wolken. Beim dritten Therapietermin ging es ihr noch besser.

Manueller Untersuchungsbefund:
Es bestand eine Beinlängendifferenz mit Beckenschiefstand durch ein links 3 cm längeres Bein. Insgesamt ließ sich die linke Hüfte beim manuellen Beinlängenausgleich schrittweise um 8 und die rechte um 5 cm in die Hüftgelenke zurückbewegen. Die Wirbelsäule zeigte von L5 bis B10 eine Links-, von B9 bis B4 eine Rechts- und darüber von B3 bis H7 wieder eine Linksskoliose. Besonders stark waren Blasen- (L3) und der Magenwirbel (B6) betroffen.

Fallbesprechung:
Natürlich kann eine starke Osteoporose Beschwerden machen, in Form eines durch Belastung schlimmer werdenden Müdigkeitsgefühls im Rücken. Aber nicht alle Beschwerden im Rücken von Osteoporosepatienten werden von dieser ausgelöst. Vielen Osteoporosepatienten wird nicht geholfen, nur weil man eben glaubt, die Schmerzen der Betreffenden würden durch die Knochenentkalkung hervorgerufen. Auch bei diesen Patienten haben wir ein Schubladendenken entwickelt, wodurch wir so blockiert sind, daß wir bei einer Beschwerdeschilderung eines Osteoporosepatienten die geschilderten Schmerzen sofort unter diese bekannte Diagnose einordnen. Die Folge ist die Verabreichung von Schmerzmitteln und sogenannten Osteoporosemedikamenten oder eine Hormonbehandlung. Daß die Schmerzen, in erster Linie meine ich die Rückenschmerzen, etwas mit der Wirbelsäu-

le und deren Schäden zu tun haben könnten, daran wird nur selten gedacht. Und wenn daran gedacht wird, haben wir außer der Krankengymnastik (mit ihrem Prinzip der Dehnung und Streckung kann sie zwar kurzzeitige Erleichterung bringen, aber die ursächlich für die Schmerzen verantwortlichen Wirbelsäulen- und Gelenkschäden werden nicht selten schlimmer) und Massagen in der Schulmedizin keine weiteren Möglichkeiten, den Betreffenden zu helfen, denn die klassische Chirotherapie ist eine absolute Kontraindikation bei einem Osteoporosepatienten.

Für die SMT stellt die Osteoporose keine Kontraindikation dar. Natürlich ist der Therapeut gehalten, sehr vorsichtig zu Werke zu gehen, ähnlich wie bei Marcumarpatienten. Am besten überläßt man solche Patienten erfahrenen Therapeuten. Die wichtigste Voraussetzung zum Schutze des Therapeuten ist vor der Behandlung die Röntgen- und Kernspinuntersuchung der Wirbelsäule, damit nicht das passiert, wovon ich Kenntnis erhalten habe: Eine ältere Frau hatte Rückenschmerzen und sie begab sich in die Hände eines erfahrenen SMT-Therapeuten (ich war es nicht). Dieser Therapeut behandelte den schmerzhaften Befund an der Brustwirbelsäule. Die Schmerzen wurden nicht besser, sondern im Gegenteil schlimmer. Die Patientin wurde ins Krankenhaus eingewiesen und dort stellte man durch eine Röntgenaufnahme eine osteoporotische Wirbelfraktur eines Brustwirbels fest. Sofort wurde von den Ärzten behauptet, daß diese Fraktur Folge der manuellen Behandlung sei. Der weitere Verlauf war der, daß die Patientin einige Wochen im Krankenhaus verweilen mußte und als Pflegefall in ein Altenheim verlegt wurde, wo sie dann bald starb.

Die Frau hatte schon vor der manuellen Behandlung Schmerzen in diesem Bereich, so daß man zu Recht vermuten kann, daß der Schaden in Form einer Osteoporosefraktur schon vor der Behandlung bestanden hatte. Nur der Beweis konnte nicht erbracht werden, denn es fehlten entsprechende Röntgenaufnahmen.

Trotzdem und mit aller Vorsicht kann man auch Osteoporosepatienten mit der SMT leichten Herzens behandeln. Die SMT stellt keine Kontraindikation dar wie die klassische Chirotherapie, da auf Zug, Reißen oder Verdrehung verzichtet wird. Bei der SMT wird lediglich massiert und dabei eine Extremität bewegt. Somit ist nicht nur in der Osteoporosetherapie die SMT die beste Schmerztherapie.

3.22. KNOCHENENTKALKUNGEN, ÖRTLICH BEGRENZT (LOKAL)

Neben dem systemischen, dem das ganze Knochengerüst betreffenden Knochenabbau gibt es aber noch viele Prozesse mit einem ganz umschriebenen lokalen Knochenabbau. Hierbei ist außer der erkrankten Region der restliche Knochen nicht betroffen. Die Ursachen hierfür sind folgende:

Zum Einen können Tumoren, welche im Knochen beginnen oder die sich im Knochen festsetzen, umschriebene Knochenentkalkungen hervorrufen. Aber auch ohne einen Tumor kann ein Knochen herdförmig entkalken. Die Ursache kann eine eitrige oder nicht eitrige Entzündung sein. Für die eitrigen Knochenentzündungen können Bakterien und Pilze verantwortlich gemacht werden. Nicht-eitrige herdförmige Knochenentkalkungen gibt es bei bestimmten Stoffwechselerkrankungen, den Speicherkrankheiten. Eine andere Knochenentkalkung tritt beim sogenannten Morbus Paget auf. Aber noch häufiger sind sogenannte aseptische (nicht eitrige) Knochennekrosen (Nekrose = Zerstörung mit Zerfall).

Die Namen dieser Erkrankungen sind, je nach Lokalisation, unterschiedlich. Man unterscheidet z. B. die Perthessche Erkrankung am Hüftkopf, die Köhlersche Erkrankung an den Handwurzel- und Mittelhandknochen, die Kienböcksche Erkrankung am Os lunatum (Mondbein), die Osgood-Schlattersche Erkrankung am oberen Unterschenkel, die Scheuermannsche Erkrankung an den Wirbelkörpern und die Apophysitis Calcanei an der Ferse. Diese Erkrankungen treten häufig bei Kindern auf. Bei Erwachsenen kommt es nicht selten zu einer Hüftkopfnekrose. Wenn man nun von Tumoren, Speicherkrankheiten und dem M. Paget absieht, haben alle septischen (eitrige) und aseptischen Knochenauflösungen grundsätzlich die gleiche Ursache. Die Schulmedizin sieht als Auslöser für diese Erkrankungen zum einen Unfälle und zum anderen Überanstrengungen an. Diese Überlegungen sind aber nur ein Teil der Wahrheit. Schmerzen, ausgelöst durch Unfälle oder Überanstrengungen, müssen innerhalb einer angemessenen Heilungsphase vorübergehen. Verschwinden die Beschwerden nicht oder treten erst nach einem beschwerdefreien Intervall Schmerzen auf, muß die Ursache für diese Beschwerden an anderer Stelle gesucht werden. Diese Ursache findet sich an der Wirbelsäule und den Gelenken.
Bei einer langandauernden einseitig ausgeführten Tätigkeit, eventuell mit einer zusätzlichen ungünstigen Arbeits- und Schlafhaltung, wird die Wirbelsäule nicht selten verbogen und ein oder mehrere Gelenke können subluxieren. Die Wirbelsäule kann dabei so stark verzogen werden, daß eine Blockierung oder eine Skoliose entsteht. Dadurch setzt eine Einklemmung der Spinalnerven ein. Diese Einklemmung führt zu einer Funktionseinschränkung des Spinalnervs. Dabei wird die Informationsübertragung zum entsprechenden Organ, und sei das auch nur eine Knochenregion, gestört. Am Organ treten jetzt verschiedene Veränderungen auf, welche den Boden für die Krankheit ebnen: Erstens wird die örtliche Immunabwehr beeinträchtigt. Infektionen können sich leichter festsetzen, da das Immunsystem nicht voll arbeitsfähig ist. Zweitens wird der Stoffwechsel und die Zellfunktion gestört. Drittens treten Veränderungen der Durchblutungsverhältnisse auf. Diese Störungen, insbesondere Störungen der Zellfunktion und der Durchblutung, können am Knochen zu Entkalkungsprozessen führen.
Der gleiche Mechanismus, welcher gerade für die Überanstrengung beschrieben wurde, gilt ebenso für Unfallverletzungen. Nach einer gewissen Heilphase, welche nach Schwere der Verletzung unterschiedlich lange dauern kann, müssen die Beschwerden im betroffenen Bereich verschwinden. Als erstes muß natürlich bei Unfällen nach Schäden und Subluxationen an den betroffenen Knochen und Gelenken gesucht werden, welche durch den Unfall an der Unfallstelle entstanden sein können.
Bei Unfällen kommt es aber nicht nur zu örtlichen Schäden, sondern, und das wird regelmäßig übersehen, zu Fernschäden an unserer Wirbelsäule und unseren Gelenken. Das bedeutet, daß die Gewalt, welche bei einem Unfall auf unseren Körper einwirkt, natürlich örtliche Schäden setzt. Die Aufprallenergie, die durch den

Unfall auf uns einwirkt, muß aus unserem Körper abgeleitet werden, sonst wird der Schaden an der Aufprallstelle zu groß. Die Kraftableitung geschieht über unsere Wirbelsäule und Extremitäten. Die Aufprallenergie muß zuerst in die Wirbelsäule geleitet werden, bevor sie über die Extremitäten aus dem Körper herausgebracht werden kann. An der Wirbelsäule kommt es dadurch zu Verzerrungen, welche sich in einer Manifestation von Blockierungen oder Skoliosen bemerkbar machen kann.
Akute ruckartige Gewalteinwirkungen können ebenso Wirbelsäulenblockierungen und Gelenkssubluxation hervorrufen. Die wichtigsten Gelenke sind in dieser Hinsicht die Kreuzbeinbeckengelenke. Diese Gelenke können schon bei Bagatellunfällen subluxieren. Manchmal reicht ein schnelles Ausweichmanöver des Betreffenden aus, um einen Gelenks- oder Wirbelsäulenschaden auszulösen. Das geschieht dann besonders leicht, wenn die Kreuzbeinbeckengelenke durch einen Beckenschiefstand instabil sind.
Dadurch, daß die Schulmedizin aber nur an den Ort des eigentlichen Unfalls schaut, das ist z. B. bei einem Übertreten des Beines (Sprunggelenksdistorsion) nur das betreffende Sprunggelenk, nimmt sie die Fernschäden nicht zur Kenntnis, welche häufig in ihren Auswirkungen viel schlimmer sind als der akute Lokalbefund. Daß bei einem solchen Unfall die Kreuzbeinbeckengelenke subluxieren können, wird nicht gewußt und nicht beachtet.
Wenn die akute Entzündungsphase abgeklungen ist, werden Beschwerden von Unfallpatienten oft nicht besser. Der lokale Unfallbefund ist eigentlich gut abgeheilt und der Patient gibt z. B. an, immer noch die gleichen Schmerzen wie zu Beginn zu haben. Es können aber auch Schmerzen nach einem beschwerdefreien Intervall auftreten, die im Laufe der Zeit noch erheblich zunehmen. Dem Patienten wird dann nicht selten unterstellt, er wolle nur das Schmerzensgeld in die Höhe treiben oder er sei ein Rentenjäger. Solche Patienten nicht ernst zu nehmen, ist nicht richtig. Über ein eventuelles profitorientiertes Fehlverhalten kann man erst dann urteilen, wenn man das Kreuzbein und die Wirbelsäule manuell untersucht hat. Findet sich kein adäquater Wirbelsäulen- oder Gelenksschaden, darf man eine Aggravation annehmen.
Durch die unfallbedingte Kreuzbeinsubluxation entsteht eine Verspannung der tiefen Sitzmuskulatur, welche den Ischiasnerv einklemmt. Diese Einklemmung des Ischias äußert sich nicht in einem sonst so typischen Schmerzbild, wie wir es kennen, sondern lediglich darin, daß bei der Sprunggelenksdistorsion die Schmerzen des Patienten nicht abheilen. Aber auch die Wirbelsäule wird bei solch einem Unfall regelmäßig geschädigt, so daß Blockierungen und Skoliosen auftreten. Das Prinzip der Nerveneinklemmung mit entsprechender Beschwerdesymptomatik gilt auch hier.
Ischiaseinklemmungen und Quetschungen der Spinalnerven durch Blockierungen und Skoliosen an der Wirbelsäule haben natürlich, abgesehen von Schmerzen, ihre Folgen. Diese Folgen spielen sich an den Organen ab, welche

von den entsprechenden geschädigten Spinalnerven versorgt werden. Für die Kochenentkalkungen bedeutet das, daß die lokale Durchblutungs-, gepaart mit der Zellfunktionsstörung, zu einem Knochenabbau führt, der sich wie in vielen Fällen auf ein ganz eng umschriebenes Gebiet beschränkt, das eben dem Knochenanteil entspricht, der von dem geschädigten Nerv versorgt wird. Für die Therapie bedeutet das, daß zur Heilung der Knochenentkalkung am Anfang eine Wirbelsäulenuntersuchung und -behandlung stehen muß, denn nur, wenn der eingeklemmte Nerv vom Druck befreit wird, kann die Energie (Information) frei fließen und der Knochenprozeß abheilen.
An erster Stelle bei der Untersuchung steht natürlich die Beseitigung einer Beinlängendifferenz und einer Kreuzbein-Subluxation, besonders dann, wenn es sich um einen Krankheitsprozeß an den unteren Extremitäten handelt.
Da es sich bei den lokalen Entkalkungsprozessen um Knochenerkrankungen handelt, sind die Wirbel des Funktionskreises Blase, mit Blase (L3)/ Nieren (B10 und B11)/ Ohren (H3) von vorrangiger Bedeutung, da in der chinesischen Medizin das Knochengewebe den Nieren zugeordnet ist.
Als dritter Punkt sind natürlich all die Meridiane und deren Wirbel zu berücksichtigen, die mit einem inneren oder äußeren Meridianverlauf das erkrankte Gebiet durchziehen. Auch hier spielen die zusätzlichen Wirbel der entsprechenden Funktionskreise und die Beziehungen dieser Funktionskreise die gleiche Rolle wie bei den anderen Erkrankungen auch.
Zu guter Letzt darf man nicht die Gelenke vergessen, welche in den zutreffenden Meridianen zu finden sind. Über die verschiedenen Gelenke informieren Sie sich bitte in Kapitel 2.1.6.

Fall 1.
Krankengeschichte, Behandlungsverlauf:
Diese Fallbeschreibung soll Sie auf die Gefahren einer mangelhaften schulmedizinischen Diagnostik vor einer manuellen Behandlung hinweisen. Ähnlich wie bei einer Osteoporose, wo Sie später ohne Voraufnahmen nie beweisen können, daß die nach der Behandlung röntgenologisch gefundene Fraktur nicht schon vor der Therapie bestanden hat, können Sie wie in diesem Fall eines wegen eines Tumors zusammengebrochenen Wirbels nie beweisen, daß dieser Schaden schon vor Ihrer Behandlung bestanden hat.
Eine ältere Frau, M. M. 75 Jahre alt, ist gestolpert, aber nicht gefallen. Es traten nach dem Ereignis im Laufe der nächsten 14 Tage Ischias und Kniebeschwerden am rechten Bein auf. Meinem Ansinnen, sich vor der manuellen Behandlung röntgen zu lassen, widersetzte sie sich mit Händen und Füßen. Ich habe dann nur die Beinlänge ausgeglichen und das Kreuzbein behandelt. Die Wirbelsäule habe ich nicht therapiert. Ischias und Kniebeschwerden wurden langsam besser, aber dafür entwickelten sich starke Rückenschmerzen. Da es sich um ein Familienmitglied handelte, habe ich Frau M. in einer freien Minute zur Untersuchung überredet und wir sind zum Röntgen gefahren. Auf der normalen Röntgenaufnahme vom Becken und der Lendenwirbelsäule konnte, auch von dem erfahrenen Röntgenfacharzt, kein gravierender Befund erhoben werden. Auf meine Bitte hin wurde noch eine CT-Untersuchung angeschlossen und siehe da, es fand sich eine Knochenmetastase im Kreuzbeingelenk. Der 2. Lendenwirbel war durch einen tumorösen Knochenprozeß (Plas-

mocytom IgA) zur Hälfte aufgefressen, so daß der Tumor schon das Knochenmark berührte. Bedenken Sie bitte, daß man auf der normalen Röntgenuntersuchung nichts davon gesehen hat. Der Teufel kann eben doch ein Eichhörnchen sein, wie man so zu sagen pflegt. Dieses Fallbeispiel sollte Sie veranlassen, gerade bei älteren Patienten, zum eigenen Schutz, sehr vorsichtig mit der SMT zu Werke zu gehen und unbedingt auf schulmedizinische Voruntersuchungen wie Röntgen-, CT- und Kernspinuntersuchungen zu bestehen.

3.22.1. APOPHYSITIS CALCANEI

Bei diesem Krankheitsbild treten Schmerzen und Schwellungen im Bereich der Ferse und Achillessehne auf. Auf dem Röntgenbild sieht man Veränderungen, welche einer aseptischen Knochenerweichung gleichzusetzen sind, d. h. der Knochen löst sich an einer umschriebenen Stelle auf. Natürlich spielt bei dieser Veränderung eine Kreuzbeinsubluxation die entscheidende Rolle. Durch die dabei einsetzende Verspannung der tiefen Gesäßmuskulatur kommt es zu einer Ischiaseinklemmung, wobei in diesem Fall die Einklemmung von S1 für die Art der Beschwerden verantwortlich ist. Hinzu kommen Blockierungen bestimmter Wirbel mit den entsprechenden Meridianstörungen. Hier sind in erster Linie die Wirbel des Funktionskreises Blase, mit Blase (L3)/ Nieren (B10 und B11) Ohren (H4) von Bedeutung, weil beide Meridiane über das erkrankte Gebiet ziehen.

Fall 1:
Krankengeschichte, Behandlungsverlauf:
In meinem Buch „Wunder dauern etwas länger" habe ich von dem kleinen Patienten mit dem Fersenschmerz, seiner großen Beinlängendifferenz und seinem Kreuzbeinschaden berichtet und ich habe erzählt, daß er gesund geworden ist (Kapitel 9.15.). Jetzt nach 4 Jahren kommt der Junge, er ist mittlerweile 14 Jahre alt, immer noch gelegentlich mit seiner Mutter zur SMT. Die Ferse macht ihm keine Schwierigkeiten mehr. Seine Beinlänge ist ausgeglichen und er achtet streng darauf, daß die Beine nicht länger werden. Er macht seine Hüftübung mehr oder weniger zuverlässig. Seine Skoliose der Wirbelsäule bessert sich ebenfalls, das anfängliche Bettnässen ist kein Thema mehr und die Migräne ist auch verschwunden.
Die Beine sind immer gleich lang, aber das Kreuzbeinbeckengelenk subluxiert gerne noch auf der linken Seite. Auch ist die Skoliose der Lenden- und unteren Brustwirbelsäule immer noch nicht ganz behoben, besonders der Blasen (L3)- und die Nierenwirbel (B10 und B11) sind immer noch etwas zu tasten, die Skoliose ist also noch nicht vollständig beseitigt, aber soweit geheilt, daß die Beschwerden wie Bettnässen, Kopfschmerzen, aber auch der Fersenschmerz verschwunden sind.

Manueller Untersuchungsbefund:
Die Beine waren bei der ersten Untersuchung im Juli 1996 gleich lang, aber beim manuellen Beinlängenausgleich bewegten sich beide Hüften um 6 cm in die Hüftgelenke zurück. Ich habe mir damals noch notiert, daß die tiefe Gesäßmuskulatur sehr hart und verspannt war. Das Kreuzbeinbeckengelenk war anfangs rechts, später links subluxiert. Die Lenden- und die untere Brustwirbelsäule waren nach links verkrümmt, wobei besonders der Blasen (L3)- und die Nierenwirbel (B10 und B11) betroffen waren. Die obere Brustwirbelsäule zeigte eine Rechtsskoliose.

Fallbesprechung:
Sowohl für die Apophysits wie auch für das Bettnässen sind alle relevanten Wirbelsäulenbefunde vorhanden. Die Kreuzbeinsubluxation mit der daraus resultierenden Ischiaseinklemmung mit der Blockierung des Blasen- und der Nierenwirbel sind für die Erkrankung an der Ferse verantwortlich. Die Schäden des Blasen- und der Nierenwirbel haben zusätzlich das Bettnässen hervorgerufen. Auch die Art der Kopfschmerzen wurde durch den Verlauf des Blasen-Meridians bestimmt. Der Schmerz zog von hinten aus dem Nacken über den Kopf bis über die Augen.
Zusätzlich verstärkt die Kreuzbeinsubluxation das Bettnässen, da dieser Schaden den Blasen-Meridian, der über das Gelenk hinwegzieht, stört. Auf der anderen Seite ist die Blockierung des Blasen-, aber auch im weiteren Sinne der Nierenwirbel für die Stärke des Kreuzbeinschadens verantwortlich, da die Blockierung der Wirbel des Funktionskreises Blase/Nieren/Ohren das Kreuzbeinbeckengelenk instabil macht.

3.22.2. HÜFTKOPFNEKROSE (HÜFTKOPFAUFLÖSUNG) UND ANDERE OSTEONEKROSEN

Bei einer Hüftkopfnekrose wird der Hüftkopf durch eine nicht eitrige (aseptische) Entzündung zerstört, wobei er teilweise entkalkt. Die Entkalkung kann diffus vonstatten gehen, es können sich aber auch sogenannte Knochencysten (Cyste ist ein flüssigkeitsgefüllter Hohlraum in einem sonst soliden Organ) bilden. Solche Veränderungen kann es nicht nur an den verschiedenen Beingelenken geben, sondern auch im Schulter-, Arm- oder Handgelenk. Sie kommen bei Kindern, Jugendlichen und Erwachsenen vor.
Die cystische Hüftkopfnekrose ist aber eher eine Erkrankung des Erwachsenenalters. Die Schulmedizin weiß, daß in allen Fällen einer Knochennekrose die Durchblutung kritisch ist. Als letztendlich auslösende Ursache werden Unfälle, Operationen, Entzündungen, Strahlenschäden und andere angegeben. Aber nicht selten erkranken Patienten an einer Hüftkopfnekrose, die keine der auslösenden Ursachen erfahren haben.
Kommt es nicht zu einer spontanen Abheilung und nimmt die Knochenentkalkung weiter zu, bricht der Hüftkopf zusammen. Dadurch verformt sich der Gelenkskopf und zurückbleibt ein schwerst arthrotisch verändertes Gelenk. Man versucht, solches durch eine konsequente Entlastung des Gelenks und der Verabreichung von entzündungshemmenden Medikamenten, einschließlich des Cortisons (welches selbst wieder eine gewisse Knochenentkalkung auslöst) zu verhindern. Gelingt dieses nicht, wird zu einer Operation geraten. Man empfiehlt sogenannte Umstellungsosteotomien, bei denen ein Keil aus dem Oberschenkel oder Schenkelhals entfernt wird, wodurch Bein und Hüfte eine etwas andere Stellung bekommen, so daß die Druck- und Belastungszonen im Hüftgelenk sich ändern. Man will dadurch eine Entlastung der erkrankten Region erreichen, so daß die Durchblutung in diesem Bereich wieder zunimmt. Ist eine solche Operation nicht mehr möglich, weil etwa der Prozeß im Hüftkopf räumlich zu groß ist, dann wird der nekrotische Herd

operativ ausgeräumt und mit Knochenspänen, die man aus dem Beckenkamm des betreffenden Patienten entnimmt, aufgefüllt oder eine künstliche Hüfte eingebaut.
Soweit in aller Kürze die schulmedizinischen Zusammenhänge. Für die SMT stellt sich das Problem ganz anders dar. Natürlich spielen die oben genannten Ursachen, wie Unfälle, Operationen, Entzündungen usw. als Auslöser der Erkrankung eine entscheidende Rolle. Sie sind im Krankheitsgeschehen aber nur die Spitze eines Eisbergs. Die eigentliche Ursache ist eine Inervationsstörung mit einer Durchblutungsstörung, die von einer Hüftsubluxation mit Kreuzbeinsubluxation ausgelöst wird. Dabei kann es sein, daß auch einmal nur eine Hüft- oder nur eine Kreuzbeinsubluxation vorliegen kann, in der Regel sind aber beide Befunde miteinander kombiniert.
Somit ist der eigentliche Krankheitsbeginn schon Jahre oder gar Jahrzehnte vor Krankheitsausbruch zu suchen. Dabei steht die Durchblutungsstörung gar nicht so sehr im Vordergrund des Geschehens, sondern die Inervationsstörung. Die subluxationsbedingte Fehlstellung und Nerveneinklemmung ist das eigentliche pathologische Agens, aus dem wiederum die Durchblutungsstörung resultiert. Da bei den meisten Unfällen nicht nur lokale Schäden an einem Körperteil auftreten, sondern meist gleichzeitig Wirbelsäulenschäden in Form von Blockierungen oder Skoliosen entstehen, sowie Subluxationen an den verschiedenen Gelenken, ist der Unfall oder die Operation nur der scheinbare Auslöser des Geschehens.
Der Hüftgelenkskopf wird nicht nur mit Gefäßen, sondern auch mit Nerven versorgt, unter anderem ist das natürlich der Gefäßnervenstrang (autonomes Nervensystem). Diese Nerven werden durch eine Hüftgelenksubluxation und zusätzlich über die Ischiaseinklemmung durch eine Kreuzbeinsubluxation eingeklemmt oder gestört. Diese Störung führt zu der Durchblutungsänderung, aber auch die Knochenzellen selbst bekommen falsche Informationssignale, so daß sie nicht mehr adäquat reagieren können. Die Folge ist ein Knochenabbau bis hin zum Knochenzusammenbruch.
Für die SMT bedeutet das, die wichtigste Maßnahme ist der manuelle Beinlängenausgleich, wodurch die Hüftgelenksubluxation beseitigt wird. Dadurch, daß der Hüftkopf wieder in das Gelenk zurückgleitet, werden die das Gelenk versorgenden Nerven entlastet, besonders der Gefäßnervenstrang, und eine bessere Durchblutung und Zellfunktion kann wieder einsetzen. Wird eine Kreuzbeinsubluxation behandelt und kommt es dadurch zu einer Muskelentspannung der tiefen Sitzmuskulatur, wird der zusätzliche Zug auf den Hüftkopf durch die verspannte Gesäßmuskulatur reduziert, wodurch ebenfalls eine bessere Nervenfunktion und Durchblutung gewährleistet wird. Gleichzeitig wird der Ischiasnerv dekomprimiert. Auch dieser Vorgang wirkt positiv auf die Nervenversorgung des Hüftgelenks und die Durchblutung aus.

Man muß natürlich bei solch einer Behandlung auch die Meridiane und deren Wirbel berücksichtigen, die einen Kontakt mit dem Hüftgelenk, aber auch mit dem Kreuzbeinbeckengelenk durch ihren Meridianverlauf haben. Wenn man das Hüftgelenk betrachtet, sind das vor allem der Magen (B6)- und der Milz-Pankreas-Meridian (B8 und B7). Beide Meridiane bilden mit dem 4. Hals-, dem Mundwirbel einen Funktionskreis. Es ist bekannt, daß Stoffwechselerkrankungen, wie z. B. Diabetes mellitus (B7), gerne zu einer Hüftkopfnekrose führen.
Der 4. Halswirbel ist aber auch der Nasenwirbel. Die Nase ist die Körperöffnung zum Funktionskreis Lunge (B3)/ Dickdarm (L1)/ Nase (H4). Dadurch bekommt auch dieser Funktionskreis mit seinen Wirbeln einen gewissen Einfluß auf das Krankheitsgeschehen.
Zum Zweiten zieht der Leber-Meridian über die Hüftgelenksregion. Es ist bekannt, daß auch Patienten mit einer Lebererkrankung oder mit einem Alkoholabusus gerne an einer Hüftgelenkskopfnekrose erkranken. Hier finden Sie den Zusammenhang. Die Leber gehört zum Funktionskreis Gallenblase (B4)/ Leber (B5)/ Augen (H2).
Der 2. Halswirbel ist gleichzeitig der Zungenwirbel. Die Zunge ist die Körperöffnung zum Funktionskreis Herz (B2)/ Dünndarm (B12)/ Zunge (H2). Mit diesen Wirbeln ist noch ein Funktionskreis verbunden. Das ist der Dreifache Erwärmer (Perikard-Meridian)/Kreislauf-Sexus. Diese beiden Meridiane besitzen keine eigenen Wirbel, sondern benutzen die des Funktionskreises Herz/Dünndarm/Zunge. Der Zusammenhang ist deshalb so wichtig, weil der Dreifache Erwärmer über das Schulter-, Ellenbogen- und Handgelenk zieht und Subluxationen dieser Gelenke sich so nachteilig auf das Hüftgelenk auswirken können.
Ebenso kann eine Subluxation des Kiefergelenks einen großen negativen Einfluß auf das Hüftgelenk haben. Über das Kiefergelenk laufen der Dünndarm-Meridian, der Dreifache Erwärmer und der Magen-Meridian.
Da eine Kreuzbeinsubluxation eine zentrale Stellung bei den Hüfterkrankungen hat, muß man, neben der Beseitigung der Kreuzbeinsubluxation, die Meridiane und deren Wirbel behandeln, die über das Kreuzbeingelenk hinwegziehen. Blockierungen dieser Meridiane machen das Kreuzbeinbeckengelenk instabil, so daß es noch leichter und stärker subluxiert.
Diese beiden Meridiane sind in erster Linie der Blasen-Meridian (L3) und in zweiter Linie der Gallenblasen-Meridian (B4).
Unter diesen Gesichtspunkten läßt sich eine Hüftgelenkskopfnekrose, aber auch jede andere Osteonekrose erfolgreich mit der SMT behandeln. Im Schulter- und Oberarmbereich sind das natürlich die entsprechenden Gelenke, die man auf Subluxationen hin untersuchen muß, vor allem die untere Hals- und obere Brustwirbelsäule. Näheres entnehmen Sie bitte dem Kapitel 2.1.6.

Fall 1. Krankengeschichte und Behandlungsverlauf:
Im Mai 1998 kam eine 53-jährige Patientin, Frau B. B., wegen einer Hüftkopfnekrose am linken Hüftkopf in meine Behandlung. Schon als Kind hatte sie mit ihren Hüften Probleme. Die Behandlung einer Hüftdysplasie geschah damals in Form von Gipsbett-, Streck- und Gipsschienenbehandlungen. Jetzt hatte Frau B. seit zwei bis drei Jahren wieder zunehmende Hüftbeschwerden, die links stärker als rechts waren. Bei den Kernspinuntersuchungen stellten die behandelnden Ärzte eine cystische Hüftkopfnekrose fest und rieten zur Operation. Die Patientin scheute vor dem Eingriff zurück und wollte den konservativen Weg beschreiten. Ihre Ärzte machten ihr große Angst, daß der Hüftkopf jederzeit zusammenbrechen könne, sie dürfe sich nicht belasten und solle keinen an das Bein „heranlassen".
Neben den Hüftbeschwerden hatte die Patientin noch andere Probleme, die aber durch die Hüftbeschwerden in den Hintergrund traten und nur auf Abfragen geschildert wurden. Die linke Hüfte war deutlich steifer und weniger beweglich als die rechte. Sie hatte Schmerzen am linken Knie außen. Manchmal traten sogar krampfartige Schmerzen auf, die, besonders gegen Abend nach Belastung, in das ganze linke Bein ausstrahlten. Über gelegentliche Leistenschmerzen links wurde auch geklagt. Wadenkrämpfe hatte die Patientin im linken Bein stärker als im rechten.
Bis Juli 1998 war die Patientin vier Mal in Behandlung. Danach kam sie nur noch alle zwei bis drei Monate zur Kontrolle. Es geht ihr gut. Das bedeutet, daß Frau B nicht nur beschwerdefrei ist, sondern daß sich auch die schulmedizinischen Befunde bessern. Die cystische Nekrose im Hüftkopf wird kleiner und baut sich wieder durch. Die Patientin hat die Gewißheit, daß sie auch ohne Operation wieder ganz gesund wird.

Manueller Untersuchungsbefund:
Anfangs war eine Beinlängendifferenz von 2 cm durch ein links längeres Bein festzustellen. Insgesamt bewegte sich die linke Hüfte schrittweise um 8 und die rechte um 6 cm beim Beinlängenausgleich in die Hüftgelenke zurück. Das Kreuzbeinbeckengelenk war rechts stärker als links subluxiert. Die Wirbelsäule wies eine Linksskoliose auf, wobei besonders der Kreislauf (B12)-, die Nieren (B10 und B 11)-, der Bauchspeicheldrüsen (B7)- und der Magenwirbel (B6) betroffen waren.

Fallbesprechung:
Dieser Krankheitsverlauf beweist eigentlich sehr gut, daß die Hüftkopfnekrose keine eigenständige Erkrankung ist, sondern ein spezieller Fall einer Ischialgie. Wenn man die Patientin befragt, schildert sie auch viele ischiasbedingte Beschwerden, das fängt bei belastungsabhängigen Leisten- und Ischiasschmerzen an, geht über Bewegungseinschränkungen in der Hüft- und Knieregion bis hin zu Wadenkrämpfen. Alle diese Beschwerden sind im linken Bein schlimmer als im rechten. Warum? Weil das rechte Kreuzbeinbeckengelenk stärker subluxiert war als das linke. Dadurch kommt es zu einer stärkeren Ischiasnerveneinklemmung im linken Gesäß durch die verspannte tiefe Gesäßmuskulatur. Und daß diese Befunde wahrscheinlich seit der Kindheit, ja seit dem Säuglingsalter bestanden, mag für Sie unglaublich klingen, doch für mich ist die Schilderung der Hüftdysplasie der Beweis dafür. Daß schon Kleinkinder und sogar Säuglinge eine Beinlängendifferenz und Kreuzbeinsubluxationen haben können, ist leider eine alltägliche Tatsache, wenn man mit der SMT untersucht und behandelt.
Frau B. hatte entsetzliche Angst vor der Behandlung, weil ihr die Ärzte sagten , daß an der Hüfte nichts gemacht werden dürfte, weil der Hüftkopf einbrechen könne, so daß es mich eigentlich wundert, daß sie das „Wagnis" mit der SMT eingegangen ist. Ich vermute, die Angst vor der Operation war noch größer. Aber die Art und Weise des manuellen Beinlängenausgleichs hat sie überzeugt, daß man ihr keinen Schaden mit der SMT zufügen könne.

Die restliche Kreuzbein- und Wirbelsäulenbehandlung war kein Problem. Auch die Hüftübung zur regelmäßigen Reposition der Hüftkopfe in das Hüftgelenk wurde von Frau B. akzeptiert. Schon bei der dritten Behandlung ging es der Patientin wesentlich besser. Es kam natürlich auch hier zu kleineren Rückfallen. Auch besserten sich die Ischiasbeschwerden, wie die Leisten- und Beinprobleme, bei Belastung nur langsam.

3.22.3. OSGOOD-SCHLATTER (MORBUS)

Hierbei handelt es sich auch um eine aseptische Knochennekrose im Bereich der Tibia-Apophyse (Apophyse = Knochenkern der knöchernen Wachstumszone).
In erster Linie sind das die Wirbel des Funktionskreises Blase (L3)/ Nieren (B10 und B11)/ Ohren, da dieser Funktionskreis zum Organsystem Knochen gekoppelt ist.
Die Meridiane und deren Wirbel des Funktionskreises Magen (B6)/ Milz-Pankreas (B8 und B7)/ Mund (H4) sind bei M. Osgood-Schlatter von Bedeutung, da beide Meridiane, in erster Linie aber der Magen-Meridian, über das erkrankte Gebiet laufen.
Über den gemeinsamen Körperöffnungswirbel (H4), der Mund und Nase repräsentiert, hat auch der Funktionskreis Lunge (B3)-, Dickdarm (L1)- und Nasenwirbel (H4) einen Einfluß auf die Erkrankung.
Bitte vergessen Sie die Gelenke in den entsprechenden Meridianen nicht. Die verschiedenen Gelenke finden Sie im Kapitel 2.1.6.

3.22.4. PERTHES (MORBUS)

Beim M. Perthes handelt es sich um eine schmerzhaft knöcherne Erweichung der Wachstumszone des Hüftgelenkkopfes, mit einer Deformierung des ganzen Hüftkopfes. Hier ist der Patient in erster Linie auf eine Kreuzbeinsubluxation hin, mit oder ohne Beinlängendifferenz, zu untersuchen. Die Verspannung der tiefen Sitzmuskulatur mit Einklemmung des Ischias ist sicher die Hauptursache für einen M. Perthes.
Aber auch eine Blockierung der Wirbel des Funktionskreises Blase und Galle haben einen Einfluß auf das Krankheitsgeschehen. Blasen- und Gallenblasen-Meridian ziehen beide über die Kreuzbeinbeckengelenke. Störungen der beiden Meridiane durch eine entsprechende Wirbelblockierung stören die Stabilität des Kreuzbeinbeckengelenks so, daß dieses noch leichter subluxiert.
Zum Funktionskreis Blase gehören Blase (L3)/ Nieren (B10 und B11)/ Ohren (H4). Außerdem ist dieser Funktionskreis mit dem Knochengewebe gekoppelt.
Der Funktionskreis Gallenblase besteht aus Gallenblase (B4)/ Leber (B5)/ Augen (H2).
Der 2. Halswirbel ist aber auch der Körperöffnungswirbel des Funktionskreises Herz, mit Herz (B2)/ dem Dünndarm (B12)/ Zunge (H2). Damit bekommen auch die Wirbel dieses Funktionskreises eine Bedeutung.

Auch der Magen-Meridian zieht vorne am Oberschenkel über das Gebiet des Hüftgelenks. Damit haben auch die Wirbelblockierungen des Funktionskreises Magen, mit Magen (B6)/ Milz-Pankreas (B8 und B9)/ Mund (H4) einen Einfluß auf das Krankheitsgeschehen.
Der Funktionskreis Lunge ist über den 4. Halswirbel an das Geschehen angebunden, da der 4. Halswirbel der Körperöffnungswirbel für den Funktionskreis Magen/Milz-Pankreas/Mund und Lunge (B3)/ Dickdarm (L1)/ Nase (H4) ist.
Die Gelenke in den zutreffenden Meridianen müssen natürlich auf Subluxationen hin untersucht und eventuell behandelt werden. Über die betreffenden Gelenke informieren Sie sich bitte in Kapitel 2.1.6.

3.22.5. SCHEUERMANN (MORBUS)

Die klassische Definition dieser bei Jugendlichen sehr häufigen Erkrankung ist folgende: Es treten aseptische Knochenauflösungen an den Deckplatten (Ober- und Unterfläche der Wirbelkörper) auf, welche sich auf dem Röntgenbild als unruhige Kontur darstellen, die mit Deckplatteneinbrüchen gleichzusetzen sind. Dieses Krankheitsbild nennt man auch Adoleszentenkyphose (Adoleszent = heranwachsend, Kyphose ist im Gegensatz zu einer Skoliose eine verstärkte Vor- und Rückkrümmung der Wirbelsäule). Diese Kyphose entsteht durch den Einbruch der Deckplatten der Wirbelkörper. Die Wirbel können dadurch eine nach vorne gerichtet Keilform bekommen, wodurch die Wirbelsäule natürlich stärker nach vorne gebogen wird. Klinisch wird ein fixierter Rundrücken festgestellt. Als Ursache wird eine Haltungs- und Bandscheibenschwäche postuliert, die auf dem Boden einer erblichen, konstitutionellen und eventuell endokrinen (hormonellen) Störung beruht.
Kann man denn ein solches Krankheitsbild behandeln? Man kann diese Frage getrost bejahen, muß dabei aber, wie bei vielen anderen Erkrankungen auch, die zu permanenten organischen Schäden und Veränderungen führen, folgende Einschränkung machen: Die Behandlung ist nur dann erfolgreich, im Sinn einer Heilung, wenn sie so früh erkannt und manuell behandelt wird, daß noch keine manifesten organischen Schäden (Keilwirbelbildung) aufgetreten sind. Sind massive organische Schäden vorhanden, kann man lediglich eine weitere Verschlechterung verhindern. Der organische Schaden eines Wirbelkörpereinbruchs, wenn er einmal aufgetreten ist, ist nicht mehr zu heilen.
Für den Morbus Scheuermann ist aus der Sicht der SMT einer der wichtigsten Aspekte die Kreuzbeinsubluxation, mit und ohne Beckenschiefstand durch eine Beinlängendifferenz. Der Kreuzbeinschaden führt zu einer Instabilität der ganzen Wirbelsäule und somit sind Blockierungs- und Skoliosenentwicklungen viel eher möglich als ohne diesen Schaden. Die Blockierungen ziehen eine Spinalnerveneinklemmung nach sich. Die wiederum kann eine Durchblutungsstörung am Wirbelkörper hervorrufen. Knochenabbau oder mangelhafter -aufbau ist die Folge.

Der größte Wirbelsäulenschaden beim M. Scheuermann ist sicher eine Blockierung der Wirbel des Funktionskreises Blase, mit Blase (L3)/ Niere (B10 und B11)/ Ohren (H3). Da der Blasen-Meridian über das Kreuzbeinbeckengelenk und alle Wirbelsäulengelenke hinwegzieht, stört eine Blockierung dieses Wirbels (Meridians) das gesamte Wirbelsäulengefüge. Außerdem ist dieser Funktionskreis mit dem Organsystem Knochen gekoppelt.
Ebenso muß man die Wirbel behandeln, an denen die Schäden des M. Scheuermann zu finden sind. Auch hierbei sind die Verbindungen innerhalb der entsprechenden Funktionskreise zu beachten.
Obendrein darf man nicht vergessen, alle Gelenke auf Subluxationen hin zu untersuchen, die in den betreffenden Meridianen zu finden sind. Über die einzelnen Gelenke informieren Sie sich bitte in Kapitel 2.1.6.

3.23. KOPFSCHMERZEN, SPANNUNGSKOPFSCHMERZ, MIGRÄNE UND CLUSTERKOPFSCHMERZ

Der Mensch denkt im Allgemeinen, und davon sind die Mediziner nicht auszunehmen, daß die Ursache von Kopfschmerzen hauptsächlich am Kopf zu suchen seien. Gelegentlich wird die Halswirbelsäule noch in die Überlegungen mit einbezogen. Diese Vorstellung ist auch richtig, aber bei weitem nicht ausreichend.
Nun gibt es die unterschiedlichsten Formen von Kopfschmerzen. Die Schulmedizin unterscheidet den Spannungskopfschmerz, die Migräne, den Clusterkopfschmerz, um nur die wichtigsten Formen zu nennen. Natürlich treten auch im Rahmen bestimmter Erkrankungen im Kopfbereich und der Halswirbelsäule, z. B. bei einer einfachen Stirnhöhlenentzündung, aber auch bei einem Hirntumor, Kopfschmerzen auf. Es ist also immer sinnvoll, vor der manuellen Behandlung schwerwiegende organische Befunde auszuschließen. Vor allem, wenn ein Beschwerdebild mit der SMT nicht zu bessern ist, darf man die schulmedizinische Diagnostik nicht vernachlässigen.
Wurden diese Punkte abgeklärt, können wir die Betreffenden bedenkenlos mit der SMT behandeln und ihnen helfen. Auch im Falle von Kopfschmerzen ist es unerläßlich, daß man den ganzen Menschen untersucht und behandelt und sich nicht auf einen bestimmten Wirbelsäulenabschnitt beschränkt. Wie Sie gleich sehen werden, sind Ursachen bei Kopfschmerzerkrankungen sehr vielfältig.
Der erste Schritt bei der Untersuchung eines Kopfschmerzpatienten ist grundsätzlich die Untersuchung der Beinlänge und der Beinlängenausgleich. Eine Beinlängendifferenz hat einen Beckenschiefstand zur Folge, der in der Regel eine Kreuzbeinsubluxation auslöst. Diese Beinlängendifferenz und die Kreuzbeinsubluxation haben, nicht zuletzt durch die gestörte Statik, Auswirkungen auf die ganze Wirbelsäule. Nicht nur, daß Ischias- und Hüftleiden entstehen, sondern die ganze Wirbelsäule wird in Mitleidenschaft gezogen: Erstens

kommt es zu Seitneigungen (Skoliose) bestimmter Wirbelsäulenabschnitte. Zweitens tritt eine Tonusänderung (Tonus = Spannung) in der Wirbelsäulenmuskulatur und den sonstigen die Wirbel umgebenden Geweben auf. Diese Tonusänderung kann den Verlust der normalen Gewebsfestigkeit darstellen, aber auch eine Zunahme der Gewebsspannung ist denkbar.
Für die ganze Wirbelsäule bedeutet das eine nach oben zur Brust- und Halswirbelsäule hin zunehmende Instabilität mit einer Verspannung. Sind schon Wirbelsäulenschäden vorhanden, werden diese durch die zusätzlichen vom Kreuzbein ausgehenden Einflüsse verstärkt. Ich erlebe es bei meiner täglichen Praxis fast regelmäßig, daß die Patienten nach der Behandlung der Beinlängendifferenz und der Kreuzbeinsubluxation bemerken, daß Beschwerden im Bereich von Schulter- und Halswirbelsäule sowie die Kopfschmerzen etwas besser werden, ohne aber ganz zu verschwinden.
Als zweiten wichtigen Untersuchungspunkt - natürlich wird immer die ganze Wirbelsäule untersucht - ist der Bereich der obersten Brustwirbel und hier ganz besonders der 6. und 7. Halswirbel zu nennen. Ein sehr häufiger Befund ist eine Steilstellung der Halswirbelsäule im Bereich des 6. Halswirbels. Dieser rutscht über den 7. Halswirbel nach vorne ab. Dabei senkt sich der Kopf nach unten. Der Grund, daß dies gerade so gerne am 6 Halswirbel geschieht, ist der, daß der 7. Halswirbel anatomisch und auch funktionell eine Zwischenstellung zwischen Brust- und Halswirbelsäule einnimmt. Anatomisch wird das durch die Stellung der Gelenksflächen zum 1. Brust- und 6. Halswirbel deutlich. Die obere Gelenksfläche zum 6. Halswirbel hat wie fast alle Halswirbel (außer 1. und 2. HWK) eine Gelenksflächenneigung von ca. 45°. Die untere Gelenksfläche zum 1. Brustwirbel hat eine Gelenksneigung, wie alle Brust- und Lendenwirbel, von ca. 90°. Dadurch rutscht der 6. leichter nach vorne und unten ab als der 7. Halswirbel. Die 90°-Stellung des unteren Gelenksflächen zum 1. Brustwirbel lassen nur eine rotierende Seitwärtsbewegung zu. Eine Steilstellung ist erst ab den auf 45° eingestellten Gelenksflächen (6. Halswirbel) möglich.
Die 45%-ige Neigung der Gelenksflächen der Halswirbelsäule ist deshalb notwendig, weil bei einer 90° Stellung der Gelenksflächen, auf Grund der ventralen Biegung der Halswirbelsäule, der Kopf bei einer Seitwärtsdrehung nach unten absinken würde. Der Kopf darf bei einer Drehung nicht absinken. Die Augen könnten so ein Objekt bei einer Kopfdrehung nur schwer verfolgen, ohne die Augen dabei zu verdrehen.
Durch die 9o° Stellung der Gelenke an der Brust- und Lendenwirbelsäule heben und senken sich einzelne Wirbelsäulenanteile bei einer Drehung. Das kommt aber deshalb nicht störend zum Tragen, weil durch die gegenseitig gerichteten Biegungen der oberen und mittleren Brustwirbelsäule nach dorsal und der unteren Brust- und Lendenwirbelsäule nach ventral sich die Abweichungen gegenseitig fast aufheben. Das bedeutet, daß die obere und mittlere Brustwirbelsäule bei einer Drehung etwas absinkt und die untere Brust- und

Lendenwirbelsäule etwas ansteigt. Eine stärkere Neigung beim Drehen der Brustwirbelsäule nach unten kommt dem Bewegungsmuster des Menschen entgegen, denn er bückt sich meist bei Drehbewegungen.
Von der oberen Brustwirbelsäule und speziell vom 7. Halswirbel gehen viele Kopfschmerzen aus. Der Charakter der Schmerzen tritt in Form eines Spannungskopfschmerzes auf, welcher von hinten an der Halswirbelsäule in der Halsmuskulatur aufsteigt und vom Hinterkopf auf das Schädeldach ausstrahlt. Es ist ein Schmerz, der dumpf oder auch klauenartig zusammenziehend im Hinterkopf gespürt wird.
Die Halswirbelsäule kann für die verschiedensten Kopfschmerzen verantwortlich sein. Der untere Anteil der Halswirbelsäule (H6 und H5) ist gemeinsam mit dem 7. Halswirbel an den Spannungskopfschmerzen beteiligt. Wenn man, ab dem 4. Halswirbel, die Halswirbel nach oben hin untersucht und therapiert, bemerken die Patienten oft, daß ihre migräneartigen Kopfschmerzen durch die Manipulation an einem oder mehreren Halswirbeln ausgelöst werden kann. Der Schmerz verschwindet sofort nach loslassen des betreffenden Wirbels. Ein richtiger Migräneanfall wird in der Regel durch die Behandlung nicht ausgelöst.
Die Migräne und der Clusterkopfschmerz sind anfallsartige Schmerzerlebnisse. Die Migräne ist ein meist einseitiger Schmerz, welcher nicht selten im Nacken aufsteigt, was aber durchaus nicht immer und bei jedem Patienten so sein muß, und sich einseitig, später wechselseitig oder auch einmal beidseitig, bis in den vorderen Stirn- und Schläfenanteil hin ausbreitet. Der Migränekopfschmerz hat keinen einheitlichen Charakter und sein Verhalten ist so schillernd wie ein Chamäleon.
Für den betreffenden Patienten hat seine Migräne meist einen ganz spezifischen Verlauf und Schmerzcharakter, welcher sich nur selten ändert. Ein Migräneanfall kann mit einer Aura beginnen, das sind neurologisch-sensorische Erlebnisse, die sich in Form von Blitzen vor den Augen, plötzlichem vorübergehendem Sehverlust, Farbensehen und vielen anderen optischen und auch akustischen Sensationen äußern können. Viele Patienten leiden vor oder zu Beginn des Migräneanfalls, manchmal auch während des ganzen Anfalls, an starker Übelkeit bis hin zum Erbrechen. Der Migräneschmerz kann hinter oder im Auge, über den Augen in der Stirn und eher seitlich über den Augen liegen. Die Anfälle dauern unterschiedlich lang, von Stunden bis Tagen. Häufig vergehen Migräneattacken über Nacht, oder der Patient geht beschwerdefrei ins Bett und wacht durch oder mit einer Migräne auf.
Der Clusterkopfschmerz ist ein plötzlich auftretender Kopfschmerz, sehr heftig, aber meist nur von einigen Stunden Dauer. Er soll eher beim männlichen Geschlecht auftreten. Ich halte aus der Sicht der manuellen Therapie die Unterteilung in Cluster- und Migänekopfschmerz nicht für sinnvoll oder hilfreich. Auch die geschlechtliche Zuordnung ist eher ein Mittel der Diskriminierung des weiblichen, von der Migräne scheinbar häufiger geplagten Geschlechts.
Die Migräne ist eine Erkrankung, von welcher die Ärzte sehr schnell behaup-

ten, sie sei seelischer Natur oder, fachlich ausgedrückt, psychisch. Das wird um so leichter behauptet, als das weibliche Geschlecht stärker als das männliche betroffen zu sein scheint. „Da allgemein bekannt ist, daß die weibliche Psyche nicht so stabil zu sein scheint wie die männliche und da die Migränepatienten relativ resistent gegen alle ärztlichen Bemühungen sind", fällt dieses Urteil, in unserer von Männern dominierten Welt, nicht sehr schwer. Ich wünsche keinem Menschen, die Erfahrung einer schweren Migräne machen zu müssen, insbesondere, wenn die Anfälle mehrere Tage dauern und die Anfallshäufigkeit hoch ist. Da außer Schmerzmitteln für die Anfallskupierung, so sie denn überhaupt wirken, der Migränepatient keine Hoffnung auf Heilung haben kann, muß es keinen verwundern, wenn solche Menschen psychisch auffällig werden.
Von den vielen Schmerz-Medikamenten zieht der Betreffende sich zusätzliche Schäden an den inneren Organen zu. Obendrein geht er mit seinem Leiden seiner Umwelt zunehmend auf die Nerven. Anfängliches Mitleid schlägt sehr schnell in ein Genervt- oder Angewidertsein um, mit allen Graden des Unverständnisses, auch von seiten vieler behandelnder Ärzte. Bleiben Sie in einem solchen Falle der Isolation durch Leiden einmal normal! Die psychische Störung kann nicht ausbleiben. Sie ist aber nicht Ursache, sondern Folge des Krankheitsgeschehens.
Wenn man akzeptiert, daß die meisten Kopfschmerzen etwas mit der Wirbelsäule zu tun haben und das weibliche Geschlecht häufiger zu erkranken scheint, ist vielleicht die Überlegung gerechtfertigt, daß womöglich die Schwangerschaften, welche viele Frauen hinter sich bringen müssen, an der Häufung des weiblichen Geschlechtes bei der Migräneerkrankung verantwortlich sein können. Wie kann man sich das vorstellen?
Viele Kinder, auch junge Mädchen und junge Frauen haben schon Wirbelsäulenschäden in Form von Beinlängendifferenzen mit Beckenschiefstand, Kreuzbeinsubluxationen und dadurch auftretenden Skoliosen. In der Schwangerschaft kommt ein wichtiger Punkt hinzu. Die untere Öffnung des kleinen Beckens, durch die das Kind bei der Geburt hindurch muß, ist unter natürlichen Bedingungen viel zu klein für den relativ großen Kopf des Kindes. Die Natur hat dieses Problem gelöst, indem sie dafür sorgt, daß zum Ende der Schwangerschaft ein Hormon von der Frau produziert wird, welches in der Lage ist, Bindegewebe zu lockern. Somit sind während des Geburtsvorganges die Sehnen und Bänder des kleinen Beckens ausreichend dehnbar, die Knochen des Beckens treten weit genug auseinander und das Kind kann in den Geburtskanal ein- und hindurchtreten. Leider geschieht diese Bindegewebsauflockerung nicht nur an den Stellen, an denen es durchaus sinnvoll und erwünscht ist, sondern grundsätzlich im ganzen Körper. Viele Frauen leiden zum Ende der Schwangerschaft an erheblichen Kreuz- und Rückenschmerzen, weil die schon vor der Schwangerschaft vorhandenen Wirbelsäulenschäden (durch das hormonell aufgelockerte Bindegewebe, welches keinen rechten Halt mehr geben

kann) zunehmen können. Natürlich kommt die Belastung der Wirbelsäule durch den dicken Bauch der Schwangeren hinzu.
Nach der Schwangerschaft achtet kein Mensch auf die womöglich bei der Geburt entstandenen oder verschlimmerten Wirbelsäulen- und Gelenksschäden. Bei der Geburt kann das Kreuzbein sehr leicht subluxieren, da das Kind beim Durchtritt durch den Geburtskanal den unteren Anteil des Kreuzbeins nach hinten oben drückt. Dabei macht der obere Anteil die gleiche Vorwärtsbewegung zum Bauch hin wie bei einer Kreuzbeinsubluxation. Das bedeutet im Klartext, bei der Geburt kann eine schwere Kreuzbeinsubluxation entstehen, besonders dann, wenn vorher schon ein kleinerer Kreuzbeinschaden in Form einer leichten Subluxation vorlag. Die Mutter nimmt anfangs die Beschwerden meist nicht richtig wahr. Erstens ist sie heilfroh, die Schwangerschaft hinter sich zu haben und wieder ein normales Leben führen zu können, und zweitens läßt das Kind der Mutter meist keine Zeit, auf sich selbst zu achten und zur Ruhe zu kommen. Drittens entwickeln sich die Beschwerden einer Kreuzbeinsubluxation erst im Laufe der Zeit, nämlich dann, wenn sich die tiefe Sitzmuskulatur auf Grund der Überdehnung zunehmend verspannt. Da ein Kreuzbeinschaden eine der Hauptursachen für Migräne, Ohrgeräusche und Schwindel ist, nimmt es nicht Wunder, daß gerade schon jüngere Frauen häufig mit solchen Leiden zu tun haben.
Migränepatienten und viele andere Schmerzpatienten sind leider sehr oft tablettenabhängig. Kein Wunder, wenn man das Leiden nicht heilen kann. Im Gegenteil, oft werden die Beschwerden im Laufe der Zeit immer schlimmer, weil auch der Wirbelsäulenschaden zunimmt. Das ist nicht verwunderlich, je älter wir werden, um so ausgeprägter werden die Schäden an der Wirbelsäule. Jetzt wird behauptet, daß nach einiger Zeit der Schmerzmittelkonsum selbst für die Schmerzen verantwortlich sei. Das bedeutet, daß, bei Nachlassen der Schmerzmittelkonzentration im Blut, der Zustand der Abhängigkeit von dem Medikament in unserem Gehirn selbst Schmerzen hervorrufen kann, um den Betreffenden zu veranlassen, das Mittel neuerlich einzunehmen.
Dieses Phänomen ist aus dem Rauschmittelentzug bekannt, wo die Süchtigen oft schwerste vegetative Beschwerden, nicht zuletzt auch Schmerzen, bekommen können, die erst dann verschwinden, wenn man die Droge wieder eingenommen hat oder wenn im Laufe der Zeit die Entwöhnung greift. Ich frage mich seit einiger Zeit, ob dieser Vorgang der Abhängigkeit, wie er bei den Rauschmitteln bekannt ist, auch für die üblichen Schmerzmittel im gleichen Maße oder überhaupt gilt?
Wenn wir die Möglichkeit hätten, mit der SMT rechtzeitig in die Krankheitsentwicklung heilend einzugreifen, bin ich sicher, daß solch ein Schmerzmittelmißbrauch nicht entstehen würde. Die meisten Patienten, auch die mit einem erhöhten Schmerzmittelverbrauch, setzen diese Medikamente sofort ab, wenn der Schmerz verschwindet. Dabei sind in erster Linie die üblichen Schmerz-

mittel, wie Aspirin, Diclofenac und Ibuprofen und ähnliche gemeint. Alle Schmerzmittel, die eine Substanz enthalten, die auf das Gehirn dämpfend oder euphorisierend wirken, haben natürlich ein deutliches Abhängigkeitpotential, hierzu gehören unter anderem die Betäubungsmittel, auch das Codein und die Diazepamabkömmlinge, von denen hartnäckig behauptet wird, sie machten nicht abhängig. Meine Erfahrung ist eine ganz andere.

Die Kopfschmerzen, und hier im Besonderen die Migräne, ist ein vielschichtiges Geschehen. Es ist ganz einfach so, je mehr krankheitsauslösende Faktoren vorhanden sind oder im Laufe der Zeit hinzukommen, um so schlimmer wird das Leiden. Wie gesagt, Beinlängendifferenz und Kreuzbeinsubluxation sind ebenso wie die Halswirbelsäule nicht unerheblich an Kopfschmerzen beteiligt. Aber nicht nur die anatomischen Befunde sind von Bedeutung, sondern es spielt auch die Akupunktur- und dabei speziell die Meridianlehre eine Rolle. Ich möchte sogar sagen, daß diese Zusammenhänge mehr als wesentlich für die Kopfschmerzbehandlung sind. Viele Frauen berichten, daß gerade zu bestimmten Zeiten ihres Hormonzyklus die Migräneanfälle häufiger sind oder sogar nur dann auftreten. Das ist die Zeit um die Periodenblutung und manchmal auch um den Eisprung herum. Ich habe es schon erlebt, daß eine überfüllte Blase Kopfschmerzen verstärken oder auslösen kann. Auch scheint der Migräneanfall bei manchen Patienten vom Genuß bestimmter Lebensmittel abzuhängen.

Die Behauptung, daß das Wetter einen Einfluß auf die Anfallshäufigkeit habe, wird oft gemacht, aber viele Migränepatienten können keinen rechten Zusammenhang zwischen Wetter und Kopfschmerzen erkennen. Ich würde eher vermuten, daß Luftdruckänderungen der Auslöser für die Anfälle sein könnte. Tritt ein höherer oder niedrigerer Druck auf, der auf uns und damit auf unsere Nerven einwirkt, so ändert sich mit Sicherheit die Nervenleitungsgeschwindigkeit und damit der Infomations- oder Energiefluß.

Könnte so nicht auch der Mondzyklus einen Einfluß haben? Wenn das Gravitationsfeld des Mondes den Meeresspiegel bis zu 10 Metern heben und senken kann, warum soll er keinen Einfluß auf uns Menschen und unser Nervensystem haben? Wenn nun Mondphase und Luftdruck sich gegenseitig verstärken, kann das nicht unser Nervensystem, das durch die Wirbelsäulenschäden schon in Mitleidenschaft gezogen ist, noch zusätzlich stören, so daß dann Beschwerden auftreten?

Die gesamte Wirbelsäule, ohne nochmals auf die Kreuzbeinsubluxation und die Halswirbelsäulenschäden einzugehen, hat mit Brust- und Lendenwirbelsäule einen erheblichen Einfluß auf das Kopfschmerzgeschehen. Diese Anteile der Wirbelsäule sind ausschlaggebend für die Art der Kopfschmerzen und hier speziell der Migräne. Diese Einflüsse sind sehr leicht mit der Akupunktur und der Meridianlehre zu erklären.

Wenn man anerkennt, daß jedem Wirbel nicht nur ein inneres Organ zugeordnet ist, sondern ebenfalls ein Meridian, wie im allgemeinen Teil dieses Buches schon dargestellt wurde, ist es leicht verständlich, daß eine Blockierung eines Wirbels den Meridian in seinem Energiefluß stört. Umgekehrt kann ein gestörter Meridian auch zu einer Wirbelblockierung führen. Die Störung des Meridians, durch eine Wirbelblockierung, kann auch zu Beschwerden in Körperregionen führen, die von dem entsprechenden Meridian versorgt werden, aber sehr weit vom eigentlich verantwortlichen Wirbel entfernt sind. Wenn man die Meridiane und deren blockierte Wirbel heranzieht, kann man ganz leicht alle Beschwerden von Migränepatienten erklären, die sonst völlig unverständlich bleiben.

Eine Blockierung des 3. Lendenwirbels (Blasenwirbel) kann eine Migräne auslösen. Die Blase ist der Teil des Funktionskreises Blase mit Blase (L3)/ Nieren (B10 und B11)/ Ohren (H3). So kann nicht nur die Blockierung des Blasen-, sondern auch der Nieren- und des Ohrwirbels die Beschwerden auslösen. Dabei endet der Schmerz auf der Stirn direkt über den Augen zur Nase hin. Wenn man weiß, daß der 3. Lendenwirbel der Blasen- und Gebärmutterwirbel ist, ist leicht verständlich, warum viele Frauen bei der Periode zu Migräneattacken neigen. Bei einer Blockierung des Blasen- und Gebärmutterwirbels entstehen sehr leicht bei der Wandlungsphase in der Gebärmutter Entzündungen, welche sich nicht selten als Periodenschmerzen bemerkbar machen. Diese Entzündung reizt rückläufig, über den blockierten 3. Lendenwirbel, den Blasen-Meridian. Die unausweichliche Folge davon ist, daß im Bereich und am Ende des Meridians Schmerzen entstehen können. Der Blasenwirbel ist in diesem Falle unter Mitwirken des Blasen-Meridians für den Schmerzcharakter verantwortlich.

Auch der Eisprung kann bei Frauen Migräne auslösen. Der Wirbel des Eierstocks ist der 12. Brustwirbel, der Dünndarm-, Kreislauf- und Eierstockwirbel. Also ist hier der Dünndarm-Meridian verantwortlich. Der Dünndarm gehört zum Funktionskreis Herz (B2)/ Dünndarm (B12)/ Zunge (H4) besteht. Nun hat weder der Dünndarm- noch der Herzmeridian einen äußeren Verlauf am Kopf. Aber der Herz-Meridian hat einen inneren Verlauf, der direkt von hinten in das Auge zieht. Das ist die Augenmigräne, bei der man meint, sich das Auge herausnehmen zu müssen, um die Schmerzen los zu sein.

Es gibt noch eine häufige Form der Migräne, das ist die sogenannte Gallenblasenmigräne. Der Gallenwirbel steht in direktem Zusammenhang mit dem Gallenblasen-Meridian und gehört zum Funktionskreis Gallenblase (B4)/ Leber (B5)/ Augen (H2). Der Gallenblasen-Meridian hat nicht nur einen Bezug zum Auge, so daß sich Herz- und Gallenblasen-Migräne gegenseitig verstärken können, sondern der Gallenblasen-Meridian hat am Kopf des Menschen einen sehr verzweigten Verlauf und kann damit bei vielen Erkrankungen und Beschwerden des Kopfes eine Rolle spielen. Berücksichtigt man lediglich die Migräne, kann man bei Betrachtung des Meridianverlaufs am Kopf feststellen, daß die Gallenblasen-Migräne, wenn der Schmerz nicht im Auge auftritt, sich mehr seit-

lich am Kopf manifestiert und auf die Stirn über den äußeren Anteil der Augenbrauen ausstrahlt. Eine Organreizung oder Überlastung, in diesem Falle der Leber und der Gallenblase, breitet sich als Störung retrograd über den Grenzstrang in das Segment aus, stört so den Meridian und die Migräne kann ihren Lauf nehmen. So ist auch zu erklären, warum gerade übermäßiger Alkoholgenuß Kopfschmerzen machen kann. Der Alkohol, wie viele andere Genußgifte, reizen unsere inneren Organe oder belasten diese. Für den Alkohol ist das, wie allgemein bekannt, die Leber, aber auch die Bauchspeicheldrüse.
Die Bauchspeicheldrüse gehört zum Funktionskreis Magen (B6)/ Milz-Pankreas (B8 und B7)/ Mund (H4). Blockierungen dieser Wirbel können über ihre gleichlautenden Meridiane auch für Kopfschmerzen verantwortlich sein. Der Magen-Meridian hat seinen Verlauf am Kopf mehr im Gesichtsbereich. Er besteht im Gesicht aus zwei Ästen, von denen der eine um den Mund und an der Nase vorbei zum Augeninnenwinkel, und der andere über Kiefer, Kiefergelenk und Schläfe in den vorderen Bereich des behaarten Kopfes zieht. Mit dem Magen-Meridian ist der Milz-Pankreas-Meridian gekoppelt. So können Blockierungen des Bauchspeicheldrüsen (B7)- und des Milzwirbels (B8) ebenfalls Kopfschmerzen auslösen. Aber auch eine Subluxation eines oder beider Kiefergelenke kann eine Migräne beeinflussen, denn über das Kiefergelenk ziehen Magen-, Gallenblasen- und Dünndarm-Meridian, sowie der Dreifache Erwärmer.
Der 4. Halswirbel ist der Mund- und der Nasenwirbel. Der Nasenwirbel ist der Körperöffnungswirbel des Funktionskreises Lunge (B3)/ Dickdarm (L1)/ Nase (H4). Jeder weiß, daß ein zu hoher Nikotingenuß Kopfschmerzen machen kann. Hier mag die Begründung dafür zu finden sein. Damit ist klar, daß Verdauung und Ausscheidung über die gerade erwähnten Mechanismen auch am Migränegeschehen beteiligt sein können. so wird verständlich, wie bestimmte Nahrungsmittel eine Migräne auslösen können.
Ich habe am Anfang schon erwähnt, daß der 7. Halswirbel einen sehr großen Einfluß auf das Kopfschmerzgeschehen hat, da er wie das Kreuzbein eine anatomische Schlüsselstellung hat. Aber nicht nur aus der Sicht der Anatomie und der Statik ist der 7. Halswirbel wichtig, sondern auch aus Sicht der Meridianlehre. Am 7. Halswirbel treffen und berühren sich mehrere Meridiane, bevor sie in die Hals- und Kopfregion ziehen. Kürzlich sagte mir jemand, daß dieser Punkt oder Wirbel auch „Spinne" genannt wird. Es handelt sich dabei um:

1. Dickdarm-Meridian
2. Magen-Meridian
3. Dünndarm-Meridian
4. Blasenmeridian
5. Dreifachen Erwärmer
6. Gallenblasen-Meridian
7. Lenkergefäß

Wenn man es genau betrachtet, hat jeder Funktionskreis einen Meridian, der in direkter Beziehung zu dem 7. Halswirbel steht. So muß dieser Wirbel und sein Segment im energetischen Geschehen der Meridiane (autonomes Nervensystem) eine zentrale Stellung einnehmen. Dieser Sammelpunkt der Meridiane hat sicher etwas mit dem Kopf und dessen Erkrankungen zu tun. Der 7. Halswirbel nimmt anatomisch und statisch für die Stabilität der Halswirbelsäule eine Schlüsselstellung ein. Eine Blockierung des 7. Halswirbels, welche übrigens mehr als häufig ist, ja, die man fast regelmäßig bei unseren Patienten findet, stört letztendlich nicht nur die Stabilität der Halswirbelsäule, sondern den Energieaustausch (Informationsaustausch) zwischen Kopf und Körper.
Aber nicht nur die Wirbel und deren Meridiane sind von Bedeutung und müssen bei der Behandlung untersucht und therapiert werden, sondern ebenso die Gelenke (Kiefergelenk!), welche im Verlauf der entsprechenden, für die Kopfschmerzen mitverantwortlichen Meridiane liegen. Das sind alle Gelenke der Beine, der Arme und das Kiefergelenk. Über die einzelnen Gelenke informieren Sie sich bitte in Kapitel 2.1.6.

Fall 1.
Im Mai 1998 kam eine 58-jährige Patientin, Frau K. C, in meine Behandlung. Folgende Krankengeschichte berichtete sie mir: Im Dez. 1996 hatte sie sehr viel Streß. Es traten linksseitige Kopfschmerzen mit einer Lähmung der linken Gesichtshälfte auf. Die Schmerzen strahlten zusätzlich in den linken Arm- und Halsbereich aus. Ein CT in einer neurologischen Fachklinik erbrachte keinen Hinweis auf eine MS, aber man fand ein Aneurysma, von dem man annimmt, daß es die Patientin schon seit ihrer Geburt hat und daher für die geklagten Beschwerden eigentlich nicht verantwortlich sein kann. Die Vermutung wurde geäußert, daß die Beschwerden von der Halswirbelsäule kommen. Krankengymnastik und Massagen brachten keine Besserung. Im Gegenteil, die Beschwerden wurden immer schlimmer. Wenn die Patientin sich hinlegte, machte der Hals zu und Frau K. bekam keine Luft mehr. Ein starkes Kloßgefühl im Hals kam hinzu. Weiterhin hat sie einen extrem trockenen Mund. Gleichzeitig litt die Patientin in letzter Zeit an Kurzatmigkeit, erhöhtem Blutdruck, an Herzrhythmusstörungen mit einem erhöhtem Puls. Die internistisch-kardiologischen Untersuchungen hatten keinen negativen Befund erbracht. Die Patientin erzählte, daß zusätzlich eine Schilddrüsenunterfunktion und ein nervöser Darm bestehe.
Der Behandlungsverlauf war sehr schwierig. Das größte Problem bei all diesen Beschwerden war, daß Frau K. Todesängste bekam, sobald die Beschwerden im Hals auftraten. Je mehr sich die Patientin aufregte, um so schlechter ging es ihr. Die Angst steigerte sich bis zur Panik, dabei wurde der Mund noch trocken, der Hals und die Brust verkrampften sich so stark, daß Frau K. fast nicht mehr atmen konnte und zu ersticken fürchtete. Ein Asthma bronchiale lag nicht vor. Die Beschwerden besserten sich nur sehr langsam. Das größte Problem waren die Angstattacken, die jedesmal zu einem schweren Rückfall führten und es der Patientin unmöglich machten, an meine Darstellung der Zusammenhänge und deren Ursache zu glauben. Mittlerweile sind wir soweit, daß man sagen kann, der Patientin geht es sehr gut und sie hat gelernt, mit ihren Problemen umzugehen. D. h. wenn Frau K. spürt, daß die Beschwerden auftreten wollen und das Gefühl tritt immer seltener auf, dann weiß sie, wie sie sich helfen kann und sie hat die Angst vor dem Erstickungstod verloren. Diese Angst verschlechterte natürlich die Beschwerden er-

heblich. Heute, im Feb. 1999, darf ich sagen, daß die Patientin fast geheilt ist. Es treten hin und wieder noch kleinere Störungen auf, aber mit der Partner- und Selbstbehandlung wird der Zustand der Wirbelsäule immer besser und die Beschwerden lassen im gleichen Rahmen nach.

Manueller Untersuchungsbefund:
Die Patientin hatte keinen Beckenschiefstand durch eine Beinlängendifferenz, dennoch ließen sich die Hüften schrittweise um 7,5 cm auf beiden Seiten in das Hüftgelenk zurückbewegen. Das Kreuzbein war links vollständig und rechts oben zusätzlich subluxiert. Die Blockierung der linken oberen Seite wurde anfänglich von der rechten oberen überdeckt. Die linke Subluxationstellung des ISG trat erst nach der Korrektur der rechten Seite vollständig zu Tage. Die gesamte Lenden- und Brustwirbelsäule wies eine Linksskoliose auf. Die Halswirbelsäule hatte einen Tastbefund auf beiden Seiten, was mit einer Steilstellung der Halswirbelsäule gleichgesetzt werden kann. Dabei war der linke Halswirbelsäulentastbefund stärker als der rechte, was eine zusätzliche Linksskoliose der Halswirbelsäule entspricht. Besonders stark waren der Kreislauf (B12)-, die Nieren (B10 und B11)-, der Lungen (B3)- und der Herzwirbel (B2) betroffen.

Fallbesprechung:
Es ist richtig, daß es sich bei den Beschwerden der Patientin um ein Wirbelsäulenproblem handelt. Zu glauben, daß diese Probleme auf die Halswirbelsäule beschränkt seien, weil die Beschwerden hauptsächlich im Halsbereich auftreten, ist falsch. Die Ursache ist im Bereich der ganzen Wirbelsäule und des Kreuzbeins zu suchen, dabei erachte ich die Befunde an der Halswirbelsäule als durchaus zweitrangig.
Die Hüften waren auf beiden Seiten gleichmäßig stark subluxiert, es hat früher mit Sicherheit, zumindest zeitweise, eine Beinlängendifferenz bestanden. Neben der Kreuzbeinsubluxation sind die Blockierungen des Lungen- und Herzwirbels die wichtigsten Befunde. Bei Streß nimmt die Spannung in der Muskulatur zu, weil eine seelische Verkrampfung sich auf unseren Körper überträgt. So nehmen die Blockierungsschäden an der Wirbelsäule zu und es treten Beschwerden auf. Wenn sich der Betreffende wieder entspannt, läßt auch die Muskelspannung nach, so daß die Blockierungsbefunde wieder etwas leichter werden. Dann lassen auch die Symptome nach.
Die Wirbelsäulenbefunde der Patientin, abgesehen von der Kreuzbeinsubluxation, sind aus der Sicht der SMT ein Spiegelbild ihrer Beschwerden. Der wichtigste Befund ist die Blockierung des Herz- und des Kreislaufwirbels. Beide Wirbel bilden mit dem 2. Halswirbel, dem Zungenwirbel, einen gemeinsamen Funktionskreis. Der Funktionskreis Herz besteht aus Herz (B2)/ Dünndarm (B12)/ Zunge (H2). Die Beteiligung dieser Wirbel erklären die Herzsymptome, für die aus schulmedizinischer Sicht ein organisches Korrelat zu finden war. Rhythmusstörungen, Herzstechen und eine gewisse Kurzatmigkeit bei Belastung sind die zwangsläufige Folge der Blockierung der Wirbel, die zum Funktionskreis Herz gehören.
Der Lungenwirbel (B3) erklärt aber noch besser die Atembeschwerden. Die Kurzatmigkeit wird durch die Blockierung dieses Wirbels noch stärker. Das Gefühl, nicht mehr durchatmen zu können und ersticken zu müssen, hängt auch von der Blockierung dieses Wirbels ab. Der Funktionskreis Lunge besteht aus Lunge (B3)/ Dickdarm (L1)/ Nase (H4). Zusätzlich wird die Atemstörung durch die Linksskoliose der ganzen an der Atmung beteiligten Brustwirbel verstärkt.
Die starke Blockierung des Blasen- und der Nierenwirbel sind für die übersteigerte Angst- und Paniksymptomatik verantwortlich. Blase (L3) und Nieren (B10 und B11) bilden mit dem Ohrenwirbel (H3) einen Funktionskreis.
Nachdem die Patientin verstanden hat, wie ihre Beschwerden zustande kommen und sie kon-

sequent daran mitarbeitet, werden die Symptome immer besser und die Anfälle treten immer seltener auf. Es ist der Patientin schon mehrmals gelungen, solche Anfälle mit einer Massage der Wirbelsäule mittels der Kantenübung zu verhindern. Eine völlige Heilung der Beschwerden der Patientin ist nur eine Frage von Einsatz und Zeit.

Fall 2.
Krankengeschichte und Behandlungsverlauf:
Wegen einer Migräne, an der die 50-jährige Patientin H. E. litt, kam diese Ende Dez. 1997 in meine Behandlung. Die Migräne bestand erst seit 12 Monaten und trat meist gegen Morgen auf. Der Schmerz stieg von der Halswirbelsäule hinten hoch, zog über den Kopf bis in die Augen. Oft waren die Schmerzattacken von Übelkeit und Schwindel begleitet. Streß war ein häufiger Anfallsauslöser. Vier Wochen später fand sich die Frau zur Kontrolle bei mir ein und berichtete, daß die Migräne einige Tage nach der Behandlung verschwunden sei.

Manueller Untersuchungsbefund:
Es fand sich eine Beinlängendifferenz von 3 cm durch eine Beinverlängerung links. Insgesamt ließ sich die linke Hüfte schrittweise um 6 und die rechte 3 cm in die Hüftgelenke zurückschieben. Das Kreuzbeinbeckengelenk war links subluxiert. Die Wirbelsäule zeigte von L5 bis B10 eine Linksskoliose, von B9 bis H7 eine Rechtsskoliose und die Halswirbelsäule war ebenfalls nach rechts skoliotisch verschoben, wobei der 2. Halswirbel am stärksten betroffen war.

Schulmedizinische Befunde:
Frau H. berichtete, daß eine Computertomographie und ein Carotisdoppler (Gefäßuntersuchung der Hals- und Kopfarterien mittels Ultraschall) angefertigt wurden. Befunde oder Bilder hatte sie nicht dabei. Beide Untersuchungen hätten aber keinen krankhaften Befund erbracht, so berichtete sie.

Fallbesprechung:
Der schnelle Behandlungserfolg hing sicher mit dem recht kurzen Krankheitsverlauf zusammen. Migränepatienten haben oft über Jahre und Jahrzehnte ihr Leiden und so dauern Behandlungen solcher Patienten naturgemäß auch länger. Frau H. hatte mehrere Befunde, welche auf die Migräne Einfluß nehmen konnten.
Es lag eine Beinlängendifferenz von 3 cm vor, die einen Beckenschiefstand zur Folge hatte. Ob die Patientin einen Unfall hatte bevor die Migräne einsetzte, ist mir nicht bekannt. Der Beckenschiefstand hat zu einer linksseitigen Kreuzbeinsubluxation geführt. Durch die dabei entstehende Spannungszunahme im Rücken kamen die Schäden der restlichen Wirbelsäule zum Tragen. Die Art der Migräne war am ehesten eine Herz- oder Gallenblasenmigräne. Beide Funktionskreise haben über den 2. Halswirbel einen Bezug zum Auge, da der 2. Halswirbel der Zungen- und Augenwirbel ist. Die Zunge ist die Körperöffnung zum Funktionskreis Herz (B2)/ Dünndarm (B12)/ Zunge (H2) und die Augen zum Funktionskreis Gallenblase (B4)/ Leber (B3)/ Augen (H2). Der innere Verlauf des Herz-Meridians ist im Auge. Dafür, daß es sich in erster Linie um eine Herzmigräne handelte, spricht, daß der 2. Halswirbel bei der Patientin am stärksten nach rechts verschoben war. Daß die Patientin bei ihren Migräneanfällen häufig auch über Schwindel klagte, bestätigt, daß bei Frau H. der Funktionskreis Herz gestört war. Blockierungen von Herz (B2)-, Dünndarm (B12)- und Zungenwirbel (H2) rufen oft Schwindel hervor, da dieser Funktionskreis einen großen Einfluß auf die Gehirnfunktion hat.

Fall 3.
Krankengeschichte und Behandlungsverlauf:
Im Dez. 1997 kam Herr Z. M. wegen schon jahrelang bestehender Kopfschmerzen in meine Behandlung. Anamnestisch berichtete er, daß er seit einer Malaria tropica und quartana 1977, tief im Hinterkopf sitzende Kopfschmerzen in Form eines Druckgefühls habe. Die Schmerzen entstünden meist über Nacht, so daß er vorzeitig aufwache. Wenn die Kopfschmerzen länger anhielten, zögen sie bis vorne in die Stirn. Es störe ihn dann weniger die Schmerzintensität, sondern eher die Begleiterscheinungen wie Benommenheit, Konzentrationsstörungen, Antriebs- und Lustlosigkeit. Er fühlte sich durch die Antriebsarmut besonders in seiner beruflichen Tätigkeit stark eingeschränkt. Er war so beeinträchtigt, daß er seinen Lehrberuf zeitweilig nicht mehr ausführen konnte.
Kopfschmerzen habe er schon seit seiner Jugend, die unerträglichen Beschwerden bestünden aber erst seit 1977. Nebenbei berichtete er, daß er sich sportlich sehr fordere und z. B. den Pfänder, einen Berg bei Bregenz (Höhe 1064), in 25 Minuten (!) besteige.
Die Behandlung gestaltete sich als sehr schwierig und langwierig. Zu Anfang war es so, daß der Patient regelmäßig am Tage nach der Behandlung, wegen verstärkter Kopfschmerzen, außer Gefecht gesetzt war. Ähnlich war es ihm schon bei der Behandlung mit der schulmedizinischen Chirotherapie ergangen. Der Behandlungszwischenraum war etwa alle vier Wochen. Nur ganz langsam trat eine Besserung der Beschwerden ein. Den größten Fortschritt machte Herr Z., als er eine biologische Therapie gegen seine Übersäuerung einleitete. Diese Übersäuerung war sicher ein Grund, warum es regelmäßig und das verhältnismäßig schnell wieder zu einer Verschlechterung des Behandlungserfolges kam. Die Rückenmuskulatur des Patienten war nicht nur verspannt, sondern extrem hart.
Die Behandlung des Herrn Z. ist noch nicht abgeschlossen, Rückfälle in der Kopfschmerzsymptomatik treten immer wieder auf. Im Ganzen ist aber eine Befundbesserung zu verzeichnen. Ich hoffe, mit Hilfe der SMT Herrn Z. mit der Zeit völlig von seinen Kopfschmerzen zu befreien.

Manueller Untersuchungsbefund:
Bei der ersten Untersuchung wiesen die Beine einen Unterschied in der Länge von 2,5 cm auf, wobei das linke das längere Bein war. Insgesamt ließ sich die linke Hüfte schrittweise um 5 und die rechte um 2,5 cm in das Hüftgelenk zurückschieben. Es lag eine beidseitige Kreuzbeinsubluxation vor, die rechts stärker als links ausgeprägt war, so daß bei der Untersuchung anfangs nur die rechtsseitige Subluxation zu tasten war. Die Lenden- und die untere Brustwirbelsäule war nach links verschoben, dabei war der Blasenwirbel (L3) am stärksten betroffen. Danach machte die Wirbelsäule des Herrn Z. einen Schwung nach rechts, so daß vom 1. bis zum 9. Brustwirbel eine Rechtsskoliose zu finden war. Am 7. Halswirbel fanden sich keine Auffälligkeiten. Die Halswirbelsäule war von H1 bis H6 linksskoliotisch verdreht, wies aber zusätzlich eine Steilstellung auf, die sich dadurch tasten ließ, daß auch die rechtsseitige Halswirbelsäule als Widerstand unter den Fingern zu fühlen war.
Im Laufe der Behandlung änderte sich der Ausgangsbefund dahingehend, daß der Patient die Beinlängendifferenz mit der Hüftübung ausgleichen konnte. Dadurch subluxierte das Kreuzbein nur noch leicht auf der linken oder auf der rechten Seite. Der Befund der Lenden- und Brustwirbelsäule änderte sich nach einer längeren Behandlungsdauer in der Form, daß sich zunehmend auch eine Linksskoliose der mittleren und oberen Brustwirbelsäule herauskristallisierte, die auch leicht den 7. Halswirbel mit einbezog.
Mein Untersuchungsbefund vom Okt. 1998 lautete wie folgt: Keine Beinlängendifferenz, Kreuzbein nur noch ganz leicht links oben subluxiert, die Wirbelsäule weist in ihrer Gesamtheit eine leichte Linksskoliose auf. Die Halswirbelsäule war kaum noch als Skoliose zu tasten, die Steilstellung war verschwunden.

Schulmedizinische Befunde:
Der Patient hat alle Fachärzte konsultiert, außer einem Gynäkologen natürlich, die sich mit dem Menschen als Patienten beschäftigen. Allgemeinärzte, Orthopäden, Internisten, Neurologen und Psychiater, ja sogar eine Fachklinik wurde zu Rate gezogen. Die Facharztbefunde besitze ich in Fotokopie, sie im einzelnen aufzuführen ist nicht möglich. Es sei nur gesagt, daß kein organischer Befund zu erstellen war, der die Beschwerden des Patienten erklären konnte.

Fallbesprechung:
Bei dem Krankheitsbild des Herrn Z. handelt es sich um einen ganz typischen Krankheitsverlauf eines Kopfschmerzpatienten. Viele solcher Patienten berichten über ein einschneidendes Ereignis, welches die Kopfschmerzen in der akuten Form ausgelöst hat. Wenn man diese Patienten genau befragt, berichten sie häufig, daß sie schon seit der Kindheit oder Jugend unter Kopfschmerzen gelitten hätten. Es wird von den Patienten meist kein Zusammenhang zwischen den verschiedenen Kopfschmerzphasen während ihres Lebens gesehen. Besonders deshalb nicht, weil die Intensität der Kopfschmerzen im Laufe des Lebens, auf Grund des zunehmenden Alters der Schäden, zunimmt und durch Änderungen der Wirbelsäulenbefunde es auch zu einer Änderung der Art der Kopfschmerzen kommen kann.
So war es auch bei Herrn Z., der die akuten Beschwerden 20 Jahre hatte. Seine Kopfschmerzanamnese war aber bedeutend länger. Somit ist es auch verständlich, daß der Heilungsverlauf sich mehr als schwierig und langwierig gestaltete. Der Patient hat nur deshalb die Behandlung nicht abgebrochen, wie er das schon bei vielen Therapien vorher gemacht hatte, weil er keine Alternative mehr sah. Nach Chirotherapie, Akupunktur und allen möglichen anderen, auch schulmedizinischen Therapien, war ich für ihn die letzte Anlaufstelle. So fand er sich auch damit ab, daß anfänglich nach jeder Behandlung stärkere Kopfschmerzen auftraten, die ihn zeitweilig außer Gefecht setzten. Nur langsam kam es zu einer Besserung der Beschwerden und zu schwächeren Reaktionen.
Einen deutlichen Fortschritt erbrachte erst eine Erährungsumstellung. Bei der Behandlung fiel regelmäßig auf, daß die Rücken- und Gesäßmuskulatur des Patienten extrem hart und verspannt war. Ich habe ihm geraten, ein Zuviel an Säure bei der Ernährung zu vermeiden. Zuerst war Herr Z. sehr skeptisch. Als er aber eine Untersuchung machen ließ, bei der sich auch herausstellte, daß sein Organismus stark übersäuert war, fing er an, seine Ernährung umzustellen. Jetzt wurde die Muskulatur lockerer und elastischer, so daß auch die manuelle Behandlung besser griff und er nach den Therapiesitzungen nicht mehr solche Kopfschmerzen bekam.
Der extreme Leistungswille des Patienten war sicher auch ein Grund für den schlechten Heilungsverlauf. Dieser übertriebene Leistungsgedanke hatte einen großen Einfluß auf seine verspannte Muskulatur. Herr Z. war nicht nur körperlich, sondern auch seelisch völlig verspannt. Er versuchte, seine Probleme mit Gewalt zu lösen und merkte nicht, daß er durch diese Anspannung immer tiefer in das Krankheitsgeschehen eintauchte. Es ist eine tolle Leistung, seinen Körper zu zwingen, einen über 1000 Meter hohen Berg alle paar Tage in 25 Minuten hochzurennen. Nur, ob in dem Tun ein wirklicher Sinn zu sehen ist, wage ich anzuzweifeln. Ich bin sicher, daß diese Haltung eine Grundstruktur des Wesens des Patienten darstellte. Herr Z. konnte nur noch „Lebensfreude" durch Extremleistung, und das sicherlich nicht nur in der Freizeit, erlangen. Dieser überzogene Leistungsgedanke machte ihn letztendlich so krank, daß er zu seinem großen Leidwesen nicht mehr in der Lage war, seinen beruflichen Verpflichtungen entsprechend nachzukommen. Sein Körper verweigert ihm durch die Kopfschmerzen die Gefolgschaft. Ich bin sicher, daß Herr Z. erst dann eine völlige Heilung erfährt, wenn es ihm möglich wird, von seinen alten Vorstellungen Abstand zu nehmen, den übermäßigen Leistungsgedanken abzulegen und eine Neuorientierung zu versuchen. Dabei ist es aber nicht so, daß Herr Z. sich seine Schmerzen einbildet oder das Gehirn seine Kopfschmerzen produziert, ohne daß ein organisches Korrelat für seine Kopfschmerzen bestünde. Die Art und Stärke sei-

ner Beschwerden werden von den Wirbelsäulenschäden bestimmt. Die Therapieresistenz hat ihre Ursache auch im seelischen Bereich.

Fall 4.
Krankengeschichte und Behandlungsverlauf:
Bei Frau H. E. handelt es sich um einen Heilungsverlauf, wie man ihn sich immer wünscht. Die 50-jährige Patientin berichtet bei der ersten Behandlung, daß sie seit einem Jahr an einer Migräne leide, welche meist am Morgen schlimmer sei oder beginne. Der Schmerz steige aus dem Nacken hoch, ziehe über den Kopf und ende über den Augen. Oft seien die Beschwerden mit Übelkeit und Schwindel verbunden. Bei der Kontolluntersuchung nach vier Wochen berichtete die Patientin, daß die Migräne verschwunden sei.

Manueller Untersuchungsbefund:
Bei Frau H. lag eine Beinlängendifferenz von 3 cm vor. Das linke Bein ließ sich schrittweise um 6 cm und das rechte um 3 cm in das Hüftgelenk zurückschieben. Das Kreuzbeinbeckengelenk war links subluxiert. Die Wirbelsäule war vom 5. Lendenwirbel bis zum 10. Brustwirbel linksskoliotisch verschoben. Vom 9. Brustwirbel bis zum 7. Halswirbel, aber auch die gesamte Halswirbel, war rechtsskoliotisch verschoben.
Die Patientin berichtet, daß sie gründlich internistisch untersucht sei, einschließlich eines Carotisdopplers (Ultraschalluntersuchung der Halsarterien) und einer Computertomographie des Kopfes. Die Untersuchungen erbrachten keinen krankhaften Befund.

Fallbesprechung:
Solche Fälle, bei denen sich ein Behandlungserfolg nach ein oder zwei Sitzungen einstellt, sind natürlich nicht häufig. In diesem Fall hängt der schnelle Erfolg sicher mit dem kurzen Krankheitsverlauf zusammen. Man kann aus der Erfahrung heraus sagen, daß diese Patientin die für die Kopfschmerzen relevanten Befunde sicher noch nicht seit Jahren und Jahrzehnten hatte. Bei der Patientin handelt es sich um eine Blasen-Meridian-Migräne, da sie über dem Augeninnenwinkel auf der Stirn endete. Die Wirbel Blase (L3) und Nieren (B10 und B11) waren nach links verschoben und der Körperöffnungswirbel dieses Funktionskreises, der Ohrenwirbel (H3), war rechts blockiert.
Der 7. Halswirbel war ebenfalls rechts blockiert. Über den 7. Halswirbel zieht der zur Mitte hin gelegene Ast des am Rücken gedoppelten Blasen-Meridians. Der Meridianverlauf über den 7. Halswirbel und dessen Blockierung machen den Schmerzcharakter der Migräne aus. Das Gefühl, daß der Kopfschmerz vom Nacken aus ausgeht, kommt durch die Blockierung des 7. Halswirbels. Der Blasen-Meridian ist für den Schmerz über den Kopf bis über die Augen verantwortlich.
Der Beckenschiefstand (links + 2 cm) und die dadurch ausgelöste Kreuzbein-Subluxation sind für die Schwere der Migräne verantwortlich und dafür, daß die Beschwerden am Morgen nach der Bettruhe schlimmer waren als am Abend. Die Ursache ist die im Liegen zunehmende Muskelverspannung der tiefen Sitzmuskulatur, die eine zunehmende Spannung in der Wirbelsäule hervorruft. Diese Spannungszunahme wird um so schlimmer, je weiter man an der Wirbelsäule nach oben kommt.

3.24. KREBSERKRANKUNGEN

Das ist sicher eines der Kapitel, welches von vielen zuerst gelesen wird. Ich möchte gleich zu Anfang unberechtigte Heilungserwartungen ausräumen. Wer verspricht und dem Patienten Hoffnung macht, einen bestehenden bösartigen Tumor ausschließlich mit der SMT heilen zu können, begeht einen schweren

Kunstfehler. Ich kann mir den Widerspruch vieler Leser vorstellen, welche die Schulmedizin fundamentalistisch ablehnen, und die deshalb mit dieser Äußerung nicht einverstanden sind. Dennoch stehe ich zu dieser Behauptung. Ein Tumor gehört zuerst nach allen Regeln der Schulmedizin entfernt.
Ich darf diese Äußerung selbst gleich etwas einschränken. Meiner Ansicht nach muß man dabei den Gesamtzustand des Patienten berücksichtigen. Ist der Patient sehr alt oder ist er bereits ein durch andere schwere Erkrankungen gezeichneter Mensch ohne Aussicht auf Heilung (z.B. ein Pflegefall), dann darf man durchaus darüber diskutieren, ob man nicht doch von einer Tumoroperation und der schulmedizinischen Nachbehandlung, mit Chemotherapie oder Bestrahlung absieht, wenn der Patient keine Schmerzen oder sonstige akuten Funktionsstörungen durch seinen Tumor hat. Als Ärzte wollen wir doch heilen oder Beschwerden zumindest lindern. Dann darf man die Frage stellen, ob nur eine Lebensverlängerung, ohne Aussicht auf Heilung und ohne jede weitere Lebensqualität, uns das Recht gibt, Leben und Leiden der Patienten um jeden Preis zu verlängern?
Das Schlimmste am Sterben ist der Weg zum Tode. Die Gnade, plötzlich umzufallen und tot zu sein, haben ganz wenige Menschen. Hat man das Leben einmal losgelassen, ist das Sterben nicht schlimm, schon gar nicht schmerzhaft. Der Weg zum Tode kann aber so qualvoll sein, daß viele Menschen den Tod als Erlösung annehmen würden und ihn sogar herbeisehnen. Wir haben kein Recht, ihnen diese Erlösung zu verweigern, weil wir glauben, den Tod besiegen zu müssen und ihn als „letzten großen Kunstfehler" und therapeutische Herausforderung betrachten. Die Mediziner und die Gesellschaft kämpfen gegen den Tod und betrachten ihn als ihren persönlichen Feind. Der Kampf wird so verbissen geführt, daß der, für den man kämpft, eigentlich kaum noch Beachtung findet. Man sieht nicht mehr seine Persönlichkeit, sondern nur noch den Tumor in ihm, den es mit allen Mitteln zu bezwingen gilt. Ich hoffe, daß unsere Gesellschaft wieder dahin kommt, den Tod als das zu betrachten, was er ist, als Übergang in eine andere Daseinsform, wie immer diese auch aussehen mag. Der Tod ist nur das materielle Ende unseres Körpers, unser Seele lebt weiter, fragen Sie mich aber bitte nicht, wie das aussehen wird. An der Haltung unserer Gesellschaft dem Sterben gegenüber kann man ablesen, wie stark Aufklärung und Materialismus uns geprägt haben. Viele Menschen glauben nicht mehr an eine Existenz nach dem Tode, für sie ist das irdisch-materielle Leben die einzige Existenzform. Darum versuchen wir mit allen Mitteln, den Tod zu verhindern, weil danach das Nichts steht.
Da wir nur den Tod bekämpfen und dabei nicht mehr auf die Persönlichkeit und Wünsche der Patienten Rücksicht nehmen, weil wir glauben, das Leben um jeden Preis erhalten zu müssen, berauben wir die Betroffenen oft jeder Würde, nicht zuletzt dadurch, daß wir ihnen ihr Selbstbestimmungsrecht nehmen. Glauben Sie mir, ich weiß, wovon ich spreche, da ich jahrelang viele Altenheim- und Pflegepatienten als Hausarzt betreut habe. Gerade von den beruflichen Pflege-

kräften, aber auch von den Angehörigen werden solche Patienten oft so behandelt, wie man sich einem unmündigen Kind gegenüber verhält, mit einer Güte und Freundlichkeit, gegen die man sich nicht wehren kann und manchmal schreien möchte, weil sie die Betreffenden entmündigt und mit „Liebe" erstickt.
Die Entscheidung, welchem Patienten man eine Therapie anempfiehlt und welchen man von einer Therapie ausschließt, ist generell nur von Fall zu Fall zu entscheiden und es wird immer wieder Fälle geben, bei denen einem eine Entscheidung schwer fällt. Dabei sollte, neben den Wünschen des Patienten, die wichtigste Überlegung die sein, ob man dem betreffenden Patienten mit der Behandlung etwas Gutes tut oder sein Leiden nur verlängert. Jeder Mensch, auch wenn er noch so überzeugt ist, daß das Sterben nicht schmerzhaft und schlimm ist, hat Angst vor dem Tod und seiner Endgültigkeit und dem Abgeschnittensein von dieser materiellen Welt. Der Tod ist uns vertraut und doch so fremd. Keiner weiß wirklich, wie es weitergeht. Es kann deshalb für viele Menschen sehr quälend sein, das Leben verlängert zu bekommen, den Tod immer vor Augen, wissend, daß er bald kommt. Man lebt dabei wie ein Gefangener in einer Todeszelle, der seine Hinrichtung von Strafaufschub zu Strafaufschub vor sich her schiebt, im Unklaren darüber, wann der Strafaufschub nicht mehr gewährt wird. Das muß grauenhaft sein, so grauenhaft, daß manche Häftlinge ihre Hinrichtung erzwingen, um der seelischen Tortur ein Ende zu machen.
Bitte verstehen Sie mich nicht so, daß ich Tumortherapie in jedem Falle ablehne. Die moderne Schulmedizin ist in vielen Fällen ein Segen. Sie kann sogar Krebserkrankungen heilen, und das ist doch unser oberstes Ziel. Eine Lebenverlängerung, erkauft mit Schmerzen und Leid, ist jedoch ein fragwürdiges Unterfangen. Die Errungenschaften der schulmedizinischen Tumortherapie möchte ich hier nicht abhandeln, es würde den gesetzten Rahmen dieses Buches sprengen.
Wenn Sie mich nun fragen, welchen Stellenwert, und ob überhaupt, die SMT in der Tumorbehandlung hat, muß ich zwei Punkte anführen: Die Stärke der SMT liegt erstens im Vorfeld oder in der Prävention (Vorbeugung), und zweitens in der Nachbehandlung von Krebserkrankungen. Ich bin heute fest davon überzeugt, daß eine gerade und blockierungsfreie Wirbelsäule eine der wichtigsten Voraussetzungen ist, um vor einer Krebserkrankung oder einem Rezidiv geschützt zu sein. Grundsätzlich gilt das für alle Erkrankungen, nicht nur für Krebsleiden.
Die Wirbelsäule nimmt eine zentrale Stellung für Gesundheit und Krankheit der Menschen ein, sie ist sicher der leichteste von den Menschen beeinflußbare Teil auf dem Weg, die Gesundheit zu erhalten oder wieder herzustellen. Den Umwelteinflüssen können wir nicht entfliehen, auch wenn wir glauben, zu einer natürlichen Lebensweise zurückzukehren. Auch seelische Faktoren, soweit sie sich als eine Reaktion auf unsere Umwelt darstellen, lassen sich nur bedingt ändern. Die Wirbelsäule und deren Form dagegen ist unserem Bemühen am leichtesten zugänglich, man muß dabei nur wissen, auf was man achten muß und wie man es macht.

Wenn man anfinge, schon nach der Geburt auf Beinlängendifferenzen und Kreuzbeinsubluxationen bei den Säuglingen und Kleinkindern zu achten, wenn man die Kinder ihres Wirbelsäulenschadens gemäß lagern würde, wenn man Kinder und Jugendliche auf ein richtiges Sitzen, Tragen, Greifen und Liegen hinweisen würde, könnte man manche Krankheit im Laufe des Lebens verhindern. Mir ist natürlich klar, daß auch so keine absolute Garantie für das Gesundbleiben gewährt werden kann. Das Leben hat zu viele Unwägbarkeiten, die auch einen Einfluß auf uns und unsere Gesundheit nehmen können. Dennoch, die Beinlängenkorrektur und das richtige Sitzen und Heben, von Kindesbeinen an, würde allein schon „Wunder" wirken.
Je älter und gesundheitsbewußter die Menschen werden, um so mehr stellen sie sich auf die erforderlichen Maßgaben ein. Damit schafft man die besten Voraussetzungen, nicht zu erkranken, auch wenn man für die verschiedenen Erkrankungen eine sogenannte erbliche Disposition besitzt. Die Neigung, familiär oder erblich bedingt, an einem bestimmten Leiden zu erkranken, ist und bleibt eben nur eine Neigung und kein unabwendbares Schicksal. Der Ausbruch der Erkrankung kann vermieden werden. Dieser Gedanke ist wahrscheinlich nicht nur für mich sehr tröstlich. Wie bei den Krebserkrankungen ist dabei die Wirbelsäule und deren Schäden ein wichtiger Faktor. Das bedeutet, je gerader und blockierungsfreier die Wirbelsäule und je subluxationsfreier die verschiedenen Gelenke der Menschen sind, um so weniger leicht bekommen sie eine Erkrankung, auch eine Krebserkrankung.
Ist das eigentlich Vermeidbare dann doch geschehen, muß meiner Ansicht nach der Tumor zunächst nach allen Regeln der Schulmedizin entfernt werden. Dazu gehört in erster Linie die Operation. Dabei wird die Tumormasse verkleinert und dem Körper die Chance gegeben, das restliche Tumorgewebe leichter zu bekämpfen und zu zerstören. Manche Tumoren kann man nicht operieren. Hier sind Chemotherapie und Bestrahlung ein Mittel der Wahl, um die Tumormasse zu verkleinern. Ob man nach der operativen Entfernung eines Tumors zu einer Chemotherapie oder zu einer Bestrahlung greift oder nichts dergleichen tut, hängt von einzelnen Fall ab. Der Patient muß letztendlich nach der ärztlichen Beratung selbst oder im Kreise seiner Angehörigen entscheiden, welchen Weg er beschreiten möchte. Die Ärzte müssen seine Entscheidung akzeptieren, auch wenn sie mit dieser nicht einverstanden sind.
Sollten bei einer Tumoroperation, Chemotherapie oder Bestrahlung noch kleine Mengen des Tumorgewebes zurückgeblieben sein, sind diese eine Quelle für das Wiederaufflackern der Erkrankung. Jetzt setzt die sogenannte Nachbehandlung ein, welche eben auf solche kleinen Tumornester und Absiedlungen (Metastasen) abzielt. Diese zu zerstören und ein Wiederaufflackern der Erkrankung zu verhindern, ist das Ziel der Schulmedizin. Auch dazu wird die Bestrahlung oder Chemotherapie eingesetzt. Die Selbstheilungskräfte des Organismus spielen aus der schulmedizinischen Sicht eine untergeordnete Rolle. Aber gerade diese Selbst-

heilung, seelisch wie körperlich, ist ein ganz wesentlicher Gesichtspunkt, denn sie soll und kann erst eine dauerhafte Gesundung herbeiführen.
Wenn man davon ausgeht, daß nicht nur das systemische (in Blut und Lymphe), sondern auch das örtliche Immunsystem einen wesentlichen Einfluß auf Gesundheit, Krankheit oder Heilung unserer Organe hat, ist es fraglich, ob eine alleinige Chemotherapie oder Bestrahlung wirklich einen Sinn macht. Was machen Chemo- oder Bestrahlungstherapie? Sie zerstören natürlich, wie gewünscht, die Krebszellen. Diese Krebszellen sind für solche Medikamente oder für eine Bestrahlung besonders empfindlich, weil sie auf Grund ihres schnellen Wachstums, aber auch auf Grund ihrer Entartung stärker auf die Medikamente reagieren als sogenannte gesunde Zellen. Die gesunden Zellen werden aber ebenso geschädigt, nur nicht so stark, daß sie wie die Krebszellen absterben. Diese Schädigung einer gesunden Zelle macht sich sicherlich in einer Zellfunktionsstörung bemerkbar, womit in erster Linie das örtliche und das systemische Immunsystem betroffen ist. Dieses Immunsystem ist aber der wesentliche organische Teil der Selbstheilungskraft, welche den Patienten auf Dauer gesund machen soll. Die Frage darf gestellt werden, ob wir mit der Chemotherapie oder der Bestrahlung nicht genau das Gegenteil dessen tun, was eigentlich sinnvoll wäre? Gerade unter der Berücksichtigung der Mikrometastasierung (Verschleppung einzelner Krebszellen in den Körper, die nach Jahren als Metastasen den Tumor wieder aufleben lassen können), ist eine Chemotherapie eine Maßnahme, die man durchaus diskutieren kann, da z. B. weder die Bestrahlung noch die Chemotherapie Spätmetastasen beim Brustdrüsenkrebs der Frau zuverlässig verhindern können.
Ist es nicht ebenso sinnvoll und für die Patienten sicher weniger einschneidend, den Organismus in die Lage zu versetzen, diese eventuell entstandenen Mikrometastasen selbständig zu beseitigen? Dieser Gedanke klingt phantastisch und ketzerisch, ist aber nur eine logische gedankliche Um- und Fortsetzung der SMT. Natürlich ist man als Schulmediziner bei diesen Überlegungen zuerst einmal ab- und aufgeschreckt, denn mit der Chemotherapie und der Bestrahlung hat man jahrzehntelange Erfahrung und weiß die Erfolge, aber auch die Komplikationen, abzuschätzen. Wenn ich als nicht onkologisch (tumortherapeutisch) tätiger Arzt aus meiner Sicht einmal die Dinge zusammenfassen darf, möchte ich es so formulieren:
Die Schulmedizin hat in der operativen aber auch in der Behandlung von nicht operablen Tumoren mit Chemotherapie und Bestrahlung im Sinne einer Tumorverkleinerung und -Entfernung ihre Erfolge und kann Heilungen vorweisen. Diese Erfolge sind lebensrettend und dürfen aus einem engstirnigen fundamentalistischen Denken heraus nicht abgestritten werden. Keine andere Therapie der Welt kann ähnliche Erfolge aufweisen.
Ganz anders ist das bei Tumoren, welche operativ oder auf sonstige Art und Weise verkleinert wurden, sich aber nicht restlos beseitigen ließen, oder von denen man weiß, daß ein Wiederauftreten (Rezidiv) des Tumors sehr häufig ist. Hier wird gerne eine sogenannte Nachbehandlung angesetzt, welche lediglich

zu einer Lebensverlängerung von wenigen Monaten oder gar nur Wochen führt. Wünscht der Patient in diesem Falle eine solche Lebenverlängerung, kennt und akzeptiert er den Preis dafür, steht der schulmedizinischen Nachbehandlung nichts im Wege.
Bei Patienten, bei denen der Tumor scheinbar restlos entfernt wurde, man aber auf Grund der Erfahrung von Patienten weiß, daß ein Rezidiv relativ häufig und nicht vorauskalkulierbar ist, kann eine sogenannte Nachbehandlung mittels Chemotherapie und Bestrahlung und als Alternativbehandlung die SMT, unter den oben beschriebenen Gesichtspunkten, durchaus diskutiert werden. Die Bereitschaft, die schulmedizinische Nachbehandlung zu überdenken, fällt einem um so leichter, wenn man die Begleiterscheinungen und Folgen einer Chemotherapie kennt. Vielleicht ist in den meisten Fällen eine Kombination beider Verfahren, gleichzeitig oder nacheinander, sinnvoll?
Nun gut, auch wenn man diesen Ausführungen und Gedankengängen nicht folgen mag, so ist eine zur schulmedizinischen Behandlung begleitende Therapie mit der SMT für mich dennoch eine zwingende Notwendigkeit. Unter der Vorstellung, daß Wirbelsäulenblockierungen der wesentliche Faktor ist, der das örtliche, aber auch das systemische Immunsystem so schwächt, daß spontan entartete Zellen nicht mehr bekämpft werden können, ist die Wiederherstellung der normalen anatomischen Verhältnisse eine Grundsatzforderung. Diese Forderung ist deshalb so wichtig, weil sich das durch die schulmedizinische Therapie zusätzlich ramponierte Immunsystem schneller erholen kann. Damit kommen die Selbstheilungskräfte schneller und besser in Gang, dieses führt zu einer größeren Heilungschance.
Welche Wirbel sind bei einer Tumorerkrankung wichtig? Einfach gesagt, alle Wirbel und Gelenke, wenn auch in unterschiedlicher Wertigkeit. Zwei Gesichtspunkte sind meiner Ansicht nach von gleicher Bedeutung.: Erstens sind natürlich die Wirbel von Bedeutung, deren gekoppeltes Organ erkrankt ist. Für einen Magentumor ist das natürlich der Magenwirbel (B6). Diesem untergeordnet in ihrer Bedeutung sind die Funktionskreiswirbel. Außerdem sind das alle Wirbel und deren Meridiane, die in ihrem äußeren oder auch inneren Verlauf über oder durch das erkrankte Organ ziehen. Auch die Meridiane und Wirbel der Funktionskreise, die eine Verbindung über gemeinsame Körperöffnungswirbel haben, müssen bei der Behandlung berücksichtigt werden.
Zur Erklärung des zweiten Gesichtspunktes muß ich die Meridian- und Funktionskreislehre der Akupunktur zu Hilfe nehmen. Sie erinnern sich, daß die chinesische Medizin je eine Gewebsart unseres Körpers, wie Bindegewebe, Muskulatur, Knochen, Haut und Gefäße, je einem Organ und seinem Funktionskreis zuordnet, z. B. zum Funktionskreis Lunge (B3)/ Dickdarm (L1)/ Nase (H4) gehört die Haut, zum Funktionskreis Blase (L3)/ Nieren (B10 und B11)/ Ohren (H3)) gehören die Knochen, zum Funktionskreis Gallenblase (B4)/ Leber (B5)/ Augen (H2) gehören die Bänder und Sehnen, zum Funktionskreis Herz (H2)/ Dünndarm (B12)/ Zunge (H2)

das Bindegewebe mit den Gefäßen und Nerven und die Muskeln zum Funktionskreis Magen (B5)/ Milz-Pankreas (B8 und B7)/ Mund (B4). Die Berücksichtigung dieser Zusammenhänge halte ich bei der Behandlung von Tumoren für ebenso wichtig wie die Behandlung der Wirbel, welche direkt zum erkrankten Organ gehören.
Wenn man diese einzelnen Fakten durchdenkt, werden die Zusammenhänge so komplex, daß man sagen kann, alle Wirbel und Gelenke sind bei der Behandlung nicht nur von Krebserkrankungen von Bedeutung. Auch wenn der Therapeut, wie gefordert, immer und bei jeder Behandlung die ganze Wirbelsäule untersucht und behandelt, ist es doch wichtig und nicht nur interessant, um diese Dinge zu wissen, da wir so viele Symptome und Krankheitserscheinungen aufschlüsseln können, welche die Schulmedizin nicht erklären kann. Auch kann man dem Patienten die Ursache seiner ganz persönlichen Beschwerden deutlich machen, warum z. B. beim Bewegen der Hüfte ein Schmerz im Gesicht über der rechten Kieferhöhle mit Übelkeit auftreten kann. Wenn man in diesem Fall, der mir vor einigen Tagen untergekommen ist, den Magen-Meridian betrachtet, wird einem der Zusammenhang schnell klar. Der Magen-Meridian zieht unter anderem über die Hüftgelenksregion und endet im Gesicht über der Kieferhöhle unter dem Auge. Es ist also durchaus nicht so, daß der Betreffende spinnt, wenn er solche Beschwerden äußert.
Ein weiterer Punkt ist der, daß wir mit der SMT nicht in eine belächelte esoterische Schublade gesteckt werden möchten. Schon gar nicht möchten wir unterstellt bekommen, es handle sich bei der SMT um eine sogenannte Placebobehandlung (Autosuggestion) oder, noch schlimmer, um Scharlatanerie.
Außerdem muß man alle Meridiane, die mit einem inneren und äußeren Ast durch das erkrankte Gebiet ziehen, mitbehandeln.
Lassen Sie mich an einigen Beispielen von durchaus häufig anzutreffenden Tumoren die gerade erläuterten Zusammenhänge präzisieren. Dazu möchte ich den Dickdarm-, den Lungen-, den Brust-, den Eierstock- und vielleicht einen Blutkrebs (Leukämie) hernehmen. Beginnen wir mit dem Dickdarmkrebs.

3.24.1. DICKDARMKREBS

Der Dickdarmkrebs ist eine der häufigsten Tumorarten bei beiden Geschlechtern. Jedes Jahr sterben viele Menschen an diesem Tumor, oft nach mehreren Operationen und sonstigen Therapien. Die Entstehungsursache des Darmkrebses ist vielschichtig und schulmedizinisch oft nicht nachzuvollziehen. Eine der häufigsten Ursachen sind die sogenannten Darmpolypen, das sind gutartige Darmschleimhautwucherungen, welche, wenn sie übersehen werden, im Laufe von Jahren entarten können und so einen Darmkrebs auslösen. Erste Anzeichen solcher Polypen sind plötzlich auftretendes Blut im Stuhl. Dabei ist nicht das Blut beim Abputzen nach dem Stuhlgang am Toilettenpapier gemeint, sondern echte Blutauflagerungen auf dem Stuhlgang. Solche Blutungen müssen nicht oft vorkommen und können durchaus auf ein oder zwei Episoden beschränkt bleiben. Auch ist es so, daß

das Blut nicht unbedingt gesehen werden muß, sondern sich lediglich chemisch, mittels eines Testes, nachweisen läßt. Auf jeden Fall sollte eine sichtbare Darmblutung oder der Blutnachweis im Stuhl bei einem routinemäßige Check den Arzt veranlassen, eine vollständige Darmspiegelung, nicht nur eine Enddarmspiegelung, durchzuführen. Die Darmspiegelung ist, wenn sie mit einer „Schlafspritze" durchgeführt wird, eine absolut harmlose Untersuchung.
Weiterhin spielen bei der Entstehung von Darmtumoren sicher eine falsche Ernährung, aber auch Genuß- oder sonstige Gifte eine Rolle. Hinzu kommen seelische Störungen, die eher in der Traurigkeit zu suchen sind. Der Dickdarm gehört zum Funktionskreis Lunge (B3)/ Dickdarm (L1)/ Nase (H4). Die Lunge, das kann ich aus der Erfahrung bestätigen, ist bei den Chinesen das Organ der Traurigkeit. Also wirken sich Traurigkeit und Depressionen negativ auf die Abwehrkraft des Dickdarms aus. Bei der Untersuchung und Behandlung von Dickdarmtumoren sind dadurch auch die Wirbel des Funktionskreises Lunge/Dickdarm/Nase von vorrangiger Bedeutung.
Der 4. Halswirbel ist aber gleichzeitig auch der Körperöffnungswirbel für den Funktionskreis Magen (B6)/ Milz-Pankreas (B8 und B7)/ Mund (H4). In der Verbindung der beiden Funktionskreise kommt die Bedeutung des Zusammenspiels von Verdauung und Ausscheidung für die Entstehung von Dickdarmtumoren zum Ausdruck. Diese Zusammenhänge sind die Erklärung, warum Raucher und Raucherinnen vermehrt an Dickdarmkrebs erkranken. Das Rauchen, das die Lunge und auch die anderen Organe des Funktionskreises Lunge/Dickdarm/Nase schädigt, hat sicher über die entsprechenden Segmente einen sehr großen Einfluß auf die Dickdarmkrebsentstehung.
Der wichtigste Aspekt bei den Tumoren ist deren Zugehörigkeit zu bestimmten Gewebsarten wie Muskeln, Haut, Knochen, Sehnen, Bändern und Bindegewebe mit Gefäßen und Nerven. Diese Gewebsarten haben alle einen engen Bezug zu bestimmten Meridianen und deren Organen. Die Lunge gehört zur Haut, das Herz zum Bindegewebe mit Gefäßen und Nerven, die Gallenblase zu den Sehnen und Bändern, die Knochen zu den Nieren und die Muskulatur zum Magen. Beim Dickdarmkrebs betrifft die Entartung die Zellen der Dickdarmschleimhaut. Alle Strukturen unseres Körpers, die Kontakt zur Außenwelt haben, auch wenn sie innerhalb unseres Organismus gelegen sind, kann man im weitesten Sinne zur Haut zählen. Somit gehört die Darmschleimhaut zum Hautsystem. In der chinesischen Vorstellung gehört die Haut zum Funktionskreis Lunge.
Wenn man als nächstes die Meridiane und deren Wirbel untersucht, die einen Bezug durch ihren inneren und äußeren Meridianverlauf zum erkrankten Organ haben, so fällt einem der Nieren-Meridian (B11 und B 12) ins Auge, der ziemlich nahe der Mittellinie des Körpers über den Dickdarm zieht. Somit haben die Nieren- und die über den Funktionskreis Niere gekoppelten Wirbel Blase (L3) sowie der Ohren (H3)- als Körperöffnungswirbel, einen, wenn auch untergeordneten Einfluß auf den Dickdarmtumor, besonders dann, wenn der

Tumor im Quercolon (querverlaufender Dickdarm) sitzt.
Der Leber-Meridian (B5) und die anderen Wirbel des Funktionskreises Gallenblase (B4)/ Leber (B5)/ Augen (H2), haben ebenfalls einen großen Einfluß auf die Dickdarmerkrankungen. Der Leber-Meridian hat, durch seinen äußeren Meridianverlauf, einen engen Kontakt mit dem rechtsseitig aufsteigenden und linksseitig absteigenden Dickdarm.
Der Augenwirbel, als Körperöffnungswirbel des Funktionskreises Galle, ist gleichzeitig der Zungenwirbel. Die Zunge ist die Körperöffnung des Funktionskreises Herz (B2)/ Dünndarm (B12)/ Zunge (H2). Somit bekommt eine Blockierung eines Wirbels des Funktionskreises Herz auch eine Bedeutung für Darmerkrankungen. Bei vielen Menschen wird dieser Zusammenhang zwischen Streß und Darm in der Form deutlich, daß bei Aufregung eine vermehrte Darmtätigkeit einsetzt. Diese Personen haben plötzlich Stuhldrang, der häufig mit einer Durchfallneigung verbunden ist. Mit der Meridianlehre kann dieser Zusammenhang dadurch erklärt werden, daß alle dem Funktionskreis Herz zugeordneten Meridiane, dazu zähle ich auch den Dreifachen Erwärmer (Perikard-Meridian) und den Kreislauf-Sexus, mittels ihres inneren Meridianverlaufs Kontakt mit dem Dickdarm haben.
Zusätzlich müssen alle Gelenke in den erwähnten Meridianverläufen, besonders aber auch das Kreuzbeinbecken- und das Kiefergelenk (!), auf Subluxationen untersucht werden, da deren Blockierungen den Meridianverlauf energetisch stören, so daß die gekoppelten Organe leiden und erkranken können oder eine Heilung unmöglich wird. Über die einzelnen Gelenke informieren Sie sich bitte in Kapitel 2.1.6.

3.24.2. LUNGENKREBS

Die Lunge bildet mit Dickdarm und Nase einen Funktionskreis, der sich aus Lunge (B3)/ Dickdarm (L1) Nase (H4) zusammensetzt. Die Beziehungen und die Wirbelverhältnisse für die Lungentumoren sind ganz ähnlich wie die für die Dickdarmtumoren. Warum ich dennoch über diese Tumorerkrankung schreiben möchte, hat folgenden Grund: Es ist mittlerweile, trotz noch mancher Einwände, eine unumstößliche Tatsache, daß das Rauchen einen Lungenkrebs auslösen kann. Damit teile ich Ihnen eigentlich nichts Neues mit. Das Rauchen schädigt die Lungen. Aber wie geschieht das? Ist es nur ein örtlicher Einfluß durch den Teer, eine kanzerogene (krebsauslösende) Substanz, oder ist es mehr? Es ist auch bekannt, daß Raucher häufiger an Magen- und Dickdarmdarmkrebs erkranken. Ist dafür nur das Verschlucken von Teerpartikeln beim Rauchen verantwortlich? Wenn man Raucher mittels der SMT untersucht, fällt mit schönster Regelmäßigkeit eine starke Blockierung des 3. Brust-, des Lungenwirbels auf. Ich bin überzeugt, daß das Rauchen zu einer Blockierung des Lungenwirbels führt oder zumindest beiträgt. Wie soll das geschehen, werden Sie fragen? Das Rauchen löst

in der Lunge durch die Reizstoffe im Tabaksqualm eine Entzündung aus. Diese Entzündung wird über das autonome Nervensystem in das zugehörige Rückenmarkssegment fortgeleitet. Diese Irritation greift dann auf das ganze Rückenmarkssegment mit seinen Spinalnerven und seinen vier Ästen über. Dadurch wird das Gewebe um den Lungenwirbel instabil und kann somit leicht blockieren. Diese Blockierung hat auf dem retrograden Weg wiederum einen schädigenden Einfluß auf die Lunge. Eine Art Teufelskreis ist entstanden, dessen Auswirkung eine Lungenerkrankung, bis hin zu einer Krebsentstehung, sein kann.
Wobei es mir dabei ankommt ist, Sie davon zu überzeugen, daß eine Noxe (schädigender Einfluß), sei das nun das Rauchen, der Alkohol, Süßigkeiten oder sonstige Gifte, welche ein Organ in Mitleidenschaft ziehen, für eine Instabilität des dadurch geschädigten Organwirbels verantwortlich ist. In Folge dessen blockiert der Wirbel leichter, viel leichter, als er es normalerweise täte. Die Blockierung hat dann wiederum einen negativen Einfluß auf das Organ, welches mit Erkrankungen reagieren kann.
Wenn man Lungentumoren, im Rahmen der Nachbehandlung mit der SMT, therapieren möchte, muß man auf folgende Zusammenhänge achten: Der wichtigste Wirbel ist natürlich der Lungenwirbel (B3). Neben dem Lungen (B3)-gehören auch der Dickdarm (L1)- und der Nasenwirbel (H4) zum Funktionskreis. Da der 4. Halswirbel aber auch der Körperöffnungswirbel des Funktionskreises Magen (B6)/ Milz-Pankreas (B8 und B7)/Mund (H4) ist, sind diese Wirbel für die Behandlung von Lungenerkrankungen ebenfalls von Bedeutung. In dieser Beziehung zwischen den beiden Funktionskreisen wird der Grund deutlich, warum eine Schädigung der Lunge auch den Magen und den Dickdarm gerne erkranken läßt. Natürlich leiden auch die restlichen Organe beider Funktionskreise unter dem Rauchen.
Eine enge Beziehung zur Lunge hat auch, mit seinem äußeren Verlauf, der Nieren-Meridian (B10 und B11). Die Niere gehört zum Funktionskreis Blase (L3)/ Nieren (B10 und B11)/ Ohren (H3).
Leber (B5)- und Gallenblasen-Meridian (B4) bilden gemeinsam mit den Augen (H2) einen Funktionskreis und haben durch ihren inneren Meridianverlauf einen Kontakt zur Lunge.
Der Augenwirbel (H2) ist gleichzeitig auch der Zungenwirbel. Die Zunge ist die Körperöffnung zu dem Funktionskreis Herz (B2)/ Dünndarm (B12)/ Zunge (H2). Da der Herzwirbel in direkter Nachbarschaft des Lungenwirbels ist, führt eine starke Blockierung des Lungenwirbels auch zu einer mehr oder weniger starken Blockierung des Herzwirbels. Beide Verbindungen, der Bezug zum Funktionskreis Gallenblase/Leber/Augen und die anatomische Nähe zum Lungenwirbel, machen das Herz ebenfalls sehr anfällig für die Schädigung des Rauchens.
Auch wenn es Ihnen vielleicht langweilig wird, so muß man doch auf die Bedeutung der Gelenke in den betreffenden Meridianverläufen hinweisen, ganz besonders möchte ich auch hier das Kreuzbeinbeckengelenk erwähnen. Sub-

luxationen der Gelenke stören den Meridianverlauf und können unsere therapeutischen Bemühungen vereiteln. Über die verschiedenen Gelenke informieren Sie sich bitte in Kapitel 2.1.6.

3.24.3. BRUSTKREBS

Grundsätzlich ist ein Brustdrüsenkrebs keine Erkrankung nur von Frauen, wie man zunächst annehmen könnte. Natürlich tritt diese Erkrankung bei Frauen häufiger als bei Männern auf, aber grundsätzlich können auch Männer an Brustdrüsenkrebs erkranken. Der Brustdrüsenkrebs tritt deshalb bei Frauen häufiger auf, weil die weibliche Brustdrüse einer starken hormonellen Steuerung unterliegt. Dadurch ist die Entartungsmöglichkeit natürlich höher als beim männlichen Geschlecht.
Die schulmedizinischen Gründe für die Entstehung eines Brustkrebses möchte ich hier nicht ausbreiten, man kann sie in speziellen Büchern und anderen Veröffentlichungen nachlesen. Nach meinem Verständnis unterscheiden sich die Ursachen für die Brustkrebsentstehung bei Mann und Frau grundsätzlich nicht. Ich möchte hier nicht den Eindruck entstehen lassen, daß man einen Brustkrebs ausschließlich mit der SMT behandeln sollte. Der Tumor muß nach allen Regeln der Kunst schulmedizinisch beseitigt werden. Diese Aussage kann man relativieren und die Entscheidung zum schulmedizinischen Vorgehen von Alter und Art des Tumors abhängig machen. Ich erinnere mich z. B. an eine sehr alte Patientin mit einem nach außen aufgebrochenen Tumor der rechten Brustdrüse, den die schon betagte Frau nicht operieren lassen wollte. Ohne Operation hat die Frau noch über 10 Jahre gelebt und der Tumor hat sich nicht nennenswert verändert. Das Geschwür war nicht schmerzhaft und konnte mit Salbenverbänden immer reizlos gehalten werden. Also, Art des Tumors und Alter des Patienten müssen bei der Entscheidung über das weitere Vorgehen in die Therapieüberlegungen mit einfließen.
Die Schulmedizin ist über die Art der Therapie nach der Operation eines Brustdrüsenkrebses durchaus nicht einheitlicher Meinung. Die einen raten zur Bestrahlung, die anderen würden lieber eine Chemotherapie anschließen. Es wurden und werden immer noch viele Studien gemacht. Auf Grund der Vielfältigkeit der Brusttumoren sind genaue und einheitliche Richtlinien sicherlich auch nur sehr schwer festzulegen. Ich möchte hier nicht weiter auf die Begründungen für oder gegen Bestrahlung oder Chemotherapie eingehen. Für beide Verfahren gibt es genug Gründe dafür und dagegen. Ein großes Problem der weiblichen Brusttumoren ist sicher auch heute noch die Mikrometastasierung mit erneuten Krankheitsausbrüchen, die noch nach zehn Jahren und später eintreten können.
Aus Sicht der SMT hat der Brustdrüsenkrebs grundsätzlich zwei unterschiedliche Gesichtspunkte. Der eine ist der, daß es nach Möglichkeit überhaupt nicht zu einer solchen Krankheit kommen sollte. Nun ist jedem heute klar, daß eine Krebsentstehung ein vielschichtiges Geschehen ist. Es soll nicht der Eindruck

entstehen, daß die SMT einen Allmächtigkeitsanspruch erheben möchte oder kann. Nichts desto weniger hat die Wirbelsäule bei der Entstehung unserer Erkrankungen einen nicht zu unterschätzenden Einfluß. Und sie ist der Teil, der doch am leichtesten vom Menschen zu beeinflussen ist. Die Umwelt, als ein weiterer möglicher krebsauslösender Faktor, ist nur schwer in den Griff zu bekommen. Solange mit ihrer Zerstörung Geld verdient wird, wird sich hier nichts zum Besseren wenden. Seelische Probleme als Reaktion auf Familie, Beruf und sonstige Einflüsse sind oft nicht oder nur sehr schwer zu ändern. Da die Krebsentstehung eine Summation vieler solcher Einflüsse ist, sollte man so frühzeitig mit der Behandlung im Sinne einer Vorbeugung anfangen, daß das eigentliche Problem erst gar nicht so leicht entsteht und man die nicht zu ändernden Umstände besser ertragen kann. Natürlich sollte die Umweltbelastung reduziert werden und krankmachende seelische Einflüsse bereinigt werden, aber das sind in den meisten Fällen fromme Wunschgedanken, die auch nicht immer unserer persönlichen Möglichkeit zur Einflußnahme unterliegen.

Ganz anders ist das bei der Wirbelsäule. Hier hat jeder Mensch die Möglichkeit, mit Hilfe eines Therapeuten, den Zustand seiner Wirbelsäule und der Gelenke zu überprüfen, sich über die Ursachen der Schäden aufklären zu lassen und diese Schäden selbst oder mit Hilfe eines Angehörigen oder Therapeuten zu behandeln. Wenn dieses im Sinne einer vorsorglichen Volksmedizin geschähe, könnten wir sicher einen großen Teil der Brustkrebserkrankungen, ja sogar grundsätzlich alle Erkrankungen, soweit menschenmöglich, vermeiden.

Wenn ein Zustand eingetreten ist, in dem das Leben eines Patienten akut gefährdet ist, muß natürlich zuerst die schulmedizinische, lebensrettende Maßnahme im Vordergrund stehen. Aber muß man es überhaupt erst soweit kommen lassen? Neben allen Maßnahmen, die unsere Gesundheit erhalten sollen, wie Ernährung, Bewegung und vieles andere, ist die Überwachung und Behandlung der Wirbelsäule und der Gelenke die vorrangige Maßnahme.

Ich habe, solange ich dies kontrolliere, noch keine Patientin mit einem Brustkrebs gesehen, die nicht eine starke Skoliose oder Blockierung im Bereich dieses Lungen- und Brustdrüsenwirbels (B3) hatte. Die Lunge gehört zum Funktionskreis Lunge (B3)/ Dickdarm (L1)/ Nase (H4).

Der 4. Hals- ist auch der Mundwirbel, der wiederum die Körperöffnung zum Funktionskreis Magen (B6)/Milz-Pankreas (B8 und B7)/ Mund (H4) ist. Der Magen-Meridian zieht außerdem mit seinem äußeren Meridianverlauf direkt über Brustdrüse und Brustwarze hinweg. Der Milz-Pankreas-Meridian ist etwas weiter äußerlich an der Brust zu suchen. Diese Zusammenhänge machen Verdauung und Ausscheidung so wichtig für die Entstehung der Brüstdrüsenerkrankungen. Außerdem bin ich davon überzeugt, daß das Rauchen die Lunge so entzündlich schädigt. Dadurch treten um so leichter oder überhaupt erst Blockierungen des Lungenwirbels und der anderen Funktionskreiswirbel auf, die dann wiederum eine negative Auswirkung auf die Brustdrüse haben. Somit

ist das zunehmende Rauchen des weiblichen Geschlechts sicher ein wesentlicher Faktor für die Häufigkeit des Brustkrebses.
Der Nieren-Meridian verläuft mehr zum Brustbein hin über die Brustdrüse und macht durch diesen Meridiankontakt den Funktionskreis Blase (L3)/ Niere (B10 und B11)/ Ohren (H3) ebenfalls wichtig für die weiblichen Brustdrüsenerkrankungen.
Aber auch der Herz-Meridian hat seitlich Kontakt mit der weiblichen Brustdrüse. Der Funktionskreis Herz (B2) besteht aus Herz (B2)/ Dünndarm (B12)/ Zunge (H2). Da der Zungen- gleichzeitig der Augenwirbel (H2) ist und die Augen die Körperöffnung zum Funktionskreis Gallenblase (B4)/ Leber (B6)/ Augen (H2) sind, bekommt auch dieser Funktionskreis einen gewissen Einfluß auf den Brustkrebs.
Für den Brustdrüsenkrebs des Mannes haben nur die Funktionskreise Lunge (B3)/ Dickdarm (L1)/ Nase (H4) und Magen (B6)/ Milz-Pankreas (B8 und B7)/ Mund (H4) einen Einfluß auf das Krankheitsgeschehen. Die Brustdrüse des Mannes ist so klein, daß keine anderen Meridiane Kontakt zu ihr haben.
Wenn man die seelischen Aspekte dieser Meridiane noch zur Betrachtung hinzunimmt, wird die Ursachenforschung noch interessanter. Die Lunge gilt bei den Chinesen als das Organ der Traurigkeit. Das bedeutet, daß Patienten mit Blockierung des Lungenwirbels häufig zu trauriger Verstimmung neigen. Eine niedergeschlagene Stimmung stört die Energie im Meridian. Dadurch kann eine Störung im Segment entstehen, die dann zu einer Blockierung des betreffenden Wirbels führt. Dabei wird das entsprechende Organ Lunge oder Brust wiederum geschwächt. Also können sich auch seelische Störungen direkt oder indirekt auf die Entstehung eines Krebsgeschehens auswirken, besonders dann, wenn im entsprechenden Bereich der Wirbelsäule schon organische Schäden vorhanden sind. Dieser Teufelskreis zwischen seelischem und körperlichem Schaden ist oft nur schwer zu durchbrechen.
Die Betrachtung der Meridiane und der zugehörigen Wirbel reicht aber bei der Behandlung des Brustkrebses nicht aus. Man muß auch noch die Gelenke berücksichtigen, welche von den gerade beschriebenen Meridianen in ihrem Verlauf berührt werden. Über die einzelnen Gelenke informieren Sie sich bitte in dem Kapitel 2.1.6.

Fall 1:
Krankengeschichte und Behandlungsverlauf:
Ich kann nicht behaupten, die Patientin geheilt zu haben, nur die Befundkonstellation ist bei Frau G. E. für ihr Krankheitsbild mehr als typisch. Frau G., eine 54-jährige Patientin kam wegen Schmerzen in der Mitte der Wirbelsäule im Jan. 1997 in meine Behandlung. Zum Zeitpunkt der ersten Behandlung war sie stark erkältet mit einem grüngelben Auswurf aus den Bronchien. Ich habe Frau G. bis Anfang März einigemal mit der SMT behandelt und es ging ihr deutlich besser. Sie kam erst im Juli 1997 wieder, nachdem man im April einen Brustdrüsentumor links gefunden hatte, der im Mai 1997 mit einer brusterhaltenden Operation entfernt wurde.

Sie kam aber nicht wegen ihrer Tumorerkrankung, sondern, um den Wirbelsäulenbefund kontrollieren zu lassen. Bis zum Sept. kam Frau G. regelmäßig wegen ihrer Rückenprobleme zur Behandlung. Von Mitte Sept. bis Mitte Dez.1997 sah ich die Patientin nicht. Als sie dann wieder vorstellig wurde, berichtet sie mir, daß eine Nekrose (herdförmige Knochenentkalkung) im Hüftkopf gefunden wurde, von der die behandelnden Ärzte sicher seien, daß es sich nicht um Metastase handele. Im Feb. und März 1998 fanden nochmals zwei Therapiesitzungen wegen Rückenproblemen statt. Danach sah ich Frau G. erst im Sept. 1998 wieder, wobei sie mir berichtet, daß sie seit dem Frühjahr recht zufrieden gewesen sei, jetzt aber, nach dem Pilzesuchen, wieder Probleme im Kreuz habe.

Manueller Untersuchungsbefund:
Frau G. hatte keine Beinlängendifferenz. Aber es bestand, und das ist sicher eines ihrer Hauptprobleme, eine schwere Kreuzbeinsubluxation des ganzen linksseitigen Kreuzbeinbeckengelenks und des rechten im mittleren und oberen Anteil. Die Wirbelsäule wies eine abschnittsweise unterschiedlich stark ausgeprägte Linksskoliose auf. Besonders stark war dabei die obere Brustwirbelsäule betroffen, ganz besonders stark der Lungen- und Brustdrüsenwirbel (B3).

Fallbesprechung.:
Je mehr ich mich mit diesen Zusammenhängen, nicht nur bei Frau G., beschäftige, so komme ich immer stärker zu der Überzeugung, daß vielleicht das Rauchen und nicht die vermehrte Hormoneinahme den Anstieg der Brustkrebserkrankungen ausmacht. Hormone und andere bekannte Faktoren sind zusätzliche Risiken, die besonders dann negativ zum Tragen kommen, wenn die Patientin Raucherin ist. Das Rauchen schädigt über eine Reizung des Lungengewebes das ganze Lungen-Brustwirbelsäulensegment (B3), so daß sich hier, möglicherweise auch durch das Bewegungsmuster der Betreffenden verstärkt, der stärkste Schaden entwickelt, weil durch die Segmentstörung die Stabilität der Wirbelsäule in diesem Bereich in Mitleidenschaft gezogen wird. Auf die Rückenprobleme im Zusammenhang mit dem Kreuzbeinschaden möchte ich an dieser Stelle nicht mehr eingehen.
Für mich ist die Brustkrebserkrankung eine natürliche Folge der schweren Skoliose im oberen Brustwirbelsäulenbereich. Die schwerste Blockierung war am 3. Brust-, dem Lungen- und Brustdrüsenwirbel, zu finden. Neben allen schulmedizinischen Therapien, Chemotherapie, Bestrahlung, Antiöstrogene und andere, ist für mich die wichtigste Maßnahme die Begradigung der Wirbelsäule durch den konsequenten Versuch, die Skoliose, aber auch natürlich die restlichen Wirbelsäulen- und den Kreuzbeinschäden zu beseitigen. Ich bin überzeugt, daß man nur so zuverlässig helfen kann, ein Rezidiv oder eine Metastasierung zu verhindern.

Fall 2.
Krankengeschichte und Behandlungsverlauf:
Bei dieser Fallbeschreibung handelt es sich um keine Tumorerkrankung, sondern um einen Lymphstau in der linken Brust, der sich durch ein Spannungsgefühl und eine Größenzunahme der linken Brustdrüse der Frau äußerte. Im Sept. 1998 kam Frau S. H., eine 48-jährige Patientin, wegen dieser Probleme in meine Behandlung. Sie hatte gleichzeitig eine kleinknotige Brustdrüsenveränderung, die aber regelmäßig mammographisch (Röntgen der Brustdrüse) kontrolliert wurde. Ein Krebsverdacht wurde bisher noch nicht geäußert. Nach viel Bewegung und Belastung sind die Stauungsbeschwerden schlimmer. Oft leidet sie auch an einem Herzpoltern in Form eines kräftigen und unangenehmen Herzschlags, wenn sie sich im Bett herumdreht. Beim Wandern ist die Patientin etwas kurzatmig.
Als Baby lag die Patientin wegen einer Hüftfehlstellung 13 Monate in einem Gipsbett. Solange sie sich erinnern kann, hatte sie ein um 3 cm längeres linkes Bein. In der letzten Zeit

fing sie an zu hinken. Hinzu kamen Hüftbeschwerden. Es bestanden Blasenprobleme in Form einer Reizblase. Nachts und am Tage muß die Patientin oft Wassermachen. Der Schlaf ist sehr unruhig und die Hände schlafen ein.
Die Patientin war innerhalb eines ½ Jahres fünf Mal in meiner Behandlung. Die Beschwerden besserten sich jedes Mal, anfangs für einen kurzen, später für einen etwas längeren Zeitraum, aber es kam leider immer wieder zu Rückfällen.

Manueller Untersuchungsbefund:
Es bestand eine Beinlängendifferenz durch ein 3 cm längeres linkes Bein. Beim Beinlängenausgleich ließ sich die linke Hüfte um 7 und die rechte um 4 cm in das Hüftgelenk zurückbewegen. Das Kreuzbein war links ganz und rechts im mittleren und oberen Anteil subluxiert. Die rechtsseitige Subluxation verdeckte zu Anfang den Befund auf der linken oberen Seite, so daß ein Schaden zuerst nur links unten und rechts oben zu tasten war. Die Wirbelsäule wies im unteren Wirbelsäulenbereich von L5 bis B10 eine Links- und darüber von B9 bis H7 eine Rechtsskoliose auf. Die Halswirbelsäule war nicht auffällig.
Nach der Beseitigung des Beckenschiefstands änderte sich der Befund in der Weise, daß die obere Wirbelsäule, die zuvor eine Rechtsskoliose zeigte, nun eine Linksskoliose aufwies. Besonders stark waren der Blasen (L3)- und die Nierenwirbel (B10 und B11), sowie der Lungen (B3)- und der Herzwirbel (b2) betroffen.

Fallbesprechung:
Nach der ersten Behandlung waren die Beschwerden für 24 Stunden gut, dann traten die alten Probleme wieder auf. Die Kurzatmigkeit hatte sich aber nachhaltig gebessert. Der Lymphstau in der linken Brust und im linken Arm war zurückgegangen, aber noch nicht gut. Bei der dritten Behandlung nach vier Wochen klagte die Patientin, daß alles wieder kaputt sei. Man konnte aber erfragen, daß die Verschlechterung erst in der letzten Nacht eingetreten ist und sie die restlichen vier Wochen recht zufrieden war.
Das ist übrigens ein häufiges Phänomen, daß sich die Befunde, kurz vor einem neuen Behandlungstermin, wieder einstellen und die Beschwerden wieder auftreten, als gäbe der Betreffende unbewußt nach, weil er weiß, daß die Wirbelsäule in den nächsten Tagen wieder gerichtet wird.
Nach abermals vier Wochen war die Patientin wieder nicht zufrieden, der Lymphstau war wiedergekommen, wieder leichtes Herzklopfen und Kurzatmigkeit und einen rechten und linken Tennisellenbogen auf der Innenseite beider Gelenke. Auch bei der Behandlung nach abermals vier Wochen war es zu einem Rückfall gekommen, der Tennisellenbogen war aber wieder verschwunden. Seither habe ich die Patientin nicht mehr gesehen.
Die Konstellation der Befunde an der Wirbelsäule korrelierte sehr genau mit den geschilderten Beschwerden. Atemstörungen und Beschwerden in der Brust in Form eines Lymphstaus, der sich bis in den rechten Arm hineinzog, haben die Blockierung des 3. Brust-, also des Lungen- und Brustdrüsenwirbels als Ursache. Die Herzstörungen waren die Folge der Blockierung des Herzwirbels (B2).
Der Lymphstau war, neben der Blockierung des 3. Brustwirbels, das Zeichen einer Ausscheidungsstörung der Nieren, die durch die Blockierung des Blasen- und besonders der Nierenwirbel hervorgerufen wurde. Bei der allgemeinen Überwässerung, die sich in einem sehr schwammigen Bindegewebe bemerkbar machte, äußerte sich diese besonders dort, wo zusätzliche schwere Blockierungen zu finden waren, das war in erster Linie der Lungen-/Brustdrüsenwirbel.
Leider hat die Patientin nicht durchgehalten. Die immer wieder auftretenden Rückfälle sind aber durchaus normal, wenn man bedenkt, daß die verantwortlichen Schäden schon seit Jahrzehnten bestehen können. „Wunder“ dauern eben doch etwas länger.

3.24.4. EIERSTOCKKREBS (OVARIALTUMOR)

Der Ovarial- oder Eierstockkrebs ist neben dem Brustkrebs einer der häufigsten Tumoren der Frau. Für den Ovarialtumor gibt es zwei interessante Gesichtspunkte: Der erste Gesichtspunkt ist der Meridianlehre entnommen. Der Nieren-Meridian zieht über die Eierstockregion der Frau hinweg. Somit gewinnt der Funktionskreis Blase, mit Blase (L3)/ Nieren (B10 und B11)/ Ohren (H3) eine Bedeutung für die Eierstocktumoren.
Die Chinesen betrachten die Nieren nicht nur als Ausscheidungsorgan, sondern auch als Sexualorgan. Daß diese Vorstellungen nicht ganz abwegig sind, läßt sich auch aus westlicher Sicht mit der Embryonalentwicklung des Menschen begründen. Niere und Sexualorgan stehen in enger Beziehung. Beide münden in der Embryonalphase gemeinsam im sogenannten Sinus urogenitalis. Von dort geht die Differenzierung von Blase und Sexualorganen aus. Das bedeutet, daß alle Wirbel des Funktionskreises Niere, also Blase (L3)/ Nieren (B10 und B)/ Ohren (H3) für die Nachbehandlung des Ovarialcarzinoms von großer Wichtigkeit sind.
Der zweite Gesichtspunkt ist der, daß der Eierstockwirbel der 12. Brustwirbel ist, der gleichzeitig auch als Dünndarmwirbel fungiert. Damit haben alle Wirbel des Funktionskreises Herz (B2)/ Dünndarm (B12)/ Zunge (H2) einen Einfluß auf den Eierstock. Die Verbindung des Herzens zur Sexualregion wird auch durch die Existenz des sogenannten Kreislauf-Sexus-Meridians hergestellt. In dieser Verbindung ist die Tatsache zu sehen, daß die Sexualität eine Sache des Herzens ist oder zumindest sein sollte.
Der Zungenwirbel (H2) ist auch der Augenwirbel. Die Augen sind die Körperöffnung zum Funktionskreis Gallenblase (B4)/ Leber (B5)/ Augen (H2). Der Leber-Meridian hat sicher den intensivsten Kontakt zur Eierstockregion, er führt in dieser Gegend eine regelrechte Schleife aus und ist damit sehr wichtig für die Behandlung der Eierstockcarzinome, aber auch anderer Erkrankungen des Ovars.
Folgende weitere Meridiane durchziehen mit ihrem äußeren Meridianverlauf die Eierstockregion: Der Magen (B6)- und der Milz-Pankreas-Meridian (B8 und B7). Beide bilden einen gemeinsamen Funktionskreis mit dem Körperöffnungswirbel Mund (H4).
Der 4. Halswirbel ist gleichzeitig der Körperöffnungswirbel zum Funktionskreis Lunge (B3)/ Dickdarm (L1)/ Nase (H4), welche für die Behandlung von Eierstocktumoren aber sicher von untergeordneter Bedeutung sind.
Bitte vergessen Sie auch hier nicht, alle Gelenke (Kreuzbeinbecken- und Kiefergelenk!) in den erwähnten Meridianverläufen auf Subluxationen zu untersuchen und diese zu therapieren. Über die einzelnen Gelenke informieren Sie sich bitte im Kapitel 2.1.6.

3.24.5. BLUTKREBS (LEUKÄMIE)

Es gibt viele unterschiedliche Arten von Blutkrebserkrankungen. Ich möchte hier im Einzelnen nicht darauf eingehen, sondern nur feststellen, daß praktisch jede Art von Blutzellen entarten und eine Form des Blutkrebses hervorrufen kann. Einige dieser Erkrankungen können mit der Schulmedizin geheilt werden. Dazu sind Chemotherapie, Bestrahlung und Knochenmarksaustausch notwendig. Solch eine Chance darf man keinem Menschen vorenthalten, schon gar nicht aus engstirnigen und fundamentalistischen Erwägungen heraus. Es ist mir bewußt, daß man nach Jahren auftretende Zweitcarcinome, als Folge einer dauerhaften Immunschädigung durch Chemotherapie und Bestrahlung, diskutieren kann. Ich betrachte diese Problematik aber im Augenblick der lebensbedrohlichen Erkrankung als absolut zweitrangig, besonders dann, wenn es sich um junge oder jüngere Patienten handelt. Ob bei alten oder sehr alten Patienten in gleicher Weise verfahren werden muß, kann man diskutieren, diese haben aber zumindest nicht die Möglichkeit, an einem Zweitcarzinom durch die Chemotherapie zu erkranken. Außerdem hoffe ich, daß man das Problem der Zweitcarcinome, die, wenn überhaupt, erst nach Jahren und Jahrzehnten auftreten, mit der SMT minimieren kann.
Für die Behandlung der Blutkrebse aus der Sicht der SMT sind zwei Aspekte von großer Wichtigkeit: Erstens ist das Organ Blut mit dem Funktionskreis Herz (B2)/ Dünndarm (B10 und B11)/ Zunge (H2) gekoppelt. Aus chinesischer Anschauung ist das Bindegewebe mit seinen Gefäßen und das darin zirkulierende Blut für die Verteilung der Nährstoffe verantwortlich. Diese Anschauung deckt sich durchaus mit unseren westlichen Vorstellungen. Aus diesen Gründen sind die Wirbel des Funktionskreises Herz/Dünndarm/Zunge, aber auch die Meridiane Dreifacher Erwärmer (Perikard-Meridian) und Kreislauf-Sexus für die Behandlung von Bluterkrankungen von größter Bedeutung. Der Funktionskreis Dreifacher Erwärmer/Kreislauf-Sexus besitzt keine eigenen Wirbel, sondern bedient sich der des Funktionskreises Herz/Dünndarm/Zunge.
Der Zungenwirbel (H2) ist gleichzeitig der Augenwirbel (H2). Die Augen sind die Körperöffnung zum Funktionskreis Gallenblase (B4)/ Leber (B5)/ Augen (H2). Dabei ist der Leber-Meridian von großer Bedeutung für Bluterkrankungen. In der chinesischen Medizin sind Blut und Leber eng miteinander verbunden. Aus chinesischer Sicht wird in der Leber überschüssiges Blut gespeichert und verbrauchtes Blut regeneriert. Diese Vorstellungen mögen uns fremd sein, aber auch in der westlichen Medizin kann man einen Zusammenhang zwischen Blut und Leber herstellen. Die Leber ist das Organ, welches in der Frühphase der Entwicklung (2. bis 7. Embryonalmonat) das eigentliche blutbildende Organ ist. Dabei wird die Leber von der Milz unterstützt. Erst später nimmt das Knochenmark seine blutbildende Funktion auf. Die alten verbrauchten Blutzellen werden in der Milz abgebaut. Der freiwerdende Blutfarbstoff (Hämoglobin) bildet die Grundlage des Gallenfabstoffes, der wiederum in der Leber gebildet wird. Somit kommt dem Le-

berwirbel (B5) aber auch den restlichen Funktionskreiswirbeln, eine zentrale Bedeutung für die Behandlung von Bluterkrankungen mit der SMT zu.
Aber auch die Wirbel des Funktionskreises Magen (B5)/ Milz-Pankreas (B8 und B7)/ Mund (H4) darf man bei der Leukämie nicht vergessen. Die Bedeutung des Milzwirbels für die Bluterkrankungen bis hin zu den Leukämien ist in der Tatsache darin zu sehen, daß die Milz in der Embryonalphase an der Blutbildung unterstützend beteiligt ist. Später wird überaltertes Blut hier abgebaut und die Stoffe, die nicht „recycelt“ werden, über Leber und Galle ausgeschieden. Weiterhin ist die Milz im Verbund mit der Thymusdrüse an der Reifung der immunologisch wichtigen weißen Blutkörperchen beteiligt.
Über den gemeinsamen Körperöffnungswirbel, den 4. Halswirbel, der nicht nur der Mund- sondern auch der Nasenwirbel ist, kommen zuletzt die Wirbel des Funktionskreises Lunge, mit Lunge (B3)/ Dickdarm (L1)/ Nase (H4) ins Spiel.
Da das Knochenmark ein Teil des Knochens ist und das Organsystem der Knochen mit dem Funktionskreis Blase gekoppelt ist, hat der Funktionskreis Blase (L3)/ Nieren (B10 und B11)/ Ohren (H3) einen sehr wichtigen Aspekt bei der Behandlung von Bluterkrankungen.
Auch das Übersehen von subluxierten Gelenken, besonders des Kreuzbeinbecken- und Kiefergelenks, macht sich störend auf den Heilungsverlauf bemerkbar, so daß diese immer mituntersucht und mitbehandelt werden müssen. Über die verschiedenen Gelenke in den maßgeblichen Meridianverläufen informieren Sie sich bitte in Kapitel 2.1.6.

Fall 1.
Krankengeschichte und Behandlungsverlauf:
Im März 1999 kam eine 8-jährige kleine Patientin, H. V., die um Weihnachten 1998 an Leukämie erkrankt war, in meine Behandlung. Begonnen hatte die Erkrankung wie eine Virusinfektion mit Abgeschlagenheit, Fieber usw. Am 21. Januar 1999 wurde dann die Diagnose einer akuten lymphoblastischen Leukämie gesichert. Es wurde sofort mit einer Chemotherapie begonnen. Nach den Behandlungscyklen fallen die weißen Blutkörperchen, die Thrombozyten, aber auch die roten Blutkörperchen, immer sehr stark ab, so daß man gezwungen ist, die Abstände zwischen den einzelnen Behandlungsturns auszudehnen, bis das Blut sich wieder erholt hat. V. hat alle Haare verloren und durch die Cortisonbehandlung ist sie dick und aufgeschwemmt.
Zur Vorgeschichte ist folgendes zu berichten: Das Kind ist durch eine komplikationslose Geburt auf die Welt gekommen und die Entwicklung war völlig normal. Mit vier Jahren hatte das Kind einen schweren Fahrradunfall. Sie hatte sich bei dem Unfall Schürfungen am ganzen Körper zugezogen, litt aber nach deren Abheilen an keinen weiteren Beschwerden. Im Spätsommer und Herbst 1998 war das Kind schon auffällig matt und müde.
Der erste Behandlungstermin bei mir war am 20.04. und der zweite am 27.04.1999. Den dritten Termin mußte die Mutter verschieben, weil V. einen stationären Untersuchungstermin im Krankenhaus hatte. Die behandelnden Ärzte waren sehr erstaunt und konnten es sich nicht erklären, daß bei den Blutuntersuchungen das Blutbild sich wunderbar, so gut wie noch nie, erholt hatte. Die weißen Blutkörperchen, aber auch die Thrombozyten (170 000) waren so gut, daß man mit der Chemotherapie weitermachen konnte. Die Mutter hatte, aus Angst, ausgelacht oder geschimpft zu werden, den Ärzten nicht von der manuellen Therapie erzählt.

Manueller Untersuchungsbefund:
Bei dem Kind fand sich eine Beinlängendifferenz von 2,5 cm durch ein links längeres Bein. Insgesamt ließ sich die linke Hüfte schrittweise um 6 und die rechte um 4,5 cm in die Hüftgelenke zurückschieben. Das Kreuzbein war links vollständig subluxiert und zusätzlich nach rechts in der Mitte und oben. Der rechte Befund überdeckte vor der Behandlung den linken Befund, so daß anfangs nur ein Befund links unten und rechts in der Mitte und oben zu tasten war. Die Wirbelsäule war nach links skoliotisch verschoben, wobei bei der ersten Behandlung besonders der Herz (B2)-, der Leber (B5)-, die Nieren (B10 und B11)- und der Kreislaufwirbel (B12) als Blockierung ins Auge stachen.
Bei den folgenden Behandlungen, nachdem sich die ursprünglichen Schäden besserten, fiel zusätzlich ganz besonders der Milzwirbel (B8) als schmerzhafte Blockierung auf.

Fallbesprechung:
Diesen Fall füge ich nun kurz vor der Fertigstellung des Buches noch ein, weil er genau das belegt, was ich im theoretischen Teil erklärt habe.
Der Auslöser der Erkrankung ist für mich der schwere Fahrradunfall des Kindes mit vier Jahren. Hierbei sind nicht nur Schürfungen und Prellungen aufgetreten, die normal und problemlos abgeheilt sind, sondern, was man nicht bedacht und bemerkt hat, sind bei dem Unfall schwere Wirbelsäulenschäden entstanden. Es kann auch der Fall sein, daß schon vor dem Unfall vorhandene kleinere Blockierungen von Wirbelsäule und Gelenken wesentlich schlimmer geworden sind.
Ob vor dem Unfall schon eine Beinlängendifferenz bestanden hat, ist heute nicht mehr festzustellen. Möglich ist dies durchaus, denn bei der Untersuchung von Säuglingen, Kleinkindern und Kindern findet man schon erschreckend häufig solche Schäden, auch ohne ein vorausgegangenes Unfallgeschehen. Im Grunde ist es auch für diesen Fall belanglos, ob die Wirbelsäulenschäden erst bei dem Unfall entstanden oder schon leichte Schäden wesentlich schlimmer geworden sind. Die bei dem Unfall entstandenen Schäden sind aber der eigentliche Auslöser der nach ca. vier Jahren auftretenden Leukämie.
Welche Schäden sind nun für die Erkrankung verantwortlich? Für die Art des Leidens ist die Form und die Konstellation der Blockierungen der Wirbelsäule ausschlaggebend. Für das Ausmaß der Erkrankung ist der Kreuzbeinschaden in Form einer Subluxation verantwortlich. Die anfangs am stärksten betroffenen Wirbel waren die Nieren (B10 und B11)-, daneben der Kreislauf (B12)- und der Herzwirbel (B2). Die Nieren haben einen großen Einfluß auf Knochen und Knochenmark. Die Nieren gehören zum Funktionskreis Blase (L3)/ Nieren (B10 und B11)/ Ohren (H3). Dieser Befund ist sicher ein ausschlaggebender Teil der Krankheitsursache bei dem Kind. Der Schaden an den Wirbeln des Funktionskreises Blase (L3)/ Nieren (B 10 und B11)/ Ohren (H3) hat Auswirkungen auf das Knochengewebe und das Knochenmark.
Die Blockierung der Wirbel des Funktionskreises Herz haben deshalb einen Einfluß auf das Krankheitsgeschehen, weil das Herz und seine Blutgefäße die Aufgabe haben, das Blut zu erzeugen und zu ernähren. Das Herz und sein Funktionskreis Herz (B2)/ Dünndarm (B12)/ Zunge (H2) haben also einen großen Einfluß auf das Bindegewebe mit Blut, Gefäßen und Nerven. Zum Herzen gehört noch ein Funktionskreis, der zwar keine eigenen Wirbel hat, sondern sich derer des Funktionskreises Herz/Dünndarm/Zunge bedient. Das ist der Funktionskreis Dreifacher Erwärmer/Kreislauf-Sexus. Weiterhin sagen die Chinesen die Leber und auch die Milz kontrollieren das Blut. Beide Wirbel waren bei dem Kind rechts stark blockiert. Wobei die schmerzhafte Blockade des Milzwirbels (B8) erst nach der Korrektur des Leberwirbels in der ersten Behandlung zu Tage trat. Die Leber gehört zum Funktionskreis Gallenblase (B4)/ Leber (B5)/ Augen (H2). Der 2. Halswirbel ist aber auch der Körperöffnungswirbel zum Funktionskreis Herz/Dünndarm/Zunge. Auch über den gemeinsamen Körperöffnungswirbel läßt sich also ein Bezug zwischen Funktionskreis Herz/Dünndarm/Zunge und Gallenblase/Leber/Augen herstellen.
Die Milz gehört zum Funktionskreis Magen (B6)/ Milz-Pankreas (B8 und B7)/ Mund (H4). Der

4. Halswirbel gilt auch als Nasenwirbel. Die Nase ist die Körperöffnung zum Funktionskreis Lunge (B3)/ Dickdarm (L1)/ Nase (H4). Letztendlich sind also alle Wirbel für die Behandlung von Bedeutung, wenn auch deren Wertigkeit unterschiedlich ist.

Es wäre interessant und spannend, weitere Tumoren zu besprechen und die Zusammenhänge ihrer Entstehung herauszuarbeiten. Über die Tumoren könnte man ein eigenes Buch schreiben und ich habe diese vier Beispiele stellvertretend für die anderen Erkrankungen aufgeführt. Mein Hauptanliegen dieses Kapitels ist, Ihnen den gedanklichen Zugang von Organerkrankung zur Wahl der zu behandelnden Wirbel zu eröffnen. Sie können nun einwenden, daß eigentlich grundsätzlich alle Wirbel eine Rolle bei der Behandlung einer Erkrankung spielen. Ich muß Ihnen einräumen, daß das richtig ist. Wir müssen daher auch immer die ganze Wirbelsäule und alle Gelenke untersuchen und behandeln. Der Einwand, daß man dann sich über solche Zusammenhänge keine Gedanken machen bräuchte, da doch immer alles behandelt würden müßte, ist logisch, aber falsch. Wenn man nicht einsieht, warum etwas zwingend notwendig ist, neigt jeder Mensch dazu, nachlässig zu werden, nach dem Motto „Was soll's". Die wichtigste Frage im Leben ist die Frage nach dem „Warum". Erst mit dem Verständnis der Zusammenhänge werden wir gute Therapeuten, weil sie uns zwingen, sorgfältig und konsequent zu arbeiten. Außerdem hat der Patient das Recht, zu erfahren und die Patienten wollen dies auch wissen, warum er erkrankt ist. Nur das Verständnis für die Ursache seiner Erkrankung versetzt den Patienten in die Lage, auch richtig am Heilungsverlauf mitzuarbeiten.

3.25. KREISLAUFBESCHWERDEN

Fragt man Patienten bei der Erhebung der Krankengeschichte (Anamnese), ob sie an Kreislaufstörungen leiden, wird diese Frage oft bejaht. Wenn man darauf hin nicht weiter fragt, was die Betreffenden unter Kreislaufbeschwerden verstehen, wird schnell klar, daß mit der Bezeichnung Kreislaufbeschwerden die unterschiedlichsten Beschwerden gemeint sind. Der Eine bezeichnet Schwindel als Kreislaufstörung. Dabei muß man herausfragen, welche Art von Schwindel er meint. Ist es ein Lagerungsschwindel (beim Niederlegen oder Aufstehen), ein Dreh- oder Schwankschwindel, oder eventuell nur das Gefühl einer Unsicherheit beim Gehen? Meist wird der Lagerungsschwindel und die Unsicherheit beim Gehen als Kreislaufstörung interpretiert. Andere Patienten beschreiben das Gefühl der Müdigkeit, des Antriebsmangels und des Jederzeit-Umfallenkönnens (Kollapsneigung) als Kreislaufstörung. Wieder andere Personen meinen mit Kreislaufstörungen Herzrhythmusstörungen, Atemnot bei Belastung (Dyspnoe) und Ähnliches. Auch Durchblutungsstörungen werden manchmal als Kreislaufstörungen bezeichnet. Sie sehen, daß eine detaillierte Befragung der Patienten bei der Behandlung von Kreislaufstörungen unumgänglich ist.

Dies besonders deshalb, weil auch die Schulmedizin Kreislaufstörungen kennt, die durchaus einen unterschiedlichen schulmedizinischen Hintergrund haben können. Dabei ist es in der Praxis so, daß der sogenannte „Kreislauf" sich aus zwei meßbaren Faktoren zusammensetzt. Diese einzelnen Faktoren sind von einander abhängig und beeinflussen sich gegenseitig, können aber trotzdem einzeln in ihrem Erscheinungsbild zum Tragen kommen.
Die zwei meßbaren Einzelfaktoren sind die Durchblutung und der Blutdruck. Die Komponente, die mit dem Empfinden der Betroffenen beschrieben werden kann, nennt man Kollapsneigung (Müdigkeit, Abgeschlagenheit und Gefühl, jederzeit bewußtlos niederzusinken). Der Schulmediziner kennt diese einzelnen Symptome, sie begegnen ihm täglich in der Praxis. Viele, gerade jüngere Patienten, klagen über solche sogenannten Kreislaufbeschwerden und meinen damit dieses Gefühl des Kollaptisch-Seins.
Wenn man den Blutdruck mißt, ist dieser bei Kreislaufpatienten oft sehr niedrig. Die Schlußfolgerung liegt auf der Hand, und die meisten Patienten glauben auch, daß der niedrige Blutdruck für die Beschwerden verantwortlich sein könnte. Nicht selten trifft man aber Patienten mit den gleichen Kreislaufbeschwerden an, die einen völlig normalen Blutdruck haben. Dann findet man häufig Menschen mit sehr niedrigem Blutdruck, die beschwerdefrei sind. Somit kann der niedrige Blutdruck also nicht der einzige Faktor sein, der dieses Gefühl des Kreislaufversagens macht. Für mich stellt sich die grundsätzliche Frage, ob der niedrige Blutdruck (wenn man davon ausgehen kann, daß Ernährung und Trinkmenge des Patienten stimmen), für das Gefühl der Kollapsneigung überhaupt verantwortlich ist. Vielleicht verknüpfen wir Mediziner zwei Dinge, deren Zusammenhang logisch scheint, aber deren Verknüpfung nicht richtig ist und zu einem falschen Ergebnis führt.
Die Schulmediziner wissen, daß ein niedriger Blutdruck sehr wohl Beschwerden machen kann, die ich eher im Bereich des Gehirnes und seiner Funktion angesiedelt sehe. Kein anderes menschliches Organ reagiert so empfindlich auf einen Sauerstoffmangel wie unser Gehirn. Die Überlebenszeit unserer Gehirnzellen, bei einer Unterbrechung der Durchblutung und dem damit einsetzenden Sauerstoffmangel, beträgt bekanntlich maximal 5 Minuten. Danach beginnt das Gehirn abzusterben. Bei einem zu späten Wiedereinsetzen der Durchblutung bleiben irreversible Schäden zurück. Die Folge ist, daß unser Gehirn uns sofort meldet, wenn die Sauerstoffversorgung schlechter wird. Wenn der Blutdruck absinkt, sinkt auch gleichzeitig der Druchströmungsdruck (Durchblutung) des Blutes im Gehirn ab und der Sauerstoffaustausch zwischen Blut und Zelle wird vermindert. Für das Gehirn ist das ein Warnzeichen und es meldet durch Schwindel und Benommenheit, daß es mit Sauerstoff unterversorgt ist. Diese Gefühle des Schwindels und der Benommenheit, in einem schweren Fall kommt eine Kollapsneigung hinzu, veranlaßt den Betreffenden, sich hinzulegen, so daß die Durchblutung des Gehirns aufrecht erhalten werden kann.

Es gibt aber noch andere Faktoren, welche die Durchblutung beeinflussen. Aus einer lokalen Durchblutungsstörung resultiert im zu versorgenden Gebiet ein Sauerstoffmangel. Die Durchblutungsstörung kann durch Herzerkrankungen, Gefäßverschlüsse oder Verengungen ausgelöst werden. An den Extremitäten machen sich solche Veränderungen als Schmerzen (an den Beinen mit der „Schaufensterkrankheit") bemerkbar.
Damit ist aber nicht gesagt, daß die täglichen Kreislaufbeschwerden, die wir in der Praxis bei unseren Patienten antreffen und die meist mit blutdrucksteigernden und durchblutungsfördernden Medikamenten kaum zu beheben sind, auf den gleichen Mechanismen beruhen.
Woher kommt nun bei den Patienten das Gefühl einer Kreislaufstörung in Form des drohenden Kreislaufversagens? Als ich mit der SMT anfing, war ich anfangs lange mehr als skeptisch, wenn mir z.B. gesagt wurde, der 12. Brustwirbel ist der Kreislaufwirbel, die Epilepsie wird oft vom 2. Brust-, dem Herzwirbel ausgelöst, oder alle MS-Patienten haben einen schweren Schaden am Leberwirbel usw., bis ich folgendes Schlüsselerlebnis bei einer Patientin hatte:
Eine junge Frau hatte gerade ihr zweites Kind entbunden, es muß wohl eine nicht leichte Geburt gewesen sein. Sie war schon 14 Tage aus dem Krankenhaus zurück und klagte über eben dieses Gefühl des drohenden Kreislaufversagens mit Müdigkeit und Abgeschlagenheit. Der Blutdruck war gut und die Blutwerte und das Herz seien in Ordnung, hatte ihr Hausarzt festgestellt. Bei der Behandlung fand sich eine Beinlängendifferenz in der Form, daß das linke Bein 3 cm länger war. Das Kreuzbein war ebenfalls links subluxiert. Beide Befunde wurden therapiert. Bei der Untersuchung der Wirbelsäule fand sich eine Linksskoliose der Lenden- und unteren Brustwirbelsäule. Als ich den 12. Brustwirbel im Rahmen der Skoliosebehandlung links massierte, sprang dieser plötzlich, mit einem richtigen Satz, in seine normale Position zurück. Nach der Behandlung stand die Patientin auf und sagte spontan, die Beschwerden seien weg.
Im Laufe der Jahre, in denen ich selbst die SMT intensivst betrieb, bestätigten sich all diese Hinweise in der täglichen Arbeit. Ich selbst fand etliche weitere Beziehungen, welche ich in diesem Buch beschrieben habe und die mir den Mut gaben, über weitere Zusammenhänge und Behandlungsmöglichkeiten von Erkrankungen, mit denen ich noch keine direkte Erfahrung habe, zu spekulieren.
Wie kann man sich erklären, daß der Dünndarmwirbel gleichzeitig der Kreislaufwirbel ist? Aus der Sicht der chinesischen Medizin ist das ganz einfach. Der Dünndarm gehört zum Funktionskreis Herz (B2)/ Dünndarm (B12)/ Zunge (H2). Es existiert aber noch ein zweites Meridianpaar, welches zum Herzen gehört, das ist der Dreifache Erwärmer (Perikard-Meridian) und Kreislauf-Sexus, die keine eigenen Wirbel haben, sondern über die Wirbel des Funktionskreisese Herz/Dünndarm/Zunge zugeschaltet sind. Daß eine gute Herzfunktion auch aus westlicher Sicht einer der wichtigsten Aspekte eines guten Kreislaufes ist, mag sicher keiner bestreiten. Aus chinesischer Anschauung ist das Herz und

sein Funktionskreis aber auch sehr wichtig für eine gute Gehirnfunktion.
Nicht allein die Flüssigkeitsmenge in den Gefäßen, sondern auch der Gefäßtonus (Spannungszustand der Gefäßwand), speziell in den Arterien (vom Herzen kommende und sauerstoffreiches Blut führende Adern), ist ein wesentlicher Faktor, der die Qualität des Blutdrucks bestimmt. Die Gefäße sind dem Funktionskreis Herz zugeordnet, der aus Herz (B2)-/ Dünndarm (B12)- und Zungenwirbel (H2) besteht.
Ein weiterer Faktor, der auf unsere Kreislaufbeschwerden Einfluß nimmt, ist die Durchblutung. In der chinesischen Medizin sind die Gefäße und Nerven dem Funktionskreis Herz zugeordnet. Das bedeutet, daß sich eine Blockierung eines der Wirbel des Funktionskreises Herz- (B2)/ Dünndarm (B12)- Zunge (H2) zu einer Veränderung des Funktionszustandes des Herzens und der Gefäße führt, wodurch sich die Durchblutung ändert.
Die Auswirkungen in den verschiedenen Organen sind einheitlich gleich. Die Beschwerden kommen durch eine Engstellung der kleinsten Gefäße (Arteriolen) zustande, in denen der Sauerstoffaustauch mit den Zellen stattfindet. Ist die Sauerstoffversorgung der Zellen gestört, macht das Beschwerden, welche je nach Organ unterschiedlich ausfallen. Für das Gehirn bedeutet das Benommenheit, Müdigkeit und Konzentrationsschwäche. Diese Symptome werden vom Patienten allgemein als Kreislaufbeschwerden bezeichnet.

Der wesentliche Aspekt, trotz vieler Übereinstimmungen in der westlichen und chinesischen Sicht von Kreislaufbeschwerden, bleibt die über das autonome Nervensystem vermittelte Störung des Gehirns, die auch ohne wesentliche organisch meßbare Parameter zum Tragen kommen kann. Die Ursache für die Störung im autonomen Nervensystem sind Blockierungen und Schäden an Wirbelsäule und Gelenken.

Der Zungenwirbel (H2) ist gleichzeitig auch der Augenwirbel. Die Augen sind die Körperöffnung zum Funktionskreis Gallenblase (B4)/ Leber (B5)/ Augen (H2). Der Zusammenhang zwischen Herzkreislaufsystem und dem Leber-Meridian aus dem Funktionskreis Gallenblase ist folgendermaßen: Der Inhalt des Darmes ist, streng genommen, außerhalb unseres Körpers gelegen. Der Darm hat über Magen und Mund sowie über den Darmausgang Kontakt mit der Außenwelt. Erst wenn die Stoffe aus dem Darm über die Darmwand aufgenommen werden, gelangen sie in unseren Körper. Das größte Flüssigkeits- oder Wasserreservoir außerhalb unseres Körpers ist im Dünndarm zu finden. Deshalb hat der Dünndarm auch etwas mit dem Kreislauf zu tun. Von hier wird sicher der Flüssigkeits- und Wasserhaushalt reguliert.
Das Blut des Dünndarms mit dem resorbierten Wasser muß, bevor es zum Herzen gelangt, durch die Leber hindurch. Die Leber selbst stellt viele Eiweiße her, unter anderem die Blutflüssigkeitseiweiße, die in die Blutbahn gelangen und das Wasser in den Adern zum Weitertransport an sich ziehen. Das Verhältnis von

Bluteiweiß zur gesamten Blutflüssigkeit ist ein wesentlicher Faktor eines stabilen Kreislaufes, da nur genügend Flüssigkeit in den Gefäßen einen ausreichenden Blutdruck und eine gute Herzfunktion gewährleisten. Das Zusammenspiel von Flüssigkeitsaufnahme durch den Darm und Eiweißsynthese in der Leber beweisen die wechselseitige Einflußnahme von Herz und Leber, die in der chinesischen Medizin in der Verknüpfung des Funktionskreises Gallenblase (B4)/ Leber (B5)/ Augen (H2)und Herz/Dünndarm/Zunge ihren Ausdruck findet.
Wichtig für die Behandlung von Kreislaufbeschwerden ist außerdem die Berücksichtigung des äußeren Meridianverlaufs des Gallenblasen-Meridians, der wie der Blasen-Meridian über die Kreuzbeingelenke zieht. Nicht zuletzt dadurch hat eine Kreuzbeinsubluxation einen wesentlichen Einfluß auf den Kreislauf. Viele Patienten klagen auch bei einer Kreuzbeinsubluxation über Kreislaufbeschwerden.
Wie wichtig allein das Becken mit seinem Schiefstand und die daraus resultierende Kreuzbeinsubluxation für die ganze Wirbelsäule ist, möchte ich Ihnen an folgendem Beispiel deutlich machen. In einem meiner letzten Seminare kam es zu folgendem kleinen Zwischenfall: Eine junge Seminarteilnehmerin kam eine ¼Stunde nach dem Beinlängenausgleich, sonst wurde nichts behandelt, plötzlich zu mir und klagte über ein Unwohlsein mit einer Kollapsneigung. Sie war im Gesicht gelblich blaß, sie sah richtig krank und mitgenommen aus. Als ich den Kreuzbeinschaden, den sie auch hatte, beseitigte, sagte sie sofort im Anschluß, daß die Beschwerden verschwunden waren. Was war passiert? Über das Kreuzbeinbeckengelenk laufen zwei Meridiane. Der eine ist der Gallenblasen-Meridian, der über den 2. Halswirbel zum Funktionskreis Herz/ Dünndarm/ Zunge gekoppelt ist. Durch das Geradestellen des Beckens beim Beinlängenausgleich änderte sich die Statik in den Kreuzbeinbeckengelenken, die zusätzlich subluxiert waren. Das hat den Funktionskreis Gallenblase/Leber/ Augen und damit auch den Funktionskreis Herz/Dünndarm/Zunge so stark gestört, daß es zu Kreislaufproblemen kam.
Der 2. Meridian, der über das Kreuzbeinbeckengelenk zieht, ist der Blasen-Meridian (L3). Die Blase gehört zum Funktionskreis Blase (L3)/ Nieren (B10 und B11)/ Ohren (H3). Aus schulmedizinischer Sicht ist der Zusammenhang zwischen Nieren und Blutdruck, durch das hormonelle Renin-Angiotensin-System gegeben. Daß dieser Zusammenhang wirklich besteht, belegt eine Krankengeschichte, welche ich im Kapitel Hypertonie (3.19.) beschrieben habe. Aus chinesischer Sicht sind die Nieren das Organ, welches die Lebensessenz Jing spendet, die über das Lenkergefäß zum Gehirn geleitet wird, um dieses mit Energie zu versorgen.
Ein andermal wurde es einer Seminarteilnehmerin, die zudem noch schwanger war, nach dem Beinlängenausgleich und der Beseitigung einer Kreuzbeinsubluxation ebenfalls schlecht. Sie hatte das Gefühl, der Kreislauf breche zusammen. Nach einer Massage des 12. Brustwirbels, der sehr stark links blockiert war und bei der Massage in die normale Position zurückglitt, waren die Beschwerden sofort weg. Der Grund, warum die junge Frau plötzlich mit solchen akuten Beschwerden reagierte, obwohl man an der Wirbelsäule noch nicht behandelt

hatte, sehe ich in der Zunahme einer Blockierung, nach dem Geradestellen des Beckens. Durch die Änderung der Wirbelsäulenstatik können plötzlich Blockierungen schlimmer werden aber auch abnehmen.
Die Nebennieren haben einen eigenen Wirbel (B9), aber keinen eigenen Meridian und somit rechne ich diese Organe und ihren Wirbel zum Funktionskreis Blase (L3)/ Nieren (B10 und B11)/ Ohren (H3) hinzu. Die Nebennieren haben neben dem Funktionskreis Herz/Dünndarm/Zunge sehr viel mit dem Blutdruck zu tun. So wird verständlich, daß auch der Blutdruck einen Einfluß auf unseren Kreislauf haben kann. Dieser Aspekt ist aber nur ein kleiner Teil des ganzen Kreislaufgeschehens.
Über die wichtige Stellung des Kreuzbeins und seiner Subluxation habe ich schon gesprochen. Aber man darf natürlich nicht die Gelenke, besonders das Kiefergelenk (Dünndarm-, Gallenblasen- und Magenmeridian, sowie der Dreifache Erwärmer ziehen über das Gelenk hinweg) bei der Untersuchung und Behandlung der Kreislaufstörungen vergessen, die in den betreffenden Meridianverläufen zu finden sind. Über verschiedene Gelenke in den unterschiedlichen Meridianen informieren Sie sich bitte im Kapitel 2.1.6.

Fall 1.
Im Juli 1997 kam ein 16-jähriges Mädchen, S. N., wegen Kreislaufstörungen in meine Behandlung. Diese sogenannten Kreislaufbeschwerden äußerten sich in einer Vielzahl verschiedenster Symptome, wie einem starken Schwächegefühl, Herzstechen, Atemstörungen, Übelkeit, Schwindel und Kopfdruck. Gleichzeitig hatte sie Schmerzen im Schulterarmbereich, Verdauungsprobleme in Form von sehr starken Blähungen, und seit einem Jahr hatte das Mädchen keine Periode mehr. Fräulein S. hatte zwei Mal eine Gehirnerschütterung durchgemacht.
Die Patientin hatte jedesmal, wenn sie mit ihren Eltern zu mir kam, eine lange Anreise von ca. vier bis fünf Stunden. Weniger wegen der langen Anfahrt, sondern wegen der lange Heimreise im Auto, war die Behandlung problematisch. Durch das lange Sitzen gab die Wirbelsäule sehr schnell wieder nach und die alten Schäden kamen erneut zum Vorschein. Bei der ersten Behandlung mußte sich das junge Fräulein drei Mal hinlegen, damit ihr Kreislauf sich erholen konnte. Nach der Behandlung ging es ihr sehr gut, aber leider hielt der Erfolg nicht lange an, schon auf der Heimreise traten wieder starke Beschwerden auf. Insgesamt ist die Patientin fünf Mal bei mir gewesen und das Herzstechen und die Übelkeit waren verschwunden. Bei der letzten Behandlung ist das Mädchen mit starken Bauchschmerzen zu mir gekommen und nach der Behandlung ohne Bauchschmerzen wieder gefahren. Ich habe versucht, den Eltern zu zeigen, wie sie die Wirbelsäule und Gelenke ihrer Tochter untersuchen und behandeln können. Mittlerweile war die anfangs sehr skeptische junge Dame motiviert, gesund zu werden und die notwendigen Behandlungen über sich ergehen zu lassen. Nicht nur das, sie begann auch, aktiv mitzuarbeiten. Da ich seit dem Juni 1998 nichts mehr von der Patientin gehört habe, glaube und hoffe ich, daß die häusliche Behandlung zum Erfolg geführt hat und es der Patientin besser geht.

Manueller Untersuchungsbefund:
Es bestand eine Beinlängendifferenz von 3 cm durch ein links längeres Bein. Beim manuellen Beinlängenausgleich bewegte sich die linke Hüfte insgesamt um 6 und die rechte um 3 cm in das Hüftgelenk zurück. Die Wirbelsäule war stark linksskoliotisch verbogen, wobei besonders der Blasen (L3)-, der Kreislauf (B12)- und fast alle Wirbel außer dem Lungenwirbel (B3) vom 6 Brustwirbel aufwärts betroffen waren. Die Halswirbelsäule war stark steilgestellt.

Fallbesprechung:
Das junge Mädchen war wirklich in einem schlechten Allgemeinzustand, als sie das erste Mal zu mir kam. Der Kreislauf war so empfindlich, daß man die junge Dame kaum behandeln konnte. Sie mußte sich während der Behandlung mehrmals hinlegen, damit ihr Kreislauf sich wieder erholen konnte.
Wenn Sie wegen der ausgebliebenen Periode an eine Anorexie (Magersucht) denken, so kann ich sagen, daß diese nicht vorlag. Die Kreislaufbeschwerden mit dem Schwäche- und Müdigkeitsgefühl haben ebenso wie die ausgebliebene Monatsblutung (Periode) etwas mit der Wirbelsäule zu tun. Die Ursache ist die Blockierung des Kreislaufwirbels (B12), da dieser Wirbel einen Einfluß auf die Eierstöcke der Frau und die Hoden des Mannes hat. So wurde die Hormonstörung ausgelöst, die für das Ausbleiben der Periode verantwortlich war. Der Kreislaufwirbel gehört zum Funktionskreis Herz (B2)/ Dünndarm (B12)/ Zunge (H2). Auch diese zusätzlichen Wirbel waren bei dem Fräulein mitbetroffen. Die Blockierung des Herzwirbels löste zusätzlich das Herzstechen aus, wobei auch andere Brustwirbel ein Stechen im Herzbereich hervorrufen können. Für die Verdauungsprobleme mit Blähneigung und Bauchschmerzen waren der Magen (B6)-, aber auch die Wirbel des Funktionskreises Galle (B4)/ Leber (B5)/ Augen (H2) verantwortlich, da deren Spinalnerven in den Oberbauch ziehen.

3.26. LEGASTHENIE UND ANDERE LERNSCHWÄCHEN

Der Anlaß, warum ich es wage, über dieses Thema zu schreiben, ist ein Artikel aus einer Zeitung („Medizin heute" 8/98, Seite 26), in dem unter der Überschrift „Sichtbare Leseschwäche" berichtet wird (die untersuchende Klinik oder das Institut sind nicht genannt, der Artikel ist lediglich mit dpa unterzeichnet), daß man mittels funktioneller Kernspinuntersuchungen, an gesunden und an kranken Kindern, sichtbar machen konnte, daß die Ursache der Legasthenie eine mangelnde oder nicht vorhandene Ausbildung zwischen verschiedenen Hirnabschnitten sein könnte. Dabei sollen Bereiche der hinteren Gehirnabschnitte nicht mit den vorderen Bereichen verbunden sein, so daß die Verknüpfung zwischen dem gesprochenen Wort und dem entsprechenden Wortbild nicht zustande kommt.
Warum kann das wirklich so sein? Natürlich kann man ganz einfach sagen, daß dieses Krankheitsbild, was gleichermaßen auch für andere Gehirnleistungen wie z. B. das Rechnen gilt, erblich bedingt sei. Ich kann und will mich dieser Erklärung nicht verschließen. Es mag eine erbliche Disposition (Neigung) geben, diese Störung zu entwickeln. Die Vorstellung, für das Eintreten einer Erkrankung oder Störung lediglich disponiert (veranlagt) zu sein, finde ich sehr sympathisch, da hierbei Raum für ein therapeutisches Eingreifen bleibt.
Da das Gehirn einen Wachstums- und Reifungsprozeß durchmacht, welcher mit der Geburt durchaus noch nicht abgeschlossen ist, kann man nach dem Grund fragen, warum es bei den Patienten mit Lernschwäche nicht zu den erforderlichen Verknüpfungen der verschiedenen Hirnareale kommt?
Leben ist Energie, Energie ist Information, Information ist elektrischer Strom. Damit Gehirnzellen miteinander kommunizieren können, sind sogenannte Synapsen (nervliche Verbindungsstellen zwischen den Zellen) notwendig. Das sind plattenförmige Auswüchse am Ende der Nervenfaser, mit denen sie ande-

re Nervenzellen berühren. Hier wird Energie, sprich Information übertragen. Eine Nervenzelle kann aber nur dann genügend Synapsen ausbilden, wenn sie dazu angeregt wird. Das kann wiederum nur dann geschehen, wenn ein ausreichender und guter Energie-, sprich Informationsfluß gewährleistet ist. Damit ist hier der Energiefluß im autonomen Nervensystem gemeint, das den allgemeinen Funktionszustand des Gehirns reguliert. Ohne eine ausreichende vegetative (autonome) Regulierung kann auch das Gehirn nicht vernünftig arbeiten, weil seine Durchblutung und die Nervenzellfunktion eingeschränkt ist. Diese allgemeine Funktionsenergie kommt aus dem vegetativen, autonomen Nervensystem. Für die Nervenzelle mag diese energetische Minderversorgung eine mangelnde Ausbildung von Synapsen bedeuten.
Das autonome Nervensystem läßt sich in seinen sympathischen (Informationssubstanz Adrenalin) und parasympathischen (Informationssubstanz Acetylcholin) Anteil gliedern. Beide Teile, besonders aber der sympathische Teil, unterliegen wie alle anderen Körperstrukturen auch, einer segmentalen Gliederung. Ein Rückenmarksabschnitt (Segment) hat über seine Spinalnerven einen Bezug zu verschiedenen Dermatomen, Myotomen und Sklerotomen und zu verschiedenen Organen. Jedem Rückenmarksabschnitt (Segment) läßt sich ein Wirbel zuordnen. Jedes Segment, mit Wirbel und Organ, ist mit einem Meridian gekoppelt, dessen komplizierte Struktur ein Teil des ebenfalls segmental gegliederten autonomen Nervensystems ist.
Der für das Gehirn und dessen Funktion wichtigste Meridian, neben dem Lenkergefäß, ist der Herz-Meridian (B2). Das Herz gehört zum Funktionskreis Herz (B2)/ Dünndarm (B12)/ Zunge (H2). Das Herz ist das Organ der Freude. Wird eine Arbeit nicht mit Freude, sondern unter starkem Streß verrichtet, kann sich das, wie jeder weiß, sehr nachteilig auf die Konzentrationsfähigkeit auswirken. Der Funktionskreis Herz und seine Wirbel haben einen eminent großen Einfluß auf unser Gehirn und dessen Funktion. Konzentrationsstörungen sind die Folge, die sich wiederum nachteilig auf die Wahrnehmungsfähigkeit auswirken. Blockierungen der Wirbel des Funktionskreises Herz/Dünndarm/Zunge können sich also nachteilig auf die Ausbildung der entsprechenden Hirnverbindungen auswirken, da zu deren Ausbildung der entsprechende Reiz fehlt. Teilleistungsschwächen oder sogenannte minimale Hirnschäden, wie sie bei vielen Kindern gerne diagnostiziert werden, die sich etwas außerhalb der Norm entwickeln, sind die Folge.
Ein weiterer sehr wichtiger Meridian ist das Lenkergefäß, einer der acht außerordentlichen Meridiane. Seine Aufgabe ist es, die Energie Jing-Qi aus den Nieren zum Kopf und in das Gehirn zu bringen. Ich bitte, diese Interpretation aus der chinesischen Medizin zu entschuldigen, aber sie umschreibt das, was möglicherweise im autonomen Nervensystem wirklich abläuft mit anderen Worten. Da die westliche Schulmedizin sich aus dieser Sicht mit dem autonomen Nervensystem noch nicht beschäftigt hat, kann kein Mensch behaupten, die chinesischen Vorstellungen und Interpretationen seien falsch. Der sprachliche Ausdruck mag für

uns fremd sein, das bedeutet aber nicht, daß sie inhaltlich nicht richtig sein können. Ich bin sicher, daß eine Grundlagenforschung in dieser Richtung die Zusammenhänge ans Licht bringen würden, da zu vieles schon durch die tägliche Arbeit mit der SMT bestätigt wurde. Die chinesische Medizin berücksichtigt den Zusammenhang und die Interaktion verschiedener Organe, die über bestimmte Schienen (autonome Nervensystem = Gefäßnervenstrang) miteinander in enger funktioneller Beziehung stehen.

Das Lenkergefäß berührt in seinem Verlauf alle Wirbel, einschließlich des Kreuzbeins. Das Lenkergefäß verteilt die in den Nieren gespeicherte Energie Jing-Qi. Natürlich leitet das Lenkergefäß auch umgekehrt überschüssige Energie zu den Nieren ab, die wiederum schädliche Energien ausscheiden. Die enge Verbindung zum Gehirn wird durch die Tatsache ersichtlich, daß ein innerer Ast dieses Meridians über den Stammhirn und Thalamusbereich bis in das Großhirn zieht.

Die logische Konsequenz daraus ist für mich die, daß Kreuzbeinsubluxationen, Blockierungen und Skoliosen der Wirbelsäule über eine Störung des Energieflusses im Lenkergefäß, sprich im autonomen Nervensystem, aber auch in anderen Meridianen, zu Funktionsstörungen im Gehirn führen. Für das wachsende Gehirn könnte das bedeuten, weniger Synapsen werden ausgebildet, Teilleistungsschwächen des Gehirns in verschiedenster Form könnten die Folge sein, die sich durchaus in einer mangelhaften Ausbildung von organischen Strukturen manifestieren kann.

Um die Fähigkeit des Schreibens richtig auszuführen, sind viele Gehirnanteile vonnöten, die untereinander kommunizieren müssen. Zum Einen muß das zu schreibende Wort gehört oder gesehen und verstanden werden, indem zu diesem Wort ein Sinnbild abgerufen wird. Dieses Sinnbild muß nun durch eine geordnete Handbewegung zu Papier gebracht werden, während die Augen den Vorgang des Schreibens kontrollieren müssen, um festzustellen, ob das Geschriebene mit dem Sinnbild übereinstimmt.

Nun können an vielen Stellen Störungen dieses hochkomplizierten Ablaufs auftreten. Erstens wird beim Lesen das Geschriebene zwar gesehen, aber oft nicht richtig wahrgenommen, so daß die entsprechenden Sinnbilder im Gehirn nicht richtig abgespeichert werden. Wird das falsche Sinnbild beim Schreiben abgerufen, ist die Rechtschreibung fehlerhaft.

Andererseits ist es wahrscheinlich auch so, daß die Augen das selbst Geschriebene zwar sehen, es aber nicht richtig wahrnehmen. Dadurch hat das Gehirn keine Kontrolle über die Richtigkeit des Geschriebenen, auch wenn das gespeicherte Sinnbild richtig ist. Dadurch kann es passieren, daß die Betreffenden beim Lesen einen ganz anderen Text sprechen als er geschrieben ist. Durch die Wahrnehmungsstörung beim Lesen gebraucht das Gehirn einfach die Sinnbilder, welche vielleicht gut gespeichert und die dem geschriebenen Wort ähnlich sind. Die Rechtschreibung bleibt bei solchen Personen immer ein Problem, besonders dann, wenn wenig trainiert wird und die Interessen des Betreffenden eher anderen Dingen zugewandt sind.

Ich kenne solch einen Buben. Die Eltern zogen einen Kinderpsychologen hinzu, der bei dem Bub, der kein Wort fehlerfrei schreiben konnte, einen Intelligenzquotienten (IQ) von 127 % (im Club der Hochintelligenten kann man ab einem IQ von 130 % Mitglied werden) feststellte. Eine Lerntherapeutin wurde aufgesucht, die mit dem Kind Koordinationsübungen machte, in der Form, daß versucht wurde, die beiden Gehirnhälften zu koordinieren. Ein offensichtlich durchschlagender Erfolg konnte aber nicht erzielt werden. Ganz umsonst war diese Maßnahme aber nicht. Mittlerweile geht der Betreffende auf die Realschule. Kürzlich sagte mir der jetzt 17-jährige Junge in einem Gespräch, daß er erst seit dem Zeitpunkt, als er die Koordinationsübungen gemacht habe, genau wisse, was und wo links und rechts ist.Da beim Lesen und Schreiben die Augen stark beteiligt sind, muß man bei der Behandlung mit der SMT in erster Linie die Augenwirbel beachten. Erstens kann der Atlas blockiert sein. Dieser Schaden hat müde Augen zur Folge und macht eine Konzentrationsschwäche. Die Wahrnehmung für das Erkennen des Geschriebenen ist gestört. Der Betreffende sieht seine Schreibfehler nicht. Der zweite Halswirbel ist der Augenwirbel, der das Sehorgan selbst beeinflußt, das mag zur Folge haben, daß die Augenbewegungen wenig koordiniert sind und die langsamen gezielten Augenbewegungen, die beim Lesen und Schreiben notwendig sind, nicht ausgeführt werden können.
Die Augen sind die Körperöffnung des Funktionskreises Gallenblase (B4)/ Leber (B5)/ Augen. Diese Wirbel nehmen auch einen großen Einfluß auf unser Sehvermögen. Den größten Meridianverlauf am Kopf hat zweifelsohne der Gallenblasen-Meridian (B4). Er läuft seitlich über den Kopf und verbindet fast alle Gehirnanteile miteinander und schließt durch einen inneren Meridianast auch die Augen mit ein.
Will man schreiben, muß aus dem gehörten oder gedachten Wort ein Sinnbild entstehen, das dann, in schon beschriebener Weise, in das geschriebene Wort umgesetzt werden muß. Bei diesem Vorgang müssen Augen und Ohren, unter Zwischenschaltung des Gehirns, miteinander arbeiten. Der Gallenblasen-Meridian hat einen engen Bezug zum Innenohr durch einen wichtigen inneren Meridianverlauf am Kopf. Also können Blockierungen des Funktionskreises Gallenblase in dreifacher Weise, im Hören, Sehen und Wahrnehmen, eine Schreibschwäche hervorrufen oder verschlimmern.
Für den Leser mag es schwer vorstellbar sein, daß Gallenblase und Leber etwas mit der Gehirnfunktion zu tun haben können, aber in der Schulmedizin ist bekannt, daß bei schweren Lebererkrankungen das Gehirn geschädigt wird bis hin zum Koma. Die schulmedizinische Erklärung dafür ist, daß die Leber ihre Entgiftungsfunktion nicht mehr ausreichend wahrnehmen kann und so die Giftstoffe das Gehirn erreichen und es schädigen. Die Erklärung dieser Phänomene durch Akupunktur und SMT bezieht sich aber auf die Funktion des autonomen Nervensystems und so sind beide Erklärungen, von ihrem Standpunkt

aus gesehen, logisch und richtig. In der Praxis muß man natürlich beide Aspekte berücksichtigen. Der Stellenwert der beiden Aspekte in der Therapiewahl wird lediglich vom Stadium der Lebererkrankung bestimmt.
Die Verbindung des Funktionskreises Gallenblase/Leber/Augen zum für die Gehirnfunktion sehr wichtigen Funktionskreis Herz (B2)/ Dünndarm (B12)/ Zunge (H2) wird, durch den inneren Verlauf des Leber-Meridians, der von der Stirn in das Gehirn zieht, über den 2. Halswirbel hergestellt, der für die beiden Funktionskreise Gallenblase/Leber/Augen und Herz/Dünndarm/Augen der Körperöffnungswirbel ist. Der 2. Halswirbel ist der Zungen- und Augenwirbel. Die Zunge gehört zum Funktionskreis Herz/Dünndarm/Zunge und die Augen gehören zum Funktionskreis Gallenblase/Leber/Augen.
Der Blasenwirbel gehört zum Funktionskreis Blase (L3)/ Nieren (B10 und B11)/ Ohren (H3). So können nicht nur Blockierungen des Blasen- und des Nierenwirbels, aber auch des Ohrenwirbels (H3) zu einer Schreibschwäche führen. Da die Nieren das Organ der Angst sind, können Versagensängste den koordinierten Vorgang des richtigen Schreibens stören.
Der Blasen-Meridian (L3) zieht von den Augen über die Stirn und den Schädel zum Hinterkopf, um dann über den Rücken hinabzusteigen. Er verbindet also die Augen mit dem Großhirn, ebenso wie der Magen-Meridian. Er bezieht in seinem weiteren Verlauf besonders das Kleinhirn mit ein, welches die Steuerung der feinen Bewegungsabläufe steuert. Das ist beim Schreiben die Hand. Wenn dieser Meridian gestört ist, kann das Sinnbild des Geschriebenen nicht zu einem koordinierten Bewegungsablauf der schreibenden Hand führen (schlechte Schrift).
Wenn man bei Gallenblasen- und Blasen-Meridian nicht nur den Verlauf am Kopf beachtet, sondern den Körperverlauf berücksichtigt, so sieht man, daß beide Meridiane ihren Weg über das Kreuzbein nehmen. Der Blasen-Meridian zieht genau über das rechte und linke Kreuzbeinbeckengelenk. Beide Meridiane werden damit durch eine Kreuzbeinsubluxation massiv gestört. Durch die Störung des Blasen-Meridians wird die ganze Wirbelsäule zusätzlich instabil, weil der Meridian alle Wirbelgelenke berührt.
Da diese Kreuzbeinsubluxationen schon sehr, sehr häufig im Säuglings- und Kleinkindesalter gefunden werden, somit das ganze Gefüge der Wirbelsäule extrem gestört ist und diese Störung um so stärker wird, je weiter man an der Wirbelsäule nach oben zum Atlas hin kommt, ist es nicht auszuschließen, daß eine Kreuzbeinsubluxation ein Hauptfaktor für das Auftreten einer Legasthenie sein könnte. Dabei wirken sich Störungen im Lenkergefäß und den anderen Meridianen synergistisch aus. Das bedeutet, je mehr Schäden und Störungen zusammenkommen, um so schwerer wird der dadurch einsetzende Schaden.
Der Magen-Meridian (B6) stellt auch eine Verbindung vom Auge zum Gehirn her. Er steigt vom Auge zum Mund hinab und zieht über den Kiefer und das Kiefergelenk (hier entsteht ein Kontakt mit dem Dreifachen Erwärmer, dem Dünndarm- und dem Gallenblasen-Meridian) auf den Kopf zum Haaransatzbereich, dort wo

sich unter dem Schädelknochen das Großhirn befindet. Dieser Meridian mag die Tatsache deutlich machen, daß die Schreib- und Lesefähigkeit, also das Einprägen von Sinnbildern, zunimmt, wenn man laut liest und das Gelesene beim Schreiben laut vor sich hersagt. Eine Blockierung des Magenwirbels (B6), aber ebenso die der restlichen Funktionskreiswirbel, Milz-Pankreas- (B8 und B7) und des Mundwirbels (H4) und damit die Störung in den Meridianen, kann ebenso wie Blockierungen der zum Herzen gekoppelten Wirbel eine Schreibschwäche verschlimmern.
Der Mundwirbel (H4) ist aber auch gleichzeitig der Nasenwirbel, welche die Körperöffnung zum Funktionskreis Lunge (B3)/ Dickdarm (L1)/ Nase ist. Auch diese Wirbel haben einen Einfluß auf das Gehirn.
Ich weiß natürlich auch, daß es unterschiedlich begabte Menschen für die verschiedensten Fähigkeiten gibt. Ich weiß auch, daß solche Fähigkeiten den Weg über die Vererbung finden. Ich wehre mich nur dagegen, und deshalb habe ich mich mit diesem Abschnitt so weit aus dem Fenster gelehnt, daß Menschen mit einer sogenannten Teilleistungsschwäche als minderwertig angesehen werden, da man annimmt, bei ihnen bestehe ein, wenn auch nur kleines intellektuelles Defizit. Gerade Kinder mit einer Teilleistungsstörung, wie man besser formulieren könnte, sind oft hochbegabt und leiden sehr unter dieser vermeintlichen Schwäche und Abqualifizierung.
Der Unterschied zwischen einer Teilleistungsstörung und der sicher auch vorkommenden Dummheit ist der, daß man solche Teilleistungsstörungen therapieren kann Man sagt, gegen Dummheit sei kein Kraut gewachsen. Wieweit ist Dummheit therapierbar? Eine sehr interessante Frage. Warum sollte man nicht versuchen, über eine Wirbelsäulenbehandlung, schon so früh wie möglich, nämlich im Säuglingsalter, solche Störungen zu behandeln und dafür zu sorgen, daß die für die entsprechende Hirnleistung notwendige Gehirnvernetzung besser ausgebildet werden kann? Aber auch bei einem späteren Therapiebeginn ist eine Hilfe noch möglich.
Zu guter Letzt muß man noch alle Gelenke in den relevanten Meridianverläufen auf Subluxationen untersuchen und behandeln, da auch solche Schäden über den Meridian bis in das Gehirn stören können. Die einzelnen Gelenke finden Sie in Kapitel 2.1.6.

Fall 1.
Krankengeschichte und Behandlungsverlauf:
Im Sept. 1998 kam ein 24-jähriger Mann, Herr G. U., in meine Behandlung. Sein Hauptproblem war eine starke Konzentrationsschwäche, die ihn in seinem Studium stark beeinträchtigte. Die Dauer der Konzentrationsfähigkeit war eingeschränkt, er konnte dann nicht mehr richtig zuhören und sich das Gehörte nicht merken. Weiterhin bestanden Nackenprobleme und gelegentlich Beklemmungen beim Atmen. Der Blutdruck sei immer niedrig gewesen und er fror trotz intensiver sportlicher Betätigung sehr leicht. Schon als Kind war bei ihm ein Hohlkreuz mit einer schiefen Wirbelsäule und einem Beckenschiefstand aufgefallen.
Nach der ersten Behandlung erlitt der Patient einen Sportunfall, wobei er mit dem Hinterkopf gegen eine Wand schlug. Er war nicht bewußtlos, ihm war aber übel und er hatte Kopfschmerzen. Die Symptome der Gehirnerschütterung besserten sich nach acht Tagen, die

Kopfschmerzen hörten aber nicht auf. Eine Kernspinuntersuchung erbrachte keinen Befund. Insgesamt war der junge Mann vier Mal in meiner Behandlung und beim letzten Termin erzählte er mir, daß seine Beschwerden, die Konzentrationsstörungen und die Kopfschmerzen, besser würden. Da er wieder zum Studium weiter weg mußte, berichtete mir später der Vater, daß es seinem Sohn recht ordentlich gehe.

Manueller Untersuchungsbefund:
Es bestand ein Beckenschiefstand durch ein links 2 cm längeres Bein. Die Hüften ließen sich beim manuellen Beinlängenausgleich nicht weiter in die Hüftgelenke zurückbewegen. Das Kreuzbeinbeckengelenk war rechts stärker subluxiert als links. Die Lendenwirbelsäule war relativ gerade, aber ab dem 12. Brustwirbel wich sie nach links ab, wobei der Grad der Abweichung nach oben hin zunahm. Besonders stark waren der Herz (B2)-, der Lungen (B3)- und der Gallenwirbel (B4) betroffen. Die Halswirbelsäule war linksskoliotisch verschoben.

Fallbesprechung:
Obwohl in diesem Fall keine spezielle Teilleistungsstörung vorliegt, habe ich ihn doch an diese Stelle gesetzt, weil er den Einfluß der Wirbelsäule auf die Funktion des Gehirns dokumentiert. Die Krankengeschichte des Herrn G. ist sicher so alt wie der Patient selbst. Das beweisen die Befunde aus der Kindheit. Damals war schon ein Beckenschiefstand mit einem Hohlkreuz bekannt, beide Befunde gehören zu einer Kreuzbeinsubluxation. In der Kindheit hatte der Patient Schwierigkeiten beim Lernen.
Die Hauptbefunde für die Konzentrationsstörungen sind zum Einen die Kreuzbeinsubluxation und zum Zweiten die Blockierungen der Wirbel des Funktionskreises Herz (B2)/ Dünndarm (B12)/ Zunge (H2). Diese Wirbel, und hierbei besonders der des Herzens, haben einen eminenten Einfluß auf unsere Gehirnfunktion. Gerade diese Wirbel Dünndarm/Kreislauf (B12) und Herz (B2) waren bei Herrn G. stark betroffen. Beim 12. Brustwirbel begann die Abweichung der Wirbelsäule nach links und der Herz- und seine Nachbarwirbel waren bei der Linksskoliose am stärksten betroffen. Die Atemstörung des Patienten korreliert mit der Blockierung des Lungenwirbels (B3).
Daß der Zungenwirbel gleichzeitig auch der Körperöffnungswirbel zum Funktionskreis Gallenblase (B4)/ Leber (B5)/ Augen (H2) ist und der Gallenwirbel auch stark blockiert war, könnte man erwarten, daß Herr G. eher mit dem Sehen und der Wahrnehmung Probleme gehabt hätte. Das war aber nicht der Fall. Sein Problem war eher die Störung der Hörwahrnehmung. Dafür könnte man zwei Erklärungsweisen anbieten: Erstens waren auch im Rahmen der Linksskoliose die Nierenwirbel geschädigt. Die Nieren gehören zum Funktionskreis Blase (L3)/ Nieren (B10 und B11)/ Ohren (H3). Aus diesen Zusammenhängen kann man die Störung der Hörwahrnehmung ableiten. Zum Zweiten hat der Gallenblasen-Meridian einen engen Kontakt zum Ohr und kann somit auch Einfluß auf die Funktion des Hörens nehmen. Vielleicht spielen auch beide Komponenten synergistisch zusammen.
Da sich der Patient nach den Behandlungen besser konzentrieren konnte, ist das für mich der Beweis, daß man diese Störung über die Wirbelsäule behandeln und heilen kann. Ich wage nun einfach, diesen Fall auch auf die kindliche Entwicklungsverzögerung, die Lernschwächen und die Teilleistungsstörungen zu übertragen. Die Beweise muß ich Ihnen noch schuldig bleiben, aber ein Behandlungsversuch schadet nicht, im Gegenteil, ich glaube, daß die kleinen Patienten in vielerlei Art davon profitieren würden.

Fall 2.
Krankengeschichte und Behandlungsverlauf:
Im Okt. 1998 kam ein Vater mit seinem 8-jährigen Sohn wegen eines Entwicklungsrückstandes in meine Behandlung. In der Schwangerschaft der Mutter mußte eine Cerclage

(Muttermundnaht) gelegt werden. Der Grund für die Halteschwäche war ein starker Husten der Mutter. Außerdem habe sie wehenhemmende Mittel, wahrscheinlich Beta-II-Mimetika, wegen starken Ziehens im Bauch, einnehmen müssen. Die Geburt sei normal gewesen. Bei der Geburt sei ein Schlüsselbeinbruch beim Kind aufgetreten.
Der Bub habe erst mit 17 Monaten das Laufen erlernt. Die Sprachentwicklung war auch nicht regelrecht, die ersten Worte wurden zwar zum normalen Zeitpunkt hervorgebracht, aber richtig zu sprechen begann das Kind erst mit vier bis fünf Jahren. Logopädisch wurde der Junge schon früh begleitet. Er gebraucht heute noch einfache Sätze. Auch Krankengymnastik bekam das Kind wegen einer Muskelhypertonie (vermehrte Muskelspannung). Als kleines Kind sei der Bub sehr viel krank gewesen. Er machte in den ersten Jahren auf seine Umwelt einen ausgesprochen tolpatschigen Eindruck. Beim ersten Kontakt hatte ich den Eindruck der „leeren Augen“ bei dem Jungen. Jetzt besucht der Bub das erste Jahr eine Förderdiagnoseklasse.
Das Kind war jetzt vier Mal in meiner Behandlung. Ich frage immer nach Fortschritten, so auch in diesem Fall. Die Eltern zuckten immer gottergeben mit den Schultern. Dennoch erzählte der Vater bei der letzten Behandlung, daß ein Fortschritt eingetreten sei, denn sein Sohn brauche keine Windeln mehr, da der achtjährige Bub trocken geworden sei. Die Mutter hatte mir vom Bettnässen nichts erzählt.

Manueller Untersuchungsbefund:
Bei dem Jungen bestand eine Beinlängendifferenz von 2 cm durch ein links längeres Bein. Beim manuellen Beinlängenausgleich bewegte sich die linke Hüfte schrittweise um 4 und die rechte um 2 cm in das Hüftgelenk zurück. Das Kreuzbeinbeckengelenk war rechts subluxiert. Die ganze Wirbelsäule wies eine Linksskoliose auf, wobei besonders der Blasen- (L3)-, die Nieren (B10 und B11)- aber auch der Kreislaufwirbel sehr stark betroffen waren. Die Halswirbelsäule war unauffällig. Im Laufe der weiteren Behandlung kristallisierten sich immer mehr der Kreislauf (B12)- und der Herzwirbel (B2) als am stärksten blockierte Wirbel heraus.

Fallbesprechung:
Es ist recht verwegen zu behaupten, daß der Entwicklungsrückstand etwas mit den Wirbelsäulenschäden des Jungen zu tun hat. Dennoch gibt es einige Hinweise, daß dem tatsächlich so ist. Da ist z. B. die Muskelhypertonie im Säuglingsalter zu nennen, die man mit Krankengymnastik zu behandeln versuchte. Dazu muß man natürlich erst einmal akzeptieren, daß diese Erscheinung etwas mit der Wirbelsäule und nichts mit einem frühkindlichen Gehirnschaden oder Ähnlichem zu tun hat. Man versuchte ja auch, durch die Übungen, also einem Training des Gehirns, diese Phänome zu beheben. Diese Tatsache beweist doch, daß auch aus schulmedizinischem Verständnis Wirbelsäule und Gelenke in den Prozeß mit eingebunden sind.
Vielleicht war die Geburt doch nicht so problemlos und einfach, wie die Mutter sie geschildert hat, woher käme die Schlüsselbeinfraktur des Kindes, wenn der Geburtshelfer nicht erheblich gezogen und vielleicht gedreht hätte? Die anfängliche Entwicklung war unauffällig, die ersten Worte wurden normal und zum richtigen Zeitpunkt gemacht. Dann kam es zu einer Stagnation, die sich darin äußerte, daß die weitere Sprachentwicklung mehr als schlecht war, das Laufen wurde viel zu spät erlernt und es entwickelte sich Bettnässen. Wurden bei der Geburt Schäden gesetzt, die zu dieser Entwicklung führten?
Aus der Sicht der SMT ist bedeutsam, daß bei dem 8-jährigen Kind schon eine beidseitige Hüftsubluxation mit einem Beckenschiefstand und einer Kreuzbeinsubluxation bestand. Sicher der schwerste Befund, der für die Stärke des Krankheitsbildes verantwortlich ist. Die verschiedenen Wirbelblockierungen machen nur noch die Art der Beschwerden aus. Die Blockierung des Blasen (L3)- und der Nierenwirbel (B10 und B11) sind nicht nur für das Bettnässen verantwortlich gewesen, sondern haben auch mit der langsamen geistigen Entwicklung etwas zu tun. Die Nieren spenden die Lebensessenz Jing, die über das Lenkergefäß in das Hirn geleitet

wird. Sind die Nieren in ihrer Lebenskraft spendenden Funktion blockiert, und das geschieht eben durch die Blockierung der entsprechenden Funktionskreiswirbel, Blase/Nieren/Ohren, wird das Gehirn nicht ausreichend mit Energie versorgt.
In diesem Falle kommt hinzu, daß auch die Wirbel des Funktionskreises Herz (B2)/ Dünndarm (B12)/ Zunge (H2) blockiert waren. Dieser Funktionskreis hat einen maßgeblichen Einfluß auf die Funktionstüchtigkeit des Gehirns.
Diese drei Aspekte, Beinlängendifferenz und Kreuzbeinsubluxation, Störung des Funktionskreises Blase/Niere/Ohren und des Funktionskreises Herz/Dünndarm/Zunge, potenzieren sich gegenseitig so stark, daß eine normale geistige Entwicklung bei dem Buben nicht möglich war. Ich hoffe, daß der Junge mit der SMT im Laufe der Zeit Fortschritte macht und manches vielleicht aufholen kann. Ich persönlich habe den Eindruck, daß der Bub, wenn ich ihm in die Augen schaue, lebhaftere Augen bekommen hat. Ich weiß, daß das nur ein sehr subjektiver Eindruck ist, der mich aber hoffen läßt, dem Buben helfen zu können.

Fall 3.
Einen ähnlichen Fall, eines 11-jähriges Mädchen, behandle ich zur Zeit ebenfalls. Da es ein Zwillingskind ist, fiel den Eltern der Entwicklungsrückstand zu ihrer Schwester sehr auf. Das Kind hatte eine starke Konzentrations- und Merkstörung. Was man ihr sagte, hatte sie meist nach wenigen Augenblicken wieder vergessen. Bei der ersten Behandlung saß vor mir ein bemitleidenswertes Geschöpf. Das Mädchen war hochgeschossen, sehr zurückhaltend, sehr ängstlich und blickte einen mit leeren Augen an. Die Ängstlichkeit kam sicher auch daher, daß die Eltern dem Kind jegliches Selbstvertrauen nahmen, indem sie es wissen und fühlen ließen, daß es nicht so wie die anderen Kinder war. Zu allen Störungen, die das Kind hatte, kam noch ein völlig zerstörtes Selbstvertrauen.
Folgender Untersuchungsbefund war zu erheben: Es bestand ein Beckenschiefstand durch ein links um 2 cm längeres Bein. Insgesamt ließ sich die linke Hüfte um 4 und die rechte um 2 cm in das Hüftgelenk zurückbewegen. Das Kreuzbein war auf der linken Seite stärker subluxiert als rechts. Die Wirbelsäule wies eine starke Linksskoliose auf. Besonders stark blockiert waren der Blasen (L3)-, der Kreislauf (B12)-, die Nieren (B10 und B11)- und der Herzwirbel (H2).
Das junge Fräulein war in Begleitung ihrer Mutter jetzt vier Mal bei mir. Jedesmal frage ich nach Fortschritten und die Mutter zuckt die Schultern. Auf mein Nachfragen gab die Mutter aber zu, daß ihre Tochter kürzlich in Mathematik einen Dreier geschrieben hatte. Wenn das kein Fortschritt ist! Wenn ich dem Kind jetzt in die Augen schaue, sehe ich Leben. Leider hält der Fortschritt des Kindes mit den Erwartungen der Mutter nicht Schritt, die durch die jahrelangen Probleme verständlicherweise sehr genervt ist.
Ich bin überzeugt, wenn es dem Mädchen gelingt, eine gerade Wirbelsäule zu bekommen, ihre Entwicklung Fortschritte macht und sie in die Lage versetzt wird, das Defizit aufzuholen, um eines Tages eine ganz normale junge Frau zu werden.

3.27. MAGENERKRANKUNGEN UND SODBRENNEN

Dieses Kapitel muß man in mehrere Unterkapitel aufgliedern, weil die Magenbeschwerden, gerade wenn es sich um das Sodbrennen handelt, durchaus unterschiedliche Ursachen haben können. Für die SMT hat die Behandlung dann unterschiedliche Gesichtspunkte. Natürlich können die einzelnen Komponenten ineinandergreifen und sich gegenseitig beeinflussen, aber zum besseren Verständnis der Zusammenhänge ist eine Aufgliederung durchaus sinnvoll.

3.27.1. MAGENERKRANKUNGEN

Die häufigsten Magenerkrankungen sind die Magenschleimhautentzündung (Gastritis) und das Magengeschwür. Es ist allgemein bekannt, daß der Magen mit seinen Beschwerden häufig das Sprachrohr unserer Seele ist. Anders herum gesagt, beeinflussen seelische Störungen unseren Magen und können Beschwerden verstärken oder gar hervorrufen. Natürlich kann sich ein seelisches Ungleichgewicht auch an anderen Organen bemerkbar machen, am Magen fallen die Beschwerden schnell auf, weil sofort der Appetit nachläßt und Schmerzen auftreten. Diese Beschwerden werden vom Betreffenden prompt wahrgenommen, dagegen sind viele Menschen für Störungen anderer Organe oft nicht so sensibel.
Die Chinesen bezeichnen in ihrer Medizin den Magen als das Organ der Sorge. Magenbeschwerden sind also häufig der Begleiter eines sorgenvollen Gemütszustandes. Im Volksmund sagt man, wenn man sich über etwas Sorgen macht „es sei dem Betreffenden etwas auf den Magen geschlagen". Die Sorgen äußern sich in einem nutzlosen Grübeln, wobei die Milz als Organ des Grübelns bezeichnet. Beide Gefühlsregungen können eine Traurigkeit oder auch Depression auslösen. Der Magen gehört zum Funktionskreis Magen (B5)/ Milz-Pankreas (B8 und B7)/ Mund (H4).
Der 4. Halswirbel ist Mund- und Nasenwirbel. Die Nase ist die Körperöffnung zum Funktionskreises Lunge (B3)-, Dickdarm (L1)- und Nase (H4). Interessanterweise ist in der chinesischen Medizin das Organ der Traurigkeit (Depression) die Lunge. Nutzloses Grübeln führt oft zu einer depressiven Haltung. Für die manuelle Behandlung von Magenerkrankungen bedeutet das, daß nicht nur die Wirbel des Funktionskreises Magen/Milz-Pankreas/Mund untersucht und behandelt werden müssen, sondern auch gleichzeitig die des Funktionskreises Lunge/Dickdarm/Nase.
Der Nieren-Meridian (B10 und B11) hat durch seinen äußeren Verlauf einen engen Kontakt zum Magen. Die Nieren sind das Organ der Angst. Sind die Spannungszustände nicht zu lösen, kann die Angst über Grübeln und Sorge ebenfalls in eine depressive Stimmungslage einmünden. Die Nieren gehören zum Funktionskreis Blase (L3)/ Nieren (B10 und B11)/ Ohren (H3).
Der Herz-Meridian zieht mit seinem langen inneren Meridianverlauf am Torso durch die Magen- und Bauchspeicheldrüsenregion zum Dünndarm. Der Kontakt mit dem Magen macht ihn ebenfalls wichtig für die Behandlung von Magenbeschwerden. Der Herz-Meridian gehört zum Funktionskreis Herz (B2)/ Dünndarm (B12)/ Zunge (H2). Aber noch ein Meridianpaar gehört zum Herzen und bildet einen Funktionskreis, das ist der Dreifache Erwärmer (Perikard-Meridian) und der Kreislauf-Sexus, die beide keine eigenen Wirbel besitzen, sondern sich der Wirbel des Funktionskreises Herz/Dünndarm/Zunge bedienen. Daß das Herz und seine Emotionen

auf den Magen einen Einfluß haben, kann man daraus ersehen, daß freudige Erregung das Gefühl „der Schmetterlinge" im Oberbauch auslösen kann. Aber auch Streß (Freudlosigkeit) kann auf den Magen schlagen und vieles mehr.
Der 2. Halswirbel ist aber auch der Augenwirbel, wobei die Augen (H2) die Körperöffnung des Funktionskreises Gallenblase mit Gallenblase (B4)/ Leber (B5)/ Augen (H2) ist. Also muß man bei der Behandlung von Magenerkrankungen auch diese Wirbel beachten. Daß die Gallenblase etwas mit unserer Verdauung zu tun hat, pfeifen die Spatzen von den Dächern.
Dabei ist eine Kaskade der Wertigkeit der einzelnen Wirbel zu beachten. Das gilt übrigens für alle Erkrankungen, bei denen mehrere Wirbel beteiligt sind. Der wichtigste Wirbel bei der Behandlung einer Erkrankung ist sicherlich der direkte Organwirbel. Dann folgen die zum gleichen Funktionskreis gehörenden Wirbel. Danach folgen die über gemeinsame Körperöffnungswirbel gekoppelten Funktionskreiswirbel. Die über einen gemeinsamen Körperöffnungswirbel gekoppelten Funktionskreismeridiane und deren Wirbel stehen immer in sehr enger Beziehung. Diese äußert sich darin, daß die betreffenden Meridiane einen engen gemeinsamen Kontakt, im äußeren und auch inneren Meridianverlauf, zum erkrankten Organ haben. Danach kommen erst die Meridiane, welche ebenfalls mittels ihres inneren und äußeren Meridianverlaufs einen Kontakt zum zu behandelnden Organ haben.
Auch bei den Magenerkrankungen darf man die Gelenke, einschließlich des sehr wichtigen Kreuzbeinbecken- und natürlich des Kiefergelenks nicht vergessen. Dessen nicht selten anzutreffende Subluxation stört massiv über den seitlichen, oberen äußeren Gesichtsast des Magen-Meridians das Organ. Eine solche Kiefergelenksubluxation zu übersehen, kann den Behandlungserfolg in Frage stellen. Über die einzelnen Gelenke informieren Sie sich bitte in Kapitel 2.1.6.

3.27.2.ZWÖLFFINGERDARMGESCHWÜR

Natürlich kann nicht nur der Magen an einem Geschwür erkranken, sondern auch der Zwölffingerdarm. Die Zusammenhänge des Funktionskreises Milz-Pankreas (Milz-Bauchspeicheldrüse) mit dem Magen machen diesen Unterschied für die SMT nur dadurch interessant, als beim Zwölffingerdarmgeschwür der Bauchspeicheldrüsenwirbel (B7) von größter Bedeutung ist. Ansonsten sind hier die Zusammenhänge und Überlegungen wie bei den Magenerkrankungen.

3.27.3. SODBRENNEN (REFLUXKRANKHEIT)

Bei der Behandlung des Sodbrennens steht natürlich auch der Magenwirbel an erster Stelle. Das Sodbrennen entsteht dadurch, daß der obere Verschlußmus-

kel zwischen Magen und unterer Speiseröhre nicht mehr richtig funktioniert. Das kann durch eine Muskelschwäche, durch Vernarbungen, oder auch durch eine sogenannte Hiatushernie (Zwerchfellbruch) geschehen. Bei einer Hiatushernie reißt das die Speiseröhre umschließende Zwerchfellgewebe ein und die oberen Anteile des Magens werden, je nach Größe des Zwerchfellbruchs, nach oben in den Brustraum (Mediastinum) hochgezogen. Aber auch ein starkes Übergewicht und ein zu großer Füllungsdruck des Magens können Sodbrennen auslösen. Damit ist klar, daß das Symptom Sodbrennen vielerlei Ursachen haben kann. Speiseröhre, Zwerchfell und Magen sind an den Beschwerden des Sodbrennens in unterschiedlicher Form beteiligt.
Für die Behandlung mit der SMT bedeutet das, daß in erster Linie die Wirbel des Funktionskreises Magen (B6)/ Milz-Pankreas (B8 und B7)/ Mund (H4), von Bedeutung sind.
Als zweites sind die Wirbel des Funktionskreises Lunge (B3)/ Dickdarm (L1)/ Nase (H4) wichtig. Diese beiden Funktionskreise und deren Wirbel sind über den gemeinsamen Körperöffnungswirbel, den 4. Halswirbel, der gleichzeitig der Wirbel für Mund und Nase ist, gekoppelt.
Die weiteren Meridiane und Wirbel, die auf den Magen Einfluß nehmen können, wurden in diesem Kapitel bei den Magenerkrankungen besprochen. Aber auch die Gelenke sind sehr wichtig und hier in erster Linie des Kreuzbeinbecken- und das Kiefergelenk (!). Über das Kiefergelenk ziehen der Dünndarm-, Magen-, Gallenblasen-Meridian und der Dreifache Erwärmer .

3.27.3.1. SPEISERÖHRE UND SODBRENNEN

Wenn man das Krankheitsbild Sodbrennen nach seinen Ursachen aufgliedert, zum Einen durch Entzündung und Schwäche des oberen Magenschließmuskels zur Speiseröhre hin, eventuell mit narbigen Verätzungen durch die Salzsäure des Magensaftes, und zum Anderen durch den Zwerchfellbruch, haben ganz verschiedene Wirbel und Meridiane einen Einfluß.
Der obere Schließmuskel des Magens liegt an der oberen Übergangsstelle zur Speiseröhre. Daher gelten für Erkrankungen in diesem Bereich, der ja noch zum Magen gehört, die Überlegungen und Zusammenhänge, welche bei den Magenerkrankungen besprochen wurden.
Aber zusätzlich kann die direkt angrenzende Speiseröhre auch in das Krankheitsgeschehen eingreifen. Die Speiseröhre wird nach den Erkenntnissen der Osteopathen vom 1. Brustwirbel (B1) versorgt. Daher gilt für die Behandlung des Sodbrennens, daß unbedingt auf diesen Wirbel geachtet werden muß, um zum Erfolg zu kommen.
Weiterhin muß man die Meridiane und deren Wirbel mit den entsprechenden Zusammenhängen über die Funktionskreiswirbel beachten, die mit ihrem inneren

Meridianverlauf durch die Speiseröhrenregion ziehen. Das sind in erster Linie der Herz-Meridian (B2) und der Kreislauf-Sexus. Über den gemeinsamen Funktionskreis ist der Herz-Meridian an den Dünndarm-Meridian (B12) gekoppelt, der Dreifache Erwärmer ist der Funktionskreispartner zum Kreislauf-Sexus. Beide zum Herz gehörende Funktionskreise haben als Körperöffnung den Zungenwirbel (H2).
Der 2. Halswirbel ist gleichzeitig der Augenwirbel. Die Augen sind die Körperöffnung zum Funktionskreis Gallenblase (B4)/ Leber (B5)/ Augen (H2). Aber nicht nur die Kopplung durch den gemeinsamen Körperöffnungswirbel macht den Funktionskreis Gallenblase für die Behandlung interessant, sondern der Gallenblasen-Meridian hat gleichzeitig einen inneren Meridianverlauf, der durch die Speiseröhrenregion zieht. Der Leber-Meridian berührt mit seinem inneren Ast lediglich den oberen Anteil der Speiseröhre.
Der Verlauf des Gallenblasen-Meridians ist deshalb noch so interessant, weil man aus der Schulmedizin weiß, daß bei der Leberschrumpfung (Zirrhose) der Blutfluß durch die Leber behindert ist und sich daher einen Umgehungskreislauf bildet, der genau in dieser Region zu Varizen (Venenerweiterung an der Speiseröhre = Ösophagusvarizen) führen kann. Diese Varizen reißen gerne ein und der Patient kann daran verbluten (Blutsturz).

3.27.3.2. HIATUSHERNIE (ZWRCHFELLBRUCH) UND SODBRENNEN

Anders ist der Fall der Hiatushernie gelegen. Bei dieser Erkrankung sind Magen und Speiseröhre nur passiv beteiligt. Die eigentliche Ursache liegt am Zwerchfell. Der Zwerchfellbruch entsteht bei Anstrengung, z. B. beim Heben gerade dann, wenn die Inervation und damit der Gewebstonus (Gewebsfestigkeit) des Zwerchfells gestört ist. Diese Störung kann durch eine Einklemmung der für das Zwerchfell verantwortlichen Spinalnerven ausgelöst werden. Dabei ist nach osteopathischen Erkenntnissen der 8. Brustwirbel verantwortlich.
Der 8. Brustwirbel ist auch der Milzwirbel, der wiederum zum Funktionskreis Magen (B6)/ Milz-Pankreas (B8 und B7)/ Mund (H4) gehört.
Der 4. Halswirbel ist aber auch der Körperöffnungswirbel Nase zum Funktionskreis Lunge (B3)/ Dickdarm (L1)/ Nase (H4), der dadurch ebenfalls eine Bedeutung für den Zwerchfellbruch bekommt.
Natürlich dürfen Sie bei der Behandlung der verschiedenen Beschwerden und Erkrankungen des Magens nicht vergessen, die Gelenke zu untersuchen und zu behandeln, die in den betreffenden Meridianverläufen zu finden sind, da sie das energetische Gefüge der Meridiane (autonome Nervensystem) stören und zu der Erkrankung beitragen können. Über die einzelnen Gelenke in den Meridianen informieren Sie sich bitte in Kapitel 2.1.6.

3.28. MULTIPLE SKLEROSE, INFEKTIÖSE GEHIRN-ERKRANKUNGEN, M. PARKINSON, DEMENZ (GEISTIGER VERFALL), M. ALZHEIMER UND GEHIRNERKRANKUNGEN MIT BEWEGUNGSANOMALIEN

Bei allen genannten Erkrankungen handelt es sich um Leiden, bei denen das Gehirn organisch betroffen ist. Ich möchte Sie daran erinnern, daß der Titel dieses Buches lautet: „Fast nichts ist unmöglich". Ohne in den Geruch der Scharlatanerie geraten zu wollen, muß ich dennoch über diese Krankheitsbilder schreiben.

3.28.1 MULTIPLE SKLEROSE

Dabei muß ich gestehen, daß ich bisher nur bei dem Krankheitsbild der MS (multiple Sklerose) ausreichend Erfahrungen mit der SMT sammeln konnte. Trotzdem wage ich diese Erfahrungen auch auf andere Erkrankungen des Gehirns, soweit sie nicht erblich bedingt sind, zu übertragen. Auf Grund meiner mannigfaltigen Erfahrung mit sogenannten MS-Patienten, bin ich der felsenfesten Überzeugung, daß die für die MS geltenden Zusammenhänge im übertragenen Sinne auch für die anderen Erkrankungen des Gehirns zutreffen. Den Beweis für diese Überzeugung muß ich Ihnen aber vorläufig schuldig bleiben. Wenn man bei der Behandlung solcher Erkrankungen die SMT in Erwägung zieht, muß man eines berücksichtigen:

Je früher im Krankheitsverlauf der Therapiebeginn stattfindet,
um so eher ist eine Heilung möglich.

Das kann ich zumindest aus meiner Erfahrung heraus für die Therapie der Multiplen Sklerose behaupten.

Ist das Gehirn eines MS-Kranken,
wahrscheinlich gilt das auch für andere Erkrankungen des Gehirns,
durch die jahrelangen immer wieder auftretenden Entzündungsschübe zerstört,
vermag keine Therapie der Welt eine Heilung herbeizuführen.

Zerstörte Gehirnzellen können nicht mehr ersetzt werden. Diese Tatsache war bis vor kurzem ein Naturgesetz. Wie ich gehört habe, hat sich das geändert und es scheint doch eine gewisse Regeneration von zerstörten Gehirnzellen möglich zu sein. Ob diese regenerierten Zellen genauso funktionstüchtig sind wie normale Gehirnzellen, weiß ich nicht.
Das oberste Ziel jeder Therapie muß es sein, die immer wieder auftretenden Entzündungen (MS) des Gehirns zu unterbinden. Die Schulmedizin nimmt dazu in erster Linie Cortison und bei schweren Verläufen auch Immunsuppressiva. Dabei handelt es sich um Medikamente, welche in das Immunsystem eingreifen und die entzündlichen Reaktionen abschwächen oder unterdrücken. Damit wird die Entzündung zurückgedrängt, aber die eigentliche Ursache der Erkrankung wird nicht behandelt.

Der Grund dafür ist der, daß die eigentliche Krankheitsursache der MS nicht bekannt ist. Alle möglichen Erreger, bakterieller und viraler Art, werden angeschuldigt, Autoimmunprozesse werden vermutet oder von allem etwas. Diese Überlegungen mögen in den einzelnen Fällen auch richtig sein. Die MS ist sicher kein einheitliches Krankheitsbild, für das nur eine Ursache verantwortlich ist. Es sind meiner Ansicht nach sicher viele Erreger und Ursachen von Bedeutung, die eine Entzündung des Gehirns mit anschließender Narbenbildung auslösen können.
Die Frage ist zu stellen, warum erkrankt das Gehirn eines Menschen und das eines anderen nicht? Diese Frage kann die SMT beantworten.

Die eigentliche Krankheitsursache für die Multiple Sklerose und viele andere Erkrankungen des Gehirns sind Blockierungen der Wirbelsäule.

Diese Schäden öffnen die Eintrittspforte für die vielen verschiedenen Erreger, können aber auch das Auftreten von Autoimmunprozessen provozieren, die dann die Krankheitssymptome hervorrufen. Die Symptome können bei einem Kranken sehr vielfältig sein, je nachdem welche Gehirnareale durch die Entzündung mit anschließender Vernarbung besonders betroffen sind. Das Gehirn hat wenig Möglichkeiten, auf die krankheitsauslösenden Ursachen zu reagieren. Die Gehirnsubstanz kann sich entzünden und die Entzündung hinterläßt Narben. Dadurch entsteht in der Diagnostik mittels Kernspinuntersuchungen der Eindruck, daß es sich um ein einheitliches Krankheitsbild handelt, was, wie ich glaube, sicher nicht der Fall ist.
Ein Phänomen ist mir nicht nur bei MS-Patienten aufgefallen, sondern bei vielen anderen chronisch kranken Menschen. All diese Personen bekommen quasi von der Schulmedizin ein großes Schild vor die Brust geheftet auf dem z. B. steht: „MS-Patient". Erkrankt der Betreffende an irgendwelchen Beschwerden und konsultiert er seine Ärzte, sind diese schnell geneigt, die geschilderten Beschwerden in das bekannte Krankheitsbild der MS einzugliedern. Das ist deshalb gerade bei der MS so bequem und einfach, da diese Erkrankung die unterschiedlichsten Erscheinungsformen annehmen kann, denn je nach Lokalisation der Herde im Gehirn können die verschiedensten Krankheitsymptome ausgelöst werden.
Ein MS-Patient, der z.B. eine Schwäche eines Beines bekommt, muß durchaus keinen frischen Schub seiner Erkrankung haben, sondern die Ursache kann ganz einfach eine Kreuzbeinsubluxation mit einer Ischiaseinklemmung sein. Das bedeutet, daß bei MS-Patienten Beschwerden, welche im Krankheitsverlauf auftreten, nach einer Wirbelsäulenuntersuchung verlangen, da in sehr vielen Fällen eben Wirbelsäulenschäden in Form von Blockierungen und Subluxationen hinter den Beschwerden stecken. Die plakative Zuordnung der Beschwerden zu der Grunderkrankung ist in vielen Fällen nicht richtig.
Wenn aber das ganze Krankheitsbild der MS und nicht nur vereinzelte Symptome etwas mit der Wirbelsäule und seinen Schäden zu tun haben, welches sind dann die entsprechenden Wirbel? Vor Jahren, zu Beginn meiner Beschäf-

tigung mit der SMT, wurde mir schon gesagt, daß alle MS-Patienten eine starke Blockierung des Leberwirbels (B5) haben. Trotz aller anfänglichen Skepsis muß ich heute sagen, das ist richtig. Lange habe ich überlegt, warum gerade der Leberwirbel einen solchen Einfluß auf das Gehirn und die MS haben soll. Zur Erklärung dieses Phänomens muß man sich den Verlauf des Leber-Meridians anschauen. Hier ist besonders der innere Meridianverlauf am Kopf interessant. Dieser Meridian steigt durch den Schlund auf und zieht um das Auge in den Frontalhirnbereich. Unter der Schädeldachmitte im Gehirn nimmt der Leber-Meridian Kontakt mit dem Lenkergefäß auf. Der Hinweis, daß der Leber-Meridian einen Einfluß auf das menschliche Gehirn hat, mag die Erfahrung dokumentieren, daß bei einer chronischen Alkoholkrankheit die intellektuelle Leistung des Gehirns am stärksten eingeschränkt ist. Dabei ist interessant, daß der innere Verlauf des Leber-Meridians am Kopf durch den rechten und linken Frontalhirnbereich zieht.
Die Leber und ihr Meridian sorgen nach chinesischer Vorstellung für einen freien, ungehinderten Fluß der Energie Qi im Körper und somit für einen reibungslosen Ablauf der Körperfunktionen. Wird die Leber durch zu starken Alkoholgenuß geschädigt, kann die Energie Qi nicht ausreichend gut nach oben zum Gehirn aufsteigen. Wenn man den intellektuellen Verlust der Gehirnfunktion bei Alkoholikern betrachtet, so könnte man in der chinesischen Anschauung durchaus eine Erklärung dafür finden, daß gerade das Großhirn so stark unter dem Alkoholgenuß leidet, stärker als alle anderen Gehirnanteile.
Auch das Lenkergefäß hat in diesem Zusammenhang eine Bedeutung. Durch das Lenkergefäß steigt die Lebensessenz Jing aus den Nieren zum Gehirn empor. Für die Erkrankungen des Gehirns bedeutet das, daß, unter Berücksichtigung der Akupunktur- und Meridianlehre, eine Blockierung des Leberwirbels, über eine allgemeine Energiestörung, für das Auftreten von Infektionen oder Autoimmunprozessen im Gehirn mitverantwortlich ist. Die Energiestörung bereitet der Gehirnerkrankung durch die gestörte Immun- und Zellfunktion den Boden.
Es existieren aber noch andere Zusammenhänge, die ebenso wichtig, vielleicht noch wichtiger sind. Der Leber-Meridian gehört zum Funktionskreis Gallenblase (B4)/ Leber (B5)/ Augen (H2). Dabei hat gerade der Gallenblasen-Meridian einen langen inneren und äußeren Meridianverlauf am Kopf und dadurch einen engen Kontakt zum Gehirn. Der Gallenblasen-Meridian vereint energetisch alle Hirnteile durch seinen Verlauf vom Nacken über den Kopf bis zur Stirn.
Der 2. Halswirbel ist gleichzeitig der Augen- und Zungenwirbel. Die Zunge ist die Körperöffnung zum Funktionskreis Herz (B2)/ Dünndarm (B12)/ Zunge (H2). Das Herz reguliert die Blutzirkulation und ist nicht nur nach chinesischer, sondern auch nach westlicher Auffassung (traditioneller Volksglauben) der Sitz des Bewußtseins. Auch unsere Vorfahren sahen vor der „Entmystifizierung“ durch die Naturwissenschaften das Herz als Sitz unserer Seele und der Gefühle. Man sagt z. B., daß einem aus Leid das Herz zerreiße oder aus Freude das

Herz hüpfe usw. Die traditionell westlichen Vorstellungen sind also von der Interpretation durch die chinesische Weltanschauung gar nicht so weit entfernt. Die chinesische Erkenntnis, daß das Herz etwas mit der Funktion des Gehirns zu tun hat, kann man daraus ableiten, daß bei Blockierungen des Herz (B2)- und der zusätzlichen Funktionskreiswirbel z. B. Schwindel und epileptische Anfälle ausgelöst werden können. Außerdem können Änderungen des Schlafs, Verwirrtheitszustände bis hin zur Bewußtlosigkeit auftreten.
Der Zusammenhang zwischen Herz und Gehirn wird noch deutlicher bei Betrachtung des äußeren Verlaufs des Dreifachen Erwärmers (Perikard-Meridian), der im Schläfenbereich (hier sind im Gehirn wichtige Funktionszentren, z. B. Sprache usw. gelegen) zu finden ist. Der Dreifache Erwärmer bildet mit dem Kreislauf-Sexus einen gemeinsamen Funktionskreis. Da beide Meridiane keine eigenen Wirbel besitzen, bedienen sie sich derer des Funktionskreises Herz/Dünndarm/Zunge. Mit diesen Funktionskreisen hat man mehrere Komponenten an der Hand, die uns erklären können, warum bei der MS der Leberwirbel meist stark durch eine Blockierung und Entzündung betroffen ist.
Aber auch andere Meridiane haben durch ihren äußeren und inneren Meridianverlauf einen Einfluß auf unser Gehirn.
Der Blasen-Meridian (L3) hat ebenfalls einen ausgeprägten äußeren und inneren Verlauf auf unserem Kopf. Er zieht von der Stirn über den Kopf zum Kleinhirn und steigt über die Halswirbelsäule nach unten ab. Er verbindet ebenso wie der Gallenblasen-Meridian das Kleinhirn mit dem Großhirn. Der innere Verlauf des Blasen- Meridians am Kopf geht von der Schädeldachmitte in den Innenohrbereich. Der Blasen-Meridian gehört zum Funktionskreis Blase (L3)/ Nieren (B10 und B11)/ Ohren (H3).
Der Magen-Meridian (B5), gehört zum Funktionskreis Magen (B6)/ Milz-Pankreas (B8 und B7)/ Mund (H4). Er hat einen Verlauf am Kopf, der sich bis in den Haaransatzbereich über der Stirn erstreckt. Hierunter liegt das Großhirn. Vielleicht kann man dadurch erklären, warum der Magen das Organ der Sorge und die Milz das Organ des Grübelns ist. Beide Gemütsverfassungen treten dann auf, wenn man sich, wie der Volksmund sagt, Gedanken macht. Für das rationale Denken ist das Großhirn verantwortlich.
Der 4. Halswirbel ist gleichzeitig der Körperöffnungswirbel zu dem Funktionskreis Lunge (B3) / Dickdarm (L1)/ Nase (H4). Somit sind der Lungen (B3)- und der Dickdarmwirbel (L1) nicht ganz unbedeutend für die Funktion des Gehirns. Wegen des fehlenden Meridianverlaufs am Kopf sind sie aber sicher von untergeordneter Bedeutung. Trotzdem erklärt der Zusammenhang beider Funktionskreise, warum Menschen mit sorgenvollem Nachsinnieren gerne traurig (depressiv) werden, denn die Lunge ist das Organ der Traurigkeit.
Einer der wichtigsten Meridiane für die Funktion des Gehirns ist, wie schon erwähnt, neben den Meridianen des Funktionskreises Herz, das Lenkergefäß. In ihm fließt die Energie Jing-Qi zum Gehirn. Der äußerliche Verlauf des Len-

kergefäßes geht im Hirnstammbereich in den innerlichen Verlauf im Kopf über. Die Eintrittspforte in das Gehirn ist im Hirnstammbereich zu suchen. Jing-Qi ist die fließende Form der Lebensessenz, die sich aus dem Qi und dem Jing zusammensetzt. Das Qi kommt unter anderem aus der Lunge (Atmung) und wird in den Nieren gespeichert. Eine gleichmäßige Atmung ist also von einer guten Nierenfunktion abhängig. Ist die Niere gestört, steigt das Qi wieder zu den Lungen hoch und macht Atembeschwerden.
Jing ist die eigentliche Nierenessenz, die nach der Geburt aus der Nahrungs- und Flüsssigkeitsverwertung entsteht. Jing-Qi nährt das Rückenmark und das Gehirn. Störungen machen sich in Vergeßlichkeit, verlangsamte geistige Entwicklung bei Kindern, Altersdemenz und Zittern bemerkbar. Aber auch ein Einfluß auf Schwindel, Tinnitus, Schwerhörigkeit und andere Gehirnfunktionen sind möglich. Der weitere Verlauf des Lenkergefäßes im Gehirn geht durch den Thalamusbereich (M. Parkinson) in Richtung zum Großhirn. Somit ist die Überlegung berechtigt, daß auch das Auftreten und die Schwere des Morbus Parkinson (Schüttellähmung), auch wenn es möglicherweise anlagebedingte Faktoren für diese Störung gibt, von einem Wirbelsäulenschaden abhängig sein könnte.

Fall 1.
Krankengeschichte und Behandlungsverlauf:
Im Juli 98 kam eine 52-jährige Patientin, Frau D. E., in meine Behandlung. Sie konnte das linke Bein kaum noch bewegen, es war wie steif und wurde hinkend etwas nachgezogen. Frau D. hatte diese Beschwerden in zunehmendem Maße schon seit Jahren. 1986 litt die Patientin unter Sehstörungen, die, in Verbindung mit den jetzigen Beschwerden, die behandelnden neurologischen Ärzte veranlaßte, die Diagnose einer MS zu stellen. Eine Lumbalpunktion wurde nie durchgeführt, ein Kernspin der ganzen Wirbelsäule und des Kopfes erbrachte keinen pathologischen Befund.
Die Patientin konnte nur noch wenige Meter gehen und das nur mit stützender Hilfe. Beim Gehen verkrampfte und versteifte sich das linke Bein im Knie immer stärker, wurde dabei schmerzhafter und kraftlos. Das rechte Bein war in Ordnung. Die linke Hand machte auch manchmal, ebenso wie das Bein, durch Schmerzen und Kraftlosigkeit Probleme. Weiterhin klagte die Patientin über gelegentliche linksseitige Wadenkrämpfe, über Kreuzschmerzen, die über das Gesäß nach hinten hinunter in die Beine zogen, gleichzeitig bestand eine Streßinkontinenz.
Der Behandlungsverlauf ist mehr als langwierig, aber ich darf heute sagen, es geht beständig bergauf. Die Patientin kommt alle vier Wochen zur Therapiekontrolle, in der übrigen Zeit hat der Mann gelernt, seine Frau zu behandeln. Gestern habe ich Frau D. wieder gesehen und sie berichtete, daß sie vor acht Tagen einen Tag gehabt habe, an dem sie das Gefühl hatte, völlig gesund zu sein. Leider hielt diese kurzzeitige Beschwerdefreiheit nicht an, dennoch ist Frau D. mittlerweile überzeugt, daß sie im Laufe der Zeit gesund wird.

Manueller Untersuchungsbefund:
Zu Anfang bestand ein Beckenschiefstand durch ein links um 2 cm längeres Bein. Das linke Bein bewegte sich beim Beinlängenausgleich schrittweise um 8 und das rechte um 6 cm in das Hüftgelenk zurück. Das Kreuzbein war links stärker als rechts, aber dabei auf beiden Seiten

extrem stark subluxiert. Bei der ersten Behandlung habe ich nur diesen Befund korrigiert, mehr zu ertragen war die Patientin nicht in der Lage, während und nach dieser Behandlung hatte sie starke Kreislaufprobleme, die immer wieder Therapiepausen erforderten.
Erst bei der zweiten Behandlung war ich in der Lage, die restliche Wirbelsäule mitzuuntersuchen und zu behandeln. Die Wirbelsäule war in ihrer Gesamtheit linksskoliotisch verschoben. Besonders stark waren dabei der Blasen (L3)-, die Nieren (B10 und B11)- und der Lungenwirbel (B3) betroffen.

Fallbesprechung:
Die Diagnose der MS steht auch aus schulmedizinischer Sicht auf wackeligen Beinen, da die Diagnose nie durch eine Lumbalpunktion oder die entsprechenden Befunde im Gehirn mittels Kernspin bewiesen wurden. Es handelt sich dabei um eine Diagnose, die nach bestem Wissen und Gewissen gestellt wurde, da man gezwungen war, der Patientin ihre zunehmenden Beschwerden zu erklären. Auch die gestellte Aussicht, daß die Patientin bald im Rollstuhl lande, wurde aus der täglichen Erfahrung, auf Grund ähnlich gelagerter Fälle heraus, geäußert.
Leider ist die Diagnose nicht richtig. Um es kurz zu sagen, handelt es sich bei der Erkrankung der Patientin um eine einfache Ischialgie, bei einer Beinverlängerung durch Hüftsubluxation, mit Beckenschiefstand und anschließender Kreuzbeinsubluxation. Zu Anfang der Behandlung wollte die Patientin meinen Erklärungen nur allzu gerne glauben, dennoch hatte sie die größten Zweifel, daß ich ihr wirklich helfen könne. Sie sah sich schon in Kürze im Rollstuhl sitzen, weil sie sich nicht vorstellen konnte, daß die von ihren Ärzten gestellte Diagnose der MS nicht richtig sein könne.
Wenn es den Patienten mit der SMT besser geht, höre ich oft den fragenden Vorwurf: Warum hat mir mein behandelnder Arzt nicht so geholfen wie Sie? Ich muß dann immer zur Ehrenrettung der Schulmedizin sagen, daß diese Zusammenhänge, wie die SMT und warum sie funktioniert, weder auf der Universität noch sonstwo erklärt werden, da diese nicht bekannt und kein schulmedizinisches Wissen sind.
Nur langsam im Laufe der Besserung ihrer Beschwerden bekam die Patientin die Gewißheit, daß man ihr helfen könne. Im Oktober, also nach vier Monaten, konnte Frau D. das erste Mal einen ausgedehnten Stadtbummel machen. Jetzt, im Januar 1999, ist die Patientin noch nicht gesund, sie spürt aber, daß es permanent, von kleineren Rückfällen unterbrochen, aufwärts geht. Bei der letzten Behandlung berichtet sie, daß das linke Bein nicht mehr so steif sei und sie das es nicht mehr so stark nachziehe. Sie kann sich wesentlich mehr belasten. Der Ehemann hat zwischenzeitlich gelernt, wie er seine Frau behandeln muß, um ihr zu helfen. Diese Behandlung muß täglich geschehen und die Patientin muß selbständig die Übungen machen, die ihr möglich sind. Bei entsprechender Konsequenz bin ich sicher, daß die Frau im Laufe der Zeit, das kann ein Zeitraum von ein bis drei Jahren sein, gesund wird und wieder ganz normal gehen kann.
Das größte Problem in diesem Fall ist sicher, den Teufelskreis zwischen Kreuzbeinsubluxation und Blockierung des Blasenwirbels (L3) zu durchbrechen. Die Blockierung des Blasenwirbels macht über die Störung des Blasen-Meridians, der über das Kreuzbeinbeckengelenk läuft, dieses Gelenk instabil, so daß es sehr leicht und gerne resubluxiert. Auf der anderen Seite macht eine Kreuzbeinsubluxation eine Störung im Blasen-Meridian, die den 3. Lendenwirbel, den Blasenwirbel, destabilisiert und dieser dadurch noch leichter reblockiert. Natürlich muß man auch die restlichen Funktionskreiswirbel beachten. Der Funktionskreis Blase besteht aus Blase (L3)/ Nieren (B10 und B11)/ Ohren (H3).

Fall 2.
Im Juni 1998 kam Frau H. E. in meine Behandlung, eine damals 50-jährige Patientin. Folgende Krankengeschichte lag zu Grunde: 1968 hatte die Patientin einen Autounfall mit einem Oberschenkeltrümmerbruch links. Nach der operativen Versorgung hatte Frau H. ei-

ne Beinverkürzung 3 cm links und bekam folgerichtig einen Schuhausgleich von 2,5 cm. 1969 wurde der Marknagel aus dem linken Oberschenkel entfernt. 1970 wurden die Drähte entfernt. 1983 nach der Entbindung ihres dritten Kindes hatte die Patientin eine Lähmung der rechten Hand, die sich nach einem schweren Weinkrampf löste und verschwand. 1985 trat ein Kribbeln in der rechten Hand und dem rechten Bein auf. Der Neurologe äußerte damals schon den Verdacht, Frau H. könne an einer MS leiden. 1986 wurde der Schuhausgleich links, wegen einer Schiefhalserkrankung, auf 4 cm erhöht. Einige Tage später litt Frau H. unter starken Kreuzschmerzen und einer Gefühlsstörung am Bein. Der Neurologe veranlaßte eine Liquoruntersuchung und sicherte die Diagnose einer ED (=MS). Nachdem die Patientin den Schuhausgleich eigenmächtig entfernen ließ, verschwanden die Schmerzen und die Gefühlsstörungen wieder. 1992 wurde eine Cortisonbehandlung wegen einer Bewegungseinschränkung der rechten Hand durchgeführt. 1993 Kniespiegelung li. 1995 Krampfaderopertation. 1996 nochmalige Kniespiegelung links, weil die Schmerzen nicht besser wurden. Im gleichen Jahr Sturz durch die Gehbehinderung mit Knöchel- und Wadenbeinbruch am rechten Bein. Weil sie mit dem Gehen auf einem Bein unter Zuhilfenahme der Krücken nicht zurecht kam, wurde ein Schub der MS diagnostiziert und eine Cortisontherapie mittels Infusionen (täglich 5 g) durchgeführt. 1998 Metallentfernung im rechten Bein. Diese Fakten sind in ganz groben Zügen der schulmedizinische Leidensweg der Patientin.

Ich möchte jetzt schildern, wie ich die Patientin das erste Mal sah. Sie ging an zwei Krücken und konnte kaum laufen. Das rechte Bein war wie gelähmt, aber dabei steif. Sie zog das Bein nach und versuchte, es beim Gehen mit einem Hüftschwung nach vorne zu bringen. Dazu legte sie den ganzen Körper nach links, um das Bein nach vorne bewegen zu können. Dieses Bewegungsmuster kann man schon nicht mehr als Hinken bezeichnen. Die Körperhaltung war entsetzlich. Das Gesäß, entschuldigen Sie bitte den Verglich, aber er ist zutreffend, stand wie eine Entenpo nach hinten heraus. Dadurch hatte die Patientin ein sehr starkes Hohlkreuz und durch die Beckenfehlstellung hing die Patienten regelrecht nach links. Das Gesäß war durch die massive Kreuzbeinsubluxation optisch völlig verschoben. Es bestand vom rechten zum linken Kreuzbeinbeckengelenk ein Höhenunterschied von 2 bis 3 cm. Dadurch waren das rechte Gesäß und die rechte Hüfte sehr stark ausgeprägt und standen wesentlich weiter heraus als die linke Seite.

Der Beckenschiefstand war nicht so stark, aber die beidseitige Hüftsubluxation hatte katastrophale Ausmaße. Die Patientin hat beim Beinlängenausgleich vor Schmerzen geschrien. Das linke Bein war anfangs 2 cm länger als das rechte. Insgesamt bewegte sich beim Beinlängenausgleich die linke Hüfte schrittweise um 15 und die rechte um 13 cm. Die Wirbelsäule behandelte ich bei den ersten zwei Sitzungen nicht mit. Beim zweiten Behandlungstermin war das linke Bein um 3 cm länger. Dabei bewegte sich die linke Hüfte nochmals schrittweise um 9 und die rechte um 6 cm. Ab der dritten Behandlung war die Beinlänge von seiten der Hüftgelenke ausgeglichen.

Was große Probleme machte, war die Beinverlängerung durch die starke rechtsseitige Kreuzbeinsubluxation. Die Schuhspitze stand beim Beinlängenausgleich anfangs fast senkrecht in die Höhe. Drückte man die Schuhspitze nach unten, so daß die Schuhsohlen parallel standen, war das rechte Bein wieder deutlich länger, obwohl die Beingelenke nicht mehr subluxiert waren. Ich versuchte, diese Beinverlängerung des rechten Beines durch den starken Schub der Kreuzbeinsubluxation mit einem Schuhausgleich des linken Beines auszugleichen, was die Patientin aber nur kurze Zeit vertragen hat. Im Laufe der Behandlungen kam die rechte Schuhspitze immer weiter herab, so daß die Beinverlängerung durch die Kreuzbeinsubluxation ständig abnahm.

Mich wundert eigentlich, daß die Patientin die Behandlung so konsequent durchgehalten hat, denn die Schmerzen, die zu Anfang durch die Behandlung und die Umstellung der ganzen Statik auftraten, waren zeitweise mehr als erheblich. Bein- und linksseitige Kniebeschwerden, Kreuzschmerzen von unten bis oben, Fallneigung und vieles mehr machten der Patientin erhebliche Probleme. Aber ab der vierten Behandlung spürte Frau H., daß sie das rechte Bein besser bewegen konnte, sie konnte besser Treppensteigen, sie brauchte beim Gehen das rechte Bein nicht mehr so stark nach außen schwingen, da sie es im Knie etwas besser abwinkeln konnte. Manchmal konnte sie sogar den Fuß beim Gehen abrollen. Viele Rückfälle, auch durch das häufige Fallen, weil Frau H. beim Gehen mit der rechten Schuhspitze hängen blieb, erschwerten den Behandlungsverlauf. Jetzt nach einem halben Jahr geht es Frau H. wesentlich besser, sie ist mittlerweile sicher, keine MS zu haben und hat das Vertrauen, daß man ihr helfen kann. Die Behandlung ist noch lange nicht abgeschlossen, und ob eine vollständige Heilung möglich ist, kann ich heute noch nicht abschätzen. Wir arbeiten daran.

Manueller Untersuchungsbefund:
Bei der ersten Behandlung stellte ich einen Beckenschiefstand durch ein links um 2 cm längeres Bein fest. Insgesamt bewegte sich die linke Hüfte schrittweise um 15 und die rechte um 13 cm in die Hüfte zurück. Bei der zweiten Behandlung war das linke Bein um 3 cm länger. Die Hüften bewegten sich aber nur noch links um 9 und rechts um 6 cm in die Hüften zurück. Das Kreuzbein war rechts stärker als links massiv subluxiert. Die untere Wirbelsäule von L5 bis B 10 war links- und die Wirbelsäule darüber von B9 bis H7 rechtsskoliotisch verkrümmt.

Schulmedizinische Befunde:
Frau H. ist seit 1985 an einer MS erkrankt. Die Diagnosenstellung erfolgte anhand des anfangs schubförmigen Verlaufs der spinalen und supraspinalen Symptomatik, sowie der in typischer Weise veränderten Befunde von Liquor, VEP, SEP und cranialem Kernspintomogramm (1996). Im Vordergrund der Beschwerden steht eine rechtsbetonte spastische Tetraparese, diskrete cerebelläre Zeichen und eine neurogene Blasenstörung mit Dranginkontinenz. (Abschrift aus einem Arztbrief einer Neurologischen Fachklinik 1996)

Fallbesprechung:
Nach schulmedizinischen Kriterien hat Frau H. eine MS gehabt. Die Befunde sind eindeutig. Trotzdem möchte ich hier die Behauptung in den Raum stellen, daß diese Entzündung der Gehirns, die sich zweifelsfrei nachweisen ließ, keine eigenständige Erkrankung ist, sondern mit den katastrophalen Wirbelsäulen- und Gelenksbefunden zusammenhängen. Diese Schäden haben das Nervensystem so gestört, daß es zu einer Entzündung im Gehirn kommen konnte.
Die MS ist aber nicht für die meisten geklagten und objektiven Beschwerden der Patientin verantwortlich. Es stellt sich die Frage ob die Entzündung der Patientin überhaupt Beschwerden gemacht hat? Das Kribbeln in der Hand ist ein sehr häufiges Symptom bei einem sogenannten Schulterarmsyndrom und ohne die Probleme an den Beinen wäre bei dieser Patientin sicher keiner auf die Idee gekommen, nach einer MS zu schauen.
Der Hauptbefund der Patientin ist der schwere Kreuzbeinschaden, den sie sich vermutlich bei dem schweren Autounfall mit einem Oberschenkeltrümmerbruch am linken und einer Fleischwunde am rechten Knie zugezogen hat. Nach der Operation des linken Oberschenkels (Marknagelung) fand sich ein links um 3 cm längeres Bein. Die Überlegung dabei ist müßig, ob eine Beinlängendifferenz schon vor dem Unfall bestand oder erst nach dem Unfall gekommen ist. Ob die Hüftsubluxation durch die Operation und krankengymnastische Nachbehandlung oder ob die Beinverlängerung des rechten Beins allein durch die schwere Kreuzbeinsubluxation ausgelöst wurde? All diese Fragen sind heute nicht mehr zu beantworten.

Alle Beschwerden der Patientin lassen sich ganz leicht und zwanglos durch die objektiven Schäden der Patientin erklären, die ja auch nicht über Nacht plötzlich in voller Ausprägung manifest waren, sondern die sich im Laufe der Jahre langsam verschlechterten. Die Thrombose, die zunehmenden Kniebeschwerden links und die Gefühlsstörungen sind lediglich der Ausdruck einer Kreuzbeinsubluxation. Die Gefühlsstörungen verschwanden sofort, nachdem der Schuhausgleich weggelassen wurde. Das signalisiert doch, daß die Beschwerden etwas mit der veränderten Statik zu tun haben müssen. Die Hauptbeschwerden der Patientin sind deshalb am linken Bein aufgetreten, da die meisten Patienten die Beschwerden durch eine Blockierung auf der Gegenseite der Blockierung haben.
Nach einem Krankheitsverlauf von dreißig Jahren und einem Beschwerdebild, das von einem Ausmaß ist, wie man es selten sieht, weiß ich nicht, ob die Patientin vollständig wiederherzustellen ist. Es ist aber eine Tatsache, daß es der Patientin wesentlich besser geht, daß sie keine Krücken beim Gehen mehr braucht. Die Knieschmerzen am linken Knie sind das größte Problem. Das Kreuzbeinbeckengelenk subluxiert immer noch etwas, obwohl der Ehemann gelernt hat, es zu Hause selbst zu behandeln. Solange die Neigung zu einem Wiederauftreten einer Kreuzbeinsubluxation nicht endgültig behoben ist, wird das linke Knie keine Ruhe geben.
Wenn man überlegt, daß das ganze Krankheitsbild vor Jahren mit einigen kleinen Handgriffen geheilt hätte werden können, kommen einem die Tränen. So viel Leid muß ertragen werden, bloß weil die eigentlichen Ursachen nicht bekannt sind. Auch im nächsten Fall handelt es sich um eine ähnliche Krankengeschichte, nur daß es sich in diesem Fall um eine junge Frau handelt.

Fall 4.
Im Mai 1993 erzählte mir eine 30-jährige Patientin, Frau G. D., die schon einige Zeit in meiner hausärztlichen Behandlung war, daß sie wieder zum Neurologen müsse, da man im Aug. 1992 eine MS bei ihr festgestellt hatte, die sich in immer wieder auftretenden Schüben bemerkbar machte. Sie war zur Untersuchung 1992 einige Wochen in einer neurologischen Fachklinik, wo auf Grund einer Liquorpunktion und eines CTs der starke Verdacht auf eine MS geäußert und deswegen eine Cortisonbehandlung durchgeführt wurde.
Die Beschwerden der Patientin begannen akut und plötzlich nach dem Aufstehen am Morgen am 28.08.92, mit Schwindel und Sehen von Ringen vor den Augen. Sie sei nicht in der Lage gewesen, aufzustehen. Es trat ein Drehschwindel auf, der schon bei Kopfdrehungen im Liegen nach links einsetzte. Auf dem rechten Auge sah die Patientin verschwommen. Nachdem sich die Symptome nicht besserten, wurde sie vom damaligen Hausarzt in die neurologische Fachklinik eingewiesen. Eine ähnliche, aber nur kurzzeitige Episode war schon neun Tage vorher, am 19.08.92, aufgetreten.
Da ich mich damals (1993) schon mit der SMT intensiv beschäftigte, habe ich Frau G. die manuelle Therapie angeboten und ihr Hoffnung gemacht, daß die Krankheit ausheilen könne, denn sie hatte seit dem Einsetzen der Symptomatik 1992 schon mehrere Schübe ihrer MS hinter sich. Die Beschwerden waren jedesmal ganz ähnlich und jedesmal mußte sie sich wieder einer Cortisonbehandlung unterziehen. Im Dez. 1995 trat eine Entzündung des Optikusnervs (Sehnerv) auf, gleichzeitig klagte sie über eine Gefühlsstörung an der Zungenspitze. Es wurde nochmals ein Cortisonstoß durchgezogen.
Frau G. ließ sich regelmäßig behandeln, von diesem Zeitpunkt ab hatte sie keinen Schub mehr und brauchte keine Cortisontherapie mehr, weil auch der Neurologe feststellte, daß die Entzündungszeichen im Gehirn rückläufig waren. Im Gegenteil, immer wenn sich die Beschwerden nur in leisester Form und ansatzweise zeigten, kam Frau G. zur manuellen Therapie und die Beschwerden verschwanden regelmäßig. Seit der Übergabe meiner Kassenpraxis an meinen Nachfolger habe ich die Patientin nicht mehr wiedergesehen. Später klagte die Patientin

noch gelegentlich über Kopfschmerzen und Schwindel, die in den letzten zwei Jahren bis 1998 auch nicht mehr aufgetreten sind. Auch von meinem Nachfolger in der Kassenpraxis brauchte Frau G. bis heute nicht mehr wegen dieser Erkrankung behandelt zu werden.

Manueller Untersuchungsbefund:
Ich weiß nicht mehr, ob bei der Patientin eine Beinlängendifferenz bestanden hatte. In meinen Aufzeichnungen fehlt ein Hinweis darauf, weil ich zu Anfang nur auf die obere Brust- und die Halswirbelsäule geachtet hatte. Auch ich habe in puncto ganzheitlicher Behandlung natürlich dazu lernen müssen. Dabei stellte sich der Befund an der oberen Wirbelsäule wie folgt dar: der 2. Brustwirbel war sehr stark links, der 1. Brustwirbel rechts und der 7. Halswirbel wieder stark links blockiert. Im Laufe der Behandlungen dehnte ich die Befunderhebung und die Therapie immer mehr aus, das war auch deshalb notwendig, weil ich zuerst das Vertrauen der Patientin gewinnen mußte, die verständlicherweise vor dieser neuen Therapie Angst hatte.
Der Befund der ganzen Wirbelsäule kristallisierte sich so heraus, daß keine Beinlängendifferenz mehr vorlag, das Kreuzbeinbeckengelenk aber noch öfters rechts subluxierte. Die Lenden- und die Brustwirbelsäule wiesen eine Linksskoliose auf, wobei nur der 1. Brustwirbel nach rechts verschoben war. Die Halswirbelsäule war deutlich steilgestellt, anfangs lag eher eine Links-, später eine Rechtsskoliose vor.

Fallbesprechung:
Es ist ein Phänomen der Schulmedizin und das ist durchaus nicht nur in diesem Fall so, daß Patienten schwerwiegende Probleme haben, bei denen sie fachärztlich betreut werden und der Hausarzt nichts davon erfährt. Kein Krankenhausbericht (der geht an den Facharzt), aber auch kein Facharztbericht erreicht den Hausarzt, solange der Patient mit seiner Chipkarte direkt den Spezialisten aufsuchen kann. So hatte ich auch nur durch Zufall im Gespräch von der Erkrankung erfahren.
Anfänglich war Frau G. mehr als skeptisch und hatte große Angst, daß man ihr mit der SMT schaden könnte, denn auch sie hatte gehört, daß man nicht so oft einrenken dürfe. Sie hat es trotzdem durchgezogen und ich betrachte sie als geheilt. Anfänglich waren die Zeiträume der Beschwerdeerleichterung nicht sehr lange, nahmen aber im Laufe der Zeit zu und zwar in dem Maße, wie die Patientin lernte, mit ihrer Erkrankung von Seiten der Wirbelsäule umzugehen.
Wenn ich den Beginn der Erkrankung im Jahre 1992 betrachte, möchte ich meinen, daß sich bei der Patientin über Nacht ein Halswirbelsäulenschaden, durch einen Zug oder eine falsche Lage des Kopfes, verschlechtert hatte. Der Halswirbelsäulenschaden muß schon in leichterer Form seit einiger Zeit bestanden haben. Die Patientin hatte neun Tage vor dem akuten Einsetzen Beschwerden in der Form, daß am 19.08.92 vorübergehende Gleichgewichtsstörungen auftraten.
Es lagen mehrere Befunde vor, die in ihrer Gesamtheit das Krankheitsbild hervorgerufen haben konnten, so daß sich eine Entzündung im Gehirn entwickeln konnte, welche die typischen Befunde einer MS herbeigeführt hatten. Der schubweise Verlauf ist für mich lediglich ein Ausdruck dafür, daß die Blockierungen und Schäden zeitweilig unterschiedlich stark ausgeprägt waren. Je stärker der Wirbelsäulenschaden, um so stärker waren auch die Krankheitssymptome einschließlich der schulmedizinischen Befunde. Nachdem die Wirbelsäulenbefunde sich besserten, nahm die Entzündungsneigung ab, die Rückfälle wurden seltener, bis sie dann völlig verschwanden.
Besonders stark wirkt sich der Befund der oberen Brust- und der Halswirbelsäule im Krankheitsgeschehen aus. Dabei war der unterste Wirbel (B2) nach links, der nächste nach rechts und der darüber wieder nach links verschoben. Dieser Befund macht eine extreme Spinalnerveneinklemmung, die sicher viel stärker ausfällt, als wenn eine einheitliche Blockierungsrichtung vorliegt.

Interessant ist der Rückfall im Dez. 1995, der sich in einer Sehnerventzündung äußerte. Nach den Vorstellungen der SMT ist das bei den Schäden der Patientin ganz natürlich und logisch. Auch die gleichzeitige Gefühlsstörung an der Zungenspitze reiht sich ganz zwanglos in die Befundkonstellation ein. Der 2. Brustwirbel ist der Zungen- und gleichzeitig der Augenwirbel. Die Zunge ist die Körperöffnung zum Funktionskreis Herz (B2)/ Dünndarm (B12)/ Zunge (H2), die Augen sind die Körperöffnung zum Funktionskreis Gallenblase (B4)/ Leber (B5)/ Augen (H2). Damit ist erklärt, warum die Patientin zu ihren Sehstörungen auch Störungen im Zungenbereich hatte. Wenn Sie bis hierher genau gelesen haben, werden Sie feststellen, daß ich an anderer Stelle postuliert habe, daß der 2. Halswirbel der Wirbel für den Augapfel und der 1. Halswirbel der für den Sehnerv ist. Diese Tatsache ist dennoch nicht widersprüchlich, denn die Patientin hat auch über verschwommenes Sehen mit dem rechten Auge geklagt (H2). Dabei steht das unscharfe Sehen für den 2. und die Sehnerventzündung für die gleichzeitig starke Blockierung des 1. Halswirbels. Daß sich beide Befunde gegeneinander beeinflussen, kann man sich leicht vorstellen.
Natürlich spielen auch die anderen Wirbelsäulenschäden und die Kreuzbeinsubluxation eine Rolle, da bei einer größeren Anzahl verschiedener Wirbelsäulenveränderungen das Krankheitsbild an Schwere zunehmen kann.

Fall 5.
Krankengeschichte und Behandlungsverlauf:
Frau G. H., eine 25-jährige junge Frau kam 1995 in meine Behandlung mit der frischen Diagnose einer MS. Sie hatte in den Monaten zuvor viel persönlichen Streß und sie mußte viel weinen. Dabei kam es eines Tages zu einem Taubheitsgefühl der rechten Gesichtshälfte. Dieses Gefühl bildete sich im Laufe der Zeit zurück, um bei jeder neuerlichen Streßsituation wieder aufzutreten. Acht Tage vor Aufnahme in eine neurologische Fachklinik sah die Patientin plötzlich Doppelbilder, sie konnte mit dem linken Auge nicht mehr nach rechts schauen, die Ursache war eine Augenmuskellähmung. Gleichzeitig spürte sie eine Kraftlosigkeit beim Treppensteigen und Unsicherheit beim Gehen.
Alle Untersuchungen, die zur Stellung der Diagnose MS nötig waren, wurden in einer neurologischen Fachklinik durchgeführt und bestätigten die Verdachtsdiagnose. Eine Cortisontherapie wurde angesetzt. Die Patientin verließ auf eigene Verantwortung und gegen ärztlichen Rat das Krankenhaus, setzte eigenmächtig das Cortison ab und kam zu mir in Behandlung. Nach der ersten Behandlung waren die Beschwerden, besonders die Sehstörungen, nach zwei Tagen verschwunden. Die Gefühlsstörungen im Gesicht waren wechselhaft. Die Patientin wurde über einen Zeitraum von zwei Jahren von mir, anfangs recht regelmäßig, später nur noch gelegentlich mit der SMT behandelt. In der späteren Behandlungsphase kam sie nur noch dann, wenn sie spürte, daß ihre Beschwerden im Gesicht und beim Sehen wieder auftraten. Nach der Behandlung waren diese immer schlagartig verschwunden. Behandlungen waren später immer seltener notwendig. Seit der Abgabe meiner Kassenpraxis habe ich die Patientin leider nicht mehr gesehen.

Manueller Untersuchungsbefund:
Zu Anfang bestand eine Beinlängendifferenz durch ein links um 2 cm längeres Bein. Insgesamt ließ sich das linke Hüfte beim Beinlängenausgleich schrittweise um 4 und das rechte um 3 cm in das Hüftgelenk zurückbewegen. Das Kreuzbein war links und rechts oben subluxiert. Die Wirbelsäule wies in ihrer Gesamtheit eine Linksskoliose auf. Die Halswirbelsäule war sehr stark steilgestellt und hatte dabei ebenfalls eine Linksskoliose, da sich die linke Halswirbelsäule als der stärkere Tastbefund präsentierte. Aus späteren Behandlungsaufzeichnungen kann ich sagen, daß beim immer gleichen Wirbelsäulenschaden, besonders der Blasen (L3)-, die Nieren (B10 und B11)-, der Lungen (B3)- und der Herzwirbel (H2) betroffen waren.

Schulmedizinische Befunde:
Kernspin: Abbildung der Marklager und Marklagerrindenveränderungen supratentoriell sowie Darstellung unregelmäßig begrenzter Formationen im Kleinhirnschenkel links, die im Vergleich zur Voruntersuchung nicht sicher zu demarkieren sind. Kleinhirnschenkelläsion rechts sowie die Hirnschenkelläsion rechts ist schon in der Voruntersuchung nachweisbar.
Liquor: 6 Zellen (Grenzwert 0,3), leicht ausgeprägte Pleozytose, quantitative interthekale IgG-Synthese, isolierte oligoklonale Bande im Liquor (chronische Entzündung).
VEP (visuell evozierte Potentiale)und SEP (somatosensible evozierte Potentiale) sind normal.

Fallbesprechung:
Frau G. hat eine entzündliche Erkrankung des Gehirns, diese Aussage ist unumstritten, und nach den vorliegenden Befunden darf man sie getrost als MS oder ED bezeichnen. Wie kann ein solches Krankheitsbild mit der Wirbelsäule zu tun haben? Welche Rolle spielt der Streß? Wie kann so schnell mittels der SMT eine Besserung der Symptome auftreten?
Die eigentliche Ursache und die Art der Erkrankung wird von den Wirbelsäulenschäden bestimmt. Der Streß ist ein Reaktionsverstärker, ohne den die Krankheit möglicherweise nicht in diesem Ausmaß eingetreten wäre. Der Grund der schnellen Beschwerdebesserung ist der, daß die für die Beschwerden verantwortlichen Wirbelsäulenschäden gebessert wurden. Diese Tatsache sagt aber nichts über das Abheilen der Entzündung im Gehirn aus, das sicher länger braucht als die Beseitigung der Symptome. Dabei kommt sofort die Frage auf, ob dann die Symptome eigentlich wirklich von der Entzündung des Gehirns ausgelöst werden? In diesem und in den anderen vorher beschriebenen Fällen muß ich sagen: nein. Die Entzündung ist zwar schulmedizinisch nachweisbar, macht in diesen Stadien aber keine Probleme. Alle Beschwerden und Krankheitssymptome korrelieren eng mit den Wirbelsäulen- und Gelenksbefunden der Patienten. Mit der Beseitigung dieser Schäden wecken wir die Selbstheilungskräfte des Körpers einfach dadurch, daß wir für einen freien und unverfälschten Informationsfluß im autonomen Nervensystem sorgen. Daraus resultiert, daß solche Erkrankungen, wenn noch nicht zu weit fortgeschritten, heilbar sind.
Dies ist bei den Patienten völlig anders, die schon jahre- oder gar jahrzehntelang an solchen Erkrankungen leiden. Durch die chronische Entzündung und der daraus resultierenden Narbenbildung erlangt der Patient mit der Zeit ein Stadium, in dem man mit der SMT nicht mehr helfen kann, da zuviel Gehirngewebe verlorengegangen ist. Diese Narbenbildung kann dann wirklich neurologische Symptome hervorrufen, die nicht mehr mit der Wirbelsäule zu tun haben, aber mit den Beschwerden von wirbelsäulenbedingten Schäden identisch sind. Das bedeutet auf der anderen Seite aber nicht, daß manche Beschwerden solcher Patienten, die man leichthin der MS zuschreibt, mit der SMT nicht doch gebessert werden können. Ein Behandlungsversuch ist, solange der Patient in der Lage ist, mitzuarbeiten, allemal zu empfehlen.
Bei Frau G. haben die Wirbelsäulenschäden und der starke seelische Druck, sicher auch ihr starkes Rauchen, zu einer Entzündung des Gehirnes geführt. Dabei waren mehrere Befunde synergistisch tätig. Zum Einen ist die Beinlängendifferenz bei einer beidseitig unterschiedlich starken Hüftsubluxation und die Kreuzbeinsubluxation ebenso wie die Blockierung des Herzwirbels (B2) verantwortlich. Dez Funktionskreis Herz, bestehend aus Herz (B2)/ Dünndarm (B12)/ Zunge (H2) hat einen ganz wesentlichen Einfluß auf die Funktion und sicher auch auf den Zustand unseres Gehirns.
Da der 2. Halswirbel nicht nur der Zungen-, sondern auch der Augenwirbel ist (die Augen sind die Körperöffnung zum Funktionskreis Gallenblase (B4)/ Leber (B5)/ Augen (H2)), sind die Sehstörungen der Patientin in Form von Doppelbildersehen bei einer Augenmuskellähmung erklärbar.

Warum ist aber der Kleinhirnwinkel so stark betroffen? Der Blasen (L3)- und die Nierenwirbel waren bei der jungen Frau ebenfalls sehr stark blockiert. Diese beiden Meridiane bilden mit dem Ohr (H3) einen Funktionskreis. Der Blasen-Meridian zieht so über den Schädel, daß er besonders den Kleinhirnbereich tangiert und das im Hinterhaupt gelegene Kleinhirn mit den vorderen Hirnanteilen verbindet.
Ein zweiter Aspekt der Störung der Organe und Meridiane des Funktionskreises Blase/Nieren/Ohren ist ein energetischer Aspekt. Die Nieren spenden die Lebensessenz Jing und diese wird über das Lenkergefäß in das Gehirn geleitet. Die Eintrittspforte dieses Meridians ist der Stammhirn- und Kleinhirnbereich.
Die starke Blockierung des Herz (B2)- und Lungenwirbels (B3) ist für mich nicht nur der organische Ausdruck der starken seelischen Belastung oder, besser gesagt, der Streßbelastung. Der Streß macht freudlos. Diese Gefühlsstörung führt zu einer stärkeren Blockierung des Herzwirbels, über eine Schwächung des Segments, die sich wiederum nachteilig auf das Gehirn auswirkt. Der seelische Streßprozeß zieht eine Traurigkeit nach sich, die das Lungenwirbelsegment (B3) destabilisiert. Die starke Blockierung des Lungenwirbels ist aber sicher auch eine Folge des exzessiven Rauchens der Patientin. Auch das Rauchen stört dadurch, daß es eine Entzündung in der Lunge hervorruft, das Segment und eine stärkere Blockierung des Wirbels entsteht.

3.28.2. PARKINSON (MORBUS)

Der Morbus Parkinson ist eine degenerative Erkrankung des Gehirns. Dabei sind besonders bestimmte Hirnbereiche (Thalamus) betroffen, die etwas mit der Bewegungskoordination zu tun haben. Die Veränderungen wirken sich in einer Bewegungsarmut, Steifigkeit und durch gleichzeitiges starkes Zittern aus, das besonders bei zielgerichteten Bewegungen auftritt. Der Erkrankungbeginn ist eher im höheren Alter zu suchen. Die Krankheitsursache ist ein Mangel an Dopamin, einer Vorstufe des Noradrenalins, also einer Substanz, welche die Überträgersubstanz unseres sympathischen autonomen Nervensystems ist und im Gehirn wichtige Funktionen hat. Dadurch dominiert das cholinerge autonome System (Parasympathikus mit Überträgersubstanz Acetylcholin) in unserem Gehirn.
Wenn man von dem Postulat ausgeht, daß SMT und Akupunktur grundsätzlich identische Wirkungsweisen haben, daß die Wirkung der Akupunktur über das autonome Nervensystem läuft und der M. Parkinson eine Gehirnveränderung ist, welche eng mit der Funktion des autonomen Nervensystems verknüpft ist, so muß sich doch jedem der mögliche therapeutische Zusammenhang aufdrängen.
Dabei muß man natürlich die bekannte Einschränkung machen, daß bei einem alten, voll ausgeprägten Krankheitsbild eine Heilung mit der SMT sehr wahrscheinlich nicht mehr möglich ist. Wenn es sich beim M. Parkinson tatsächlich um einen Abbauvorgang (Degeneration) von Gehirnzellen handelt, dann gibt es einen Zeitpunkt, an dem die Zellen so stark geschädigt sind, daß eine Wiederherstellung wahrscheinlich nicht mehr erreicht werden kann.
Man kann aber durchaus die Frage stellen, ob nicht im Vorfeld oder zu Beginn

der Erkrankung eine Hilfe oder gar Heilung mit der SMT möglich ist. Auch wenn eine erbliche Veranlagung denkbar wäre, so muß wie bei anderen Krankheitsbildern die Erkrankung nicht zum Ausbruch kommen. Kommt sie zum Ausbruch, so mache ich dafür Wirbelsäulenschäden verantwortlich. Es gelten für den M. Parkinson aus der Sicht der SMT grundsätzlich die gleichen Überlegungen wie für die Multiple Sklerose.
Darf ich noch etwas spekulieren? Vielleicht ist bei den verschiedenen Erkrankungen des Gehirns, soweit sie auf degenerativer Basis beruhen, die eigentliche krankheitsauslösende Ursache immer die gleiche. Schäden in Form von Blockierungen, Skoliosen und Subluxationen könnten die Ursache für das Auftreten und die Schwere der verschiedenen Erkrankungen des Gehirns sein. Die Art der Erkrankung würde dann durch die Kombination verschiedener Wirbelsäulenschäden mit einer entsprechenden Störung in den meridianen Energieverhältnissen bestimmt.
Was würde uns hindern, in dieser Richtung zu forschen und Erfahrung zu sammeln? Versäumen würde man zumindest nichts, eine Schädigung der Patienten bei sachgerechter Anwendung der SMT ist ausgeschlossen. Diese Forderung fällt einem deshalb so leicht, weil eine heilende Therapie in der Schulmedizin für alle degenerativen Erkrankungen, in diesem Falle des Gehirns, nicht bekannt ist.

Fall 1.
Im Nov. 1998 kam ein 49 jähriger Patient, Herr S. M., in meine Behandlung. Seine Krankengeschichte begann, von den Symptomen her gesehen, 1992. Im Jahr 1991 bekam seine Frau eine Hirnblutung. Als es seiner Frau 1992 wieder besser ging (heute ist sie gesund), erlitt Herr S. einen Panikanfall. Gleichzeitig wurde er von einem nicht zu beherrschenden Angstgefühl befallen, wobei keine konkreten Ängste benannt werden konnten. Der zu Rate gezogene Neurologe diagnostizierte eine Depression und leitete eine medikamentöse antidepressive Therapie ein. Da es dem Patienten dadurch nicht wesentlich besser ging, mußte er mit der Zeit viele Antidepressiva ausprobieren und die Zahl der einzunehmenden Medikamente erhöhte sich ständig. Zuletzt mußte er Tavil 2 – 3 x 1, Aponal mo. 50 und ab. 75 mg und Hypnorex einnehmen. Im Laufe der Zeit stellte sich eine deutlicher feinschlägiger Tremor (Zittern) ein. Zusätzlich war der Patient wesensverändert und fühlte sich wie in einer Zwangsjacke.
Als er diese Beschwerden äußerte, diagnostizierte der Neurologe 1997 noch einen M. Parkinson. Alle Beschwerden, die zu dieser Diagnosenstellung eines M. Parkinson notwendig sind, waren vorhanden. Es lag ein Intensionstremor (Zittern wird bei zielgerichteten Bewegungen schlimmer) vor, die Schrift wurde kleiner, zeitweilig war es dem Patienten schwindelig, besonders beim Drehen und bei Lagewechsel, und er verspürte eine Unsicherheit beim Gehen. Die Konsequenz aus der Diagnose Parkinson war die Verabreichung weitere Medikamente, nämlich Madopar 125 mg 3 x täglich und Sifrol 0,18 mg pro Tag.
Mir schilderte er noch zusätzliche Beschwerden. Er litt häufig an Nackensteifigkeit, Schwäche und morgens hatte er steife Knie, die gegen Abend besser wurden. Er hat am ganzen Körper Schmerzattacken, immer an anderen Stellen, sie gehen immer nach einiger Zeit spontan wieder weg, um dann an anderen Orten wiederaufzutreten.

Der Patient war vor einigen Tagen das dritte Mal in meiner Behandlung. Tageweise fühle er sich deutlich besser, es kommen aber immer wieder Rückfälle. Bei der Untersuchung fiel auf, daß der Patient nicht mehr so stark zittert und daß er in den Gelenken beweglicher geworden ist. Das Tavil hat er in den letzten Monaten langsam und schrittweise abgesetzt. Wenn es ihm weiterhin besser geht, will er auch die anderen Medikamente langsam und in kleinsten Schritten abbauen.

Manueller Untersuchungsbefund:
Es bestand ein Beckenschiefstand durch ein links 2 cm längeres Bein. Insgesamt bewegte sich die linke Hüfte schrittweise um 6 und die rechte um 4 cm in das Gelenk zurück. Das Kreuzbein war links vollständig, aber auch rechts oben subluxiert. Die Blockierung rechts überdeckte zu Anfang die Blockierung der linken oberen Kreuzbeinanteile, so daß es aussah, als sei das Kreuzbein nur links unten und rechts oben subluxiert. Die Wirbelsäule wies von L5 bis B10 eine Links-, von B9 bis B4 eine Rechts- und darüber von B3 bis H5 wieder eine Linksskoliose auf. Die am stärksten betroffenen Wirbel waren der Blasen (L3)-, sehr stark die Nieren (B10 und B11)- und der Lungen (B3)- sowie der Herzwirbel (B2).

Fallbesprechung.:
Obwohl der M. Parkinson nicht am Anfang des Krankheitsgeschehens stand, möchte ich mit der Besprechung hier anfangen. Ich möchte an der Richtigkeit der Diagnose des M. Parkinson eigentlich nicht zweifeln. Ich möchte nur die Frage stellen, ob es sich um einen echten oder einen durch die Medikamenteneinahme hervorgerufenen Parkinson handelt. Es ist bekannt, daß gerade die Psychopharmaka, wie Neuroleptika und Antidepressiva, parkinsonähnliche Symptome (Parkinoid) hervorrufen können. Wenn das so ist, beweist dieser Fall leider nicht, daß ein M. Parkinson mittels der SMT gebessert oder geheilt werden kann, wenn man frühzeitig mit der Behandlung beginnt. Der Beweis dieser Behauptung stände damit leider immer noch aus.
Natürlich kann es auch möglich sein, daß der Patient doch wirklich einen beginnenden M. Parkinson hat. Dann bewies dieser Fall, daß es doch möglich ist, solch einem Patienten zu helfen. An Hand dieses einen Falls ist eine verläßliche Antwort nicht möglich, als Denkanstoß ist die Krankengeschichte des Herr S. aber allemal geeignet.
Die Hauptbeschwerden des Patienten äußerten sich in einer Steifigkeit, die sich hauptsächlich im Nackenbereich manifestierte, und einer unerklärlichen Schmerzsymptomatik, die kein Schema erkennen ließ, aber bei der regelmäßig in der schmerzenden Region starke Muskelverspannungen zu finden waren. Zittern, Verkleinerung der Schrift und Schwindel vervollständigten das Krankheitsbild. All diese Symptome lassen den Arzt an einen M. Parkinson denken.
Für die Therapie ist es gleichgültig, ob es sich um einen spontan auftretenden oder um einen medikamentös ausgelösten Parkinson handelt. Beim medikamentös ausgelösten Parkinson stellt sich für mich die Frage, ob der Parkinson nur durch ein Medikament hervorgerufen werden kann, wenn die Veranlagung zu dieser Erkrankung im Patienten vorhanden ist und ob diese Patienten im fortgeschrittenen Alter nicht auch ohne den medikamentösen Auslöser an einem Parkinson erkranken würden. Das Risiko, an einem sogenannten Parkinoid zu erkranken, ist nämlich nicht für alle Menschen gleich, auch wenn sie die gleichen Medikamente einnehmen. Somit würde in beiden Fällen das Ausbrechen der Erkrankung nur eine Frage der Zeit sein. Somit spielt aus der Sicht der SMT letztendlich die krankheitsauslösende Ursache nur eine untergeordnete Rolle.
Wenn man akzeptiert, daß die eigentlichen krankheitsauslösenden Ursachen, neben einer genetischen oder sonstigen Veranlagung, an der Wirbelsäule zu suchen sind, kann man schlußfolgern, daß auch beim medikamentös ausgelösten Parkinson die Wirbelsäule und ihre Schä-

den krankheitsbestimmend sind, die Medikamente stellen nur einen krankheitsauslösenden Beschleuniger dar. Wenn man alle Überlegungen zusammenfaßt, bedeutet das in diesem Fall, daß die eigentliche Krankheitsursache an der Wirbelsäule zu suchen und zu finden ist, egal, ob die Medikamente im Krankheitsgeschehen eine Rolle spielen oder nicht.
In unserem Fall ist eine der Hauptursachen für die Beschwerden des Patienten die Beinlängendifferenz, die Hüft- und die Kreuzbeinsubluxation. Nach der Korrektur dieses Schadens verspürte der Patient eine Erleichterung seiner Beschwerden, die sich darin äußerte, daß er sich tageweise, aber leider noch nicht anhaltend, deutlich besser fühlte. Bei der zweiten Untersuchung war der Patient wesentlich lockerer.
Den muskulären und auch seelischen Spannungszustand eines Patienten kann man am besten beim Beinlängenausgleich beurteilen, wenn man das Bein in der Hüfte auf 90° abwinkeln muß. Es gibt immer wieder Patienten, bei denen man das Bein gegen einen muskulären Widerstand anheben muß. Die Betreffenden sind nicht in der Lage, das Bein so locker zu lassen, daß es zur Unterlage herabsinkt, sondern man muß auch beim Beinablegen einen Druck ausüben. So war das auch bei den ersten zwei Behandlungen des Herrn S. Bei der zweiten Behandlung waren diese Symptome schon besser.
Die Krankengeschichte des Patienten begann 1992 nach einer lebensbedrohlichen Erkrankung seiner Frau. Als es dieser besser ging und die Gefahr vorüber war, dekompensierte, wie das so oft nach großen Belastungen bei den Menschen der Fall ist, unser Patient. Viele Menschen leisten und ertragen schier Unvorstellbares, wird der Druck aber von ihnen genommen, so dekompensieren sie und werden krank. Das kann sich in Form eines organischen, aber auch eines seelischen Leidens äußern. So auch bei Herrn S. Er reagierte seelisch, und diese Reaktion äußerte sich in einer panischen Angstreaktion. Diese Angstsymptomatik, die ja keinen realen Hintergrund mehr hatte, sondern nur ein Aufschrei einer gemarterten Seele war, wurde vom Neurologen richtigerweise als Ausdruck einer Depression erkannt. Dieser Neurologe hat verständlicherweise mit seinen Mitteln versucht, dem Patienten zu helfen.
Er erzählt seine Krankengeschichte auch immer so, daß er sagt: Nachdem der extreme Streß nach der Gesundung meiner Frau vorbei war, wurde ich so krank. Dadurch implizierte er, was durchaus auch richtig ist, daß seine Erkrankung etwas mit dem Schlaganfall seiner Frau zu tun hat. Nur leider ist es so, daß seine Frau sich jetzt Vorwürfe macht, an der Erkrankung ihres Mannes mitschuldig zu sein. Diese Gefühle wurden nie richtig ausgesprochen und unbewußte Schuldzuweisungen und Schuldgefühle haben die eheliche Beziehung stark belastet. Jeder Mensch ist für seine Erkrankungen selbst verantwortlich. Widrige Umstände mögen als Auslöser vorhanden sein, die Bereitschaft, krank zu werden, liegt aber in uns selbst und nicht unwesentlich an unserer Wirbelsäule.

Als ich den Patienten untersuchte, stellte ich fest, daß ganz bestimmte Wirbel besonders stark verschoben waren. Das waren die Nieren (B10 und B11)- und der Blasenwirbel (L3). Die Chinesen setzen den Funktionskreis Blase/Nieren/Ohren zur Angst in Beziehung. Bei Herrn S. waren die Nierenwirbel sehr stark blockiert. Hier sehe ich die Ursache, warum Panik- und unerklärliche Angstgefühle im Vordergrund der anfänglichen Beschwerden standen.

Gleichzeitig waren noch der Lungen (B3)- und der Herzwirbel (B2) stark blockiert. Der Funktionskreis Lunge (B3)/ Dickdarm (L1)/ Nase (H4) stehen zur Traurigkeit (Depresssion) in Beziehung. Dieser Befund korreliert mit der Diagnose der Depression durch den Neurologen. Eine Störung im Funktionskreis Blase/Nieren/Ohren ist auch für den Schwindel des Patienten verantwortlich.
Die Blockierung des Herzwirbels ist jedoch sicher neben der des Kreuzbeinbeckengelenks der wichtigste Befund, wenn man gleichzeitig den M. Parkinson betrachtet. Zum Einen ist der Funktionskreis Herz (B2/ Dünndarm (B12)/ Zunge (H2) der Freude zugeordnet. Das Sehen (der Zungen- ist auch der Augenwirbel im Funktionskreis Gallenblase (B4)/ Leber (B5)/ Augen (H2)) des Elends der Erkrankung seiner Frau und die Betrachtung der vermeintlichen

Zukunftsausichten hat den Patienten extrem freud- und perspektivlos gemacht. Diese Störung im Funktionskreis wirkt sich auf die Funktion des Gehirns aus, da der Funktionskreis Herz/Dünndarm/Zunge in enger Beziehung zur Gehirnfunktion steht.
Aber auch die Störung im Funktionskreis Blase/Nieren/Ohren, der für die Angstsymptomatik ausschlaggebend ist, hat etwas mit der Gehirnfunktion zu tun. Die Nieren sind der Spender der Lebensessenz, die über das Lenkergefäß zum Gehirn geleitet wird und für die energetische Versorgung des Gehirns notwendig ist.
Hiermit schließt sich der Argumentationskreis und ich hoffe, den Patienten wieder herstellen und ihn im Laufe der Zeit von seinen Medikamenten befreien zu können

3.28.3 DEMENZ UND ALZHEIMER (MORBUS)

Somit gehe ich in meinen Überlegungen konsequenterweise weiter und stelle den Gedanken in den Raum, ob nicht auch die Demenz (altersbedingter geistiger Verfall und der M. Alzheimer = vorzeitiger geistiger Verfall) nicht auch durch Wirbelsäulenschäden ausgelöst werden.
Speziell bei den degenerativen Prozessen, an denen das Frontalhirn, der Sitz unserer intellektuellen Fähigkeiten, beteiligt ist, würde das eine Beteiligung des Magen (B6)- und des Leberwirbels (B5) bedeuten. Der Leberwirbel gehört zum Funktionskreis Gallenblase (B4)/ Leber (B5)/ Augen (H2).
Der 2. Halswirbel ist aber auch der Zungenwirbel. Die Zunge ist die Körperöffnung zum Funktionskreis Herz (B2)/ Dünndarm (B12)/ Zunge (H2). Der Funktionskreis Herz hat wiederum einen eminenten Einfluß auf die Funktion unseres Gehirns.
Aber auch der Magen-Meridian (B6) steigt am Hals zum Gesicht. Dabei zieht der äußere Ast über den Unterkiefer und über das Kiefergelenk nach oben zum Haaransatz auf den Kopf. Er versorgt also den Frontalhirnbereich mit Energie, da er ein von unten nach oben aufsteigender Meridian ist.
Der Magen-Meridian gehört zum Funktionskreis Magen (B6)/ Milz-Pankreas (B8 und B7)/ Mund (H4). Dieser Zusammenhang ist deshalb so interessant, da bei den sogenannten hyperaktiven Kindern schon immer vermutet wurde, die Ernährung könne eine wichtige Rolle spielen. Das ging so weit, daß als Therapie für solche Kinder eine phosphatfreie Ernährung gefordert wurde. Der Funktionskreis Magen ist über den 4. Halswirbel (Mund)-, der auch gleichzeitig der Nasenwirbel ist, mit dem Funktionskreis Lunge (B3)/ Dickdarm (L1)/ Nase (H4) verknüpft. Eine vernünftige maßvolle Ernährung, mit einer guten Verwertung und einer intakten Ausscheidung, ist damit eine der wichtigen Voraussetzungen für eine gute Gehirnleistung.
Als Gelenke sind natürlich neben den Kreuzbeinbeckengelenken besonders die Kiefergelenke von Bedeutung, da über die Kiefergelenke Gallenblasen-, Magen- und Dünndarm-Meridian sowie der Dreifache Erwärmer hinwegziehen. Aber auch alle anderen Gelenke in den speziellen Meridianverläufen müssen berücksichtigt werden. Über die einzelnen Gelenke informieren Sie sich bitte in Kapitel 2.1.6.

3.28.4. GEHIRNERKRANKUNGEN MIT BEWEGUNGSANOMALIEN

Ein weiterer Gesichtspunkt hängt mit dem schon abgehandelten Funktionskreis Blase (L3)/ Nieren (B10 und B11)/ Ohren (H3) zusammen. Der Blasen-Meridian hat während seines Verlaufes am Kopf auch einen Bezug zum Frontal- und Kleinhirn. Das Kleinhirn ist für die Koordination unser Bewegung verantwortlich. Somit haben Blockierungen der Wirbel dieses Funktionskreises eine große Bedeutung für die verschiedenen Erkrankungen des Gehirns (Demenz usw.), besonders deshalb, weil die Nieren das Reservoir der Lebenskraft Jing-Qi sind und diese Energie über das Lenkergefäß das Gehirn erreichen muß.
Ein typisches Beispiel für solche Erkrankungen mag der Veitstanz, die Chorea minor sein, von der vermutet wird, daß sie eine infektiöse Ursache hat und die man nicht mit der erblich bedingten Chorea major (M. Huntington) verwechseln darf. Aber auch Erkrankungen mit Bewegungsstörungen der Zunge (H2), des Mundes (H4), wie auch der Hände und Finger (Tick-Erkrankungen von Kindern und Erwachsenen) sind hier einzuordnen.
Wenn Sie sich über die Meridianverläufe und deren Zusammenhang mit den verschiedenen Gehirnzentren informieren wollen, betrachten Sie bitte die Abbildung der verschiedenen Gehirnzentren und schlagen den Meridianverlauf in den entsprechenden Abbildungen nach. Vergleichen Sie beide Abbildungen und Sie bekommen eine Ahnung der möglichen Zusammenhänge.
Sie dürfen natürlich auch hier nicht die Gelenke, besonders aber Kreuzbeinbecken- und Kiefergelenk (!) vergessen, welche in den verschiedenen Meridianverläufen zu finden sind, da deren Subluxationen sich über statische (Kreuzbein) und meridiane Störungen auf die Funktion unseres Gehirns auswirken können. Über die verschiedenen Gelenke in den einzelnen Meridianverläufen informieren Sie sich bitte in Kapitel 2.1.6.

3.29. OHRGERÄUSCH (TINNITUS), HÖRSTURZ, HYPERAKUSIS UND ANDERE OHRERKRANKUNGEN

3.29.1. OHRGERÄUSCH (TINNITUS)

Ohrgeräusche sind ein Volksleiden. Ein erschreckend großer Prozentsatz aller Menschen hat Ohrgeräusche. Dabei handelt es sich um die verschiedensten Geräusche. Es kann sich um sehr hohe, grillende Töne handeln. Aber auch brummende und rauschende Geräusche sind nicht selten. Die Lautstärke des Tinnitus ist bei den einzelnen Patienten auch sehr unterschiedlich. Manche hören das Geräusch nur in der Nacht, wenn es ganz ruhig ist, andere haben einen solch starken Tinnitus, der auch am Tag so laut ist, daß er das ganze Denken, Fühlen und Sein des Betreffenden einnimmt. Die Betreffenden können

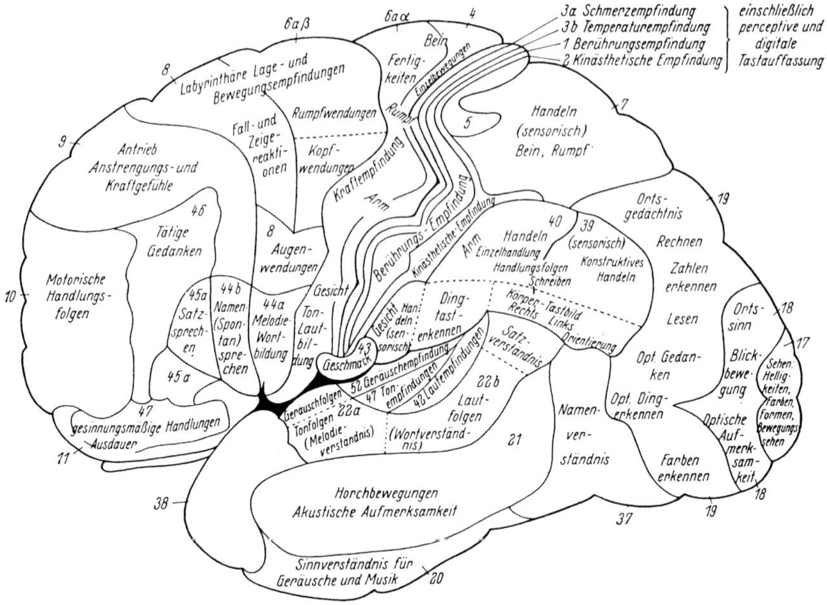

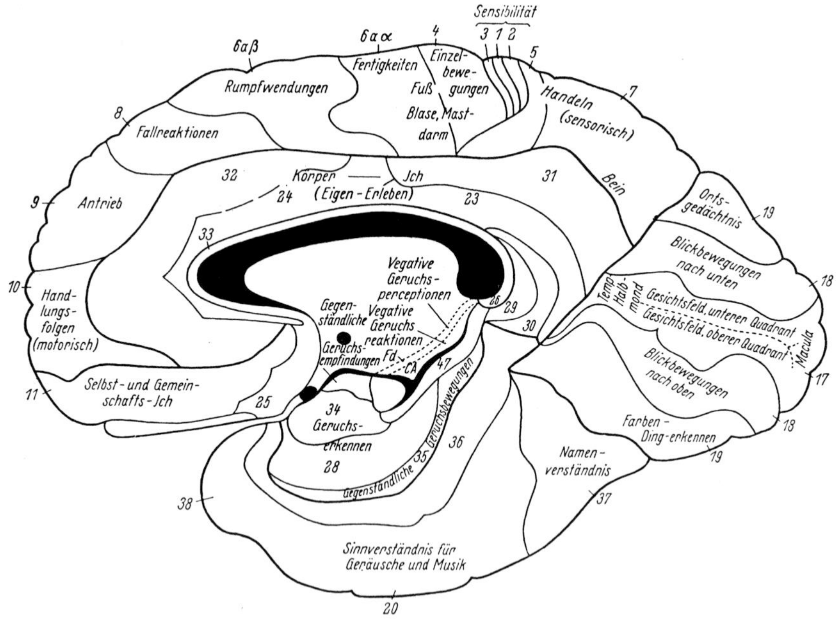

Abb. 69. Gehirnkarte mit den verschiedenen Leistungszentren.

sich nicht mehr konzentrieren oder überhaupt einen klaren Gedanken fassen. Manche Patienten haben auch mehrere Geräusche. Der Tinnitus kann so dominant werden, daß er den Betreffenden zerstört.
Der Tinnitus-Patient mit einem sehr lauten Geräusch ist eigentlich schlechter dran als ein Schmerzpatient. Diesem kann doch zumindest zeitweilig mit Schmerzmitteln geholfen werden. Ganz anders der Tinnituspatient. Es gibt kein Medikament und kein Verfahren, welches ihm auch nur für Bruchteile einer Sekunde eine Erleichterung verschaffen würde. Die Folge ist meist eine einsetzende Depression. Der Patient zieht sich in sich zurück, er kann nur in sich hinein - auf sein Geräusch - hören, welches sein ganzes Sein beherrscht. Solange der Tinnituspatient noch die Möglichkeit hat, sich in den Schlaf zu flüchten (im Schlaf nimmt er den Tinnitus nicht wahr), solange mag er noch einigermaßen zurecht kommen. Kann er auf Grund eines lauten Geräusches oder einer langsam einsetzenden Depression (die Schlafstörung ist ein Kardinalsymptom der Depression) nicht mehr schlafen, so kommen bald Selbstmordgedanken, welche nicht selten auch in die Tat umgesetzt werden. Tinnituspatienten mit lauten Ohrgeräuschen haben eine sehr hohe Suizidrate.
Viele mögen denken, Ohrgeräusche, na ja und? Man muß dazu wissen, daß Ohrgeräusche eine Lautstärke von 60 bis 80 Dezibel (Wert für Lautstärkenmessungen) erreichen können. Ich will nicht ausschließen, daß es Patienten mit noch lauteren Geräuschen gibt. Zerreißen von Papier macht ein Geräusch von ca. 40 Dezibel, im Inneren eines fahrenden Eisenbahnzuges herrschen ca. 60 Db. und der Verkehrslärm an einer belebten Kreuzung verursacht 60 - 80 Dezibel. Wenn man sich nun vorstellt, daß solch ein Ton, womöglich in einer sehr unangenehm hohen Frequenz eines Grillenzirpens oder Pfeifens, Tag und Nacht in unserem Kopf tobt, dann kann man vielleicht erahnen, was manche Patienten erleiden müssen.
Ein weiteres Symptom bei manchen Tinnitus-Patienten ist die Hyperakusis (Schallempfindlichkeit, Kapitel 3.19.2.). Das bedeutet, daß Umweltgeräusche als um so unangenehmer empfunden werden, je lauter sie sind. Diese Hyperakusis kann so weit gehen, daß laute Geräusche wie ein Schmerz empfunden werden und der Betreffende mit vegetativen Beschwerden bis hin zu Kreislaufproblemen reagieren kann.
Manche Patienten wären zufrieden und ihnen wäre geholfen, wenn die Lautstärke ihres Tinnitus oder die Hyperakusis auf eine Schwelle absänke, die unter der Wahrnehmungsschwelle läge. Das bedeutet, daß es für den Patienten schon eine Erleichterung ist, wenn das Ohrgeräusch nur noch so laut ist, daß es die Wahrnehmungsschwelle nicht mehr oder nur noch kurzzeitig und selten überschreitet, so daß er nicht dauernd auf das Geräusch horchen muß.
Die Schulmedizin hat kaum eine Möglichkeit, helfend oder heilend in diesen Krankheitsprozeß einzugreifen. Ich will nicht abstreiten, daß dies in einigen Fällen möglich ist, besonders, wenn es sich um sogenannte organisch bedingte

Geräusche (Gefäßprozesse, Tumoren usw.) handelt. Aber bei über 95% der Tinnitusfälle ist das leider nicht möglich. Diesen Patienten wird irgendwann gesagt, daß sie sich mit dem Tinnitus abfinden müßten. Als Begründung wird angegeben, daß die Ursache für die meisten Ohrgeräusche nicht bekannt sei, man wisse nicht, wo und wie diese Töne entstünden, und daher sei eine kausale (ursächliche) Behandlung nicht möglich.
Streß wird als die häufigste Ursache angeführt. Aus dem Erleben der Patienten ist das auch durchaus richtig. Viele Ohrgeräusche entstehen in einer Streßphase, sei er nun seelischer oder beruflicher Art, oder kurz danach. Der Streß ist aber nur der endgültige Auslöser der Erkrankung, deren Ursache an der Wirbelsäule zu suchen ist. Der Krankheitsbeginn begann oft schon Jahre und Jahrzehnte vor Beschwerdeeintritt. Streß ruft beim Betreffenden eine zunehmende seelische und körperliche Verspannung hervor, die sich auf die Wirbelsäule überträgt und bestehende Blockierungen und Skoliosen verschlimmert. So ist meist die streßbedingte Zunahme bestehender Wirbelsäulenschäden für das Einsetzen der Ohrgeräusche zu einem bestimmten Zeitpunkt verantwortlich.
Einige Ärzte haben den Zusammenhang zwischen Ohrgeräuschen und Halswirbelsäule erkannt. Diese Erkenntnis hat die Prognose (Zukunftsaussichten) nicht wesentlich verbessert. Es ist nämlich nicht ausreichend, nur auf die Halswirbelsäule zu schauen. Ohne die restliche Wirbelsäule in die Untersuchung und Behandlung miteinzubeziehen, bleibt der Therapieerfolg ebenfalls sehr bescheiden.
Die Ohrgeräusche sind genauso wie z. B. die Kopfschmerz- oder Schwindelerkrankungen ein Geschehen mit vielen Ursachen. Das bedeutet, je mehr krankheitsauslösende Faktoren zusammenkommen, um so schlimmer werden die Beschwerden. Und es ist in der Tat so, daß die ganze Wirbelsäule und die Körper- und Extremitätengelenke bei der Untersuchung und Therapie berücksichtigt werden müssen.
Auch hier ist der erste Schritt die Prüfung der Beinlängendifferenz und der Beinlängenausgleich. Damit wird der Beckenschiefstand beseitigt. Als Nächstes untersucht man die Kreuzbeinbeckengelenke (ISG = Ilio-Sacral-Gelenk) und korrigiert deren Subluxationen, welche bei fast allen Menschen zu finden sind, besonders dann, wenn die Betreffenden an einem Beckenschiefstand leiden.
Erst kürzlich ereignete es sich, daß ich einer Patientin mit Ohrgeräuschen, sie hatte den Tinnitus schon seit Jahren, nur die Beinlängendifferenz ausgleichen konnte. Eine weitere Behandlung war leider augenblicklich nicht möglich. Trotzdem war nach dem Beinlängenausgleich das Ohrgeräusch bei der Frau ganz leise geworden. Die Ursache für die ungewöhnlich schnelle Besserung war das Geradestellen des Beckens mit einer Abnahme der Verspannungen und damit der Wirbelsäulenschäden.

Das Kreuzbein ist die Basis der Wirbelsäule. Fehlstellungen und Subluxationen wirken sich auf die Statik der gesamten Wirbelsäule aus. Diese Störung der Gesamtstatik hat um so schlimmere Folgen, je weiter man an der Wirbelsäule nach oben gelangt. Ohrgeräusche haben sicherlich etwas mit der Halswirbelsäule zu tun. Nach den Ausführungen über die Kreuzbeinschäden ist es leicht einzusehen, daß eine Kreuzbeinsubluxation die Halswirbelsäule zusätzlich schädigt. Es ist in der Tat nicht selten so, daß nach einer Kreuzbeinsubluxationsbehandlung die Patienten eine Veränderung ihrer Ohrgeräusche bemerken. Es kann sein, daß sie leiser werden oder die Tonhöhe sich verändert.
Für die meisten Tinnituspatienten, wenn auch nicht für alle, bedeutet das, daß diese selbstverständlich sehr häufig einen Schaden an der Halswirbelsäule (der für die Ohren zuständige Wirbel ist der 3. Halswirbel) haben, dieser Schaden durch den zusätzlichen Kreuzbeinschaden aber erst richtig zum Tragen kommt. Für sich würde der Halswirbelsäulenschaden womöglich kaum Beschwerden machen und es träten keine Ohrgeräusche auf. Wenn jetzt noch Schäden der Brust- und Lendenwirbelsäule und bestimmter Gelenke hinzukommen, ist die Katastrophe für den Tinnitus-Patienten perfekt.
Welche Wirbelsäulenschäden haben einen Einfluß auf den Tinnitus? Das sind alle Meridianwirbel, die einen äußeren oder inneren Meridianverlauf im Ohrbereich haben. Vor allem die Wirbel des Funktionskreises Blase (L3)/ Nieren (B10 und B11)/ Ohren (H4). Besonders der Blasenmeridian hat einen sehr intensiven Kontakt mit der Ohrregion. Sein innerer Meridianverlauf zieht direkt zum Innenohrbereich. Der Blasen-Meridian und sein Wirbel, in Verbindung mit dem Nieren-, einem Yin-Meridian, ist sicher der wichtigste Meridian, der auf die Ohren und die Tinnituserkrankung Einfluß nimmt. Ich persönlich habe den Eindruck, daß Blockierungen der Wirbel des Funktionskreisese Blase/Nieren/Ohren eher hohe, pfeifende und grillende Ohrgeräusche auslösen. Der Blasen-Meridian zieht über das Kreuzbeinbeckengelenk hinweg und Subluxationen dieses Gelenks stören den Blasen-Meridian zusätzlich.
Warum die Wirbel des Funktionskreisese Blase/Niere etwas mit den Ohren zu tun haben, kann man vielleicht aus folgendem Zusammenhang entnehmen: Die Nieren werden in der menschlichen embryonalen Organentwicklung als Vornieren, aus der Urniere entstehend, im Bereich der Halswirbelsäule angelegt und wandern erst später nach unten in die Nierenregion. Aus den Urnieren entwickelt sich auch der Harnleiter, welcher von der Niere in die Blase zieht.
Die Chinesen bezeichnen die Nieren als das Organ der Angst. Tatsächlich sind Tinnitus-Patienten häufig sehr ängstliche Menschen. Sie setzen sich gerne unter Streß, da sie Angst haben, den Anderen oder deren Anforderungen nicht zu genügen. Dabei muß kein rationaler Hintergrund vorhanden sein, sondern die Angst entsteht aus dem Unterbewußten heraus.
Der Gallenblasen-Meridian zieht sichelförmig, von der Halswirbelsäule ausgehend, seitlich über den Kopf und um das Ohr herum. Ein innerer Ast zieht di-

rekt zum Innenohrbereich. Eine Blockierung des 4. Brustwirbels, des Gallenblasenwirbels, kann ebenfalls Ohrgeräusche hervorrufen oder verstärken. Die Gallenblase gehört zum Funktionskreis Gallenblase (B4)/ Leber (B5)/ Augen (H2). So wie ich den Eindruck habe , daß der Blasenwirbel eher hohe, grillende Ohrgeräusche hervorruft, so habe ich das Gefühl, daß eine Blockierung des Gallenblasenwirbels eher tiefe, brummende Geräusche hervorruft.
Der 2. Halswirbel ist nicht nur der Augenwirbel, sondern auch der Zungenwirbel, welche die Körperöffnung zum Funktionskreis Herz/Dünndarm darstellt. Der Funktionskreis Herz/Dünndarm besteht aus Herz (B2)/ Dünndarm (B12)/ Zunge (H2). Nicht zuletzt auch durch seinen großen Einfluß auf das Gehirn und dessen Funktion gewinnt der Funktionskreis Herz/Dünndarm/Zunge einen Einfluß auf die Ohrgeräusche. Hier ist auch ein weiterer Zusammenhang mit dem Streß als endgültiger Krankheitsauslöser gegeben. Das Herz ist das Organ der Freudlosigkeit und Streß ist ein Ausdruck dieser Freudlosigkeit. Somit löst besonders der Streß, vielleicht noch der Zorn (Gallenblase) so leicht Ohrgeräusche aus.
Neben der Kreuzbeinsubluxation gibt es noch ein Körpergelenk, das Einfluß auf Ohrgeräusche haben kann. Das ist das Kiefergelenk. Es steht in direkter enger anatomischer Beziehung zum Innenohrbereich. So können auch Veränderungen des Kiefergelenks sich auf den Tinnitus auswirken. Tinnituspatienten berichten häufig, daß das Ohrgeräusch beim Zusammenbeißen der Zähne lauter wird. Das Kiefergelenk selbst liegt im Verlauf folgender Meridiane:

1. Magen-Meridian
2. Gallenblasen-Meridian
3. Dreifacher Erwärmer
4. Dünndarm-Meridian

Die meisten dieser Meridiane bekommen dadurch natürlich eine Bedeutung für die Behandlung von Ohrgeräuschen. Der Gallenblasen-Meridian wurde schon besprochen.
Der Dünndarm-Meridian gehört zum Funktionskreis Herz (B2)/ Dünndarm (B12)/ Zunge (H2). Der Dreifache Erwärmer (Perikard-Meridian) bildet zwar mit dem Kreislauf-Sexus einen eigenen Funktionskreis, der zum Herz gehört, hat aber keine eigenen Wirbel, sondern seine Wirbel sind mit denen des Funktionskreises Herz/Dünndarm identisch.
So bleibt von den Meridianen, die einen Kontakt zum Kiefergelenk haben, nur noch der Magen-Meridian. Der Magen gehört zum Funktionskreis Magen (B6)/ Milz-Pankreas (B8und B7)/ Mundwirbel (H4).
Der 4. Halswirbel ist auch der Nasenwirbel. Die Nase ist die Körperöffnung zum Funktionskreis Lunge (B3)/ Dickdarm (L1)/ Nase (H4).
Somit sind eigentlich wieder alle Wirbel für die Behandlung von Ohrgeräu-

schen von Bedeutung, wenn auch die einzelnen Wirbel sicher eine unterschiedliche Wertigkeit haben. Die wichtigsten Wirbel sind natürlich die, deren Meridian den engsten Kontakt zum erkrankten Organ hat.
Es gibt aber noch ein anderes, relativ häufiges Ohrgeräusch, das ein metallisches Knacken oder Klicken im Ohr beim Schluckakt macht. Dieses Geräusch wird durch die Muskulatur hervorgerufen, welche die Eustachiosche Röhre (Verbindungsgang zwischen Rachen und Mittelohr) umgibt. Für diese Geräusche sind die Wirbel der mittleren Halswirbelsäule verantwortlich, deren Blockierung zu einer Verspannung der Hals- und Rachenmuskulatur führt. Die verspannte Rachenmuskulatur hat den Verbindungsgang verzogen und verschlossen. Der Schluckakt bewegt die Rachenmuskulatur, so daß dieser Gang auseinandergezogen und geöffnet wird. Nach dem Schlucken klappt er wieder zusammen, was im Ohr als ein metallisches lautes Knacken vernommen wird. Bei solchen Beschwerden sind natürlich die Halswirbel von vorrangigem Interesse. Man darf aber nicht vergessen, daß die Halswirbel alle Körperöffnungswirbel zu den verschiedenen Funktionskreisen darstellen, die natürlich mitbehandelt werden müssen.
Auch hier muß man nun noch die Gelenke nach Subluxationen untersuchen und diese beseitigen, welche im Verlauf der gerade erwähnten Meridiane liegen. Über die einzelnen zu untersuchenden Gelenke informieren Sie sich bitte in dem Kapitel 2.1.6.

Fall 1.
Krankengeschichte und Behandlungsverlauf:
Frau W. R. eine 38-jährige Patientin, suchte mich im Juni 1997 wegen Ohrgeräuschen auf. Im Februar 1997 mußte sich die Patientin einer Gallenoperation unterziehen. Seither ist sie allgemein geschwächt und abgeschlagen. Nach der Operation bekam Frau W. eine Kieferhöhlenvereiterung. Im Mai trat eine Hörveränderung auf, welche die Patientin als Trichterhören beschrieb. Später kamen Ohrgeräusche hinzu, die einem Bienensummen gleichkamen. Durch eine Linksdrehung des Kopfes konnte sie die Ohrgeräusche verstärken. Zwischenzeitlich kam auch ein pfeifendes Geräusch hinzu. Nach einer krankengymnastischen Manipulation an der Halswirbelsäule war das Ohrgeräusch kurzzeitig weg, dafür traten Übelkeit und Schwindel auf, der sich in Form einer rauschähnlichen Benommenheit, gepaart mit einer Gangunsicherheit, bemerkbar machte. Diese Beschwerden standen bei der Patientin zu Therapiebeginn auch im Vordergrund.
Bei einer Nachbehandlung im Juli berichtet Frau W., daß sie nach der Behandlung acht Tage gesund war, dann waren alle Beschwerden plötzlich wieder da. Als die Patientin im September zu mir kam, ging es ihr gut, Schwindel und Ohrgeräusche waren weg.

Manueller Untersuchungsbefund:
Die Patientin hatte zum Zeitpunkt der manuellen Untersuchung keine Beinlängendifferenz. Aber dennoch ließen sich die rechte und linke Hüfte schrittweise je 4 cm in die Hüftgelenke zurückschieben. Das Kreuzbein war auf der rechten oberen Seite subluxiert. Es fand sich von L5 bis B12 eine Rechtsskoliose, von B11 bis B5 eine Links- und von B4 bis H7 wieder eine Rechtsskoliose. Die Halswirbelsäule war von H1 (Atlasblockierung) bis H2 rechts und von H2 bis H4 links zu tasten.

Fallbesprechung:
Wodurch die Ohrgeräusche letztendlich ausgelöst wurden, bleibt ungeklärt. Möglicherweise war die lange Liegezeit nach der Gallenoperation verantwortlich. Ich habe es schon oft beobachten können, daß Patienten nach dem Aufwachen aus der Narkose stark zittern. Möglicherweise war dies auch bei dieser Patientin so, so daß es dadurch zu stärkeren Blockierungen der Wirbelsäule, in erster Linie der Halswirbelsäule kam, die dann die Beschwerden hervorgerufen haben. Auch kann durch die Intubation bei der Narkose das Kiefergelenk subluxieren.
Auf der anderen Seite hat der Funktionskreis Gallenblase (B4)/ Leber (B5)/ Augen (H2) einen Einfluß auf die Ohrgeräusche. Die Gallenoperation deutet doch darauf hin, daß die Patientin schon länger an dem Gallenwirbel oder den restlichen Funktionskreiswirbeln eine stärkere Blockierung haben mußte. Die Scherstelle der Linksskoliose der unteren Brust- zur Rechtsskoliose der oberen Brustwirbelsäule befindet sich genau zischen dem 4. und dem 5. Brustwirbel. Solche Scherungsstellen sind sehr belastend für den Energiefluß im Nervensystem. Beide Wirbel gehören zum selben Funktionskreis, der 4. Brust- ist der Gallenblasen-, der 5. Brust- der Leberwirbel.
Daß die Halswirbelsäule in dem Krankheitsgeschehen eine entscheidende Rolle spielte, kann man an der Tatsache erkennen, daß eine Kopfdrehung nach links die Beschwerden verschlimmerte. Trotzdem ist der wichtigste Befund auch bei dieser Patientin die Beinlängendifferenz und die durch den Beckenschiefstand ausgelöste Kreuzbein-Subluxation. Die Wirbel des Funktionskreises Blase (L3) und Nieren (B10 und B11) waren, ebenso wie der Körperöffnungswirbel Ohren (H3), nach links verschoben.
Unterhalb der Nierenwirbel sitzt der Kreislaufwirbel (B12). Dünndarm und Kreislauf steht mit dem Herz (B2)- - und Zungenwirbel (H2) über den gemeinsamen Funktionskreis in Verbindung. Diese Wirbel, obwohl sie nicht alle in der gleichen Richtung blockiert waren, können erhebliche Kreislaufprobleme machen, mit Unwohlsein und dem Gefühl, jederzeit umfallen zu können, oder einer völligen Energielosigkeit, die durch eine Kreuzbeinsubluxation, welche ähnliche Beschwerden machen kann, noch zusätzlich verstärkt wird. Das Herz selbst kann auch erhebliche Kreislaufprobleme machen.
Hinzu kommt, daß der 2. Halswirbel (Zunge - Funktionskreis Herz und Dünndarm) beidseits zu tasten war, also hier eine Steilstellung vorlag. Dabei war der 1. Halswirbel nach rechts verschoben und der 3. Halswirbel (= Ohrwirbel, er gehört zum Funktionskreis Blase/Nieren/Ohren) nach links. Der 2. Halswirbel war die Stelle mit der sicherlich stärksten Belastung durch Steilstellung und angrenzende Rechts- und Linksblockierung. Ich habe oft die Beobachtung machen können, daß gerade die Wirbel, an denen es zu einer Skolioseänderung von einer zur anderen Seite kommt, die größten Beschwerden auslösen.
Der Herzwirbel macht im Kopf das Gefühl des Benommenseins. Zusammenfassend kann man sagen: Die Ohrgeräusche wurden durch Blockierungen der Wirbel des Funktionskreises Blase/Nieren/Ohren, hier in erster Linie durch den 3. Halswirbel ausgelöst. Verstärkt werden sie durch die Blockierung der Wirbel des Funktionskreises Gallenblase/Leber/Augen. Der Schwindel wird durch eine Blockierung der Wirbel des Funktionskreises Herz/Dünndarm/Zunge ausgelöst.

Fall 2.
Krankengeschichte und Behandlungsverlauf:
Eine 27-jährige Patientin, H. B., suchte mich Ende Sept. 1997 wegen eines Ohrgeräusches auf dem linken Ohr auf. Das Geräusch bestand erst seit August des gleichen Jahres. Zuerst war es ein Grillen, das sich im Laufe der Wochen zu einem brummenden Ton wandelte. Gleichzeitig klagte die Patientin über Kopfschmerzen. Die zweite Behandlung fand Mitte Oktober 1997 statt und Frau H. berichtete, daß die Ohrgeräusche verschwunden waren. Sie sind bis heute nicht wieder aufgetreten.

Manueller Untersuchungsbefund:
Es bestand eine Beinverlängerung des linken Beins um 1,5 cm. Beide Hüften waren subluxiert, wobei sich die linke Hüfte schrittweise um 3 und die rechte um 1,5 cm in das Gelenk zurückbewegte. Weiterhin war eine Kreuzbeinsubluxation links zu finden, die sich besonders in dem unteren linken Kreuzbeinanteil bemerkbar machte. Die Wirbelsäule zeigte in ihrer Gesamtheit eine Linksskoliose. Die Halswirbelsäule war steilgestellt, wobei die linke Seite durch eine zusätzliche Skoliose deutlicher zu tasten war als die rechte.

Fallbesprechung:
Dieser Fall zeigt einen Verlauf, wie man sich ihn immer wünscht. Der Grund, warum ein so schneller Behandlungserfolg zu verzeichnen war, ist das jugendliche Alter der Patientin und der kurze Krankheitsverlauf. Natürlich kann man auch bei Frau H. postulieren, daß der Wirbelsäulenschaden wesentlich älter sein muß als die geklagten Beschwerden, aber dennoch wage ich zu behaupten, daß der Wirbelsäulenschaden nicht seit frühester Kindheit bestand.

Fall 3.
Krankengeschichte und Behandlungsverlauf:
Herr D. G., ein 65-jähriger Patient, kam im März 1997 wegen eines Tinnitus auf dem linken Ohr, zeitweilig auch auf dem rechten, in meine Behandlung. Zwei Jahre zuvor hatte er einen Hörsturz auf der linken Seite und im Dez. 1996 rechts. Insgesamt kam der Patient in zwei Monaten vier Mal zur Behandlung, danach war er beschwerdefrei.

Manueller Untersuchungsbefund:
Der Patient hatte keine Beinlängendifferenz. Trotzdem war sein Kreuzbeinbeckengelenk rechts subluxiert. Die Lendenwirbelsäule war bei L4/L3 nach rechts verschoben. Vom 9. Brustwirbel bis zum 7. Halswirbel fand sich ebenfalls eine Linksskoliose. Die Halswirbelsäule war stark nach links verkrümmt.
Bei der 2. Behandlung nach etwa 14 Tagen hatte sich der Befund etwas geändert. Hüftgelenk und Kreuzbeinbeckengelenk waren in Ordnung und die Rechtsskoliose der unteren Wirbelsäule war verschwunden. Im Gegenteil, es hatte sich nun auch im unteren Wirbelsäulenbereich eine Linksskoliose herauskristallisiert.

Schulmedizinische Befunde:
CT der Halswirbelsäule vom März 97: Ausgeprägte degenerative HWS-Veränderungen mit Osteochondrose von C3/C4 an abwärts. Hochgradige IVR-Verschmälerung. Multisegmentär osophytär bedingte Forameneinengungen. Ebenso Impressionen des Duraschlauchs durch Retrospondylophyten in mehreren Etagen. Von medial bis medio-lateral reichender Discusprolaps C4/C5.

Fallbesprechung:
Das Besondere an dieser Fallbeschreibung ist nicht der schnelle Heilungsverlauf, sondern der schwere schulmedizinische Halswirbelsäulenbefund. Wenn man die Befundbeurteilung des Röntgenfacharztes liest, fragt man sich sofort, ob man wegen der schweren Befunde überhaupt manuell behandeln kann? Bandscheibenvorfälle und schwere Abnützungserscheinungen von Knochenanlagerungen, Sehnen und Bänderverkalkungen (Osteochondrose) sind für die klassische schulmedizinische Chirotherapie eine absolute Kontraindikation, da die Gefahr von Komplikationen zu groß ist.
Ganz anders ist das bei der SMT. Diese schweren Befunde sollten den Therapeuten zu einer gewissen Vorsicht veranlassen, aber eine Kontraindikation gibt es eigentlich nicht. Da wir keinen Zug und keine Extension zur Mobilisation der Wirbelsäule brauchen und die Be-

handlung lediglich eine Massage darstellt, ist die SMT auch in solchen Fällen bedenkenlos anwendbar. Wenn ich sage, man solle Vorsicht walten lassen, geschieht das mehr zum Schutz des Therapeuten, um ihn vor unberechtigten Anschuldigungen zu schützen, daß er Schäden verursacht habe, die erst bei nachträglichen Röntgenuntersuchungen gefunden werden. Dann ist die Schulmedizin und die Jurisprudenz sehr schnell mit der Behauptung zur Hand, der Schaden sei durch die Manipulation entstanden.
Diese Vorsichtsmaßnahme sieht so aus, daß ich zu Anfang jeder Behandlung die untere Lendenwirbelsäule und, bei entsprechenden Beschwerden, im Kopf- und Schulterarmbereich die Halswirbelsäule nicht anfasse. Da die Beschwerden der Patienten in der Regel nicht von den Bandscheibenvorfällen und anderen Befunden herrühren, und da die Beschwerden der Patienten auch ohne die Therapie der kritischen Zonen besser werden, kann ich getrost zu Anfang auf die Manipulation dieser Bereiche verzichten. Wie Sie aus dem Behandlungsverlauf des Herrn D. sehen, kann man dem Patienten trotzdem gut und schnell helfen.

Fall 4.
Im Juni 1997 kam Frau K. M., eine damals 44-jährige Patientin in meine Behandlung wegen eines Tinnitus. Das Ohrgeräusch hat schon seit Jahren bestanden und die Patientin hatte schon alle möglichen Therapien ausprobiert, ohne daß eine Besserung eingetreten wäre. Bei der zweiten Behandlung nach vier Wochen berichtete Frau K., daß nach der ersten Behandlung das Ohrgeräusch für einen Tag verschwunden war, dann aber wiedergekommen sei. Bei der dritten Behandlung klagte die Patientin nur noch über Ohrgeräusche in der Nacht, nach einem stressreichen Tag. Im Oktober hatte Frau K. einen Rückfall nach dem Schleppen schwerer Kisten. Drei Monate später, im Jan. 1998 war Frau K. nochmals in meiner Behandlung. Sie berichtete, die letzten Monate zufrieden gewesen zu sein, seit einigen Tagen seien die Ohrgeräusche aber wieder schlimm. Sie habe einen dicken Kopf, der jedoch leer sei und sie sei sehr unruhig.

Manueller Untersuchungsbefund:
Bei Frau K. war zu Anfang das linke Bein 2,5 cm länger als das rechte. Insgesamt bewegte sich die linke Hüfte schrittweise um 5 und die rechte um 2,5 cm beim Beinlängenausgleich. Das Kreuzbeinbeckengelenk war links subluxiert. Die untere Wirbelsäule von L5 bis B 10 war nach links skoliotisch verschoben. Auch der obere Anteil der Wirbelsäule von B 11 bis H7 zeigte eine Linksskoliose, wobei ich mir notierte, daß besonders der Leberwirbel stark betroffen war. Die Halswirbelsäule war auch nach links verschoben, wobei der 3. und der 4. Halswirbel am stärksten rotiert waren.

Fallbesprechung:
Diese Krankengeschichte ist eigentlich ein ganz typisches Beispiel einer Behandlung von Ohrgeräuschen. Nach der Behandlung kommt es oft zu einer verblüffenden Besserung, die aber leider nicht von Dauer ist. Ich sage solchen Patienten immer, wenn er nach der Behandlung eine positive Veränderung spürt, z. B. eine Änderung des Tones des Ohrgeräusches zu tieferen Tönen hin, ein Leiserwerden oder ein kurzzeitiges Verschwinden des Tinnitus, ist dieses ein Zeichen, daß man dem Betreffenden helfen kann. Wie weit die Hilfe gehen wird, ist nicht abzuschätzen. Das hängt sicher vom Alter des Schadens, von der Dauer der Ohrgeräusche, aber noch stärker von der Mitarbeit des Patienten ab. Gerade solche Fälle schreien nach einer Partnerbehandlung, da, je öfter und konsequenter vom Partner behandelt wird (von den notwendigen Selbstbehandlungen der Gelenke und der Verhaltensänderung, die der Patient selbst machen muß, einmal abgesehen), eine Besserung und Heilung möglich ist. Dabei ist es eben nicht ausreichend, nur etwas an der Halswirbelsäule zu behandeln, sondern der wichtigste Teil der ganzen Tinnitusbehandlung ist die regel-

mäßige Beseitigung der Kreuzbeinsubluxation, die leider als Selbstbehandlung sehr schwer ist. Man kann ja nicht jeden Tag zu einem Therapeuten gehen, Zeit- und Geldmangel machen das unmöglich.
Das Schöne an der SMT ist, daß man die notwendigen Handgriffe und die Massage der Wirbelsäule auch jedem Laien beibringen kann. Wenn die Betreffenden gelernt haben, daß sie nichts falsch machen und dem Patienten nicht schaden können, wenn sie Mut bekommen haben, fester zu drücken und zu massieren, dann macht die Behandlung deutliche Fortschritte. Natürlich ist der Arzt oder Therapeut miteingebunden. Er muß kontrollieren, ob die Selbst- und Partnerbehandlung richtig und effizient gemacht wird, ob sich Befunde bessern oder gar ändern usw.
So ist das auch im Falle von Frau K., der man sicher bei ihren Ohrgeräuschen helfen kann. Ob diese nun ganz verschwinden oder nur so leise werden, daß die Patientin nicht mehr durch den Tinnitus gestört wird, ist zweitrangig. Vor allem muß man auch die regelmäßige Verschlechterung der Ohrgeräusche verhindern, die um so öfter und schneller auftreten können, je älter der Patient wird und je länger er schon an seinen Ohrgeräuschen leidet. Allein das ist schon ein Therapieversuch wert.

Fall 5.
Krankengeschichte und Behandlungsverlauf:
Hier möchte ich stellvertretend für viele Behandlungsverläufe einen Patienten schildern, der gestern in meiner Behandlung wegen seiner Ohrgeräusche war. Herr D. C. ist ein 63-jähriger Patient, der seit zwei Jahren an Ohrgeräuschen leidet. Anfangs war das Geräusch nur links, nach einem Jahr kam auch auf dem rechten Ohr ein Tinnitus hinzu. Das Geräusch, ein hohes unangenehmes Grillen, ist am schlimmsten morgens nach dem Aufwachen. Am Tage bemerkt er den Tinnitus nicht so, und wenn er Ruhe hat, ist das Ohrgeräusch auch besser.
Vor drei Jahren litt der Patient an einer Gürtelrose (Herpes zoster) auf dem ganzen rechten Kopf und der rechten Gesichtshälfte. Zurückgeblieben, nach einem sehr langwierigen Heilungsverlauf, ist ein Kribbeln im Gesicht, das besonders in Streßsituationen auftreten kann. Vor sieben oder acht Jahren hatte der Patient Ischiasbeschwerden im rechten Bein mit einem Bandscheibenvorfall, der aber nicht operiert wurde. In der letzten Zeit geht das Wassermachen etwas schwerer.

Manueller Untersuchungsbefund:
Das linke Bein war durch eine Hüftsubluxation um 2,5 cm länger als das rechte. Insgesamt bewegte sich beim Beinlängenausgleich das linke Bein schrittweise um 5 und das rechte um 2,5 cm. Das Kreuzbeinbeckengelenk war links stärker als rechts subluxiert. Die untere Wirbelsäule wies ebenso wie die obere Wirbelsäule eine Linksskoliose auf. Die Halswirbelsäule war in Ordnung.

Fallbesprechung:
Der Grund für diese Fallbeschreibung - der Patient war erst einmal in meiner Behandlung - ist die Beschreibung eines häufigen Phänomens, das beweist, daß die ganze Wirbelsäule, einschließlich der Beinlängendifferenz und einer Kreuzbeinsubluxation, für die Beschwerden der Patienten verantwortlich sind.
Eine sehr häufige Erscheinung, wie in diesem Falle auch, ist die, daß nach dem Beinlängenausgleich und der Kreuzbeinbehandlung viele Patienten, wenn man eine kleine Therapiepause einlegt, bemerken, daß ihre Ohrgeräusche sich positiv in der Tonlage oder Lautstärke verändern. Diese Erscheinung ist für mich der Beweis, daß die Befunde der Beinlänge und des Kreuzbeins einen maßgeblichen Einfluß auf Ohrgeräusche, aber auch auf andere Beschwerden im Bereich der oberen Wirbelsäule und des Kopfes haben. Diese Zu-

sammenhänge nicht zu beachten oder gar zu negieren, stellt den ganzen therapeutischen Erfolg in Frage. Ich habe festgestellt, daß die Art der Beschwerden durch die Wirbelsäulenbefunde festgelegt werden, die Stärke und die Anfallshäufigkeit aber maßgeblich vom Schaden des Kreuzbeinbeckengelenks abhängt. Es spielt dabei keine Rolle, daß die ursprünglichen Beschwerden nach einer gewissen Zeit wieder zurückkommen. Die oft nur kurzzeitige Änderung der Symptome motiviert den Patienten, aktiv an seiner Heilung mitzuarbeiten.

Fall 7.
Krankengeschichte und Behandlungsverlauf:
Im Nov. 1998 kam eine 41-jährige Patientin, Frau S. A., in meine Behandlung. Ihre Probleme waren rein orthopädischer Art, denn sie hatte nach einem Sportunfall starke Beschwerden in den Knien und der linken Hüfte. Die Hüftbeschwerden traten nach der Entbindung ihres Kindes auf. Außerdem hatte sie seit Wochen Schmerzen und Spannungen im Nacken. Bei der Anamnese erzählte sie mir unter anderem, daß sie seit Juli 1998 an einem hohen Ohrgeräusch auf dem rechten Ohr leide, das nach einer Infusionstherapie leiser und jetzt durchaus erträglich sei. Weitere Klagen waren Leberschwäche, Gallengries, Neigung zu Bronchitis, Atemstörungen in der Form, das Gefühl zu haben, nicht durchatmen zu können, massive Schlafstörungen, die sie jede Nacht mehrere Stunden wach halten und eine zyklusabhängige Migräne. Außerdem machte Frau S. einen ausgesprochen depressiven Eindruck auf mich. Im Laufe der Behandlung gab sie zu, daß diese seelische Störung ein großes Problem bei ihr sei.
Acht Tage nach der ersten Behandlung rief Frau S. sehr verstört bei mir an und berichtete, daß ihr Ohrgeräusch wieder so unerträglich sei wie vor der Infusionstherapie. Einige Tage später kam sie dann zur zweiten Behandlung und hat das Sprechzimmer ohne Ohrgeräusche wieder verlassen. Einen dritten Behandlungstermin mußte die Patientin vor einigen Tagen, wegen der schlechten Fahrbedingungen bei Schnee und Eis, leider absagen, so daß ich im Augenblick über den aktuellen Stand nicht unterrichtet bin.

Manueller Untersuchungsbefund:
Es lag ein Beckenschiefstand durch ein 6 cm längeres Bein links vor. Die rechte Hüfte saß regelrecht im Hüftgelenk. Das Kreuzbeinbeckengelenk war links sehr stark subluxiert. Die rechte Seite war unauffällig. Die gesamte Wirbelsäule wies eine Linksskoliose auf, wobei besonders der Blasen (L3)-, der Kreislauf (B12)-, der Leber (B5)- und der Gallenwirbel (B4) als zusätzlich stärker tastbare Befunde auffielen. Ab der 2. Behandlung standen Gallenblasen- und Leberwirbel nicht mehr im Vordergrund, sondern es kristallisierten sich Blockierungen der Nieren (B10 und B11)- und des Lungenwirbels (B3) heraus.

Fallbesprechung:
Warum ich diesen Fall schildere, ist die Verschlechterung der Ohrgeräusche nach der ersten Behandlung. Mit solchen Komplikationen muß man immer rechnen. Es ist verständlich, daß der Patient in solch einem Falle verstört und aufgeregt reagiert. Ich weise alle meine neuen Patienten darauf hin, daß es bei der SMT eine Erstverschlechterung wie in der Homöopathie geben kann. Damit nehme ich den Betreffenden schon viele Ängste. Sollte solch eine Verschlechterung auftreten, sind sie in etwa darauf gefaßt. Nimmt die Verschlechterung große, ungewöhnliche Ausmaße an, bitte ich meine Patienten immer, mich zumindest telephonisch zu verständigen. In einem Telephongespräch kann man den Betreffenden meist etwas beruhigen und einen früheren Nachbehandlungstermin ausmachen, um die Beschwerden wieder zu lindern. Das gilt für orthopädische Probleme, wie das Auftreten oder die Verschlechterung einer Ischialgie nach der Behandlung einer Kreuzbeinsubluxation ebenso wie

für die Verschlechterung von internistischen oder sonstigen Beschwerden. Es können auch einmal ganz neue Symptome auftreten, die der Patient bisher noch nie hatte. Die Ursache für dieses Phänomen ist die Tatsache, daß die Wirbelsäule durch den Beinlängenausgleich und die Therapie der Kreuzbeinsubluxation, mit einer Veränderung des Tonus der Rückenmuskulatur, eine andere Form annehmen kann. Dadurch kann es zu Spinalnervenreizungen durch neue Wirbel- oder Gelenksblockierungen oder zu stärkeren Einklemmungen schon betroffener Spinalnerven kommen, die dann neue oder gar mehr Beschwerden machen können. Reden Sie mit ihren Patienten über diese Möglichkeiten, und Sie gewinnen ihr Vertrauen!

3.29.2. HÖRSTURZ UND HYPERAKUSIS (SCHALLEMPFINDLICHKEIT)

Der Hörsturz ist ein eigenes Krankheitsbild und nicht grundsätzlich vom Auftreten von Ohrgeräuschen begleitet. Es gibt Hörstürze mit und ohne Ohrgeräusche. Der Hörsturz ist ein plötzliches Nachlassen der Hörfähigkeit, welches durchaus nur auf bestimmte Frequenzen beschränkt sein kann. Schwere Hörstürze können auch zur Taubheit führen. Das Auftreten von Ohrgeräuschen (Tinnitus) ist nach eigentlicher Definition kein Hörsturz. Daß beide Symptome, die Hörverschlechterung und der Tinnitus, sehr häufig gemeinsam einsetzen und für beide Erkrankungen oft die Krankheitsbezeichnung Hörsturz gebraucht wird, läßt ganz richtig vermuten, daß beide etwas miteinander zu tun haben müssen.
Ein weiteres häufiges Symptom von Hörstürzen und auch bei Tinnituserkrankungen ist die Hyperakusis. Hierunter verbirgt sich das Phänomen, daß normale Umweltgeräusche schon als störend laut und unangenehm empfunden werden. Lärm, der von einem gesunden Menschen durchaus ertragen werden kann, irritiert die Patienten so stark, daß es zu Übelkeit und Kreislaufbeschwerden kommen kann. Das überreizte Nervensystem reagiert schon auf normale Geräusche mit dem Gefühl, diese nicht ertragen zu können.
Die Schulmedizin behauptet, auch für das Auftreten von plötzlichen Hörverschlechterungen und der Hyperakusis seien seelische und streßbedingte Faktoren zuständig. Das ist auch zutreffend, stellt aber grundsätzlich nur einen Teil der Wahrheit dar. Natürlich verschlimmern seelische Streßfaktoren ein Leiden oder können es endgültig zu Tage bringen. Das bedeutet aber nicht, daß der Streß oder die seelische Entgleisung auch die letztendliche Ursache sind. Solche seelischen Faktoren sind nur ein Reaktionsbeschleuniger, man sagt in der Chemie auch Katalysator. Durch Streß nimmt die Muskelspannung zu, da man sich gleichzeitig zur seelischen Anspannung auch körperlich verspannt. Seele und Körper sind eine Einheit. Durch die verstärkte Muskelspannung nehmen die vorhandenen Blockierungen und Skolioseschäden an der Wirbelsäule zu. So wird die Erkrankung letztendlich doch über die Wirbelsäule und die entsprechenden Spinalnerven ausgelöst.
Es sind für den Hörsturz grundsätzlich die gleichen Wirbel und deren Meridia-

ne verantwortlich, die auch für die Ohrgeräusche von Bedeutung sind. Das sind in erster Linie die Wirbel des Funktionskreises Blase (L3)/ Nieren (B10 und B11) Ohren (H3). Dabei hat der Blasen-Meridian einen inneren Meridianast, der genau zum Ohr und Gleichgewichtsorgan zieht.
Aber auch der Gallenblasen-Meridian (B4) hat einen großen inneren und zusätzlich noch äußeren Meridianverlauf zum Ohr. Der Gallenblasenwirbel gehört zum Funktionskreis Gallenblase, mit Gallenblase (B4)/ Leber (B5)/Augen (H2).
Der 2. Halswirbel ist neben dem Augen- auch der Zungenwirbel. Die Zunge stellt die Körperöffnung zum Funktionskreis Herz dar. Der Funktionskreis Herz besteht aus Herz (B2)/ Dünndarm (B12)/ Zunge (H2). Der Dünndarm-Meridian hat durch seinen äußeren Meridianverlauf einen Kontakt mit der Ohr- und hier mit der Gehörgangsregion. Das Herz ist das Organ der Freude. Streß ist Freudlosigkeit. Hier ist die Begründung für den bekannten Zusammenhang zwischen Hörsturz, Tinnitus und Streßfaktoren zu sehen. Außerdem ist das Herz ganz wesentlich für eine gute Gehirnfunktion verantwortlich.
Neben diesen Wirbeln und deren Meridianen sind natürlich noch all die Meridiane für das Auftreten von Ohrbeschwerden verantwortlich, die einen inneren und äußeren Meridianast haben, der Kontakt mit der Ohrregion hat.
Der Dreifache Erwärmer (Perikard-Meridian, B2) hat durch seinen äußeren Verlauf einen Bezug zum Ohr. Der Funktionskreis des Dreifachen Erwärmers besteht zusätzlich noch aus den Kreislauf-Sexus-Meridian. Beide Meridiane haben keine eigenen Wirbel und keinen eigenen Körperöffnungswirbel. Die entsprechenden Wirbel sind identisch mit denen des Funktionskreises Herz.
Die Funktionskreise Magen und Lungen scheinen keinen oder kaum einen Einfluß auf das Ohr zu haben.
Aus der direkten, sehr intensiven Verbindung zum Innenohr durch den inneren Verlauf des Blasen-Meridians ist der Funktionskreis Blase/ Nieren/ Ohren sicher der wichtigste Aspekt bei der Behandlung des Hörsturzes. Bitte glauben Sie aber nicht, daß auch immer alle drei Wirbel gleichzeitig blockiert sein müßten. Wenn Sie häufig Patienten mit Ohrgeräuschen und Hyperakusis behandeln, wird es immer wieder vorkommen, daß z. B. der Ohrwirbel (H2) völlig in Ordnung ist oder nur einen minimalen Schaden aufweist. Dafür findet sich speziell am Blasen- und am Nierenwirbel eine starke Blockierung.
Der Blasenwirbel ist eigentlich der Wirbel, welcher bei allen Ohrerkrankungen in der Regel am stärksten betroffen ist. Es macht also keinen Sinn, beim Hörsturz nur an der Halswirbelsäule zu behandeln, in der irrigen Meinung, daß der Ort der Krankheitsursache auch in der Nähe der Krankheitserscheinung zu suchen sein müsse. Die Überlegung und Vorstellung des engen örtlichen Kausalzusammenhangs zwischen Krankheitsort und Lokalisation der Krankheitsursache ist leider eines der größten Fehler der Schulmedizin bei der Behandlung sehr vieler Leiden.

Gerade in der Tinnitusbehandlung ist ein Kreuzbeinschaden, im Sinne einer Kreuzbeinsubluxation, von größter Bedeutung. An anderer Stelle habe ich schon erklärt, daß eine Kreuzbeinsubluxation, wie ein Schalter, für das Auftreten vieler Erkrankungen zu sehen ist. Diese Wirkung, hervorgerufen durch die subluxationsbedingte Instabilität der Wirbelsäule, welche um so mehr zunimmt, je höher man an der Wirbelsäule nach oben gelangt, trifft z. B. für Schwindel, Migräne, Augenflimmen und nicht zuletzt für die Ohrgeräusche zu. Aber auch das Kiefergelenk ist an der Entstehung von Ohrgeräuschen oft erheblich beteiligt, weil über das Kiefergelenk unter anderem der Gallenblasen- und der Dünndarm-Meridian, sowie der Dreifache Erwärmer (Perikard-Meridian) hinwegziehen. Eine Subluxation dieses Gelenks stört die betreffenden Meridiane, deren Wirbel und Segment.
Der Gallenblasen-Meridian, welcher ebenfalls durch seinen inneren und äußeren Verlauf eine enge Beziehung zum Innenohr hat, besitzt meiner Ansicht nach in der Praxis für die Ohrgeräusche nicht die gleiche Bedeutung wie der Blasenwirbel, obwohl sein Meridianbezug zur Ohrregion wesentlich ausgeprägter ist als der des Blasen-Meridians.
Warum der eine Patient nur einen Hörsturz, der andere einen Tinnitus und der dritte eine Hyperakusis, andere wiederum eine unterschiedliche Kombination der drei Einzelkomponenten bekommt, könnte an der Zahl und der Art der verschiedenen blockierten Wirbel und Gelenke liegen. Hier bleibt noch viel Forschungsarbeit zu tun.
Abschließend müssen selbstverständlich noch alle Gelenke untersucht und behandelt werden, die sich in den Meridianverläufen der gerade genannten Wirbel befinden. Die Blockierung eines Gelenks kann den entsprechenden Meridian stören und so über den Weg des Rückenmarksegments das angeschlossene Organ in Mitleidenschaft ziehen. Über die entsprechenden Gelenke informieren Sie sich bitte in Kapitel 2.1.6.

Fall 1.
Krankengeschichte und Behandlungsverlauf:
Im März 1997 kam ein 50-jähriger Patient, Herr B. H., wegen Ohrgeräuschen, die von einer starken Hyperakusis begleitet waren, in meine Behandlung. Er war insgesamt nur vier Wochen in meiner Behandlung, hatte in diesem Zeitraum aber fünf Therapiesitzungen. Die Beschwerden seitens der Ohrgeräusche, aber auch seitens der Hyperakusis besserten sich gut. Seine seelische Verfassung stabilisierte sich. Am 12. Mai 1997 kam der Patient das letzte Mal zu mir und berichtete, daß seine Beschwerden in der letzten Zeit so gut wie weg waren. Am Tag vor der letzten Behandlung hatte er aber einen Rückfall.

Manueller Untersuchungsbefund:
Der Patient hatte keine Beinlängendifferenz. Das Kreuzbeinbeckengelenk war auf der linken Seite leicht subluxiert. Die untere Wirbelsäule war von L5 bis B8 stark nach rechts skoliotisch verbogen. Dabei waren besonders der Blasen (B3)- und die Nieren-

wirbel (B10 und B11) betroffen. Von B6 bis H7 wies die Wirbelsäule des Patienten eine Linksskoliose auf, auch die Halswirbelsäule war nach links verschoben und zeigte gleichzeitig eine leichte Steilstellung, die sich dadurch dokumentierte, daß auch auf der rechten Halswirbelsäulenseite Wirbel zu tasten waren.

Fallbesprechung:
Neben der Besserung der Ohrgeräusche, aber auch der Hyperakusis, ist dieser Fall ein schönes Beispiel, daß eine Kreuzbeinsubluxation durchaus eine Rolle im Krankheitsgeschehen spielt, aber auch die Wirbelsäule für Art und Stärke der Beschwerden verantwortlich ist.
Das Wichtigste bei der Bewertung der einzelnen Krankheitsfaktoren ist, daß man jeglichen Dogmatismus vermeiden muß und sich nur auf seine Befunde verläßt. Die Interpretation solcher Befunde zeigt uns dann, daß es auch bei einer großen Häufung von bestimmten Befundkonstellationen immer wieder Fälle gibt, bei denen die Argumentationskette etwas anders gelagert ist. Hier spiegelt sich die Vielfältigkeit der geschilderten Zusammenhänge wider.
So ist bei diesem Patenten sein Wirbelsäulen- viel ausgeprägter als sein Kreuzbeinschaden. Somit muß man einfach akzeptieren, daß das vorrangige Problem dieses Patienten die Rechtsskoliose seiner unteren Wirbelsäule ist, wobei besonders der Blasen- und die Nierenwirbel betroffen sind. Der Funktionskreis Blase (L3)/ Nieren (B10 und B11)/ Ohren (H3) ist in diesem Falle maßgeblich für Art und Stärke der Ohrgeräusche verantwortlich.

Fall 2.
Krankengeschichte und Behandlungsverlauf:
Frau S. A., eine 47-jährige Patientin, kam im Mai 1997 wegen ihrer Ohrgeräusche und einer sehr störenden Hyperakusis (hallend) mit einem zusätzlichen Druck auf den Ohren in meine Behandlung. Jetzt schreiben wir Jan. 1999. Die Patientin kommt immer noch wegen gelegentlicher Rückfälle in Behandlung, aber immer seltener.

Manueller Untersuchungsbefund:
Das linke Bein war auf der linken Seite 2 cm länger als das rechte. Insgesamt bewegte sich das linke Bein schrittweise um 4 und das rechte um 2 cm beim Beinlängenausgleich auf das Hüftgelenk zu. Das Kreuzbeinbeckengelenk war links subluxiert. Die ganze Wirbelsäule, außer der Halswirbelsäule, wies eine Linksskoliose auf. An der Halswirbelsäule war eine starke Rechtsskoliose, besonders des 3. und 4. Halswirbels, zu finden. Aber auch auf der linken Seite war ein Tastbefund zu verzeichnen, was zusätzlich einer Steilstellung der Halswirbelsäule gleichzusetzen ist.

Fallbesprechung:
Der anfängliche Behandlungsverlauf war durchaus problematisch. Die Patientin bekam so ziemlich alle Beschwerden, die man nach einer manuellen Behandlung mit der SMT bei alten Wirbelsäulenschäden bekommen kann. Das geringste Problem waren die blauen Flecken. Ischiasbeschwerden, unter denen die Patientin bisher nicht gelitten hatte und Kreuzschmerzen machten die Behandlung sehr unangenehm. Dennoch hat die Patientin alles tapfer ertragen und das Vertrauen behalten, daß diese Beschwerden vorübergehender Natur sind und kein Zeichen einer Schädigung durch die SMT.
Der Lohn für die Mühe ist eine Heilung der Beschwerden, Hyperakusis und Ohrgeräusche sind weg, wenn es auch, anfänglich häufiger und jetzt zunehmend seltener, zu kleinen Rückfällen kommt. Diese Rückfälle resultieren daraus, daß der Patient erst einmal lernen muß, sich auf die Vorgaben der Selbstbehandlung und Verhaltensänderung einzustellen. Gelingt ihm das, ist alles Weitere eigentlich nur eine Frage der Zeit und Konsequenz. So

auch bei dieser Patientin, die nach einem langen Krankheitsverlauf, mit sieben Hörstürzen, Hörverschlechterung, Hyperakusis und zunehmend lauter werdenden Ohrgeräuschen zu kämpfen hatte.
Von den Wirbelsäulenbefunden handelt es sich um einen klassischen Fall mit allen Befunden, die sich negativ auf die Ohren und deren Erkrankungen auswirken können. Zum Einen ist das ein Beckenschiefstand durch Beinverlängerung und Hüftsubluxation, eine Kreuzbeinsubluxation, eine Rechtsskoliose der unteren Wirbelsäule, besonders Blase (L3) und Nieren (B10 und B11), die mit dem 3. Halswirbel (Ohren) einen Funktionskreis bilden und sehr stark für die Ohrgeräusche verantwortlich sind. Bei dieser Patientin waren zudem alle drei Wirbel des Funktionskreises Blase/Nieren/Ohren gestört.

3.29.3. OHRENSCHMERZEN

Ohrenschmerzen treten bei allen entzündlichen Prozessen des Ohres auf, dabei kann es sich um den äußeren Gehörgang, um das Mittelohr, aber auch um den Innenohrbereich handeln. Solche Erkrankungen müssen natürlich erkannt und entsprechend behandelt werden, denn eine übersehene Mittel – oder Innenohrerkrankung kann das Gehör dauerhaft schädigen. Da das Gleichgewichtsorgan dem Innenohr direkt benachbart ist, können entzündliche Prozesse auf das Gleichgewichtsorgan übergreifen, es schädigen und Schwindel auslösen.
Die Ursache der Anfälligkeit für Ohrenentzündungen, aber auch von Ohrenschmerzen ohne entzündlich-infektiöse Prozesse, ist an der Wirbelsäule und am Kiefergelenk zu suchen. Allein eine Subluxation eines Kiefergelenks kann starke Ohrenschmerzen machen, die nach der Gelenksreposition sofort verschwinden. Die Subluxationsneigung des Kiefergelenks kann an einer Blockierung des 4. Halswirbels liegen.
Der 4. Halswirbel ist der Körperöffnungswirbel zum Funktionskreis Magen (B6)/ Milz-Pankreas (B8 und B7)/ Mund (H4). Der Magen-Meridian zieht über das Kiefergelenk. Der 4 Halswirbel ist aber auch der Nasenwirbel. Die Nase ist die Körperöffnung zum Funktionskreis Lunge (B3)/ Dickdarm (L1)/ Nase (H4). Zum Ohr haben auch andere Meridiane eine ebenso wichtige Beziehung: Zum Einen ist das der Gallenblasen-Meridian, der zum Funktionskreis Gallenblase (B4)/ Leber (B5)/ Augen (H2) gehört. Der Gallenblasen-Meridian zieht mit seinem inneren und äußeren Verlauf zum Ohr. Außerdem zieht der Gallenblasen-Meridian über das Kiefergelenk.
Der 2. Halswirbel ist aber nicht nur der Augen-, sondern auch der Zungenwirbel. Die Zunge ist der Körperöffnungswirbel zum Funktionskreis Herz (B2)/ Dünndarm (B12)/ Zunge (H2). Dabei hat der Dünndarm und der Dreifache Erwärmer (Perikard-Meridian) selbst eine enge Beziehung zum äußeren Gerhörgang. Die Verbindung entsteht über den engen räumlichen Bezug der Meridiane zum Ohr und über das Kiefergelenk, das von beiden Meridianen berührt wird. Der Dreifache Erwärmer ist auch zum Herzen gekoppelt und bildet mit dem Kreislauf-Sexus einen eigenen Funktionskreis, benutzt aber die Wirbel des Funktionskreises Herz/Dünndarm/Zunge, da er keine eigenen Wirbel hat.

Zum Anderen ist der Blasen-Meridian von großer Bedeutung, da er mit einem inneren Meridianast zum Ohr zieht. Der Blasen-Meridian gehört zum Funktionskreis Blase (L3)/ Nieren (B10 und B11)/ Ohren (H3).
Natürlich sind auch alle Gelenke, die in den zutreffenden Meridianverläufen zu finden sind, zu beachten. Über die einzelnen Gelenke informieren Sie sich bitte in Kapitel 2.1.6.

3.30. RHEUMA UND ANDERE AUTOIMMUNERKRANKUNGEN

Dieses Kapitel ist wegen seiner Vielschichtigkeit sicher eines der schwierigsten des ganzen Buches. Zum Einen liegt es daran, daß der Begriff Rheuma für die verschiedensten Erkrankungen gebraucht wird, es herrscht eine echte babylonische Begriffsverwirrung. Der Volksmund bezeichnet alle Gelenks- und Muskelbeschwerden zunächst einmal als rheumatisch. Dabei ist ihm die Ursache der Beschwerden völlig egal. Das, was der Volksmund als Rheuma bezeichnet, wurde in den einzelnen Kapiteln über die Wirbelsäulen- Gelenks- und Extremitätenerkrankungen besprochen und soll hier keine Wiederholung erfahren. Die Erkrankungen, die dagegen der Schulmediziner als Rheuma bezeichnet, möchte ich an dieser Stelle besprechen.
Die bekannteste schulmedizinsche Erkrankung, die man als Rheuma bezeichnet, ist die Chronische Polyarthritis. Nachdem die Forschung und die Erkenntnisse fortschritten sind, stellte man fest, daß es sich bei den sogenannten Rheumaerkrankungen durchweg um Autoimmunerkrankungen handelt, wobei man zunehmend nicht nur Erkrankungen des Bewegungsapparates, sondern Erkrankungen auch der inneren Organe einschließt. Heute spricht man bei allen Erkrankungen, bei denen ein Autoimmunprozeß zugrunde liegt, egal ob nur Gelenke und Muskeln oder vorrangig innere Organe betroffen sind, von Erkrankungen des rheumatischen Formenkreises.
Auch wenn mein erstes Buch über die SMT „Wunder dauern etwas länger" lautet, so sind es doch nur scheinbare Wunder, die diese Therapie vollbringen kann, denn die Erfolge sind lediglich das Resultat angewandter Anatomie, Physiologie und Physik. Der Unterschied zur Schulmedizin ist der, daß bekannte Fakten aus einem anderen Blickwinkel und mit neuen Verknüpfungen betrachtet werden. Somit kann die SMT keine wirklichen Wunder vollbringen. Schon gar nicht, wenn es sich bei den Patienten um Personen handelt, bei denen eine rheumatische Erkrankung oder irgendein anderes Leiden, durch einen sehr langen und schweren Krankheitsverlauf, schon Organschäden hinterlassen hat. Die SMT ist vorbeugend oder zu Anfang des Krankheitsverlaufes am effektivsten.

Die Stärke der SMT liegt in der Vorbeugung und damit ist die Heilungschance im Anfangsstadium einer Erkrankung am größten.

Bei langen Krankheitsverläufen mit schweren organischen Schäden ist die SMT im heilenden Sinne machtlos. Aber nicht völlig machtlos, denn man kann mit der SMT den fortschreitenden Krankheitsprozeß verlangsamen oder sogar aufhalten, so daß das Krankheitsbild nicht schlimmer wird. Dabei ist es oft nicht einfach, zu entscheiden, bei welchen Beschwerden eine durch die Krankheit entstandene organische Veränderung vorliegt, oder ob es sich um Beschwerden handelt, bei denen eine Heilung noch möglich ist.
Hier gibt es auch ein Schubladendenken der behandelnden Ärzte, die jede körperliche Störung eines solchen Patienten sofort auf die bekannte Grunderkrankung beziehen. Es wird nicht überlegt, ob nicht womöglich andere Ursachen für die Beschwerden verantwortlich sein könnten.
Ich bin heute der festen Überzeugung, daß in der Wirbelsäule und deren Behandlung der uns am leichtesten zugängliche und handzuhabende Schlüssel zu unserer Gesundheit zu finden ist. Die Wirbelsäule enthält mit dem Rückenmark einen großen Teil unseres vom Gehirn ausgehenden Steuersystems und ist, das gilt auch für die inneren Organe, das therapeutisch am leichtesten zugängliche Organ. Jeder Mensch kann selbst oder mit der Hilfe seiner Umgebung bis zu einem gewissen Grad dafür sorgen, daß er gesund bleibt, weil seine Wirbelsäule schadensfrei, sprich gerade, bleibt.
Dies gilt ebenso für die schulmedizinischen Erkrankungen des rheumatischen Formenkreises, man nennt sie auch Kollagenosen. Ich möchte einzelne Erkrankungen hier aufzählen und dabei aufführen, welche Organe hauptsächlich betroffen sind. Ich erhebe keinen Anspruch auf Vollständigkeit. Spezielle Einzelheiten über die einzelnen Leiden kann man in Fachbüchern nachschlagen.

1. Chronische Polyarthritis (Gelenke)
2. Lupus erythematodes (Gefäßbindegewebesystem)
3. CREST-Syndrom (Haut und Gefäße)
4. Sklerodermie (Haut)
5. Polymyositis (Muskulatur)
6. Dermatomyositis (Haut und Muskulatur)
7. Sjögren-Syndrom (Schleimhäute)
8. Vaskulitiden (Gefäße)
9. M.Wegener (Lunge)
10. Raynaud Phänomen (Gefäße)
11. Primär billäre Zirrhose (Gallengänge)
12. Autoimmunhepatitis (Leber)
13. M. Crohn (Dickdarm)
14. Colitis ulcerosa (Dickdarm)
15. Diabetes mellitus Typ 1 (Bauchspeicheldrüse)

16. M. Basedow (Schilddrüse)
17. Infertilität (Hoden und Eierstöcke)
18. Myasthenia gravis (Muskulatur)
19. Alveolitis (Lunge)

und viele andere mehr.
Praktisch kann zu jedem Organ und zu jeder Zellart eine spezifische Autoimmunerkrankung vorkommen. Viele Autoimmunerkrankungen greifen vom zuerst befallenen Organ im Laufe der Zeit gerne auf andere Organe über. Daher rufen alle Autoimmunerkrankungen im Endstadium untereinander ganz ähnliche Krankheitsbilder hervor.
Bestätigt wird die Diagnose einer Autoimmunerkrankung durch die Suche und das Finden von sogenannten Autoantikörpern im Blut der Patienten. Bei den Autoantikörpern handelt es sich um Eiweißkörper, die von unserem Abwehrsystem gebildet wurden und gegen köpereigene Eiweiße gerichtet sind, die normalerweise nicht im menschlichen Blut und den anderen extrazellulären (außerhalb der Zellen) Körperflüssigkeiten wie z. B. der Lymphe erscheinen. Gegen normalerweise nur in den Zellen gelegene Eiweiße, die dadurch für unser Immunsystem verborgen bleiben, werden vom menschlichen Immunsystem plötzlich Abwehreiweiße gebildet, wodurch der Autoimmun- oder Entzündungsprozeß in Gang kommt. Chronische schwere Entzündungen hinterlassen in unserem Körper, in den betroffenen Geweben, ebenso Narben wie eine Verletzung. Die Störungen oder Beschwerden, welche durch solche Narben und dauerhafte organische Veränderungen hervorgerufen werden, sind natürlich der SMT nicht mehr zugänglich.
Es stellt sich nun die Frage, warum plötzlich Bestandteile aus den Zellen im Blut erscheinen können oder andere körpereigene Eiweiße nicht mehr als eigen erkannt werden? Der Grund dafür ist ein Zelluntergang, wie er täglich sicher abertausendfach im menschlichen Körper vorkommt. Warum tritt eine Autoimmunerkrankung nicht bei jedem Menschen auf und warum haben die Betroffenen verschiedene Autoimmunerkrankungen der verschiedensten Organe oder Zellen? Wenn man davon ausgeht, daß dauernd in unserem Körper Zellen zugrunde gehen und abgebaut werden, wobei theoretisch intrazelluläre Eiweiße mit dem eigenen Immunsystem in Berührung kommen, kann das nicht die Ursache für den Beginn von Autoimmunerkrankungen sein, sonst müßten alle Menschen solche Erkrankungen entwickeln.
Ich kann mir vorstellen (Immunologen wissen es sicher genau und ich hoffe, ich vermute die Zusammenhänge richtig), daß unser Organismus bei einem Zelluntergang die Eiweiße des Zellinneren, welche jetzt in den Körperflüssigkeiten wie der Lymphe erscheinen, sofort abfängt und unschäd-

lich macht, um zu verhindern, daß ein zielgerichteter Abwehrprozeß gegen diese Eiweiße in Gang kommt. Ich kann mir weiter vorstellen, daß hierzu besonders die lokalen Abwehrmechanismen vor Ort verantwortlich sind, denn der Vorgang bedarf der Eile. Diese lokalen Mechanismen hängen sicher von einer intakten Durchblutung, einer intakten Zellfunktion und Abwehrlage ab.
Diese beiden Faktoren sind aber nur dann in Ordnung, wenn die Inervation stimmt. Diese Inervation ist letztendlich ganz wesentlich von der intakten Funktion des entsprechenden Rückenmarksegments abhängig. Segmentstörungen werden unter anderem von Wirbelblockierungen und Störungen in den Meridianen hervorgerufen. Um auf des Pudels Kern zu kommen, auch bei den Autoimmunerkrankungen oder, anders gesagt, bei den Erkrankungen des rheumatischen Formenkreises, liegt letztendlich die Krankheitsursache an der Wirbelsäule.
In der Schulmedizin sind die Behandlungsmöglichkeiten sehr bescheiden und eine Heilung ist in der Regel nicht möglich. So hat die Schulmedizin lediglich die Chancen, die entzündlichen Autoimmunprozesse, mit zum Teil extrem nebenwirkungsreichen Medikamenten, zu unterdrücken. Nach endlosem Leid, vielen Medikamenten und Operationen sind solche Patienten oft dem Tode geweiht oder die Lebensqualität ist zumindest gleich Null.
Eine echte Alternative, mit den oben geäußerten Einschränkungen der langen und schweren Krankheitsverläufe mit permanenten Organschäden, stellt die SMT dar. Für vereinzelte Erkrankungen, dabei handelt es sich um Darmentzündungen wie der Colitis ulcerosa und des M. Crohn, habe ich Beweise, daß diese Erkrankungen im Anfangsstadium geheilt werden können. Wenn meine Erfahrungen und Überlegungen für einzelne Autoimmunerkrankungen gelten, ist nicht zu verstehen, warum diese für den Rest der Leiden nicht gelten sollten.
Bei den verschiedenen Autoimmunerkrankungen gibt es für jedes Krankheitsbild ganz spezifische Wirbel, die bei der Behandlung eine Rolle spielen. Dabei ist wichtig, welches Organ und welche Zellart im befallenen Organ betroffen sind. Neben den entsprechenden Wirbeln des erkrankten Organs sind die Wirbel von ausschlaggebender Bedeutung, welche die chinesische Medizin den verschiedenen Gewebsarten zuordnet. Dabei sind folgende Zusammenhänge zu beachten:
Das Organ Lunge (B3) hat Bezug zur Haut. Das bedeutet, daß bei Autoimmunerkrankungen, bei denen in erster Linie die Haut befallen ist, die Wirbel des Funktionskreises Lunge (B3)/ Dickdarm (L1)/ Nase zu behandeln sind. Wichtig ist außerdem die Verbindung zum Funktionskreis Magen (B6)/ Milz-Pankreas (B8 und B7)/ Mund (H4), die über den 4. Halswirbel hergestellt wird, welcher der gemeinsame Körperöffnungswirbel ist (der Nasen- ist gleichzeitig der Mundwirbel).

Das Organ Herz (B2) hat Bezug zum Unterhautbindegewebe mit den Gefäßen und Nerven. Das bedeutet, daß Autoimmunerkrankungen, bei denen in erster Linie Gefäße (Adern mit Venen und Arterien, sowie die Lymphgefäße) und Unterhautbindegewebe betroffen sind, die Wirbel des Funktionskreises Herz (B2)/ Dünndarm (B12)/ Zungenwirbel (H2), zu beachten sind. Es gibt noch einen Funktionskreis, der dem Herzen zugeordnet ist, er besteht aus Dreifachem Erwärmer (Perikard-Meridian) und Kreislauf-Sexus. Diese Meridiane haben keine eigenen Wirbel, sondern bedienen sich der Wirbel des Funktionskreises Herz/Dünndarm/Zunge. Der 2. Halswirbel ist auch der Augenwirbel, welcher die Körperöffnung zum Funktionskreis Gallenblasen (B4)/ Leber (B5)/ Augenwirbel (H2) ist.
Das Organ Milz (B8) hat Bezug zu den Muskeln. Das bedeutet, daß Autoimmunerkrankungen, bei denen die Muskulatur betroffen ist, über die Wirbel des Funktionskreises Magen/Milz-Pankreas/Mund untersucht und behandelt werden müssen. Der Funktionskreis besteht aus Magen (B6)/ Milz-Pankreas (B8 und B7)/ Mund (H4). Der Mundwirbel ist gleichzeitig der Nasenwirbel, der den Funktionskreis Lunge (B3)/ Dickdarm (L1)/ Nase (H4) anbindet. Ein typisches Beispiel für diese Verbindung der Funktionskreise Magen/Milz-Pankreas/ Mund und Lunge/Dickdarm/Nase ist die Dermatomyositis, eine Autoimmunerkrankung, bei der in erster Linie Haut und Muskulatur betroffen sind.
Das Organ Gallenblase (B4) hat Bezug zu den Sehnen und Bändern. Das bedeutet, daß Autoimmunerkrankungen, bei denen in erster Linie die Sehnen und Bänder betroffen sind, die Wirbel des Funktionskreises Gallenblase/Leber von Bedeutung sind. Der Funktionskreis besteht aus dem Gallenblasen (B4)-, Leber (B5)-, Augenwirbel (H2). Der Augenwirbel ist auch der Zungenwirbel. Die Zunge ist die Körperöffnung zum Funktionskreis Herz (B2)/ Dünndarm (B12)/ Zunge (H2).
Das Organ Niere (B10 und B11) hat Bezug zu den Knochen. Das bedeutet, daß bei Autoimmunerkrankungen, bei denen in erster Linie die Knochen betroffen sind, der Funktionskreis Blase/Niere zuständig ist. Der Funktionskreis besteht aus Blase (L3)/ Nieren (B10 und B11)/ Ohren (H3).
Es kann aber auch der Fall sein, daß mehrere Gewebsarten bei einer Autoimmunerkrankung beteiligt sind. Denken Sie nur an die Dermatomyositis, bei der Haut und Muskulatur erkranken, so daß man hier in erster Linie an den Funktionskreis Lungen- und Magen denken muß.
Zusätzlich sind natürlich jene Wirbel von Bedeutung, die mit ihrem inneren und äußeren Meridianverlauf durch die erkrankten Gebiete ziehen. Bei Systemerkrankungen sind natürlich alle Meridiane und Wirbel zu berücksichtigen. Außerdem muß man alle Gelenke in den verschiedenen Meridianverläufen beachten. Über die einzelnen Gelenke informieren Sie sich bitte in Kapitel 2.1.6.

An dieser Stelle möchte ich einige der oben aufgezählten Autoimmunerkrankungen abhandeln:

3.30.1. CHRONISCHE POLYARTHRITIS

Chronische Polyartritis ist in erster Linie eine Erkrankung der Gelenke, also der Sehnen und Bänder. Nach den obigen Überlegungen wären hier Wirbel des Funktionskreises Gallenblase (B4)/ Leber (B5)/ Augen (H2), zu beachten. Aber auch die dem Herzen zugeordneten Meridiane sind bei der CP wichtig, da der Augen- zugleich der Zungenwirbel ist. Die Zunge ist die Körperöffnung für die beiden dem Herzen zugeordneten Funktionskreise und deren Wirbel. Das ist der Funktionskreis Herz (B2)/ Dünndarm (B12)/ Zunge (H2), sowie der Dreifache Erwärmer (Perikard-Meridian) und der Kreislauf-Sexus. Nebenbei sind bei der CP noch all die Meridiane von Bedeutung, die über die am stärksten erkrankten Gelenke und Organe ziehen. Eigentlich müßte man eingestehen, daß gerade bei der CP alle Meridiane und alle Wirbel der Wirbelsäule einen Einfluß auf das Krankheitsgeschehen haben können, da die CP grundsätzlich eine Erkrankung aller Gelenke ist.

3.30.2. SKLERODERMIE

Die Sklerodermie ist eine Erkrankung, die in erster Linie die Haut befällt, es gibt auch Formen, bei denen das Gefäßbindegewebe betroffen ist. Interessanterweise ist ein typischer Verlauf der Sklerodermie so, daß oft zuerst die Haut betroffen ist, später ein Befall der Speiseröhre und anderer Organe hinzukommt. Dabei treten gerade an der Speiseröhre (B1!) Bindegewebsverdickungen auf, die so stark werden können, daß die Organfunktion nicht mehr gewährleistet ist. Weitere Organe (z. B. häufig ist die bindegewebliche Umwandlung der Lunge = Lungenfibrose) erkranken im Laufe der Zeit zusätzlich.
Nach den Vorstellungen der chinesischen Medizin ist die Haut mit dem Organ Lunge (B3) verbunden. Also muß man bei der Sklerodermie besonders auf den 3. Brustwirbel achten, den Lungenwirbel. Der Funktionskreis besteht aus Lunge (B3)/ Dickdarm (L1)/ Nase (H4).
Der 4. Halswirbel ist aber gleichzeitig auch der Mundwirbel. Der Mund stellt die Körperöffnung zum Funktionskreis Magen (B6)/ Milz-Pankreas (B8 und B7)/ Mund (H4) dar. Nun wird auch verständlich, warum die Sklerodermie in ihrem Krankheitsverlauf eine so große Affinität zu der Speiseröhre, zum Magen und zur Lunge hat. Diese Affinität wird durch die enge Verbindung von Haut und Lunge, sowie durch die Zuschaltung des Funktionskreises Magen/Milz-Pankreas/Mund erklärt. Auch wenn diese Erklärung exotisch und für die Schulmedizin unwesentlich oder verspielt erscheinen mag, so ist sie für die Behandlung der Sklerodermie mit der SMT von eminenter Wichtigkeit.
Für die Formen der Sklerodermie, bei denen der Befall des Gefäßbindegewe-

bes im Vordergrund steht, sind die Wirbel des Funktionskreises Herz, mit Herz (B2)/ Dünndarm (B12)/ Zunge zu beachten. Hierbei ist interessant, daß ein Frühzeichen einer Sklerodermie eine Verdickung des Zungenbändchens sein kann.
Ein weiterer Funktionskreis hat bei dieser Form der Sklerodermie eine Bedeutung. Der 2. Halswirbel ist auch der Körperöffnungswirbel zum Funktionskreis Gallenblase mit Gallenblase (B4)/ Leber (B5)/ Augen (H2). Dieser Funktionskreis hat eine enge Beziehung zu Sehnen und Bändern.

3.30.3. COLITIS ULCEROSA UND M. CROHN

Es gibt zwei relativ häufige Darmerkrankungen, die Colitis ulcerosa und der M. Crohn, welche auch zu den Kollagenosen (Autoimmunerkrankungen) gezählt werden. Diese Leiden befallen natürlich in erster Linie den Darm, wobei jede der Erkrankungen andere Darmabschnitte als Manifestationsort bevorzugt. Nicht selten treten aber auch Gelenksbeschwerden und, bei Fortschreiten der Erkrankungen, andere Organbeteiligungen auf. Bei der Colitis ulcerosa und dem M. Crohn erkrankt die Darmschleimhaut im Sinne eines entzündlichen Autoimmungeschehens. Aus der Sicht der SMT bedeutet das, daß in erster Linie der Dickdarmwirbel (L1) verantwortlich ist. Der Dickdarm gehört zum Funktionskreis Lunge (B3)/ Dickdarm (L1)/ Nase (H4).
Es ist bekannt, daß besonders der M. Crohn auch den Magen befallen kann. Die Erklärung dafür ist wiederum in der Meridianlehre zu finden. Der Magen ist mit dem Dickdarm über den 4. Halswirbel verbunden. Der 4. Halswirbel fungiert nicht nur als Nasen- sondern auch als Mundwirbel. Der Mund ist die Körperöffnung zum Funktionskreis Magen (B6)/ Milz-Pankreas (B8 und B7)/ Mund (H4).
Bei einer Erkrankung, welche gezielt ein bestimmtes Organ befällt, sind natürlich auch die Meridiane und deren Wirbel von Bedeutung, die mit ihrem äußeren Verlauf über das erkrankte Organ oder mit ihrem inneren Verlauf durch das erkrankte Organ ziehen. Der M. Crohn hat seine häufigsten Manifestationspunkte am Übergang vom Dünndarm- zum Dickdarmbereich. Über diese Region ziehen drei Meridiane:
Das ist der Leber-Meridian aus dem Funktionskreis Gallenblase (B4)/ Leber (B5)/ Augen (H2), sowie die Meridiane des Funktionskreises Magens (B6)/ Milz-Pankreas (B8 und B7)/ Mund (H4).
Die Colitis ulcerosa hat aber einen weiteren häufigen Manifestationsort, der im Endarmbereich zu finden ist. Für die Colitis ulcerosa gelten die gleichen Meridianverhältnisse wie beim M. Crohn. Hier muß man an den Nieren-Meridian denken. Die Nieren gehören zum Funktionskreis Blase (B3)/ Nieren (B10 und B11)/ Ohren (H3).
Die Tatsache, daß im Verlauf der Colitis ulcerosa und des M. Crohn sehr häu-

fig auch Leber und Augen befallen sind, wird durch den Meridianverlauf des Leber-Meridians belegt, der rechts über den gesamten aufsteigenden und links über den absteigenden Dickdarm zieht. Der Leberwirbel gehört zu dem Funktionskreis Gallenblase (B4)/ Leber (B5), für den die Augen (H2) die entsprechende Körperöffnung ist.
Der 2. Halswirbel ist aber auch der Zungenwirbel, welche die Körperöffnung zum Funktionskreis Herz (B2)/ Dünndarm (B12)/ Zunge (H2) ist. Bitte beachten Sie immer, daß zum Herzen auch der Funktionskreis Dreifacher Erwärmer (Perikard-Meridian) und Kreislauf-Sexus gehören, die keine eigenen Wirbel haben, sondern über die Wirbel des Funktionskreises Herz/Dünndarm/Zunge verknüpft sind. Dabei ist wichtig, daß der Dreifache Erwärmer über das Kiefergelenk verläuft und dessen Subluxation sich auf den Verlauf und die Schwere einer Darmerkrankung auswirken kann, besonders deshalb, weil auch der Magen-Meridian über das Kiefergelenk hinwegzieht.

Fall 1.
Krankengeschichte und Behandlungsverlauf:
Ich erinnere mich an den Patienten so gut, weil er Jahre in meine hausärztliche Behandlung kam, besonders dann, wenn seine Darmentzündung (M. Crohn) wieder anfing, Beschwerden zu machen. Es handelte sich um einen jungen Mann, Herrn W.W., der zu Therapiebeginn etwa 23 Jahre alt war. Eines Tages kam er in die Sprechstunde mit den typischen Zeichen einer schweren Darmentzündung. Es wurden alle schulmedizinischen Untersuchungen durchgeführt einschließlich einer Magen- und Darmspiegelung. Bei der Darmspieglung wurde aus dem Darm Gewebe entnommen und untersucht. Der Pathologe schrieb: Trotz der fehlenden Entzündung im terminalen Ileum sprechen die Befunde am ehesten für einen M Crohn im Coecum, Colon transversum und Rektum, für eine Colitis ulcerosa seien die Befunde nicht typisch.
Da ich damals Erfahrung mit der SMT sammelte, habe ich Herrn W. darauf hin seine Claversal aufgeschrieben, ihn aber gleichzeitig manuell untersucht und behandelt. Später hat er mir gestanden, die Tabletten nicht genommen zu haben. Diese Behandlung fand am 08.03.94 statt. Bei einer Kontrolle am 23.03.94 erzählte mir der Patient, daß die Beschwerden am Tag nach der manuellen Therapie verschwunden waren.
Interessanterweise litt Herr W., so jung er noch war, schon unter starken Herz-Kreislaufbeschwerden und Atemproblemen. In seiner Lebensführung war Herr W. ein etwas unvernünftiger junger Mann und tat gerne all das, was man nicht tun sollte. Alkohol trank er keinen, wie ich mich entsinnen kann, dafür rauchte er um so mehr. Für all seine Beschwerden ließen sich deutliche Befunde an seiner Wirbelsäule zu finden. Herz- und Lungenwirbel waren stark links blockiert. Herr W. kam anfangs öfters, später immer seltener zur manuellen Therapie, aber immer dann, wenn er von Seiten seines Herzens oder seiner Atmung Probleme bekam. Der Darm war eigentlich nie mehr ein Thema.

Manueller Untersuchungsbefund:
Es bestand eine Beinlängendifferenz durch ein links 2 cm längeres Bein. Die rechte Hüfte saß regelrecht im Gelenk. In meinen Unterlagen finde ich keinen Hinweis, daß eine Kreuzbeinsubluxation vorgelegen hat. Die Wirbelsäule war in Gänze nach links skoliotisch verkrümmt, wobei der Herz (B2)- stärker als der Lungenwirbel (B3) betroffen war.

Fallbesprechung:
Auch wenn meine Aufzeichnungen damals noch etwas ungenau waren, erinnere ich mich doch genau an diesen Patienten, da mich die Tatsache verblüffte, daß die Darmbeschwerden nach einer manuellen Behandlung verschwunden waren, obwohl der Pathologe einen M. Crohn vermutete. Eigentlich war der Fall des Herrn W. der zweite dieser Art. Beim ersten Fall handelte es sich um einen noch jüngeren Mann, bei dem auch schulmedizinisch die Diagnose M. Crohn oder Colitis ulcerosa gestellt wurde und bei dem die Beschwerden innerhalb von acht Tagen verschwanden. Leider hatte der Patient kein Vertrauen in die Therapie und wir haben uns aus den Augen verloren.
Herr W. hatte eigentlich zwei Hauptprobleme. Das größere Problem war das seines Herzens. Er hat sich oft wegen Herzschmerzen und anderen Herzsensationen untersuchen lassen, weil er Angst hatte, herzkrank zu sein. Ich erinnere mich genau an den Anfang der Behandlung, die so schmerzhaft für den Patienten war, daß ich mich damals wunderte, daß er nicht von der Behandlung absprang. Das geschah sicher deshalb nicht, weil der Patient nach der Behandlung zuverlässige Erleichterung erfuhr.
Seine Darmprobleme hängen sicher mit der starken Blockierung des Lungenwirbels zusammen. Natürlich hatte der Patient auch Schäden im Bereich des Dickdarmwirbels (L1), der Hauptbefund für seine Darmerkrankung war aber dennoch die Blockade des Lungenwirbels. Dickdarm (L1) und Lunge (B3) bilden mit der Körperöffnung Nase (H4) den Funktionskreis Lunge/Dickdarm/Nase. So konnte die starke Blockierung, aber auch das Rauchen, sich dermaßen negativ auf den Funktionskreis und dessen Organe auswirken, daß es zu dieser Autoimmunerkrankung kam. Und das damals für mich Verblüffende war, daß es funktionierte.
Aber auch bei seinen Herzproblemen, die den Funktionskreis Herz (B2)/ Dünndarm (B12)/ Zunge (H2) betreffen, konnte dem jungen Mann geholfen werden. Anfangs kam es zu häufigen Rückfällen, später waren Behandlungen immer seltener notwendig.

3.30.4. RAYNAUD-PHÄNOMEN

Das Raynaud-Phänomen wird meist nicht als eigenständige Erkrankung angesehen, sondern als Einstiegsphänomen oder Symptom bei den verschiedensten Autoimmunerkrankungen. Doch es gibt nicht wenige Patienten, bei denen diese Erkrankung besteht, ohne daß andere Symptome hinzukommen. Der Raynaud macht sich zuerst an den Extremitäten und da besonders an den Fingern und Zehen bemerkbar. Bei Kälte oder anderen Reizen sterben die Finger oder auch die Zehen ab, sie werden leichenblaß und tun weh. Die Ursache ist eine durch einen äußeren Reiz eintretende Gefäßverengung an den Entarterien, in denen der Sauerstoffaustausch mit den angrenzenden Zellen stattfindet. Dadurch tritt im Gewebe ein Sauerstoffmangel auf, der die Beschwerden auslöst. Andere Formen der Gefäßkollagenosen nennt man Vaskulitiden (Gefäßentzündungen). Diese Gefäßerkrankungen treten eher generalisiert auf und sind entzündlicher Natur, wobei trotzdem bestimmte Körperregionen, wie z. B. die Beine, stärker betroffen sein können.
Für die SMT bedeutet das, daß in erster Linie der Zusammenhang zwischen dem Funktionskreis Herz (B2)/ Dünndarm (B12)/ Zunge (H2) zu beachten

ist. Dieser Funktionskreis ist mit den Blut- und Lymphgefäßen sowie Nerven gekoppelt. Somit sind diese Wirbel für die Behandlung der Gefäßkollagenosen von ausschlaggebender Bedeutung.
Der Zungenwirbel ist aber auch gleichzeitig der Augenwirbel, welcher der Körperöffnungswirbel des Funktionskreises Gallenblase (B4)/ Leber (B5)/ Augen (H2) ist. Die Leber hat nach unserer Ansicht einen großen Einfluß auf das gesamte Immunsystem. Dieser Zusammenhang belegt die allgemein große Bedeutung dieses Funktionskreises und seiner Wirbel für alle Autoimmunerkrankungen.
Zusätzlich kommen bei der Behandlung der Autoimmunerkrankungen der Gefäße (Vaskulitiden) noch die Meridiane und deren Wirbel ins Spiel, die über die hauptsächlich befallene Körperregion ziehen oder die in ihrem inneren Verlauf diese Gebiete und Organe berühren. Dazu zieht man dann einfach einen Akupunkturatlas zu Rate, in dem die äußeren und inneren Meridianverläufe aufgezeichnet sind. Bitte beachten Sie die Zusammenhänge der verschiedenen Funktionskreise über die gemeinsamen Körperöffnungswirbel.
Es macht Freude, sich gedanklich mit diesen Zusammenhängen zwischen Krankheitssymptomen und deren Meridian- und Wirbelbeziehungen zu beschäftigen. Viele Krankheitserscheinungen, die man mit der Schulmedizin nicht erklären kann, deren Existenz aber nicht abzuleugnen ist, die man einfach als gegeben hinnimmt, werden mit den Meridian- und Wirbelbeziehungen leicht erklärbar und klar. Obwohl es interessant wäre, alle Autoimmunerkrankungen nach diesen Gesichtspunkten hier abzuhandeln, würde das den Rahmen dieses Buches sprengen. Diese vier Beschreibungen soll Ihnen auch nur deutlich machen, wie man grundsätzlich an die Behandlung solcher Autoimmunerkrankungen mit der SMT herangehen sollte. Da die SMT völlig gefahrlos ist, ist ein Behandlungsversuch, eventuell neben einer schulmedizinischen Behandlung, durchaus sinnvoll und erlaubt, da es keine wirkliche Alternative gibt.
Natürlich darf man bei der Untersuchung und Therapie nicht vergessen, die Gelenke zu untersuchen und deren Subluxationen zu beseitigen, die im Verlauf der in Frage kommenden Meridiane zu finden sind, besonders das für die Statik und Stabilität extrem wichtige Kreuzbeinbeckengelenk. Über die entsprechenden Gelenke informieren Sie sich bitte in Kapitel 2.1.6.

3.31. SCHILDDRÜSENERKRANKUNGEN

Die Schilddrüse ist ein Organ, welches mit der Aktivität unseres Stoffwechsels, grundsätzlich jedoch aller Körperfunktionen zu tun hat. Diese Einflußnahme reicht bis in die Funktion und Aktivität unseres Gehirns und Seelenlebens hinein. Die Schilddrüse produziert mittels Jod, für uns ein lebenswichtiges Spurenelement, ein Hormon, das Schilddrüsenhormon, das diese Aktivitäten kontrolliert steuert. Nun können zwei verschiedene Beschwerdeformen auftreten:

Erstens kann eine Unterfunktion, also zu wenig Hormon, produziert werden, zweitens ist auch das Gegenteil der Fall, nämlich, daß zu viel Hormon gebildet wird, das zu der bekannten Schilddrüsenüberfunktion führt. Bei der Überfunktion läuft unser Organismus spürbar auf Hochtouren, was Gewichtsverlust, Schwitzen, Nervosität , Schlafstörungen, Zittern, Herzklopfen und Durchfallneigung auslösen kann. Bei einer Unterfunktion treten genau die gegenteiligen Beschwerden zu Tage. Die Ursache für Unter- und Überfunktion der Schilddrüse können die verschiedensten Veränderungen, Entzündungen und Knoten der Schilddrüse sein. Beim bekannten M. Basedow (Überfunktion) ist diese Ursache ein Autoimmunprozeß.
Wie kann man sich nun den Einfluß der Wirbelsäule auf die Schilddrüse vorstellen? Die Blockierung des 7. Halswirbels klemmt dessen Spinalnerven ein. Eine Störung des Informationsflusses im Segment und Spinalnerv ist die Folge. Diese Störung, welche grundsätzlich bidirektional (in 2 entgegengesetzte Richtungen) gerichtet ist, macht im Organ Schilddrüse folgende Störungen: Die Zellfunktion des zugehörigen Organs wird verändert, da die elektrischen Steuerimpulse verfälscht ankommen. Dadurch können Zellentartungen auftreten, die nicht immer eine bösartige Veränderung sein müssen, sondern es reicht, gerade an der Schilddrüse, wenn die Zellen ihre Hormonproduktion von der übergeordneten Steuerung abkoppeln und zu wenig oder zu viel Hormon produzieren. Auch Zysten (flüssigkeitsgefüllte Hohlräume in einem Organ) in der Schilddrüse entstehen auf die gleiche Art und Weise. Außerdem ändert sich bei einer Reizung durch eine Blockierung eines Spinalnervs die Durchblutung am und im Organ. Beide Veränderungen, die der Zellfunktion und der Durchblutung, bewirken eine Verschlechterung der örtlichen Immunabwehr, die wiederum dafür verantwortlich ist, daß Infektionen, Entzündungen, Krebs und nicht zuletzt auch Autoimmunprozesse entstehen können. Die Art der Erkrankung ist dann für die Art der Hormonstörung, Über- oder Unterfunktion, verantwortlich.
Der 7. Halswirbel ist also der Schilddrüsenwirbel. Es existiert kein Meridian, welcher diesem Organ direkt zugeordnet ist. Dennoch hat gerade der 7. Halswirbel zwei zentrale Bedeutungen: Der erste Punkt ist der, daß sich am 7. Hals, also dem Schilddrüsenwirbel, von jedem Funktionskreis ein Meridian mittels eines inneren oder äußeren Verlaufs, treffen. Das bedeutet, daß grundsätzlich alle Meridiane aller Funktionskreise mit ihren Körperöffnungswirbeln einen Einfluß auf das Organ Schilddrüse und dessen Funktion haben. Das entspricht der ubiquitären Bedeutung der Schilddrüse in unserem Körper. Der zweite Punkt hat direkt nichts mit dem Organ Schilddrüse zu tun. Der 7. Halswirbel ist die Basis für die ganze Halswirbelsäule. Blockierungen wirken sich sofort nachteilig auf die Statik und Stabilität der Halswirbelsäule aus. Diese Instabilität wirkt sich zum Atlas hin zunehmend störend aus. Dabei hängt die Statik dieses Wirbels sehr stark von der Statik im Kreuzbeinbereich ab.

Einen direkten Kontakt durch ihren äußeren Meridianverlauf mit der Schilddrüse haben der Magen (B6)- und der Dickdarm-Meridian (L1). Der Magen gehört zum Funktionskreis Magen (B6)/ Milz-Pankreas (B8 und B7)/ Mund (H4). Der Dickdarm gehört zum Funktionskreis Lunge (B3)/ Dickdarm (L1)/ Nase (H4). Beide Funktionskreise sind über den gemeinsamen Körperöffnungswirbel verbunden. Der 4. Halswirbel ist gleichzeitig der Mund- und der Nasenwirbel. Beide Funktionskreise sind über den 4. Halswirbel verbunden, der für beide Funktionskreise den Körperöffnungswirbel darstellt.
Außerdem haben alle anderen Meridiane, außer dem Dünndarm-Meridian, Berührung durch ihren inneren Meridianverlauf mit der Schilddrüsenregion. Ich erspare mir hier die nochmalige Auflistung der Funktionskreise der einzelnen Meridiane und der Wirbel. Die entsprechenden Informationen schlagen Sie bitte im Kapitel 2.1.1.2. nach.
Das wichtigste Körpergelenk für die Behandlung von Schilddrüsenerkrankungen ist das Kreuzbeinbeckengelenk. Seine Subluxation stört die Statik der ganzen Wirbelsäule. Die Auswirkungen, in Form einer Instabilität, sind im oberen Bereich der Wirbelsäule stärker als im unteren Anteil. Besonders wirkt sich das an den zwei oberen Fixpunkten der Wirbelsäule aus, dem 7. Halswirbel und dem 1. Halswirbel (Atlas). Beide Wirbel haben eine Basisfunktion für die über ihnen angeordneten Knochenstrukturen. Für den 7. Halswirbel sind das die restlichen Wirbel der Halswirbelsäule. Für den 1. Halswirbel ist das der Kopf. Bei der Halswirbelsäule wirkt sich das in einer Neigung zu Blockierungen oder skoliotischen Veränderungen aus. Für den Atlas bedeutet das, daß der Kopf, durch die Störung der Statik und der dabei auftretenden Instabilität, leicht über den 2. Halswirbel nach vorne hin abrutscht.
Aber auch Subluxationen der Gelenke, die in den für die Schilddrüse relevanten Meridianverläufen zu finden sind, stören letztendlich das Organ. Die einzelnen Gelenke der entsprechenden Meridiane finden sie im Kapitel 2.1.6. aufgelistet.

3.32. SCHLAFSTÖRUNGEN

Schlafstörungen sind eine sehr vielschichtige Erscheinung, die auch sehr von unserer Einstellung zum Schlaf abhängt. Oft stimmen Erwartungshaltung und das echte Schlafbedürfnis nicht überein. Viele Menschen erwarten, daß sie zu einem bestimmten Zeitpunkt zu Bett gehen und dann bis zum Morgen durchschlafen. Manche werten ein Aufwachen in der Nacht, auch wenn sie bald wieder einschlafen, als einen schlechten Schlaf. Gerade bei alten Menschen habe ich es oft erlebt, daß sie 8 bis 10 Stunden schlafen wollen, obwohl bekannt ist, daß gerade bei älteren Menschen der Schlafbedarf häufig nachläßt. Solch unvernünftige und unrealistische Erwartungshaltungen werden dann oft als schlechter Schlaf gewertet.

Wie es am Tage Menschen mit einem unterschiedlichen Rhythmus gibt, Morgen- und Abendmenschen, so gibt es diese Unterschiede auch im Schlafverhalten. Manche Menschen wollen früh zu Bett gehen und früh aufstehen, manche gehen spät zu Bett und würden gerne morgens länger schlafen. Bei vielen Personen ist das Ausleben solcher individuellen Schlafmuster aus beruflichen oder sonstigen Zwängen nicht möglich. Stimmen erzwungener Schlafrhythmus mit dem individuellen Schlafmuster nicht überein, kann es zu dem Gefühl kommen, morgens beim Aufstehen nicht ausgeruht oder gegen Abend sehr müde zu sein.
Schlafstörungen treten aber auch gerne im Rahmen der verschiedensten organischen und seelischen Erkrankungen auf. Sie sind sogar oft ein Frühwarnzeichen, das gerne übersehen wird. Das trifft besonders für die seelischen Erkrankungen wie z. B. Depressionen und Erschöpfungssyndrome zu. Dabei ist auffallend, daß der scheinbar beste Schlaf gegen Morgen stattfindet und der Patient durch seinen Schlaf keine Erholung findet, sondern so zerschlagen aufsteht, wie er zu Bett gegangen ist.
Es gibt drei Formen von Schlafstörungen: Erstens die Einschlafstörung, bei denen der Patient das Gefühl hat, seine Gedanken kommen nicht zur Ruhe. Die Ursache ist eine streßbedingte Überreizung des Nervensystems. Zweitens klagen Patienten über Durchschlafstörungen. Dabei schläft der Betreffende schnell ein, wacht aber nach wenigen Stunden auf und kann nicht mehr einschlafen, weil die Gedanken anfangen zu kreisen. Diese Schlafstörung findet man häufig bei Depressionen. Aber auch die dritte Form tritt im Rahmen von Depressionen auf. Der Patient schläft bis gegen Morgen, wacht auf, könnte noch zwei bis drei Stunden schlafen und kann nicht mehr einschlafen. Das wäre dann erst möglich, wenn er aufstehen muß. Ich war schon immer der Meinung, daß die Schlafstörung nicht nur als ein Symptom seelischer Erkrankungen gewertet werden muß, sondern, besonders bei Depressionen, vielleicht als der wichtigste Ausdruck der Erkrankung angesehen werden könnte.
Schlafstörungen haben aber auch etwas mit der Wirbelsäule zu tun. Auffallend für mich ist, daß viele meiner Patienten im Laufe der SMT berichten, daß unter anderem auch ihr Schlaf besser geworden ist.
Die chinesische Medizin mißt dem Herzen den größten Einfluß auf den Schlaf zu. Sie betrachtet das Herz als den Sitz des Bewußtseins, das die mentalen, emotionalen und auch spirituellen Fähigkeiten des Menschen beeinflußt. Wenn das Herz kräftig ist und ausreichend Blut vorhanden ist, hat der Betreffende eine normale geistige Aktivität, ein klares Bewußtsein, ein gutes Gedächtnis und einen normalen Schlaf- und Wachrhythmus. Das Herz ist das Organ der Freude. Freudlosigkeit und Streß (Streß ist eine extreme Form der Freudlosigkeit, darum bekommt der streßgeplagte Mensch auch einen Herzinfarkt und keinen Infarkt eines anderen Organs) rufen eine innere Unruhe hervor, mit Schlafstörungen, übermäßigem Träumen (Alpträume), Schläfrigkeit, Verwirrtheit bis

hin zum Bewußtseinsverlust. Das Herz gehört zum Funktionskreis Herz (B2)/ Dünndarm (B12)/ Zunge (H2). Der Funktionskreis Dreifacher Erwärmer/Kreislauf-Sexus ist auch zum Herzen gekoppelt, hat keine eigenen Wirbel, sondern bedient sich der gleichen Wirbel wie der Funktionskreis Herz/Dünndarm/Zunge. Diese beiden Meridiane sind deshalb wichtig, weil der Dreifache Erwärmer einen ausgedehnten Verlauf am Kopf hat und über das Kiefergelenk hinwegzieht, so daß es denkbar ist, daß eine Kiefergelenkssubluxation eine Schlafstörung negativ beeinflußt oder gar auslöst.
Aber auch andere seelische Zustände haben einen Einfluß auf unser Schlafverhalten. Traurigkeit, Zorn, Sorge mit Grübeln und Angst sind Zustände, die beim Menschen einen Verlust an Lebensfreude bewirken. Jeder dieser seelischen Qualitäten ist ein bestimmtes Organ zugeordnet. Der Lungenwirbel (B3) ist mit der Traurigkeit, der Gallenwirbel (B4) mit dem Zorn, der Magen (B6)- und Milzwirbel (B8) mit Sorge und Grübeln und die Nierenwirbel (B10 und B11) mit der Angst verknüpft.
Die Lunge (Depresssion) gehört zum Funktionskreis Lunge (B3)/ Dickdarm (L1)/ Nase (H4).
Der Nasen- ist gleichzeitig der Mundwirbel und der Mund ist die Körperöffnung zum Funktionskreis Magen (B6)/ Milz-Pankreas (B8 und B7)/ Mund (H4), der mit der Sorge verbunden ist. Dabei hat der Magen-Meridian einen direkten Bezug durch seinen äußeren Verlauf zum Frontalhirnbereich, dort wo der Sitz unserer intellektuellen Fähigkeiten zu suchen ist.
Die Gallenblase (Zorn) gehört zum Funktionskreis Gallenblase (B4)/ Leber (B5)/ Augen (H2). Ärger und Wut stören den Schlaf ebenso wie Streß. Der Funktionskreis Gallenblase/Leber/Augen ist über den 2. Halswirbel mit dem Funktionskreis Herz/Dünndarm/Zunge gekoppelt.
Aber auch die Angst kann den Schlaf stören. Zur Angst gehört der Funktionskreis Blase (L3)/ Nieren (B10 und B11)/ Ohren (H3).
Neben den schon erwähnten Gelenken muß man natürlich alle Gelenke berücksichtigen, welche in den entsprechenden Meridianverläufen zu finden sind. Über die einzelnen Gelenke informieren Sie sich bitte in Kapitel 2.1.6.

Fall 1.
Im Jan. 1999 kam eine 70-jährige Patientin, Frau F. W., wegen eines Drehschwindels in meine Behandlung. Der Schwindel hat vor einem Jahr begonnen und die Patientin leidet unter ihm bei Tag und Nacht. Mit 20 Jahren hatte die Patientin einen schweren Schlittenunfall. Seitdem hatte sie jahrelang Kopfschmerzen. Bei den Röntgenuntersuchungen stellte man Wirbelblockaden fest! Nach einer Chirotherapie waren die Beschwerden lange Zeit weg. Sie kamen, wie gesagt, vor einem Jahr langsam wieder. Nach einer Massage sind die Beschwerden kurzzeitig leichter. Weiterhin klagt die Patientin über einen sehr schlechten Schlaf. Die schulmedizinischen Untersuchungen, wie Röntgen HWS und Schädel seien ebenso wie CT- und Kernspinuntersuchung unauffällig. Seit ihrer Kindheit litt sie unter Atembeschwerden in Form einer Belastungskurzatmigkeit. Sie war dauernd in kardiologischer Behandlung, weiß aber keine Diagnosen mehr. Aus Arztbriefen entnehme

ich, daß man damals eine Pulmonalstenose vermutete. Gleichzeitig behandelte man damals eine schwere Zungenentzündung (!). Bei körperlicher Belastung hat sie heute Herzstolperer (Extrasystolen).
Frau F. war bisher erst zwei Mal in Behandlung. Beim zweiten Termin erzählte sie, daß sie vermehrt unter Herzrasen litt. Auch tat ihr der Brustkorb von den Schulterblättern ausgehend bis nach vorne weh. Der Schwindel war die ersten Tage weg, ist aber dann wiedergekommen. Sie war jedoch recht glücklich, daß ihr Schlaf besser geworden war.

Manueller Untersuchungsbefund:
Die Patientin hatte keine Beinlängendifferenz und beide Hüften ließen sich nicht in das Gelenk zurückbewegen. Trotzdem war das Kreuzbeinbeckengelenk rechts stärker als links subluxiert. Die gesamte Wirbelsäule bis hinauf zum Atlas (H1) wies eine Linksskoliose auf. Besonders stark waren der Kreislauf (B12)- die Nieren (B10 und B11)- und der Herzwirbel (B2), aber auch der 1. Brust- und der 7. Halswirbel betroffen. Bei der zweiten Behandlung trat noch der Lungenwirbel (B3) deutlich zu Tage.

Fallbesprechung:
Die heute relevanten Wirbelblockierungen bestehen seit der Kindheit. Ich weiß nicht, wann sich die Patientin ihren Kreuzbeinschaden zugezogen hat, dieses Mal steht er wahrscheinlich nicht so sehr im Vordergrund der Zusammenhänge, sondern hier sind die Blockierung der Wirbel des Funktionskreises Herz (B2)/ Dünndarm (B12) und Zunge (H2) zu nennen. Schon als Kind war die Patientin in kardiologischer Behandlung und leidet heute noch unter belastungsbedingten Rhythmusstörungen. Die Zungenentzündung ist eine Folge der Blockierung der Wirbel des Funktionskreises Herz/Dünndarm/Zunge, da die Zunge die Körperöffnung zu den restlichen Funktionskreiswirbeln ist. Die Atemstörung wird durch die Blockierung des Lungenwirbels (B3) hervorgerufen, die sicher mit der Blockierung des Herzwirbels und im geringeren Maße auch des Gallenblasenwirbels (B4) seit der Kindheit besteht.
Auch die Blockierung der Nierenwirbel hat einen Einfluß auf die Gehirnfunktion, da in den Nieren die Lebensessenz Jing entsteht und gespeichert wird und von hier in die Meridiane abgegeben wird. Ein Mangel an Jing-Qi verschlechtert sicher zusätzlich Schwindel und Schlafprobleme.
Der Schwindel, aber auch die Schlafstörung der Patientin sind in erster Linie, neben dem Kreuzbeischaden, durch die Schäden an den Wirbeln des Funktionskreises Herz/Dünndarm/Zunge zu sehen. Auch wenn der Schwindel nur kurzzeitig zu bessern war - wir sind erst am Anfang der Behandlung - so ist doch mit der Änderung des Schlafverhaltens der Beweis erbracht, daß beide etwas mit der Wirbelsäule zu tun haben und so auch gelindert oder sogar geheilt werden können.

Fall 2.
Im Okt. 1998 kam ein 41-jähriger Mann, Herr L. C., wegen Schlafstörungen in meine Behandlung. Er wacht vier bis fünf Mal die Nacht auf und kann, wenn überhaupt, nur sehr schwer wieder einschlafen. Er schwitzt am Tag und in der Nacht sehr stark. Er hatte auch Schmerzen in der Brustwirbelsäule. Diese Beschwerden hatten 1989 angefangen, nachdem der Patient sich in der Arbeit überhoben hatte. Mit klassischer Chirotherapie hatte man versucht, ihm den Lungenwirbel wieder einzurenken, was aber nicht gelang. Der Patient hatte schon öfters einen Hexenschuß in der Brustwirbelsäule, den letzten vor vier Wochen, bei dem er mit einem Herzinfarktverdacht ins Krankenhaus eingeliefert wurde.
Acht Tage nach der ersten Behandlung war Herr L. nochmals bei mir und berichtete, daß die Rückenschmerzen nachgelassen hätten und der Schlaf besser geworden sei.

Manueller Untersuchungsbefund:
Es bestand ein Beckenschiefstand durch ein links 2 cm längeres Bein. Beim manuellen Beinlängenausgleich bewegte sich der linke Hüftkopf schrittweise um 6 und der rechte um 4 cm in die Hüftgelenke zurück. Die Wirbelsäule wies eine Linksskoliose auf, wobei besonders der Blasen (l3)-, der Kreislauf (B12)-, die Nieren (B10 und B11)- und der Herzwirbel (B2) betroffen waren.

Fallbesprechung:
Die Wirbel des Funktionskreises Herz (B2)/ Dünndarm (B12)/ Zunge (H2) haben einen großen Einfluß auf die Funktion des Gehirns und des Schlafes. In der starken Blockierung im Rahmen einer gesamten Linksskoliose ist nicht nur die Ursache für die Herzbeschwerden zu sehen, sondern auch für die Schlafstörungen. Ich glaube auch, daß es sich bei der hexenschußartigen Blockierung in der Brustwirbelsäule um den Herz- und nicht den Lungenwirbel gehandelt hatte. Aber auch die Blockierung der Wirbel des Funktionskreises Blase (L3)/ Nieren (B10 und B 11)/ Ohren (H4) wirkt sich über das Lenkergefäß zusätzlich negativ auf die Gehirnfunktion und damit auf den Schlaf aus. Von den Nieren steigt die Energie zum Gehirn auf, aber negative Energien oder ein Zuviel an Energie wird durch das Lenkergefäß zu den Nieren abgeleitet. Die Nieren speichern die Energie oder scheiden sie aus. Kürzlich habe ich auch erlebt, daß eine andere Patientin mir sagte, sie sei nach der ersten Behandlung viel ruhiger geworden.

3.34. SCHNARCHEN UND APNOE

Das Schnarchen ist eine Volkskrankheit. Viele Ehepartner kommen auf Grund des Schnarchens ihres Partners zu keinem erholsamen Schlaf. Für den Patienten selbst kann das Schnarchen, auch wenn er es selbst nicht spürt oder hört und er einen scheinbar guten Schlaf hat, gefährlich werden. Erstens ist der Erholungseffekt des Schlafes des Betreffenden gestört und zweitens sind die sogenannten Schlafapnoen gefürchtet. Bei einer Schlafapnoe setzt die Atmung für eine, von Patient zu Patient unterschiedlich lange Zeitspanne, aus. Dabei sinkt der Sauerstoffgehalt des Blutes stark ab. Ein Sauerstoffmangel ist die Folge und solche Menschen neigen bekannterweise vermehrt zu Herz- und Kreislaufkomplikationen. Besonders deshalb, weil es sich bei den Schnarchern häufig um beleibtere und ältere Personen handelt.
Das Schnarchen ist wie viele andere Erkrankungen ein Leiden mit vielen Ursachen. Das bedeutet, je mehr Schäden an der Wirbelsäule zusammentreffen, um so stärker wird das Schnarchen sein. Das Schnarchen selbst hängt mit einer Erschlaffung des Gaumensegels zusammen. Die Erschlaffung wird durch Wirbelsäulenblockierungen hervorgerufen und zwar vor allem durch Blockierungen der Halswirbelsäule. Dabei sind natürlich die Halswirbel von Bedeutung, die etwas mit dem Nasenrachenraum zu tun haben. Das ist von oben nach unten gesehen der 2. Halswirbel, der nicht nur der Augen-, sondern auch der Zungenwirbel ist. Der 3. Halswirbel ist nicht nur für Ohr- und Gleichgewichtsorgan zuständig, sondern auch für die Ohrtrompete und die Muskulatur um die Ohrtrompete. Die Ohrtrompete erstreckt sich vom Mittelohr bis zum hinteren obe-

ren Rachenraum, in den sie mit einer Öffnung mündet. Aber auch der 4. Halswirbel, der in Beziehung zu Mund, Nase und Rachenraum steht, ist für die Spannung des Gaumensegels und für das Schnarchen verantwortlich. Der 5. Halswirbel, dessen Spinalnerven die Schlund- und Schluckmuskulatur versorgt, kann grundsätzlich beim Schnarchen eine zusätzliche Rolle spielen.
Alle Halswirbel, vom 2. bis zum 4., sind Körperöffnungswirbel zu den verschiedenen Funktionskreisen. Damit wird klar, daß auch Brust- und Lendenwirbel für die Behandlung des Schnarchens eine Bedeutung haben. Der 2., 3. und 4. Halswirbel sind Körperöffnungswirbel zu verschiedenen Funktionskreisen.
Der 2. Halswirbel ist der Zungen- und der Augenwirbel. Die Zunge ist die Körperöffnung zum Funktionskreis Herz (B2)/ Dünndarm (B12)/ Zunge (H2). Damit wird dokumentiert, warum gerade das Herz und die Gefäße so stark unter dem Schnarchen, begleitet von einer Schlafapnoe, leiden. Aber da das Herz und sein Funktionskreis einen so großen Einfluß auf unsere Hirnfunktion hat, ist leicht verständlich, wie es zu dieser Störung der Atemregulation in Form einer Schlafapnoe, die im Stammhirnbereich stattfindet, kommen kann. Der 2. ebenso wichtige Gesichtspunkt ist der, daß durch das Schnarchen mit und ohne Schlafapnoe die Funktion des Gehirns (Verbindung zum Herzen mit Herz- und Kreislauferkrankungen) und vielleicht das Organ selbst stark geschädigt wird. Die Augen sind die Körperöffnung für den Funktionskreis Gallenblase (B4)/ Leber (B5)/ Augen (H2).
Der 3. Halswirbel ist der Körperöffnungswirbel zum Funktionskreis Blase (L3)/ Nieren (B10 und B11)/ Ohren (H3).
Der 4. Halswirbel ist der Nasen- und Mundwirbel. Die Nase ist die Körperöffnung zum Funktionskreis Lunge (B3)/ Dickdarm (L1)/ Nase (H4). Der Mund ist die Körperöffnung zum Funktionskreis Magen (B6)/ Milz-Pankreas (B8 und B7)/ Mund (H4). Für die Praxis bedeutet das, daß falsche Ernährung (zu viel und zu spät) und eine gestörte Ausscheidung das Schnarchen stark beeinflussen können. Hier ist der Zusammenhang mit der Atmung zu sehen.
Beinlängendifferenzen durch Beingelenkssubluxationen und die daraus resultierenden Kreuzbeinsubluxationen sind ebenfalls für die Behandlung des Schnarchens von nicht zu unterschätzendem Interesse. Bei vielen Erkrankungen des Kopfes wie Schwindel, Migräne und Ohrgeräusche ist eine Subluxation der Kreuzbeinbeckengelenke der eigentliche Auslöser der Beschwerden. Die zusätzlichen Blockierungen der verschiedenen Wirbel der Hals-, Brust- und Lendenwirbelsäule bestimmen lediglich die Art und Intensität der Beschwerden. Für das Schnarchen bedeutet das, daß auch bei diesem Krankheitsbild eine Kreuzbeinsubluxation von ausschlaggebender Bedeutung ist, weil besonders im Liegen, durch die in dieser Postiton stärker werdende Verspannung der tiefen Gesäßmuskulatur, die Spannung in der Wirbelsäule zunimmt.
Über die Kreuzbeinbeckengelenke laufen zwei Meridiane. Der erste ist der

Blasen-Meridian und der zweite der Gallenblasen-Meridian. Subluxationen der Kreuzbeinbeckengelenke wirken sich über den Stabilitätsverlust der Wirbelsäule so aus, daß besonders die Wirbel dieser beiden Organe leichter subluxieren. Umgekehrt machen Blockierungen des Blasen- und Gallenblasenwirbels das Kreuzbeinbeckengelenk anfällig für Subluxationen.
Aber ebenso wichtig wie das Kreuzbein ist das Kiefergelenk und seine Subluxationen. Über das Kiefergelenk ziehen der Dünndarm (Funktionskreis Herz/Dünndarm/Zunge)-, der Magen (Funktionskreis Magen/Milz-Pankreas/Mund)- und der Gallenblasen-Meridian (Funktionskreis Gallenblase/Leber/Augen), sowie der Dreifache Erwärmer (= Perikard-Meridian, der zum Herzen gekoppelt ist). Subluxationen dieses Gelenks stören die Meridiane und damit das ganze Segment.
Nach der Behandlung des Kreuzbeins und der Wirbelsäule muß man alle Gelenke untersuchen und deren Subluxationen beseitigen, die in den gerade erwähnten Meridianverläufen zu finden sind. Solche Subluxationen können über eine energetische Störung im Meridian (autonomes Nervensystem) eine Blockierung des zugehörigen Wirbels hervorrufen oder erleichtern, und eine Reposition durch mangelnde Stabilität verhindern. Über die entsprechenden Gelenke informieren Sie sich bitte in Kapitel 2.1.6.

Fall 1.
Im Nov 1996 kam ein 52-jähriger Patient, Herr W. C., in meine Behandlung. Er hatte so allerlei Probleme, einen hohen Blutdruck, eine Bronchitis, die gerade akut war, Stuhlgangsprobleme, Kreuzschmerzen und er war zum Leidwesen seiner Frau ein starker Schnarcher. Beim zweiten Behandlungstermin erzählte seine Frau ganz glücklich, daß ihr Mann zwar nach wie vor schnarche, aber nicht mehr so stark und vor allem seien die Aussetzer der Atmung verschwunden. Heute kommt das Ehepaar immer noch von Zeit zu Zeit in Behandlung, nur mal zum Nachschauen, mal wegen irgendwelcher Beschwerden. Aber oft sagt er, seine Frau schicke ihn wieder, weil er wieder so stark zu schnarchen beginne.

Manueller Untersuchungsbefund:
Es bestand ein Beckenschiefstand durch ein links 2 cm längeres Bein. Insgesamt ließ sich beim manuellen Beinlängenausgleich die linke Hüfte schrittweise um 4 und die rechte um 2 cm in das Hüftgelenk zurückbewegen. Die Wirbelsäule glich einer Achterbahn. Von L5 bis L3 fand sich eine Rechts-, darüber von L2 bis B8 eine starke Links-, dann wieder von B7 bis B1 eine Rechtsskoliose. Der 7. Halswirbel war links blockiert und die Halswirbelsäule darüber wieder rechts verschoben. Im Laufe der Behandlungen festigte sich der Wirbelsäulenbefund dahingehend, daß die Wirbelsäule von L5 bis B10 eine Links- und von B9 bis H7 eine Rechtsskoliose aufwies.

Fallbesprechung:
So banal das Thema Schnarchen auf den ersten Blick erscheinen mag, handelt es sich in vielen Fällen doch um eine ernsthafte Erkrankung. Auch wenn dieses Leiden bei Herrn W. nicht zu heilen war, so war sie doch soweit zu bessern, daß die Atemstörungen (Apnoe) verschwanden und das Schnarchen leichter wurde. Der beste Kontrolleur des Therapieerfolges ist natürlich seine Ehefrau, die, auch wenn sie sich an das Schnarchen im Laufe der Ehe et-

was gewöhnen konnte, durch das Aussetzen der Atmung immer Angst hatte, ihr Mann stürbe nun und deshalb selbst keinen Schlaf fand. Natürlich muß neben einer Gewichtsreduktion an erster Stelle das Absetzen des abendlichen Alkoholgenusses stehen, weil ich glaube, daß die narkotische Wirkung des Alkohols die Apnoe erst richtig hervorbringt. Die verschiedenen Arten der Apnoe, obstruktiv oder durch falsche Regulation im Gehirn (Undine Syndrom) oder eine Kombination aus beidem, lassen sich durch die Blockierung der entsprechenden Wirbel des Funktionskreises Herz/Dünndarm/Zunge (Bezug zum Gehirn) und des Funktionskreises Lunge/Dickdarm/Nase (verengende Form durch einatmungsbedingten Kollaps der Rachenwände) erklären.
Das Schnarchen selbst wird durch die Blockierung der verschiedenen Halswirbel ausgelöst. Da die meisten Halswirbel Körperöffnungswirbel zu den verschiedenen Funktionskreisen sind, entstehen hier ebenfalls viele Zusammenhänge und Erklärungsmöglichkeiten für die unterschiedlichen Erscheinungen des Schnarchens.
Auch im Falle des Herrn W., einem sehr lebensfrohen und sympatischen Herrn, nicht fett, aber zu dick, mit einem erhöhten Blutdruck behaftet, spielen diese Lebensumstände und Gewohnheiten eine große Rolle. Der hohe Blutdruck weist auf eine Belastung des Funktionskreisese Herz (B2)/ Dünndarm (B12)/ Zunge (H2) hin. Die Apnoe korreliert nicht nur mit der Blockierung des Herz-, sondern auch des Lungenwirbels und damit mit dem Funktionskreis Lunge (B3)/ Dickdarm L1)/ Nase (H4). In diesem Zusammenhang ist es interessant, daß der Patient über einen sehr wechselhaften Stuhlgang berichtete, von fest bis flüssig. Der Hauptschaden seiner Wirbelsäule war der Befund im oberen Brustwirbelsäulenbereich, wobei besonders Lungen- und Herzwirbel betroffen waren. Damit kann man sagen, daß Beschwerden und organische Befunde genau zusammenpassen. Die verschiedenen Wirbelsäulenbefunde und deren Beziehung zum Krankheitsbild geben eine rundes Bild ab.

3.34. SCHWANGERSCHAFTSERBRECHEN

Schwangerschaftserbrechen ist für die betroffenen Frauen ein sehr unangenehmer Zustand. Jeden Morgen aufzustehen und erst einmal mit Übelkeit und Erbrechen kämpfen zu müssen, ist sehr belastend. Es wird von der Schulmedizin angenommen, daß das Schwangerschaftserbrechen etwas mit der Hormonumstellung am Anfang der Schwangerschaft zu tun hat. Die Beschwerden werden von den meisten Frauen hingenommen, da es sich oft nur um eine kurze Phase zu Beginn der Schwangerschaft handelt. Es gibt aber immer wieder Fälle, bei denen das Erbrechen Ausmaße annimmt, die nicht mehr tolerabel sind. Die betroffenen Frauen erbrechen nicht nur morgens, sondern zu jeder Zeit oder es ist ihnen zumindest den ganzen Tag schlecht. Die Beschwerden nehmen kein Ende.
Jedermann weiß, daß gerade in den ersten 15 Wochen der Schwangerschaft besonders sorgfältig mit Medikamenten umgegangen werden muß, da hier beim Embryo die Anlage der Organe stattfindet. Später sollte man Medikamente ebenfalls meiden, aber die Gefahr von medikamentenbedingten Mißbildungen ist nicht mehr ganz so groß, da etwa nach der 15. Schwangerschaftswoche nur noch ein Größenwachstum der Organe eintritt, die Organe selbst aber differenziert sind. Man muß natürlich wissen, welche Medikamente nicht so schädlich sind. Das gilt auch für pflanzliche Präparate, die nicht alle so harmlos sind, wie üblicherweise angenommen.

Für die SMT ist dieses Beschwerdebild eigentlich kein Problem. Da Organ, Segment, Wirbel und Meridian eine Einheit bilden und so die verschiedenen Begriffe synonym gebraucht werden können, ist die Überlegung logisch, daß für das Schwangerschaftserbrechen die Schäden an der Wirbelsäule gesucht werden müssen.
Natürlich müssen organische Gründe in Form von Stoffwechselstörungen ausgeschlossen werden. Die Gestose (sehr hoher Blutdruck und Wassereinlagerung. Krampfanfälle und Nierenversagen können auftreten) ist z. B. eine Komplikation in der Schwangerschaft, die für Mutter und Kind lebensgefährlich sein kann. Sie zu übersehen und beide dadurch zu gefährden, indem man lebensrettende schulmedizinische Maßnahmen versäumt, ist für jeden Therapeuten ein Kunstfehler. Natürlich können Sie auch bei der Gestose die SMT begleitend anwenden. Eine schulmedizinische Behandlung der schweren lebensbedrohlichen Symptome ist meiner Ansicht nach unerläßlich. Mit der SMT läßt sich das Krankheitsbild leichter beherrschen und heilen oder gar verhindern, aber es ist vermessen, zu glauben, allein mit der SMT ließen sich akute lebensbedrohliche Zustände beherrschen.
In einem normalen Fall von Schwangerschafterbrechen, auch wenn das Krankheitsbild sehr stark ausgeprägt ist, kann man den betroffenen Frauen sehr schön mit der SMT helfen. Die Untersuchung und Behandlung der Beinlänge und der Kreuzbeinbeckengelenke stellt für alle weitere Maßnahmen die Basis dar.
Bei dem Schwangerschaftserbrechen sind, wie schon erwähnt, die Ausscheidungswirbel gestört. In erster Linie sind das die Wirbel des Funktionskreises Blase (L3)/ Nieren (B10 und B11)/ Ohren (H4). Dadurch wird der zweite Funktionskreis, der etwas mit der Ausscheidung zu tun hat, stark belastet. Das ist der Funktionskreis Lunge (B3)/ Dickdarm (L1)/ Nase (H4).
Der 4. Halswirbel ist aber auch der Mundwirbel. Der Mund ist die Körperöffnung zum Funktionskreis Magen (B6!)/ Milz-Pankreas (B8 und B7)/ Mund (H4). Der Magen ist sicher für die Übelkeit zum größten Teil verantwortlich.
Aber auch die beiden Funktionskreise, die über den 2. Halswirbel gekoppelt sind, können einen Einfluß auf das Schwangerschaftserbrechen haben. Der eine Funktionskreis ist Herz (B2)/ Dünndarm (B12)/ Zunge (H2). Das Herz hat einen großen Einfluß auf die Gehirnfunktion. Somit kann man sich vorstellen, daß Blockierungen dieser Wirbel ebenfalls etwas mit dem Schwangerschaftserbrechen zu tun haben können. Erbrechen ist nicht ausschließlich eine Störung, die vom Magen ausgelöst wird, sondern bei der auch das Gehirn als Steuerorgan beteiligt ist.
Der Augenwirbel (H2) ist der Körperöffnungswirbel zum Funktionskreis Gallenblase (B4)/ Leber (B5)/ Augen (H2). Damit bekommen auch diese Wirbel einen Einfluß auf das Krankheitsbild.

Bitte vergessen Sie nicht die Gelenke (Kreuzbeinbecken- und Kiefergelenk !), die in den entsprechenden Meridianverläufen liegen, auf Subluxationen hin zu untersuchen, da auch solche Befunde über eine Meridianstörung das Schwangerschaftserbrechen beeinflussen können. Über die einzelnen Gelenke informieren Sie sich bitte in Kapitel 2.1.6.

Fall 1:
Krankengeschichte und Behandlungsverlauf:
Als ich begann, mich intensiv mit der SMT zu beschäftigen, kam eine junge Frau in Behandlung, die schwanger war. Die junge Frau, W. K., litt so stark unter Schwangerschaftserbrechen, daß nichts half. Sie war sogar, bevor sie zu mir kam, acht oder zehn Tage im Krankenhaus. Solange sie stationär war, ging es ihr besser, aber kaum war sie zu Hause, ging das Spiel von vorne los. Leider habe ich die Karte über die damalige Behandlung nicht mehr, so daß ich mich lediglich auf mein Gedächtnis verlassen muß. Es handelte sich bei dieser Frau nicht nur um eine morgendliche, vorübergehende Übelkeitsphase, sondern der Patientin war es den ganzen Tag übel und sie erbrach auch immer wieder. Bei der ersten Untersuchung lag mit Sicherheit eine Beinlängendifferenz bei beidseitig unterschiedlich stark ausgeprägter Hüftsubluxation vor. Ob auch eine Kreuzbeinsubluxation vorlag. kann ich nicht mehr sagen, nehme es aber stark an. Aber daß die ganze Wirbelsäule stark nach links verkrummt war und dabei besonders alle mit der Ausscheidung zusammenhängenden Wirbel, daran erinnere ich mich noch genau. Blase (L3)-, Dickdarm (L1)- aber auch Kreislauf (B12), Nieren (B10 und B11), Lungen (B3)- und der Herzwirbel (B2) waren stark blockiert. Nach der ersten Behandlung ging es der Patientin schon besser und nach der zweiten oder dritten Behandlung war die Übelkeit verschwunden.

Fallbesprechung:
Die Störung der Ausscheidungswirbel, Blase, Nieren, Dickdarm und Lunge sind für die Überlastung des Organismus mit Schlackenstoffen im Sinne einer Vergiftung verantwortlich. Die Übelkeit selbst hängt mit den Wirbeln des Funktionskreises Magen (B6)/ Milz-Pankreas (B8 und B7)/ Mund (H4) zusammen, der über den 4. Halswirbel mit dem Funktionskreis Lunge/Dickdarm/Mund verknüpft ist. Der 4. Halswirbel ist nicht nur der Mund- sondern auch der Nasenwirbel und die Nase ist die Körperöffnung zum Funktionskreis Lunge/Dickdarm/Mund. So wirkt sich die Ausscheidungsstörung der Lunge und des Dickdarms auf den Magen aus und ruft Übelkeit hervor.
Ein zweiter Faktor ist die Beteiligung der Wirbel des Funktionskreises Herz (B2)/ Dünndarm (B12)/ Zunge (H4) am Geschehen. Der Funktionskreis Herz/Dünndarm/Zunge hat einen großen Einfluß auf das Gehirn und seine Funktion. Als sogenannter Funktionskreis des Kreislaufs macht er Störungen wie Schwindel, Benommenheit und Kollapsneigung. Der Einfluß der Blockierungen der Wirbel des Funktionskreises Herz/Dünndarm/Zunge verstärkten womöglich die vom Magen ausgelöste Übelkeit.

3.35. SCHWANGERSCHAFTSHINDERNIS UND HODENERKRANKUNGEN

Es gibt viele organische Schwangerschaftshindernisse, die nicht unbedingt alle zu vermeiden sind, auch wenn man von Kindesbeinen an, mittels der SMT, darauf achten würde, daß die Kinder, in diesem Falle die Mädchen, regelrechte Wirbelsäulen- und Gelenksverhältnisse hätten. Auch für die Infer-

tilität (Zeugungsunfähigkeit) des Mannes ist die Ursache in Wirbelsäulenschäden zu suchen. Wird eine Frau von ihrem Partner nicht schwanger, muß dies ja nicht unbedingt an der Frau liegen, auch der Mann kann schuld sein, wenn er keine zeugungsfähigen Spermien produziert.
Wenn schwere organische Gründe ausgeschlossen sind, kann in beiden Fällen mit der SMT geholfen werden. Ich möchte die Behauptung in den Raum stellen, daß ich mir sicher bin, daß es ohne einen Wirbelsäulenschaden keine Eileiterschwangerschaft, keine Eileiterverklebungen durch chronische Entzündungen sowie auch Erkrankungen der Hoden gäbe.
Dabei muß man zwei verschiedene ursächliche Aspekte des Schwangerschaftshindernisses berücksichtigen: Erstens kann es sein, daß die Frau einen normalen Eisprung in der Mitte ihres Zyklus hat und das Ei auch ganz normal befruchtet wird. Das befruchtete Ei kann sich anschließend nur nicht in der Gebärmutterschleimhaut einnisten, oder es wird nach einiger Zeit trotz des Einnistens abgestoßen. Hier muß der Therapeut die Ursache in erster Linie am 3. Lendenwirbel, dem Blasen- und Gebärmutterwirbel suchen. Der Blasen-Meridian gehört zum Funktionskreis Blase (L3)/ Nieren (B10 und B11)/ Ohren (H3). Übrigens gelten die Nieren in der chinesischen Medizin als Fortpflanzungsorgane.
Die zweite Ursache kann ein fehlender Eisprung sein. Das bedeutet, daß sich in den Ovarien (Eierstöcke der Frau) kein befruchtungsfähiges Ei heranbildet und dann zur Befruchtung freigesetzt wird (Folikelsprung). Die Ursache dafür ist eine Störung im Hormonablauf, welcher normalerweise dafür sorgt, daß aus einer Eizellenanlage ein befruchtungsfähiges Ei wird. Es ist bekannt, daß unser Gehirn an der Steuerung dieser Vorgänge beteiligt ist (Funktionskreis Herz (B2)/ Dünndarm (B12)/ Zunge (H2)), und das meistens in Form eines Regelkreises, wie wir ihn aus der Steuerungstechnologie kennen.
Es können hormonelle Störungen am Funktionsorgan bei den verschiedensten organischen Krankheiten auftreten, bei denen der Krankheitsprozeß in die Regulations- und Steuerungsvorgänge eingreift. Diese Erkrankungen sind sehr häufig genetisch bedingt oder sie werden durch gut- aber auch bösartige Tumoren hervorgerufen. Auch seelische Faktoren können eine Rolle spielen. Bei der Zeugungsunfäghigkeit sind die Zusammenhänge ganz ähnlich gelagert.
Man kann davon ausgehen, daß einer Frau, die trotz aller schulmedizinischer Bemühungen nicht schwanger wird, mit der SMT geholfen werden kann. Hierbei ist aber nicht der 3. Lenden-, der Blasenwirbel, sondern der 12. Brust-, der Eierstock-, Hoden-, Kreislauf- und Dünndarmwirbel verantwortlich. Der Dünndarm- und Eierstockwirbel gehört zum Funktionskreis Herz (B2)/ Dünndarm (B12)/ Zunge (H2). Nach Korrektur dieser Wirbel normalisieren sich die Hormonabläufe bei den betreffenden Frauen und einer Schwangerschaft steht nichts mehr im Weg.

Der 2. Halswirbel ist auch der Körperöffnungswirbel zum Funktionskreis Gallenblase (B4)/ Leber (B5)/ Augen (H2). Es mag für Schulmediziner befremdend sein, daß diese Wirbel und deren Organe etwas mit dem Eisprung zu tun haben sollen. Bedenken Sie bitte, und das könnte für Schulmediziner eine Erklärungsmöglichkeit sein, daß viele Hormone unseres Körpers ein Cholesterinmolekül als Grundbaustein haben. So auch die Sexualhormone. Die Leber ist am Cholesterinstoffwechsel maßgeblich beteiligt. Der Leber-Meridian hat einen sehr ausgedehnten schleifenförmigen Verlauf über die Hodenregion des Mannes. Für den manuell tätigen Therapeuten mag es genügen, wenn ich feststelle, daß der Gallenblasen-Meridian über die Eierstockregion der Frau zieht. Dieser Kontakt des Meridians zur Eierstockregion macht den Funktionskreis für die Behandlung eines Schwangerschaftshindernisses wichtig.
Nicht nur der Gallenblasen-Meridian, sondern vor allem auch der Magen-Meridian zieht über die Eierstockregion. Der Magen gehört zum Funktionskreis Magen (B6)/ Milz-Pankreas (B8 und B7)/ Mund (H4). Auch der Milz-Pankreas zieht über die Eierstockregion der Frau, aber sehr am Rande.
Der 4. Halswirbel ist gleichzeitig der Körperöffnungswirbel zum Funktionskreis Lunge (B3)/ Dickdarm (L1)/ Nase (H4). Auch wenn die Wirbel dieses Funktionskreises von untergeordneter Bedeutung sind, so darf man sie im Sinne der Ganzheitlichkeit nicht unberücksichtigt lassen.
Natürlich muß man in beiden Fällen, dem der Blockierung des 3. Lendenwirbels (Blase) und dem der Blockierung des 12. Brustwirbels (Eierstock, Hoden, Kreislauf, Dünndarm), alle Gelenke auf Subluxationen untersuchen, welche in den betroffenen Meridianverläufen zu finden sind. Über die einzelnen Gelenke informieren Sie sich bitte in Kapitel 2.1.6.

Fall 1:
Krankengeschichte und Behandlungsverlauf:
In der Zeit meiner hausärztlichen Tätigkeit hatte ich schon öfters, und das mit Erfolg, eine junge Frau, R. L., wegen Migräne und Kreislaufbeschwerden behandelt. Sie erzählte mir eines Tages., daß sie einen unerfüllten Kinderwunsch habe. Die Ursache sei ein Hormonmangel, denn sie habe keinen Eisprung. Nun habe sie gehört, daß man in solchen Fällen mit der SMT durchaus helfen könne und sie bitte mich, sie zu untersuchen und zu behandeln.
Die erste Untersuchung und Behandlung fand am 6. Sept. 1996 statt. Bis zum 11. Okt. war die Patientin insgesamt fünf Mal in Behandlung.
Beim letzten Termin konnte eine Schwangerschaft bestätigt werden und ich habe Frau R. zum Frauenarzt überwiesen. Nach 9 Monaten hat sie ein gesundes Mädchen entbunden.
Am 27. Juli 1998 kam die junge Frau abermals wegen Kreuzschmerzen in Behandlung und erzählte, daß sie jetzt gerne ein zweites Kind bekäme, aber leider wieder keinen Eisprung habe. Mein Angebot, es wieder mit der SMT zu versuchen, zog dieses Mal nicht so. Das änderte sich am 9. Okt. 1998, als Frau R. mich bat, es doch nochmals mit einer manuellen Behandlung zu versuchen. Die Patientin kam alle vier Wochen in Behandlung und erzählte, daß sie, seit sie manuell behandelt würde, wieder einen Temperatursprung zum Eisprungzeitpunkt habe, der signalisiert, daß der Eisprung stattgefunden hat. Vorher sei der Temperatursprung viel geringer ausgeprägt gewesen. Am 4. Januar konnte ich die junge Frau an den Frauenarzt weiterlei-

ten, weil sie wieder schwanger war. Zum Abschied sagte sie mir, auch wenn sie immer noch Zweifel an meinen Behauptungen und Erklärungen hatte, nun sei sie restlos überzeugt, daß ich sie nicht belogen habe. Ich hoffe, daß sie ein gesundes Kind entbindet.

Manueller Untersuchungsbefund:
Die Hüften waren beiderseits subluxiert, es bestand ein Beckenschiefstand durch ein linkes 2 cm längeres Bein. Um wieviel sich die Hüften beim manuellen Beinlängenausgleich in die Hüftgelenke zurückbewegt haben, kann ich nicht mehr sagen, da ich mir das damals noch nicht notiert habe. Das Kreuzbeinbeckengelenk war links blockiert. Die Wirbelsäule war nach links verkrümmt, wobei besonders der Blasen (B3)- und der Kreislaufwirbel, der auch für die Eierstockfunktion zuständig ist, betroffen waren. Auch die Halswirbelsäule wies eine Linksskoliose auf.
Bei dem 2. Behandlungszyklus ergab sich folgender Befund: Die Hüften saßen auf beiden Seiten richtig im Gelenk. Das Kreuzbeinbeckengelenk war links stärker als rechts subluxiert. Die Wirbelsäule wies immer noch eine Linksskoliose auf, wobei ich mir notierte, daß besonders der Blasen (L3)-, der Kreislauf- und Eierstockwirbel (B12), weiter oben der Herz (B2)- und an der Halswirbelsäule der 2. Halswirbel (Zunge) betroffen waren.

Fallbesprechung:
Viel gibt es eigentlich nicht zu sagen, nur daß bei der Patientin alle Wirbel besonders stark blockiert waren, die etwas mit dem Eierstockwirbel zu tun haben, der auch als Kreislauf, Dünndarm- und beim Mann als Hodenwirbel fungiert. Der 12. Brustwirbel, nennen wir ihn hier einfach Eierstockwirbel, gehört zum Funktionskreis Herz (B2)/ Dünndarm-Eierstock (B12)/ Zunge (H2). All diese Wirbel waren geschädigt, so daß der ganze Hormonhaushalt durcheinanderkam und kein geregelter Zyklus mehr möglich war. Nach der Deblockierungsbehandlung normalisierten sich die Hormonverhältnisse recht schnell und ein normaler Zyklus war die Folge, so daß die Patientin schwanger werden konnte. So war es auch in diesem Fall, wo alle Wirbel des Funktionskreises Herz/Dünndarm/Zunge betroffen waren.

Fall 2.
Eine junge Frau, W. K., kam im Nov. 1994 zu mir als Hausarzt zum Schwangerschaftstest, da sie schon seit zwei bis drei Jahren versuche, schwanger zu werden. Sie hatte schon mehrere Abgänge hinter sich. Ich habe ihr damals die Zusammenhänge zwischen Schwangerschaft und Wirbelsäule erklärt und sie kam auch anschließend sporadisch alle zwei bis drei Monate zur Behandlung. Im Juli 1995 konnte eine Schwangerschaft von mir bestätigt werden. Ich habe Frau W. zum Frauenarzt überwiesen, der leider nach einiger Zeit keine regelrechte Embryonalentwicklung feststellte und er ließ die Patientin ausschaben. Es fand sich eine Blasenmole. Frau W. erzählte mir darauf, daß sie schon einmal vor vielen Jahren eine solche Blasenmole hatte. In der frauenärztlich empfohlenen Karenzzeit nach einer Ausschabung behandelte ich die Patientin recht regelmäßig mit der SMT und im Dez. 1995 war Frau W. abermals schwanger. Die Schwangerschaft war normal, hielt und sie hat nach neun Monaten einen kräftigen Jungen entbunden.

Manueller Untersuchungsbefund:
Es bestand eine Beinlängendifferenz durch ein 3 cm links längeres Bein. Insgesamt bewegte sich die rechte Hüfte beim manuellen Beinlängenausgleich links schrittweise um 7 und rechts um 4 cm in die Hüftgelenke zurück. Das Kreuzbein war links stärker als rechts subluxiert. Die Wirbelsäule wies eine Linksskoliose auf, wobei besonders der Blasenwirbel (L3) betroffen war.

Fallbesprechung:
Wenn im ersten Fall eine Blockierung der Wirbel des Funktionskreises Herz/Dünndarm/Zunge vorlag, so war in diesem Fall der zweite Funktionskreis, der etwas mit der Schwangerschaft zu tun hat, von Bedeutung. Es handelt sich dabei um den Funktionskreis Blase (L3)/ Nieren (B10 und B11)/ Ohren (H3). Der 3. Lendenwirbel ist nicht nur für die Blase zuständig, sondern auch für die Funktion der Gebärmutter. Kommt es hier zu Störungen, kann sich der Embryo nicht richtig entwickeln und wird nach einiger Zeit abgestoßen. So ist das auch in diesem Fall gewesen. Blasenmole und Abgänge waren ein Ausdruck des starken Wirbelsäulenschadens im Hüft-, Becken- und Blasenwirbelbereich. Nach der Korrektur konnte eine normale Schwangerschaft ablaufen. Die junge Frau hat mittlerweile zwei Kinder.

Fall 3.
Krankengeschichte und Behandlungsverlauf:
Ein Fall aus meiner Familie. Eines Tages, es war der letzte Schultag vor den großen Ferien, kam einer meiner Söhne am Morgen vor der Schule zu mir und sagte, sein linker Hoden täte ihm so weh. Mein erster Gedanke war, daß er zu faul war, in die Schule zu gehen. Trotzdem habe ich mir den Hoden zeigen lassen und er war tatsächlich hart, leicht entzündet und schmerzhaft. Wir haben sofort die Wirbelsäule angeschaut, Hüfte und Kreuzbein waren in Ordnung, aber beim Abtasten der Wirbelsäule sprang der 12. Brustwirbel mit einem regelrechten Satz in seine normale Position. Die restliche Wirbelsäule war auch, aber viel geringer, nach links verschoben. Danach schickte ich meinen Sohn zu Bett. Als ich am Mittag den linken Hoden kontrollierte, war er von der gleichen Konsistenz wie der rechte und tat nicht mehr weh, der Befund war abgeheilt. Die Ursache für die Entzündung war mit Sicherheit die Blockierung des 12. Brustwirbels, des Dünndarm-, Kreislauf-, Eierstock- und Hodenwirbels. Ohne die manuelle Beseitigung diese Schadens hätte mein Sohn mit Sicherheit eine Hodenentzündung bekommen.

Fall 4:
Krankengeschichte und Behandlungsverlauf:
Im Nov. 1998 kam ein 37-jähriger Mann, Herr R. P., wegen Hodenbeschwerden in meine Behandlung. Die Erkrankung hatte schon vor vielen Jahren begonnen. So berichtetet Herr R., daß er seit 1980 linksseitig eine Varikozele (Krampfaderbruch am Hoden) habe. Er habe immer Nebenhodenschmerzen, die hauptsächlich links lokalisiert seien und rechts nur selten aufträten. An der Varikozele sei schon ein Verödungsversuch gemacht worden, der aber keine Besserung brachte. Er habe jetzt schon einige Nebenhodenoperationen hinter sich, seit der letzten seien die Beschwerden zu ertragen, aber weit davon entfernt, gut zu sein. Die Beschwerden seien am Morgen besser und nähmen über Tage bei der Arbeit zu. Herr H. hat eine sitzende Tätigkeit, bei der er sich viel nach vorne beugen und zur Seite neigen muß. Besonders schlecht sei das Autofahren und bestimmte Körperhaltungen für seine Probleme. Beschwerden mit der Sexualfunktion hat er nicht, er kann den Verkehr mit seiner Frau auch schmerzlos vollziehen. Er ist Vater von zwei Kindern. Er kann sich erinnern, daß es ihm beim Sport einmal im Alter von 12 oder 13 Jahren akut „in den Rücken geschossen sei".
Außerdem hatte der Patient Beschwerden am Analausgang in Form von juckenden Ekzemen, die bei Berührung leicht bluten. Manchmal hatte er auch Schmerzen in den Leisten, wobei der Befund links stärker als rechts war. Oft habe er auch Bauchprobleme und er könne es selbst nicht verstehen, aber oft, wenn ihm der Bauch schmerze, habe er auch Beschwerden im Hals. Außerdem täte ihm das linke Knie von Zeit zu Zeit weh. Vom Magen her verspüre er häufig eine Blähneigung mit Aufstoßen und Völlegefühl. Der Stuhlgang sei weich und röche des öfteren scharf. Er habe immer eine verstopfte Nase und er sei schon an der Nasenscheidewand operiert worden. Bei Belastung schlafen ihm die Finger ein. Er kann sich erinnern, schon als

Kind Stechen in der Brust gehabt zu haben.
Der Patient war bisher sechs Mal in meiner Behandlung und seine Beschwerden sind deutlich gebessert. Zwar spüre er nach längerer Belastung seine Nebenhoden noch, aber die Schmerzen hätten deutlich an Stärke verloren.

Manueller Untersuchungsbefund:
Es bestand eine Beinlängendifferenz von 2 cm durch ein links längeres Bein. Insgesamt ließen sich die Hüften beim manuellen Beinlängenausgleich links schrittweise um 10 und rechts um 8 cm in die Hüftgelenke zurückbewegen. Das linke Kreuzbeinbeckengelenk war vollständig und das rechte zusätzlich im oberen und mittleren Anteil subluxiert. Die Wirbelsäule wies eine Linksskoliose auf, wobei besonders der Blasen (L3)-, die Nieren (B10 und B11)-, Magen (B6)- und Herzwirbel (B2) besonders stark zu tasten waren.

Fallbesprechung:
Sie sehen also, daß Hodenerkrankungen etwas mit der Wirbelsäule und deren Schäden zu tun haben, und ich wage sogar zu behaupten, daß die Hodenerkrankungen im Säuglingsalter auch schon ein Ausdruck eines solchen Wirbelsäulenschadens sein können. In unserem Fall geht die Erkrankung auch schon in der Kindheit los. Ob nun der „Hexenschuß" mit 12 oder 13 Jahren der Ausdruck einer schon bestehenden Kreuzbeinsubluxation war oder diese Subluxation beim Sport zu just diesem Zeitpunkt aufgetreten ist, ist eigentlich unwesentlich. Zumindest hat seit diesem Zeitpunkt eine Kreuzbeinsubluxation bestanden, wahrscheinlich wegen eines Beckenschiefstands durch einseitige Beinverlängerung. Auf dem Boden dieses Schadens, mit der daraus resultierenden Verspannung der tiefen Gesäßmuskulatur und Einklemmung der Ischiasnerven, konnte sich im Laufe der Jahre das bestehende Krankheitsbild entwickeln. Besonders wichtig ist in diesem Zusammenhang die Einklemmung des 5. Kreuzbeinspinalnervs, weil dieser Nerv in den Genitalbereich zieht und dessen Einklemmungen eben dort Beschwerden und Entzündungen auslösen können. So auch in unserem Fall mit den chronischen Nebenhodenproblemen in Form von Schmerzen und einer Varikozele. Da die Spannung und damit die Nerveneinklemmmung bei Belastung zunimmt, ist es verständlich, daß unser Patient bei seiner Arbeit im Laufe des Tages zunehmende Schmerzen bekommt, die nach einer Erholungsphase wieder abklingen.
Auch die Neigung zu juckenden Ekzemen im Analbereich haben ihre Ursache in der Einklemmung des letzten sakralen Spinalnervs, dieser Nervenanteil hat aber einen eigenen Namen und heißt N. pudendus. Knie- und Leistenbeschwerden, bevorzugt auf der linken Seite, wie eben auch die Hodensymptomatik, gehören in das gleiche Schema, nur daß bei den Kniebeschwerden der 4. Spinalnerv der Lendenwirbelsäule und bei der Leiste der 4. sakrale Spinalnerv eine Rolle spielen.
Auch die restlichen Leiden des Patienten, häufige Bauchschmerzen, bei denen interessanterweise oft gleichzeitig Halssymptome, in Form eines rauhen Halses, auftreten, Blähneigung und Völlegefühl sind Folgen von Wirbelsäulenschäden. Der Zusammenhang zwischen Halsbeschwerden und Bauchschmerzen ist über die beiden Funktionskreise Lunge (B3)/ Dickdarm (L1)/ Nase (H4) und Magen (B6)/ Milz-Pankreas (B8 und B7)/ Mund (H4) gegeben. Beide Funktionskreise sind über den 4. Halswirbel gekoppelt, der gleichzeitig einen Einfluß auf den Nasenrachenraum hat. Die Tatsache, daß der Stuhlgang sehr weich und häufig unangenehm riechend ist, läßt den Schluß zu, daß besonders die Wirbel des Funktionskreises Lunge/ Dickdarm/ Nase betroffen sind. Dafür spricht auch, daß Herr R. schon in der Jugend stechende Schmerzen in der Brust hatte.
Ich bin sicher, daß Herr R. seine Probleme des Hodens und des Bauches, sowie alle anderen mit der SMT in den Griff bekommt und das nach einer jahrelangen Krankengeschichte und einigen frustranen Operationen.

3.36. SCHULTERARM-SYNDROM

Alle Erkrankungen dieser Region beruhen auf dem gleichen Ursachenprinzip. Der Tennisellenbogen (Epicondylitis radialis und ulnaris) ist eine sehr häufige und weit verbreitete Erkrankung, von der allgemein behauptet wird, sie entstehe durch eine Überlastung des Gelenks. Gleiches wird auch bei den Sehnenscheidenentzündungen und in einem gewissen Maße auch beim Schultergelenk und seinen Erkrankungen behauptet. Bei der Schulter kommen oft Unfälle und Erkältungen als auslösender Faktor ins Gespräch. All diese Behauptungen sind zutreffend, aber da sie nur einen Teilaspekt des Ganzen betrachten, sind sie letztlich doch falsch.
Sie sind deshalb falsch, weil üblicherweise die Ursache für die Beschwerden immer am Ort der Beschwerden gesucht wird. D. h. bei einem Tennisellenbogen betrachtet man üblicherweise nur das Ellenbogengelenk, bei einer Sehnenscheidenentzündung Handgelenk oder Unterarm und bei Schulterbeschwerden das Schultergelenk. Die Behandlungserfolge sind daher mit konventionellen schulmedizinischen Methoden auch mehr als bescheiden. Oft hat man den Eindruck, die Beschwerden kommen und gehen, auch ohne unser ärztliches Zutun. Wenn die Erkrankungen chronisch werden, wird nicht selten zu einer Gipsbehandlung oder einer Operation geraten, deren Langzeitergebnisse aber auch nicht überzeugen können. Der Erfolg kann auch nicht besser sein, weil man die eigentliche Ursache all dieser Erkrankungen außer Acht läßt.
Die drei eben genannten Leiden stehen hier nur stellvertretend für viele Erkrankungen an Schulter, Armen und Händen. Alle Beschwerden vom Schultergelenk abwärts bis zu den Fingern, sind eine Art „Ischias" der unteren Hals- und oberen Brustwirbelsäule. Genau genommen sind das Blockierungen der Wirbel vom 6. Halswirbel bis zum 1. Brustwirbel. Dabei ist der 6. Halswirbel für die Schulter, der 7. Halswirbel für Oberarm und Ellenbogen und der 1. Brustwirbel für den Unterarm und die Hände bis zu den Fingern zuständig.
Zur Abklärung dieser Beschwerdebilder wird von der Schulmedizin oft eine Computertomographie oder eine Kernspinuntersuchung der Halswirbelsäule veranlaßt. Nicht selten werden dabei Bandscheibenvorwölbungen und Vorfälle der Halswirbelsäule gefunden. Man ist dann schnell bei der Hand und behauptet, daß diese Bandscheibenschäden die Beschwerden auslösen würden. Man muß zugeben, daß es im Hals- und Brustwirbelsäulenbereich schneller zu Rückenmarksirritationen kommen kann als im Lendenwirbelsäulenbereich, wo man im Rückenmarkskanal, ganz anders als in Hals- und Brustwirbelsäule, nur Nervenfasern findet. Trotzdem kann ich behaupten, daß die Beschwerden an Schulter und Händen viel häufiger von Blockierungen des 6. und 7. Hals- und des 1. Brustwirbels ausgelöst werden.
Die Schulmedizin sagt, wenn Bandscheibenvorfälle an der Halswirbelsäule ge-

funden werden - sehr häufig ist das von H2 bis H4 - daß diese Befunde für die Beschwerden in der Schulter, am Arm oder in den Händen verantwortlich seien. Bei Manipulation an der Halswirbelsäule im Bereich von H3 und H4 verspüren die Patienten nicht selten einen in den Arm und in die Hand ausstrahlenden Schmerz. Womöglich hat man daraus und aus Forschungsuntersuchungen mittels elektrischer Nervenreizung geschlossen, daß Erkrankungen in den Armen und Händen etwas mit der mittleren Halswirbelsäule zu tun haben müßten.

In den Fällen von schweren Schulter-, Arm- und Handsyndromen, gleichgültig ob ein Bandscheibenvorfall der Halswirbelsäule bekannt ist oder auch nicht, gehe ich bei der Behandlung so vor, daß ich, wie bei den Ischiaserkrankungen, den Bereich mit dem Bandscheibenvorfall nicht therapiere. So kann der Patient sicher sein, daß sein Bandscheibenvorfall durch die Manipulation nicht verschlechtert wird, er sieht aber auch, wenn seine Beschwerden nachlassen, daß diese nicht mit dem Bandscheibenvorfall zu tun haben.

Die Beschwerden von der Schulter bis zu den Fingern werden tatsächlich, wie es auch immer behauptet wird, meist durch Überanstrengungen und Unfälle hervorgerufen. Ist eine reine Überanstrengung die Ursache, muß diese nach einigen Tagen mit lokalen Behandlungsmaßnahmen am Schmerzort und einer kurzzeitigen Schonung abheilen. Warum kommt es bei vielen Patienten zu keiner Besserung der Beschwerden oder bei geringster Belastung zu einem Wiederaufflackern der Beschwerden, auch wenn die Patienten absolute Schonung einhalten?

Verschwinden die Schmerzen nicht, ist es der größte Fehler der Schulmedizin, die Ursache der Beschwerden am Ort der Beschwerden zu suchen. Der Schmerzort ist eben nicht der Ort, an dem der Schmerz ausgelöst wird. Auch die gefundenen Bandscheibenvorfälle an der Halswirbelsäule sind nur dann wirklich für die Beschwerden verantwortlich, wenn sie stark auf das Rückenmark drücken und es wirklich eindrücken. Nicht alle Patienten sind Drückeberger oder Rentenjäger. Man tut den Betreffenden oft großes Unrecht, wenn man sagt, der Befund sei am Schmerzort abgeheilt und der Patient könne eigentlich gar nicht solche Schmerzen haben.

Wenn die Region der Beschwerden auch der Ort der Ursache der Beschwerden wäre, dürfte es eigentlich kaum chronische Fälle und Erkrankungen geben. Die Zusammenhänge werden leicht verständlich, wenn man bei den Erkrankungen der Schulter, der Arme und der Hände die Ursache der Beschwerden an anderer Stelle, nämlich an der Wirbelsäule, sucht, wie gesagt im Bereich des 6. Halswirbels bis zum 1. Brustwirbel.

Wieso können Überanstrengungen dann aber doch für die Beschwerden der Patienten verantwortlich sein? Hier spielt die Art der Tätigkeit und das Bewegungsmuster des Betreffenden eine Rolle. Muß eine bestimmte Bewegung immer wieder gemacht werden, sei es nun Heben, Tragen, Bücken, Greifen

oder Heranziehen, so hat das einen Einfluß auf unsere Wirbelsäule. Wird dazu immer die gleiche Hand benutzt, reagiert die Wirbelsäule mit Wirbelabweichungen, meist entstehen dabei Skoliosen (genaue Erläuterungen der Zusammenhänge zwischen Wirbelsäulenschäden, Bewegung und Schlafhaltung, lesen Sie bitte im Buch „Wunder dauern etwas Länger“ Kapitel 4.4.8. Entstehungsursache von Blockierungen und Skoliosen der Wirbelsäule nach).
Bei Unfällen ist der Mechanismus für das Auftreten von Dauerschmerzen ganz ähnlich. Viele Erkrankungen, besonders im Bereich der Schulter, aber auch andere Beschwerden an Armen und Händen, entstehen durch Unfälle. Eigentlich müßten solche Erkrankungen nach einer adäquaten Heilungsphase wieder abklingen und verschwinden. Geschieht das nicht, so muß man nach einer Ursache suchen, welche nicht mehr am Ort der Beschwerden zu suchen ist.
Unfälle gehen in der Regel mit einer Gewalteinwirkung auf unseren Organismus einher. Diese Gewalteinwirkung macht natürlich am Ort des Auftreffens Beschwerden. Übersehen und nicht beachtet wird, daß der ganze Körper auf solche Gewalteinwirkungen reagiert. Die Energie des Aufpralls oder des Schlags wirkt nicht nur am Ort des Auftreffens, sondern wird über unser Knochensystem fortgeleitet. Die Aufprallenergie verschwindet nach der akuten Gewalteinwirkung nicht, sondern muß in eine andere Energieform umgewandelt oder abgeleitet werden. Der Einfluß auf unser Knochensystem durch eine Gewalteinwirkung ist um so größer, je weniger die schädigende Energie über Rücken und Beine zum Boden, über den Rücken in eine Lehne und über eine Unterlage abgeleitet werden kann.
Ist die Energie zu groß, zerreißt das Gewebe und brechen die Knochen, das ist der lokale Befund der Gewalteinwirkung. Aber schon bei geringeren Energiemengen, genauso wie bei starker Gewalteinwirkung mit großen Energiemengen, kommt eine mehr oder weniger starker Schubwirkung auf unsere Wirbelsäule zustande. Dieser Schub auf einzelne oder mehrere Wirbel führt zu einer Wirbelsäulen- und Gelenksblockierung. Am Kreuzbein entsteht als Ausdruck der Blockierung eine Kreuzbeinsubluxation, an der Wirbelsäule entstehen Skoliosen unterschiedlichen Ausmaßes.
Wenn in solchen Fällen die akuten Verletzungen abgeheilt sind, kommt es zu keiner Besserung, oder, nach einer anfänglichen Besserung, zu einer neuerlichen Beschwerdeverschlechterung. Solche Patienten leiden oft Jahre und Jahrzehnte an ihren Unfallfolgen, bekommen keine Hilfe und werden zuletzt nicht selten als Rentenneurotiker, Querulanten oder psychisch belastet angesehen. Und dies nur deshalb, weil der ursprüngliche Verletzungsbefund problemlos und gut abgeheilt ist und die eigentliche Ursache der Beschwerden an der Wirbelsäule nicht gewußt oder beachtet wird.
Auch die Behauptung, daß Verkalkungen im Bereich der Schulter Schmerzen in der Schulter oder, im Arm auslösen, ist so meist nicht richtig. Die berühm-

ten Schleimbeutelentzündungen, die man auch gerne als Krankheitsursache anführt, sind lediglich ein Symptom einer Wirbelsäulenblockierung.
Ihnen mag aufgefallen sein, daß ich nicht nur von den drei Beschwerdebildern diese Kapitels spreche, dem Tennisellenbogen, der Sehnenscheidenentzündung und den Schulterbeschwerden, sondern ganz allgemein sage: Erkrankungen der Schulter, der Arme und der Hände. Wie ich bei den Ischiaserkrankungen schon erwähnt habe, nämlich daß alle Beschwerden unterhalb der Gürtellinie zu 90% etwas mit den Ischiasnerven zu tun haben, so ist es auch im Bereich des Schultergürtels. Man kann sagen, über 90% aller Beschwerden im Bereich von der Schulter bis zu den Fingern sind als Folge einer Spinalnerveneinklemmung an der oberen Brust- und der unteren Halswirbelsäule anzusehen. Ich kann sie gar nicht alle hier aufzählen, denn deren Anzahl ist zu groß. Denken sie nur an die Arthrose und Arthritis der Finger, das Karpaltunnelsyndrom (Nerveneinklemmung durch die Handgelenkssehnenscheide mit Gefühlsstörungen an den Fingern), schnellender Finger (Einklemmung der Sehnenscheide durch entzündliches oder Narbengewebe, so daß die Sehne sich nur ruckartig bewegen kann), der Dupuytren (Schrumpfung und Verdickung der Handflächensehnen mit klauenartigem Einziehen der Finger), Warzen, Pilznägel, Ekzeme, die Ritz-Arthritis (Daumengrundgelenksentzündung), Schleimbeutelentzündungen, Hand- und Ellenbogenentzündungen und vieles mehr. Der Entstehungsmechanismus all dieser Erkrankungen und vieler hier nicht erwähnter ist immer der gleiche.
Aber nicht nur Wirbelblockierungen des 6., 7. Hals- und des 1. Brustwirbels sind für Beschwerden und Erkrankungen der Schulter, Arme und Hände verantwortlich, sondern auch eine ganze Anzahl von Meridianen spielen in das Krankheitsgeschehen mit hinein. Nun kann ich nicht jede einzelne Erkrankung an Schultern, Armen und Händen in diesem Bereich erwähnen und abhandeln. Die wichtigsten Krankheitsbilder werden besprochen, so daß jeder sich nach den gleichen Überlegungen andere Erkrankungen selbst erarbeiten kann.
Wenn Sie die nächsten Spezialkapitel lesen, werden Sie plötzlich erkennen, warum die Schulmedizin Verbindungen zwischen Schäden der oberen Halswirbelsäule und von Schulter-, Arm- und Handbeschwerden herstellt. Das tun wir in der SMT ebenso. Der Unterschied ist aber der, daß wir die Verbindung im autonomen Nervensystem, im Gefäßnervenstrang oder auch Meridian sehen und die Beschwerden nicht durch einen Zusammenhang mit einer Spinalnervenreizung herstellen. Das hat letztendlich, auch wenn das Problem auf den ersten Blick akademisch erscheint, doch eine weitreichende Konsequenz, nämlich die der Operation. Wenn man davon ausgehen kann, daß ein Bandscheibenvorfall in der Regel nicht für die Beschwerden des Patienten verantwortlich ist, sondern Reizungen, welche über das autonome Nervensystem vermittelt werden, dann erübrigt sich im Endeffekt in vielen Fällen die Operation.

3.36.1. SCHULTERBESCHWERDEN

Ich erlebe es immer wieder, daß Patienten, die mit Schulterschmerzen in meine Behandlung kommen, mir erklären, der behandelnde Arzt habe eine Kernspin- oder Computer-Tomographie der Halswirbelsäule anfertigen lassen und als Ergebnis haben sich ein oder mehrere Bandscheibenvorfälle, fast immer im oberen und mittleren Anteil (H2 bis H4) der Halswirbelsäule, herausgestellt. Man habe ihnen darauf erklärt, daß der oder die Bandscheibenvorfälle für die Schulterbeschwerden verantwortlich seien. Diese Behauptung der behandelnden Ärzte ist insofern richtig, daß nämlich die Schulterbeschwerden etwas mit der Halswirbelsäule zu tun haben.
Nicht richtig ist, daß dafür die Bandscheibenvorfälle der oberen bis mittleren Halswirbelsäule verantwortlich sind. Genau gesagt, sind für die Schulterschmerzen Blockierungen des 6. Halswirbels zuständig. Das Versorgungsgebiet des 6. Halswirbels ist die Schulter, besonders im Akromio-Clavicular-Gelenk (Schnabelfortsatz-Schlüsselbein-Gelenk) und des Oberarms im oberen Bizepssehnenbereich. Für diese Feststellung gibt es kein Wenn und kein Aber. In der Praxis kann man immer wieder erleben, daß die Patienten nach der Behandlung mit der SMT sofort eine Besserung ihrer Schulterbeschwerden erfahren. Einen Bandscheibenvorfall als Ursache von Schulterbeschwerden würde ich nur gelten lassen, wenn es sich nicht nur um eine Bandscheibenvorwölbung handelt, sondern um einen schweren Vorfall mit deutlicher Rückenmarkseinengung.
Aber bei Schulterbeschwerden sind nicht nur Befunde an der Halswirbelsäule zu beachten, sondern auch hier muß die ganze Wirbelsäule und die Extremitäten untersucht und behandelt werden. Als erstes ist natürlich die Beinlängendifferenz von Interesse. Dann folgt die Untersuchung und Therapie eines möglichen Kreuzbeinschadens. Dieser Kreuzbeinschaden ist von größter Wichtigkeit für die Behandlung von Schulter-, Arm- und Handsyndromen. Durch eine Kreuzbeinsubluxation wird die Statik der Wirbelsäule gestört. Diese Störung wirkt sich um so stärker aus, je höher wir an der Wirbelsäule nach oben gelangen. Die Wirbelsäule verliert durch ein fehlgestelltes Becken oder einen Kreuzbeinschaden ihre Stabilität und haltungsbedingte Schäden werden verschlimmert und machen so mehr Beschwerden. So ist auch der Schulterschmerz, wie die meisten Erkrankungen, die Folge eines multifaktoriellen Geschehens, das um so schlimmer für den Patienten wird, je mehr einzelne Krankheitsfaktoren zusammenkommen.
Der 6. Halswirbel strahlt besonders stark in das Akromio-Clavicular-Gelenk aus. Das Schultergelenk selbst ist ein großes Körpergelenk mit einem oberen, seitlichen, einem vorderen und hinteren Gelenksanteil. Man muß den Patienten fragen, an welchem Gelenksanteil er die meisten Beschwerden hat. Behandelt man bei Schulterschmerzen ausschließlich den 6. Halswirbel, hat man meist

keinen andauernden Erfolg. Auch hier ist neben der Bein- und Kreuzbeinbehandlung die Berücksichtigung der Meridiane und deren Wirbel von Bedeutung, die durch das erkrankte Gebiet ziehen. Das sind eine ganze Reihe.
Für den vorderen Schulteranteil sind das: Lungen- und Gallenblasen-Meridian. Es ist bekannt, daß bei Gallenerkrankungen Schmerzen in der Schulter auftreten können (Headsche Zone). Eine Blockierung des Lungenwirbels oder Lungenerkrankungen machen ebenfalls nicht selten Schulterbeschwerden.
Die Lunge gehört zum Funktionskreis Lunge/Dickdarm, mit Lungen (B3)-, Dickdarm (L1)- und Nasenwirbel (H4).
Der 4. Halswirbel ist auch der Körperöffnungswirbel (Mund) zum Funktionskreis Magen/Milz-Pankreas, mit Magen (B6)-, Milz-Pankreas (B8 und B7)- und Mundwirbel (H4).
Die Gallenblase gehört zum Funktionskreis Gallenblase (B4)/ Leber (B5)/ Augen (H2).
Der 2. Halswirbel ist auch der Zungenwirbel, der die Körperöffnung zum Funktionskreis Herz (B2)/ Dünndarm (B12)/ Zunge (H2) ist. Es gibt noch einen Funktionskreis, der keine eigenen Wirbel besitzt, aber auch dem Herzen zugeordnet ist und sich der Wirbel des Funktionskreises Herz/Dünndarm/Zunge bedient. Das ist der Funktionskreis Dreifacher Erwärmer (Perikard-Meridian)/Kreislauf-Sexus. Der Dreifache Erwärmer ist deshalb wichtig, weil er über das Kiefergelenk hinwegzieht und Kiefergelenkssubluxationen Schulterschmerzen auslösen können.
Für den oberen und seitlichen Schulteranteil ist das:
Der Dickdarm-Meridian aus dem Funktionskreis Lunge (B3)/ Dickdarm (L1)/ Nase (H4). Über den 4. Halswirbel, welcher der Körperöffnungswirbel für Nase und Mund ist, besteht auch eine Beziehung zum Funktionskreis Magen (B6)/ Milz-Pankreas (B8 und B7)/ Mund (H4), da der Mund für diesen Funktionskreis die entsprechende Körperöffnung ist.
Für den hinteren Schulteranteil ist das:
Der Dünndarm-Meridian (B12) und der Dreifache Erwärmer (Perikard-Meridian).
Der Dünndarm-Meridian gehört zum Funktionskreis Herz (B2)/ Dünndarm (B12)/ Zunge (H2).
Über den 2. Halswirbel als Körperöffnungswirbel von Zunge und Augen, wird auch hier der Funktionskreis Gallenblase (B4)/ Leber (B5)/ Augen (H2) einbezogen.
Der Dreifache Erwärmer (Perikard-Meridian) bildet mit dem Kreislauf-Sexus einen eigenen Funktionskreis, der zwar keine eigenen Wirbel besitzt, sich aber dadurch, daß er zum Herzen gekoppelt ist, der Wirbel des Funktionskreises Herz/Dünndarm/Zunge bedienen kann. Er zieht über das Kiefergelenk und erhält dadurch für die Behandlung von Schulterbeschwerden eine Bedeutung.
Natürlich muß man jetzt noch alle Gelenke, vor allem wie gesagt, das Kiefer-

gelenk (!), welche im Meridianverlauf der gerade besprochenen Meridiane liegen, untersuchen und eventuelle Subluxationen beseitigen. Die entsprechenden Gelenke sind auf im Kapitel 2.1.6. aufgelistet.

Fall 1.
Diese Fallbeschreibung gehört zu diesem Kapitel, aber auch zu dem der Ischiaserkrankungen. Sie soll Ihnen zeigen, daß eine Heilung mit der SMT nicht immer zu erreichen ist, und daß man zum Wohle des Patienten selbstkritisch sein sollte.
Ich kann mich gut an diese Patientin, Frau P. erinnern, welche stärkste Schmerzen und Beschwerden in den Händen hatte, wobei die rechte Hand stärker als die linke betroffen war. Kopfschmerzen und Schwindel waren ebenfalls vorhanden. Gleichzeitig litt die Patientin unter Gefühlsstörungen und Schmerzen in den Beinen, so daß sie kaum noch gehen konnte. Sie hatte einen Gang eines „Seemanns", dabei waren die Beine steif und der Gang staksig.
Bei der Computertomographie und im Kernspin fanden sich zwei große Bandscheibenvorfälle an der Halswirbelsäule (H3/4 und H4/5) und eine Einengung des Rückenmarkskanals (H5 und H6) mit Druck auf das Rückenmark (lange Bahnen) in diesem Bereich. Zusätzlich waren die seitlichen Austrittsöffnungen der Spinalnerven deutlich eingeengt. Nach regelmäßigen Behandlungen, bei der die Halswirbelsäule aus Sicherheitsgründen - die Patientin hatte auch große Angst davor - grundsätzlich ausgespart wurde, kam es zu immer nur sehr kurzfristigen Besserungen, sowohl im Arm-, Handbereich und an den Beinen. Als sich nach einigen Versuchen keine dauerhafte Besserung einstellte, brachen wir die SMT ab und die Patientin ließ sich an der Halswirbelsäule operieren. Einige Wochen nach der Operation habe ich Frau P. noch einmal getroffen. Sie sagte, es gehe ihr wesentlich besser, sie müsse noch auf eine Rehabilitationskur und habe Hoffnung auf Gesundung, obwohl noch nicht alle Beschwerden verschwunden waren. Vor allem waren die Schmerzen in der Hand weg, das Gangbild und die Beschwerden in den Beinen waren deutlich gebessert.

Fallbesprechung:
Wie kann man sich diesen Fall und seinen Verlauf erklären? Der Schaden an der Halswirbelsäule ist die Folge eines lang anstehenden Prozesses. Durch ständige Entzündungen an und in der Halswirbelsäule ist das Entzündungsgewebe verkalkt. Damit ist der Rückenmarkskanal enger geworden. Sogar so eng, daß er auf das Rückenmark gedrückt hat. Hinzu kommen die Bandscheibenvorfälle. Nun entsteht das, was ich als das „Problem der langen Bahnen" bezeichnet habe. Das bedeutet, daß der betreffende Patient am Ort der eigentlichen Krankheitsursache (Spinalkanalstenose) eben keine oder kaum Beschwerden hat, sondern die Schmerzen treten dort auf, wo der durch die Einklemmung gereizte Nerv endet. Die Erklärung dafür ist die, daß die vom Gehirn kommenden und im Rückenmark absteigenden Nervenbahnen eben nicht am Ort der eigentlichen Reizung reagieren, sondern am Ende der betreffenden Nervenbahnen. Im Falle unserer Patientin waren das die Arme, Hände und die Beine.
Diese Fallbeschreibung soll Ihnen verdeutlichen, daß in jedem Fall selbstkritisch zu Werke gegangen werden muß. Es ist immer gut und wünschenswert, wenn fachärztliche Befunde in Form von Röntgenbildern, CT- oder Kernspinbefunden vorliegen. Das ist nicht nur zur Sicherheit des Patienten von großer Wichtigkeit, sondern letztlich auch für Sie als Therapeuten. Liegen entsprechend schwerwiegende Befunde vor, muß Sie das veranlassen, sehr vorsichtig vorzugehen und lieber einmal diesen Wirbelsäulenbefund nicht zu behandeln, als nachher bei einer möglichen Verschlechterung sich dem Vorwurf auszusetzen, man sei als Therapeut für die Verschlechterung verantwortlich. Diese Problematik ist natürlich nicht nur auf die Halswirbelsäule beschränkt, sondern kann an jedem anderen Wirbelsäulenabschnitt ebenso auftreten.

Fall 2.
Nun ein Fall, der in seiner Form und seinem Verlauf recht typisch ist. Im Okt. 1997 kam ein 45-jähriger Patient, Herr T. F., wegen unerträglicher Schmerzen in der linken Schulter. Begonnen hatte dieses Beschwerdebild 1995 nach einer Schädeldachprellung. Seit diesem Zeitpunkt hatte der Patient Schmerzen in der linken Schulter, die in die linke Halsseite und in den linken Arm ausstrahlten. Der Arm war pelzig (gefühllos) und kraftlos. Der Patient war schon lange arbeitsunfähig.
Herr T. war bis Dez. 1997 vier Mal in meiner Behandlung und beim letzten Termin sagte er mir, daß seine Schulter und sein Arm deutlich besser würden. Danach habe ich den Patienten erst wieder im Sept. 1998 gesehen. Er kam, weil seine Finger in der linken Hand wieder gefühllos und schmerzhaft wurden. Er berichtet, daß er seit April 1998 Schmerzen über dem Herzen gehabt hätte und vor fünf Wochen sei er mit einem Herzinfarkt im Krankenhaus gewesen. Es handelte sich um einen Hinterwandinfarkt mit erfolgreicher anschließender Erweiterung der Herzkranzgefäße (PTCA).

Manueller Untersuchungsbefund:
Es fand sich ein Beckenschiefstand durch ein links 3 cm längeres Bein. Beim manuellen Beinlängenausgleich bewegte sich die linke Hüfte um 6 und die rechte um 3 cm in die Hüftgelenke zurück. Das Kreuzbeinbeckengelenk war links vollständig blockiert und rechts im mittleren und oberen Anteil. Der rechtsseitige Befund kaschierte den linksseitigen Befund in den entsprechenden Etagen. Die Wirbelsäule war im unteren Lenden- und Brustwirbelsäulenbereich, besonders stark jedoch in den oberen Anteilen der Brustwirbelsäule linksskoliotisch verändert. Die Wirbel H7 bis B2 waren extrem stark blockiert.

Fallbesprechung:
Man hat dem Patienten seine Beschwerden nicht geglaubt und ihn als Aggraveur (Jammerlappen) dargestellt. Eine neurologische Abteilung eines renommierten Münchner Krankenhauses diagnostizierte ein Schulterarm-Syndrom ohne organisches Korrelat. Der Patient war auch im Nov. 1996 an der linken Schulter operiert worden, man entdeckte einen erbsgroßen Knorpeldefekt in der Fossa glenoidalis und glättete am Labium glenoidale einige Faseranteile. Diese Operation erbrachte keinen Erfolg. Es wurde eine CT- und eine Kernspinuntersuchung angefertigt. Der Kernspinbefund lautete wie folgt: Osteochondrotische Veränderungen zwischen C4 und C7. Beengung, aber hier deutlich nur bei C5/C6 mit Einengung des Spinalkanals und beidseitiger knöcherner Einengung der Neuroformina , links mehr als rechts.
Der Patient hatte natürlich sehr viel Angst vor der Behandlung mit der SMT. Man hatte ihm geraten, nie an der Halswirbelsäule manipulieren zu lassen und hatte ihm mit einer Bandscheibenoperation an der Halswirbelsäule gedroht, wenn seine Beschwerden nicht besser würden. Die Angst habe ich dem Patienten genommen, indem ich ihm versichert habe, daß ich die Halswirbel, an denen die Befunde an den Bandscheiben vorlagen, nicht anfasse. Gleichzeitig hatte ich dem Patienten versprochen, daß auch ohne Behandlung der Halswirbelsäule seine Schmerzen besser würden. Und so war es auch. Allein der manuelle Beinlängenausgleich mit der Beseitigung der rechts- und linksseitigen Kreuzbeinsubluxation brachte dem Patienten eine Erleichterung, indem dieser ein Nachlassen der Spannungen im Schultergürtelbereich bemerkte. Die Behandlung der Wirbelsäule, besonders der Befunde der oberen Brustwirbelsäule bis H7 war auf Grund der alten und stark verspannten Schäden sehr schmerzhaft. Dennoch nahmen die Schmerzen ab, so daß der Patient nach 2 Monaten recht zufrieden war und außerdem die Gewißheit hatte, daß man ihn nicht zu operieren braucht.

Es nimmt einen Wunder, daß zumindest keinem Experten aufgefallen war, daß der Patient im oberen Brustwirbelsäulenbereich ganz schief war. Seine linke Schulter stand 3 bis 4 cm höher als die rechte. Dies ist ein Hinweis auf eine starke Linksskoliose der oberen Brustwirbelsäule. Die Skoliose auf dem Röntgenbild stellte sich nicht so dramatisch dar. Diese Diskrepanz zwischen Inspektion, Tastbefund und technischen Untersuchungen sind relativ häufig und dokumentieren die Bedeutung der manuellen Untersuchung und Inspektion.
Interessant ist auch das Auftreten einer koronaren Herzerkrankung mit einem Hinterwandinfarkt etwa im August 98. Dieses Geschehen reiht sich für mich zwanglos in das ganze Krankheitsgeschehen ein und ist eigentlich nur eine logische Folge. Bei dem ganzen Krankheitsgeschehen hat das Herz, durch die starke Blockierung des Herzwirbels (B2), stark gelitten. Die Arteriosklerose ist sicher dadurch schneller fortgeschritten, schneller als sie das ohne diesen orthopädischen Befund getan hätte. Zellfunktionsstörung, Gefäßengstellung und chronische Entzündung, als Folge der Blockierung des Herzwirbels, sind sicher der Boden für den Herzinfarkt. Ich bin sicher, ohne die schwere orthopädische Erkrankung hätte der Patient noch lange keine größeren Probleme mit dem Herzen bekommen.

Fall 3.
Krankengeschichte und Behandlungsverlauf:
Im Feb. 1998 kam eine 48-jährige Patientin, Frau M. G., wegen extremer Schulterarm-Beschwerden in meine Behandlung. Seit vier Wochen hatte Frau M. Schmerzen in der rechten Schulter und im rechten Arm, die mit der Zeit bis in die Hand ausstrahlten. Der Zeigefinger hatte eine Gefühlsstörung (pelzig). Die Beschwerden nahmen immer stärker zu und keine schulmedizinische Therapie, wie Neuraltherapie, Massagen und Packungen, Strecken und Krankengymnastik, aber auch Schmerzmittel, half. Die neurologische Facharztuntersuchung erbrachte folgende Diagnose: akutes Halswirbelsäulen-Schulter-Armsyndrom C6/C5 rechts. Kernspin: Flache HWS-Lordosierung mit breitbasigem, mediolateralem, rechtsseitigem Bandscheibenvorfall im Segment C6/C7, der den Rezessus lat. hochgradig einengt und das Myelon an der proximalen C7-Wurzel rechts abflacht. Dicusprotusion C5/C4 ohne Myelonkompression. Obwohl die Befunde mit den Beschwerden nicht so recht zusammenpaßten, wurde der Patientin nach deren Aussage bei Nichtbesserung mit einer Operation gedroht. Die Patientin war bis Mitte Mai sechs Mal in meiner Behandlung. Zum Schluß war sie beschwerdefrei, die Schmerzen waren weg und der Arm gut beweglich.
Im Sept. 1998 kam die Patientin mit einem Rückfall, der in seiner Stärke fast schlimmer war als die ursprüngliche Erkrankung. Schulter, Hals und der ganze Arm bis in die Hände taten der Frau weh. Nach drei Behandlungen war Frau M. recht zufrieden. Ihr Mann hatte mittlerweile die SMT gelernt und ich konnte ihn in die Behandlung seiner Frau einweisen. Seit dem Okt. 1998 habe ich nichts mehr von Frau M. gehört, so daß ich annehme, ihr Mann behandelt sie so effizient, daß es der Patientin gut geht.

Manueller Untersuchungsbefund:
Es bestand ein Beckenschiefstand durch ein links 2 cm längeres Bein. Die rechte Hüfte saß regelrecht im Gelenk. Das Kreuzbein war linksseitig stark subluxiert. Die Wirbelsäule wies von L5 bis B10 eine Links- und darüber bis zum 3. Brustwirbel eine starke Rechtsskoliose auf. Dabei waren der Gallen (B4)- und der Lungenwirbel (B3) am stärksten betroffen. Von B2 bis H7 war wieder eine Linksskoliose zu finden.
Ab der 2. Behandlung kam es zu einer deutlichen Befundänderung im mittleren und oberen Brustwirbelsäulenbereich, in der Form, daß die Rechtsskoliose verschwand und durch eine dauerhafte Linksskoliose ersetzt wurde. Auch hierbei waren der Herz (B2)-, der Lungen (B3)- und der Gallenwirbel (B4) die am stärksten blockierten Wirbel.

Fallbesprechung:
Immer wenn ich jetzt solche Patienten mit einem schweren Schulterarm-Syndrom vor mir habe, bekomme ich es mit der Angst zu tun, weil mir sofort der Fall der jungen Frau vor Augen steht, bei der auch alles mit recht alltäglichen Beschwerden angefangen hat. (s. Fall 1 Kapitel 3.3). Aber bei keinem anderen Patienten konnte ich einen ähnlich starken Befund in der Schultermuskulatur erheben, wie bei der armen Frau. Auch Frau M. hatte starke Myalgosen, die aber in keiner Weise an die von Frau B. heranreichten.
Bei Frau M. handelt es sich um einen schweren, aber recht typischen Fall eines Schulterarm-Syndroms. Die Ursache der Beschwerden beginnt wie immer mit der Beinlängendifferenz, mit dem Beckenschiefstand, der daraus resultierenden Kreuzbeinsubluxation und der dadurch einsetzenden Stabilitätsänderung der Wirbelsäule, die nach oben hin große Spannungen aufbauen kann. Hinzu kommen die Blockierungen oder skoliotischen Veränderungen der Wirbelsäule, die sich in ihrer Art und Anzahl potenzieren. Sieht man einmal von der Änderung der Form der mittleren und oberen Brustwirbelsäule nach der ersten Behandlung ab - es kann sich dabei um einen kurzzeitigen akuten Verspannungszustand gehandelt haben - so sind die Schäden wie folgt zu benennen: Erstens die Blockierung des 6. und 7 Halswirbels. Wobei der 6. Halswirbel seinen Bezug zur Schulter und der 7. Halswirbel zum Ellenbogenbereich hat. Die Blockierung des 1. Brustwirbels korreliert mit den Schmerzen in der rechten Hand. Daß der linksskoliotische Befund der Wirbelsäule der eigentliche Befund ist, kann man daraus ableiten, daß alle Beschwerden rechtsseitig sind. Bei nicht so alten Schäden der Wirbelsäule hat man seine Probleme im Normalfall auf der Gegenseite des Schadens. Nur bei sehr alten Schäden kommt es zu einer Schmerzumkehr, so daß man dann die Schmerzen auf der Seite des Schadens hat.
Bei Frau M. kommen weitere Befunde hinzu. Die Blockierung des Herz (B2)-, des Lungen (B3)-, aber auch in geringerem Maße die des Gallenblasenwirbels (B4), wirken sich über entsprechende Meridianstörungen verschlimmernd auf das Krankheitsgeschehen aus. Die Meridiane des Funktionskreises Herz (B2)/ Dünndarm(B12)/ Zunge (H2) und des Funktionskreises Lunge (B3)/ Dickdarm (L1)/ Nase (H4) ziehen über den Schulter- und Armbereich bis in die Hände. Somit wirken sich die starken Blockierungen des Herz-, aber auch des Lungenwirbels bei der Patientin verschlechternd auf die Beschwerdesymptomatik aus. Bei der letzten Behandlung hatte ich mir notiert: „Lungenwirbel ging gut rein" und ich hoffe, daß dies der eigentliche „Knackpunkt" der Behandlung war und daß es jetzt, so sich die Besserung stabilisiert, mit der Patientin aufwärts geht.

3.36.2. TENNISELLENBOGEN (EPICONDYLITIS RADIALIS UND ULNARIS)

Beim Tennisellenbogen muß man unterscheiden, ob die Beschwerden am Innen- oder Außenanteil des Gelenks (Epicondylus ulnaris und radialis) zu suchen sind. Je nachdem sind natürlich neben dem sehr wichtigen 7. Halswirbel, der den Arm von der Mitte des Oberarms bis zum Ellenbogen versorgt, auch Meridiane zu berücksichtigen.
Beim Epicondylus radialis (außen) ist der Dickdarm- Meridian zu beachten. Patienten mit Blockierungen des Dickdarmwirbels, aber auch mit Dickdarmerkrankungen, sind prädestiniert, bei entsprechenden Belastungen einen Tennisellenbogen zu entwickeln. Dabei ist natürlich meist auch eine Blockierung des 7. Halswirbels vorhanden. Kommt jetzt die Störung durch den Meridian hinzu, so wird der Tennisellenbogen immer schlimmer oder ist therapeu-

tisch nicht in den Griff zu bekommen, besonders dann, wenn man sich nur auf die Behandlung des 7. Halswirbels versteift. Der Dickdarm-Meridian gehört zum Funktionskreis Lunge (B3)/ Dickdarm (B12)/ Nase (H4).
Der Nasenwirbel (H4) ist gleichzeitig der Körperöffnungswirbel zum Funktionskreis Magen (B6)/ Milz-Pankreas (B8 und B7)/ Mund (H4). Dieser Funktionskreis bekommt dadurch ebenfalls eine Bedeutung bei der Behandlung.
Die gleichen Überlegungen gelten natürlich auch für den Epicondylus ulnaris (innen), nur daß hier nicht der Dickdarm-Meridian, sondern der Dünndarm-Meridian eine Rolle spielt. Hierbei ist interessant, daß Dickdarm- (L5) und Dünndarmwirbel (B12), wie die Meridiane am Arm, auch an der Wirbelsäule direkt nebeneinander gelegen sind. Der Dünndarm-Meridian gehört zum Funktionskreis Herz (B2)/ Dünndarm (B12)/ Zunge (H2).
Der Zungenwirbel ist auch der Augenwirbel. Das Auge ist die Körperöffnung zum Funktionskreis Gallenblase (B4)/ Leber (B5)/ Augen (H2). Deshalb muß man auch diese Wirbel beachten.
Über die rückwärtige Ellenbogenspitze (Olecranon) läuft der Dreifache Erwärmer (Perikard-Meridian). Der Dreifache Erwärmer, ist dem Herzen zugeordnet und bildet mit dem Kreislauf-Sexus einen eigenen Funktionskreis. Beide Meridiane haben keine eigenen Wirbel und bedienen sich der Wirbel des Funktionskreises Herz/Dünndarm/Zunge. Der Dreifache Erwärmer hat deshalb auch für die Behandlung von rückwärtigen Ellenbogenschmerzen eine Bedeutung, weil er über das Kiefergelenk zieht. Somit haben Kiefergelenkssubluxationen auch einen Einfluß auf Ellenbogenbeschwerden.

Fall 1
Krankengeschichte und Behandlungsverlauf:
Am 27. Nov. 1997 kam Herr H. L., ein 65-jähriger Patient, wegen eines rechtsseitigen Hüftleidens mit starken Schmerzen und Hinken in meine Behandlung. Gleichzeitig klagte er über Schulter- und Ellenbogenschmerzen rechts außen (Epicondylitis radialis), die seit dem Sommer bestanden. Es fanden zwei weitere Behandlungen im Dez. statt, in 14-tägigen Abständen. Der Patient hatte zu Anfang weder mit seiner Hüfte noch mit seinem sogenannten Tennisellenbogen eine Erleichterung. Im Januar fand keine Behandlung statt. Am 24. Feb. 1998 teilte mir der Patient mit, daß sich seine Hüftbeschwerden gebessert hatten. Der Tennisellenbogen täte nur noch bei Wärmeeinwirkung weh. Bei dem nächsten Konsultationstermin am 01. März waren die Beschwerden durch den Tennisellenbogen so gut wie verschwunden, auch die Hüftschmerzen besserten sich zunehmend, der Patient konnte besser gehen und sich stärker belasten. In monatlichen Abständen kommt Herr H. noch heute zur Behandlung, wofür ausschließlich sein Hüftleiden verantwortlich ist, das immer besser wird, aber zeitweilig immer noch einmal mehr, einmal weniger Beschwerden macht. Das Hinken ist noch nicht völlig verschwunden. Am 17. Sep. teilte der Patient mir wörtlich mit: der Tennisellenbogen ist immer noch gut, er spüre die rechte Hüfte noch gelegentlich und die linke Hüfte knacke hin und wieder beim Laufen.

Manueller Untersuchungsbefund:
Bei der ersten Untersuchung im Nov. 1997 stellte sich der Untersuchungsbefund wie folgt dar: Die Hüftgelenke waren beidseits subluxiert, wobei die linke Seite stärker als die rechte

betroffen war. Die Beinlängendifferenz betrug 3,5 cm. Das Kreuzbeinbeckengelenk war auf der linken Seite subluxiert. Bei der Untersuchung im Stehen war die untere Wirbelsäule vom 5. Lendenwirbel bis etwa zum 10. Brustwirbel linksskoliotisch verschoben. Die obere Brustwirbelsäule bis zum 7. Halswirbel wies ebenfalls wie die restliche Halswirbelsäule eine Linksskoliose auf. Stark betroffen und schmerzhaft bei der Behandlung waren besonders die obere Brustwirbelsäule und untere Halswirbelsäule.

Fallbesprechung:
Verantwortlich für den sogenannten Tennisellenbogen war in erster Linie die Verlagerung des 7. Halswirbels nach links. Unser Patient hatte auf der rechten Seite seines Armes Schmerzen. Bei nicht so alten Schäden hat der Patient eher auf der Gegenseite seiner Blockierungen die Beschwerden. So ist es auch in unserem Falle, Herr H. hat links seinen Wirbelsäulenschaden und im rechten Arm die Schmerzen. Im Laufe der Behandlung kam es zu einer Befundänderung der Skoliose im mittleren Brustwirbelsäulenbereich. Das ist sehr häufig der Fall. Durch das Geradestellen des Beckens nach der Beseitigung einer Beinlängendifferenz kommt es gerade im mittleren und oberen Brustwirbelsäulenbereich zu einer Befundänderung. So auch in diesem Fall. Im Laufe der Behandlung kristallisierte sich eine Rechtsskoliose der mittleren Brustwirbelsäule heraus, wobei der 1. Brust- und der 7. Halswirbel immer links zu finden waren.
Die Therapieempfehlungen für Herrn H. lauteten anfangs wie folgt: (a.) Regelmäßiges „Hüftenachschieben“ oder auch Hüftübung genannt, zur Beseitigung der Beinlängendifferenz durch Hüftsubluxation. (b.) Herr H. durfte nicht links liegen, da dadurch die Wirbelsäule zur Skolioseseite herüberhinge, was den Schaden verschlechtern würde. (c.) Der Patient muß auch streng darauf achten, daß der linke Arm in der Schulter nicht angehoben wird, da sonst die Muskeln der linken Seite die Wirbel zur Skolioseseite hin herausziehen. (d.) Die linke Schulter wird auch beim Tragen von Handgewichten mit der rechten Hand heruntergezogen. Das bedeutet, daß Handgewichte, wie Eimer und Henkeltaschen, links getragen werden müssen. Das Tragen von Gegenständen auf der rechten Schulter oder unter dem rechten Arm, sowie Henkelkörbe auf dem abgewinkelten Ellenbogen, muß auch rechts geschehen, da sich dabei die rechte Schulter hebt und so die Wirbel nach rechts herumgezogen werden.
Nachdem sich im Laufe der Behandlung eine Rechtsskoliose im Bereich der mittleren Brustwirbelsäule herausbildete, muß Herr H. diesen Bereich bei der Rechtslage mit einem gefalteten Handtuch unterpolstern, da sich sonst die Rechtsskoliose verstärkt.
Die Hüfterkrankung besserte sich ebenfalls. Hierbei handelt es sich natürlich um einen sehr alten Schaden, der durch die Therapie immer besser wird, aber dessen Behandlung noch nicht ganz abgeschlossen ist. Ob das Hinken ganz zu beseitigen ist, kann ich nicht versprechen.

Fall 2.
Krankengeschichte und Behandlungsverlauf:
Heute, im Januar 1997, kam eine 50-jährige Patientin, Frau M. I. in meine Behandlung mit Kreuzschmerzen und einer Epicondylitis radialis am rechten Ellenbogengelenk. Frau M war wegen der gleichen Beschwerden schon öfters in großen Abständen in meiner Behandlung. Nach jeder Behandlung waren die Beschwerden für einen gewissen Zeitraum verschwunden.

Manueller Untersuchungsbefund:
Bei der ersten Behandlung bestand eine Beinverlängerung links von 2 cm durch eine Hüftsubluxation. Das Kreuzbeinbeckengelenk zeigte links eine stärkere Subluxationsstellung als auf der rechten Seite. Die Wirbelsäule war in ihrer Gänze linksskoliotisch verkrümmt.

Bei der letzten Behandlung stellte sich der Befund in gleicher Weise dar, wobei keine Beinlängendifferenz bestand. Dabei war der Dünndarmwirbel (B12), ebenso wie die Nierenwirbel (B10 und B11) massiv nach links verschoben. Die Behandlung war für die Patientin sehr schmerzhaft.

Fallbesprechung:
Der Grund für die Schilderung dieses Falles ist kein spektakulärer Krankheitsverlauf, sondern er dokumentiert in schönster Weise meine Behauptung, daß das Meridiansystem (autonomes Nervensystem) eine wesentliche Rolle in unserem Krankheitsgeschehen hat.
Wenn Sie das Eingangskapitel über die Schulter-Arm-Erkrankungen gelesen haben, dann werden Sie in Erinnerung haben, daß ich sagte, der wichtigste Wirbel für eine Epicondylitis radialis und ulnaris (Tennisellenbogen außen und innen) ist der 7. Halswirbel. Außerdem seien die Wirbel der oberen Brustwirbelsäule ebenfalls von Bedeutung, da Herz- und Lungen-Meridian über den Arm und die Hand ziehen. Nun waren diese Wirbel bei der letzten Behandlung kaum blockiert oder skoliotisch verschoben. Im oberen Bereich der Brustwirbelsäule waren die manuellen Befunde ausgesprochen gering, viel zu gering, um die starken Beschwerden der Patientin zu erklären.
Wie kann man dann den starken Schmerz am Epicondylus radialis erklären? Zum Teil natürlich durch die Kreuzbeinsubluxation. Dieser Befund macht die Wirbelsäule instabil, so daß die vorhandenen Wirbelsäulenschäden zunehmen und Krankheitswert bekommen können. Die Kreuzbeinsubluxation allein erklärt den Schmerz aber auch nicht.
Der schwerste Befund der Wirbelsäule in Form von Blockierungen oder einer Linksskoliose war im Dünndarm- und Nierenwirbelbereich. Hier war die Behandlung sehr schmerzhaft und die Wirbel bewegten sich auf die Massage nur widerwillig und mit knirschenden Geräuschen. Dabei ist in diesem speziellen Fall die Verschiebung des Dünndarmwirbels (B12) für die Beschwerden der Patientin verantwortlich. Den Dünndarmwirbel nennt man auch Kreislaufwirbel und er gehört zum Funktionskreis Herz (B2)/ Dünndarm (B12)/ Zunge (H2). Der Dünndarm-Meridian zieht genau über den Epicondylus radialis am Ellenbogengelenk. Die starke Blockierung dieses Wirbels ist letztendlich die Hauptursache der Beschwerden.
Der Dünndarmwirbel ist gleichzeitig auch der Kreislaufwirbel. Warum litt die Patientin nicht an Kreislaufbeschwerden, wie man es erwarten könnte, sondern an einer Epicondylitis? Die Antwort mag in der Konstellation der restlichen Wirbelsäulenbefunde zu finden sein. Der Dünndarm gehört zum Funktionskreis Herz (B3)/ Dünndarm (B12/ Zunge (H2). Bei unserer Patientin waren der Herz- und der Zungenwirbel aber kaum blockiert. Somit kommen keine Kreislaufbeschwerden zustande. Die Reizung des Dünndarm-Meridians durch die starke Blockierung des Dünndarmwirbels äußert sich in diesem Fall nur durch eine Entzündung im Meridianverlauf am Ellenbogen. Warum gerade dort, denn der Dünndarm-Meridian hat einen viel längeren Verlauf am Arm? Die Antwort mag in einer mechanischen Überlastung liegen, die einen zusätzlichen Reiz darstellt, so daß sich im Endeffekt der Epicondylus radialis entzündet.

3.36.3. SCHLEIMBEUTELENTZÜNDUNG AM ELLENBOGEN (BURSITIS OLECRANI)

Die häufigste Schleimbeutelentzündung im Schulter-, Arm- und Handbereich ist die des streckseitigen Ellenbogengelenks. Hier entzündet sich die Bursa olecrani, ein Schleimbeutel, der direkt auf der hinteren Ellenbogenspitze gelegen ist. Bei Schulterbeschwerden werden auch häufig Schleimbeutelentzün-

dungen für die Schmerzen verantwortlich gemacht. Der größte Schleimbeutel, die Bursa subakromialis, liegt unter dem Schnabelfortsatz (Akromion) im Schultergelenk auf dem Gelenkskopf und zieht zur Seite nach außen.
Wodurch entstehen solche Schleimbeutelentzündungen? Natürlich, wie behauptet, durch Überanstrengungen und Verletzungen. Solche Schleimbeutelentzündungen müssen aber mit einer entsprechenden Therapie - am besten ist Kühlung und Ruhe - in einigen Tagen wieder abklingen. Oft geschieht das nicht, sondern die Entzündungen werden chronisch. Die Ursache für Dauerschmerzen liegt an der Wirbelsäule und zwar an der unteren Halswirbelsäule.
Die Region des Schleimbeutels im Schultergelenk wird vom 6. Halswirbel versorgt. Für die Region des Schleimbeutels am Ellenbogen ist der 7. Halswirbel zuständig.
Die Zusammenhänge wurden detailliert im Kapitel Schultergelenkserkrankungen und im Kapitel Tennisellenbogen und Ellenbogenschmerzen besprochen. Bitte machen Sie sich die Mühe, dort nachzulesen.
Beachten Sie bei der Untersuchung natürlich auch alle anderen Gelenke in den entsprechenden Meridianverläufen und beseitigen Sie die Subluxationen. Welche Gelenke dies sind, lesen Sie bitte im Kapitel 2.1.6. nach.

3.36.4. SEHNENSCHEIDENENTZÜNDUNG (TENDOVAGINITIS)

Die Sehnenscheidenentzündung ist ebenso wie der Tennisellenbogen eine Erkrankung, die sehr schmerzhaft, hinderlich und therapieresistent ist. Was wird nicht alles versucht, um solche Beschwerden bei den Betreffenden in den Griff zu bekommen? Massagen, Krankengymnastik, Spritzen, Ruhigstellung mit und ohne Gips und auch Operationen.
Die Beschwerden sind bei den einzelnen Patienten oft sehr unterschiedlich. Es kann das Handgelenk und der Unterarm auf der Streck- oder Beugseite betroffen sein. Nun wird gesagt, diese Erkrankung sei die Folge einer Überanstrengung, welche bei der Arbeit, aber auch bei bestimmten Freizeitbeschäftigungen aufträten. Man müsse den Unterarm oder das Handgelenk nur ruhigstellen, so klinge die Entzündung in wenigen Tagen ab.
Wenn man nach den ursächlichen Schäden der Dauerschmerzen bei Sehnenscheidenentzündungen fragt, muß man in der Ursachenforschung bis zurück an die Wirbelsäule gehen. In erster Linie ist der 1. Brustwirbel für die Beschwerden verantwortlich. Neben den beiden gerade genannten Wirbeln haben aber auch hier die Meridiane, welche durch das erkrankte Gebiet ziehen, einen wesentlichen Einfluß auf das Krankheitsgeschehen.
Für den beugseitigen Unterarm und das beugseitige Handgelenk sind das der innen gelegene Herz- und der außen gelegene Lungen-Meridian, sowie der zwischen beiden positionierte Kreislauf-Sexus, der wiederum zum Herzen gehört. Der Herz-Meridian und der Kreislauf-Sexus sind beide dem Herzen zugeord-

net, gehören aber zu zwei verschiedenen Funktionskreisen. Das Herz gehört zum Funktionskreis Herz (B2)/ Dünndarm (B12)/ Zunge (H2). Der Kreislauf-Sexus bildet mit dem Dreifachen Erwärmer einen Funktionskreis, der keine eigenen Wirbel besitzt, sondern sich der Wirbel des Funktionskreises Herz/Dünndarm/Zunge bedient. Über den Funktionskreis Dreifacher Erwärmer/Kreislauf-Sexus ist das Kiefergelenk (!), über welches der Dreifache Erwärmer zieht, mit eingebunden.
Der Zungenwirbel ist aber auch der Augenwirbel. Die Augen sind die Körperöffnung zum Funktionskreis Gallenblase (B4)/ Leber (B5)/ Augen (H2). Daß dieser Zusammenhang durchaus eine Bedeutung hat, kann man aus der Tatsache ableiten, daß der Funktionskreis Gallenblase einen wesentlichen Einfluß auf Sehnen und Bänder (Sehnenscheiden!) hat.
Der Lungen-Meridian gehört zum Funktionskreis Lunge (B3)/ Dickdarm (L1)/ Nase (H4).
Der 4. Halswirbel ist auch der Mundwirbel. Der Mund stellt die Körperöffnung zum Funktionskreis Magen (B6)/ Milz-Pankreas (B8 und B7)/ Mund (H4) dar. Dieser Funktionskreis ist nicht ganz so unwichtig, wie es scheint, denn der Meridian verläuft wie Dünndarm- und Gallenblasen-Meridian sowie der Dreifache Erwärmer über das Kiefergelenk. Somit können sich Subluxationen des Kiefergelenks nachteilig auswirken.
Für die Streckseite des Unterarms und des Handgelenks sind die entsprechenden Meridiane verantwortlich: innen der Dünndarm- und außen der Dickdarm-Meridian. Dazwischen liegt der Dreifache Erwärmer. Es gelten also für die Streckseite die gleichen Überlegungen und Zusammenhänge wie für die Beugseite des Unterarms, da die gleichen Wirbel verantwortlich sind. Der Zugang zu den Funktionskreisen geschieht lediglich über andere Funktionskreismeridiane (Herz/Dünndarm/Zunge und Lunge/Dickdarm/Mund).
Natürlich muß man bei der Behandlung von Sehnenscheidenentzündungen auch alle Gelenke in den entsprechenden Meridianverläufen auf Subluxationen untersuchen und diese korrigieren. Welche Gelenke dies sind, lesen Sie bitte im Kapitel 2.1.6. nach.

3.36.5. KARPALTUNNELSYNDROM

Das Karpaltunnelsyndrom macht sich durch Schmerzen und Gefühlsstörungen bis hin zu Taubheitsgefühlen oder sogar Lähmungen in der Hand bemerkbar. Die Ursache ist eine Verdickung eines Sehnenbandes im Handgelenk, durch das die Sehnen und Nerven für Hand und Finger hindurch müssen. Die Durchtrittsöffnungen, sogenannte Logen, können durch die Verdickung des Sehnenbandes eingeengt werden. So kann eine Schädigung der Nerven mit den entsprechenden Symptomen eintreten.
So weit so gut. Aber wo ist der Grund für die Sehnenbandverdickung zu su-

chen? Diese Antwort wird von der klassischen Medizin nur teilweise beantwortet. Sie sagt, Entzündungen, eventuell durch Überanstrengung, seien die Ursache. Die Behauptung, daß dieses die Ursache für das Karpaltunnelsyndrom sei, ist nicht richtig. Überanstrengung kann den vorhandenen Befund verschlechtern, so verschlechtern, daß ein bisher nicht zum Tragen kommender geringer Schaden nun plötzlich symptomatisch wird. Beschwerden durch eine reine Überbelastung müssen aber innerhalb weniger Tage abklingen. Die eigentliche Ursache für das Karpaltunnelsyndrom ist identisch mit denen für die streckseitige Sehnenscheidenentzündung (siehe Kapitel 3.36.4.) im Handgelenk.

3.36.6. DUPUYTREN (VERDICKUNG UND EINZIEHUNG DER HANDFLÄCHENSEHNEN)

Der sogenannte Dupuytrensche Kontraktur ist eine Verdickung und Schrumpfung der Handflächensehnen. Dadurch werden die erkrankten Finger in die Handfläche gezogen, so daß man die Finger nicht mehr ausstrecken kann. Die Dupuytrensche Kontraktur ist die Folge einer Entzündung. Diese Veränderungen findet man in Begleitung vieler anderer internistischer Erkrankungen. Man weiß, daß Leberkranke gerne einen Dupuytren entwickeln. Aber auch im Rahmen der sogenannten rheumatischen Erkrankungen, bei Epilepsie, bei Diabetes mellitus und vielen anderen Leiden tritt diese Veränderung auf.
Der interessanteste Aspekt ist der, daß diese Veränderung manchmal nicht auf die Hände beschränkt bleibt, sondern es treten auch gelegentlich Verhärtungen einer Sehne auf dem Penisrücken auf (Induratio penis plastica). Wie kann man sich diesen Zusammenhang erklären? Aus der Sicht der Meridianlehre ist das ganz einfach. Über die Handfläche zieht der Kreislauf-Sexus als Meridian hinweg, der durch den Körper bis in den Genitalbereich zieht. Über diesen Meridian, der dem autonomen Nervensystem, also dem Gefäßnervenstrang, gleichzusetzen ist, wird diese Störung vermittelt.
Der Kreislauf-Sexus bildet mit dem Dreifachen Erwärmer einen Funktionskreis ohne eigene Wirbel. Die Wirbel für diesen Funktionskreis sind identisch mit denen des Funktionskreises Herz (B2)/Dünndarm (B12)/Zunge (H4). Nebenbei zieht der Herz-Meridian ebenfalls im Kleinfingerbereich über die Hohlhand.
Interessant ist ein Fall, den ich in den letzten Tagen erlebt habe, der nichts mit einer Dupuytren-Erkrankung zu tun hat, der aber den Zusammenhang einer Blockierung des Herzwirbels (B2) und einer Veränderung im Meridianverlauf, und hier speziell am kleinen Finger, verdeutlicht. Ein Vater kam mit seiner 10-jährigen Tochter wegen einer Skoliose und eines Rundrückens zu Wirbelsäulenbehandlung. Dabei erwähnte er, daß seine Tochter eine Exostose (gutartige Knochenwucherung) am äußeren Kleinfinger der rechten Hand habe. Dieser

Bereich wird vom Dreifachen Erwärmer durchzogen, der dem Herzen zugeordnet ist. Der Dreifache Erwärmer besitzt keinen eigenen Wirbel, sondern bedient sich des Herzwirbels (B2). Bei der Untersuchung des Kindes fand sich neben einer Beinlängendifferenz, einer Kreuzbeinsubluxation und einer linksseitigen Wirbelsäulenskoliose eine extreme Blockierung des Herzwirbels nach links. Dieser Befund ist für mich kein Zufall, sondern die Erklärung für das Auftreten der Exostose im Bereich des Dreifachen Erwärmers.
Es ist in der Schulmedizin bekannt, daß gerade Epileptiker und leberkranke Patienten an einem Dupuytren erkranken. Jetzt stellt sich die Frage, warum gerade dieser Personenkreis häufig an dieser Veränderung leidet? Die Erklärung dieses Zusammenhangs geht auch über den Funktionskreis Herz/Dünndarm/Zunge und den Funktionskreis Gallenblase/Leber/Augen. Der 2. Halswirbel ist nicht nur der Zungen-, sondern auch der Augenwirbel. Die Augen sind die Körperöffnung zum Funktionskreis Gallenblase (B4)/ Leber (B5)/ Augen (H2).
So ist auch zu erklären, warum Epileptiker gerne an einem Dupuytren erkranken. Die Funktion des Gehirns hängt wesentlich vom Funktionskreis Herz/Dünndarm/Zunge ab. Der Herz-Meridian, ebenso wie der Kreislauf-Sexus, ziehen über die Hohlhand. Im Funktionskreis Dreifacher Erwärmer/Kreislauf-Sexus stellt der Dreifache Erwärmer, durch seinen Meridianverlauf am Kopf, die Verbindung zum Gehirn her. Da der Zungen- auch der Augenwirbel ist, die Augen die Körperöffnung zum Funktionskreis Gallenblase/Leber/Augen sind und der Funktionskreis einen Einfluß auf Sehnen und Bänder hat, ist der Zusammenhang gegeben.
Natürlich muß auch bei diesem Krankheitsbild nach Subluxationen aller im betreffenden Meridianverlauf liegender Gelenke gesucht werden. Um zu wissen, welche Gelenke das sind, schlagen sie bitte im Kapitel 2.1.6. nach.

3.36.7. SCHNELLENDER FINGER, SPONTANER SEHNENABRISS, FINGERGELENKSARTHRITIS UND RITZARTHRITIS (DAUMENGRUNDGELENK)

Auch auf die Gefahr hin, Sie durch ständige Wiederholung zu langweilen, muß ich in vielen Kapiteln oft die gleichen Dinge anschneiden. Es kann ja sein, daß ein Leser nur dieses Kapitel liest, weil es ihn eben speziell interessiert. Er soll aber zumindest die wichtigsten Zusammenhänge erklärt bekommen.
Der schnellende Finger, der spontane Fingersehnenabriß, die Fingergelenksarthritis und die Entzündung des Daumengrundgelenks sind ein Paradebeispiel dafür, daß die Ursache für die Beschwerden nicht am erkrankten Gelenk zu suchen ist, sondern all diese Erkrankungen grundsätzlich den glei-

chen Hintergrund haben. Die wichtigste Tatsache ist die, daß alle Handbeschwerden, wie immer sie auch heißen, in der Regel als Ursache eine Blockierung des 1. Brustwirbels haben.
Die Schulmedizin behauptet, die obere Halswirbelsäule sei für Beschwerden in den Händen und Fingern verantwortlich. Das trifft zu, wenn man die Verknüpfung über das autonome Nervensystem (Meridian = Gefäßnervenstrang) herstellt. Das ist aber falsch, wenn man die Spinalnerven als Begründung heranzieht.
Bei der Knotenbildung an den Endgelenken der Finger handelt sich um keine Gichtknoten, sondern sind ein Ausdruck einer Arthrose (Heberden-Arthrose). Von der Schulmedizin wird die Arthrose als Erklärung für die Fingerbeschwerden herangezogen. Akute Beschwerden in Form einer Fingergelenksentzündung müssen mit einer entzündungshemmenden Therapie und Schonung in wenigen Tagen abheilen. Geschieht das nicht, so muß man grundsätzlich nach anderen Ursachen suchen und zwar am 1. Brustwirbel und an den Meridianwirbeln der Meridiane, welche im erkrankten Bereich laufen.
Folgende Meridiane sind von Bedeutung:
Der Herz (B2)- und der Dünndarm-Meridian (B12), die beide mit der Körperöffnung Zunge (H2) einen Funktionskreis bilden, sind für die Behandlung von Handbeschwerden wichtig, da beide Meridiane über Arm und Hand ziehen. Der 2. Halswirbel stellt die Beziehung zu diesem Funktionskreis her, da er nicht nur der Zungen-, sondern auch der Augenwirbel ist. Die Augen sind die Körperöffnung zum Funktionskreis Gallenblase (B4)/ Leber (B5)/ Augen (H2). Diese Meridiane haben dadurch auch einen Einfluß auf Handerkrankungen.
Die beiden Meridiane, Dreifacher Erwärmer/Kreislauf-Sexus gehören ebenfalls zum Herzen. Sie bilden einen gemeinsamen Funktionskreis, der keine eigenen Wirbel hat, sondern bedient sich der Wirbel des Funktionskreises Herz/Dünndarm/Zunge.
Die beiden Meridiane des Funktionskreises Lunge (B3)/ Dickdarm (L1)/ Nase (H4) ziehen auch über Arm und Hand. Da der 4. Halswirbel auch der Mundwirbel ist, und der Mund die Körperöffnung zum Funktionskreis Magen (B6)/ Milz-Pankreas (B8 und B7)/ Mund (H4) darstellt, darf man diese Wirbel und Meridiane nicht ganz außer Acht lassen.
Bitte nicht vergessen nach Subluxationen an den Gelenken zu suchen, welche im Meridianverlauf der gerade besprochenen Meridiane liegen. Die verschiedenen Gelenke schlagen Sie bitte in dem Kapitel 2.1.6. nach.

3.37. SCHWINDEL

Der Schwindel ist deshalb ein so umfangreiches Thema, weil es sehr viele Ursachen dafür gibt. Schulmedizinisch werden ganze Bücher über dieses Beschwerdebild geschrieben.

Schwindel ist immer ein Krankheitssymptom, aber nie die Krankheitsursache selbst.

Die Ursache des Schwindelsymptoms ist eine Krankheit oder Veränderung, bei der unser Nervensystem betroffen ist. Da unser Nervensystem eine allumfassende und vielschichtige Struktur unseres Körpers ist - es reicht bis in den hintersten und kleinsten Winkel unseres Organismus - kann die Ursache für das Symptom Schwindel natürlich sehr vielschichtig sein. Die Schulmedizin sucht die Ursache des Schwindels meist in der Region, in der auch das mit Schwindel reagierende Organ liegt. Das ist der Kopf. Manchmal wird noch die Halswirbelsäule und deren Veränderungen in die Überlegungen mit einbezogen. Das ist zwar hin und wieder richtig, aber in seiner Einseitigkeit der Betrachtungsweise unvollständig und daher falsch, da die therapeutischen Überlegungen, die daraus resultieren, nicht zur Heilung führen.
Schwindel ist kein einheitliches Krankheitsbild. Es gibt einen Dreh-, Schwank- und Lagerungsschwindel (Schwindel beim Aufstehen oder Niederliegen). Es kann sich aber auch nur um ein Gefühl der Unsicherheit beim Laufen handeln. Dieses Gefühl wird von den Betreffenden als Schwindel beschrieben. Ebenso vielgestaltig wie die Beschwerdeart kann auch die Ursache eines Schwindels sein.
Aus der Schulmedizin wissen wir, daß Schwindel der Begleiter vieler anderer Erkrankungen sein kann. Es handelt sich dabei z. B. um Herzerkrankungen, Kreislauferkrankungen, Krankheiten, welche zu hohem Blutdruck führen, Blutungen und Bluterkrankungen mit Anämie (Blutarmut), Gefäßerkrankungen, besonders an den hirnversorgenden Gefäßen, Durchblutungsstörungen des Kopfes und Erkrankungen des Gehirnes selbst, besonders im Bereich des Gleichgewichtorgans im Ohrbereich. Weiterhin ist Schwindel, und zwar in der Form einer Benommenheit, oft ein ganz unspezifisches Zeichen, welches uns anzeigt, daß unser Körper erkrankt ist. Diese Aufzählung erhebt nicht den Anspruch, vollständig zu sein, es soll hier lediglich die Vielschichtigkeit dieser Problematik angedeutet werden.
In der täglichen Praxis ist es doch so, daß die Schulmedizin dem Symptom Schwindel recht hilflos gegenübersteht. Bei vielen Patienten ist zudem keine rechte Ursache für den Schwindel auszumachen, außer bei jenen, die schon ein gewisses Alter erreicht haben. Bei diesen ist man dann schnell mit der Diagnose einer Durchblutungsstörung zur Hand. Das ist in den meisten Fällen, wenn überhaupt, nur bedingt richtig.
Machen Sie sich bitte schon jetzt mit der Tatsache vertraut, daß alle Wirbel und Gelenke des menschlichen Körpers etwas mit dem Schwindel zu tun haben. Manche mehr und manche weniger. Sie werden erstaunt sein, wenn ich Ihnen sage, daß das Kreuzbein der wichtigste Wirbelsäulenanteil ist, welcher auf den Schwindel Einfluß nimmt. Die amerikanischen Osteopathen wissen schon lan-

ge, daß bei Kreuzbeinschäden Schmerzen im oberen Brustwirbel- und Halswirbelsäulenbereich auftreten. Diese Erfahrungstatsache kann ich nur bestätigen und ich gehe heute sogar noch einen großen Schritt weiter, indem ich sage, alle Erkrankungen, wie Schwindel, Migräne, Sehstörungen, Zittern und vieles andere, werden durch einen Schaden in der Kreuzbein-Beckenregion angeschaltet, vergleichbar einem Radio. Die Art und Schwere des Krankheitsbildes wird durch die verschiedenen Wirbelsäulenschäden und deren Kombinationen bestimmt, wie bei einer Senderauswahl an einem Radio. Übertragen auf die Schwindelkrankheit, bedeutet dies, daß der auslösende Faktor meist ein Kreuzbeinschaden ist, ohne den die zusätzlichen Wirbelschäden nicht, oder nicht so stark, zum Tragen kämen. Die Art der Erkrankung wird durch die Art der Wirbelsäulenschäden festgelegt.
Durch einen Kreuzbeinschaden, meist einer Subluxation mit oder ohne Beckenschiefstand, verliert die Wirbelsäule durch eine Tonusänderung (Tonus = Haltefestigkeit) an Stabilität. Abweichungen und Blockierungen sind dann um so leichter möglich, je höher wir an der Wirbelsäule nach oben kommen, da nach oben hin die Instabilität, auf Grund der größeren Bewegungsfreiheit, zunimmt. Unter diesen Gesichtpunkten kann und muß man feststellen, daß die Schwindelkrankheit um so schlimmer wird, je stärker ein Kreuzbeinschaden ausgeprägt und um so mehr zusätzliche Wirbel durch Blockierungen betroffen sind.
Schwindel ist eine Erscheinung unseres Nervensystems. In der chinesischen Medizin ist das Gefäß- und Nervengewebe dem Herzen zugeordnet. Das Herz und sein Funktionskreis mit Herz (B2)/ Dünndarm (B12)/ Zunge (H2) hat einen wesentlichen Einfluß auf die Funktion des Gehirns. Damit sind die Wirbel des Funktionskreises Herz/Dünndarm/Zunge für die Schwindelbehandlung von erstrangiger Bedeutung. Je länger ich mich mit diesen Zusammenhängen beschäftige, um so deutlicher wird mir, daß der Funktionskreis Herz/Dünndarm/Zunge und hierbei in erster Linie der Herzwirbel, einen eminenten Einfluß auf die Schwindelerkrankung hat.
Es gibt aber noch zwei Meridiane, die einen gemeinsamen Funktionskreis bilden, die auf das Herz einen Einfluß haben. Das ist der Dreifache Erwärmer und der Kreislauf-Sexus. Diese beiden Meridiane besitzen keine eigenen Wirbel, sondern bedienen sich der Wirbel, die zum Funktionskreis Herz gehören. Wichtig ist hierbei, daß der Dreifache Erwärmer über das Kiefergelenk zieht. Somit können Kiefergelenkssubluxationen Schwindel auslösen oder verstärken!
Der 2. Halswirbel ist aber nicht nur der Zungen-, sondern auch der Augenwirbel. Die Augen sind die Körperöffnung zum Funktionskreis Gallenblase (B4)/ Leber (B5)/ Augen (H2). Für einen westlich naturwissenschaftlich denkenden Menschen ist es kaum vorstellbar, daß Gallenblasen- und Leberleiden Schwindel auslösen können. Ein Erklärungsversuch wäre der, daß die Augen sicher

ein wichtiger Faktor für das Gleichgewicht sind. Machen Sie einmal die Augen zu und laufen Sie einige Meter. Sie werden spüren, daß Sie dabei sehr unsicher sind, da ihnen die optische Information über die Lage im Raum fehlt.
Es sind natürlich noch weitere Meridiane und Wirbel beteiligt. Wenn man die einzelnen Meridiane betrachtet, dann fällt auf, daß sich von jedem Funktionskreis ein Meridian am 7. Halswirbel trifft.

1. Funktionskreis Lunge (B3)/ Dickdarm (L1)/ Nase (H4) - Dickdarm-Meridian
2. Funktionskreis Magen (B6)/ Milz-Pankreas (B8 und B7)/ Mund (H4) - Magen-Meridian
3. Funktionskreis Herz (B2)/ Dünndarm (B12)/ Zunge (H2) - Dünndarm-Meridian
4. Funktionskreis Blase (L3)/ Nieren (B10 und B11)/ Ohren (H3) - Blasen-Meridian
5. Funktionskreis Dreifacher Erwärmer (Perikard-Meridian) und Kreislauf - Sexus - Dreifacher Erwärmer
6. Funktionskreis Gallenblase (B4)/ Leber (B5)/ Augen (H2) - Gallenblasen-Meridian
7. Funktionskreis Lenker- und Konzeptionsgefäß.

Warum hat diese Tatsache eine so große Bedeutung, daß sie Erwähnung finden muß? Unsere Wirbelsäule hat drei Fix-, oder besser gesagt, drei Angelpunkte:
1. Das Kreuzbein, welches die Basis unserer Wirbelsäule darstellt. Die Wurzel der Wirbelsäule ist mit dem Kreuzbein verankert. Der Winkel von Kreuzbeinoberfläche zur Wirbelsäule ist unveränderlich 90°.
2. Der Winkel zwischen Schultern und Wirbelsäule in Höhe des 7. Halswirbels ist auch unveränderlich auf 90° eingestellt. Man könnte einwenden, daß die Schulter in den Bereich der Brustwirbelsäule gehört und der 7. Halswirbel zur Schulter keinen Bezug habe. Der 7. Halswirbel ist aber auf Grund seiner anatomischen Form kein reiner Halswirbel. Er besitzt einen kräftigen Dornfortsatz und ist überhaupt schon wie ein Brustwirbel gestaltet. Das ist aber nicht der eigentliche Grund. Diesen finden wir in der Form der Gelenksflächen zu den Nachbarwirbeln. Die Gelenksfläche zum 6. Halswirbel beträgt, wie bei allen Halswirbeln, nahezu 45° und die Gelenksfläche zum 1. Brustwirbel steht schon wie bei allen Brust- und Lendenwirbeln fast senkrecht. Diese Tatsache ist der Hinweis, daß der 7. Halswirbel den Übergang von Hals- zu Brustwirbelsäule darstellt. Der praktische Beweis für diese Behauptung ist der, daß der 7. Halswirbel funktionell einen Einfluß auf den Schulterstand hat. Blockiert der 7. Halswirbel und die obere Brustwirbelsäule, macht sich dies in einem Schulterhochstand zur blockierten Seite hin bemerkbar.

Die Patienten haben sehr oft das Empfinden, daß ihre Beschwerden im Kopf, seien dies z. B. Kopfschmerzen oder Schwindel, vom Nacken aus hochsteigen. Viele der Betroffenen klagen gleichzeitig über Schulterbeschwerden. Bei der Beschwerdeschilderung fassen die Patienten meist spontan auf den 7. Halswirbel. Natürlich ist dieser Angelpunkt der Wirbelsäule auch vom Kreuzbeinstand abhängig.
3. Der dritte Fixpunkt ist ebenso vom Kreuzbeinstand wie von der Position des 7. Halswirbels abhängig. Der dritte obere Angelpunkt der Wirbelsäule ist der Atlas. Auf dem Atlas (1. Halswirbel) ruht und dreht sich der Kopf. Seine obere Gelenksfläche steht waagrecht und die untere, zum 2. Halswirbel hin, hat einen Neigungswinkel von nahezu 45°. Der Winkel zwischen Mittelachse des Atlas und des Hinterhauptes der Menschen beträgt seitlich, wie an den anderen Fixpunkten der Wirbelsäule auch, 90°. Das bedeutet, daß Neigungen und Skoliosen der Halswirbelsäule sich sofort auf die Kopfhaltung auswirken.
Die untere Gelenksfläche, die zum 2. Halswirbel zeigt, ist plan oder waagrecht und hat keine Neigung von ca. 45 % wie bei der restlichen Halswirbelsäule oder 90 % wie bei Brust- und Lendenwirbelsäule. Dadurch sieht eine Blockierung dieses Gelenks ganz anders aus. Die Blockierung kann nicht nur zur Seite in Form einer Rotation und Wirbelsäulenknickung (Miniskoliose) geschehen, sondern der Atlas rutscht gerne über den 2. Halswirbel nach vorne zum Gesicht hin ab. Das führt zu einer Steilstellung. Der manuelle Untersuchungsbefund sieht dabei so aus, daß der Atlas auf beiden Seiten deutlich als Blockierung zu tasten ist, wobei die Seitblockierung sich in einem stärkeren Tastbefund auf einer Seite bemerkbar machen kann.
Der Atlas wird nur von einem Meridian in dessen Verlauf berührt, das ist das Lenkergefäß. Besonders wichtig ist, daß auf der Höhe des Atlas ein innerer Ast vom Lenkergefäß abzweigt und in das Gehirn zieht. Er durchzieht das Gebiet des Stammhirns, den Thalamusbereich und erreicht schließlich das Frontalhirn. Die Kranio-Sakral-Therapeuten wissen schon lange, daß an diesen Stellen die wichtigsten Schlüsselpunkte unserer Wirbelsäule zu finden sind. Mit dieser Therapieform kann man viel erreichen, ich betrachte sie aber als zu einseitig in ihrer Betrachtungsweise, da alle restlichen Wirbel nicht berücksichtigt werden und das Krankheitsgeschehen nur auf zwei Wirbelsäulenpunkte und Gelenke reduziert wird.
Bitte vergessen Sie nicht, daß es sich bei der Erwähnung der Meridiane nicht um eine Struktur handelt, wie sie auf jedem Akupunkturmodell oder jeder Akupunkturtafel zu finden ist. Bei den Meridianen handelt es sich um den Gefäßnervenstrang, welcher zum autonomen Nervensystem gehört. Dieser Gefäßnervenstrang führt mit den Gefäßen der A. Carotis Interna und A. Vertebralis durch die untere Schädelöffnung zum Gehirn. Gerade Veränderungen der Halswirbelsäule vom 7. Halswirbel bis zum Atlas klemmen selbstverständlich vorrangig das Nervengeflecht um diese Gefäße ein. Besonders stark kann

das zwischen Schädelbasis und 1. Halswirbel (Atlas) geschehen, da die großen hirnversorgenden Arterien hier einen Bogen zur unteren Schädelöffnung hin machen müssen, um durch diese Öffnung zum Gehirn zu gelangen.
Von größter Bedeutung sind auch Störungen des Lenkergefäßes, weil über diesen Meridian ein wesentlicher Teil des Energieausgleichs zwischen Gehirn und restlichem Körper geschieht. Die Chinesen behaupten sogar, daß über das Lenkergefäß die aus der Niere stammende Lebensenergie Jing-Qi zum Gehirn geleitet wird. Ich persönlich bin von der Wahrheit dieser Behauptung überzeugt.
Die chinesische Medizin beschreibt den Patienten und seine Krankheiten aus der Sicht des autonomen Nervensystems. Natürlich kennt auch die Schulmedizin dieses Nervensystem, man weiß, daß es aus dem Sympathikus mit dem Adrenalin als Überträgerstoff und dem Parasympathikus mit dem Acetylcholin besteht. Man kennt auch die Funktionen des autonomen Nervensystems auf unterschiedlichen Zell- und Gewebsarten.
Womit man sich in keiner Weise bisher beschäftigt hat, ist Bezug, Abhängigkeit und Beeinflussung der verschiedenen Organe untereinander, über diesen Teil unseres Nervensystems. Ich bin überzeugt, daß sich bei Untersuchungen dieser Beziehungen durch die Schulmedizin, die Erkenntnisse der chinesischen Medizin, speziell der Akupunkturlehre, bestätigen ließen.
Nach dem gerade Gesagten ist es selbstverständlich, daß es keinen Wirbel der Wirbelsäule gibt, der oder dessen Meridian keinen Einfluß auf die Schwindelkrankheit hat. Damit haben auch alle Wirbel, deren Meridiane mit einem inneren oder äußeren Ast einen Bezug zum Kopf haben, eine Bedeutung für den Schwindel. Eine generelle Bedeutung hat natürlich das Lenkergefäß, welches von der Genitalregion über das Kreuzbein über alle Dornfortsätze der Wirbelsäule hinwegzieht. So nehmen grundsätzlich alle Blockierungen und Skoliosen durch eine Störung des Energieverlaufes im Meridian Einfluß auf das Schwindelgeschehen.
Zuletzt muß man auch bei der Schwindelerkrankung noch alle Gelenke, die in den Meridianverläufen zu finden sind, nach Subluxationen untersuchen und diese behandeln, da auch diese Schäden den Energiefluß (Informationsfluß) beeinträchtigen und das Krankheitsgeschehen unterhalten oder verschlimmern können. Über die einzelnen Gelenke in den entsprechenden Meridianverläufen informieren Sie sich bitte in dem Kapitel 2.1.6 .

Fall 1.
Im März 1997 kam ein damals-70 jähriger Patient, K. P., wegen eines Schwindels und einer chronischen Bronchitis in meine Behandlung. Bei dem Schwindel handelte es sich um einen Drehschwindel, der besonders beim Lagewechsel und beim Umschauen auftrat. Gleichzeitig bestand seit Jahren eine Flimmerarrhythmie (unregelmäßige Herzschlagfolge). Weiterhin litt der Patient unter Rückenschmerzen im Lendenwirbelsäulenbereich und an einer Ischialgie links, die bis in die Zehen reichte. Vor 15 Jahren hatte der Patient auch schon einmal Ischiasprobleme.

Nach der ersten Behandlung waren die Kreuzschmerzen weg, kamen dann aber in leichterer Form wieder, um nach der vierten Behandlung völlig verschwunden zu sein. Nach der ersten Behandlung war auch der Schwindel für vierzehn Tage weg. Auch der Schwindel kam dann in leichterer Form wieder, um nach der achten Behandlung ebenfalls verschwunden zu sein und es auch zu bleiben. Bei der Atmung ist der Therapieerfolg nicht so deutlich und anhaltend. Bei bestimmten Wetterlagen und anderen widrigen Umständen neigt der Patient noch immer zu Atembeschwerden und einer starken Schleimbildung. Der Schleim ist dann sehr zäh und kann nur schwer abgehustet werden. Nach der manuellen Behandlung mit der SMT geht es dem Patienten immer einige Zeit besser und insgesamt sind seine Atemprobleme nicht mehr so stark wie zu Anfang. Sofort nach der Behandlung sagt der Patient regelmäßig, daß er besser durchatmen könne.

Manueller Untersuchungsbefund:
Es bestand eine Beinlängendifferenz mit einem links 2,5 cm längeren Bein. Insgesamt bewegte sich die linke Hüfte beim Beinlängenausgleich schrittweise um 5,5 und die rechte um 3 cm in das Hüftgelenk zurück. Das Kreuzbeinbeckengelenk war links stärker subluxiert als rechts. Die Wirbelsäule zeigte eine einheitliche Linksskoliose von L5 bis zu H7 hinauf. Besonders stark waren Lungen (B3)- und Herzwirbel (B2) betroffen. Bei der zweiten Behandlung kam es zu einer Befundänderung in der Form, daß die Wirbelsäule von B9 bis H7 eine Rechtsskoliose aufwies. Bei der dritten Behandlung war der Befund wie beim ersten Mal zu erheben.

Fallbeprechung:
Für Schwindelerkrankungen, wenn keine organischen Veranderungen am Gehirn vorliegen, ist die Wirbelsäule verantwortlich. In der Schulmedizin wird immer der Kopf behandelt, wenn ein Patient über Schwindel klagt, weil geglaubt wird, daß am Ort des Geschehens auch die Ursache für dieses Geschehen zu finden sein muß. Das ist falsch!
Bei Patienten mit Schwindel, und so auch bei Herrn K., mache ich es grundsätzlich wie bei den Ischiaserkrankungen, daß ich zu Anfang die Halswirbelsäule nicht mitbehandle. Trotzdem spüren die Patienten, schon durch den Beinlängenausgleich, die Korrektur der Kreuzbeinsubluxation und der Behandlung der Wirbelsäule von L1 bis H7 eine deutliche Erleichterung, auch wenn diese oft nicht lange anhält. Blockiert das Kreuzbeinbeckengelenk, kommen die Schwindelsymptome langsam wieder, um nach kurzer Zeit wieder das gleiche Ausmaß wie vor der Behandlung zu erreichen. Die Besserung des Schwindels innerhalb von vierzehn Tagen nach der ersten Behandlung ist mehr als ein deutlicher Erfolg, meist hält die Linderung der Beschwerden nicht so lange an.
Die kurzzeitige Änderung der oberen Wirbelsäulenanteile in ihrer Skolioseform ist ein recht häufiges Phänomen, da die Wirbelsäule durch die Geradestellung ihrer Basis, nämlich des Kreuzbeins, jetzt kurzzeitig die Orientierung verliert. Dabei kann es vorkommen, daß sich Skoliosen nach dem Geradestellen des Beckens ihre Form ändern und zur Gegenseite hinüberschwingen, um sich dann im ursprünglichen Befund wieder zu stabilisieren. Manchmal bleibt die Änderung, dann wurde der eigentliche Wirbelsäulenbefund durch den beckenschiefstandsbedingten Wirbelsäulenschaden überlagert. Ist der Beckenschiefstand beseitigt, kristallisiert sich der eigentliche Wirbelsäulenschaden heraus.
Die chronische Bronchitis, mittlerweile von einem Emphysem (Lungenüberblähung) begleitet, ist natürlich nicht mehr zu heilen. Durch den jahrzehntelangen Entzündungsprozeß - seine Frau sagte, er habe schon bei ihrer Heirat an Lungenproblemen gelitten - sind organische Veränderungen entstanden, die sich nicht mehr rückgängig machen lassen. Dennoch werden die Beschwerden von Seiten seiner Lunge insgesamt besser und leichter. Besonders nach der Behandlung spürt der Patient, daß er für eine ganze Zeit besser Durchatmen und den Schleim leichter abhusten kann.

Der Lungen (B3)- und der Herzwirbel (B2) sind direkt benachbart, wie die entsprechenden Organe in unserem Körper auch, so beeinflußt die Tätigkeit des einen auch die Funktion des anderen Organs. Dokumentiert wird diese Beziehung durch den engen innerlichen und äußerlichen Meridiankontakt an Oberkörper und Arm. Durch eine extreme Blockierung des Lungenwirbels wie bei Herrn K. wird natürlich auch der Herzwirbel in einem, wenn auch geringeren Ausmaß mitblockiert, so daß eine Blockierung des einen Organwirbels sich immer auch auf den Funktionskreis des Nachbarwirbels auswirkt. Der Lungenwirbel steht aber nicht nur in Nachbarschaft zum Herz- sondern auch zum Gallenblasenwirbel, der dann auch mehr oder weniger schwer blockiert ist. Der Funktionskreis Gallenblase (B4)/ Leber (B5)/ Augen (H2) steht über den 2. Halswirbel zum Funktionskreis Herz (B2)/ Dünndarm (B12)/ Zunge (H2) in enger Beziehung, der als Körperöffnungswirbel Augen- und Zungenwirbel (H2) ist. Der Lungenwirbel wird regelrecht durch diese beiden Wirbel und deren Funktionskreise eingerahmt.

Fall 2.
Im Sept. 1998 kam eine 42-jährige Patientin, Frau W. S., wegen eines Schwindels in meine Behandlung. Sie klagte über einen benommenen Kopf, von Kopfschmerzen begleitet. Der Schmerz zöge seitlich über den ganzen Kopf. Die Tochter beschäftigt sich mit Kinesiologie und habe ausgetestet, daß die Leber am Krankheitsgeschehen beteiligt sei. Sie habe auch immer trübe und rot entzündete Augen. Außerdem neige sie zur Schwermütigkeit. Sie mache sich viel Sorgen und habe daher viele Ängste. Sie atme schwer, besonders bei Belastung. Herzstechen habe sie eher in Ruhe. Der Kreislauf sei, durch einen niedrigen Blutdruck bedingt, schlecht. Die Hände schliefen im Bett ein. Sie litt unter einem nervösen Magen. Sie habe einen schlechten Stuhlgang, höchstens nur alle drei Tage. Sie habe eine starke Periode und ein kirschgroßes Myom.
Frau W. kam bis zum Nov. des gleichen Jahres vier Mal zur Behandlung. Sie erklärte, daß Schwindel und Kopfschmerzen wesentlich gebessert seien. Mit dem Kreuz war sie auch zufrieden. Die Atem- und Herzstörungen waren noch nicht gut.

Manueller Untersuchungsbefund:
Es bestand ein Beckenschiefstand von 3 cm durch das 3cm linke längere Bein. Insgesamt ließ sich der linke Hüftkopf um 6 und der rechte um 3 cm in die Hüftgelenkspfannen zurückbewegen. Das Kreuzbeinbeckengelenk war links vollständig und zusätzlich im rechten oberen Anteil subluxiert. Der rechtsseitige kaschierte zu Anfang den linksseitigen Befund. Die Wirbelsäule wies von L5 bis B10 eine Links-, danach von B9 bis B2 eine Rechts- und darüber von B1 bis H7 wieder eine Linksskoliose auf. Besonders waren Kreislauf (B12)- und Nierenwirbel (B10 und B11) betroffen.
Bei der 2. Behandlung stellte sich der Wirbelsäulenbefund geändert wie folgt dar: Die Hüften waren im Gelenk und die Kreuzbeinbeckengelenke waren links noch stärker als rechts, insgesamt aber deutlich weniger, subluxiert. Die anfängliche Rechtsskoliose der Brustwirbelsäule war verschwunden und eine Linksskoliose wie in den unteren Anteilen war festzustellen. Dabei waren folgende Wirbel besonders deutlich zu tasten: Der Kreislauf (B12)-, die Nieren (B10 und B11)-, der Lungen (B3)- und der Herzwirbel (B2).

Fallbesprechung:
Auch in diesem Falle waren alle Befundkonstellationen so zu finden, wie es von den Beschwerden zu erwarten war. Die Blockierung der Wirbel, die zum Funktionskreis Herz (B2)/ Dünndarm (B12) Zunge (H2) gehören (dieser Funktionskreis ist maßgeblich an der Qualität der Gehirnfunktion beteiligt), sowie die Blockierung der Nierenwirbel (die Nieren spenden die Lebensessenz (Jing-Qi), die über das Lenkergefäß zum Gehirn geleitet wird und

es mit Energie versorgt), ist für die Schwindelsymptomatik verantwortlich. Dadurch treten natürlich auch Kreislaufprobleme auf.
Die Nieren gehören zum Funktionskreis Blase (L3)/ Nieren (B10 und B11)/ Ohren (H3). Über den 3. Lendenwirbel, dem Blasen- und Gebärmutterwirbel, kann man die Periodenschmerzen erklären.
Der Lungenwirbel (B3), mit seinen restlichen Funktionskreiswirbeln Dickdarm (L1) und Nase (H4), ist für Atemstörungen und Stuhlgangsprobleme verantwortlich.
Die Magenprobleme lassen sich über den Zusammenhang mit dem 4. Halswirbel erklären, der als Körperöffnungswirbel Nase zum Funktionskreis Lunge (B3)/ Dickdarm (L1)/ Nase (H4) und als Körperöffnungswirbel Mund zum Funktionskreis Magen (B6)/ Milz-Pankreas (B8 und B7)/ Mund (H4) fungiert.
Damit haben Sie alle Beschwerden und Befunde unter einen Hut gebracht und das Phänomenale an dieser Sache ist, daß es in der Praxis ebensogut wie auf dem Papier funktioniert.

3.38. SEHSTÖRUNGEN UND ANDERE AUGENERKRANKUNGEN

Das Gebiet der Augenerkrankungen und der Sehstörungen ist ein großes Feld, welches in der Schulmedizin von einer eigenen Facharztrichtung abgedeckt wird. Alle Erscheinungen und Erkrankungen in einem relativ kleinen Abschnitt abzuhandeln, ist sicher nicht möglich. Ich möchte aber anhand von einzelnen Krankheitsbildern die Problematik und die Behandlung mittels der SMT schildern.
Nehmen wir z. B. den grauen (Glaskörpertrübung) oder den grünen Star (Glaukom = das Augenkammerwasser fließt nicht mehr ausreichend ab und staut im Auge), so können diese Erkrankungen nicht nur die Folge eines Alterungsprozesses des Auges sein, sonst müßten alle alte Menschen an diesen Erkrankungen leiden. Da dies aber nicht der Fall ist, müssen andere Einflüsse das Auftreten dieser Erscheinungen begünstigen.
Blockierungen der Wirbelsäule sind für Art und Stärke der verschiedenen Augenerkrankungen verantwortlich. Wie bei vielen anderen Leiden, so handelt es sich auch hier um ein Geschehen mit verschiedensten Ursachen. Dabei sind internistische oder sonstige Begleiterkrankungen, wie Zuckerkrankheit (Diabetes mellitus), von untergeordneter Bedeutung. Natürlich verschlimmern solche zusätzlichen Leiden einen bestehenden Befund am Auge. Aber gerade bei den Diabetikern ist das Ausmaß ihrer Augenveränderungen sehr unterschiedlich. Es ist bekannt, daß bei einem Bestehen einer Zuckerkrankheit, aber auch einer Hochdruckkrankheit, Veränderungen am Auge auftreten, die von der Länge und der Stärke des Krankheitsverlaufes abhängen. Dennoch gibt es immer wieder Patienten, und das ist gar nicht so selten, welche in keiner Weise in diese Schemata hineinpassen. Es gibt eigentlich keine feste Regel für das Auftreten von Augenerkrankungen bei diesen Grundleiden, außer der, je länger und stärker der Krankheitsverlauf, um so wahrscheinlicher sind dann auch Augenveränderungen.

Gleiches gilt für fast alle Augenerkrankungen. Die Art und auch der Krankheitsverlauf ist sehr von den entsprechenden Wirbelsäulenschäden abhängig. Das bedeutet konkret, je stärker ein Wirbelsäulenschaden ist, um so früher treten Beschwerden an den Augen auf. Die Wirbelsäulenblockierungen klemmen die Spinalnerven, welche für das Augensegment verantwortlich sind, ein. Daraus resultiert eine Funktionsstörung im Organ und den Organzellen. Die nervale Fehlinformation führt zu Änderungen des örtlichen Immunsystems und der Durchblutung. Entzündungen und Infektionsneigung am Organ sind die Folge. Natürlich sind Erkrankungen wie z. B. Diabetes mellitus und Hypertonie schädigend für die Augen. Ist das Organ durch eine spinalnervenbedingte Entzündung oder Funktionsstörung vorgeschädigt, greifen diese zusätzlichen Faktoren, die durch die internistischen Erkrankungen vermittelt werden, um so stärker an. Damit kann man ganz zwanglos erklären, warum nicht jeder Diabetiker oder Hypertoniker zum gleichen Zeitpunkt den gleich starken Schaden an den Augen hat. Somit kann man sagen, daß sich auch bei entsprechenden Grunderkrankungen eine Behandlung mit der SMT lohnt. Und wenn es nur ist, um eine weitere Verschlechterung aufzuhalten, indem man das Organ etwas stabilisiert. Organische Veränderungen, die im Laufe der Zeit durch die Erkrankung entstehen, als da sind narbige Veränderungen oder Umbauvorgänge im Organ, sind mit der SMT nicht mehr zu heilen.
Die Art und Schwere der Augenerkrankung hängt von der Kombination der Schäden der verschiedenen Wirbel, einschließlich des Kreuzbeins, ab. Für die Augen sind zwei Halswirbel zuständig, der 1. und 2. HW. Dabei ist es nicht so, daß, wie bei den Nieren, ein Wirbel für das rechte und der andere für das linke Organ verantwortlich ist.
Der 1. Halswirbel ist eher für den Sehnerv und das zentrale Sehen zuständig. Bei den Augenwirbeln ist der 2. Halswirbel der Wirbel, der das Organ Auge mit seiner Bindehaut versorgt.
Für alle Erscheinungen, die sich am oder im Organ Auge (Netzhaut, Glaskörper, Linse usw.) abspielen, ist der 2. Halswirbel von ausschlaggebender Bedeutung. Dagegen ist der 1. Halswirbel mehr für die Wahrnehmung des Sehens, in Form einer Konzentrationslosigkeit mit müden Augen verantwortlich.
Die Augen sind die Körperöffnung zum Funktionskreis Gallenblase (B4)/ Leber (B5)/ Augen (H2). Aber nicht nur die Wirbel dieses Funktionskreises sind für Erkrankungen der Augen verantwortlich.
Der 2. Halswirbel ist auch der Zungenwirbel und die Zunge ist die Körperöffnung zum Funktionskreis Herz (B2)/ Dünndarm (B12)/ Zunge (H2). Der innere Meridianverlauf des Herz-Meridians endet genau im Auge. Das Herz hat eine große Bedeutung für eine gute Funktion des Gehirns. Diese Beziehung drückt sich im Sehen mehr durch einen Bezug zum zentralen Se-

hen, also der Wahrnehmung (H1), aus. Die enge Beziehung zwischen Herz und Auge mag man auch aus der Tatsache ableiten, daß nichts unser Herz so berührt wie der Anblick von Leid, Freude, Schönheit, aber auch des Häßlichen und Widerwärtigen.
Die Wirbel des Funktionskreises Herz/Dünndarm/Zunge gehören auch zum Funktionskreis Dreifacher Erwärmer/Kreislauf-Sexus, der keine eigenen Wirbel besitzt. Der Dreifache Erwärmer ist deshalb so wichtig, weil er über das Kiefergelenk zieht und so Blockierungen dieses Gelenks sich auf die Zunge , aber auch auf die Augen auswirken können. Die Augen sind die Körperöffnung zum Funktionskreis Gallenblase/Leber/Augen und der Augen- ist, wie der Zungen-, der 2. Halswirbel.
Zu den äußeren Augenanteilen, wie der Bindehaut und den Augenlidern haben andere Meridiane eine Beziehung.
Der Magen-Meridian beginnt am Augenunterlid, bevor er im Gesicht nach unten zum Mundwinkel hin absteigt. Der Magen gehört zum Funktionskreis Magen (B6)/ Milz-Pankreas (B8 und B7)/ Mund (H4). Ein häufiges Zeichen für eine Magenerkrankung ist das tiefe Einsinken der seitlichen Mundfalten, die vom Nasenflügel am Mundwinkel vorbei herabziehen. Genau in diesem Bereich liegt auch ein Gesichtsast des Magen-Meridians.
Der Mund- ist gleichzeitig der Nasenwirbel. Die Nase ist die Körperöffnung zum Funktionskreis Lunge (B3)/ Dickdarm (L1)/ Nase (H4), die durch diese Beziehung über den Funktionskreis Magen/Milz-Pankreas/Mund auch einen geringen Einfluß auf die Augen bekommen.
Einen deutlichen Einfluß hat aber auch der Blasen-Meridian, der am Augeninnenwinkel beginnt und dann zum Schädeldach über die Stirn aufsteigt. Die Blase gehört zum Funktionskreis Blase (L3)/ Niere (B10 und B11)/ Ohren (H3).
Der 3. Halswirbel ist ebenso für das Gleichgewichtsorgan zuständig. Es bestehen ja enge Beziehungen zwischen Schwindelsymptomen und Auge. Werden unsere Augen durch einen zu schnellen Bildwechsel oder sonstige optische Unruhen überfordert, treten Schwindelsymptome auf, die sogar mit Übelkeit kombiniert sein können (Magen-Meridian).
Bitte vergessen Sie nicht, alle Gelenke in den entsprechenden Meridianverläufen zu untersuchen und Subluxationen zu beseitigen, besonders vergessen Sie nicht das Kiefergelenk, welches vom Magen-, Gallenblasen- und Dünndarm-Meridian sowie wie dem Dreifachen Erwärmer berührt wird. Alle anderen Gelenke schlagen Sie bitte in dem Kapitel 2.1.6. nach.
Den 1. Halswirbel betrachte ich als den Wirbel des zentralen Sehens. Hier ist in erster Linie an den Sehnerv (N. Opticus) zu denken. Wie schon gesagt, klagen die Patienten, die an einer Blockierung das Atlas leiden, unter Konzentrationsschwäche, benommenem Kopf, unscharfem, trüben Sehen, dem Gefühl, die Augenlider würden nach unten gezogen und manche beschreiben auch müde Augen.

Für den 1. Halswirbel ist nur ein Meridian von ausschließlicher Bedeutung, das Lenkergefäß. Genau am Atlas zweigt der innere Ast diese Meridians ab, welcher über das Stammhirn und die Thalamusregion in die höheren Hirnabschnitte zieht und so die Lebensenergie Jing-Qi aus den Nieren in das Gehirn leitet. Die Nieren sind auch das Organ der Angst. Angst kann den Menschen lähmen und es gehört oft viel Willenskraft dazu, diese Lähmung zu überwinden und sich den Problemen zu stellen. Gerade das Sehen und Erleben von Gewalt kann die Menschen aus Angst willenlos machen. Die Angst schneidet das Qi ab und unser Gehirn hat nicht genug Energie, die Angst willentlich zu überwinden. So obskur die chinesischen Vorstellungen uns westlich-naturwissenschaftlich orientierten und denkenden Menschen vorkommen, so sehen Sie doch, daß sie manches erklären, was jeder von uns eigentlich weiß und empfindet.

Fall 1.
Krankengeschichte und Behandlungsverlauf:
Sehstörungen in der unterschiedlichsten Form sind ein recht häufiges und für die Patienten extrem beunruhigendes Symptom, da viele glauben, sie könnten erblinden oder ihre Beschwerden seien ein Vorbote eines Schlaganfalls. So war das auch bei dieser Patientin, Frau N. C., eine 73-jährige Patientin, die im Juli 1998 in meine Behandlung kam. Sie hatte seit geraumer Zeit Schulter-Arm-Beschwerden und beim Umschauen Schwierigkeiten in der Halswirbelsäule. Sie trug schon lange eine Brille mit seitenverschiedenen Gläsern. Sie klagte über Sehstörungen in der Form, daß die betrachteten Bilder „mager werden“, wie sie es ausdrückte. Das bedeutet, daß beim Betrachten eines Gegenstandes dieser schmäler erscheint als er es tatsächlich ist. Die Kraft der Augen ließe rapid nach. Oft habe sie auch Kopfschmerzen, die seitlich und mitten über den Kopf bis in die Stirn zögen. Die Patientin war vier Mal in Behandlung. Schon bei der zweiten Behandlung berichtete sie, daß es ihr sehr viel besser ginge. Sie habe zwar noch gelegentlich Beschwerden in der rechten Schulter, aber vor allem seien ihre Augen besser.
Nebenbei bestand noch eine Opstipationsneigung, nächtliche Herzunruhen, wechselseitiges Einschlafen der Hände im Bett und ein linksseitiges rauschendes Ohrgeräusch.

Manueller Untersuchungsbefund:
Es bestand zu Anfang ein Beckenschiefstand von 3 cm, durch ein links längeres Bein. Insgesamt ließ sich der linke Hüftkopf schrittweise um 6 und der rechte um 3 cm in die Hüftgelenkspfanne zurückbewegen. Das Kreuzbein war links extrem stark, aber auch auf der rechten Seite subluxiert. Die Wirbelsäule wies vom 3. Lenden- bis zum 7. Halswirbel eine Links- und darüber an der Halswirbelsäule bis zum Atlas eine Rechtsskoliose auf.

Fallbesprechung:
Wie der Zufall es so will, habe ich gerade in den letzten Tagen einen Mann mit der gleichen Sehstörung wie bei dieser Patientin behandelt. Er war erst einmal bei mir, sagte mir aber nach der Behandlung, daß die Sehstörung, in der Form, daß sich das Sehfeld in der Mitte ähnlich einer Sanduhr zusammenzöge, besser war. Es ist übrigens ein sehr häufiges Phänomen, daß die Patienten, auch wenn sie nicht primär wegen Sehstörungen zu mir kommen, nach der Behandlung sagen, die Augen seien klarer und sie könnten besser sehen.
Nun handelt es sich bei unserer Patientin um eine Frau höheren Alters, bei der man schon auf Grund ihres Alters annimmt, daß das Sehen nicht mehr so gut sein kann. Diese Verän-

derung ist ein teilweise schicksalhaftes, vom Alter abhängiges Geschehen. Ab dem 40. Lebensjahr läßt halt die Akkomodation nach, das bedeutet, beim Lesen werden langsam die Arme zu kurz. Bei allen anderen Sehstörungen, aber auch bei trübem, verschwommenem oder röhrenförmigem Sehen, wie dies bei einer anderen Patientin war, und welches nach der Behandlung sofort verschwand, ist es durchaus sinnvoll, einen Behandlungsversuch mit der SMT zu machen, denn manches kann man so lindern oder gar heilen. Zu sagen: „Du bist alt, da hilft nichts mehr“ und die Hände in den Schoß zu legen, ist eine Haltung, die dem Patienten schadet, weil sie ihn von einer möglichen Hilfe ausschließt.
Im Falle von Frau N. ist sicher der wichtigste Schaden der Beckenschiefstand durch Hüftsubluxation mit der Kreuzbeinsubluxation. Dieser Befund hat die Wirbelsäule destabilisiert, so daß die Schäden auftreten konnten, die im Endeffekt die Sehstörung auslösten. Das sind natürlich die Blockierung des 1. und 2. Halswirbels, des Atlas und des Augenwirbels. Dabei ist die Bildverformung beim Sehen meiner Ansicht nach eine Folge der Blockierung des 1. Halswirbels (zentrales Sehen). Die Blockierung des 2. Hals-, des Augenwirbels, macht eher Probleme mit dem Augapfel.
Der 2. Halswirbel ist der Zungen- und der Augenwirbel. Damit bekommen auch die Wirbel des Funktionskreises Herz (B2)/ Dünndarm (B12)/ Zunge (H2) und des Funktionskreises Gallenblase (B4)/ Leber (B5)/ Augen (H2) eine Bedeutung für Sehstörungen.
Die Schäden an den Wirbeln waren nur an der Halswirbelsäule typisch für die Beschwerden der Patientin. Bei der Untersuchung der Wirbelsäule fiel besonders eine Blockierung der Wirbel des Funktionskreises Blase (L3)/ Nieren (B10 und B11)/ Ohren (H3) auf. Die Patientin hatte ja auch leichte Ohrgeräusche.

3.38.1. GLAUKOM (GRÜNER STAR) UND GLASKÖRPERTRÜBUNG (GRAUER STAR), IRIDICYCLITIS (REGENBOGENHAUTENTZÜNDUNG), NETZHAUTERKRANKUNGEN UND ANDERE

Auch für die Augenerkrankungen gilt, was für alle anderen Erkrankungen des Körpers gleichermaßen wichtig ist, nämlich daß eine Besserung von Wirbelsäulenschäden und deren Stabilisierung nur dann möglich ist, wenn Schäden im Kreuzbeinbereich behoben wurden. Das Kreuzbein stellt die Basis der Wirbelsäule dar. Beinlängendifferenzen und dadurch ausgelöste Fehlstellungen und Subluxationen des Kreuzbeins wirken sich an der Wirbelsäule nach oben hin in einer zunehmenden Instabilität aus. Dadurch entstehen Blockierungen und Skoliosen, durch die Spinalnerven einklemmt und gereizt werden. Die Reizung der Spinalnerven hat mehrere Störungen am von ihm versorgten Organ zur Folge.
Erstens ändern sich die Durchblutungsverhältnisse am Organ. Eine Mehrdurchblutung macht eine Entzündung, eine Minderdurchblutung zieht einen Sauerstoffmangel im Organ nach sich. Beide Veränderungen haben eine Störung der Zellfunktion zur Folge, die eine Änderung der zellständigen Immunabwehr bedeutet. All diese Faktoren sind die Wegbereiter zum Entstehen der verschiedensten Erkrankungen. Je nach Situation und Kombination der einzelnen Wirbelsäulenbefunde könnten sich die verschiedenen Augenerkrankungen manifestieren.
Beim Glaukom bedeutet das, daß es zu einer Funktionsstörung der Zellen am Auge kommt, welche für die Regulation und damit das Abfließen des überschüssigen Augenkammerwassers verantwortlich sind. Die Funktionsein-

schränkung verhindert ein normales Abfließen des Augenkammerwassers, so daß im Auge ein Überdruck entsteht, wodurch alle anderen Augenanteile in Mitleidenschaft gezogen werden. Wird diese Erkrankung nicht erkannt und behandelt, kann der Betreffende erblinden.
Für die SMT bedeutet das, daß der effektivste Zeitpunkt der Behandlung zu Beginn oder vor dem eigentlichen Krankheitsbeginn liegt. Ist der Befund sehr alt, so daß am Auge schon manifeste organische Veränderungen eingetreten sind, ist oft nur, wenn überhaupt noch, eine gewisse Erleichterung der Beschwerden möglich. Tritt keine Befundbesserung ein, bleibt nur noch die Operation, um das Augenlicht zu erhalten.
Auch beim grauen Star, der Glaskörpertrübung, sind die spinalnervenbedingten Veränderungen im Organ und an den Zellen für die Veränderungen im Glaskörper verantwortlich.
Warum der eine Patient einen grauen, der andere einen grünen Star, eine Linsen- oder Iriserkrankung bekommt, kann ich nur vermuten. Zum Einen liegt das sicher an der Kombination der verschiedenen Wirbelschäden an der Wirbelsäule. Die Meridiane dieser Wirbel tangieren, je nach ihrem Meridianverlauf, verschiedene Augenabschnitte. Zum Anderen sind sicher auch die internistischen Begleiterkrankungen, wie Diabetes mellitus, Hypertonie oder andere Stoffwechsel- und sonstige Erkrankungen mitverantwortlich. Diese Veränderungen kommen aber um so eher zum Tragen, je schlechter der Wirbelsäulenbefund der Betreffenden ist.

3.38.2.SCHIELEN UND AUGENMUSKELLÄHMUNGEN

Auch das Schielen kann etwas mit der Wirbelsäule zu tun haben, besonders in den Fällen, bei denen das Leiden erst nach der Geburt in Erscheinung tritt. Aber auch bei Kindern, welche schielend auf die Welt kommen, könnte ein Wirbelsäulenschaden die Ursache für diese Veränderung sein. Die Überlegungen zu dieser Erkrankung, die schon Kinder betreffen kann, sind die gleichen wie im allgemeinen Kapitel über Sehstörungen und Augenerkrankungen, aber auch wie in den vorangegangenen speziellen Kapiteln über den grauen und grünen Star.

3.39. SEITENSTECHEN

Seitenstechen nennt man die meist bei körperlicher Belastung einseitig auftretenden Schmerzen in der Flanke, welche in Ruhe nach einiger Zeit wieder verschwinden. Das Seitenstechen ist ein Zeichen eines Wirbelsäulenschadens und nicht wie allgemein behauptet wird, eine Folge falscher Atmung durch körperliche Belastung.
Durch Anstrengung, besonders, wenn der Betreffende diese nicht gewohnt ist, kommt es im Laufe der Tätigkeit zu zunehmenden Muskelverspannungen.

Eine falsche Atemtechnik verstärkt natürlich diese Neigung zu Muskelverspannungen, so daß Wirbelsäulenschäden in Form von Blockierungen und Skoliosen zunehmen. Die Folge ist eine zunehmende Wirbelabweichung mit Spinalnerveneinklemmung, meist auf der Gegenseite des Schadens. Diese Spinalnerveneinklemmung löst im Endeffekt das Seitenstechen aus. Die Schmerzen veranlassen den Betreffenden, die Tätigkeit zu unterbrechen. Die Muskulatur entspannt sich daraufhin langsam und die Spinalnerveneinklemmung geht zurück, weil der Wirbel auch in seine gewohnte Position zurückgleitet. Das Seitenstechen verschwindet langsam.
Das bedeutet, daß Seitenstechen ein ernstzunehmendes Zeichen eines bestehenden Wirbelsäulenschadens ist, am ehesten sind B10 und B11, die beiden Nierenwirbel, betroffen, deren Spinalnerven um den Flankenbereich ziehen. Dieses Symptom sollte die Umgebung veranlassen, die Wirbelsäule des Betreffenden zu untersuchen und die Schäden zu beseitigen. Natürlich muß auch hierbei nach einer Beinlängendifferenz und einer Kreuzbeinsubluxation gesucht werden.

3.40. STIRN- UND KIEFERHÖHLENBESCHWERDEN, ALLERGIEN IM NASENRACHENRAUM

Hierbei handelt es sich, wie bei einigen anderen Themenbereichen auch, um ein sehr weites Feld, in das sich eine Vielzahl verschiedener Erkrankungen des Nasen- Rachenraums eingliedern lassen. Stellvertretend möchte ich mich in der Besprechung dieses Kapitels auf die Allergien und die oft damit verbundenen chronischen Kiefer- und Stirnhöhlenerkrankungen beschränken.
Die Schulmedizin betrachtet die Allergien als ein eigenständiges Krankheitsbild und erachtet die chronischen Stirn- und Kieferhöhlenentzündungen nicht selten als eine Folge solcher Allergien. Folgerichtig versucht man, die Allergie zu behandeln. Da dies meist nur sehr schwer möglich ist, werden Medikamente mit oft schwersten Nebenwirkungen, wie Cortison, eingesetzt. Nicht selten wird operiert. Dabei wird übersehen, daß eine Linderung der Beschwerden nichts mit einer Heilung der Krankheit zu tun hat. Die Langzeiterfolge einer Alleregiebehandlung, einschließlich der Desensibilisierung, sind ja auch durchaus bescheiden zu nennen. Der Grund dafür ist der, daß nicht die eigentliche Ursache der Allergierkrankung behandelt wird, sondern lediglich das Krankheitssymptom.
Die grundlegende Ursache für die Allergien in Gesicht, Nasenrachenraum und Augen sind Blockierungen der Wirbelsäule. Gleiches gilt für die Kiefer- und Stirnhöhlenerkrankungen. Auch hier gilt, wie bei allen anderen Erkrankungen auch, daß es sich bei diesen Leiden um ein Geschehen mit vielerlei Ursachen handelt. Je mehr einzelne Störfaktoren in Form von Blockierungen an der Wirbelsäule zu finden sind, um so schwerer wird die Erkrankung. Dabei ist es in er-

ster Linie wichtig, die Basis der Wirbelsäule zu überprüfen und zu behandeln. Die Basis der Wirbelsäule stellt das Kreuzbein dar. Hier ist die Wirbelsäule verwurzelt. Beinlängendifferenzen, welche einen Beckenschiefstand provozieren, müssen manuell beseitigt werden. Kreuzbein-Subluxationen, die meist durch den Beckenschiefstand ausgelöst werden, müssen erkannt und behoben werden. Erst wenn das Kreuzbein gerade steht und nicht mehr subluxiert, kann eine Wirbelsäulentherapie zum Erfolg führen.
Alle Wirbel, deren Meridiane und Körperöffnungswirbel an der Halswirbelsäule einen Bezug zum Gesicht haben, sind für die Behandlung von Bedeutung. Der wichtigste Wirbel ist natürlich der 4. Halswirbel, der hier als Nasenwirbel fungiert. Die Nase ist die Körperöffnung zum Funktionskreis Lunge (B3)/ Dickdarm (L1)/ Nase (H4). Dabei hat der Dickdarm-Meridian selbst einen engen Bezug zur Nase. Der Meridian beginnt rechts und links am Nasenflügel, um dann um den Mund herum nach unten zu ziehen. Außerdem hat der Lungenwirbel einen Bezug zur Haut. Die Schleimhäute von Nase und Kieferhöhlen gehören auch zum Hautsystem.
Der 4. Halswirbel ist aber nicht nur der Körperöffnungswirbel vom Funktionskreis Lunge/Dickdarm, sondern auch der Körperöffnungswirbel zum Funktionskreis Magen (B6)/ Milz-Pankreas (B8 und B7)/ Mund (H4). Dabei hat der Magen-Meridian auch einen engen Bezug zu Nase und Kieferhöhle. Er beginnt am Augeninnenwinkel, zieht über Kieferhöhle und um den Mund herum über die Nasen-Lippen-Falte nach unten. Ein innerer Ast des Magen-Meridians zieht zum Nasenflügel und hat hier Kontakt mit dem Dickdarm-Meridian. Der Magen-Meridian hat im Gesicht auch zwei äußere Meridianäste. Der erste Ast zieht vom Unterkiefer über das Kiefergelenk zum Kopf. Somit können Subluxationen des Kiefergelenks direkten Einfluß auf Allergien, Kiefer- und Stirnhöhlenerkrankungen nehmen. Der zweite Ast zieht über die Kieferhöhle zum Unterlid des Auges. Chronische Kieferhöhlenentzündungen können durch eine Blockierung der Wirbel des Funktionskreises Magen/Milz-Pankreas ausgelöst werden.
Der Dünndarm-Meridian zieht ebenfalls über die Kieferhöhle hinweg. Der Dünndarm gehört zum Funktionskreis Herz (B2)/ Dünndarm (B12)/ Zunge (H2). In dem Zusammenhang kann man die Mitreaktion der Zunge bei schweren allergischen Prozessen oder beim Quinckeödem erklären. Die Mitreaktion der Zunge wird über den Funktionskreis Herz/Dünndarm/Zunge vermittelt.
Zum Herzen gehört aber auch der Funktionskreis Dreifacher Erwärmer (Perikard-Meridian)/Kreislauf-Sexus. Dreifacher Erwärmer und Kreislauf-Sexus besitzen keine eigenen Wirbel, sondern bedienen sich der Wirbel des Funktionskreises Herz/Dünndarm. Der Dreifache Erwärmer läuft über das Kiefergelenk. Somit können Subluxationen der Kiefergelenke Erkrankungen der Kieferhöhle mitbeeinflussen.

Ein weiteres Meridianpaar ist der Gallenblasen (B4)- und Leber-Meridian (B5), die einen gemeinsamen Funktionskreis bilden, zu dem die Augen (H2) die Körperöffnung darstellen. Beide haben Einfluß auf Nasen- und Kieferhöhle. Der Leber-Meridian durchzieht mit seinem inneren Verlauf am Kopf die Kiefer- und die Stirnhöhlenregion. Der Gallenblasen-Meridian ist der Meridian mit dem ausgeprägtesten Bezug zu Kopf und Gesicht. In seinem äußeren Verlauf berührt er die Stirn- und Kieferhöhle und mit einem inneren Gesichtsast tangiert er die Nasenregion. Der Körperöffnungswirbel zu diesem Meridianpaar ist der 2. Halswirbel, der Augenwirbel, der wiederum auch der Zungenwirbel ist. Die Zunge stellt die Körperöffnung zum Funktionskreis Herz/Dünndarm/Zunge dar.
Der Blasen-Meridian endet auf der Stirn über den Augen, an der Stelle, unter der die Stirnhöhlen zu finden sind. Der Blasen-Meridian gehört zum Funktionskreis Blase (L3)/ Niere (B10 und B11)/ Ohren (H3). Der Körperöffnungswirbel ist der 3. Halswirbel, der mit dem Ohr (Gehörgangsjucken = ein typisches Symptom der Allergien im Nasenrachenraum) und dem Gleichgewichtsorgan in Verbindung steht. So kann sich eine Stirnhöhlenentzündung umgekehrt auf die Ohren und das Gleichgewicht auswirken.
Wenn man die einzelnen Meridiane mit ihrem Kontakt zu Nase, Kiefer- und Stirnhöhle betrachtet, kann man feststellen, daß die einzelnen Meridiane mehr Bezug zu dem einen oder anderen Organ haben. So ist auch zu erklären, warum die unterschiedlichen Erkrankungen entstehen können.
Dickdarm und Magen haben als Körperöffnungswirbel den 4. Halswirbel, den Nasen- und Mundwirbel. Somit haben Dickdarm und Magen-Meridian auch einen engeren Bezug zur Nase, weniger zu den Kieferhöhlen. Dünndarm-Meridian und Dreifacher Erwärmer (Perikard-Meridian) sind eng mit den Kieferhöhlen verbunden. Leber- und Gallenblasen-Meridian haben einen engen Bezug zu den Kiefer- und Stirnhöhlen. Der Blasen-Meridian beeinflußt die Stirnhöhlen.
Beachten Sie bitte alle Gelenke, die in den gerade besprochenen Meridianverläufen zu finden sind. Untersuchen Sie diese Gelenke, besonders Kreuzbeinbecken- und Kiefergelenk, auf Subluxationen und therapieren Sie diese. Über die einzelnen Gelenke informieren Sie sich bitte in Kapitel 2.1.6 .

Fall 1.
Krankengeschichte und Behandlungsverlauf:
Im Dez. 1998 kam ein 45-jähriger Patient, Herr J. K, in meine Behandlung. Er hatte eine Vielzahl von Beschwerden. Seit seinem 20. Lebensjahr litt er unter brennenden Lendenwirbelsäulenschmerzen. Es war eine Dauergeschichte, bei der es durchaus einmal zwischendurch sein konnte, daß sich der Dauerschmerz akut verschlechterte. Permanent hatte er Schmerzen im linken Knie, das rechte fing auch schon an. Gleichzeitig hatte er Schmerzen in der rechten Halswirbelsäule, die dafür verantwortlich sind, daß seine Kopfdrehung eingeschränkt ist.

Außerdem klagte der Patient über eine dauernde Durchfallneigung mit starken Blähungen. Magen- und Darmspiegelung waren unauffällig. Weiterhin litt er unter Verkrampfungen in der Leistengegend, die besonders bei Streß aufträten. Seit 1 ½ Jahren mußte er wegen einer Bronchitis Cortison einnehmen. Eher beiläufig erwähnte er noch eine permanent verstopfte Nase und eine Neigung zu Kieferhöhlenproblemen.
Herr J. war zwei Mal in meiner Behandlung und konnte beim zweiten Termin folgendes berichten: Anfangs waren seine Beschwerden leichter, kamen aber nach einigen Tagen langsam wieder. Er hatte zu Beginn starke Kopfschmerzen, ausstrahlend bis in die Stirn über die Augen. Jetzt habe er das Gefühl, Nebenhöhlen und Nase gingen wieder zu.

Manueller Untersuchungsbefund:
Es bestand ein Beckenschiefstand von 1,5 cm durch ein links längeres Bein. Insgesamt ließ sich der linke Hüftkopf schrittweise um 7 und der rechte um 5,5 cm in die Hüftgelenkspfannen zurückschieben. Das Kreuzbeinbeckengelenk war links stärker als rechts subluxiert. Die Wirbelsäule zeigte in ihrer Gänze eine Linksskoliose, wobei am deutlichsten die Nieren (B10 und B11)- und der Lungenwirbel (B3) als Blockierung tastbar waren. An der Halswirbelsäule imponierte besonders der 4. Hals-, der Nasen- und Mundwirbel.

Fallbesprechung:
Als Hauptbefund, neben der Beinlängendifferenz mit Beckenschiefstand und Kreuzbeinsubluxation, ist die Blockierung des Lungenwirbels neben der Blockierung der restlichen Funktionskreiswirbel, wie Dickdarm (L1)- und Nasenwirbel (H4) zu nennen. Er ist einer der wichtigsten Befunde, mit dem sich fast alle Beschwerden des Patienten erklären lassen. Der Funktionskreis Lunge besteht aus dem Lungen (B3)-, dem Dickdarm (L1)- und dem Nasenwirbel (H4). Damit lassen sich Nasen- und Kieferhöhlenbeschwerden, Bronchitis mit Husten aber auch die Durchfall- und Bläneigung erklären. Je mehr Wirbel eines Funktionskreises betroffen sind, um so mehr Störungen hat der Patient natürlich. Den Erfolg einer Öffnung einer chronisch verstopften Nase erlebt man häufig bei der manuellen Behandlung, nur leider ist es anfangs doch so, daß solche Erfolge nicht von Dauer sind, sondern eine anhaltende Beschwerdeerleichterung erst im Laufe der Zeit, nach der Stabilisierung der Wirbelsäule, zu verzeichnen ist.
Die streßbedingten Verkrampfungen in der Leiste stellen einen Ausdruck der Kreuzbeinsubluxation dar. Die Beschwerde in Form einer Ischiaseinklemmung nehmen eben bei Belastung, durch die vermehrte Muskelspannung, zu.

3.41. STOTTERN

Die Überlegungen zu dieser Störung sind rein theoretischer Art. Ich bin kein Logopäde und dennoch wage ich es, mich über die Ursache des Stotterns zu äußern. Am Sprechen sind die verschiedensten Organe beteiligt, deren Funktionen beim Sprechen exakt koordiniert werden müssen. Einerseits ist das die Lunge mit der Atmung, andererseits die Rachen- und Kehlkopfmuskulatur und die Zunge. Auch die Mundmuskulatur ist am Sprechen wesentlich beteiligt. Wer schon einmal einen Schnupfen hatte, weiß, daß auch die Nasenatmung einen Einfluß auf das Sprechen hat. Berücksichtigt man diese Zusammenhänge, wird schnell klar, daß die Behandlung des Stotterns nicht mit der Behandlung nur eines Wirbels zu erreichen ist. Die seelische Verfassung des Betreffenden ist ebenfalls von ausschlaggebender Bedeutung für das Ausmaß seiner Störung.

Bekannt ist die Tatsache, daß traumatische Erlebnisse, also Schockerlebnisse, bei den Menschen Stottern auslösen können. Stottern kann auch spontan verschwinden. Ich will nicht ausschließen, daß es den einen oder anderen Fall gibt, bei denen organische Veränderungen des Gehirns zum Stottern führen. Kann Stottern angeboren sein? Ich glaube es nicht. Das Sprechen muß von uns Menschen erlernt werden, uns ist lediglich die Fähigkeit des Sprechens angeboren. Da das Sprechen ein Lernprozeß ist, kann eine Sprachstörung meiner Ansicht nach ebenfalls nicht angeboren sein. Vor allem müssen natürlich Hörstörungen ausgeschlossen werden, denn wer nicht hört, kann nicht sprechen lernen.
Die gestörte Koordination der motorischen Sprechwerkzeuge nennt man dyarthritische Sprachstörung. Die Behandlung sollte sehr früh in Form einer Art gymnastischen Therapie der Mund-, Zungen- und Schlundmuskulatur einsetzen. Aber auch Formen des Stotterns mit einer Überbeweglichkeit dieser Muskelgruppen treten auf.
Auf dem Gymnasium hatte ich einige Jahre einen Banknachbarn, der ein Stotterer war. Mit uns Mitschülern sprach dieser meist ganz normal. Wurde er vom Lehrer etwas gefragt, fing er sofort zu stottern an. Dabei war sein Atemverhalten beim Sprechen gestört. Er hatte die Angewohnheit, beim Sprechen zu schnell auszuatmen, hatte dadurch nicht genug Luft und fing folglich zu stottern an, da Luftholen und Reden nicht gleichzeitig machbar waren. Die Logopädie war damals noch in den Kinderschuhen, wurde bei dem Jungen auch angewandt, führte aber zu keinem durchschlagenden Erfolg. Bei diesem Fall war es eher eine Koordinationsstörung zwischen Atmung und Sprechen.
Daß das Stottern auf uns den Eindruck einer geistigen Behinderung macht und auf uns lächerlich wirkt, ist schade, denn an Intelligenz stehen die Stotterer den „Normalen" in keiner Weise nach. So auch mein Banknachbar, der genauso intelligent, frech, faul, aber durchaus bildungsfähig war wie der Rest der Klasse. Wenn ich heute einen Stotterer zu behandeln hätte, müßte ich ihm sagen, je länger sein Leiden schon besteht, um so schwieriger und langwieriger wird die Behandlung wahrscheinlich sein. Dieser Grundsatz gilt hier ebenso wie bei allen anderen Erkrankungen. Also sind auch hier die Aussichten auf Erfolg um so besser, je früher die SMT einsetzen kann. Welche Wirbel können bei der Störung des Stotterns die wichtigste Rolle spielen?
An erster Stelle möchte ich die Wirbel des Funktionskreises Herz (B2)/ Dünndarm (B12)/ Zunge (H2) erwähnen. Die Zunge ist sicher das Organ, welches maßgeblich am Sprechen beteiligt ist. Außerdem haben die Wirbel des Funktionskreises Herz/Dünndarm einen wichtigen Einfluß auf die Gehirnfunktion.
Der Zungenwirbel ist auch der Augenwirbel. Die Augen sind die Körperöffnung zum Funktionskreis Gallenblase (B4)/ Leber (B5)/ Augen (H2). Daß das Sprechen etwas mit diesem Organen zu tun hat, wissen wir auch im Westen. Man sagt z. B. „ frisch von der Leber weg sprechen". Die Gallenblase ist das Organ des Zorns. Zorn trübt den Blick und in der Erregung verhaspelt man sich

gerne beim Sprechen. All das sind Hinweise, daß die Erkenntnisse der chinesischen Medizin ubiquitäres Wissen sind, das wir naturwissenschaftlich orientierte Menschen verschüttet und vergessen haben.
Als zweites möchte ich die Wirbel des Funktionskreises Lunge (B3)/ Dickdarm (L1)/ Nase (H4) aufführen. Nach der Erlebnisschilderung aus meiner Schulzeit mag es Sie nicht überraschen, daß der Lungenwirbel, als Auslöser einer Störung der Atemfunktion, eine große Rolle beim Stottern spielt. Befremdend mag Ihnen erscheinen, daß der Dickdarmwirbel ebenfalls einen Einfluß auf das Stottern haben soll. Der Dickdarm-Meridian zieht über die Oberlippe und um die Nase. Nun ist die Nase nicht direkt am Sprechen beteiligt. Jeder, der schon einmal eine stark verstopfte Nase hatte, weiß aber, daß dieser Zustand über eine gewisse Kurzatmigkeit zu einer Einschränkung des Sprachvermögens führen kann.
Der Nasenwirbel (H4) ist gleichzeitig der Mundwirbel. Der Mund ist die Körperöffnung zum Funktionskreis Magen (B6)/ Milz-Pankreas (B8 und B7)/ Mund (H4). Der Mund ist maßgeblich über die Mund- und Lippenstellung bei der Mundöffnung am Sprechen beteiligt. Der Magen-Meridian zieht über die Unterlippe. Ein innerer Meridianverlauf des Milz-Pankreas-Meridians endet sogar direkt unter der Zunge und unterstreicht dadurch seine Bedeutung dieses Funktionskreises für das Stottern. Sie sehen, daß das Stottern, wenn man von der cerebralen Komponente absieht, ein mehr als komplexes Geschehen ist.
Es ist bekannt, daß eine geistige Fähigkeit sich um so besser entwickeln kann, je mehr Gehirnzellverschaltungen (Synapsen) vorhanden sind. Die Anzahl solcher Synapsen können durchaus zum Teil erblich vorgegeben sein, aber ich glaube mich erinnern zu können, daß ich gelesen habe, daß ein Training die Anzahl solcher Synapsen erhöhen kann. Ist nun die Funktion des Gehirns durch energetische Störungen blockiert, kann ein Trainungseffekt, der zu einer guten Sprachentwicklung notwendig ist, nicht greifen. Diese energetischen Störungen werden über das autonome Nervensystem, wobei ich autonomes Nervensystem einfach einmal mit den Meridianen gleichsetzen möchte, vermittelt. Blockierungen der Wirbelsäule stören das energetische Gefüge des autonomen Nervensystems und damit kommt eine mangelhafte cerebrale Entwicklung zustande.
Wenn man soweit gedacht hat, kommt man zwangsläufig zu der ketzerischen Frage, ob der sogenannte frühkindliche Hirnschaden als unabwendbares Schicksal vermeidbar wäre, weil der eigentliche Auslöser für diese Störung Blockierungen der Wirbelsäule sind, die um so leichter entstehen können, je unreifer das Kind zur Welt kommt? Unreife bedeutet auch für die Muskulatur einen Mangel an Stabilität, der Blockierungen oder sonstige Wirbelsäulen- und Gelenksschäden begünstigt. Somit wäre dieser Schaden kein unabwendbares Schicksal, an welchem die Menschen besonders in der kindlichen Entwick-

lungsphase oft sehr leiden, weil sie merken, daß sie in bestimmten Bereichen nicht so sind wie die anderen Kinder. Eine frühzeitig einsetzende manuelle Behandlung solcher Kinder mit der SMT könnte die Schäden der Wirbelsäule beseitigen, damit das energetische Gleichgewicht wieder herstellen und nicht zuletzt die geistige Entwicklungfähigkeit normalisieren.
Nun muß ich der Schulmedizin einen Vorwurf machen, indem ich sage, daß die Diagnose eines frühkindlichen Hirnschadens zu oft gestellt wird. Wir haben heute viele Tabellen im Kopf, in denen wir nachlesen können, wie eine „normale Entwicklung eines Säuglings und Kindes" abzulaufen hat. Durch viele Bücher werden diese Fakten auch bei Laien stark verbreitet. Jede Mutter jeder Vater kann hier nachschlagen, wann ein Kind zu sprechen, zu krabbeln, zu laufen hat. Für eine Individualität ist hier kein Raum mehr. Wenn ein Kind etwas früher macht als gefordert, dann ist das wunderbar, die Hoffnung, ein besonders begabtes Kind zu haben, ängstigt die Eltern nicht. Wehe aber, das Kind erfüllt die elterlichen oder tabellarischen Erwartungen nicht zur rechten Zeit, dann ist die mit einem Makel behaftete Diagnose eines frühkindlichen Hirnschadens, der mit einem mangelnden Intellekt gleichgesetzt wird, schnell gestellt. Dieser Makel begleitet das Kind fast ein Leben lang, zumindest so lange, bis es einen seinen Fähigkeiten entsprechenden Lebensweg gefunden hat.
Über die Gelenke, die zu den für das Stottern relevanten Meridianen gehören, lesen Sie bitte in Kapitel 2.1.6. nach.

3.42. TORTICOLLIS SPASTICUS (SCHIEFHALS) UND SONSTIGE HALSWIRBELSÄULENSYNDROME

Grundsätzlich muß man zwischen akutem und chronischem Schiefhals unterscheiden. Der akute Schiefhals ist meist die Folge einer Erkältung in Form eines Zuges mit oder ohne Fehlhaltung. Die ersten Beschwerden treten besonders gerne über Nacht im Bett auf und der Betreffende weiß gar nicht, wie ihm geschieht, wenn er am Morgen mit steifem Hals und starken Schmerzen aufwacht.
Die Ursache eines Schiefhalses ist eine Halswirbelsäulenblockierung, begleitet von einer Muskelverspannung. Dabei kann eine starke Muskelverspannung eine Halswirbelsäulenblockierung auslösen und, umgekehrt, eine Blockierung eine starke Verspannung hervorrufen. Das Krankheitsbild wird von der Schulmedizin mit Spritzen, Tabletten, Salben, Wärme und Massagen, sowie dem allseits beliebten Schlingentisch behandelt. Zum Glück verschwindet dieses Leiden mit der entsprechenden Therapie auch in wenigen Tagen. Es kommt aber immer wieder einmal vor, daß das akute Stadium in ein chronisches Stadium einmündet.
Der chronische Schiefhals ist also häufig die Folge eines nicht zu heilenden akuten Stadiums. Es gibt aber auch immer wieder Fälle, bei denen die Betreffenden kein akutes Ereignis ausmachen können, sondern das Krankheitsbild entwickelt sich unmerklich. Bei anderen besteht das Krankheitsbild schon seit der Geburt.

Man unterscheidet eine muskuläre Form, bei denen eine Verkürzung des Kopfdrehermuskels (M. Sternocleidomastoideus) als Ursache benannt wird und eine knöcherne Form, im Rahmen rheumatischer Veränderungen. Bei der Form des Torticollis spasticus, bei der es zu einer krampfartigen Verziehung kommt, aber auch bei den anderen Formen, wird eine psychische Komponente angenommen, da sich die Beschwerden bei seelischer Belastung verschlimmern. Natürlich kann ein Schiefhals auch einmal eine Folge einer Gehirnschädigung (extrapyramidale Bahnen) sein.
Grundsätzlich besteht für den mit der SMT arbeitenden Therapeuten grundsätzlich kein Unterschied zwischen einem akuten und einem chronischen Schiefhals, außer dem, daß beim chronischen Torticollis die Behandlung auf Grund des älteren Schadens eben länger dauert. Der wichtigste Punkt bei der Untersuchung und der Behandlung solcher Patienten ist, wie bei vielen anderen Erkrankungen des Kopfes auch, die Berücksichtigung der Beinlänge und die Suche nach Kreuzbeinsubluxationen. Steht das Becken durch eine Beinlängendifferenz schief, so kommt es in der Regel zu einer Kreuzbeinsubluxation. Die Folge ist eine Instabilität der ganzen Wirbelsäule, welche um so mehr zum Tragen kommt, je weiter man an der Wirbelsäule nach oben gelangt. Beachtet man diesem Punkt nicht, weil man denkt, der wichtigste Ort der Behandlung müsse in der Nähe der Beschwerden liegen, so hat man keinen Erfolg.
Die Untersuchungs- und Behandlungsrichtung ist auch hier grundsätzlich wie immer von unten nach oben. Der erste wichtige Wirbel, welcher einen großen Einfluß auf die Wirbelsäule und natürlich auch auf die Halswirbelsäule hat, ist der Blasenwirbel (L3). Der Blasen-Meridian zieht über das rechte und linke Kreuzbeinbeckengelenk (!) und von dort nach oben über alle Wirbelgelenke, auch die der Halswirbelsäule. Ist der Blasenwirbel blockiert, subluxiert sehr leicht das Kreuzbeingelenk und umgekehrt. Die Blase gehört zum Funktionskreis Blase (L3)/ Nieren (B10 und B11)/ Ohren (H3). Das Trias Blase/Nieren/Ohren ist sicher bei der Behandlung des Schiefhalses von großer Bedeutung.
Aber auch die Wirbel des Funktionskreises Lunge (B3)/ Dickdarm (L1)/ Nase (H4) muß bei der Schiefhalsbehandlung beachtet werden. Dabei ist der Dickdarm-Meridian (L1) der Meridian, der einen Bezug zum Hals hat. Er zieht vorne am Hals über den Muskel, welcher für die Kopfdrehung verantwortlich ist (M. Sternocleidomastoideus). Der Lungen-Meridian hat keinen direkten Meridianbezug zum Hals, ist aber als Funktionskreiswirbel zum Dickdarm trotzdem von Interesse.
Der 4. Halswirbel ist aber auch der Mundwirbel (H4), welcher der Körperöffnungswirbel zum Funktionskreis Magen (B6)/ Milz-Pankreas (B8 und B7)/ Mund (H4) ist. Der Magen-Meridian hat in seinem Verlauf vorne am Hals einen engen Bezug zum M. Sternocleidomastoideus, dem Kopfdreher. Der Meridian zieht über diesen Muskel nach unten.

Der Gallenblasen-Meridian ist ebenfalls wichtig für die Behandlung des Schiefhalses. Der Gallenblasen-Meridian (B4) hat einen direkten Bezug zum Hals. Dadurch, daß der Gallenblasen-Meridian zusätzlich auch über die Kreuzbeingelenke verläuft, kommt eine wechselseitige Beziehung zwischen Blockierung des Gallenblasenwirbels und der Kreuzbeinsubluxation, mit all ihren Folgen für die Wirbelsäule (ähnlich wie beim Blasen-Meridian) zustande. Der Gallenblasen-Meridian zieht über die hintere Halsmuskulatur nach unten. Er hat gleichzeitig einen inneren Meridianverlauf, der mehr vorne im Hals zu suchen ist. Die Gallenblase gehört zum Funktionskreis Gallenblase (B4)/ Leber (B5)/ Augen (H2!). Der Leber-Meridian (B5) hat auch einen engen Bezug zum Hals, denn er verläuft im vorderen Halsbereich mit einem inneren Meridianverlauf nach oben zum Kopf.

Der 2. Halswirbel ist nicht nur der Augen- , sondern auch der Zungenwirbel. Die Zunge stellt den Körperöffnungswirbel zum Funktionskreis Herz (B2)/ Dünndarm (B12)/ Zunge (H2) dar. Der innere Meridianverlauf des Dünndarm-Meridians zieht durch die seitliche Halsregion zum Kopf. Der Herz-Meridian hat einen inneren Meridianast, der aber mehr durch den Schlund nach oben zum Auge zieht.

Es existieren aber noch zwei Meridiane, welche dem Herzen zugeordnet sind. Das ist der Dreifache Erwärmer (Perikard-Meridian) und der Kreislauf-Sexus. Dabei hat der Dreifache Erwärmer einen inneren Meridianverlauf ansteigend im Hals. Der Meridian Kreislauf-Sexus hat selbst keinen Bezug zu Kopf und Hals. Der Dreifache Erwärmer ist auch deshalb so wichtig, da er wie der Magen-Meridian über das Kiefergelenk zieht und somit Subluxationen des Gelenks Einfluß auf das Stuhlgangverhalten haben.

Der 5. und 6. Halswirbel haben einen direkten, nicht meridianvermittelten Einfluß auf die Hals- und Schlundmuskulatur. Beweisen läßt sich der Zusammenhang dadurch, daß man über diese beiden Wirbel sehr gut den Globus nervosus (Kloßgefühl im Hals) behandeln kann. Also müssen beide Wirbel über ihre Spinalnerven einen Einfluß auf die Halsmuskulatur haben.

Interessant und wichtig ist obendrein, daß alle Meridiane, die einen direkten Bezug zu Kopf und Hals haben, in ihrem äußeren Verlauf den 7. Halswirbel berühren. Der 7. Halswirbel ist ebenso wie das Kreuzbein ein Fixpunkt an unserer Wirbelsäule, an dem sich von allen Funktionskreisen ein Meridian trifft. Der Winkel am 7. Halswirbel zwischen Schultern und Halswirbelsäule ist unveränderlich auf 90° eingestellt, ebenso wie zwischen Kreuzbeinoberkante und Wirbelsäule. Dieser Winkel ist fest vorgegeben. Weicht eine Seite nach unten oder oben ab, muß die andere Seite die gleiche Bewegung, im gleichen Ausmaß, in die Gegenrichtung machen. Dadurch nimmt der 7. Halswirbel eine Zwischenstellung zwischen Hals- und Brustwirbelsäule ein. Er reagiert also auf Veränderung im Halswirbelsäulen- und im Brustwirbelsäulenbereich. Somit übertragen sich Fehlhaltungen und Blockierungen der oberen Brustwirbel-

säule auf die Halswirbelsäule und können die Schiefhalssymptomatik verstärken oder gar erst auslösen. Außerdem treffen sich am 7. Halswirbel je ein Meridian eines jeden Funktionskreises (Spinne).
Bitte beachten Sie auch alle Gelenke und untersuchen Sie diese auf Subluxationen (Kiefergelenk !!!), die in den entsprechenden Meridianverläufen zu finden sind. Über die einzelnen Gelenke informieren Sie sich bitte in Kapitel 2.1.6

Fall 1.
Krankengeschichte und Behandlungsverlauf:
Frau M. E., eine 60-jährige Patientin, kam im Juli 1997 wegen eines Torticollus spasticus in meine Behandlung. Der Kopf der Patientin ist nach rechts verdreht und dabei nach vorne geneigt. Die Erkrankung ist vor neun Jahren plötzlich über Nacht aufgetreten. Eine Ursache für das Auftreten der Erkrankung, etwa Unfall oder Entzündung, ist nicht auszumachen. Die Patientin hat alle denkbaren schulmedizinischen Therapien bis hin zu einer Botulismustoxinbehandlung (Botulismus: eine bakterielle Erkrankung, bei der das anaerobe Bakterium ein für das menschliche Nervensystem schädliches Stoffwechselgift produziert und in den menschlichen Organismus abgibt. Dieses Toxin wird in entsprechenden Dosen als Medikament bei bestimmten Erkrankungen eingesetzt). Ein Erfolg war nicht zu verzeichnen.
Der Behandlungsverlauf ist mehr als langwierig und noch nicht beendet. Der Patientin geht es wesentlich besser, aber der Heilungsprozeß ist noch nicht abgeschlossen. Trotzdem ist Frau M. mit dem Verlauf sehr zufrieden, es geht ihr besser und sie weiß, daß sie, bei einer konsequenten Therapie, geheilt werden kann. Frau M. kommt etwa alle vier Wochen in meine Behandlung. Am Heimatort hat sie inzwischen jemanden, der in gleicher Weise therapiert.

Manueller Untersuchungsbefund:
Zu Anfang bestand eine Beinverlängerung links um 3 cm. Insgesamt bewegte sich beim Beinlängenausgleich die linke Hüfte schrittweise um 8 und die rechte um 5 cm. Das Kreuzbeinbeckengelenk war links völlig subluxiert. Die linksseitige Subluxation war im mittleren und oberen Gelenksanteil aber durch eine gleichzeitig auch rechts bestehende Subluxation der gleichen rechtsseitigen Gelenksanteile überdeckt. Der Gesamtbefund der linksseitigen Kreuzbeinbeckengelenkssubluxation trat erst nach der Beseitigung des rechtsseitigen Befundes zu Tage. Die Lendenwirbelsäule zeigte von L5 bis L1 eine Rechtsskoliose. Von B12 bis B3 war die Brustwirbelsäule so gut wie gerade und von B2 bis H7 war eine starke Linksskoliose zu finden. Die Halswirbelsäule war extrem nach links verschoben.
Bei der zweiten Behandlung war die Beinlängendifferenz verschwunden, das Kreuzbein war immer noch rechts stärker als links subluxiert. Die Rechtsskoliose der Lendenwirbelsäule war verschwunden. Es stellte sich diesmal eine leichte Linksskoliose in diesem Bereich dar, so daß die gesamte Lenden- und Brustwirbelsäule nach links skoliotisch verkrümmt war. Die Halswirbelsäule war immer noch sehr stark nach rechts abgeknickt, zeigte also eine starke Linksskoliose, wobei besonders der 7. und 6. Halswirbel extrem stark betroffen waren.

Fallbesprechung:
Als ich Frau M. zu Anfang die Zusammenhänge, die für ihr Leiden verantwortlich sind, erklärte, stieß ich wie in den meisten Fällen auf Ungläubigkeit. Die Patientin konnte nicht glauben, daß die Befunde an den Beinen und am Kreuzbein die wichtigsten Parameter ih-

rer Erkrankung sind. Es ist überhaupt das größte Problem, gerade den „schulmedizinisch verbildeten Patienten" begreiflich zu machen, daß am Ort der Beschwerden durchaus nicht die Ursache der Beschwerden zu finden sein muß, auch wenn am Ort des Leidens deutliche Befunde zu erheben sind. Besonders schwierig wird das bei Erkrankungen am Kopf, bei denen sich kein Mensch vorstellen kann, daß die Beinlängendifferenz der eigentliche Krankheitsauslöser ist.
So ist das auch in diesem Falle. Anfangs war die Patientin verständlicherweise mehr als skeptisch, wenn man berücksichtigt, was man ihr schon alles versprochen hat und welchen Behandlungen sie sich auf Grund der Versprechen schon unterzogen hat. Aber schon nach dem manuellen Beinlängenausgleich war die Patientin so beeindruckt, daß sie sich für die weiteren Therapieschritte öffnete. Nach der sehr schmerzhaften Kreuzbeinbehandlung habe ich eine Pause gemacht, ich lasse die Patienten dann immer etwas im Zimmer hin- und hergehen, und Frau M. bestätigte mir, daß die enorme Spannung im oberen Brust- und Halswirbelsäulenbereich etwas nachgelassen hatte. Die anfängliche Rechtsskoliose der Lendenwirbelsäule habe ich aus den bekannten Gründen („Bandscheiben") nicht behandelt. Die Linksskoliose der Brust- und Halswirbelsäule wurde natürlich vorsichtig therapiert. Die Patientin verließ mit dem Gefühl einer Erleichterung, das gleichzeitig das Versprechen auf Hilfe darstellt, die Praxis. Wie weit die Hilfe gehen wird, kann man natürlich bei den ersten Behandlungen nicht immer abschätzen. Aber wenn der Betreffende nach der ersten Behandlung eine Erleichterung verspürt, kann man ihm Hilfe versprechen, auch wenn womöglich keine völlige Heilung in Aussicht ist.

Anfangs kamen die Rückfälle sehr schnell. Die Besserung werden aber immer länger. Bei einem Rückfall ist regelmäßig der Kreuzbeinbeckengelenksbefund der wichtigste Parameter bei dem Wiederauftreten der Beschwerden. Regelmäßig nach der Korrektur der Kreuzbeinsublxation verspürt die Patientin Erleichterung ihrer Beschwerden. Natürlich muß man nach der Kreuzbeinbehandlung auch die restliche Wirbelsäule therapieren, da eine Kreuzbeinsubluxation die ganze Wirbelsäule instabil macht und verzieht. Dieser Einfluß wird um so stärker, je weiter man an der Wirbelsäule nach oben zum Kopf hin kommt.
An der Wirbelsäule rechts sind der 7. und vor allem der 6. Halswirbel für die Art der Beschwerden und die extreme Kopfhaltung verantwortlich. Die ganze obere Brust- und Halswirbelsäule sind nach links rotiert, wobei die beiden erstgenannten Wirbel (7. und 6. Halswirbel) am stärksten betroffen sind. Sie sind so stark nach links blockiert, daß die Halswirbelsäule regelrecht nach rechts abgeknickt ist. Dabei ist der 6. Halswirbel nicht nur links, sondern auch rechts zu tasten. Dieser Befund erklärt, warum der Kopf nicht nur nach rechts verzogen ist, sondern gleichzeitig noch nach vorne kippt. Der beidseitige Tastbefund am 6. Halswirbel signalisiert, daß zu der Linksblockierung zusätzlich die restliche Halswirbelsäule über den 6. Halswirbel nach vorn abgerutscht ist. Diesen Befund kann man einer Steilstellung gleichsetzen.

Daß alle, Meridiane und Wirbel in der Behandlung des Torticollus spasticus von Bedeutung sind, mag man unter anderem aus der Tatsache ableiten, daß sich am 7. Halswirbel ein Meridian eines jeden Funktionskreises trifft (Spinne) und dann über die Halswirbelsäule zum Kopf hinauf oder von dort nach unten zum 7. Halswirbel zieht. Auch dieser Wirbel war bei Frau M. sehr stark blockiert. Das Resultat ist, wenn man noch die Gelenke in den betreffenden Meridianen berücksichtigt, daß bei der Behandlung des Torticollis spasticus, sei er akut oder chronisch, der ganze Mensch manuell untersucht und behandelt werden muß.
Die Patientin muß natürlich darauf achten, daß sie ihr Verhalten ändert, so daß die Befunde der Wirbelsäule besser werden können. Sie darf den Kopf nicht mehr nach rechts drehen oder ihn im Gespräch nach rechts neigen. Sie muß versuchen, möglichst den Kopf nach links zu wenden und darf nicht links liegen. Sie muß darauf achten, daß sie den Kopf nicht nach vorne herunterhängen läßt, das ist sogar wichtig, wenn man im Bett liegt. Auch im Bett darf

das Kinn nicht zur Brust hin absinken, sondern muß angehoben werden, so daß der Kopf nach hinten oben kommt. Im Augenblick ist es günstig, wenn die Patientin sich im Sitzen mit dem rechten Arm aufstützt und den Kopf mit der am Kinn liegenden Hand nach links drückt. Betreffend der Linksskoliose der Wirbelsäule darf sich die Patientin nicht rechts bücken und ebenfalls nicht links liegen. Die linke Hand wird zu Arbeiten unterhalb der Gürtellinie und die rechte Hand zu Arbeiten im oberen Bereich benutzt. Gegenstände, die beim Tragen an der Hand und am Arm ziehen, werden links getragen. Gegenstände, die auf der Schulter, auf dem Arm oder unter dem Arm getragen werden, müssen rechts genommen werden. Auf die Selbstbehandlung und die Heilung des Kreuzbeinschadens möchte ich an dieser Stelle nicht nochmals extra eingehen.

Fall 2.
Krankengeschichte und Behandlungsverlauf:
In den letzten Tagen kam eine 67-jährige Patientin, Frau M. I., mit einem akuten Schiefhals in meine Behandlung. Ich kenne die Patientin seit vielen Jahren, noch aus meiner hausärztlichen Tätigkeit und erinnere mich jetzt, daß die Frau, wenn sie mit jemanden sprach, eine Kopfhaltung einnahm, bei der sie den Kopf permanent nach rechts und nach vorne geneigt war. Genau diese Haltung kam jetzt verstärkt in dem akuten Schiefhalsleiden der Patientin zum Vorschein.
Die Patientin hatte bei der ersten Behandlung schon so einen starken Spontanschmerz, daß man die Halswirbelsäule nicht anfassen konnte. Nach einer sogenannten „Rheumaspritze" war ich dann nach einigen Stunden in der Lage, auch die Halswirbelsäule zu behandeln. Die Besserung hielt nicht lange an. Nach dem dritten Rückfall innerhalb von vier Tagen habe ich der Patientin ein Rheumamittel und ein muskelentspannendes Präparat verordnet und plötzlich stabilisierte sich der Halswirbelsäulenbefund nach der manuellen Therapie.

Manueller Untersuchungsbefund:
Da Frau M. schon früher von mir mit der SMT behandelt wurde und sie ihre Hüftübung ab und zu machte, waren die Beine bei der Beinlängenprüfung gleich lang. Das Kreuzbein war erheblich links subluxiert. Die ganze Wirbelsäule wies eine Linksskoliose auf, die nach oben zum 7. Halswirbel hin zunahm. Die Halswirbelsäule war besonders am 7. und 6. Halswirbel nach links verbogen, also nach rechts abgekippt und über den 6. Halswirbel nach vorne, im Sinne einer Steilstellung, abgerutscht.

Fallbesprechung:
Auch bei dieser Patientin sind die Beschwerden über Nacht, ohne äußerliche Ursache entstanden. Entweder hat die Patientin falsch gelegen oder einen Zug bekommen. Das ist der Krankheitsbeginn, wie ihn sicher auch die Patientin aus der ersten Fallbeschreibung durchgemacht hat. Wenn man den Schaden bei Frau M. nicht schnellstens korrigiert, erleidet sie sicher auch das Schicksal der Patientin aus der ersten Fallbeschreibung.
Aber auch bei Frau M. ist der akute Zustand eine Folge eines jahre-, wenn nicht sogar jahrzehntelangen Fehlverhaltens. Die Patientin hatte schon immer die Tendenz, den Kopf im Gespräch nach rechts und nach vorne zu neigen. Somit sehe ich in der akuten Erkrankung nur den konsequenten Endzustand lang andauernder Prozesse.
In dem Krankheitsgeschehen spielt natürlich auch die Kreuzbeinsubluxation eine entscheidende Rolle. Ohne diesen Befund, davon bin ich überzeugt und meine Erfahrung bestätigt mich in der Ansicht, wäre der akute Befund in dieser Form wahrscheinlich nicht oder nicht so stark entstanden. Durch den Stabilitätsverlust und die Spannungszunahme, die durch die Kreuzbeinsubluxation ausgelöst werden, konnte der Befund im Bereich der unteren Halswirbelsäule so extreme Ausmaße annehmen und so große Beschwerden ma-

chen. Natürlich kommen auch die restlichen Schäden der linksskoliotisch verschobenen Wirbelsäule erschwerend hinzu, die Zusammenhänge unterscheiden sich eigentlich nicht von dem Fall mit dem chronischen Torticollis spasticus, den ich in der ersten Fallbeschreibung dokumentiert habe.
Die Heilung im wahrsten Sinne des Wortes ist in diesem akuten Fall mit der SMT kein großes therapeutisches Problem, wenn es der Patientin gelingt, ihr Verhalten den wirbelsäulenbedingten Erfordernissen anzupassen. In erster Linie muß die Patientin auf ihre Kopfhaltung achten. Sie darf den Kopf nicht mehr nach rechts drehen oder ihn im Gespräch nach rechts neigen. Sie muß versuchen, möglichst den Kopf nach links zu wenden und darf nicht links liegen. Sie muß darauf achten, daß sie den Kopf nicht nach vorne herunterhängen läßt, das ist sogar wichtig, wenn man im Bett liegt. Wie schon erwähnt, darf im Bett das Kinn nicht zur Brust hin absinken, sondern muß angehoben werden, so daß der Kopf nach hinten oben kommt. Im Augenblick ist es günstig, wenn im Sitzen die Patientin sich mit dem rechten Arm aufstützt und den Kopf mit der am Kinn liegenden Hand nach links drückt.
Betreffend der Linksskoliose der Wirbelsäule darf sich die Patientin nicht rechts bücken und ebenfalls nicht links liegen. Die linke Hand wird zu Arbeiten unterhalb der Gürtellinie und die rechte Hand zu Arbeiten im oberen Bereich benutzt. Gegenstände, die beim Tragen an der Hand und am Arm ziehen, werden links getragen. Gegenstände, die auf der Schulter, auf dem Arm oder unter dem Arm getragen werden, müssen rechts genommen werden.

3.44. TRIGEMINUSNEURALGIE UND ANDERE GESICHTSNERVENSCHMERZEN

Eine der bekanntesten Entzündungen eines Gesichtsnervs ist die Trigeminusneuralgie. Sie hat ihren Namen dadurch erhalten, daß der größte Nerv, der mit drei Nervenästen den größten Teil unseres Gesichtes versorgt, Trigeminus heißt. Treten bei einem Patienten Schmerzen im Bereich dieses Nervs auf, so spricht man gerne von einer Trigeminusneuralgie, wobei Neuralgie als Nervenschmerz übersetzt werden muß. Viele Patienten haben unerträgliche Schmerzen im Gesicht und es wird nicht selten, als letztes Mittel, eine chirurgische Schmerzausschaltung vorgenommen. Ich hatte noch nicht viele Patienten mit einer Trigeminusneuralgie, die sich von mir mit der SMT behandeln ließen. Es ist auch so, daß die Diagnose der Trigeminusneuralgie oft etwas verwaschen ist und deshalb habe ich in der Überschrift dieses Kapitels zusätzlich einfach Gesichtsnerventzündungen hinzu genommen.
Der Trigeminus ist ein Nerv, der keinen direkten Bezug zum Rückenmark hat. Er hat seinen Ursprungsort mit einigen anderen Nerven im Stammhirnbereich. Das Stammhirn ist entwicklungsgeschichtlich der älteste Gehirnanteil. Anatomisch schließt es sich direkt an das Rückenmark an. Der Nervenaustritt dieser Stammhirnnerven geschieht seitlich aus dem Stammhirn. Da kein offensichtlicher Bezug zum Rückenmark und seinen Segmenten besteht, ist es für die Schulmedizin nicht verständlich, daß Beschwerden im Versorgungsbereich dieser Nerven mit der Wirbelsäule zu tun haben. Der Zusammenhang zwischen Gesichtsschmerzen und Wirbelsäule ist nur auf der Basis der Meridianlehre zu verstehen.

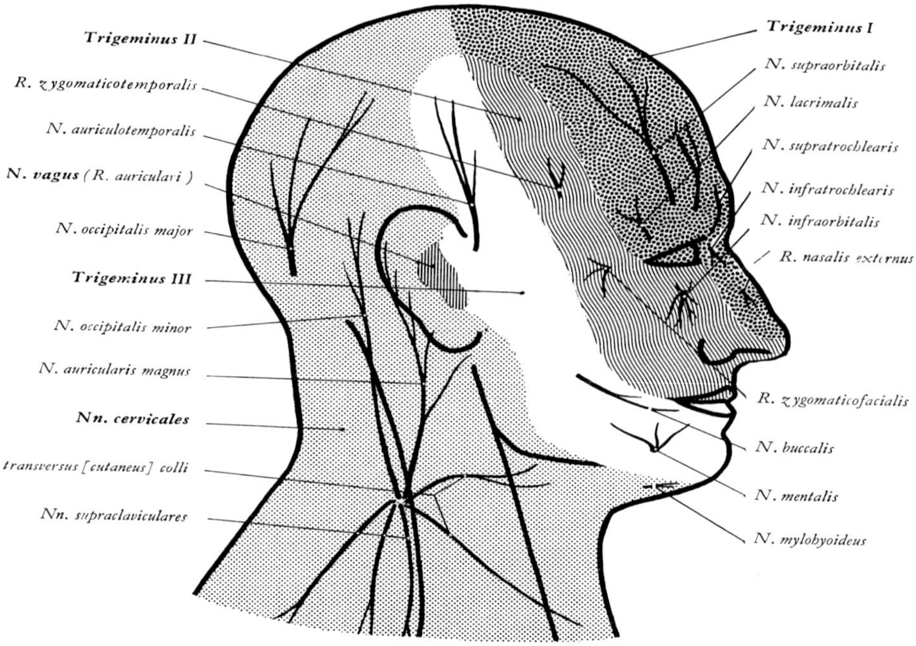

Abb. 70. Darstellung der Versorgungsgebiete der einzelnen Trigeminusäste am menschlichen Kopf.

Wenn Sie mir nicht glauben, möchte ich Ihnen nur ein kleines Beispiel aus meiner Praxis erzählen, das diese Zusammenhänge verdeutlicht. Eine Patientin, die schon öfters von mir mit der SMT behandelt wurde, kam Anfang Dez. 1998 zu mir in Behandlung. Der Grund war diesmal ein ziehender Schmerz in den linksseitigen Zähnen. Gleichzeitig habe sie Schmerzen im linken Ohr. Immer wenn ihr das Ohr weh tue, habe sie auch die Zahnbeschwerden, berichtete sie. Da sie die Beschwerden schon öfters gehabt habe und sie jedesmal nach der Behandlung für einige Zeit verschwunden waren, komme sie nun wieder zur Therapie. Der Befund stellte sich folgendermaßen dar: Die Beine waren gleich lang, aber das Kreuzbein war auf der linken Seite subluxiert. An der Wirbelsäule waren besonders der Blasen- und die Nierenwirbel nach links verschoben. Nach der Behandlung dieser Befunde waren die Beschwerden der Patientin schlagartig weg.
Wie kann man diesen Behandlungserfolg erklären? Ohne Kenntnisse der Meridian- und Funktionskreislehre kann man den Zusammenhang nicht verstehen. Der Blasen (B3)- und die Nierenwirbel (B10 und B11) bilden gemeinsam einen Funktionskreis. Die Körperöffnung zu diesem Funktionskreis sind die Ohren. Der Ohrwirbel ist der 3. Halswirbel. Am 3. Halswirbel hängen aber nicht nur die Ohren, sondern auch die Zähne. Das bedeutet, daß eine Blockierung des Blasen- und der Nierenwirbel ausgereicht haben, die Ohr- und Zahnschmerzen

hervorzurufen, wobei keine Blockierung des Ohr- und Zahnwirbels (H3) vorhanden war, wie man bei den Beschwerden am Kopf hätte annehmen können. Einen anderen Fall, ebenfalls aus den letzten Wochen, möchte ich auch noch erzählen. Ein ältere Dame, über 70 J., war schon einige Male wegen der verschiedensten Wirbelsäulenbeschwerden in meiner Behandlung. Wie die meisten Patienten hatte sie auch eine Beinlängendifferenz. Sie bekam den Auftrag, mit der Hüftübung die Hüften immer wieder ins Gelenk zurückzuschieben. Es war ihr dabei aufgefallen, daß jedesmal, wenn sie die Hüftübung mit der linken Hüfte machte, sie einen Schmerz über der rechten Kieferhöhle im Gesicht bekam und Übelkeit auftrat. Ich konnte sie beruhigen, daß sie nicht am durchdrehen sei, sondern daß dieser Zusammenhang durchaus erklärbar sei.
Der Zusammenhang ist ganz einfach. Über die Schenkelhalsregion am Bein zieht vorne der Magen-Meridian hinweg. Durch die Hüftübung kam es auf der linken Seite zu einer zusätzlichen Irritation des durch eine Blockierung des Magenwirbels gereizten Meridians. Der Magen-Meridian endet im Gesicht unter den Augen über der Kieferhöhle. Mit diesen Fakten kann man die Phänomene erklären. Die Reizung des Magen-Meridians hat den Schmerz am Endpunkt des mittleren Gesichtes ausgelöst. Gleichzeitig trat eine Reizung des Magensegments im Rückenmark auf, welche die Übelkeit auslöste.
Auch Schmerzen und Gefühlsstörungen, die an verschiedenen Kopfregionen auftreten, die durch unterschiedliche Hirnnerven versorgt werden wie z. B. durch den Trigeminusnerv, können über die Halswirbelsäule, aber auch über die ganze Wirbelsäule behandelt werden. Die wichtigsten Hirnnerven und deren schulmedizinische Klassifizierung sind:

1. Nervus vagus,
   (der Hauptnerv des parasympathischen = autonomen Nervengeflechts)
   hat enge Verbindungen zu den meisten Hirnnerven
   und zieht über den Hals bis in den Unterbauch hinab.
   Auf seinem Weg inerviert er die inneren Organe und geht enge
   Verbindungen mit dem sympathischen Nervengeflecht ein.
2. Nervii olfactorii **(Riechnerv)**, rein sensorisch (sensorisch = empfindend)
3. Nervus facialis, fast rein motorisch (für die Bewegung zuständig)
   mit parasympathischen Fasern **(versorgt Gesichtsmuskeln)**
   I. Innerliche Äste
      a. Nervus petrosus major **(für Tränen-, Gaumen- und Nasendrüsen)**
      b. Ramus communicans c. p. tympanico
         (zum Nervengeflecht der Paukenhöhle)
      c. Nervus stapedius **(Muskel im Mittelohr, der die Gehörknöchelchen in Spannung hält)**
      d. Corda tympani **(Nerv zu den Speicheldrüsen im Mund und den vor deren zwei Dritteln der Zunge)**

I. Außerhalb des Schädels
a. Nervus auricularis posterior **(versorgt die hinteren Muskeln des äußeren Ohrs)**
b. Ramus digastricus, reiner Muskelnerv
II. Endäste
a. Rami temporales **(versorgt die vorderen Muskeln des äußeren Ohrs)**
b. Rami zygomatici **(versorgt die Gesichtsmuskeln motorisch)**
c. Rami buccales **(versorgt Gesichtsmuskeln motorisch)**
d. Ramus marginalis mandibularis **(versorgt Unterkiefermuskeln)**
e. Ramus colli **(versorgt Halsmuskeln)**

4. Nervus glossopharygeus, fast rein motorisch mit parasympathischen Fasern **(versorgt Schlundmuskeln und Zunge, Geschmacksempfindung)**
I. Innerlicher Ast
a. Nervus tympanicus **(der große Paukenhöhlennerv)**
II. Äußerliche Äste
a. Ramus sinus carotici **(wichtiger Ast zur Blutdruckregelung)**
b. Rami pharyngei **(verschaltet Vagus und Sympathikus mit dem Nerv)**
c. Ramus m. stylopharygei, reiner Muskelnerv
d. Rami tonsillares **(versorgt die Schleimhaut der Mandeln und des Gaumenbogens)**
e. Rami linguales **(versorgt die Schleimhaut des hinteren Drittels der Zunge)**

5. Nervus occulomotorius, fast rein motorisch mit parasympathischen Fasern **(Augenbewegung)**

6. Nervus vestibulocochlearis, rein sensorisch **(leitet Empfindungen des Gehörs und Gleichgewicht)**
I. Pars vestibularis **(Gleichgewicht)**
II. Pars cochlearis **(Gehör)**

7. Nervus trigeminus, überwiegend sensibel **(fühlend),** aber auch motorisch **(versorgt das Gesicht)**
I. Nervus ophthalmicus **(versorgt sensibel die Augenhöhle, das obere Augenlid, die Stirn und den vorderen Teil der Nasenhöhle)**
a. Nervus lacrimalis **(Tränennerv, bes. Tränendrüse)**
b. Nervus ophthalmicus **(Sensibilität der Augenhöhle)**
c. Nervus frontalis **(Nerv für die Stirn und das obere Augenlid)**
d. Nervus nasocilliaris **(Nasen-Augennerv)**
II. Nervus maxillaris
a. Nervus meningeus
b. Nervus zytomaticus **(versorgt seitlichen Augenwinkel, Wange und Schläfe)**
c. Nervi pterygopalatinii **(versorgt Keilbein- und Siebbeinzellen, Nasenwand und oberer Schlund Nasenscheidewand hinten,**

Gaumen und Gaumenmandel)
d. Rami alveolares s. p. **(Kieferhöhlenschleimhaut und Zahnfleisch des Oberkiefers)**
e. Nervi infraorbitalis **(Teile des Zahnfleischs des Oberkiefers, Nasenhöhlen und Gesicht im Nasen-, Augenbereich)**

III. Nervus mandibularis
a. Ramus meningeus
b. Nervus massetericus **(Kiefergelenk)**
c. Nervi temporales profundi, reiner Muskelnerv, M. temporalis
d. Nervus pterygoideus lateralis, reiner Muskelnerv
e. Nervus pterygoideus medialis **(Ast zu dem das Trommelfell spannenden Muskel)**
f. Nervus buccalis **(Wangennerv)**
g. Nervus auriculotemporalis **(Ast zum Trommelfell und zur Ohrspeicheldrüse)**
h. Nervus lingualis, sensibel **(Zungennerv)**
i. Nervus alveolaris superior **(Unterkieferzähne, Zahnfleisch und Kinnerv)**

8. Nervus trochlearis, rein motorisch **(macht rollende Augenbewegungen möglich)**
9. Nervus abducens, rein motorisch **(versorgt M. rectus lateralis)**
10. Nervus accessorius, rein motorisch **(versorgt Hals- und Schultermuskeln)**
11. Nervus hypoglossus, rein motorisch **(Zungenbewegung, Sprechen)**
12. Nervus opticus, rein sensorisch **(Sehnerv)**

In groben Zügen habe ich zu Ihrem Erschrecken alle Hirnnerven aufgelistet. Ich will Sie damit aber nicht abschrecken. Für den geneigten Leser ist lediglich das Fettgedruckte von Interesse. Die Tabelle ist nicht ganz vollständig und etwas vereinfacht. Diese zwölf Hirnnerven gehen im Bereich ihrer Endpunkte in der Peripherie noch enge Verbindungen untereinander ein. Obendrein werden zwischen den verschiedenen Nerven auch noch Nervenfasern von unterschiedlicher Qualität ausgetauscht. So entsteht ein engmaschiges, viel verzweigtes Netz.
Wenn Sie jetzt einmal die Auflistung der Hirnnerven betrachten, achten Sie bitte auf das Fettgedruckte hinter den Namen den verschiedenen Nerven. Hier sind die Versorgungsgebiete und Funktionen der verschiedenen Nerven aufgelistet. Wenn Sie diese Aufzählung ansehen, fallen Ihnen sicher zu jedem Nerv und seinem Funktionsbereich entsprechende Beschwerden und Krankheiten ein.
Für den N. Trigeminus sind das folgende Beschwerden und Schmerzen: Augenhöhle, Tränendrüse, Bindehaut, Augenlid, Fasern zum Augapfel und zum Sehnerv, Nasenhöhle und Nasenscheidewand, Siebbeinzellen, Haut der Stirn und Schläfe, Oberkiefer, Gaumen, Zahnfleisch und Zähne. Für die SMT stellen sich die Behandlungsmöglichkeiten dieser Beschwerden wie folgt dar:

Erkrankungen des Sehnervs lassen sich über den 1. und 2. Halswirbel behandeln. Erkrankungen der Stirnhöhlen und der Stirn lassen sich über den 2. Halswirbel behandeln. Erkrankungen des Auges, der Bindehaut und der Tränendrüse lassen sich über den 2. Halswirbel behandeln. Erkrankungen der Ohren und des Gleichgewichtsorgans lassen sich über den 3. Halswirbel behandeln. Erkrankungen der Kieferhöhle, der Zähne und des Oberkiefers lassen sich über den 3. Halswirbel behandeln. Erkrankungen der Nase und des Mundes lassen sich über den 4. Halswirbel behandeln. Erkrankungen im Bereich der Ohrtrompete lassen sich über den 4. Halswirbel behandeln.
Natürlich spielt bei der Behandlung von Beschwerden im Kopfbereich nicht nur die Halswirbelsäule eine Rolle. Die Halswirbel sind Körperöffnungswirbel zu den verschiedenen Funktionskreisen. Je mehr ich mich mit der Materie beschäftigt habe, um so deutlicher wurde mir klar, welch eminenten Einfluß die Meridiane (autonome Nervensystem) und deren Wirbel auf unser Krankheitsgeschehen haben, nicht nur bei Erkrankungen im Kopfbereich.
Alle Meridiane, außer dem Lungen-Meridian haben mittels ihres äußeren oder inneren Meridianverlaufs einen Bezug zum Kopf. Ich möchte die verschiedenen Meridiane und ihren Meridianbezug zum Kopf, besonders zum Gesichtsschädel, auflisten. Dabei ist wichtig zu wissen, daß überall dort Schmerzen auftreten können, wo die Meridiane verlaufen und enden. Außerdem werde ich die Meridianzusammenhänge im Funktionskreissystem mit anführen, damit klar wird, daß es eigentlich bei Gesichtsschmerzen unerläßlich ist, die ganze Wirbelsäule zu behandeln.

1. Der Dickdarm-Meridian (L1) zieht über den Hals über den Unterkiefer, unter die Unterlippe, danach um den Mund herum, er berührt dabei die Mundwinkel und erreicht nach überkreuzen der Mittellinie den Nasenflügelansatz. Der Dickdarm gehört zum Funktionskreis Lunge (B3)/ Dickdarm (L1)/ Nase (H4). Der 4. Halswirbel ist auch der Mundwirbel. Der Mund ist die Körperöffnung zum Funktionskreis Magen (B6)/ Milz-Pankreas (B8 und B7)/ Mund (H4).
2. Der Lungen-Meridian hat keinen Meridianverlauf am Kopf. Er ist also nur über den Funktionskreis Lunge (B3)/ Dickdarm (L1)/ Nase (H4) und den Funktionskreis Magen (B6)/ Milz-Pankreas (B8 und B7)/ Mund (H4) zugeschaltet und hat somit nur eine untergeordnete Bedeutung für die Behandlung von Gesichtsschmerzen. Beide Funktionskreise sind über den 4. Halswirbel, der für beide Systeme der Körperöffnungswirbel ist, zusammengeschaltet.
3. Der Magen-Meridian (B 6) zieht ebenfalls über den Hals. Er hat im Gesicht einen ganz ähnlichen Verlauf wie der Dickdarm-Meridian. Der Magenmeridian geht nach Erreichen eines Punktes unterhalb der Unterlippe ebenfalls zum Mundwinkel. Von hier zieht er zur Haut ober-

halb der Oberlippe genau unterhalb der Nase. Er überkreuzt aber nicht wie der Lungen-Meridian die Mittellinie des Kopfes, sondern wandert seitlich der Nase nach oben bis unter das Auge und zum Tränenpunkt. Ein zweiter Ast erstreckt sich vom Unterkiefer über den Kieferwinkel, über das Kiefergelenk (!) und über den Haaransatz bis zur Mittellinie. Kiefergelenkssubluxationen können so Gesichtsschmerzen auslösen. Der Magen-Meridian gehört zum Funktionskreis Magen (B6)/ Milz-Pankreas (B8 und B7)/ Mund (H4). Über den 4. Halswirbel wird auch hier die Verbindung zum Funktionskreis Lunge/Dickdarm/Nase hergestellt.

4. Der Milz-Pankreas-Meridian (B7 und B8) hat einen inneren Verlauf durch den Hals zu der Zungenunterseite bis hin zu deren Spitze. Der Milz-Pankreas-Meridian gehört zum Funktionskreis Magen (B6)/ Milz-Pankreas (B8 und B7)/ Mund (H4). Auch hier entsteht über den 4. Halswirbel eine Verbindung zum Funktionskreis Lunge/Dickdarm/Nase.
5. Der Dünndarm-Meridian (B12) läuft seitlich am Hals zum Kopf, zieht über den Kieferwinkel zum Jochbein, von dort zum Augenaußenwinkel und danach zum Kiefergelenk vor das Ohr. Dadurch bekommt auch hier das Kiefergelenk einen starken Einfluß auf Gesichtsschmerzen. Der Dünndarm-Meridian gehört zum Funktionskreis Herz (B2)/ Dünndarm (B12)/ Zunge (H2). Der 2. Halswirbel ist auch der Augenwirbel. Das Auge ist die Körperöffnung zum Funktionskreis Gallenblase (B4)/ Leber (B5)/ Augen (H2). Auch der Gallenblasen-Meridian zieht über das Kiefergelenk hinweg.
6. Der Herz-Meridian (B2) zieht mit seinem inneren Verlauf durch Schlund und Hals bis zum Auge. Hat also für die Behandlung von Gesichtsschmerzen keine direkte Bedeutung. Das Herz gehört zum Funktionskreis Herz (B2)/ Dünndarm (B12)/ Zunge (H2). Auch hier ist der Funktionskreis Gallenblase (B4)/ Leber (B5)/ Auge (H2) über den 2. Halswirbel, der für beide Funktionskreise der gemeinsame Körperöffnungswirbel ist, zugeschaltet.
7. Der Gallenblasen-Meridian kommt über die Schulter und zieht den Hals hinauf. Danach erstreckt er sich sichelförmig über den seitlichen behaarten Kopf, wobei die Sichelspitze über der Augenbrauenmitte zu suchen ist. Der Sichelansatz ist hinter dem Ohr gelegen. Von hier zieht der Meridian weiter oberhalb um das Ohr herum bis zum oberen Ohrmuschelansatz. Von hier läuft er über die Schläfe weiter bis in den seitlichen oberen Haaransatz. Wieder nach unten verlaufend, stellt der Meridian den Kontakt mit dem Kiefergelenk direkt vor der Ohrmuschel her. Der Meridian endet dann mit seinem äußeren Verlauf etwa am Augenaußenwinkel. Der innere Verlauf des Meridians beginnt am Ohr, zieht durch das Kiefergelenk zum Augeninnenwinkel. Von hier be-

schreibt er einen engen Bogen, der durch die Kieferhöhlen läuft und unten am Auge endet. Von dem Bogen zieht ein weiterer innerer Ast durch den Schlund nach unten. Die Gallenblase gehört zum Funktionskreis Gallenblase (B4)/ Leber (B5) Augen (H2). Der 2. Halswirbel ist auch der Zungenwirbel. Die Zunge gilt als Körperöffnung zum Funktionskreis Herz (B2)/ Dünndarm (B12)/ Zunge (H2).

8. Der Leber-Meridian besitzt lediglich einen inneren Verlauf am Kopf. Er erstreckt sich, zwischen Speise- und Luftröhre aufsteigend, in den Rachen. Von dort steigt er hinter den Augen weiter auf bis zur Mitte des Schädeldaches. Dieser Meridian hat für die Gesichtsschmerzen eine untergeordnete Bedeutung. Der Leber-Meridian gehört zum Funktionskreis Gallenblase (B4)/ Leber (B5)/ Augen (H2). Über den 2. Halswirbel ist der Meridian mit dem Funktionskreis Herz (B2)/ Dünndarm (B12)/ Zunge (H2) gekoppelt.
9. Der Blasen-Meridian (L3) hat ebenfalls eine Beziehung zum Kopf. Als Yang-Meridian erstreckt er sich über den Nacken auf den Kopf. Er zieht über den Kopf bis zur Stirn und erreicht zum Schluß den Augeninnenwinkel. Der innere Verlauf des Blasen-Meridians am Kopf geht vom Scheitel weg zum Ohr und läuft um das Ohr nach oben und unten herum. Der Blasen-Meridian ist nicht nur wegen seines Verlaufs im Stirnbereich wichtig, sondern wegen seines Kontaktes mit dem Kreuzbeinbeckengelenk. Subluxationen des Kreuzbeinbeckengelenks wirken sich über den Blasen-Meridian auf den Kopf aus. Der Blasen-Meridian gehört zum Funktionskreis Blase (L3)/ Nieren (B10 und B11)/ Ohren (H3).
10. Der Nieren-Meridian hat einen inneren Verlauf, an Luft- und Speiseröhre aufsteigend bis zur hinteren Gaumenregion. Auch dieser Meridian hat nur über den Funktionskreis Blase (L3)/ Nieren (B10 und B11)/ Ohren (H3) einen Einfluß auf die Gesichtsschmerzen. Selbst hat er keinen Bezug zum Kopf.
11. Der Dreifache Erwärmer (Perikard-Meridian) hat ebenfalls enge Beziehungen zum Kopf. Von der Schulter kommend, zieht er mit einem inneren Verlauf im Hals seitlich hoch, um unterhalb des Ohres wieder auszutreten. Ein Teil des äußeren Meridians zieht hinten um das Ohr herum, bis über die Ohrmuschelspitze. Der andere Teil des Meridians zieht über das Kiefergelenk bis zum oberen Ohrmuschelansatz. Von hier verläuft der Meridian zur seitlichen Augenbraue und von dort zum seitlichen Augenwinkel. Der Dreifache Erwärmer zieht ebenfalls über das Kiefergelenk und so können auch Subluxationen des Kiefergelenks einen Einfluß auf Gesichtsschmerzen haben. Der Dreifache Erwärmer bildet mit dem Kreislauf-Sexus einen Funktionskreis, der keine eigenen Wirbel hat, sondern, durch seine Zuordnung zum Herzen, sich der Wirbel des Funktionskreises Herz bedient.

12. Das Lenkergefäß zieht genau über die Mittellinie unseres Körpers und ist ein dem Rücken zugewandter Yang-Meridian. Vom Nacken ausgehend, erstreckt er sich über den behaarten Kopf bis in die Stirn, weiter über den Nasenrücken zur Oberlippenmitte. Von hier verläuft der Meridian noch zum Zahnfleisch des Oberkiefers. Ein innerer Ast zieht durch den Stammhirnbereich in das Gehirn. Das Lenkergefäß gehört zu den acht außerordentlichen Meridianen. Das Lenkergefäß hat im Gesicht Kontakt mit dem Konzeptionsgefäß. Obwohl es sich bei diesen beiden Meridianen um einen Yang und ein Yin-Meridian handelt, bilden beide dennoch keinen gemeinsamen Funktionskreis.
13. Das Konzeptionsgefäß ist ein Yin-Meridian und liegt genau auf der Mitte der Vorderseite des Körpers. Der äußere Verlauf zieht über Hals, Kehlkopf und Kinn. Hier versinkt der Meridian im Gewebe und nimmt fortan einen inneren Verlauf um die Lippen und steigt anschließend bis unter das Auge auf.

Die naturwissenschaftliche Denksweise der abendländischen Medizin hat uns dazu verführt, zu enge Kausalitätszusammenhänge zu sehen. Das ist so zu verstehen, daß z. B. bei Beschwerden an Kopf und Hals eben dort auch nach der ausschließlichen Beschwerdeursache zu suchen sei. Die Überlegungen sind schon richtig, aber in ihrer Einseitigkeit der Beurteilung doch eben unvollständig und daher falsch. An der Auflistung der Meridiane (autonomes Nervensystem), welche zum Kopf eine Beziehung eingehen, und das sind fast alle, können Sie ermessen, wie groß und vielfältig der Einfluß auf Beschwerden und Erkrankungen am Kopf sein können.
Bei Gesichtsschmerzen, aber auch bei anderen Erkrankungen im Gesichts- und Kopfbereich, handelt es sich um ein vielschichtiges Geschehen. Dabei sind nicht nur die verschiedenen Wirbel und Meridiane, ihre Beziehung über die Funktionskreise untereinander, sondern auch die Beinlängendifferenz und die Kreuzbeinsubluxation, aber grundsätzlich alle Gelenkssubluxationen, besonders des 7. Halswirbels, des Altas und des Kiefergelenks (!), zu beachten. Die zu den entsprechenden Meridianen gehörenden Gelenke ersehen Sie aus der Auflistung im Kapitel 2.1.6 .

Fall 1.
Krankengeschichte und Behandlungsverlauf:
Im April 1998 kam Herr N. R., ein 59-jähriger Patient, in meine Behandlung. Sein größtes Problem war ein Unterkieferschmerz, der teilweise so schlimm war, daß er nicht mehr sprechen konnte. Zum damaligen Zeitpunkt konnte er nur noch mit Schmerzen essen. Die Beschwerden waren beim Frühstück stärker als beim Abendessen. Außerdem bestand noch ein Zungenbrennen des rechten seitlichen Zungenrandes. Wenn Herr N. mit dem Finger seine rechte Unterlippe rieb, trat der Schmerz verstärkt auf, wobei er aus dem rechten Ohr zu kommen schien. Der Schmerz konnte auch durch bestimmte Kopfbewegungen provoziert

werden. Auf genaueres Befragen gab der Patient zu, schon seit Jahren in der rechten Gesichtshälfte Beschwerden im Ohr-, Kieferhöhlen- und Nasennebenhöhlenbereich gehabt zu haben. Neben den Gesichtsschmerzen bestanden gleichzeitig schon lange Kreuzschmerzen. Der Patient hatte vor Jahren schon eine Unterkieferoperation auf der rechten Seite. Herr N. war schon einmal bei einem SMT-Therapeuten und seine Schmerzen hatten sich darauf etwas gebessert. Seine behandelnden Ärzte hatten Herrn N. eine operative Nervendurchtrennung zur Schmerzausschaltung empfohlen.
Der Behandlungsverlauf zog sich vom April bis in den September hinein. Bei der zweite Behandlung nach acht Tagen, berichtete der Patient, daß seine Herzrhythmusstörungen wesentlich besser geworden seien und daß der Kieferschmerz besser war, aber leider langsam wiedergekommen sei. Daraufhin wurde der Patient etwa alle vier bis acht Wochen von mir behandelt. Die Herzrhythmusstörungen waren bald völlig verschwunden. Der Unterkieferschmerz war sehr wechselhaft. Einmal war Herr N. zufrieden, dann kam es wieder zu einem schweren Rückschlag. Am 1. Sept. 1998 erklärte mir der Patient, daß nun auch der Gesichtsschmerz weg sei. Der Patient kam erst im Feb. 1999 wieder in Behandlung, nachdem er bemerkte, daß die Beschwerden ganz leicht wieder begannen. Er sagte, daß er rechtzeitig komme, bevor er wieder richtige Probleme bekomme.

Schulmedizinische Befunde:
Der Patient litt an einer Hypertonie. Bei einem Herzkatheter wurde eine Linksherzvergrößerung mit IVS-Verdickung diagnostiziert. Es handelte sich um eine Herzinsuffizienz bei einem Zustand nach Myokarditis 1989. Außerdem hatte der Patient wegen einer Lösungsmittelbelastung im Beruf erhöhte Leberwerte. Er hatte eine Magenanamnese mit Magengeschwüren ohne Helicobakternachweis. Bei den Rhythmusstörungen handelte es sich um VES (LOWN III b) und um asymptomatische Sinusbradycardien. Der Kernspin des Schädels von 1997 war ohne Befund.

Manueller Untersuchungsbefund:
Überraschenderweise fand sich bei Herrn N. keine Beinlängendifferenz. Dennoch bestand eine Kreuzbeinsubluxation, die links stärker ausgeprägt war als rechts. Rechts oben stand lediglich der hintere obere Beckenkammstachel (Spina iliaca superior posterior) hervor. Nach der Behandlung dieses Befundes kam der Befund einer vollständigen Subluxation links zum Vorschein. Vom 5. Lendenwirbel bis zum 10. Brustwirbel war die Wirbelsäule linksskoliotisch verschoben. Besonders waren der Kreislauf (B12)- und die Nierenwirbel (B10 und B11) betroffen. Vom 9. Brustwirbel bis zum 7. Halswirbel fand sich eine Rechtsskoliose, wobei Herz (B2)- und Lungenwirbel (B3) am stärksten blockiert waren. Das Kiefergelenk war rechts sehr stark subluxiert. Die Halswirbelsäule wies vom 6. bis zum 3. Halswirbel eine Linksverkrümmung auf. Der 2. und 1. Halswirbel waren stark rechts blockiert.

Fallbesprechung:
Bei der Erkrankung des Herrn N. handelt es sich um einen sehr langen Krankheitsverlauf. Die behandelnden Ärzte hatten überlegt, ob der Unterkieferschmerz eine Folge der Kieferoperation (Neurinom = Nervenwucherung) sein könnte. Ein Zusammenhang ließ sich nicht beweisen. Für mich ist die Kieferoperation lediglich der Beweis dafür, daß der Patient seine Veränderungen an der Wirbelsäule, die letztendlich die Schmerzen am Kiefer auslösten, schon seit Jahrzehnten hat.
Auch in diesem Fall handelt es sich um ein Geschehen mit Summationseffekt einzelner Wirbelsäulenschäden, die Art und Schwere der Erkrankung bestimmen. Der Patient hatte keine Beinlängendifferenz, aber dennoch eine Kreuzbeinsubluxation. Auch das kommt vor. Die

Ursache dafür könnte sein, daß er die Beine im Sitzen zwar nicht übergeschlagen hat, aber im Beruf schwere Gegenstände heben mußte und das häufig über die Seite zu geschehen hatte. Die Wirbelsäule zeigte den typischen Befund eines Rechtshänders, nämlich unten links und oben rechts. Die Halswirbelsäule hatte einen Doppelschwung, wobei der größte Teil nach links verdreht war, nur die beiden obersten Wirbel wiesen eine Rechtsskoliose auf.
Neben den Gesichtsschmerzen war das Herz mit seiner Herzerweiterung und den Rhythmusstörungen ein Problem. Interessanterweise waren alle Wirbel, die zum Funktionskreis Herz/Dünndarm/Zunge gehören, schwer blockiert. Der 12. Brust- (Kreislauf) war links, der 2. Brust- (Herz) rechts und der 2. Halswirbel auch rechts verschoben. Da es sich bei diesen Befunden sicher um eine alte Geschichte handelt, sehe ich in diesen Befunden die eigentliche Ursache, warum der Patient eine Myokarditis bekam. Das Herz war durch die Wirbelsäulenschäden so in seiner Abwehr geschwächt, daß es der Infektion nichts entgegensetzen konnte. Die durch die Myokarditis entstandenen Schäden sind zum größten Teil irreparabel. Daß sich aber trotz der organischen Veränderungen manches dennoch mit der SMT behandeln läßt, erkennen Sie aus dem Umstand, daß die Herzrhythmusstörungen im Laufe der Behandlung verschwunden sind. Somit möchte ich nicht ausschließen, daß sich der Herzbefund auch etwas verbessern läßt, auch wenn eine völlige Wiederherstellung nicht möglich ist.
Das eigentliche Problem ist aber doch der Unterkieferschmerz gewesen. Neben allen anderen Befunden, besonders der Kreuzbeinsubluxation und der Blockierung der Nierenwirbel, möchte ich hier an erster Stelle die Kiefergelenksubluxation anführen. Über das Kiefergelenk laufen mehrere Meridiane, der Dreifache Erwärmer (Perikard-Meridian), Dünndarm-, Gallenblasen- und Magen-Meridian. Der Magen-Meridian zieht unterhalb der Unterlippenmitte über den Unterkiefer, zum Kieferwinkel und von dort nach oben über das Kiefergelenk, durch den seitlichen Haaransatz zur Mitte in den Haaransatz über der Stirn. Der Meridianverlauf entspricht bis zum Kiefergelenk genau dem Beschwerdebereich des Patienten mit seinen Kieferschmerzen.
Das Gefühl, daß die Schmerzen aus dem Ohr kämen und in den Unterkiefer ausstrahlten, hat etwas mit dem Funktionskreis Blase (L3)/ Nieren (B10 und B11)/ Ohren (H3) zu tun. Da zum 3. Halswirbel nicht nur die Ohren, sondern auch die Zähne gekoppelt sind und der Patient eine starke Blockierung der Nierenwirbel hatte, ist das Phänomen leicht zu erklären. Es ist in diesem Fall aber sicher so, daß die Beschwerden, die durch die Reizung des Magen- und des Nieren-Meridians entstanden, sich gegenseitig verstärkten und so den Unterkieferschmerz ausgelöst hatten.
Der Körperöffnungswirbel zum Funktionskreis Magen/Milz-Pankreas/Mund ist der 4. Halswirbel und der Körperöffnungswirbel zum Funktionskreis Blase/Nieren/Ohren ist der 3. Halswirbel. Damit ist erklärt, warum die Kopfbewegung so großen Einfluß auf die Beschwerden des Patienten hatten. Durch bestimmte Bewegungen und zu bestimmten Tageszeiten nahmen die Blockierungen dieser Wirbel am Hals, aber auch der restlichen Funktionskreiswirbel, zu und die Beschwerden wurden stärker.

3.42. ÜBELKEIT

Übelkeit ist ein sehr häufiges Symptom, die meist im Rahmen verschiedenster Erkrankungen auftreten kann. Es ist unserem Verständnis nach logisch, daß bei Magenerkrankungen Übelkeit auftritt. Übelkeit ist aber auch ein häufiges allgemeines Krankheitssymptom. Es stellt sich nicht selten als erstes Krankheitssymptom ein. Der Appetit läßt nach, Widerwillen gegen Essen stellt sich ein, und wenn man sich zum Essen zwingt, wird einem übel.

Verschiedene andere Baucherkrankungen können auch Übelkeit auslösen. Die Übelkeit ist zur Entlastung des Magendarmtraktes notwendig, denn so wird dafür gesorgt, daß das Magen- und Darmsystem bei Funktions- und Passagestörungen entlastet wird. Diese Entlastung geschieht in Form des Erbrechens. Wenn die aufgenommenen Speisen vom erkrankten Magen nicht verdaut oder der verdaute Speisebrei nicht nach unten in die Därme abtransportiert werden kann, weil dort eine Stockung ist, muß der Mageninhalt auf retrogradem (rückläufig) Weg über den Mund entleert werden, was Erbrechen genannt wird.
Übelkeit kann zwar von Magen und Darm ausgelöst werden, wird aber nicht im Magen empfunden. Die Wahrnehmung der Übelkeit, ebenso wie das Auslösen des Erbrechens, ist ein zentraler Vorgang im Gehirn des Menschen. Deshalb können diese Beschwerden auch bei vielen Erkrankungen des Nervensystems auftreten. Besonders häufig ist Schwindel mit einer Übelkeit kombiniert. Schwindel ist aber nicht regelmäßig mit Übelkeit verbunden und Übelkeit hat auch nicht zwangsläufig Erbrechen zur Folge. Sie sehen schon, das Thema ist sehr komplex und es ist mir wahrscheinlich nicht möglich, alle Zusammenhänge zu berücksichtigen und zu beschreiben.
Die Übelkeit und das Erbrechen ist, wie schon erwähnt, eine Schutzfunktion des Organismus. Schädliche Stoffe müssen aus dem Magendarmtrakt entfernt werden, bei Passagestörungen muß eine Entlastung stattfinden, bei lang andauernder Überfüllung braucht der Magendarmtrakt zu viel Blut und das Gehirn leidet an einem Blut-, sprich Sauerstoffmangel.
Aber warum tritt gerade bei vielen Blasen- und Nierenerkrankungen so häufig Übelkeit auf und bei anderen Organerkrankungen weniger? Warum ist es vielen Herzpatienten oft übel und schlecht? Manchmal leiden Patienten an einem gewissen Unwohlsein, ohne daß man eine schlüssige klassisch-medizinische Erklärung dafür findet. Häufig werden Kreislaufbeschwerden mit Übelkeit gleichgesetzt und als Erklärungshilfe herangezogen. Die Erklärung ist die, daß das Symptom Übelkeit im Gehirn durch die Reizung von Meridianen der verschiedenen Funktionskreise ausgelöst werden. Das sind all die Meridiane, die in ihrem innerlichen oder äußerlichen Verlauf einen engen Bezug zum Gehirn haben.
Die SMT bietet für viele Zusammenhänge und Symptome eine gute Erklärungsmöglichkeit. Die durch Magen- oder Darmerkrankungen ausgelöste Störung wird über unser Nervensystem, und zwar über das autonome Nervensystem, zum Gehirn geleitet. Die Nervenleitung geschieht über den Gefäßnervenstrang, der zum sympathischen (Adrenalin) Anteil des autonomen Nervensystems gehört. Die Störung wird im Gehirn wahrgenommen und das Gehirn reagiert mit dem Gefühl der Übelkeit und löst das Erbrechen aus.
Welche Meridiane spielen bei der Übelkeit und beim Erbrechen eine Rolle? Sicher ist hier der Magenwirbel an erster Stelle zu nennen. Dem Organ Magen ist der 6. Brustwirbel zugeordnet. Also kann eine Blockierung des 6. Brustwirbels,

aber auch der restlichen Funktionskreiswirbel - der Magen gehört zum Funktionskreis Magen (B6)/ Milz-Pankreas (B8 und B7)/ Mund (H4) -, Übelkeit bis hin zum Erbrechen, über den Magen-Meridian, auslösen.
Der 4. Halswirbel ist aber auch der Nasenwirbel. Die Nase gilt als Körperöffnung zum Funktionskreis Lunge (B3)/ Dickdarm (L1)/ Nase (H4). Somit können Blockierungen all dieser Wirbel Übelkeit verursachen.
Aber auch alle Meridiane, die mit ihrem äußeren oder inneren Verlauf die Magenregion berühren, können ebenso Übelkeit auslösen.
In erster Linie ist das der Nieren-Meridian. Die Nieren gehören zum Funktionskreis Blase (L3)/ Nieren (B10 und B11)/ Ohren (H3). In der Tat ist es so, daß viele Patienten mit Harnwegsinfekten über Übelkeit klagen. Das ist nicht nur bei Nierenbeckenentzündungen so, sondern auch bei einfachen Blasenentzündungen.
Der Leber-Meridian zieht ebenfalls über die Magenregion und hat einen inneren Meridianast zum Gehirn. Die Leber gehört zum Funktionskreis Gallenblase (B4)/ Leber (B5)/ Augen (H2).
Der 2. Halswirbel ist gleichzeitig der Zungenwirbel. Die Zunge gilt als Körperöffnung des Funktionskreises Herz (B2)/ Dünndarm (B12)/ Zunge (H2). Das Herz und seine restlichen Funktionskreiswirbel haben einen ganz großen Einfluß auf die Funktion unseres Gehirns. Hier ist die Ursache für die Übelkeit bei Herzerkrankungen zu sehen. Ich habe es in meiner Praxis schon oft erlebt, daß ich im Notfalldienst zu einem am Sekundentod durch Herzinfarkt gestorbenen Patienten gerufen wurde und die Angehörigen mir berichteten, daß der Patient plötzlich über eine starke Übelkeit geklagt habe und dann plötzlich tot umgefallen sei. Aber nicht nur bei Übelkeit im Rahmen von Herzerkrankungen spielt der Herzwirbel eine große Rolle, sondern grundsätzlich bei Übelkeit. Ist der Herzwirbel oder gar mehrere Wirbel dieses Funktionskreises blockiert, entsteht wahrscheinlich leichter das Gefühl von Übelkeit, als wenn der Magenwirbel allein blockiert ist.
Dreifacher Erwärmer (Perikard-Meridian) und Kreislauf-Sexus, die beide einen gemeinsamen Funktionskreis bilden und die Wirbel des Funktionskreises Herz/Dünndarm/Zunge benutzen müssen, da sie keinen eigenen Wirbel haben, gehören auch zum Herzen. Der Dreifache Erwärmer, der Magen-Meridian und der Gallenblasen-Meridian ziehen alle über das Kiefergelenk. Subluxationen des Kiefergelenks stören also gleich drei Wirbel und die ihrer Funktionskreise. Kiefergelenkssubluxationen können daher sehr starke Übelkeit bis zum Erbrechen auslösen.
Alle vier Herz-Meridiane haben einen inneren Meridianverlauf über den Magen. Das könnte auch ein Grund sein, warum also Patienten, die kurz vor einem Herztod stehen, oft über ein unerklärliches Unwohlsein in der Art einer Übelkeit klagen.
Alle in den entsprechenden Meridianverläufen gelegenen Gelenke müssen natürlich auf Subluxationen untersucht werden, da es hierdurch auch zu Meridianstörungen kommen kann. Über die betreffenden Gelenke informieren Sie sich bitte im Kapitel 2.1.6.

3.43. WIRBELSÄULENVERKRÜMMUNG (SKOLIOSEN) BEI ERWACHSENEN UND KINDERN

Das ist wirklich eines der finstersten Kapitel der Orthopädie. Auch wenn ich Arzt bin, der, trotz aller Kritik, der Schulmedizin offen und positiv gegenübersteht, so muß ich leider sagen, daß es sich hier oft um Patienten und Krankheitsverläufe handelt, bei denen ich in Tränen ausbrechen könnte, besonders weil schon sehr oft Kinder und Jugendliche betroffen sind. Dabei möchte ich festhalten, daß alle Mediziner ihr Bestes geben und in der Überzeugung handeln, daß sie für den Patienten das Beste und Richtige tun. Sie werden in dieser Überzeugung dadurch bestärkt, daß weltweit ihr Handeln anerkannt und damit zum sogenannten Standard erklärt wird. Diese Tatsache macht die Kritik an dem Handeln der Schulmedizin auch so schwierig. Wie kann ein kleiner Landarzt aus dem Allgäu es wagen, gegen eine Welt von Kapazitäten aufzustehen und zu behaupten, einen besseren und schonenderen Weg gefunden zu haben, Skoliosen zu heilen? Ja ich sage ausdrücklich, heilen. Dabei mag es sich um Kinder oder Erwachsene jeden Alters handeln. Sie schütteln den Kopf? Ich kann hier nur ein altes Sprichwort zitieren, das da lautet: „Laßt Taten sprechen". Jede meiner Behauptungen und Postulate können am Patienten in der Praxis bewiesen werden, wenn auch manche Behandlungsverläufe einen langen Zeitraum in Anspruch nehmen können und der Patient den wichtigsten Teil der Behandlung, durch bestimmte Übungen im Sinne von Selbstbehandlungen und Verhaltensänderungen, selbst übernehmen muß.
Wie geht die Schulmedizin mit Skoliosen, also Wirbelsäulenverbiegungen, um? Meist ist es doch so, daß man auf Grund der Rückenschmerzen über den Hausarzt zum Orthopäden gelangt. Dieser stellt dann eine Röntgenaufnahme her und diagnostiziert eine Skoliose oder Wirbelsäulenverbiegung. Als nächstes wird Krankengymnastik, Massagen verordnet. Führen diese Maßnahmen zu keiner Besserung, wird dem Patienten nach einiger Behandlungszeit nicht selten eröffnet, daß an seiner Skoliose nichts zu ändern sei und daß er mit seinen Beschwerden leben müsse. Nimmt der Schweregrad einer Skoliose zu und kann der Patient seine Beschwerden kaum noch ertragen, steckt man ihn in ein Korsett oder in eine Gipsschale.
Handelt es sich bei einer in ihrem Schweregrad zunehmenden Skoliose um Jugendliche und junge Erwachsene, wird nicht selten zu einer Operation geraten und diese auch durchgeführt. Ein Operationsverfahren gilt wohl augenblicklich als das beste, bei der in jeden Wirbelkörper der Skoliose eine Stahlschraube eingedreht wird. Durch den Kopf dieser Schrauben wird anschließend ein Metallstab gesteckt, der dafür sorgt, daß sich die Verbiegung streckt und die Wirbelsäule aufrichtet. Abgesehen von der sicherlich sehr schweren Operation mit entsprechend langer Narkosedauer, kann ich mir nicht vorstellen, daß diese Patienten auf Dauer beschwerdefrei sind. Es handelt sich bei einer solchen Operation sehr häufig um Jugendliche, deren Wachstum noch nicht abgeschlossen ist.

Nach der Auskunft der Eltern eines 11-jährigen Mädchens mit einer schweren Rechtsskoliose im unteren und einer Linksskoliose im oberen Wirbelsäulenbereich, wurde ihnen von den Ärzten erklärt, daß die Wirbel, in die eine Schraube eingedreht wird, möglicherweise nicht mehr mit weiterwachsen. Wenn aber doch ein Wachstum eintritt, kommt es nicht selten zu Stabbrüchen, die dann eine neuerliche Operation notwendig machen, um einen neuen Stab einzusetzen. Nun müßte bei dem 11-jährigen Mädchen fast jeder Wirbel mit einer Schraube versehen werden und die Gefahr bestünde, daß das Kind nicht mehr weiter wachsen würde. Eine weitere Frage ist, wie lange halten solche Schrauben und gibt es Schraubenlockerungen? Wie oft sind Nachoperationen auch nach einigen Jahren notwendig? Die Eltern haben in der Klinik ein solches Kind kennengelernt,es lag im gleichen Zimmer wie ihre Tochter, das nun auf seine zweite Operation wartetet. Die Erklärung für einen Stabbruch könnte so sein, daß das Wirbelwachstum doch nicht immer zum Stehen kommt und Spannungen auftreten, die den Stab durch Materialermüdung brechen lassen. Fragen über Fragen und nicht auszuschließende Risiken.
Nun kann man einwenden, daß ich als Land- und Allgemeinarzt ein anderes Krankengut betreue als viele Universitätsklinken, die womöglich viel schwerere Fälle behandeln müssen. Dem möchte ich entgegenhalten, daß ich in den letzten Jahren ausschließlich mit der SMT behandle, und daß es mir gelungen ist und immer noch gelingt, schwere Wirbelsäulenskoliosen, auch mit Brustkorbdeformierungen, sogar bei älteren Patienten, zu bessern und zu heilen. Was für ältere Patienten unter bestimmten Voraussetzungen möglich ist, muß bei Kindern und Jugendlichen erst recht kein Problem darstellen. Kinder und Jugendliche haben im Gegensatz zu älteren Menschen viel weichere Knochen, die noch gut formbar sind. Diese Formbarkeit der Knochen ist zwar grundsätzlich in jedem Alter gegeben, je älter der Betreffende jedoch ist, um so länger dauert dieser Vorgang.
Wodurch entstehen solche Skoliosen? Sind sie ein nicht abwendbares Schicksal der Menschen? Nein, die meisten Skoliosen sind erworben. Zu der Entstehung trägt in den meisten Fällen unser Verhalten bei. Natürlich gibt es die Möglichkeit, daß bei einer Skoliose eine echte angeborene Mißbildung vorliegt, wie ich kürzlich bei einem Säugling gesehen habe, bei dem die rechte Hälfte eines Lendenwirbels schlichtweg nicht vorhanden war. Kommt das Kind zum Laufen, würde ohne eine operative Korrektur die Lendenwirbelsäule abknicken. Diese Veränderung würde im Laufe der Zeit zu einer extremen Fehlhaltung mit einer Linksskoliose führen. Die meisten Skoliosen bei Säuglingen kommen aber nicht durch Mißbildungen zustande, sondern Skoliosen entstehen durch eine längere einseitige Lage in der Gebärmutter. Dabei kann es sich um Kinder handeln, die bewegungsarm sind. Aber auch im Mutterbauch können die Ungeborenen schon eine bevorzugte Liegeseite haben, oder es handelt sich um Kinder mit einer Zwangshaltung, die vielerlei Ursachen haben kann.

Außer echten Mißbildungen, denen eventuell operativ geholfen werden muß, sind Skoliosen kein unabwendbares Schicksal. Bei erwachsenen Personen können Unfälle eine Ursache für das Auftreten einer Skoliose sein. Für die meisten Skoliosen sind wir Menschen aber selbst verantwortlich. Sie entstehen zum Einen durch unsere Rechts- und Linkshändigkeit. Dadurch wird das Bewegungsmuster der Menschen beeinflußt. Der Rechtshänder bückt sich eben über die rechte Seite herunter, um einen Gegenstand mit der rechten Hand vom Boden aufzuheben. Außerdem ist bei ihm meist die rechte Hand die Traghand, wenn er gezwungen ist, einseitig zu tragen. Beim Linkshänder ist dies genau umgekehrt der Fall. Durch das Bücken nach rechts oder auch nach links weicht die untere Wirbelsäule in der Regel mit der Zeit zur Gegenseite hin aus. Beim Rechtshänder entsteht eine Linksskoliose und beim Linkshänder eine Rechtsskoliose der unteren Wirbelsäule. Mit dem einseitigen Tragen verhält es sich so, daß die belastete Hand seine gleichseitige Schulter herabzieht. Die Folge ist eine Abweichung der oberen Wirbelsäule zur Gegenseite hin, also beim rechts Tragenden nach links und umgekehrt. Natürlich sind das nicht die einzigen Einflüsse, die sich auf die Form unserer Wirbelsäule auswirken.
Auch unsere Haltung bei unserer Arbeit, aber auch bei den Freizeitbeschäftigungen, haben eine nicht zu unterschätzende Auswirkung auf die Form der Wirbelsäule. Allein das Kindertragen der Frauen hat bei diesen nicht selten eine Linksskoliose der oberen und eine Rechtsskoliose der unteren Wirbelsäule zur Folge. Die Kinder werden nämlich meist auf der linken Seite getragen, da die rechtshändige Frau die rechte Hand frei haben möchte zum Arbeiten. Da das schon etwas größere Kind dabei auf der linken Hüfte sitzt, wird die untere Wirbelsäule nach rechts verschoben. Die Hand, die das Kind hält, ist beim Umfassen des Kindes erhoben, wodurch die obere Wirbelsäule nach links verzogen wird.
Es gibt unendlich viele solcher Beispiele, denn jeder Beruf oder jede oft durchgeführte Tätigkeit haben ihr bestimmtes Bewegungsmuster. Damit ist die Liste der Einflüsse auf unsere Wirbelsäule aber noch nicht beendet. „Last but not least“ darf man nicht die Schlaf- oder Liegehaltung der Menschen vergessen. Der Mensch verbringt eine nicht unerhebliche Zeit des 24-stündigen Tagesablaufs in liegender Position. Dabei ist nicht nur die Lagerung im Bett beim Schlafen gemeint, sondern man darf auch die Zeit des Mittagsschlafes oder des Fernsehens nicht außer Acht lassen. Viele Menschen haben es sich angewöhnt, nach getaner Arbeit zum Fernsehen hinzuliegen. Sollte ein Mensch nur im Bett zum Schlafen liegen, so sind dies doch durchschnittlich sechs bis acht Stunden Liegezeit. Nun haben erwachsene Menschen ebenso wie Kinder eine bevorzugte Liegeseite, auf der sie einfach besser einschlafen und scheinbar entspannter liegen. Das führt dazu, daß die Wirbelsäule zu der Seite des Liegens hin durchhängt. Hat nun eine Person eine Linksskoliose der Wirbelsäule und liegt er dazu noch meistens links, so wird die Skoliose durch die Schlafhaltung über Nacht zusätzlich verstärkt.

Ein weiterer nicht zu unterschätzender Faktor, der besonders bei Kindern in der Skolioseentstehung eine wichtige Rolle spielt, ist der Beckenschiefstand durch eine Beinverlängerung. Ganz wenige Säuglinge und Kleinkinder haben keine Beinlängendifferenz. Diese Beinlängendifferenzen führen nicht nur zu Kreuzbeinsubluxationen, wie sie bei solchen Kindern fast regelmäßig zu finden sind, sondern auch dazu, daß die Wirbelsäule im Lendenwirbelbereich zur niedrigeren Seite rotiert. Sie muß sich dann wieder aufrichten, was eine zunehmende Knickskoliose hervorruft. Im oberen Bereich der Wirbelsäule kommt es nicht selten zu einem skoliotischen Gegenschwung. Das bedeutet, eine Linksskoliose der unteren Wirbelsäule zieht oft eine Rechtsskoliose der oberen Wirbelsäule nach sich. Es kann mit der Zeit sogar passieren, daß die obere Skoliose stärker abknickt als die untere. Die Folge sind oft zum Teil schwere Rippen- und Oberkörperdeformierungen.
Wir sehen also, bis auf ganz wenige Fälle sind wir letztlich für die Form unserer Wirbelsäule selbst verantwortlich. Aber auch Säuglingsskoliosen durch einseitige Lagerung in der Gebärmutter und Skoliosen durch Unfall sind, solange keine organischen Wirbelkörperveränderungen vorliegen, kein unabwendbares Schicksal. Alle diese Veränderungen sind mit der SMT heilbar.
Die Art und Weise ist von der Theorie her ganz einfach. Man muß nur die Faktoren, welche zu einer Skoliose geführt haben, ausschalten und den Ursachen entgegenarbeiten. Damit wird klar, daß der Patient seine Behandlung eigentlich selbst übernehmen muß. Er muß sein Bewegungsmuster ändern, der Rechtshänder darf also nicht mehr rechts tragen, sondern soll dafür die linke Hand hernehmen. Der Therapeut, der durchaus notwendig ist, ist lediglich dazu da, den Wirbelsäulen- und Gelenksbefund zu erheben, die Schäden zu benennen und dem Patienten genau zu erklären, wie er dem Schaden entgegenarbeiten kann und muß. Er muß dem Betreffenden aber nicht nur erklären, in welcher Art und Weise er sein Verhalten ändern muß, sondern er muß ihm auch Übungen zeigen, die der Patient regelmäßig und selbständig oder mit Hilfe seines Partners machen muß, um seine Skoliose zu behandeln und zu beseitigen.
Diese Übungen oder auch die Mitbehandlung durch den Lebenspartner (oder die Eltern) sind deshalb notwendig, um der Neigung der Gelenke und Wirbel entgegenzuarbeiten, nach der Behandlung und dem Einrichten in die alte, gewohnte, für sie bequeme, aber falsche Position zurückzurutschen. Diese Neigung entsteht dadurch, daß sich Sehnen, Bänder und Muskeln, ja sogar die Knochen der Fehllage anpassen. Das bedeutet z. B., daß bei einer Skoliose die Sehnen und Muskeln auf der konkaven Seite schrumpfen und sich verkürzen, auf der konvexen Seite werden diese Strukturen länger. Wenn man nun die entsprechenden Wirbel gerichtet hat, also gerade gestellt hat, sind die Bänder der konvexen Seite zu lang und locker, die der konkaven Seite zu kurz.
Hinzu kommt, daß auch die Wirbelkörper bei einer langen Skoliosedauer ihre normale viereckige Form einbüßen und dreieckig werden. Bei unseren Kno-

chen handelt es sich um lebendes Gewebe, das auf alle äußeren Einflüsse reagiert. Das bedeutet, daß der Knochen auf einen Druck mit einem Knochenabbau und auf einen Zug mit einem Knochenanbau reagiert. Das kann bei entsprechend langer Fehlstellung dazu führen, daß ein Wirbelkörper auf der konvexen Seite der Skoliose dicker ist als auf deren konkaven. Das führt ebenfalls dazu, daß ein behandelter Wirbel gerne wieder in seine alte Lage zurückgleitet. Dieser Tendenz muß der Patient mit seinen Übungen entgegenwirken. Je häufiger und konsequenter er diese durchführt, um so schneller wird seine Skoliose besser.
Einem Patienten, und hier handelt es sich um eine grundsätzliche allgemeingültige Aussage der SMT, der dazu nicht bereit ist, kann nicht geholfen werden. Er muß sich wirklich mit seiner Skoliose abfinden und eventuell in Kauf nehmen, daß diese Skoliose im Laufe seines Lebens immer schlimmer wird und seine Schmerzen zunehmen. Es macht keinen Sinn, solche Patienten auf Dauer zu behandeln. Sehen Sie als Therapeut, daß der Patient nicht mitarbeitet, brechen Sie die Behandlung ab, es ist sinnlos, dem Betreffenden helfen zu wollen.
Welche Übungen sind bei der Behandlung mit der SMT zu machen? Zuerst muß der Patient regelmäßig seine Beingelenke und deren mögliche Subluxationen mit den entsprechenden Hüft-, Knie- und Sprunggelenksübungen korrigieren. Er muß zu allererst natürlich das Beineüberschlagen unterlassen.
Die Kreuzbeingelenke und deren Subluxationsneigung kann man selbst, an einem Türrahmen, behandeln, aber noch besser ist die Behandlung durch einen Partner. Die Behandlung der Wirbelsäule kann als sogenannte Kantenübung oder auch in Form einer Partnerbehandlung geschehen. Die Beschreibung der Selbstübungen finden sie in meinem Buch „Wunder dauern etwas länger“.
Die Aufgabe des Therapeuten ist es, dem Patienten genau zu sagen, wie und an welchen Stellen er welche Übung zu tun hat. Weiterhin muß der Behandler den Erfolg der Bemühungen kontrollieren. Diese Übungen müssen, wie gesagt, öfters am Tage durchgeführt werden, möglichst morgens und abends. Ist der Patient sehr konsequent und hat er gelernt, die Übungen richtig zu machen, und das zu überprüfen gehört auch zu den Aufgaben des Therapeuten, so ist es durchaus möglich, Skoliosen zu heilen. Natürlich dauert es bei älteren Patienten und älteren Schäden entsprechend lang. Je jünger der Betreffende und sein Schaden ist, um so schneller kommt es zu einer Heilung.
Bei Kindern ist die Skoliosebehandlung noch einfacher. Auf Grund der weichen Knochen und des noch lockeren Gewebes sind die schnellsten und besten Erfolge zu erzielen. Nun können Sie aber von Kindern, speziell wenn es sich um Säuglinge und Kleinkinder handelt, nicht erwarten, daß diese ihre Gelenks- und Kantenübungen machen. Es ist Aufgabe der Eltern, darauf zu achten, daß die Therapieanweisungen befolgt werden. Diese Anweisungen unterscheiden sich nur unwesentlich von denen für Erwachsene, nur daß hier die Türrahmen- oder Türkantenübungen wegfallen und durch Übungen ersetzt werden, bei de-

nen die Eltern die Behandlung übernehmen. Das gilt auch für die Hüftübung und die Überwachung der Lagerung im Bett. Ich gebe zu, daß das oft nicht einfach ist, weil bei sehr kleinen Kindern natürlich jede Krankheitseinsicht fehlt, viele kleine Patienten haben ja auch noch keine Beschwerden und sie sind oft nicht sehr kooperativ. Je älter ein Kind und je verständiger, um so schneller und besser ist der Therapieerfolg, besonders wenn diese Kinder anfangen, aktiv mitzuarbeiten.
Die Gelenksübungen müssen die Eltern mehrmals am Tage mit oder an ihrem Kind machen. Die wichtigste Übung ist dabei natürlich die des Hüftgelenks. Das Bein des Kindes wird wie bei den Erwachsenen in der Hüfte auf 90 Grad abgewinkelt. Die Mutter oder der Vater legt ein oder zwei Finger an den Oberschenkel direkt vor das Gesäß und drückt etwas, dabei führt sie das Bein des Kindes über diese Finger nach unten zur Unterlage (siehe Abb. 38a und b, Kapitel 1.18)
Die Kreuzbeingelenksbehandlung ist für Eltern nicht schwierig, man muß den Eltern nur klar machen, daß sie bei der Behandlung nichts verletzen können. Im Gegenteil, sie helfen ihrem Kind. Der Therapeut muß überprüfen, wie und auf welcher Seite das Gelenk subluxiert ist. Die Eltern brauchen dann nur mit dem Daumen in einem Winkel von 45 Grad über das Kreuzbeingelenk, vom Steißbein ausgehend, über das Grübchen bis zum hinteren Beckenkammvorsprung hinweg massieren.
Wenn man diese Massage den Eltern genau zeigt, stellt die Anwendung zu Hause eigentlich kein Problem dar. Es ist auch nicht zu befürchten, daß durch eine solche Massage etwas verschlimmert werden kann, besonders da man den Eltern erklären sollte, daß ein zu großer Druck gar nicht notwendig oder erwünscht ist.
Bei der Skoliosebehandlung sind es ebenfalls die Eltern, die den aktiven Teil der Behandlung übernehmen. Als erstes müssen sie ein bis zweimal am Tag den Rücken des Kindes mit einem Öl ihrer Wahl einstreichen und anschließend mit den Fingern auf der Seite der Skoliose direkt am Rückgrat auf und ab massieren. Dazu ist es gut, wenn der eine Elternteil das Kind auf dem Schoß sitzen hat und während der Massage des anderen Elternteils ein Ärmchen oder ein Beinchen mit der Hand vor- und zurückschwingt. Bei größeren Kindern, die schon aktiv mitarbeiten können, ist dieses Vorgehen nicht mehr notwendig, da die Kinder die Pendelbewegungen der Arme oder Beine, die zur Mobilisation der Wirbelsäule notwendig sind, selbst übernehmen können. Eine andere Möglichkeit der Skoliosebehandlung bei kleinen Kindern ist noch die Wiegetechnik. Dabei nimmt ein Elternteil das Kind so auf den Arm, daß es quer über die Unterarme gelegt wird. Dabei muß die Gegenseite zum Skolioseschwung nach unten zum Boden hin gerichtet sein. Nun wird das Kind auf den Armen leicht auf und ab bewegt, so daß die Wirbelsäule zur Gegenseite der Skoliose hin durchhängt (s. Abb. 71a und b).

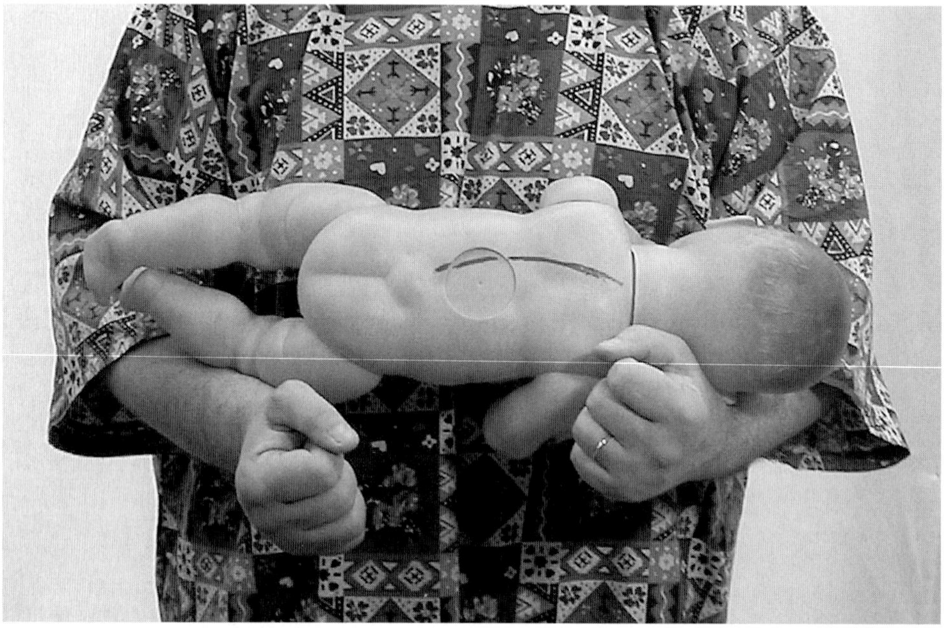

Abb. 71a. Darstellung der Wiegetechnik zur Behandlung von Skoliosen bei Säuglingen und Kleinkindern. (Foto selbst)

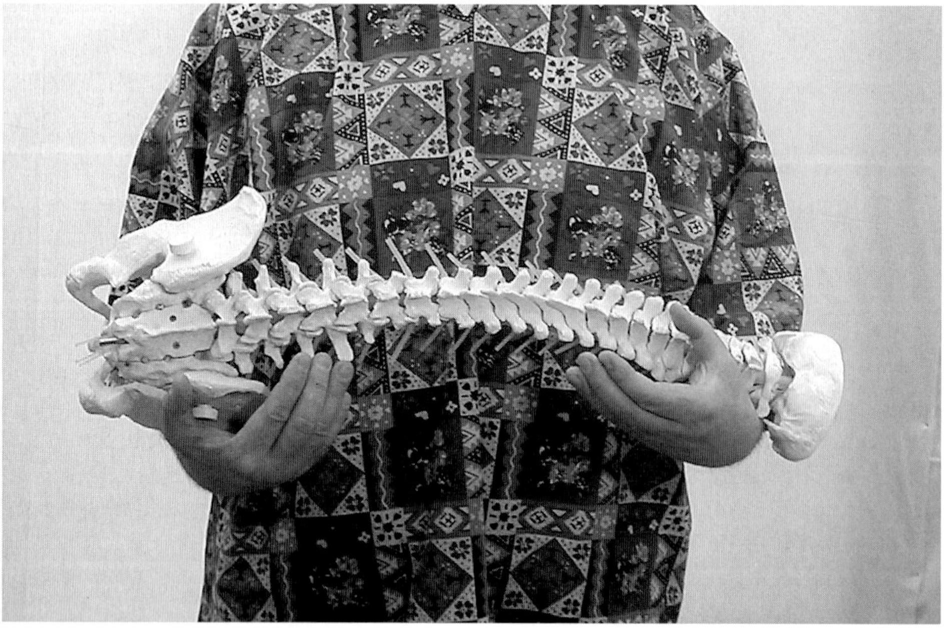

Abb. 71b. Darstellung der Wiegetechnik bei der Skoliosebehandlung am anatomischen Wirbelsäulenmodell. (Foto selbst)

Aber genauso wichtig wie die Massage der Skoliose ist, daß die Eltern bei Kindern, die nicht bereit oder in der Lage sind, ihre Schlafhaltung zu kontrollieren, die Lagerung im Bett überwachen. Dies geschieht am besten so, daß die Kinder entsprechend gelagert zu Bett gebracht werden und daß die Lagehaltung durch polsternde Kissen unterstützt wird. Diese Maßnahmen führen in der Regel zu einer schnellen Skolioseheilung, die um so leichter zu erzielen ist, je früher die Therapie einsetzt. (Der plötzliche Kindstod von Säuglingen, bei der Lagerung auf dem Bauch, hat seine Ursache sicher in einer durch diese Lagerung bedingte Zunahme eines Wirbelsäulenschadens, der wahrscheinlich am 2. Brust-, dem Herzwirbel, zu suchen ist.) Wenn man, wie es nicht selten geschieht, eine Skoliose, die seit dem Säuglingsalter besteht, erst mit 14 Jahren oder später feststellt, ist es klar, daß der Schaden im Laufe der Jahre immer schlimmer geworden ist und eine Heilung natürlich einen längeren Zeitraum und einen größeren Einsatz des Betreffenden erfordert.

Nicht selten ist auch ein Beckenschiefstand mit Beinverlängerung die Ursache für das Auftreten einer Skoliose bei Jugendlichen. Nun muß man nicht meinen, daß diese Hüftsubluxation mit Beinverlängerung erst auftritt wenn die Kinder größer werden und beginnen, im Sitzen die Beine überzuschlagen. Ganz im Gegenteil, schon Säuglinge und Kleinkinder können eine Dornsche Hüftsubluxation mit Beinverlängerung haben. Dies sollte unbedingt schon bei den ärztlichen Kindervorsorgen kontrolliert werden. Ich bin sogar der Überzeugung, daß bei konsequenter Suche nach einer Hüftsubluxation und deren sofortiger Behandlung, schon direkt nach der Geburt des Kindes, die Häufigkeit einer klassischen Hüftsubluxation deutlich reduziert werden könnte.

Wird der Beckenschiefstand durch Hüftsubluxation bei Kindern nicht behandelt oder bleibt eine Skoliose durch einseitige Lagerung unbemerkt, wird bei dem schnellen Wachstum der Kinder und der noch sehr weichen und formbaren Knochen des kindlichen Skeletts die Skoliose immer schlimmer. Meist fällt sie dann bei der Schuluntersuchung der Kinder auf. Der Gang zum Orthopäden und einige krankengymnastische Behandlungen bringen in der Regel keinen Erfolg. Nun fangen die älteren Kinder und Jugendlichen noch zusätzlich an, die Beine überzuschlagen. Beckenschiefstand und Haltungsfehler durch einseitige Belastung nehmen zu und damit auch die Skoliosen. Wenn die schulmedizinisch tätigen Ärzte und Therapeuten ganz ehrlich sind, müssen Sie sagen, daß sie kaum Möglichkeiten haben, Skoliosen wirklich zu heilen (Ich kenne Patienten, die 15 bis 20 Jahre regelmäßige Krankengymnastik hinter sich haben). Sonst wäre es nicht notwendig, besonders schwere Fälle oder solche Kinder, bei denen die Skoliose schnell fortschreitet, zu operieren.

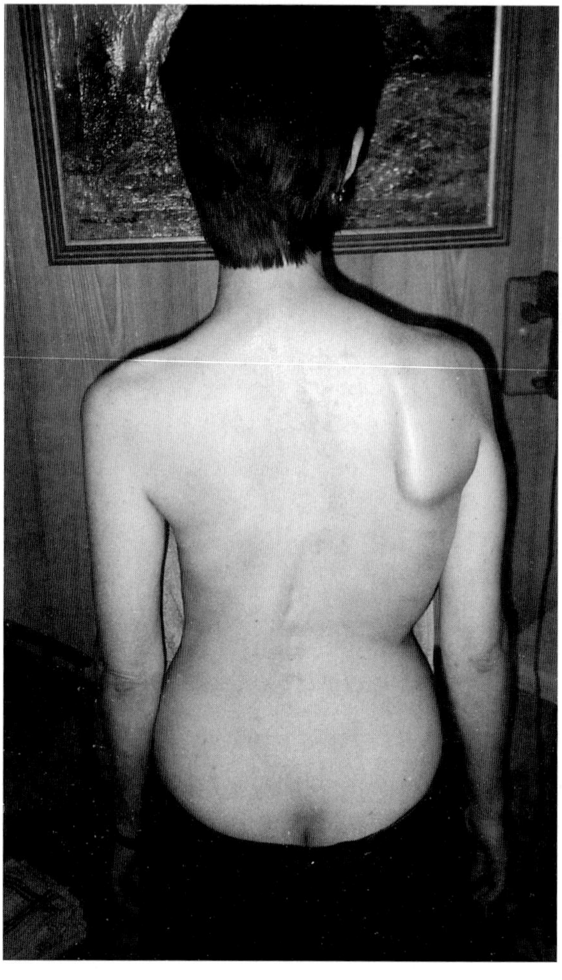

Abb. 73. Skoliosepatientin mit einer schweren Knickskoliose und Brustkorbdefomierung.

Fall 1.
Krankengeschichte und Behandlungsverlauf:
Oft kommen Eltern mit Kindern zu mir, um sich Rat zu holen, nachdem deren Ärzte die Empfehlung ausgesprochen hatten, wegen einer raschen Zunahme der Skoliose die Kinder operieren zu lassen. Viele Patienten sehe ich nur ein Mal. Ich weiß nicht, ob diejenigen, die nicht mehr kommen, mich für einen Spinner halten, entsetzt sind über das, was ich ihnen erzähle und dann doch auf den drängenden Rat ihrer Ärzte hören und den Weg der Operation wählen. Andere Patienten kommen regelmäßig zur Kontrolle und Nachbehandlung. Leider muß ich sagen, daß gerade die Patientin auf der Abb. 73 es bisher an dem notwendigen persönlichen Einsatz und der Konsequenz mangeln läßt, so daß sich der Befund, im Gegensatz zu dem der anderen Patienten, kaum bessert. Im März 1999 war Frau L. abermals bei mir in Behandlung. Sie gab zu, wenn sie regelmäßig an ihrer Wirbelsäule arbeitet, wird die Skoliose deutlich besser. Sie hat mir versichert, nun mit Hilfe ihres Mannes, den Schaden ab diesem Zeitpunkt regelmäßig behandeln zu wollen, um gesund zu werden.

Eine Patientin, die einen nicht ganz so gravierenden Befund der Wirbelsäule hatte, behandle ich seit Dez. 1997. Frau H. M., eine 32-jährige Patientin, litt seit ihrer Kindheit an einer schweren S-förmigen Skoliose ihrer Wirbelsäule. Sie hatte aber keine Rückenschmerzen. Ihr größtes Problem war, daß sie schon mehrere Schwangerschaftsabgänge erlitten hatte. Die Patientin kam alle ein bis zwei Monate zur Kontrolle, denn ihr Mann hat die eigentliche Therapie übernommen. Er machte die Wirbelsäulenmassage wirklich gut und konsequent, natürlich hatte ich ihn genau in der Art und Weise der Behandlung unterwiesen. Der Skoliosegrad der Wirbelsäule nahm stetig ab und im Juli 1998 berichtet die Patientin bei einer Kontrolle, daß sie in der siebenten Woche schwanger sei. Die Schwangerschaft hat gehalten. Bis Nov. 1998 war Frau H. noch drei Mal bei mir. Ihr und dem Kind ging es gut und ich hoffe, es ist immer noch so und sie bringt ein gesundes Kind zur Welt.

Manueller Untersuchungsbefund:
Es bestand bei Frau H. M. zu Anfang eine Beinlängendifferenz mit Beckenschiefstand durch ein um 2 cm längeres linkes Bein. Beim Beinlängenausgleich ließ sich die linke Hüfte schrittweise um 8 und die rechte um 6 cm in die Hüftgelenke zurückbewegen. Das Kreuzbein war in Gänze links und zusätzlich im rechten oberen und mittleren Anteil subluxiert. Der rechtsseitige Befund verdeckte zu Anfang den Befund auf der linken Seite. Die Wirbelsäule war vom 5. Lenden- bis zum 10. Brustwirbel stark nach links und darüber vom 9. Brust- bis zum 7. Halswirbel nach rechts verkrümmt. Die Halswirbelsäule zeigte wieder eine Linksskoliose.

Fallbesprechung:
Die Patientin H. M. wurde von ihrer Mutter geschickt, die schon länger in meiner Behandlung war. Die Patientin hatte keine Rückenschmerzen, noch keine, aber als ich ihr Hoffnung machte, daß ihr Kinderwunsch leichter in Erfüllung gehen könnte, wenn sie eine geradere Wirbelsäule hätte, war die junge Frau ausreichend motiviert, die Behandlung und vor allem die Selbstbehandlung konsequent durchzuziehen. Sie hat Glück, daß ihr Mann sie bedingungslos unterstützt, indem er seine Frau behandelt. Nachdem sich der Wirbelsäulenbefund gebessert hatte, der besonders im unteren Brust- und Lendenwirbelsäulenbereich sehr stark war und die Blockierung des Blasen (Gebärmutter)- und in zweiter Linie der Nierenwirbel abgenommen hatte, konnte sich das befruchtete Ei einnisten und die Schwangerschaft halten, so daß es zu keinem neuerlichen Abgang kam. Der wesentlichste Aspekt dieses Heilungsverlaufs ist, wie in anderen Fällen auch, die tägliche und konsequente Selbst- und Partnerbehandlung

Fall 2.
Krankengeschichte und Behandlungsverlauf:
In einem anderen Fall eines jungen 14-jährigen Mädchens, G. L., mit einer schwersten Knickskoliose von ca. 60° der Brustwirbelsäule, bessert sich der Befund ebenfalls in einer zufriedenstellenden Weise, indem der Skoliosewinkel sichtbar geringer wird. Und das, obwohl die Ärzte das Mädchen warnten, ihr Korsett wegzulassen, da sonst der Skoliosewinkel zunähme. Bei einer Verschlechterung des Skoliosewinkels drohten sie, operieren zu müssen. Es erübrigt sich zu erwähnen, daß das junge Fräulein ihr Korsett seit dem ersten Behandlungstermin im Nov. 1998 nicht mehr getragen hat, die Skoliose aber trotzdem abgenommen hat.
Das größte Problem in diesem Fall, aber auch in ähnlich gelagerten anderen Fällen, war anfangs, die Mutter zu überzeugen, daß sie durch ihre Massagetherapie an den Kreuzbeinbeckengelenken und an der Wirbelsäule, der Tochter nicht schaden oder sie verletzen kann. Wenn diese Angst verschwindet und der Partner, in diesem Fall eben die Mutter, sich traut, nicht nur zu streicheln, sondern wirklich kräftig zu massieren, dann ist der größte Teil schon

gewonnen, vorausgesetzt, der Patient beachtet die therapeutischen Anweisungen zur Selbstbehandlung und Verhaltensänderung. Einen Winkelgrad der Besserung kann ich Ihnen noch nicht mitteilen, da wir mit der Röntgenkontrolle noch zuwarten wollen.

Manueller Untersuchungsbefund:
Es bestand eine Beinlängendifferenz durch ein linkes 3 cm längeres Bein. Beim manuellen Beinlängenausgleich bewegte sich der linke Hüftkopf schrittweise um 9 und der rechte um 6 cm in das Hüftgelenk zurück. Das Kreuzbeinbeckengelenk war links stärker als rechts subluxiert. Die Wirbelsäule wies vom 5. Lenden- bis zum 10. Brustwirbel eine leichte Linksskoliose und darüber vom 9. bis zum 1. Brustwirbel eine schwere rechtsgerichtete Knicksskoliose auf. Der Skoliosewinkel betrug nach Angaben der Patientin 60°.

3.44. ZITTERN

Wenn Menschen älter werden und in die Jahre kommen, ist Zittern der Hände ein sehr häufiges Symptom. Nun können solche Symptome im Rahmen von Erkrankungen auftreten, wie z. B. dem M. Parkinson und anderen. Zittern kann aber auch schon bei jüngeren Patienten einsetzen, ohne daß eine spezielle Grunderkrankung gefunden wird. Auch bei älteren Patienten findet sich oft keine ausreichende Erklärung für ein Zittern der Hände. Man spricht dann von einem essentiellen (essentiell = Ursache unbekannt) Tremor. Medikamente sind, wenn überhaupt, nur teilweise wirksam und haben nicht selten zusätzliche Nebenwirkungen, die oft nicht sehr angenehm sind.
Aus meiner Erfahrung und aus der Sicht der SMT hängt bei vielen Patienten das Auftreten des Zitterns und des Kopfwackelns mit Schäden an der Wirbelsäule zusammen. (Ich behandle zur Zeit ein Kind, das stark mit dem Kopf wackelt. Der Vater war vor einigen Tagen als Patient bei mir und sagte, daß nach der ersten Therapiesitzung das Wackeln besser wurde.) Besonders dann ist die Wirbelsäule für das Zittern verantwortlich, wenn dieses nicht seitengleich ausgeprägt sind, d. h. eine Hand zittert stärker als die der Gegenseite. Bei der Untersuchung und Therapie ist das Suchen nach einer Beinlängendifferenz und einer Kreuzbeinsubluxation der wichtigste Teil der ganzen Behandlung. Denn nur wenn die Beine gleich lang sind, das Becken gerade steht und die Subluxation der Kreuzbeinbeckengelenke beseitigt ist, kann es zu einer Stabilisierung der Wirbelsäule kommen. Anderenfalls ruft der Kreuzbeinschaden eine Instabilität der ganzen Wirbelsäule hervor, die um so stärker zum Tragen kommt, je höher man an der Wirbelsäule nach oben gelangt.
Für das Zittern der Hände bedeutet das, daß man auf die Wirbel eingehen muß, welche für Schulter, Arme und Hände verantwortlich sind. Dabei hat natürlich der Wirbel, welcher für die Hände zuständig ist, der 1. Brustwirbel, die größte Bedeutung. Die Tatsache, daß das Zittern mit der rechten und linken Hand bei vielen Menschen nicht gleich stark ausgeprägt ist, kann man dadurch erklären, daß bei einer Blockierung eines Wirbels dessen Spinal-

nerv, der auf der Gegenseite der Blockierung den Rückenmarkskanal verläßt, am ehesten und stärksten eingeklemmt wird. Dieser Unterschied in der Intensität des Zitterns fällt natürlich dann auf, wenn die rechte Hand stärker zittert als die linke, da bei den meisten Menschen die rechte Hand die Gebrauchshand ist. Am deutlichsten werden die Beschwerden beim Schreiben und hier fallen die Beschwerden als erstes auf.
Bei der Behandlung müssen natürlich auch alle Meridiane und deren Funktionskreise berücksichtigt werden, die einen Verlauf über Arme und Hände haben. Das sind in erster Linie die Herzmeridiane, die zwei Funktionskreise bilden. Der eine ist der Funktionskreis Herz (B2)/ Dünndarm (B12)/ Zunge (H2) und der andere Funktionskreis Dreifacher Erwärmer/Kreislauf-Sexus. Dabei haben Dreifacher Erwärmer und Kreislauf-Sexus keine eigenen Wirbel, sondern sie benutzen die des Funktionskreises Herz/Dünndarm/Zunge. Der Funktionskreis Herz hat einen großen Einfluß auf die Gehirnfunktion. Der 2. Halswirbel ist auch der Körperöffnungswirbel zum Funktionskreis Gallenblase (B4)/ Leber (B5)/ Augen (H2), die damit auch einen Einfluß auf das Zittern haben.
Zum zweiten ziehen der Lungen- und der Dickdarm-Meridian über Arm und Hand. Sie bilden mit dem 4. Halswirbel (Nase) einen Funktionskreis, bestehend aus Lunge (B3)/ Dickdarm (L1)/ Nase (H4).
Der 4. Hals- ist aber auch der Mundwirbel. Der Mund ist die Körperöffnung zum Funktionskreis Magen (B6)/ Milz-Pankreas (B8 und B7)/ Mund (H4).
Das Zittern ist sicher eine Koordinationsstörung im Gehirn. Der Gehirnanteil, der die Feinmotorik steuert, ist das Kleinhirn. Der Funktionskreis, der durch seinen Meridianverlauf einen engen Kontakt zum Kleinhirn hat, ist Blase (L3)/ Nieren (B10 und B11)/ Ohren (H3). Außerdem versorgen die Nieren das Gehirn über das Lenkergefäß maßgeblich mit Energie.
Aber auch der 7. Halswirbel hat eine Bedeutung für das Zittern. Der 7. Halswirbel ist bei Skoliosen und Blockierungen der oberen Brustwirbelsäule fast regelmäßig mitbetroffen. Von allen Funktionskreisen berührt jeweils ein Meridian diesen Wirbel. Somit haben alle Meridiane und deren Wirbel letztendlich eine Bedeutung für die Behandlung des Zitterns. Außerdem ist dieser Wirbel, ähnlich wie das Kreuzbein und der Atlas, ein Fixpunkt unserer Wirbelsäule.
Bitte beachten Sie auch die Gelenke, die in den betreffenden Meridianen liegen. Neben Kreuzbeinbeckengelenk, 7. Halswirbel und Atlas ist ein sehr wichtiges Gelenk das Kiefergelenk. Über das Kiefergelenk ziehen vier Meridiane, Dünndarm (Funktionskreis Herz/Dünndarm/Zunge)-, Dreifacher Erwärmer (Funktionskreis Herz/Dünndarm/Zunge)-, Gallenblasen (Funktionskreis Gallenblase/Leber/Augen)- und Magen-Meridian (Funktionskreis Magen/Milz-Pankreas/Mund). Über die anderen zutreffenden Gelenke informieren Sie sich bitte in Kapitel 2.1.6 .

SCHLUSSWORT

Wenn Sie bisher mit dem Lesen dieses Buches durchgehalten haben, glaube ich, in Ihnen einen Leser vor mir zu haben, der offen für meine Gedankengänge ist. Nun sollen Sie nicht meinen, daß ich in Hybris (Größenwahn, im Glauben, allmächtig zu sein) verfallen bin, wenn ich Ihnen hier einige Zeilen einer alten Weissagung vorstellen möchte.
Ich weiß nicht, geneigter Leser, wie Sie zu den verschiedensten Prophezeiungen der alten Seher, wie Nostradamus und anderen, stehen. Ich möchte Ihnen nur die Zeilen eines Weissagers des 12. Jahrhunderts, des Johannes von Jerusalem nahebringen, die da lautet: Abschnitt 38:

Wenn das Jahrtausend, das nach dem Jahrtausend kommt, zu Ende geht,
wird jeder sein wie ein gleichmäßiger Schritt,
man wird alles über die Welt und seinen Körper wissen,
Krankheiten werden geheilt werden, bevor sie auftreten,
jeder wird sein eigener Heiler und der anderer sein.

Mit dieser Prophezeiung kann aus meiner Sicht nur die SMT gemeint sein, die wirklich die Krankheitsursachen bis zur letzten „Warum-Frage" beantworten kann und die bis zu einem gewissen Maße von jedermann angewandt werden kann und sollte. Diese Therapie muß in das Bewußtsein der Menschen einsickern und schon Mütter und Ärzte sollten darauf achten, daß die Kinder keine Gelenkssubluxationen bekommen und daß die Kinder durch ihr Verhaltensmuster darauf achten, eine gerade Wirbelsäule zu behalten. Das ist natürlich eine Utopie und wer die menschliche Natur kennt, weiß, daß man mit Idealzuständen nicht rechnen kann. Aber trotzdem, es ließe sich so unendlich viel Leid vermeiden! Die Ärzte könnten rechtzeitig und effizient drohende gesundheitliche Gefahren mit der SMT verhindern. Das bedeutet weniger Operationen, weniger Allopathie, die durchaus ihren Nutzen und Sinn haben, aber in der heutigen Anwendungsform sehr kritisch zu betrachten sind.
Diese Visionen bedeuten aber nicht, daß wir keine Ärzte mehr bräuchten, wir würden auch mit der SMT nicht im Paradiese leben, wo es weder Krankheit noch Leid gäbe. Wir bräuchten auch dann noch schulmedizinisch tätige Ärzte und Allopathie, aber es wäre eine ebenso große Zahl von Ärzten notwendig, welche die SMT anwenden, und zwar dann, wenn die Selbsthilfe versagt.
Wenn ich auf Seminaren oder Veranstaltungen die SMT vorstelle, erkläre und aufzeige, was alles möglich ist, habe ich gerade bei meinen schulmedizinischen Kollegen den Eindruck, ich würde von Ihnen Unzumutbares verlangen. Eine Welle der Ablehnung schwappt über mich hinweg, die aus dem Gedanken entsteht, das kann doch nicht sein. Manche öffnen sich im Laufe der

Zeit und sind dann zumindest bereit, es einmal mit der SMT zu versuchen. Andere verschließen sich wie eine Auster, weil Sie nicht einsehen können, daß viele Vorstellungen, die sie jahre - und jahrzehntelang gedacht, geglaubt und nach denen sie gehandelt haben, jetzt plötzlich nicht mehr stimmen sollen. Das stellt das Selbstverständnis vor eine Existenzfrage. Zu dieser Fragestellung sind viele Menschen nicht bereit. Diejenigen, die zumindest bereit sind, sich mit dem Neuen auseinanderzusetzen, möchte ich mit meinen Büchern ansprechen.

Kein Arzt oder sonstiger Therapeut braucht Angst zu haben, er würde arbeitslos, sondern deren Arbeit sähe dann eben etwas anders aus. Weniger Operationen und Chemie, mehr SMT, für die Patienten nicht unbedingt ein Nachteil. Oder?

LITERATURVERZEICHNIS

Akumed Verlag: Handbuch für das Akupunkturmodell
Baehler Andre R.: Orthopädisch-technische Indikation. Verlag Hans Huber, Bern. 1996
Cerney J. V.: Akupunktur ohne Nadel. Bauer Verlag, Freiburg im Breisgau. 1981. vergriffen
Dorsch Peter: Lehrbuch der Neuraltherapie. Haug Verlag, Heidelberg. 1978
Dvorak Jiri und andere: Manuelle Medizin, Diagnostik. Thieme Verlag, Stuttgart. 1997
Exner Gerhard: Kleine Orthopädie. Thieme Verlag, Stuttgart. 1973
Focks C.: Leitfaden Traditionelle Chinesische Medizin. Gustav Fischer Verlag Ulm. 1997
Graulich Michael: Wunder dauern etwas länger. Margarethen Verlag Ottobeuren. 1996 Erstausgabe
König G. und Wancura I.: Praxis und Theorie der Neuen Chinesischen Akupunktur. Band 1 und 2. Wilhelm Maudrich Verlag, Wien. 1979
Niethard Fritz U. und Pfeil Joachim: Orthopädie. Hippokrates Verlag, Stuttgart. 1989
Sharamon Shalila und Bodo J. Baginski: Das Chakra-Handbuch. Windpferd Verlagsgesellschaft, Aitrang. 1988
Sbotta-Becher: Atlasder Anatomie des Menschen. Teil 1 bis 3. Urban und Scharzenberg Verlag, München. 1962
Waldeyeer A.: Anatomie des Menschen. Band 1 und 2. Walter de Gruyter & CO. Verlag, Berlin. 1969